国家卫生健康委员会"十三五"规划教材

专科医师核心能力提升导引丛书

供超声医学专业临床型研究生及专科医师用

心脏超声诊断学

主　编　谢明星　田家玮

副主编　任卫东　王　浩　袁建军　穆玉明

编　者（以姓氏笔画为序）

王　浩（中国医学科学院阜外医院）

王　静（华中科技大学同济医学院附属协和医院）

王新房（华中科技大学同济医学院附属协和医院）

尹立雪（电子科技大学附属医院·四川省人民医院）

田家玮（哈尔滨医科大学附属第二医院）

冉海涛（重庆医科大学附属第二医院）

朱天刚（北京大学人民医院）

任卫东（中国医科大学附属盛京医院）

刘丽文（空军军医大学西京医院）

许　迪（南京医科大学第一附属医院）

杜国庆（哈尔滨医科大学附属第二医院）

杨　军（中国医科大学附属第一医院）

吴爵非（南方医科大学南方医院）

张　梅（山东大学齐鲁医院）

段云友（空军军医大学唐都医院）

袁建军（河南省人民医院）

郭燕丽［陆军军医大学第一附属医院（重庆西南医院）］

唐　红（四川大学华西医院）

舒先红（复旦大学附属中山医院）

谢明星（华中科技大学同济医学院附属协和医院）

穆玉明（新疆医科大学第一附属医院）

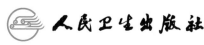

人民卫生出版社

图书在版编目（CIP）数据

心脏超声诊断学/谢明星，田家玮主编. —北京：
人民卫生出版社，2019
ISBN 978-7-117-28480-6

Ⅰ.①心… Ⅱ.①谢…②田… Ⅲ.①心脏病–超声
波诊断 Ⅳ.①R540.4

中国版本图书馆 CIP 数据核字（2019）第 092193 号

人卫智网	www.ipmph.com	医学教育、学术、考试、健康、购书智慧智能综合服务平台
人卫官网	www.pmph.com	人卫官方资讯发布平台

心脏超声诊断学

主　　编：谢明星　田家玮
出版发行：人民卫生出版社（中继线 010-59780011）
地　　址：北京市朝阳区潘家园南里 19 号
邮　　编：100021
E - mail：pmph @ pmph.com
购书热线：010-59787592　010-59787584　010-65264830
印　　刷：中农印务有限公司
经　　销：新华书店
开　　本：889×1194　1/16　印张：29
字　　数：877 千字
版　　次：2019 年 12 月第 1 版　2020 年 12 月第 1 版第 2 次印刷
标准书号：ISBN 978-7-117-28480-6
定　　价：189.00 元

打击盗版举报电话：010-59787491　E-mail：WQ @ pmph.com
质量问题联系电话：010-59787234　E-mail：zhiliang @ pmph.com

主 编 简 介

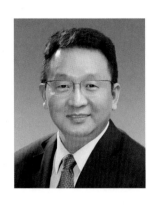

　　谢明星　国家二级教授,博士生导师,华中科技大学同济医学院附属协和医院超声影像科主任,心血管研究所副所长。美国超声心动图学会理事(FASE)、国际心血管超声学会常务理事(FISCU)、国际妇产超声协会胎儿组理事、海峡两岸医药卫生交流协会超声医学专业委员会副主任委员、中国超声医学工程学会超声心动图专业委员会副主任委员、教育部高等学校医学技术类专业教学指导委员会委员。

　　长期致力于胎儿、小儿与成人心脏疾病的超声临床实践与研究。主要研究方向为三维超声心动图、结构性心脏病、超声分子影像等。主持科技部重点研发计划1项、国家基金委重大专项1项、重点项目1项及其他国家级项目共17项。作为主持者与主要参与者,获国家科技进步奖3项,省部级科技进步一等奖4项、二等奖1项。发表论文500余篇,其中以第一作者和/或通讯作者发表SCI文章100余篇。主编或参编《超声心动图学》《中华影像医学·超声诊断学卷》等专业著作、教材17部。培养国内硕士研究生92人、博士研究生35人,留学生6人。

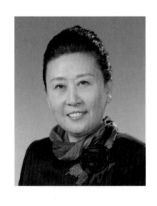

　　田家玮　二级教授、博士生导师,哈尔滨医科大学附属第二医院医学影像中心主任、超声医学科主任;中华医学会超声医学分会副主任委员兼妇产学组组长、中国医师协会超声医师分会副会长;中国医疗保健国际交流促进会超声医学分会副会长;黑龙江省医学会超声医学分会主任委员;黑龙江省医师协会超声医师分会主任委员;黑龙江省超声医学工程学会理事长;黑龙江省超声质量控制中心主任。《中国医学影像技术》主编,《中华超声影像学杂志》《中国超声医学杂志》《中国临床医学影像杂志》副主编。

　　主持国家自然科学基金4项,其中重点项目1项、面上项目3项。获教育部科学技术进步奖二等奖2项(第一作者),主编教材、专著等20部;以第一或通讯作者发表论文183篇,SCI收录49篇;培养博士、硕士研究生114名。享受国务院政府特殊津贴。获卫生部有突出贡献中青年专家、全国优秀科技工作者、中国最美女医师、中国女医师协会五洲女子科技奖、中国医师协会超声医师分会突出贡献奖、白求恩式超声医师;黑龙江省最美医生、龙江名医、黑龙江省优秀教师、哈尔滨医科大学校级教学名师等30余项荣誉称号。

副主编简介

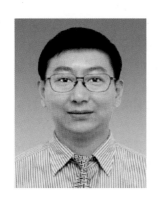

任卫东　教授,博士生导师,中国医科大学附属盛京医院超声科主任,中华医学会超声医学分会常务委员、学组副组长,海峡两岸医药卫生交流协会超声医学专业委员会副主任委员,中国超声医学工程学会超声心动图专业委员会副主任委员,中国医师协会超声医师分会常务委员,辽宁省医学会超声医学分会前任主任委员,《中国医学影像技术》副主编等。

从事心血管超声诊断和教学 30 余年,发表论文 300 余篇,其中 SCI 论文 50 余篇,发表杂志包括 *European Heart Journal*、*Journal of the American College of Cardiology*(*JACC*)等;主编《超声诊断学》《心脏超声诊断图谱》《心血管畸形胚胎学基础与超声诊断》等著作 10 部,参编 10 余部,主持和参与国家和省级课题 10 余项,获辽宁省自然科学学术成果奖、科学技术奖等奖项 20 余项,培养博士、硕士研究生 120 余人。

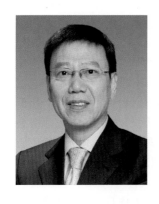

王浩　国家心血管病中心、中国医学科学院阜外医院超声影像中心主任、主任医师、博士研究生导师。兼任中国超声医学工程学会常务理事、超声心动图专业委员会主任委员;北京医学会超声医学分会常委;海峡两岸医药卫生交流协会超声医学专业委员会常务委员兼心脏学组副组长;中华医学会心血管病学分会第十届委员会心血管病影像学组委员;美国超声心动图学会会员;《中国循环杂志》常务编委等职。

主要研究方向为三维超声心动图,术中超声,先心病、瓣膜病、冠心病、心肌病、心功能及心力衰竭、心脏同步化治疗的超声评价等。参与国家“十五”科技攻关课题 1 项,承担并负责“十一五”攻关课题子课题 1 项、参加 1 项,独立承担部级科研课题 2 项、高校博士点基金 1 项、首都医学发展基金 1 项、国家自然科学基金 3 项、首都临床特色应用研究与成果推广基金 1 项。获部级课题科研成果 2 项。多次应邀赴美国、印度、日本和韩国作超声心动图专题报告。发表专业学术论著 80 余篇,其中 SCI 收录论文 12 篇(均为第一作者或通讯作者),组织撰写《经食管超声心动图临床应用中国专家共识》(2018 年 1 月刊载于《中国循环杂志》),主编著作 1 部、副主编著作 2 部、参与编写著作多部。培养研究生 17 名,其中毕业硕士研究生 11 名,博士研究生 10 名,博士后人才 1 名。

副主编简介

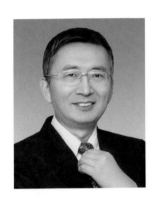

袁建军　教授、一级主任医师、博士生导师,享受国务院政府特殊津贴,河南省人民医院超声科主任。主要学术任职:中华医学会超声医学分会常务委员兼超声心动图学组副组长、中国医师协会超声医师分会副会长、中国医师协会住院医师规范化培训超声医学科专业委员会副主任委员、《中华超声影像学杂志》和《中华医学杂志》(英文版)等10余种杂志常务编委、编委或审稿专家。

从事心血管疾病超声诊断及教学工作30多年,所领导的学科为国家临床医学重点专科。发表国内外学术论文120余篇,主编出版专著两部。获省部级科学技术进步奖二等奖5项,厅级科技成果奖一等奖4项。先后荣获第八届中国医师奖、中国杰出超声医师奖等称号。

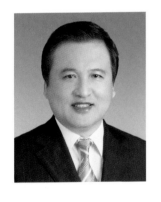

穆玉明　教授、医学博士、博士生导师,享受国务院政府特殊津贴,新疆医科大学第一附属医院心脏超声科主任。被评为新疆维吾尔自治区有突出贡献优秀专家、天山英才。兼任中华医学会超声医学分会常务委员,超声心动图学组副组长;中国医师协会超声医师分会常务委员;中国超声医学工程学会常务理事、超声心动图专业委员会副主任委员;新疆超声医学工程学会会长,新疆医学会超声医学分会主任委员。

开展了一系列复杂心血管疾病的超声诊断、超声监测下介入治疗和分子影像学的临床及科研工作。发表国内外核心期刊(包括被 SCI 收录)论文 200 余篇,主编及参编论著 7 部,主持国家级科研项目 6 项,省部级科研项目 6 项,多次荣获中华医学科技奖、自治区科学技术进步奖和新疆医学科技奖,并获得由中国医师协会颁发的中国杰出超声医师奖。

出 版 说 明

为了进一步贯彻《国务院办公厅关于深化医教协同进一步推进医学教育改革与发展的意见》（国办发〔2017〕63号）的文件精神，推动新时期创新型人才培养，人民卫生出版社在全面分析其他专业研究生教材、系统调研超声医学专业研究生及专科医师核心需求的基础上，及时组织编写全国第一套超声医学专业研究生规划教材暨专科医师核心能力提升导引丛书。

全套教材共包括9种，全面覆盖了超声医学专业各学科领域。来自全国知名院校的200多位超声医学的专家以"解决读者临床中实际遇到的问题"为立足点，以"回顾、现状、展望"为线索，以培养和启发读者创新思维为编写原则，对超声医学在临床应用的历史变迁进行了点评，对当前诊疗中的困惑、局限与不足进行了剖析，对相应领域的研究热点及发展趋势进行深入探讨。

该套教材适用于超声医学专业临床型研究生及专科医师。

全国高等学校超声医学专业研究生规划教材
评审委员会名单

顾　问

张　运

主任委员

王新房　陈敏华　姜玉新

副主任委员

王金锐　何　文　谢明星　梁　萍

委　员（以姓氏笔画为序）

田家玮　吕国荣　朱　强　朱家安　任芸芸　李　杰

邱　逦　周　翔　姚克纯　夏　焙　柴艳芬　唐　杰

黄国英　董晓秋

全国高等学校超声医学专业研究生规划教材
目　　录

前　言

　　超声影像技术作为现代三大医学影像技术之一,历史虽不长,但在临床、科研与教学等方面发展迅速。特别是近十余年来,随着计算机技术的发展与材料、工程技术的进步,超声仪器的显像能力有了极大提高,并不断研发出了多种新的成像技术,使超声影像在临床诊断与治疗中的应用范围日益扩展,应用价值愈来愈大。

　　影像医学与核医学成为一门独立的学科进行研究生培养,在我国已有近三十年的历史,超声影像学是其重要组成部分。目前,研究生教育已成为我国培养高层次超声医学专业人才的主要方式,鉴于此,人民卫生出版社策划出版我国首部全国高等学校超声医学专业研究生系列规划教材,《心脏超声诊断学》为此系列教材之一。

　　本教材旨在超声心动图领域内,培养超声医学研究生的专业知识及专业技能、提高其临床与科研思维能力;在临床方面,注重启发与引导研究生从实践中提出、分析及解决问题;在科研方面,强调培养研究生的基本科研能力,使其建立正确的科研思维并掌握基本科研方法。

　　在编写内容上,本教材选取了研究生应掌握的学科重点、难点与研究进展,简化本学科教学中已熟知的基础知识与理论。同时,对现有教材和专著中较少涉及的、但研究生需要掌握的内容进行了补充,力求反映心脏超声诊断学的最新理念与进展。在各章节目录编选上,一方面注意保留知识结构的系统性;另一方面遵循科学性、思想性、实用性、指导性的编写原则,强调重点掌握疾病的诊断思路,以期对研究生临床实践和科研能力培养起到引导思维的作用。随着国家专业型研究生培养形式的不断改革与培养要求的不断提高,如专业型硕士研究生并入国家住院医师规范化培训体系等,本教材编写内容紧扣上述培养形式与要求的变化,旨在提高研究生的临床与科研综合素质。目标读者定位在超声医学专业型、科学型研究生、超声专业规范化培训生和本专业专科医师。

　　本教材主编单位为国家首批硕士研究生授权点,教材汇集 18 所全国高等院校 21 位临床能力拔萃、教学经验丰富的超声心动图专家作为编委。诚挚感谢他们在繁忙的工作之余为本教材的编写工作所付出的艰辛劳动。真诚感谢署名编者之外的工作人员的辛勤工作。

　　本教材系首部超声医学专业研究生规划教材,在目录编排、内容取舍、文字撰写、图文选配等方面均进行了创新性尝试,然而在编写思想上还有待提高;同时,囿于编者水平,本教材可能存在诸多不足甚至错误之处,敬请广大读者与同行批评指正,以便再版时修改。

谢明星　田家玮

2019 年 9 月

目　　录

第一章　超声心动图的历史与现状

19 世纪 50 年代超声波开始用于探测心脏运动，超声心动图经过六十多年的发展，经历了从 M 型到二维、三维超声，从灰阶显像到彩色血流显像，从经胸超声到经食管超声，从右心声学造影、左心声学造影、心肌灌注显像到超声分子影像，超声心动图从心脏结构显示发展到局部心肌功能的精确评估。仪器性能不断完善，新技术不断涌现，超声心动图已成为临床心血管疾病诊断、监测与随访、治疗与预后评估应用最广泛且最安全便捷的影像学手段之一。本章回顾了超声心动图国内外发展史，并对其现状作一概述。

第一节　超声心动图的国外发展史

18 世纪初，意大利物理学家 Abbe Lazzaro Spal-lanzani 研究蝙蝠夜间飞行活动时发现了超声波。1842 年，奥地利物理学家及数学家 Christian Johann Doppler 发现声音的音调随声源移动而改变的 Doppler 效应（图 1-1-1）。1880 年，法国 Curie 兄弟发现压电效应。1929 年，俄罗斯 Sokolov 首次提出应用超声波探测金属裂隙的方法，促进了人们将超声应用于医学领域的兴趣。1941 年，奥地利医生 Karl Dussik 利用超声透射原理探测颅脑。1950 年，德国 Keidel 等率先尝试应用超声对心脏开展非创伤性检查。至今超声心动图已成为临床心血管疾病诊断不可或缺的重要方法。本节简略介绍超声心动图的国外发展历史。

一、M 型超声心动图

1953 年，瑞典 Inge Edler 和 Hellmut Hertz 利用工业用脉冲回波探伤仪检查心脏，清晰显示了左心室后壁和二尖瓣前叶（最初曾误认为是左心房前壁）。1954 年，他们报道了利用超声回波记录到的心脏结构曲线，称为"超声心动图（ultrasound cardiogram）"（图 1-1-2）。次年，他们又报道应用超声发现一例左心房血栓。1957 年，美国学者 Wild 和 Reid 首次报道应用 M 型和二维超声检查离体心脏心肌梗死。1959 年，Effert 用"M 型超声心动图"发现一例左心房黏液瘤。1962 年，Claude Joyner 和 John Reid 首次应用 M 型超声心动图研究活体心脏并将研究结果发表于 *Circulation*。1965 年，Feigenbaum、Segal 和 Moss 分别报道用超声探测心包积液、二尖瓣狭窄和主动脉瘤。1967 年，美国首次召

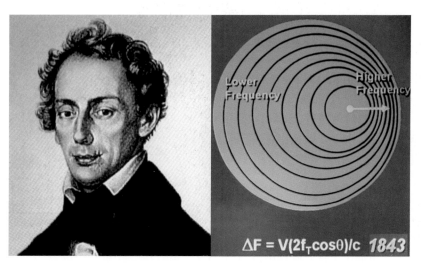

图 1-1-1　Christian Johann Doppler 及其发现的 Doppler 效应

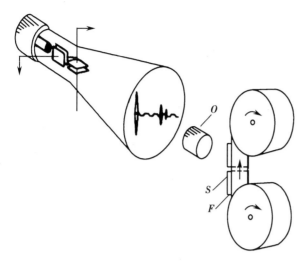

图 1-1-2 Edler 研制的 M 型超声心动图示意图

开超声心动图研讨会,报道并发表超声检测二尖瓣狭窄与关闭不全、三尖瓣狭窄、人工瓣膜、心包积液、先天性心脏病、主动脉瘤等的结果,在心血管领域引起很大震动,由此开创了超声心动图研究的新时代。与此同时,美国超声医学会将心血管超声检查命名为"Echocardiography"。

二、二维超声心动图

二维超声心动图的发展经过了漫长的历史,早期的二维超声心动图仅能获得心脏结构的静态图像,临床实用价值较小。

1950 年,德国学者 Keidel 等率先尝试用超声探查心脏,其目的是记录超声透过心脏后的变化来测定心脏容积。1952 年,Wild、Reid、Howry 和 Bliss 等先后研制出能显示心脏切面结构的超声成像系统。1957 年,Wild 研制出一种仪器,探头为椭圆形水盒,下有透声窗,并以此探头对离体心脏进行扫查。1967 年,日本东北大学海老名和田中应用超声心脏断层法记录心脏活动。同年,Ebina 等研发了机械驱动复合扫描仪,获得静态心脏切面超声图像;Asberg 制造了一个机械扫描器,能产生每秒 7 帧的动态切面图像。随后,Siemens 公司推出 Vidoson 实时超声仪,由于帧数低(15 帧/s),且受肺及肋骨阻挡,未能在心血管疾病诊断上得到应用。

1969 年,美国推出实时机械扇形扫描仪,可以观察到心脏活动,但图像粗糙。1973 年,荷兰 Bom 和 Kloster 等研制出首台用于心血管疾病诊断的实时超声显像仪,并在紫绀型先天性心脏病中得到应用。但仪器每帧扫描线太少(20 条)、图像分辨力

差,近场太宽,易受胸骨、肋骨、肺气干扰,难获满意图像(图 1-1-3)。

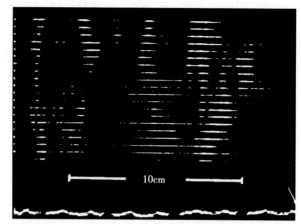

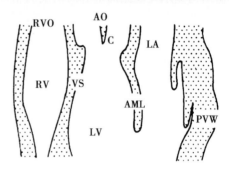

图 1-1-3 荷兰学者 Bom 等研制的线阵型超声仪所记录的心脏长轴切面

1974 年,Griffith 和 Henry 等报道了一种机械扇扫仪,可放置于胸前肋间隙进行心脏扫查(图 1-1-4),早期探头与体表直接接触有振动感,后经改进,将压电晶体片裹以油囊间接扫查,这就是摆动型或转动型机械扇扫仪的雏形。

1974 年,Thurstone、VonRamm 与 Kisslo 等根据

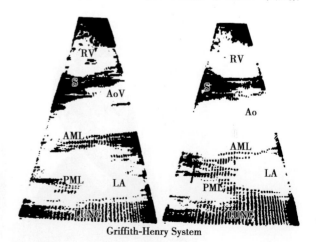

图 1-1-4 美国学者 Griffith 等研制的超声机械扇扫仪所记录的心脏图像

电子扇形扫描的原理,研制出相控阵超声系统,清晰显示心脏的结构轮廓。这种超声受到高度重视,后经不断改进,使二维超声仪器成为心血管病诊疗中不可缺少的工具。随后,谐波成像技术的出现使超声图像更为清晰,被认为是超声技术发展过程的又一里程碑。

三、超声多普勒

(一) 频谱多普勒

1842 年,Doppler 提出多普勒效应。1950 年,德国 Keidel 等率先试用超声对心脏开展非创伤性检查,但试验结果失败。1955 年,日本学者里村茂夫(Shigeo Satomura)等用超声多普勒研究心脏活动,评估外周血管的血流速度。同时期,Lindstrom 与 Edler 也将多普勒超声用于临床检查。20 世纪 50 年代后期,美国 Rushmer、Frankin、Baker 等成功设计渡越时间血流计,推出了最早的连续波多普勒。1962 年,日本 Kato 证实里村茂夫观察到的噪声来自于红细胞后散射。1965 年,Johnson 等报道了频谱多普勒在探测胎心上的应用。1966 年,Reid、Baker 和 Watkins 等研制出第一台脉冲波多普勒超声仪,克服了连续波多普勒的缺陷。其后,英国学者 PNT Wells、法国学者 Peronneau 也分别建立类似的选通门多普勒系统。20 世纪 60 年代,研究人员将脉冲波多普勒与 M 型超声心动图相结合,用 M 型曲线进行深度定位,多普勒曲线观察血流变化。1972 年,Johnson 及同事首次报道应用多普勒经皮测量血流,并依据频谱曲线的特点探测有无血流紊乱,对临床诊断提供一定帮助。

1974 年,华盛顿大学的 Baker、Tome、Reid 等研制了双功型脉冲波多普勒扫描系统。1976 年,Moritz 等研制了一种声定位系统。这两种系统均是将机械扇扫超声心动图与脉冲波多普勒结合一起,前者进行解剖定位,后者观察心腔大小和大血管内的血流状态。该系统可测量声束与血流方向之间的夹角,对血流速度测值进行矫正。1975 年,首台 M 型定位系统与脉冲波多普勒相结合的商用仪器推出。

1976 年,Holen 等用多普勒技术进行检查,借助 Bernoulli 方程检测血流阻滞区前后的压力阶差。1977 年,Stevenson 及其助手用时间间期直方图鉴别心内分流与瓣膜反流。同年,Hatle 与 Angelsen 重新启用连续波多普勒(continuous wave Doppler, CW),使 Nyquist 极限频率提高,可测量高速血流、估计跨瓣压差,在心脏疾病无创性诊断中发挥巨大作用。Light、Cross、Magnin、Goldberg 等也进行了大量工作证明 CW 在检测心功能中的价值。

(二) 彩色多普勒

20 世纪 70 年代后期发展起来的多道选通门脉冲波多普勒(multigated pulsed-Doppler method)和 1980 年日本 Kasai 提出的自相关技术为彩色多普勒的发展奠定了基础。1981 年,Stevenson 报道了彩色编码数字型多道选通门多普勒(color-codes digital multigated Doppler)在房室瓣关闭不全探查上的应用,代表了彩色多普勒发展的良好开端。1982 年,日本 Aloka 公司推出了世界上首台彩色多普勒血流显像仪。美国 Bommer 报道了实时二维彩色多普勒血流成像在心血管疾病诊断中的应用,日本 Namekawa 报道了自相关血流成像法。在后者的研究基础上,尾本良三(Omoto)等报道了该技术对诊断先天性心脏病、瓣膜疾病和主动脉瘤的价值。1983 年,Omoto 出版了彩色多普勒图谱,这对彩色多普勒技术发展起到很大推动作用。此后,彩色多普勒超声仪被相继推出,使其在临床上得到更为广泛的应用。

1993 年,Rubin 等报道了一种新型彩色能量多普勒(color power Doppler imaging),该技术对血流的敏感度较高,但无法显示血流方向。其后进一步发展的方向性彩色能量多普勒,增加了血流方向显示功能。这一技术发展,标志着无创性血管造影技术的重大进步。

随后,国际上对彩色多普勒的研制和开发形势取得了新突破。多家厂家进行组合,推出高水平的新产品和新技术,使超声心动图的研究和应用得到很大改进和提升。

(三) 组织多普勒

组织多普勒成像(tissue Doppler imaging,TDI)的研究始于 1955—1956 年。Yoshida 等首先利用超声多普勒原理获得心脏组织的活动信息;1972 年,Kostis 等应用脉冲多普勒技术记录到左心室后壁的瞬时运动速度;1990 年,McDicken 等开始将彩色多普勒原理应用于组织运动模块研究,至 1992 年,他将基于自相关信号处理的彩色编码技术应用于模拟心肌组织,显示组织运动的速度大小和方向;同年,Sutherland、Miyatak 等均首次发表有关彩色编码组织多普勒成像速度模式的临床应用研究。该技术问世后,在临床心肌功能评价、心肌机械运动顺序研究等方面有较深入发展。随后,组织多普勒技术不断演进发展,定量组织速度成像技术(quantitive tissue velocity imaging,QTVI)、组织追踪成像技术(tissue tracking imaging,TTI)、组织同步显像(tissue synchronization imaging,TSI)、应变与应变率成像(strain and strain rate imaging,SI&SRI)等技术均相继应用于临床。

四、心脏超声造影

1966 年,Joyner 在心内注射生理盐水时观察到有造影剂反射。1967 年,Gramiak 等在进行心导管检查时,发现心内注射染料吲哚菁绿(indocyanine green)后,心腔内出现回声反射,并以此研究主动脉根部和主动脉瓣的解剖结构定位、探查瓣膜关闭不全、观察心内血流分流等,获得成功,此研究结果于 1968 年、1969 年分别发表于 *Invest. Radiology*、*Radiology*。后来,Tajik 和 Seward 证明此方法对超声心动图识别心脏结构、判断心内血液分流有重要意义,推动了造影技术的发展。

1980 年,DeMaria 等在美国心脏病学会年会上首先报道了心肌灌注超声造影的实验研究。1981 年,Bommer 等也相继开展类似研究。1984 年,Feinstein 等首次用声振法制作出可通过肺循环进入左心系统的心脏超声造影剂。随着不断开发研制,造影剂于 1994 年和 1995 年进入市场。

1995 年,Porter 和谢峰共同提出了微泡气体构成理论,认为改变微泡造影剂内所含气体的结构成分,能产生不同的心腔及心肌显影效果。1996 年学者们提出二次谐波成像技术后,由此发展起来的瞬间反映显像、脉冲反相谐波成像、对比脉冲序列成像和背向散射积分等技术的应用使心脏造影效果不断改善。

目前超声造影剂已经发展成批量生产的市场化产品。新的造影剂足以通过肺毛细血管,经外周静脉注射后可进入左心显影,而且可以观察心肌灌注状态。新一代纳米靶向超声造影剂也正在研究中,这种造影剂可作为药物或基因的载体,在治疗中发挥作用。

五、负荷超声心动图

1976 年,Tauchert 首先提出双嘧达莫(dipyridamole)负荷超声心动图试验。1979 年,Wann 与 Mason 等分别开展 M 型超声心动图负荷试验,借以检测由于运动而诱发的心肌缺血。由于 M 型超声

心动图对室壁运动观察的局限性,此技术未能得到推广应用。同年,有学者用小角度(30°)扇形二维超声心动图进行运动负荷试验,检查心肌缺血。但由于早期二维超声仪图像质量较差,易受呼吸干扰、完全依赖录像的重放分析,影响了其临床应用。1983 年,Robertson 等用宽角度(90°)扇形超声仪使 90% 以上患者获得满意图像。20 世纪 80 年代中期,以数字型微处理器为基础的超声仪问世,进一步改善超声图像质量,而应用图像存储及连续回放技术,可以选择不同心动周期的图像进行分析,从而减轻了呼吸干扰问题。

1984 年,Palac 使用多巴酚丁胺(dobutamine)进行了药物负荷试验,它比双嘧达莫负荷的临床效果更好,且副作用更小,使药物负荷试验与运动负荷试验并驾齐驱,成为负荷超声心动图应用最主要的两种方法。20 世纪 90 年代后,负荷超声心动图得到广泛应用,现在已成为诊断心肌缺血相关疾病的重要工具,为冠心病患者诊断、治疗及预后判断提供更多有价值的信息。

六、腔内超声

(一)经食管超声心动图

1971 年,英国的 Side 和 Gosling 将直径 5 mm 的压电晶体片作为换能器,镶嵌于胃窥镜的顶端插入食管,发射 5 MHz 的连续波多普勒观察胸主动脉内的多普勒效应,这是有关经食管超声心动图(transesophageal echocardiography,TEE)的首次报道。1972 年,Olson 和 Shelton 用此法显示胸主动脉直径的波动性变化。同年,Duck 首次在 TEE 中应用脉冲波多普勒技术。1975 年,Daigle 开始应用 TEE 观察心内血流信号变化。1976 年,美国 Frazin 等提出 M 型 TEE,将换能晶体片(直径为 9 mm,频率为 3.5 MHz)镶嵌于胃窥镜顶端,能插入食管 30~40 cm,探测到非常清晰的心脏 M 型曲线,可用于经胸探查不能显示主动脉与二尖瓣者。但由于 M 型曲线对解剖结构的确认和图像方位的识别有困难,限制了其在临床的应用。

1980 年,日本 Hisanaga 等率先报道了第一代经食管切面超声心动图,将单一旋转式超声原件浸在注满油的球囊内镶嵌在胃窥镜顶端,有机械扇形和机械线型两组扫描器,可进行水平和纵向扫描,所获图像比较清晰。但因探头顶端较粗,硬管部分较长,实时性较差,机械振动感较明显,故未能在临床推广。1982 年,德国 Schluter 等推出相控阵食管探头,将 32 个晶体片组成的换能器嵌附于管体前端,

可以灵活地前后倾曲和左右移动,可观察心脏各部位的形态活动,这是 TEE 探头技术的一大进步。

Hanrath 于 1981、1982 年先后报道用单平面、双平面食管探头检查心室结构的研究。20 世纪 80 年代,彩色多普勒技术迅速发展,为 TEE 增添了新的活力。为了克服因探头体形过大,儿童应用困难的缺点,1988 年推出了直径较小的儿童专用 TEE 探头。1990 年,又推出直径仅 4.5 mm 的婴儿专用探头。

由于单平面相控阵探头只能水平扫描,不便于立体地了解心脏解剖结构,1988 年推出了具备彩色多普勒的双平面相控阵食管探头,临床实用价值大。

1992 年,推出一种新型的半机械化经食管超声探头,外观呈圆柱状,由 24 个有效发射孔径 8 mm 的换能晶片组成。但探头直径大且长,图像质量差,难以在临床上应用。之后推出了经食管矩阵型实时三维超声探头,能由左心房后侧获得非常清晰的心脏结构图像,现在术中观测、诊断、监护、判断疗效等方面发挥重要作用。

（二）心腔内超声和冠脉超声

1960 年,Cieszynski 最早设计出能在心血管腔内观测的超声换能器。1967 年,Stegall 等首次应用在心导管尖端安装的连续波多普勒探头记录了冠状动脉血流信号。1972 年,Bom 开始进行心腔内和血管内超声探头的研制,他将 32 个元件组成的直径纤细的环阵换能器镶嵌于导管顶端,实时显示心腔及血管内膜的解剖形态。1983 年,Marcus 等成功研制了冠状动脉内多普勒导管。1988 年血管内超声的临床应用研究成果首次发表,可显示动脉壁结构和粥样硬化灶成分的细致变化,弥补了血管造影的不足。1989 年,Tobis 确立了一种指导介入性血管治疗的新方法。1990 年,Doucette 等首先将它用于多普勒导丝测量冠状动脉血流,导丝可插入严重狭窄的冠状动脉,在介入性治疗的同时测量流速。中国学者葛均波在德国 Essen 大学工作期间,利用血管内超声技术,在冠状动脉综合征方面进行了深入研究,他的一些发现改变了部分类型心绞痛的治疗措施,为腔内超声在冠心病诊疗方面做出巨大贡献。目前,冠状动脉内多普勒超声在定量评价冠状动脉狭窄程度、血流动力学变化及介入性治疗的疗效方面具有优势,这一技术在临床上逐步获得广泛应用。

1994 年,Chu E 等和 Chu C 等报道了心腔内超声在射频消融及左心室容量和射血分数测定方面的应用。1999 年,性能较佳的导管式探头被推出,可用于观察心脏细微解剖结构,标测心肌电兴奋所诱导的心肌机械兴奋,并用于监护多种心内介入手术。自 2000 年开始,美国芝加哥大学儿童医院开始将心腔内超声技术应用于房间隔缺损的介入治疗中。

七、三维超声心动图

三维超声成像研究始于 20 世纪 70 年代,最初的目的是显示左心系统解剖结构。20 世纪 80 年代,学者们利用复合二维扫描技术重建三维图像获得静态三维超声心动图。1989 年,Wollschlager 等开展了经食管平面的多层面超声检查,获得动态三维图像。九十年代早期,Pandian、Roelandt 等应用平行切割法自动采集心脏结构各个断面的全部信息,经计算机叠加重建后可实时反映心腔腔室与大血管形态及空间关系的立体图像,这一研究促进三维超声心动图的技术飞跃。随后,他们应用经食管多平面旋转扫查法重建出瓣膜病、间隔缺损、心内新生物等心血管病变图像,获得了较二维超声心动图更丰富、准确的病变信息,称为“动态三维超声心动图”,将三维超声心动图推向能初步临床应用的阶段。

1990 年,美国杜克大学的 Von Ramm 等研制出最早的实时容积三维超声心动图系统,因图像分辨力太低,不能满足临床需求,未获得广泛应用。随着微电子技术、计算机技术以及声学理论研究的不断深入,2000 年前后,由美国杜克大学提出、Philips 公司研发的实时三维成像技术(real-time or live three-dimensional echocardiography)获得成功,这是三维技术发展史的里程碑。该技术对心血管疾病的诊断和介入治疗具有重大意义。2004 年,在实时三维显示的基础上,实时三平面超声成像技术又被推出;随后新型三维超声成像装置也被推出,观察者双眼戴不同的滤色镜时,能看到立体感极强、直观真实、远近结构对比清晰的三维声像图。近年来,相对不受心律和呼吸影响的单心动周期全容积成像(single beat real-time full-volume three-dimensional echocardiography)问世。在全容积三维成像基础上研发的三维斑点追踪成像(three-dimension speckle tracking imaging,3D-STI)也逐渐开始应用于临床。

八、心脏介入超声

1976 年,Mary 最先开始术中超声探测,将超声换能器置于心外膜,监测二尖瓣修补术。1980 年,Matsumoto 报道 M 型 TEE 术中监测左心室变化。1990 年,Hellenbrand 等首先报道术中应用 TEE 动态监测心脏间隔缺损封堵术。1995 年,美国学者 He 等的动物实验研究显示超声心动图在心律失常行心内消融治疗术中的价值。1999 年,德国学者 Seggewiss 和 Faber 等将心肌超声造影定位用于梗阻性肥厚型心肌病的消融术中。

21 世纪初,德国医生 Thomas Kohl 在引产胎儿身体上尝试胎儿镜下经剑突暴露心脏的手术入路。随后,他在经皮超声引导下用穿刺针直接穿刺心脏,行半月瓣球囊扩张术等,为胎儿介入性心脏手术作了开创性工作。

2002 年,Sievert 等首先报导 TEE 左心耳封堵术可用于心房颤动患者预防脑卒中。随后经胸超声心动图、经食管三维超声心动图监测左心耳封堵均有应用。同年,法国 Cribier 等完成首例经导管主动脉瓣置入术(transcather aortic valve implantation,TAVI)。经导管二尖瓣夹合术(Mitral Clip)是近年来兴起的介入治疗二尖瓣反流的新兴技术,均需在食管二维或三维超声引导下完成。

超声心动图的发展已有 60 多年的历史,取得了令人瞩目的发展。近些年,国外不少厂家及公司强强联合,推出多种优质新型超声心动图仪。相信随着超声技术与计算机处理功能的不断进步,专家和学者研究的不断推进,超声心动图将会在更多领域发挥重要作用。

第二节 我国超声心动图的发展历史与现状

中国是世界上最早开展超声心动图临床诊断与研究的国家之一,我国医用超声风风雨雨走过六十多年,主要经历三个重要的发展阶段。学科初创时期的 20 世纪 50、60 年代为黑白超声时代,我国学者在早期超声心动图研究和仪器研制方面都曾取得举世瞩目的辉煌成就。上海、北京、武汉等地区的一些研究机构对二尖瓣 M 型曲线、胎心检查等取得突破性进展,在临床应用方面发挥重大作用,某些领域具有国际领先水平。自 21 世纪初以来,我国超声心动图事业蓬勃发展,进入功能诊断时代,力争再创辉煌。

一、我国超声心动图的早期成就

(一)超声心动图的早期临床研究

20 世纪 50、60 年代是世界超声医学发展的萌芽时期,我国对此项技术的研究与国外基本同步。1958 年,上海市第六人民医院安适等即开始从事超声研究,他们与江南造船厂合作,对超声金属探伤仪进行改造,研发出可用于人体的超声检测仪,并尝试在临床上用于疾病诊断。1960 年上海市超声波医学应用研究小组在《中华医学杂志》发表第一篇关于超声波研究的文章《超声波临床诊断应用的初步报告》,1961 年上海科学技术出版社出版了我国第一本《超声诊断学》,1962 年又在《中华医学杂志》(英文版)上发表了《The use of pulsed ultrasound in clinical diagnosis》,这些报道推动了超声在临床的迅速发展。

肝脓肿的诊断是我国超声首次大显身手的舞台。我国学者将此法用于含心包在内等多部位积液的探查,使我国超声诊断在 50 多年前即有了飞速发展,这些工作在当时均属国际先进水平(图 1-2-1)。

上海学者们最早用 A 型超声检查葡萄胎获得

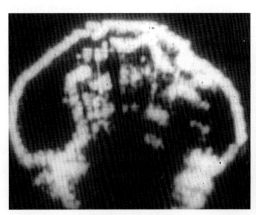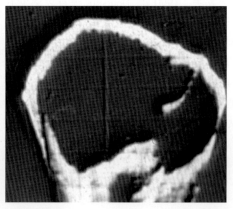

图 1-2-1 早期的 B 型超声成像
左、右图均显示肝脓肿,包裹的暗区为脓腔

良好效果,受此启发,当时的武汉协和医院的王新房等应用 M 型超声观察胎心运动,经过反复摸索,证实胎心可以用超声探及。当时有人质疑,胎心很小,这种反射波特征是否为母体血管反射,需要进一步核实。为此武汉协和医院的研究者将双探头分别置于胎儿和母体心脏部位,显示出两条波幅和节律各不相同的活动曲线。其后又将单线记录的胎心活动曲线和母体心电图相互对照,进行同步观察,结果显示胎心约为 140 次/min 的快速节律,母体心率则通常为 80 次/min,两者心率有很大差异,这一结果对确定胎儿存活与否、胎位、单双胎及流产类型等均具重要价值。相关论文在《中华妇产科杂志》1964 年第 4 期上正式发表,在国际上属首次

报告,居于领先地位(图 1-2-2)。但国外学者对此并不了解。1972 年加拿大学者发现胎心反射,之前一直被认为是胎儿心脏里程碑(milestone paper)式的研究。直到 2001 年,经中国旅英访问学者邓京等的介绍,才使国外超声专家看到 1964 年中国发表的文献,至此中国学者在胎儿超声心动图历史上的首次重要发现才受到世界超声界的肯定。2017 年底出版的 *Echocardiography* 专刊中,也再次确认全世界最早的胎儿超声心动图是武汉协和医院王新房教授小组在 1964 年获取的,采用的仪器来自上海江南造船厂的一台工业用 A 超机器,这一事件开创了胎儿超声心动图和胎儿心脏病学的先河。

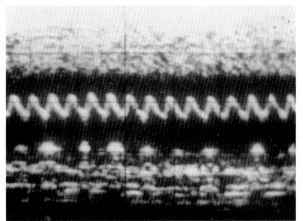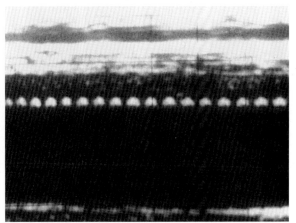

图 1-2-2 M 型胎心反射曲线
左、右图均为胎儿心室壁 M 型运动曲线

自 1962 年起,上海和武汉的学者也分别开展了早期成人超声心动图研究。为探讨 M 型曲线的活动规律,武汉协和医院又研制了能将心电图、心音图与 M 型曲线同步显示的装置。他们除重复出 Edler 的发现外,在高浴教授的指导下,还详细阐述了健康人

及二尖瓣狭窄患者二尖瓣 M 型曲线上 A 峰、CD 段、E 峰与 EF 斜率的命名方法及其形成机制(图 1-2-3),并在国际上首次证实第一心音与超声曲线上 C 点、二尖瓣狭窄时开瓣音与超声曲线上 E 峰同时出现、率先提出评估二尖瓣狭窄患者左心房扩大的方

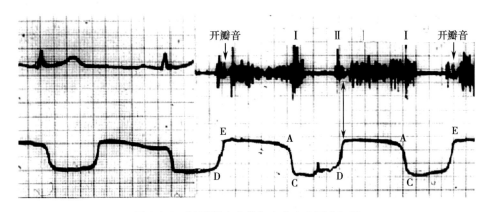

图 1-2-3 M 型超声曲线与心电心音同步记录

法并测量相关数据。这些开创性的工作推动了我国超声心动图早期研究，在临床应用方面发挥很大的作用。

(二) 医用超声诊断仪早期研制工作

1958 年上海市第六人民医院与上海造船厂合作研制成功早期 A 型超声诊断仪，推动了我国超声研究的发展。1962 年上海、北京和武汉分别研制成功 ABP 型超声诊断仪，除进行 A 型检查外，还可推

动装在行车架上的超声探头进行复合扫描，获得 B 型（即二维）超声图像。同年，超声研究人员又在上述仪器的水平扫描装置上添加慢扫描驱动器，探头方向固定，使辉度显示的垂直扫描线在示波屏上横向移动，形成周而复始能观察组织结构动态的 M 型曲线，此即早期研制的既能观察二维图像又能显示 M 型曲线的超声仪器（图 1-2-4）。

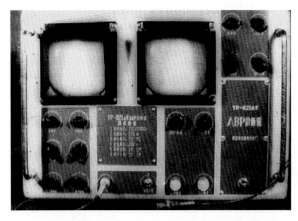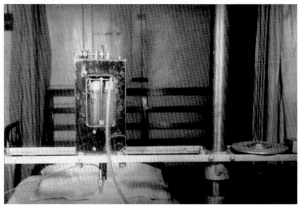

图 1-2-4　武汉无线电元件厂 ABP 超声诊断仪的主机和行车架

1964 年上海第一医学院附属中山医院在国内率先研制了简易型连续波多普勒探测仪，用于探查周围动脉有无搏动，后期又用于探查胎心。虽然上述诸种仪器的开发和研制精密度有一定缺陷，但在当时为我国超声医学早期的探索和应用发挥了巨大作用。

二、我国超声心动图的中期研究

20 世纪 60 年代后期至 80 年代初期，我国超声心动图研究工作陷入停滞阶段。而在这近 20 年的时间里，国际超声仪器和技术出现巨大飞跃。以下是 20 世纪 70 至 90 年代我国学者在超声心动图技术和仪器研制上取得的一些成绩。

(一) 临床应用

1. 右心声学造影　受 1967 年 Gramiak 发现静脉注入靛氰蓝绿时心腔内出现杂波和 1977 年江西医师用过氧化氢溶液治疗肺心病发生氧气栓塞的启发，武汉协和医院的研究者用不同浓度和剂量的过氧化氢溶液多次进行动物试验，找出了在心腔能出现足够反射强度的云雾影，而心电图又无异常改变的过氧化氢溶液临界剂量，后经王新房教授本人作为志愿者试验，证实适量过氧化氢溶液静脉注射能显示良好的右心造影效果，且对人体安全无害，而后在临床上开始推广应用。这一方法在 20 世纪 70、80 年代，即超声心动图研究早中期阶段，对确定

心脏解剖结构和观察心内由右向左血液分流发挥重要作用，受到国内外学者广泛称赞。1981 年后，上海、无锡、北京、石家庄等地的研究者分别用适量的维生素 C、醋酸或稀盐酸与碳酸氢钠混合，将产生的二氧化碳注入静脉亦能在右心系统产生良好的造影信号，也在临床上得到广泛应用。目前右心声学造影已采用更加安全有效的生理盐水或振荡葡萄糖，在观察右心结构、功能和判断心内分流（尤其是右向左分流）具重要临床价值。

2. 左心声学造影　自 1984 年 Feinstein 等首次报道用机械振动白蛋白进行左心系统超声造影，国内研究者也开始相关研究。进入 20 世纪 90 年代，我国广州南方医院、北京阜外医院、重庆医科大学、西安西京医院等均尝试进行左心声学造影并获得成功，应用新型微气泡静脉注射结合谐波成像技术可产生比较恒定的左心显影效果，并具有心肌造影作用。

3. 三维超声成像　1987 年，哈尔滨医科大学首先报告用自制的网格型静态三维超声心动图观察正常人与扩张型心肌病患者的左心室形态并获得成功（图 1-2-5）。1992 年武汉协和医院报告经食管静态薄壳型三维超声心动图在正常人、瓣膜病及多种先天性心脏病诊断上的价值。1995 年武汉协和医院和上海中山医院等分别报告动态三维（又称四维）超声心动图临床应用研究情况（图 1-2-6）。

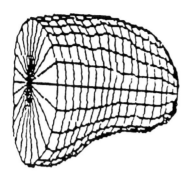
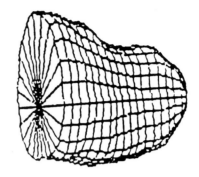

图 1-2-5 网格样静态三维超声成像

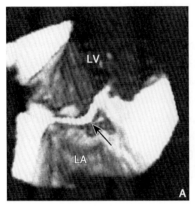
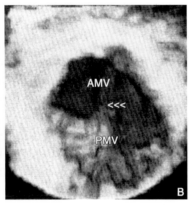
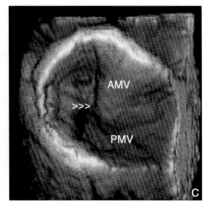

图 1-2-6 动态三维超声心动图

4. 多普勒超声成像 1982 年,北京、上海等地引进了频谱型脉冲波多普勒仪开展相关研究。随后,济南齐鲁医院张运等应用多普勒超声测量心腔血流,对多普勒超声成像推广发挥了较大作用。1994 年后,北京、上海、西安、福州、武汉等地应用彩色多普勒血流会聚法、组织多普勒成像等多普勒超声成像技术做了大量临床研究工作。

5. 经食管超声心动图 1988 年上海中山医院姜楞在国内首先开展了单平面经食管超声心动图的临床研究。1990 年武汉协和医院开展了双平面经食管超声心动图的临床研究。1992 年后,北京协和医院、北京安贞医院、上海长海医院、石家庄白求恩医院、济南齐鲁医院相继开展研究工作,使经食管超声心动图在临床上逐渐得到推广普及。

6. 血管内超声 1991 年前后,中国学者葛均波在德国 Essen 大学工作期间,对血管内超声在冠心病诊疗中的应用方面做出了杰出贡献。1993 年北京军区总医院在国内率先开展血管内超声检查,1995 年上海中山医院、西安西京医院、北京阜外医院、北京协和医院等相继开展此项技术的临床应用,在冠心病介入诊疗方面发挥重要价值。

(二) 仪器研制

1952 年,Wild 与 Reid 首先提出一种能显示切面结构的超声成像系统,称为“二维回声仪”(two-dimensional echoscope),1962 年我国创制的 ABP 超声仪即属此种类型,直到北京阜外医院(1976 年)、浙江中医学院(1977 年)开始引进国外此类仪器。同期,上海长海医院研制此种仪器并获成功,即用二维图像观察心脏形态与活动,但因扫描线稀疏(只有 20 条)、分辨力较差,故未能得到临床推广。

相控阵超声系统(phased array ultrasound system)能清晰显示心脏的结构轮廓,并可同时选择取样线作 M 型观察。1980 年武汉协和医院、西安西京医院首次引进了相控阵超声心动图仪,此后各地医院相继引进类似仪器,开展临床研究,使我国二维超声心动图检查得以逐步推广。此型仪器经过众多理、工、医人员的共同努力,其灵敏度、分辨力、成像速度、清晰程度等得以迅速提高,在临床心血管病检查中得到广泛应用。但因扫描方式的缺陷,机械扇扫超声心动图仪逐渐消失在超声心动图发展的历史之中。

三、我国超声心动图研究的新时代

从 20 世纪 90 年代末到 21 世纪初,随着我国经济的快速发展,超声心动图研究进入了新时代,在心肌造影、心肌力学评价、实时三维超声、融合成像等各方面已紧随世界最前沿的技术,做了大量的研究工作,并取得引人瞩目的成绩。

在超声心动图发展的早期和中期,我国的超声仪器研发一直没有停止,近十余年来,医用超声仪器的研制则有了长足发展。目前,我国医用超声诊断设备厂家积极研发新技术,改善产品质量,开发数据平台,各自立足自身优势,各展所长,具备良好性价比及快速服务的优势,从低端起步,在世界市场上已具有相当强的竞争力。推出的新仪器已拥有出色的图像分辨力、强大的处理能力和有效的分析方法。

具体而言,我国研发的新型超声心动图仪器的主机在向小型化、高度集成化发展,台式仪器越来越轻便,手持式超声诊断设备也开始进入临床使用。超声探头则具有宽频、低电压的特点,某些最新的探头甚至采用通用 USB 接口,能与普通平板电脑甚至手机设备连接使用。机内或是配套的处理软件功能也越发强大,大都包含心肌力学或三维容积分析方法。数据传输手段也逐渐多样化,除传统光盘和 USB 移动设备储存方式外,还可以通过有线和无线手段将数据传至服务器或工作站终端,甚至实现网络云备份及储存。数据传送手段的进步,能实现科室内、科室间甚至是异地远程会诊,提高超声诊断效率和准确性,同时也节约了医疗资源。

目前,国产高性能超声心动图诊断设备发展方向有高端化、专科化与智能化的趋势,使超声心动图的研究领域越发广泛,方向越发多样,手段也越来越高效。国内超声心动图研究的发展也将极大推动国内超声仪器的研制和民族企业的壮大发展,两者相互帮助,共同进步。

（王新房　王　静）

参 考 文 献

1. 王新房. 超声心动图学. 5 版. 北京:人民卫生出版社, 2016.

2. 王新房,刘夏天. 超声心动图发展简史:国外研究概况. 中国影像技术,2005,21(1):2-5.

3. Roelandt JRTC. The 50th anniversary of echocardiography:are we at the dawn of a new era? Eur J Echocardiography,2003,4(4):233-236.

4. Sievert H,Lesh MD,Trepels T,et al. Percutaneous left atrial appendage transcatheter occlusion to prevent stroke in high-risk patients with atrial fibrillation:early clinical experience. Circulation,2002,105(160):1887-1889.

5. Crihier A,Eltchanirioff H,Bash A,et al. Percutaneous transcatheter implantation of an aortic valve prosthesis for calcific aortic stenosis:first human case description. Circulation,2002,106(24):3006-3008.

6. Wunderlich NC,Siegel RJ. Peri-interventional echo assessment for the MitralClip procedure. Eur Heart J Cardiovasc Imaging,2013,14(10):935-949.

7. Cheng TO. Professor Xin-fang Wang from China is the Father of Modern Echocardiography. Int J Cardiol,2011, 152(2):155-161.

8. Ge s,Maulik D. Introduction:From fetal echocardiography to fetal cardiology:A journey of over half a century. Echocardiography,2017,34(12):1757-1759.

9. Friedman AH,Kleinman CS,Copel JA. Diagnosis of cardiac defects:where we've been,where we are and where we're going. Prenat Diagn,2002,22(4):280-284.

第二章 超声心动图诊断的物理基础与图像优化

第一节 超声心动图诊断的物理基础

超声波自 20 世纪 50 年代开始应用于临床心血管疾病的诊断。利用超声波穿透和反射等物理特性,对通过组织各层结构时产生的反射及散射信号进行编码,经过数-模转换,在超声仪显示屏上即刻显示清晰、细致的心脏实时图像。本章就超声心动图诊断的有关物理基础与原理做简略概述。

一、超声波的基本物理概念

(一)超声波的定义

声波(acoustic wave)是一种机械振动产生的疏密波,可在气态、液态和固态物质中传播。一般情况下,振动频率介于20~20 000 Hz之间的声波能被人耳所感知,为可听波,高于此频率的称为超声波(ultrasound wave)。目前医学诊断用超声波频率一般为 1~20 MHz,其中用于成人经胸超声心动图检查的超声波频率为 1.5~3.5 MHz,婴幼儿经胸超声心动图检查为 5~10 MHz,成人经食管超声心动图检查为 3.5~7 MHz,婴幼儿经食管超声心动图检查为 7~9 MHz,外周血管及浅表组织器官检查为 7~14 MHz,而冠脉内超声检查可高达 20~30 MHz。

(二)超声的发射与接收

超声探头使用压电晶体(如石英或者钛化陶制品)进行发射和接收超声波。在一定方向上对压电晶体施加压力或拉力时,晶体的两侧表面上出现异名电荷。将压电晶体置于交变电场之中,并使电场方向与晶体压电轴的方向一致,晶体厚度会出现压缩或扩张变化。这种压力与电荷互相转换的物理现象称压电效应(piezoelectric effect)。由压力(机械能)而产生电荷(电能)为正压电效应,反之由电荷(电能)而产生压力(机械能)为逆压电效应。诊断用超声波的发生是将高频交流电压信号加在压电晶体上,利用逆压电效应,使晶体片发生机械性体积膨胀,推动周围介质使之振动,形成疏密波。

当超声波在介质中传播时,遇到声阻不同的界面即发生反射,这些反射回来的反射波与发射波物理性质相近,当其作用于压电晶体时,由于正压电效应使晶体片两侧产生异名电荷并不断变化,把这种高频变化的微弱电信号接收、放大后,显示在示波屏上,形成代表界面反射强弱的光点与波幅(图 2-1-1)。

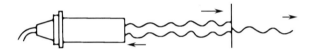

图 2-1-1 超声波的发射与接收
超声波发射后遇到声阻不同的界面时,部分透过界面进入深层,部分发生反射,反射回来的声波被接收、放大

(三)声波的物理参数

1. 频率 频率(f)为超声波在一秒间期振动的次数,单位为赫兹(Hz)。频率是超声波的物理常量,在传播的过程中保持不变。

2. 波长 沿声波传播方向,振动一个周期所传播的距离,或在波形上相位相同的相邻两点间距离,称为波长(λ),单位为米(m)(图 2-1-2)。

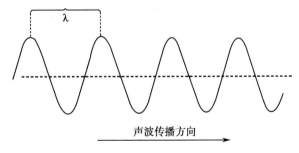

图 2-1-2 声波的传播与波长

3. 声速 声速(c)指声波在介质中单位时间内传播的距离,单位为米/秒(m/s),其快慢与介质的密度及弹性有关,而与声波的频率无关。声波的传播速度在高密度、弹性大的介质中较高,反之较低。因此一般情况下,声速在气体中传播速度最

11

小,液体中传播速度较大,固体中传播速度最大。例如:空气中声速为 360 m/s 左右,水中为 1500 m/s 左右,而在金属中则为 4500 m/s 左右。人体软组织中声速相近,包括心肌、瓣膜、血管以及血液等组织,大约为 1540 m/s。

波长、声速与频率之间有密切的关系,可用公式表示:

$$\lambda = c/f \qquad (式 2-1-1)$$

二、超声波的物理性能

(一) 方向性

超声波在发射后主要集中于一个方向传播,声场分布呈柱状,声场宽度与产生超声波晶体片的大小相接近,具有明显的方向性。但是其方向性是相对的,在传播过程中会发生扩散(图 2-1-3)。一般来说近场(接近探头处)声束直径可能较换能器直径小,远场则宽于换能器的直径。近场范围可用以下公式计算:

$$L = r^2 \cdot f/c \qquad (式 2-1-2)$$

其中 L 为近场长度,r 为振动源的半径,f 为频率,c 为声速。在远场(即距探头稍远处)因声束逐渐增宽存在扩散角,扩散角的大小可用以下公式计算:

$$\sin\theta = 1.2\lambda/D \qquad (式 2-1-3)$$

θ 为扩散角;λ 为超声波波长,其值愈小,扩散角愈小;D 为压电晶体片直径,其值愈大,扩散角愈小。

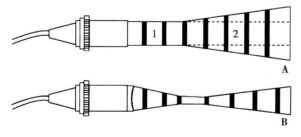

图 2-1-3 探头与声束
A. 非聚焦探头,1 近场声束平行,与压电晶体片直径相近,2 远场声束扩散,声束逐渐增宽;B. 聚焦探头,近场声束窄分辨力高,经焦点后逐渐增宽

(二) 反射与折射

超声波经过两种不同介质的界面时,传播方向会发生变化。一部分能量由界面处返回第一介质,此即反射(reflection),其方向与声束和界面间的夹角有关,反射角和入射角相等,如声束与界面相垂直,即沿原入射声束的途径返回。另一部分能量穿过界面,进入第二介质,此即透射(transmission),此时声束的方向可能改变,其角度大小依折射率而定。如声束方向与界面不垂直,存在夹角,则透入第二介质的声束发生折射,折射可使声束聚焦而增强图像的成像质量,但也可以造成伪像(图 2-1-4)。声能在界面处反射与透射的总值不变,与入射的能量相等,但反射多少随界面前后介质的声阻差异有所不同。

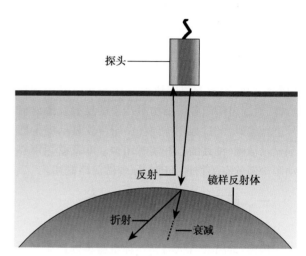

图 2-1-4 超声波与身体组织间相互作用示意图
二维图像基于组织界面(镜面反射体)的超声波反射。折射使超声波方向改变,造成伪像。衰减限制了超声波穿透的深度

声阻(acoustic impedance)等于介质的密度与超声在该介质中传播速度的乘积。设 Z 为声阻,ρ 为密度,c 为声速,则:

$$Z = \rho \times c \qquad (式 2-1-4)$$

两介质声阻相差大小决定界面处反射系数,两介质声阻相差愈小,界面处反射愈少;反之,声阻相差愈大,界面处反射愈强,透入第二介质愈少。

(三) 散射与绕射

超声波束照射在较小的结构时,如红细胞悬液,因为细胞的直径小于超声波的波长,将发生超声信号的散射。散射的超声能量可能向所有的方向放射,仅有小部分散射信号能够到达接收的探头。散射的程度取决于粒子体积、数量及探头频率。散射也可发生于组织内,例如心肌。

当超声波束遇到小于波长 1/2 且声阻不同的界面时声波绕过障碍物继续传播,出现绕射(diffraction)现象,继续前进,仅在障碍物表面的四周产生微弱的散射,其能量向各个方向辐射。当障碍物

直径大于 $\lambda/2$，声波在障碍物表面产生反射，其边缘产生少量绕射。如果障碍物直径小于 $\lambda/2$，超声探测时仅能收集并显示沿原发射声束方向返回的微弱的散射，这种朝向探头方向（与入射角成 180°）的散射波称为背向散射（backscatter），又称后散射。

（四）衰减

超声波在介质中传导时，声波能量使介质发生振动，介质质点之间发生弹性摩擦（内摩擦），这个过程使声波能量（机械能）转化为热能。热能一部分被组织吸收，另一部分通过介质的热传导及辐射而消失。超声信号强度随超声能量被吸收转化成热能、反射及散射而逐渐衰减。衰减程度主要与超声波频率、介质性质（包括黏滞性和导热性）、传播距离、环境温度有关。因此有多个高反射界面的组织，如肺、骨骼中声能衰减非常明显，而较均一的液体组织，如尿液、血液，声衰减较小。

（五）分辨力

超声的显现力（discoverable ability）指能探及回声、发现物体的最小直径，从理论上讲，最高显现力为波长的 1/2。超声波频率愈高，波长愈短，能探及的物体愈小，显现力愈高；反之显现力愈低。超声成像分辨力分空间分辨力、对比分辨力和时间分辨力。

1. 空间分辨力　即超声仪器实际能够显示两个目标之间的最小距离，主要有横向分辨力（lateral resolution）、纵向分辨力（longitudinal axis or depth resolution）和侧向分辨力（lateral resolution）。横向分辨力指超声仪器在与声波传播方向垂直的平面上能够分辨两个目标之间的最小距离。横向分辨力主要取决于发射声束的直径和数量，在与声波传播方向垂直的平面上，通过单位面积的声束直径越小、数量越多（即密度越高），横向分辨力越好。超声探头声束发散现象会导致横向分辨力变差。目前超声仪器都能进行动态聚焦、多重聚焦等聚焦方式，以减小声束扩散，提高横向分辨力。纵向分辨力指超声仪器在与声波传播方向平行的平面上能够分辨两个目标之间的最小距离，为三个分辨力中最精准的。纵向分辨力主要取决于探头频率、脉冲长度和频带宽度。超声仪器为脉冲式发射超声波，每个超声脉冲从发射到接收为往返双程，当发射脉冲宽度超过声束方向上两点间距的两倍时，这两点的回波发生重叠，图像上只能看到一个点。只有当发射脉冲宽度小于声束方向上两点间距的两倍时，这两点的回波存在时差，才能在图像上分别显

示。探头频率越高，纵向分辨力愈好，故检查表浅的小器官时，采用高频超声，可以提高其纵向分辨力；检查深部形体较大的脏器时，采用低频超声，纵深分辨力虽然降低，但透入深度变大，能较全面地观察整体轮廓。侧向分辨力指垂直于二维扫查切面的相邻两个点的识别能力。超声扫查切面具一定的厚度，可导致容积伪像。

2. 对比分辨力　指超声仪器显示相邻组织反射灰度差异的能力，主要取决于组织的声阻差。而超声仪器的处理能力和监视器的显示能力也会对最终图像的对比度产生影响。

3. 时间分辨力　指对于活动界面时相方面的辨别能力，如常规 M 型超声心动图的扫描线频率可达 4000~6000 Hz，能清晰显示在主动脉瓣关闭不全时二尖瓣前叶曲线上的高速颤动。单位时间内二维成像的帧数越高，时间分辨力越好，如果时间分辨力不够，很可能会遗漏很多重要的信息。成像帧频与探查深度和扫描线数有一定关系，提高探查深度和扫描线数会降低帧频。

（六）多普勒效应

多普勒效应于 1842 年由奥地利物理学家、数学家克里斯琴·约翰·多普勒（Christian Johann Doppler）提出。当声波发射源和观察者间相对运动时，观察者接收到的声波频率会改变，接收频率与发射频率间的差异，称为多普勒频移（Doppler shift），此种物理效应称为多普勒效应（Doppler effect）。通过检测多普勒频移，依据多普勒方程可计算出声源与反射体间相对运动速度，称为多普勒技术。

超声诊断仪获取血液中血细胞（主要是红细胞）的背向散射信号，用计算机对运动界面返回的信号与发射信号之间的差异进行快速傅里叶变换（fast Fourier transformation，FFT），实现自动频移分析，计算频移大小，了解血流速度，通过分析血细胞的多普勒频移（一般为 0.5~10 kHz），得到细胞的运动速度，从而推算出血流速度。超声诊断仪可得到频谱多普勒（spectral Doppler）和彩色多普勒（color Doppler）两种多普勒图像。频谱多普勒以频谱曲线的方式显示多普勒频移的大小，包括脉冲和连续波多普勒两种类型，能显示血流方向与速度，对血流量化分析具有重要意义。彩色多普勒将超声扫描线上各点的频移方向、大小以红、蓝、绿等颜色显示，进行伪彩色编码，包括二维彩色多普勒成像和 M 型彩色多普勒血流图，彩色多普勒能动态观察血流的方向、速度、有无反流及分流等多种信息。

根据多普勒原理,任何产生频移的现象均产生多普勒效应。如果把人体心脏作为超声靶器官,那么由此产生的多普勒信号应该有两种成分:血液中运动的红细胞和运动的心肌细胞,正常血流的速度范围为 10~150 cm/s,血液运动振幅为 40 dB,比心肌振幅低,因此,血流为高频移低振幅,而运动的心肌则为低频移高振幅,通过改变多普勒滤波系统的阈值,可分别获得血流或心肌的频移信号。通过高通滤波器和设置较高增益可检测血流反射回来的频移信号,用低通滤波器和设置较低增益则可检测心肌反射回来的频移信号。滤掉血流频移信号,保留心肌频移信号并进行成像,即为组织多普勒成像(tissue Doppler imaging,TDI)。目前在此基础上衍生出许多新的组织运动分析技术,如应变、应变率、组织追踪分析,在室壁运动分析、心肌同步化评估等方面具有重要的临床价值。

(七) 非线性传播和谐波技术

声波在传播过程中遇到介质界面时,可发生反射和折射,此即声波在介质中传播的线性表现。当声波遇到不规则界面时,声波在组织中传播时可发生波形畸变、谐波成分增多和声衰减系数增大等变化,声波的这种传播方式称为非线性传播。在传统的超声信号处理中,人们发现超声主声束与旁瓣的非线性信号具有显著的差异,如果采用以某一频率发射而以两倍于前者的频率接收由组织产生的背向散射二次谐波信号而生成灰阶图像,即二次谐波成像(second harmonic imaging),该技术可明显减少伪像,显著提高成像信噪比。

三、超声波的生物效应

(一) 超声波生物效应的产生和分类

超声波在生物组织中传播的非线性效应和与之相关的声学现象,主要包括波形畸变、空化、辐射压力、加热等,这些现象对生物组织的影响主要表现为热效应和空化效应。

1. 热效应 声波在非理想媒介内传播时,因媒介存在黏滞性、热传导和弛豫过程,声波的机械能量部分转化为热量,使组织温度升高,导致生物组织发生相关变化。组织产热的实际情况依赖于探头频率、焦距、输出功率、深度、灌注和组织密度。但是,某个特定组织的实际温度升高很难预测,主要是因为整个生物学系统的复杂性及超声暴露强度很难精准的估测。超声暴露最高总强度可描述为在暴露期间(平均时间)平均声束内的最高暴露(空间峰值),可称为空间峰值时间平均强度(spa-tial peak temporal average intensity,ISPTA)。美国食品药品管理局(FDA)提供了心脏应用中两个最大容许的 I_{PSTA} 极限值:可调特殊应用极限 430 mW/cm² 和输出显示功率标准 720 mW/cm²,允许超声心动图操作者权衡超声照射的潜在危险性和诊断性带来的益处。

2. 空化效应 空化效应是指超声束引起小气泡体的产生或者振动。一般来说,在线性声场中,气泡随声强的增加,首先会依次产生二次以上的高阶谐波;在声强达到一定阈值时,还会依次产生 1/2 次谐波等;当声强更高时,气泡会发生剧烈压缩乃至泡壁完全闭合,此即"瞬态空化"。此时,气泡将在瞬间产生各种局部极端效应(高压、高温、发光、放电、射流、冲击波等)可能造成生物组织的最大损伤。所以,机械效应实际上主要是指空化效应。

(二) 超声生物学效应的影响

1. 对细胞结构和功能的影响 低强度超声空化作用产生的微流使细胞膜通透性增加,促使离子和代谢产物发生跨膜扩散,引起细胞电生理和生化方面发生改变,从而调节细胞信号传递和基因表达。

2. 对生物大分子和细胞的效应 超声对生物大分子的影响主要是由超声被大分子吸收,释放的自由基作用于碱基所引起的。分子量小于 10^4 的大分子,可观察到空化作用,而无去极化作用;分子量大于 10^4 的可记录到去极化作用,而无空化作用。在溶液中,根据超声照射条件的不同,溶液中的酶可以被激活或失活,细胞可出现从功能失调到破坏的全过程,而分裂期的细胞最容易受损。

3. 对组织、器官和各系统的影响

(1) 眼睛:动物实验表明超声可导致的眼损伤包括晶状体浑浊、眼内压增高、虹膜水肿、玻璃体溶解、视神经受损、视网膜萎缩等。损伤的部位、范围和类型由多种因素决定,包括声强、照射的频率、时间-强度关系和超声的方式,如连续波、脉冲波等。

(2) 肝脏:实验性声波作用于哺乳动物的肝脏时,可产生多方面的损伤,包括细胞损伤、超微结构崩解,如线粒体损伤、脂肪降解、DNA 增加、葡萄糖损耗等。

(3) 肾脏:声强 1 W/cm²,照射时间从 1 秒到 20 分钟,频率从 880 kHz 到 6 MHz,对肾脏的损害包括肾小球和肾小管的功能改变、出血、水肿和肾脏体积缩小等。

(4) 甲状腺:动物甲状腺在频率 0.8 MHz,声强 0.2~2 W/cm² 的作用下发现其摄碘率减低、甲状腺素水平降低和滤泡减少。

（5）中枢神经系统：动物实验表明，脉冲波超声可引起神经系统损伤，其中哺乳动物的胚胎神经组织和白质较成年动物更易受损。

（6）血液：离体超声照射时，足够的声强可以影响所有的血细胞和血小板，使其出现形态改变、水肿和聚集。高声强照射红细胞可使其功能减低、膜通透性发生改变、表面抗原丢失和氧合血红蛋白解离曲线的位移。白细胞则表现为溶解细菌、吞噬细菌和氧的利用能力下降。

（7）胎儿发育：大量研究表明，诊断用超声对胎儿发育无明显的副作用，并不会导致胎儿生长迟缓、流产、胎儿畸形（骨、脑和心脏）和行为异常等。

（三）超声安全性监测与临床使用建议

超声诊断的安全阈值主要取决于人体组织内是否产生空化效应及温度升高的程度，可以用反映机械损伤的机械指数（mechanical index，MI）及反映热损伤的热指数（thermal index，TI）来衡量，两者相互独立又相互联系。温度高低影响空化阈值，空化效应会导致邻近组织局限性的温度升高。因此，为防止过量超声对人体产生潜在的危害，诊断安全阈值应在损伤阈值的基础上施加一定的安全系数。

超声对组织的损伤是一种阈值效应，在安全阈值内是无害的，而且没有剂量累积效应，但超过安全阈值后会产生生物效应。医用超声诊断设备的临床使用中必须遵循"谨慎性原则"，在获取必要的临床信息时，使用尽可能低的超声输出水平和尽可能短的辐射时间，以降低设备的使用风险。在使用有 MI 和 TI 实时监控的超声诊断仪时，在能得到清晰的图像和多普勒信号时选取 MI 和 TI 最低值，并控制超声辐照时间为最优。

第二节　超声心动图伪像与图像优化

超声伪像指声像图中出现的各种与实际成像目标不相符的特征，表现为声像图中回声信息的增加、减少或失真。由于人体声学界面的复杂性、超声在人体组织内传播的自身物理特性，以及仪器条件与仪器操作者的技术因素，超声伪像无法完全避免。本节重点介绍常见超声心动图伪像的识别以及图像的优化调节，减少误诊和漏诊。

一、超声伪像

（一）超声伪像形成的原因

超声成像基于三个物理假设：①声束是理想的直线传播，反射体的位置由初始发射声束回波时间的长短和偏转角度决定，且为单次反射成像；②超声在人体组织中传播速度一致，均按平均声速 1540 cm/s 计算；③声波在人体各组织间吸收衰减一致，成像按衰减系数 1 dB/（cm×MHz）进行深度增益补偿，并可用时间/深度增益补偿（TGC/DGC）进一步调节。但人体组织间存在大量排列无序的不规则界面，声束与每个界面的夹角不一致，且存在非线性传播，在人体各声学界面间产生复杂的反射、折射、绕射等现象；人体不同组织、器官、结构间的声阻抗和衰减系数亦存在差别，实际组织间存在传播速度差；此外，受超声仪器本身固有性能限制，声波发射、聚焦、接收、信号处理等识别和校正存在一定误差，可导致回声的方位和强度失真等，这些均是超声伪像形成的原因。

（二）灰阶伪像

1. 混响伪像　超声垂直照射到平整的大界面，超声波在探头和界面之间来回反射，引起多次反射产生混响伪像（reverberation artifact）。混响的形态呈等距离多条回声，回声强度依深度递减，一般实质脏器成像时，多重反射叠加在一次成像中，不易察觉，而当平滑大界面下存在较大液性暗区时，微弱的多次反射图像可在暗区前壁下隐约显示。例如后壁心包作为一个大的反射界面，在其后方可以出现心脏结构的伪像（图 2-2-1）。识别混响伪像的方法是：适当侧动探头，使声束勿垂直于胸壁或腹壁，可减少这种伪像；另外加压探测，多次反射的间距缩小，减压探测则间距加大。总之，将探头适当侧动，并适当加压，可观察到反射的变化，从而识别混响伪像。

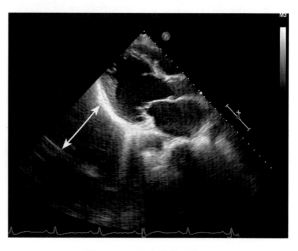

图 2-2-1　混响伪像声像图
箭头示左心室后壁后方的模糊心脏结构为混响伪像

2. 振铃伪像 声束在传播中遇到一层很薄的液体层，且液体下方有极强的反射界面时，袋状液体形成的共振引起持续的声源，并传回探头，形成振铃伪像（ring-down artifact）。声像图上表现为高回声反射体伴后方线状回声，通常可发生于人工瓣膜（图2-2-2）、部分气体（聚集成泡沫四面体的小气泡）。

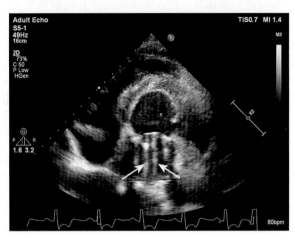

图 2-2-2 振铃伪像声像图
二尖瓣置换术后，人工瓣叶后的强回声带（箭头示）为振铃伪像

3. 旁瓣伪像 超声探头发射的声束包括主瓣和旁瓣，主瓣位于声束中央，声能强，旁瓣位于主瓣周围，声能较弱，旁瓣声束成像，其图像重叠显示在主瓣图像上可形成旁瓣伪像（side lobe artifact）。该伪像最常见的部位是在膀胱内，也常出现在左心房、降主动脉，由周边的房室沟及心脏的纤维支架引起，在上述无回声结构图像中形成模糊回声（图2-2-3）。重新调整探头位置角度使旁瓣不再与超声

波的反射物相互作用，或调节聚焦，加用组织谐波技术，降低增益等可减少旁瓣伪像。

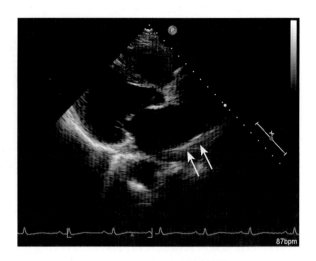

图 2-2-3 旁瓣伪像声像图
箭头示为左心房内出现的旁瓣伪像

4. 声影 在超声扫描成像中，当声束遇到强反射（如含气肺）或声衰减程度很高的物质（如瘢痕、结石、钙化）时，在其后方出现条带状无回声区即声影（shadow）。常见于瓣叶及动脉管壁的钙化等。

5. 回声失落 声束与组织结构界面角度近乎平行时，几乎没有反射到探头的回声，而产生回声失落（echo drop-out）（全反射）。改变扫描角度有助于识别这种伪像。例如心尖切面观察房间隔时，由于房间隔水平与声束平行，容易导致房间隔回声失落，需要从剑突下切面观察房间隔（图2-2-4）。

6. 镜面伪像 当入射声束遇到体内高反射界

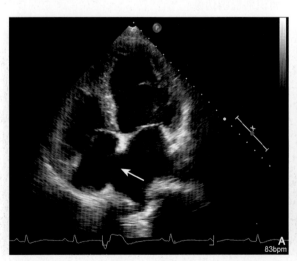

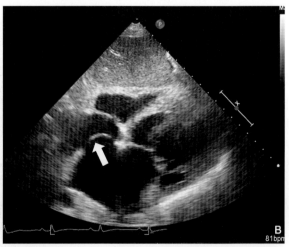

图 2-2-4 回声失落声像图
A. 心尖四腔心切面细箭头示房间隔回声失落；B. 同一患者剑突下四腔切面粗箭头示房间隔

面(如膈顶与肺气界面),声波在该界面的反射回声又在人体内的其他界面产生反射,并返回到此高反射界面,该高反射界面将沿着原路返回探头形成镜面伪像(mirror image artifact),其往返增加的时间正好等于人体内其他界面与该高反射界面间声波传导时间的2倍,从而形成以该高反射界面为对称轴的图像(虚像),常出现高反射界面处,如气体-软组织、骨-软组织界面。

（三）多普勒超声伪像

多普勒伪像除与声波固有性质有关外,更多与操作者仪器调节不当(标尺、增益、角度等)有关。可表现为有血流的部位无彩色血流信号、或无血流的部位出现血流信号、彩色/频谱信号混叠、彩色外溢等。

1. 多普勒超声(频移)衰减伪像 彩色信号分布不均,即"浅表血供多,深方少血供或无血供",与灰阶图像相似,深部彩色多普勒衰减明显(图2-2-5),当需要显示较深部位结构的血流状态时,宜选用低频探头、适当降低多普勒的发射频率。另外当彩色增益设置过低、PRF/Scale或壁滤波设置过高、多普勒角度不当、探头频率选择失当等,均可引起彩色血流信号显示过少或缺失。

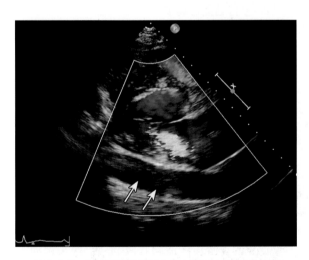

图 2-2-5 左室长轴切面示左心房、左心室后方胸主动脉内彩色血流信号衰减(箭头)

2. 混叠/倒错伪像 脉冲重复频率(pulsed repeated frequency,PRF)指每秒超声脉冲群发射的次数。脉冲重复频率的1/2被称为奈奎斯特频率极限(Nyquist frequency limit)。多普勒频移超过奈奎斯特频率极限时,彩色多普勒成像血流信号呈花色镶嵌马赛克样,血流方向及速度显示错乱,血流方向无法辨识,脉冲波多普勒最高速度的血流频移/速度发生方向倒错(图2-2-6),常出现在血管狭窄

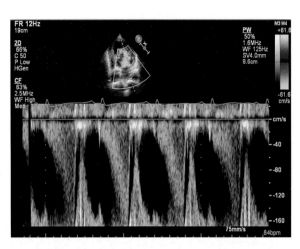

图 2-2-6 二尖瓣狭窄处脉冲波多普勒示血流方向及速度显示倒错

部位血流局限性加速处。

3. 溢出伪像 常由于彩色增益调节过高或PRF设置过低使得彩色多普勒信号显示区域大于实际血管或腔室的径线(图2-2-7)。彩色多普勒信号溢出有时可掩盖病变造成漏诊,另外仪器设置"彩色优先"时也可使血流显示粗大。

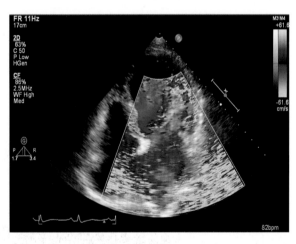

图 2-2-7 彩色增益调节过高导致彩色血流信号溢出伪像

4. 闪烁伪像 心脏、呼吸、肠管蠕动、言语等引起周围组织震动,当其频率在多普勒频移范围内,可引起与血流无关的彩色信号显示。

5. 镜面伪像 彩色多普勒及频谱多普勒也可产生镜面伪像(图2-2-8),原理同灰阶伪像。

二、超声心动图图像优化

（一）患者检查前准备及检查体位

经胸超声心动图检查无需特殊准备,经食管超声心动图检查前应禁食和禁水8小时。经胸检查

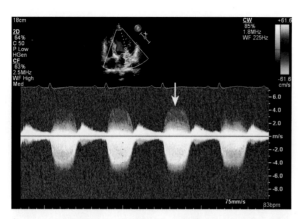

图 2-2-8　箭头示为对称轴上方的连续波多普勒频谱的虚像

时受检者一般取左侧倾斜 30°~45°,必要时可达 90°,剑突下扫查时取仰卧位,胸骨上窝探查时,嘱受检者取坐位或仰卧于检查床上,并将颈肩部垫高,头后仰,充分裸露颈部。心功能不全者,可将其头胸位抬高,以减轻气急、心慌等症状。经食管检查时多采用左侧卧位。检查时,为减少呼吸运动引起的彩色血流信号闪烁,可嘱受检者平静呼吸或呼气末屏气。

（二）仪器调节

1.二维图像调节

（1）发射能量:指超声发射脉冲能量的大小,检查时应适当调节,功率输出越高,组织穿透性越好。婴幼儿发射能量应适当减小,成人体型大且图像显示不清晰者,发射能量应适当增大。增大发射能量的同时应考虑潜在的生物学效应,需监测机械指数、热指数和检查时间。

（2）灵敏度:灵敏度调节包括对增益、抑制及补偿等控制钮的调节。超声检查时,应特别注意仪器灵敏度的调节,从而获得清晰的图像,其标准如下:①心房、心室及大血管腔内血液回声应显示为无回声区;②心脏各结构如瓣膜、室间隔、心内膜、大血管壁界面等应显示为强回声,检查时避免因界面回声过强致界面增宽,从而使心壁厚度显示增大而失真;③心肌组织显示为弱回声,检查时应调节至其可以辨识;④总体增益影响反射信号的显示,增益不足,组织界面反射回来的信号不能显示,增益过大,边缘模糊;⑤适当调整深度补偿,使图像近场和远场结构均能清晰显示,且反射强度大致相等。

（3）灰阶:调节辉度与对比度,使反射强度能显示出适当的明暗阶差。无反射区应为黑色,强反射区应为白色,余者分别为深灰、灰色及浅灰等。

（4）发射频率:临床根据不同的需要使用不同类型的探头和频率,根据组织穿透性、超声特性来调节频率。

（5）扫描深度:扫描深度应视个体情况而定,一般选用 15 cm 即可显示心脏全貌。如心脏明显扩大者,可用 18~25 cm;幼儿心脏形体较小,8~10 cm 扫描深度即可。

（6）扇面宽度:扇面宽度通常为 60°,扇面变窄时,允许更密集的扫描线和更高的帧频。根据需要调整扇面宽度以使图像最优,扇角过窄可能会错过重要的解剖或多普勒信息。

（7）帧频:仪器帧频一般系仪器自动调整,操作者可根据检查需要,通过改变图像的扇角宽度,深度及彩色取样框大小等,调节帧频大小。

（8）时间深度补偿:时间增益补偿（TGC）可沿超声束长轴补偿声衰减。合适的 TGC 曲线会使扇形图像平面内近、远场辉度相似。

（9）聚焦深度:超声束在近远场交界处最聚焦。把聚焦区域放在感兴趣区深度范围内可以提高感兴趣区的图像质量。

（10）放大模式:可用于观察感兴趣区域细节结构,但图像放大可使图像质量下降。

2.多普勒图像调节

（1）彩色图:心脏检查时常用的彩色图有速度方式和方差方式。可以用彩色亮度表示血流速度快、慢,也可以用三色显示血流速度及血流动力学状态。

（2）速度标尺:速度标尺须与被检测的血流速度相匹配,检测高速血流时如速度标尺设定偏低,会出现彩色信号的混叠;检测低速血流时如速度标尺设定偏高,易漏掉血流信息。

（3）壁滤波:高速血流用高通滤波,可以避免呼吸等低频运动的干扰;低速血流用低通滤波,便于低速血流的显示,避免被滤掉。超声心动图检查时壁滤波的设置应能滤除呼吸、心跳、探头运动等非血流运动产生的干扰。

（4）基线:调节基线可增加最大可测血流速度,消除彩色信号混叠。

（5）取样框:超声心动图检查时,取样框大小的调节主要是调节取样框角度,与图像的帧频有关,角度越大,帧频越慢,则时间分辨力下降,直接影响彩色血流成像的清晰度,在满足取样范围的条件下应尽可能地减小取样框的大小。

（6）彩色增益:彩色增益不能太大,以能够清晰显示血流、充盈良好、无溢出、不出现噪声为准。

检测低速低流量血流,增益应适当增大,以便清晰显示血流,但同时应避免因增益过大而出现噪音信号,造成假象。

(7)脉冲重复频率:增大 PRF,检测深度变小;减低 PRF,可使检测深度增大。如果两次脉冲发射的时间间隔小于奈奎斯特极限,就能准确显示频移的大小及方向;若大于奈奎斯特极限,就不能准确显示频移的大小及方向。

(8)取样容积:在频谱检测部位的血管中央放置合适大小的取样容积,大小一般为目标血管的 1/3~1/2。

(9)余辉(persistence):在二维超声成像时是指帧(图像)重叠,用在彩色多普勒血流成像时,可使低流速、低流量的血流更易清晰显示。

(10)角度校正:超声心动图检查时,多普勒超声入射角必须进行调整,否则可能产生很大误差,多普勒声束方向与血流方向的夹角应小于 20°。

(11)彩色聚焦位置:将彩色聚焦位置放置于感兴趣区目标血管,可改善彩色多普勒成像质量。

(袁建军)

参 考 文 献

1. 王新房. 超声心动图学. 5 版. 北京:人民卫生出版社, 2016.
2. MO Catherine. 临床超声心动图学. 汪芳,郑春华,译. 4 版. 北京:北京大学医学出版社,2012.
3. 郭万学. 超声医学. 北京:人民军医出版社,2015.
4. 张武. 现代超声诊断学. 北京:科学技术文献出版社, 2008.
5. 姜玉新,王志刚. 医学超声影像学. 北京:人民卫生出版社,2010.
6. Kremkau F. Sonography Principles and Instruments. Oxford:Elsevier LTD,2010.
7. Armstrong William F,Ryan Thomas,Feigenbaum Harvey. Feigenbaum's echocardiography. Philadelphia:Lippincott Williams & Wilkins,2005.
8. McGaham JP, Goldberg BB. Diagnostic ultrasound. 2th ed. Philadelpia:Lippincott Raven Pulishers,2008.
9. Tempkin BB. Ultrasound Scanning Principles and Protocols. 3rd ed. Amsterdam:Saunders Elsevier,2009.

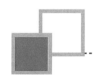

第三章　超声心动图成像方法及国人参考值

超声心动图应用超声波探查心脏与大血管解剖结构及功能状态，是临床首选的无创性影像学检查手段，在心血管疾病的诊疗中具有重要应用价值。自20世纪60年代以来，M型超声心动图、二维超声心动图、多普勒超声三维超声心动图、经食管超声心动图等多种成像方法作为常规超声心动图检查的重要组成部分，相继在临床上广泛应用与发展。本章将分别介绍其工作原理、检查方法、基本图像等并阐述国人超声心动图正常值。

第一节　M型超声心动图

在心血管超声诊断研究的最初期，心脏结构层次与运动规律的观察是通过单个压电晶体探头在示波器上显示回声振幅（A型）及深度信号来实现的。基于A型超声仪的M型超声心动图（M-mode echocardiography）于1955年由瑞典学者Edler研制开发。M型超声的脉冲频率可高达3850次/s，极高的取样频率能精确记录心脏在心动周期中的细微运动，可用于测量心腔和大血管内径及观察心脏细致运动信息，是超声心动图检查的重要组成部分。

一、工作原理

M型超声心动图的基本原理是在单声束辉度调制型扫描中加入慢扫描锯齿波获取心脏结构在时相上的细致运动信息。探头发出超声束，通过心脏各层组织，机械波在传播过程中，遇到声阻抗不同的界面发生反射，反射的回波在探头发射超声波的间歇被接收，通过正压电效应，将超声的机械能转变为高频电能。这些电讯号经过检波、放大，在荧光屏上沿着扫描线依次排列，显示为一串强弱不等的回声，介质中界面声阻差大，则回声强；声阻差小，则回声弱。超声波脉冲不断穿透组织及产生回波。不同时间反射回来的声波，依反射界面的先后顺序而呈系列纵向排列的光点显示于荧光屏上。慢扫描电路的水平偏转板使纵向排列的光点在示波屏上从左向右扫描，呈现连续波动的曲线及图形。故心内结构的反射光点随时间依次展开，横轴代表扫描时间，纵轴代表各界面的距离，荧光屏上形成一幅能显示时间、距离、幅度及反射光点强弱的时间-位置活动曲线图，此即M型超声心动图（图3-1-1）。

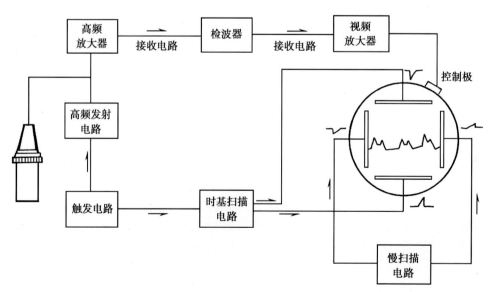

图 3-1-1　M型超声心动图成像原理示意图

二、探查方式

（一）定点探查

探头固定于某点,保持声束方向不变,观察心脏某一径线上各界面活动的规律。此探查方法多应用于测量腔室大小、心壁厚度及运动速度。探查时,嘱患者取平卧位或左侧卧位,平静呼吸尽量减少心脏位移。由内到外,从下到上,逐肋间进行全面探查。

（二）滑移探查

探头置于胸骨左缘第3、4肋间,缓慢移行,声束方向亦稍加转动,借以观察心脏水平切面上各结构的相互连续关系。

（三）扇形探查

探头位置固定,但声束方向有变,扫查范围为扇形,依据方向不同,可分两种。

1. 纵轴扇形扫查　探头置于胸骨左缘3~4肋间,声束方向沿心脏纵轴,由内上指向外下进行扇形扫查,即可出现一连续图像,依据声束方向不同,可出现心尖波群(1区);心室波群(2a区);二尖瓣前后叶波群(2b区);二尖瓣前叶波群(3区);心底波群(4区)图像(图3-1-2)。

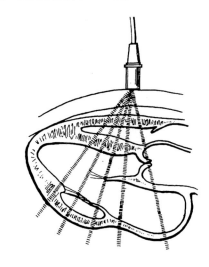

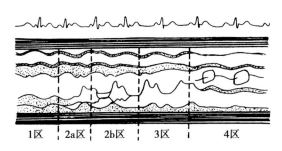

图 3-1-2　心前区心脏纵轴扫描示意图
声束由心尖向心底扫描,依次出现心尖波群、心室波群、二尖瓣(前后叶)波群、二尖瓣(前叶)波群和心底波群

2. 横轴扇形扫查　探头置于胸骨左缘第3、4肋间,声束先指向右侧,看到三尖瓣后,然后声束沿心脏横轴,由右向左进行扇形扫查(图3-1-3)。

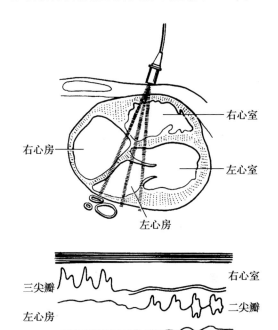

图 3-1-3　心前区心脏横轴扫描示意图

随着二维超声心动图的普及与图像质量的日益提高,滑移和扇形扫查已较少使用,目前M型超声心动图均在二维切面引导下确定取样线位置后,再进行M型扫描,观察、分析心脏、大血管在心动周期中的运动规律。

三、常见的M型超声心动图波群

（一）心底波群

于胸骨左缘第3肋间探查,心底短轴观或左心长轴切面上经主动脉根部取样,声束经过主动脉瓣关闭线为准,即可显示心底波群(the echo pattern of the heart base)。显示的解剖结构自前至后分别为胸壁、右室流出道、主动脉根部及左心房。由于此等结构均在心底部,故称心底波群(4区),见图3-1-4。

1. 主动脉根部曲线(the echo curve of the aortic root)　主动脉根部显示为两条明亮且前后同步活动的曲线:上线代表右室流出道后壁与主动脉前壁,下线代表主动脉后壁与左心房前壁。两线在收缩期向前,舒张期往后。曲线上各点分别称为U、V、W、V'。U波在心电图R波之后,为曲线的最低点。V称主波,在T波之后,为曲线的最高点。其后曲线下降至W,再上升形成一向前移动的小波

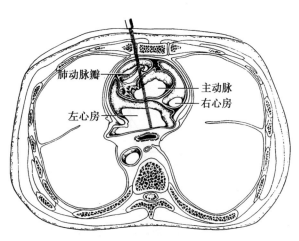

图 3-1-4 心底横切面解剖结构图

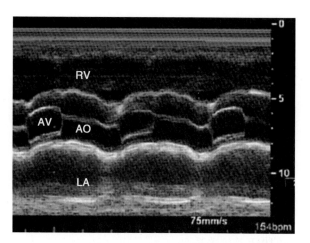

图 3-1-6 主动脉瓣 M 型曲线图
RV:右心室;AO:主动脉;AV:主动脉瓣;LA:左心房
此为正常人心底波群,图中两条平行活动的光带
为主动脉前后壁的反射。两光带之间可见清晰的
主动脉瓣活动曲线,收缩期右冠瓣和无冠瓣分离;
舒张期瓣叶合拢成一条单线

V′,称重搏波(图 3-1-5)。主动脉弹性减低,重搏波消失。主动脉前壁前方为右室流出道,后壁后方为左心房。主动脉根部运动幅度与心输出量大小有关。主动脉根部 M 型曲线上可于收缩末期测量左心房前后径。但心脏疾病中左心房扩大并不局限于前后方向,必要时需在心尖四腔心等二维切面测量左心房上下径和左右径。

线,即为二尖瓣前叶的反射。以此为标志,可以向前或向后逐层识别其他解剖结构。由于二尖瓣在这些结构中特异性最强,故命名为二尖瓣波群(the echo pattern of the mitral valve),见图 3-1-7。

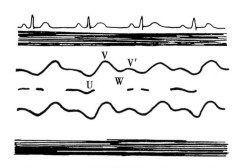

图 3-1-5 主动脉根部 M 型曲线示意图

2. 主动脉瓣曲线(the echo curve of the aortic valve) 主动脉根部曲线间,可见主动脉瓣活动曲线。收缩期主动脉瓣开放,曲线呈六边形盒状,盒状前方开放的为右冠瓣,后方开放的为无冠瓣,分别靠近主动脉前后壁;舒张期主动脉瓣关闭,闭合呈单线状,位于管腔中心处(图 3-1-6)。主动脉瓣曲线收缩中晚期提前关闭,往往出现在梗阻性肥厚型心肌病患者,提示存在左室流出道动态梗阻;主动脉瓣曲线仅收缩早期提前关闭,往往出现在主动脉瓣下膜性狭窄患者。主动脉瓣曲线亦可用于测定左心室射血前期(PEP)和射血时间(LVET)。

(二)二尖瓣波群

于胸骨左缘第 3、4 肋间探查,左心长轴切面上经过二尖瓣前叶放置 M 型取样线,可见一组比较特异的波群,其内有一条运动迅速、幅度较大的曲

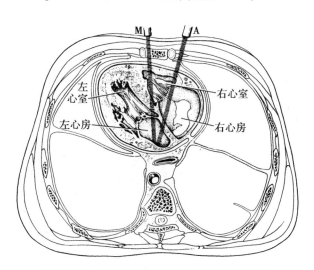

图 3-1-7 心脏房室瓣区横轴切面解剖结构图
M 线代表探查二尖瓣波群所显示的结构,依次为胸壁、右心室前壁、右心室、室间隔、左心室、二尖瓣前叶及左心房;A 线代表心房波群所显示的结构,依次为胸壁、右心房、房间隔和左心房

根据声束方向不同,所见的解剖结构亦有所差异。探头稍向上倾斜,可见胸壁、右心室前壁、右心室腔、室间隔、左室流出道、二尖瓣前叶、左心房及房室环区左心房后壁,此为二尖瓣(前叶)波群,即3区。探头稍向下倾斜,其解剖结构为胸壁、右心室、室间隔、左室流出道,二尖瓣前后叶及左心室后

壁,此为二尖瓣前后叶波群(2b 区)。

1. 二尖瓣前叶曲线 (the echo curve of the anterior mitral leaflet)　二尖瓣前叶搏动曲线和心律具有相同的周期性。正常人二尖瓣前叶曲线呈舒张早期 E 波和舒张晚期 A 波特征性双峰曲线。A 点位于心动图 P 波后,由心房收缩,血液推动二尖瓣开放形成 A 峰。心房颤动时,A 峰消失。心房收缩后,心房内压力下降,二尖瓣位置复位,形成 B 点。正常人心房收缩之后,心室立即收缩,二尖瓣关闭,B 点不明显,房室传导阻滞患者 B 点清晰可见。研究发现,当左心室舒张末压大于 20 mmHg(1 mmHg＝0.133 kPa)时 B 点也会出现,因此它可能有助于更早期诊断二尖瓣血流频谱的"假性正常"及鉴别左心室舒张功能障碍导致的 E/A＜1 及左心室充盈压减低导致的 E/A 比值异常。C 点在第一心音处,二尖瓣关闭。D 点在第二心音后等容舒张期之末,收缩期从关闭起点(C 点)至终点(D 点),呈斜行向上的一条直线,称 CD 段,二尖瓣随左心室后壁前移(图 3-1-8、图 3-1-9)。D 点左心室开始舒张,心室压低于心房压,二尖瓣开放至最大,形成 E 峰,代表舒张早期二尖瓣前叶开放的最低点,靠近室间隔左心室面。E 峰与室间隔间距离为EPSS。EPSS 增宽大于 1 cm(不存在二尖瓣狭窄时)通常提示左心室扩张、左心室收缩功能减退或主动脉瓣反流。二尖瓣狭窄时,E 峰后由于房室压力梯度的锐减,心室缓慢充盈,二尖瓣曲线下降缓慢,曲线平直,直至心房再次收缩,进入下一心动周期。

2. 二尖瓣前后叶曲线 (the curve of the anterior-posterior mitral leaflet)　正常人在舒张期二尖瓣后叶与前叶活动方向相反,幅度较小,与前叶形

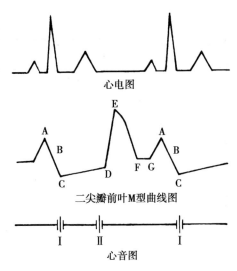

心电图

E

A
　　B　　　　　　　　　A
　　　　　　　　　　　　　　　B
　　C　　　D　F G　　　　　C

二尖瓣前叶M型曲线图

I　　II　　　　I

心音图

图 3-1-8　正常人二尖瓣前叶曲线和心电图、心音图相互关系示意图

成倒影样镜向曲线,故对曲线上与 A 峰、E 峰相对应处之下降点分别称为 A′峰与 E′峰。两者在收缩期合拢,在曲线上形成共同的 CD 段。舒张期瓣口开放,后叶与前叶分离,形成单独活动的二尖瓣后叶曲线(图 3-1-10)。前叶 E 峰和后叶 E′峰间的距离反映二尖瓣口的开放大小。二尖瓣狭窄时,后叶在舒张期随前叶向前移动,方向相同,但幅度低,其起止点仍命名为 A′峰与 E′峰。

（三）心室波群

于胸骨左缘第 4 肋间探查,左心长轴切面上经过二尖瓣腱索水平选择 M 型取样线时可见心室波群(the ventricular echo pattern)(2a 区)。自前至后,可见的解剖结构分别为胸壁、前壁、右心室腔、室间隔、左心室腔、腱索与左心室后壁。室间隔与左心室后壁呈逆向运动,收缩期室间隔与左心室后

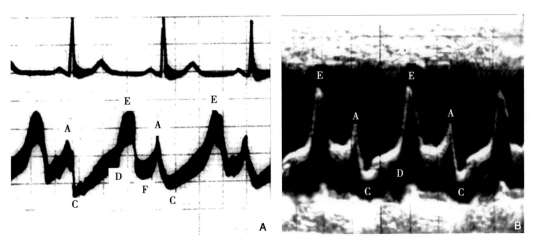

图 3-1-9　正常人二尖瓣前叶 M 型曲线图
A.直接记录的二尖瓣前叶曲线;B.用慢扫描驱动的 M 型曲线。两图均由武汉协和医院于 1964 年检查时录制

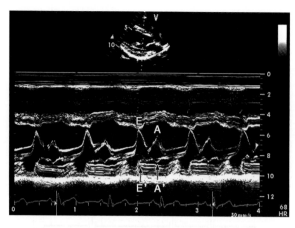

图 3-1-10 正常人二尖瓣前、后叶 M 型曲线图

壁均朝向左心室腔运动,舒张期则离左心室腔运动。此波群可测量心室腔大小与心室壁厚度等(图3-1-11)。美国超声心动图学会(ASE)推荐测量标准:左心室舒张末期为心电图(ECG)QRS 波的起点,收缩末期则为室间隔后向运动的最低点,测量时从一界面前沿(leading-edge)至下一界面前沿。实践中,左心室内径的测量可经由胸骨旁左室长轴切面或左心室短轴切面,引导 M 型取样线穿过左心室短轴中线。室间隔和左心室后壁厚度测量时,应注意识别右心室调节束、室间隔束、腱索、乳头肌等组织。如取样线无法避开这些组织,可应用二维切面帮助确定室间隔和左心室后壁的心内膜面。

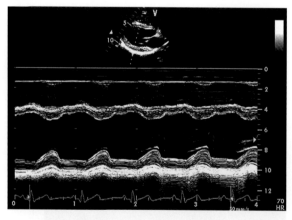

图 3-1-11 正常人心室波群
心室波群图像由前至后,依次显示为右心室前壁,右心室,室间隔,左心室腔,左心室后壁

(四)心尖波群

于胸骨左缘第 4 肋间探查,左心长轴切面上越过腱索及乳头肌回声,向心尖方向选择 M 型取样线时可见心尖波群(the echo pattern of apex)

(1区)。自前至后,可见的解剖结构分别为右心室前壁、右心室腔、室间隔、左心室腔、左心室后壁。此区扫查较少应用,但在冠心病检查时,应用稍多。

(五)三尖瓣波群

于胸骨左缘 3~4 肋间,探头向内倾斜探查。胸骨旁四腔心切面检查时选择经过三尖瓣前叶的取样线,可见一活动幅度较大的双峰曲线,距体表较近,为三尖瓣前叶的反射。正常人探查较困难,常不能获得连续完整的曲线;当右心扩大,有顺钟向转位则易于观察。此波群即三尖瓣波群(the echo pattern of the tricuspid valve),又称 5 区。三尖瓣前叶曲线的形态及波形产生机制与二尖瓣相似,故曲线上各点亦以 A、B、C、D 等命名(图3-1-12)。

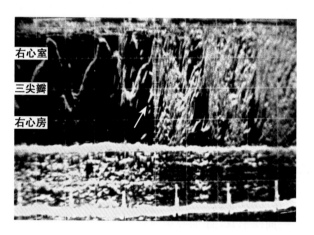

图 3-1-12 剑突下右心波群
剑突下探查可见右心室、三尖瓣及左心房,注射过氧化氢溶液后可造影剂反射先出现于右心房,随心室舒张,造影剂可穿过三尖瓣口,进入右心室

(六)肺动脉瓣波群

于胸骨左缘第 2、3 肋间,显示右室流出道长轴切面基础上选择取样线记录 M 型曲线。肺动脉瓣波群(the echo pattern of the pulmonary valve)通常只可记录到一个瓣叶的活动,通常为后瓣(左瓣)曲线。肺动脉瓣于收缩期开放曲线朝后移动,舒张期瓣叶关闭曲线朝前方移动。此波群称 6 区。正常肺动脉瓣开放前,于心房收缩后瓣叶呈轻度后移,出现 a 波。其振幅正常为 2~7 mm。肺动脉高压时,a 波减小或消失,而右心室舒末压升高,a 波可重新出现。肺动脉高压还可出现收缩中期肺动脉瓣提前关闭,也称为"flying W"征。出现肺动脉瓣狭窄,a 波可加深(>7 mm),目前主要通过结合二维与多普勒超声联合诊断(图3-1-13)。

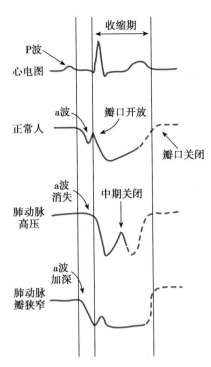

图 3-1-13　正常与异常肺动脉瓣 M 型示意图

四、M 型超声曲线的临床应用潜力

随着二维超声心动图、多普勒超声及多种超声新技术的推广应用,M 型超声心动图的应用价值相对减弱。M 型优越的时间分辨力常被忽略,目前 ASE 各种诊断指南中有关 M 型超声的应用指标也非常少。但 M 型超声心动图仍在某些领域具有不可替代的优势,应予以充分重视。

（一）观察心脏结构的运动轨迹

M 型曲线可连续记录多个心动周期心脏结构的运动变化,更清晰、简便地观察心壁与瓣膜的活动规律,由曲线的活动轨迹及其斜率能准确了解室壁与瓣膜运动状态及运动速度、心腔压力变化等:①正常室间隔中下段收缩期呈向后运动,舒张期向前运动,与左心室后壁呈逆向活动;二尖瓣狭窄时,室间隔舒张早期可出现较深的短暂向下运动,凸向左心室腔;缩窄性心包炎患者室间隔可出现典型的"弹跳征"等;②房室瓣与半月瓣的开放和关闭速度、活动幅度大小及射血时间长短等项指标的准确测定。部分仪器在二维超声图像的顶端,可发出两条甚至三条 M 型取样线,同步显示二尖瓣和主动脉瓣或其他结构的活动轨迹,对照两者活动在时相上的差异,可以准确检测等容收缩期（房室瓣关闭到半月瓣开放）和等容舒张期（半月瓣关闭到房室瓣开放）起止点及间期长短。这些参数在评价心肌

收缩与舒张功能及评估心室收缩同步性上具有较大意义。

（二）实时计测心腔容量

M 型曲线能清晰显示心内膜位置与心动周期内的动态活动,结合心电图能准确计测收缩末期与舒张末期左心室的前后径,进而估计心腔容积与功能,是临床上行之有效的传统方法,对评价心功能有重要意义。

（三）心律失常的鉴别

M 型波群曲线形态可间接推断有无心律失常。Ⅰ度房室传导阻滞时,二尖瓣曲线上 AC 段出现停滞的 B 点。Ⅱ度与Ⅲ度房室传导阻滞时 A 峰、E 峰的出现顺序紊乱,分别出现于 P 波与 T 波之后。交界区心律时心率缓慢,E 峰间距相等,A 峰则消失。心房扑动与心房颤动时,E-E 峰间距各不相同,心房扑动时 E 峰后出现的波动幅度较高;而心房颤动者 E 峰后的波动幅度小,与幅度宽窄均无规律。完全性左束支传导阻滞时,心室波群曲线可显示电除极后室间隔出现短暂的向下"鸟嘴样"运动,其运动产生可能与室间隔异常除极化有关。由于该运动出现于等容收缩期,对左心室射血多无明显影响。对胎儿心律失常者,M 型超声心动图能通过观察其瓣膜活动规律,对心律失常的发现与鉴别有较大帮助。

（四）探讨多普勒频谱和 M 型曲线的关系

多普勒技术反映血流速度,M 型超声则反映血流容积,两者都是血流动力学的补充。由于多普勒频谱和 M 型瓣膜曲线都是代表血流产生的动力学变化,故二尖瓣口多普勒频谱和二尖瓣 M 型曲线上 A 峰与 E 峰出现时间、方向、幅度和波形宽度均非常相似;二尖瓣曲线上的 DE 斜率和多普勒 E 峰的血流速度、主动脉瓣曲线上 K 点开放时的斜率和心尖五腔心图像上主动脉瓣口的血流速度均密切相关。临床上借此可互相佐证,可探讨多普勒频谱和 M 型曲线两者间的关系。

（五）解剖 M 型超声心动图的应用

解剖 M 型超声心动图（anatomic M-mode echocardiography）是后处理技术。通过对数字化二维图像原始像素资料的逐帧取样阅读与信息重建,该系统可显示 M 型曲线任意中心点上 360°方向旋转及任意多条取样线装置,从而使取样线实时调整,与所需探测部位的心脏结构垂直,测量传统 M 型超声无法观察的节段或切面,并可同步观察多室壁节段性运动异常,为评价心脏形态功能提供更丰富、更准确的信息,测值具有较高准确性、重复性。另

外尚可将取样线变为曲线,沿心壁圈划,应用M型彩色组织多普勒可同步记录多个区域心壁活动特征,对判断心肌缺血部位和严重程度具有重要参考价值,拓宽传统M型超声心动图的临床应用范围(图3-1-14)。值得注意的是,解剖M型超声心动图的帧频取决于二维图像帧频,故图像质量无法与传统M型图像相比。

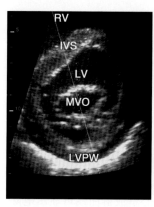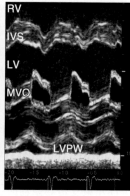

图3-1-14 解剖M型超声心动图显示的心室波群
RV:右心室;LV:左心室;IVS:室间隔;LVPW:左心室后壁;MVO:二尖瓣口;采用任意M型取样线经二尖瓣口切面(左)所获取的解剖M型超声心动图心室波群(右),曲线上清晰显示右心室腔、室间隔、左心室(及其内的二尖瓣前后叶)与左心室后壁等结构

M型超声心动图技术具有优越的时间分辨力,与多普勒超声相互补充。M型超声能记录多心动周期心脏结构运动状态,在数字化的超声年代尤为方便和有效,成为日常经胸超声心动图检查不可或缺的一部分。M型超声主要应用于心功能测定、瓣膜运动分析,尤其是主动脉瓣与二尖瓣、室间隔运动及下腔静脉等。相信随着M型超声技术的更新发展,与二维超声及多普勒超声结合,将为临床更多应用领域提供准确、完整的诊断信息。

(王 静)

第二节 二维超声心动图

二维超声心动图(two-dimensional echocardiography)是在M型超声心动图基础上发展起来的超声成像技术。自20世纪50年代初Howry和Bliss首次报道应用以来,二维超声心动图在技术上屡次取得重大突破,能实时观察心脏结构的解剖轮廓、形态结构、空间位置、连续关系、活动状态等,在临床上得以广泛应用。本章就其工作原理、检查方法与基本图像等方面进行介绍。

一、工作原理

二维超声心动图为辉度调制型。其工作原理是以不同辉度的回声显示回波信号,即将单条声束传播途径中遇到各界面所产生的一系列散射和反射信号,在示波屏时间基线扫描线上以回声辉度(灰度)形式表达。回波信号反射强,则回声亮;回波信号反射弱,回声则暗;如回波信号无反射,则在扫描线相应部位表现为暗区。因此,时间基线扫描线上的回声的分布代表在声束一条线方向上的组织结构。当声束在体内呈多束快速连续扫查,荧光屏上则出现连续重复图像。当帧频达每秒16帧以上时,心脏(或其他活动脏器)平面结构的活动情况即可实时显示而被肉眼清晰观察。

二、探查部位、基本图像及观察内容

(一)体位

经胸探查心脏,受检者一般取平卧位或向左侧倾斜30°~45°,必要时可达90°。

(二)探测部位

1. 心前区 心前区系指左胸前区,上起左锁骨下缘,下至心尖部,内以胸骨左缘,外以心脏左缘(即肺未遮盖的透声窗)所包括的区域。如在右侧探查,则应标明。

2. 心尖区 心尖区系指左侧心尖搏动处探查,如为右心尖,应予说明。

3. 胸骨上窝区 探头置于胸骨上窝,向下指向心脏。

4. 剑突下区(或称肋下区) 探头置于剑突之下,指向心脏,以取得不同的切面(图3-2-1)。

(三)基本图像

1. 心前位

(1)胸骨旁左室长轴切面(the long axis view of the left ventricle):探头置于胸骨左缘第3、4肋间,探头上标点指向9~10点钟方向,扫查平面与右肩至左腰方向基本平行,获取清晰的左室长轴切面。该切面可观察右心室、室间隔、左心室、左心房、主动脉、主动脉瓣与二尖瓣等心脏结构。位于左心房底部相邻二尖瓣后叶根部管腔为冠状静脉窦横断面,而左心房后方的圆形管腔,则为降主动脉横断面(图3-2-2)。检查时应使探头平面与左心长轴平行,并探及真正的心尖,否则图像可能失真,使长轴较实际值变短。在此切面上可测量室壁厚度、心腔大小以及心脏泵血功能;还可观察瓣膜装置有无异常等。

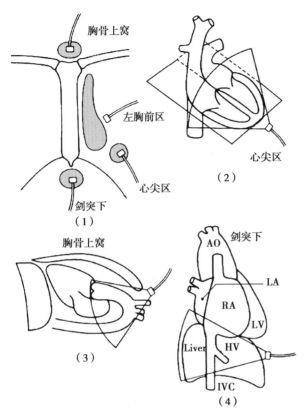

图 3-2-1　二维超声心动图主要探测部位
RA:右心房;LV:左心室;AO:主动脉;LA:左心房;
HV:肝静脉;IVC:下腔静脉;Liver:肝

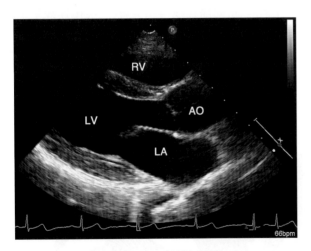

图 3-2-2　左心长轴切面图
RV:右心室;LV:左心室;AO:主动脉;LA:左心房

（2）胸骨旁右室流入道长轴切面(the long axis view of the right ventricle inlet tract):在胸骨旁左室长轴切面基础上,将探头朝向受检者右腰方向略倾斜,即可获取此切面。在此切面上可观察右心房、右心室、三尖瓣前叶、后叶,还可见冠状静脉窦长轴并开口于右心房以及下腔静脉右心房入口处。此切面上可测定右心房、右心室大小、评价三尖瓣叶

附着位置,也是观察流入道型或心内膜垫型室缺的理想切面(图 3-2-3)。

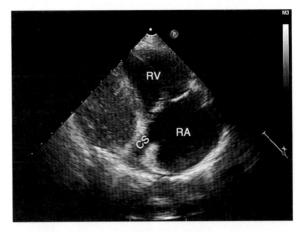

图 3-2-3　胸骨旁右室流入道切面图
RV:右心室;RA:右心房;CS:冠状静脉窦;图中可见
右心房,右心室,以及冠状静脉窦在右心房的开口

（3）胸骨旁右室流出道切面(the parasternal view of right ventricular outflow tract):在标准胸骨旁左室长轴切面的基础上,将探头向受检者左肩方向倾斜,便可出现该图像。在此切面上可观察右室流出道、肺动脉瓣及部分肺动脉,测量室间隔缺损部位与肺动脉瓣间的距离(图 3-2-4)。

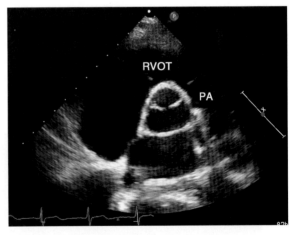

图 3-2-4　胸骨旁右室流出道切面图
RVOT:右室流出道;PA:肺动脉;图中可见右室流
出道,肺动脉瓣和肺动脉干

（4）心底短轴切面(the short axis view of the heart base):探头置于胸骨左缘第 2、3 肋间,心底大血管的正前方,探查平面与左腰与右肩方向平行。此切面可观察主动脉根部及瓣叶、左心房、右心房、三尖瓣、右室流出道、肺动脉瓣、肺动脉干近端、左、右冠状动脉开口等结构,如切面稍向上倾斜,则可

见肺动脉主干及其左右分支等(图3-2-5)。在此切面上可观察主动脉根部与主动脉窦有无扩张,Valsalva窦瘤形成;观察三尖瓣与主动脉病变;确定室间隔缺损位置及有无动脉导管未闭等。

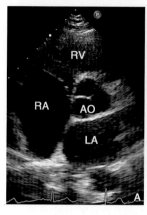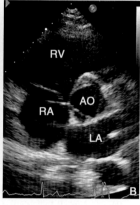

图3-2-5　心底短轴主动脉切面图
A.图像中央圆型光环即为主动脉壁,其内见三个主动脉瓣叶,舒张期闭合呈Y字形;B.三个主动脉瓣叶收缩期开放时构成一尖向下的近似三角形主动脉瓣口
LA:左心房;RA:右心房;AO:主动脉;RV:右心室

(5)二尖瓣水平短轴切面(the short axis view at the mitral valve level):探头置于胸骨左缘第3、4肋间,在心底大动脉短轴切面基础上继续向下倾斜,即可出现此切面。此切面可见右心室、室间隔、左心室与二尖瓣口等结果(图3-2-6)。正常情况下,左心腔压力高于右心腔,左心室呈圆形,右心室呈月牙形。正常二尖瓣前后叶于舒张期呈"鱼口样"开放,收缩期关闭呈直线。在此切面上可观察左、右心室内径、室壁厚度,二尖瓣有无裂隙、脱垂、

赘生物等,评价节段室壁心肌运动状态;继续将探头稍向下倾斜,即可获得腱索水平左心室短轴之图像。

(6)乳头肌水平短轴切面(the short axis view at the papillary muscle level):探头置于胸骨左缘第4肋间,探测平面亦与左肩至右肋弓的连线平行。在二尖瓣短轴切面基础上继续缓慢向下倾斜,二尖瓣叶逐渐消失,出现左,右两个乳头肌。位于4～5点钟的是前外乳头肌,位于7～8点钟处的为后内乳头肌。在此切面上可观察左、右心室内径、室壁厚度,局部心肌运动状态与评价乳头肌数目及功能(排除心肌缺血)等(图3-2-7)。

(7)心尖水平短轴切面(the short axis view at the apex level):探头置于前胸壁心尖搏动处或稍近端可记录到心尖水平的左心室短轴切面,主要观察左心室心尖的心壁厚度及活动情况(图3-2-8)。

2. 心尖位

(1)心尖四腔心切面(the apical four-chamber view):探头置心尖搏动处,指向右侧胸锁关节,探头标点指向3点钟方向。此切面显示室间隔起于扇尖,向远端伸延,与房间隔连接,后者止于心房穹窿。十字交叉位于中心处,向两侧伸出二尖瓣前叶及三尖瓣隔叶,二尖瓣口及三尖瓣口均可显示。由于室间隔、房间隔连线与二尖瓣、三尖瓣连线呈十字形交叉,故将左、右心室,左、右心房清晰地划分为四个腔室,故称心尖位四腔图(图3-2-9)。在此切面上主要观察房室腔比例、大小与形态;观察室间隔及房间隔完整性,以及瓣膜功能、室壁运动状态评价等。

(2)心尖五腔心切面(the apical five-chamber

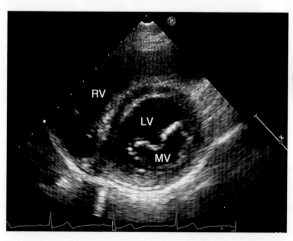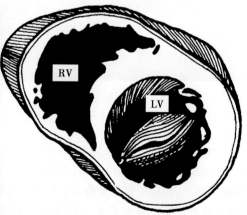

图3-2-6　左心室短轴二尖瓣水平短轴切面图
RV:右心室,LV:左心室,MV:二尖瓣
左心室呈圆型,二尖瓣口开放,幅度正常

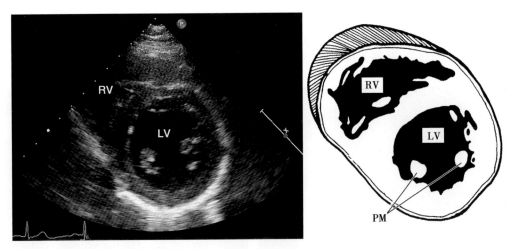

图 3-2-7　左心室短轴乳头肌水平短轴切面图
可见左心室腔内的前外侧乳头肌和后内侧乳头肌

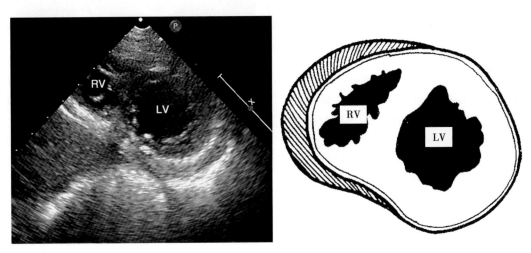

图 3-2-8　左心室短轴心尖水平短轴切面图

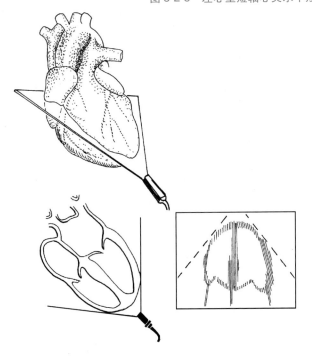

图 3-2-9　心尖四腔图探查方法、图
像方位示意图

view）：在获取心尖四腔心切面的基础上，探头稍向上倾斜，扫描平面经过主动脉根部，使四心腔之间出现一半环形的主动脉口，此即心尖五腔心切面，主动脉腔及主动脉瓣叶位于四腔切面的十字交叉处。此切面是评价左室流出道、主动脉瓣和室间隔膜部解剖的理想切面（图 3-2-10）。

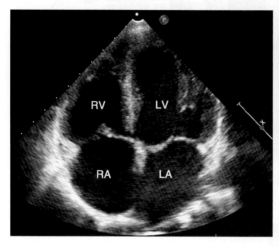
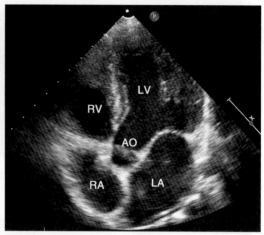

图 3-2-10　心尖四腔心、五腔心切面图

（3）心尖二腔心切面（the apical two-chamber view）：在心尖四腔心切面的基础上，探头继续逆时针旋转 90°，沿左心长轴取纵轴切面，声束与室间隔走向平行，不通过室间隔，着重显示左心室与左心房，称心尖二腔心切面。探查时应调整切面，清晰观察心尖、左心室壁及二尖瓣口，以获取真正的长轴，完整观察左心室的全貌（图 3-2-11）。此切面是评价前壁和下壁运动状态的理想切面。

（4）心尖左心长轴切面（the apical long-axis view of left ventricle）：在显示心尖二腔心切面的基础上，探头继续逆时针旋转，获得心尖左室长轴切面。该切面图像与胸骨旁左室长轴切面相似，但左心室心尖位于扇图的尖端、主动脉位于右后方（图3-2-12）。

上述心尖位三个切面：心尖左心长轴切面、心尖四腔心切面与心尖二腔心切面间互相之间的夹角是 60°，分别显示左心室前壁、下壁（二腔切面）、前间隔与左心室后侧壁（左心长轴切面）、左心室前侧壁与后间隔（四腔切面）等各室壁的形态与活动。

3. 剑突下位　剑突下扫查可避开肺组织的遮挡和肋间隙限制，理论上可清晰显示心内结构并确定肝脏及下腔静脉位置、明确心脏和右心房位置及心尖朝向。尤其是小儿患者，剑突下图像更理想，是诊断先天性心脏病的重要扫查区。

（1）剑突下长轴切面

1）剑突下四腔切面（the subcostal four chamber view）：探头置于剑突下，指向左肩，稍向上倾斜

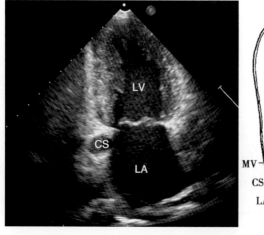
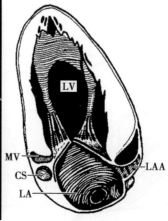

图 3-2-11　心尖二腔心切面图

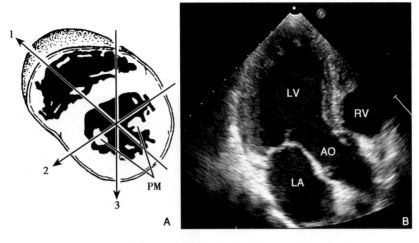

图 3-2-12 心尖部探查扫描平面示意图与心尖位左心长轴切面
A. 探头置于心尖部向上扫查心脏,依扫描平面方位不同,可有 3 种图像:
1. 扫描平面接近冠状面,可获得心尖四腔图;
2. 扫描平面反时钟转位,避开室间隔,可获得心尖二腔图;
3. 扫描平面接近于矢状面,可获得心尖位左心长轴切面;
B. 心尖部探查,可清晰显示左心房与左心室的全貌

30°,接近冠状切面。在图像近扇尖处可见肝实质反射,再为右心房、右心室、左心房与左心室等。由于心脏与探头之间隔有肝脏等结构,心脏轮廓常不能完整显示。因超声声束方向与房间隔几乎垂直,该切面上有利于观察房间隔连续性,明确缺损部位、类型与长度(图 3-2-13)。

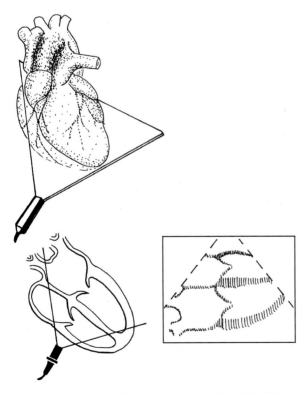

图 3-2-13 剑下四腔图探查方法与图像方位示意图

2) 剑突下下腔静脉长轴切面(the subcostal long axis view of the inferior vena cava):探头置于剑突下偏向右侧,扫描平面与下腔静脉平行,图像上能显示右心房、下腔静脉及肝静脉。有时尚见三尖瓣部分瓣叶、右心室、房间隔、左心房及下腔静脉瓣等(图 3-2-14)。探查时应与腹主动脉鉴别,后者有明显搏动且有固定分支(腹腔动脉、肠系膜上动脉等)。此切面上主要观察下腔静脉及肝静脉有无淤血扩张及搏动现象,观察有无心包积液。

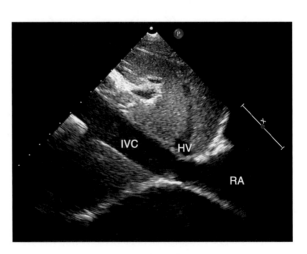

图 3-2-14 剑突下下腔静脉长轴切面
RA:右心房;IVC:下腔静脉;HV:肝静脉

3) 剑突下长轴左室流出道切面(the subcostal long axis view of the left ventricular outlet tract):在

剑突下四腔心切面的基础上,探头继续稍向上倾斜15°,即可获取该切面。此切面可完全显示整个左心流出道及升主动脉和部分主动脉弓。因此该切面可以评价左心室和大动脉的对位关系,升主动脉左侧是肺动脉横断面,右侧是上腔静脉及与其连接的右心房。该切面对诊断法洛四联症、永存动脉干、左心室双出口等畸形有重要价值。

4)剑突下右室流出道切面(the subcostal view of the right ventricular outlet tract):在显示剑突下长轴左室流出道切面的基础上,探头继续稍向上倾斜15°,即可获取该切面。此切面充分显示整个右室流出道及部分肺动脉瓣,是评价右心室与肺动脉对位关系,诊断右室双腔心、右室流出道狭窄及右心室双出口的极佳切面(图3-2-15)。

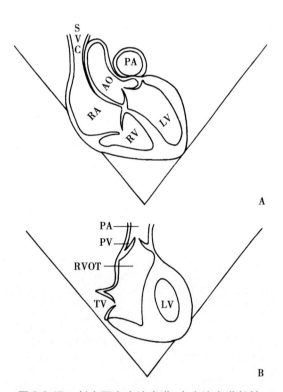

图3-2-15　剑突下左室流出道,右室流出道长轴图像方位示意图
A.剑突下左室流出道长轴切面示意图;B.剑突下右室流出道长轴切面示意图

(2)剑突下短轴切面:将探头上标点向上指向12点方向并使声束朝向受检者右肩,然后缓慢从右肩向左肩以30°、45°、60°、90°顺时针方向扫查,依次获取4个不同的剑突下短轴切面。

1)剑突下下腔静脉短轴切面(the subcostal short axis view of inferior vena cava):该切面可以确定上、下腔静脉与右心房的连接关系,可排除腔静脉缺如或异常引流;也是诊断右肺静脉引流入下腔静脉[弯刀综合征(scimitar syndrome)]及上腔型房间隔缺损的极佳切面(图3-2-16)。

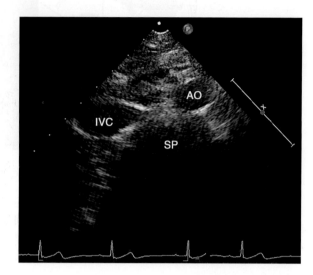

图3-2-16　剑突下下腔静脉与腹主动脉短轴切面
SP:脊柱;AO:主动脉;IVC:下腔静脉

2)剑突下右室流出道长轴切面(the subcostal long axis view of right ventricular outlet tract):由于该切面上右侧为右室流出道长轴,左侧为二尖瓣短轴,故又称二尖瓣短轴切面。此切面为评价右室流出道及肺动脉解剖形态、评价二尖瓣形态的良好切面。尤其在诊断心内膜垫缺损合并共同房室瓣时,此观察角度能评价共同房室瓣的形态结构(图3-2-17)。

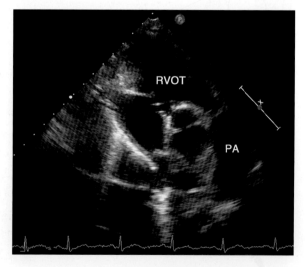

图3-2-17　剑突下右室流出道长轴切面
RVOT:右室流出道;PA:肺动脉

（3）剑突下双房切面（the subcostal view of dual atria）：在剑突下显示上、下腔静脉的基础上，探头顺时针旋转90°，并朝向头侧倾斜30°~40°，可显示左、右心房，房间隔，肺静脉与左心房的关系，是判断房间隔缺损部位，肺静脉畸形引流等的极佳切面（图3-2-18）。

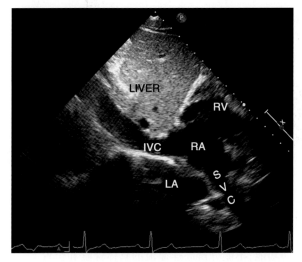

图 3-2-18　剑突下双房切面
SVC：上腔静脉；IVC：下腔静脉；LIVER：肝脏；
LA：左心房；RA：右心房；RV：右心室

4. 胸骨上窝位

（1）胸骨上主动脉弓长轴切面（the suprasternal long axis view of the aortic arch）：探头置于胸骨上凹，示标指向12~1点钟方向，探查平面朝向后下，通过主动脉弓长轴（接近矢状切面），依次显示升主动脉、主动脉弓和降主动脉，从右向左分别为无名动脉、左颈总动脉和左锁骨下动脉三个主动脉分支，其周围见右肺动脉及上腔静脉等结构（图3-2-19A）。此切面对观察有无主动脉弓离断、主动脉夹层及降主动脉缩窄等有重要价值。

（2）胸骨上主动脉弓短轴切面（the suprasternal short axis view of the aortic arch）：探头位置同上，顺时针转动90°，探头示标指向3点钟方向，即可横切主动脉弓（接近冠状切面）获取该切面。该切面上主动脉弓短轴呈圆形，尚能观察到肺动脉干分叉处及右肺动脉，近场可见左无名静脉、上腔静脉等，是观察上腔静脉内径及上腔静脉和右心房连接以及左、右无名静脉汇合上腔静脉的理想切面（图3-2-19B）。

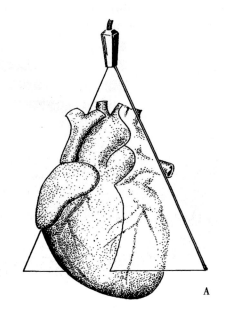

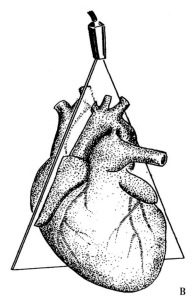

图 3-2-19　胸骨上窝主动脉弓切面示意图
A. 胸骨上窝主动脉弓长轴切面示意图；B. 胸骨上窝主动脉弓短轴切面示意图

（3）胸骨上窝左心房-肺静脉切面（the suprasternal view of left atrium and the pulmonary veins）：在标准胸骨上窝短轴切面的基础上，探头示标指向3点钟处，同时探头略微向下方倾斜，左心房可以完全显露。如声窗条件好，仔细观察，可以看见四支肺静脉分别开口于左心房四个角，似一只螃蟹，故又称"螃蟹"切面。该切面用于观察肺静脉与左心房连接关系，有助于明确肺静脉畸形引流的诊断（图3-2-20）。

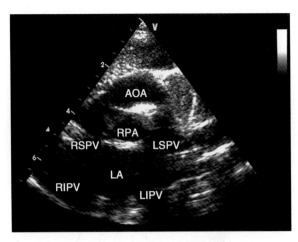

图 3-2-20 胸骨上窝左心房-肺静脉切面
AOA：主动脉弓；RPA：右肺动脉；LA：左心房；
LSPV：左上肺静脉；LIPV：左下肺静脉；RSPV：右上
肺静脉；RIPV：右下肺静脉

（王　静）

第三节　超声多普勒成像

超声多普勒成像是应用超声波由运动物体反射或散射所产生多普勒效应的一种技术。超声多普勒成像可用于检查血管内的血流方向、速度和血流状态，广泛应用于临床心脏与大血管的血流动力学检测。本章主要探讨常见超声多普勒成像技术的工作原理、检查方法及多普勒成像基本图像与测量。

一、工作原理

1842 年，奥地利物理学家 Christian Johann Doppler 首次描述了多普勒效应这种物理学现象：声源与接收器在连续介质中存在相对运动时，声波频率将发生变化。当声源朝向观察者方向运动时，声波的频率增加；背离观察者方向运动时，声波的频率则减低。探头发射声波的频率（f_0）为一固定值，当声波在心脏或大血管中行进，遇到运动目标红细胞，如红细胞朝向超声源方向移动，反射超声波的频率（f_1）增加；而红细胞背离超声源方向运动时，反射超声波的频率减低。发射声波与反射声波频率的差值称为频移（f_d）或多普勒频移（f_1-f_0）（Doppler shift），此种物理效应称之为多普勒效应（Doppler effect）。心壁、血管壁、瓣膜的运动及血液的流动均可引起多普勒效应。多普勒频移由探头发射频率（f_0），目标运动的速度（v），超声声束和运动目标间的角度（θ）决定，而声波传播速度为 c，即

方程：

$$f_d = f_1 - f_0 = 2f_0 v\cos\theta/c \qquad (\text{式 3-3-1})$$

变换公式后可计算出目标运动速度

$$v = cf_d/(2f_0\cos\theta) \qquad (\text{式 3-3-2})$$

二、常用多普勒成像技术的分类

（一）频谱多普勒

根据多普勒发射和接收模式的特征，可将频谱多普勒成像分为连续波多普勒（continue wave Doppler，CW）和脉冲波多普勒（pulse wave Doppler，PW）两种类型。

1. 连续波多普勒　连续波多普勒是临床最早应用的多普勒技术。它工作时有两个晶片，一个晶片负责发射恒定频率的连续波信号，另一个晶片则连续地接收回波信号。CW 技术不受脉冲重复频率和 Nyquist 极限影响，可准确记录声束方向上的所有频移，主要用来测量高速血流，最大探测血流速度上限达 8~10 m/s。与此同时，CW 不具备距离选通功能，不能分辨高速血流的具体深度和位置。

2. 脉冲波多普勒　脉冲波多普勒采用距离选通技术，由同一晶片按固定频率（即脉冲波重复频率）发射和接收声束。PW 工作时，在感兴趣区放置取样容积，探头发射脉冲波后，经计算信号延迟时间后再开始接收反射的回波，进而测定该区域的血流状态和速度。PW 技术能准确记录取样容积的深度、位置。PW 可测的最大频移即脉冲重复频率的 1/2（奈奎斯特频率极限），高于奈奎斯特频率极限即出现混叠现象，因此 PW 最大探测血流速度上限仅达 1.5~2 m/s。

3. 频谱多普勒检查与观察内容　由于多普勒效应存在角度依赖性，检查时应行角度校正。心脏检查时，声束与血流方向的夹角一般应≤20°。多普勒频谱观察内容如下：

（1）方向：基线上方的频谱表示血流方向朝向探头，基线下方的频谱则表示血流方向背离探头。

（2）时间与时相：频谱图横轴表示血流持续时间，单位为秒（s），结合心电图同步记录可分析血流时相。

（3）速度：频谱图纵轴表示血流速度大小，单位为 m/s。

（4）宽度：频带的宽度表示速度分布的离散度。频带宽，表示速度梯度范围大，如湍流；频带窄表示速度梯度范围小，如层流。

（5）灰阶：灰阶的明暗表示频谱信号的强度，

表示某时刻取样框内血流速度相同的红细胞数目多少。相同速度的红细胞数目越多,则灰阶高,图像较明亮;反之,则灰阶低,图像较暗淡。

(二) 彩色多普勒血流成像

1. 成像原理　二维超声图像上,用彩色编码方式显示心血管腔内的血流信息。这种既以灰阶图像显示组织的解剖结构又以彩色编码显示血液的流动特性,将原有二维超声成像和多普勒血流成像结合的方法即彩色多普勒血流成像(color Doppler flow imaging,CDFI)。

CDFI成像采用相控阵扫描探头进行平面扫查,通过信号接收、处理、滤波、彩色编码等系列过程将彩色血流信息叠加在相应二维灰阶图像上,实现解剖结构与血流状态相互结合的实时显示。其超声波发射和接收过程与普通二维超声略有不同:发射时,一根扫描线被重复发射几次后进入下一根扫描线。接收时,回波信号被分为两路:一路经放大处理后按回声强弱形成二维灰阶解剖图像;另一路对扫描线进行自相关技术处理,并用红绿蓝三基色进行彩色编码,显示血流状态,这样彩色血流信号就显示在相应的二维图像的液性暗区内。按此法处理后,成为既能探测心脏腔室的大小,又能观察其内血流运动状态的彩色多普勒血流成像装置。

2. 彩色多普勒成像血流状态分类　为了便于更好地了解心内血流的超声多普勒特征,现将各种血流状态的特点作逐一讨论。

(1) 层流:血流在管腔直径较均匀的血管中前进时,其速度剖面图上中心处血流速度最快,边缘处血流速度最慢,中心至边缘血流速度依次递减,呈一中心处靠前,两侧在后的曲线状,故称层流(laminar flow)。如以流线代表管腔内各处某一瞬间的血流速度,可见横向上相邻流线的速度相差很少,流线互相平行,各行其道,无干扰回旋现象。多普勒频谱曲线上,频移幅度(代表速度)可高可低,但因取样容积内红细胞速度比较一致,离散度小,故形成光带比较窄细,且与零线间有一空窗的曲线。血流音色单一,悦耳,无嘈杂刺耳之感。彩色多普勒上呈现颜色单纯、中心鲜亮、旁侧逐渐变暗的清晰图像。层流主要见于管径基本一致的血管(如主动脉、腔静脉)及无狭窄的瓣膜口(瓣口直径与前后两腔的横径相差较少)。

(2) 湍流:湍流是自然界常见的一种流动状态。当血流通道出现狭窄时,其流线会发生改变。狭窄处的流线集中,进入宽大的管腔时流线将会发散。有的流线继续向前,速度较快;有的流线则偏向旁侧,速度减慢;在边缘处,有的流线甚至出现回旋现象。这种紊乱的血流即所谓湍流(overfall flow)。由于取样容积内各点的血流速度相差甚远,故湍流在频谱多普勒上离散度甚大,Y轴上曲线明显变宽,光点弥散,有近顶峰,有近零线,曲线与零线间空窗消失,代之以信号浓密的实填区,和层流频谱有明显差异。血流声音混杂,粗糙,为噪声。彩色多普勒上该区血流彩色明亮,正向血流红中带黄,负向血流蓝中带青,由于方向基本相同、单一,故无五彩镶嵌现象。二尖瓣狭窄及瓣膜关闭不全时常出现这种异常的血流改变。

(3) 紊流:当血流通过重度狭窄的管道进入较大的空腔时,其流线将发生显著变异,形成许多小的漩涡,部分流线向前,部分流线向后,速度剖面上有快有慢,有正有负,方向非常杂乱,故称紊流(turbulent flow)。多普勒频谱曲线上离散度极大,不仅与零线间的空窗消失,而且在零线上下方均有实填的光点,双向对称分布,幅度较高。血流声嘈杂,刺耳,响度亦大。彩色多普勒上出现双向血流,正负交错,故该区显示红黄蓝绿杂乱分布、五彩镶嵌的特异图像。此类图像在临床上多见于室间隔缺损右心室侧、瓣膜口重度关闭不全及动脉干内有明显狭窄的患者。

(4) 漩流:当血流进入大的空腔,其主流方向朝前,到达空腔顶壁后,发生折返,在主流旁侧形成一反相血流。此时腔内血流有正有负,各有一定范围,在空腔内出现一形似巨大漩涡的血流,故称漩流(circle or rotational flow)。旋流在彩色多普勒上易于识别,在空腔内一侧呈红色,另侧呈蓝色,其间界线明确,互不渗透。频谱曲线上一侧为正向血流,另一侧为负向血流,方向相反,但各自离散度不大,均为层流。此种图像常见于二尖瓣偏心性反流的左心房内、部分动脉导管未闭患者的肺动脉干内以及动脉瘤异常扩张处和假性室壁瘤凸出的腔内。

3. 心脏彩色多普勒的检查与分析内容

(1) 探测部位:进行多普勒检查时,依据病变部位不同,可将探头置于心前区(心底、胸骨旁、心尖)、胸骨上凹、剑突下。检查过程中,首先将感兴趣区二维图像显示清楚,然后启动彩色显示键,观察感兴趣区内的血流情况。取样框放置部位应尽量接近血流中心,减小声束与血流方向间的夹角。为减少误差,可从不同的方向进行扫查,视血流彩色的变化,进而准确了解血流的方向与分布等。因 f_d 大小与 $\cos\theta$ 呈正比,频谱多普勒检查时其取样容积与血流方向夹角应尽可能小于20°。

（2）血流时相：冻结二维彩色多普勒图像后，根据同步监测的心电图上游标位置准确确定心动周期中血流时相。此外通过图像回放（cine-loop），能单帧观察彩色血流信号的变化，了解收缩期与舒张期血流状态，判断血液动力学有无异常。

（3）彩色编码：目前彩色多普勒血流成像仪均以正红负蓝的编码方式显示血流方向。即当血流朝向探头运动，回声脉冲频率增加，频移为正值者以红色表示。血流背离探头运动，回声脉冲频率降低，频移为负值者以蓝色表示。如某部位有涡流形成，血流方向错综复杂，有正有负，随时变化者，则该区形成红蓝交错、五彩镶嵌的特殊图像。在某些间隔缺损、瓣口狭窄或关闭不全的患者常有此表现。故根据二维血流成像上各个部位的彩色类别及有无五彩镶嵌，可帮助诊断各种心脏疾患。

（4）血流速度与辉度：彩色多普勒对血流进行彩色编码时，除考虑到以红蓝代表血流方向外，同时用彩色的明暗程度即辉度级来代表流速高低。色彩暗淡者示血流速度缓慢，色彩鲜亮者示血流速度迅速。但有三种情况应予以注意：①辉度显示属于定性检查，对速度只能大致估计，如需定量测量，需采用频谱多普勒；②声束与血流方向间夹角应尽量减小；③当血流速度过快，频移过高，超过发射脉冲重复频率的阈限时可出现色彩倒错（或称混叠）现象，应与五彩镶嵌相鉴别。

（5）血流范围：二维彩色多普勒血流成像除能探测血流的性质、方向与速度之外，尚能观察血流的范围，显示血流由何处起始、何处终止、宽度如何、有无改向等。如房间隔缺损者可见异常血流经缺损处，由左心房进入右心房，并能通过三尖瓣口到达右心室。二尖瓣关闭不全者可见异常血流在收缩期通过瓣口由左心室反流回左心房，有时还能显示沿腔壁流动的范围及其折返的方向，临床上根据此异常血流的区域，即可诊断关闭不全的严重程度。动脉瘤患者，依据腔内彩色血流的分布范围，勾画出真腔假腔的界限，显示出管腔内血栓的轮廓，对诊断有很大帮助。

三、基本图像观察与测量

（一）正常二尖瓣口血流

1. CDFI 在心尖四腔心切面上，舒张期可见红色为主血流信号通过二尖瓣口进入左心室，收缩期二尖瓣口关闭无血流通过（图 3-3-1）。

2. 频谱多普勒 在心尖四腔心或二腔心切面上，将取样容积放于二尖瓣上 1~2 cm 内，可获典型

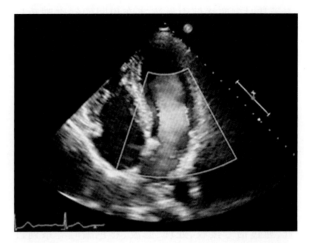

图 3-3-1　心尖四腔心切面舒张期正常二尖瓣口血流

的舒张期双峰频谱。第一峰为 E 峰，为舒张早期左心室快速充盈所致。第二峰为 A 峰，为心房收缩所致（图 3-3-2）。

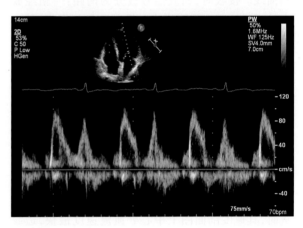

图 3-3-2　舒张期二尖瓣口频谱示正常成年人 E 峰>A 峰

（二）正常三尖瓣口血流

1. CDFI 类似二尖瓣口血流信号，心尖四腔心切面可见舒张期红色为主的血流信号通过三尖瓣口进入右心室。收缩期瓣口关闭，无血流通过。

2. 频谱多普勒 在心尖四腔心或胸骨旁右室流入道切面上，将取样容积放于三尖瓣口，可获舒张期双峰频谱，但幅度较低，且易受呼吸运动影响，吸气时峰值高，呼气时峰值低。

（三）正常主动脉瓣口血流

1. CDFI 在心尖五腔心切面或左心室长轴心切面上，收缩期主动脉瓣开放时见蓝色为主的血流信号通过主动脉瓣口。舒张期瓣口关闭，无血流信号（图 3-3-3）。

2. 频谱多普勒 在心尖五腔心切面上，收缩

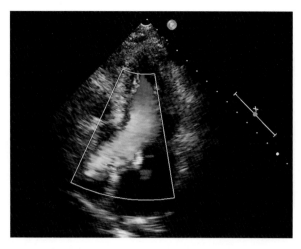

图 3-3-3　心尖五腔心切面收缩期主动脉瓣口血流

期取样容积放置于主动脉瓣口，可获负向的单峰频谱（图 3-3-4）。

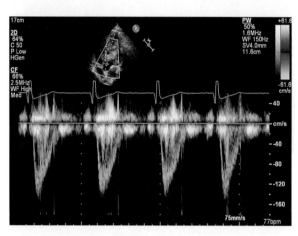

图 3-3-4　主动脉瓣口收缩期血流频谱

（四）正常肺动脉瓣口血流

1. **CDFI**　在胸骨旁右室流出道切面上，收缩期肺动脉瓣开放时可见蓝色为主血流信号进入肺动脉腔（图 3-3-5）。舒张期瓣口关闭，无血流通过。

2. **频谱多普勒**　在胸骨旁右室流出道切面，取样容积置于肺动脉瓣口，收缩期获单峰负向频谱。

（五）正常主动脉血流

1. **CDFI**　在胸骨上窝主动脉弓长轴切面上，收缩早期升主动脉内出现红色血流信号，中晚期升主动脉远端血流颜色变暗。舒张期升主动脉内无血流信号显示，降主动脉收缩期充满蓝色血流信号（图 3-3-6）。

2. **频谱多普勒**　在胸骨上窝主动脉弓长轴切面上，收缩期取样容积置于升主动脉，见正向单峰频谱；舒张期置于降主动脉，见负向单峰频谱（图 3-3-7）。

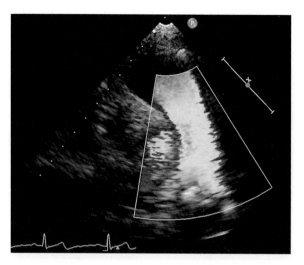

图 3-3-5　收缩期肺动脉瓣口血流

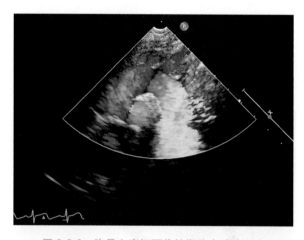

图 3-3-6　胸骨上窝切面收缩期降主动脉血流

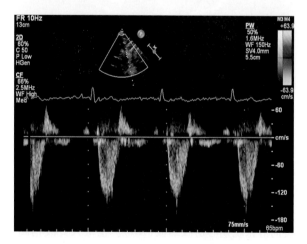

图 3-3-7　收缩期降主动脉血流频谱

（六）正常左室流出道血流

1. **CDFI**　在心尖五腔心切面或左室长轴切面上，收缩期左室流出道内呈明亮蓝色血流信号。

2. **频谱多普勒**　正常人收缩期频谱表现为负

向窄带频谱(图 3-3-8)。左室流出道收缩期峰速较主动脉瓣口峰速稍低,差值约 0.2~0.4 m/s。

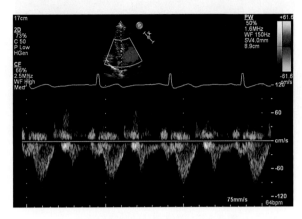

图 3-3-8 收缩期左室流出道血流频谱

(七)正常肺静脉血流

1. CDFI 在心尖四腔心切面上,左心房顶右上肺静脉呈双期连续的红色血流信号进入左心房(图 3-3-9)。

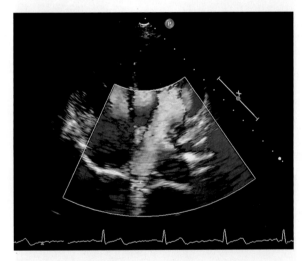

图 3-3-9 心尖四腔心切面可见右上肺静脉血流信号进入左心房

2. **频谱多普勒** 在心尖四腔心切面上,将取样容积置于右上肺静脉开口处,获取肺静脉频谱,其由 3 个波峰组成,即一个正向收缩期峰波(S),有时显示为 S1 或 S2、一个正向舒张期波(D)和一个负向舒张晚期心房收缩波(AR)。正常人 S 波稍高于 D 波(图 3-3-10)。

(八)正常腔静脉血流

1. CDFI 在剑突下下腔静脉长轴切面上,可观察下腔静脉内连续血流信号进入右心房(图 3-3-11)。剑突下双心房切面,可观察上腔静脉内血流信号进入右心房(图 3-3-12)。吸气时回心血量增

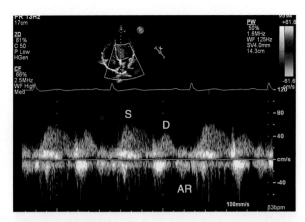

图 3-3-10 肺静脉血流频谱

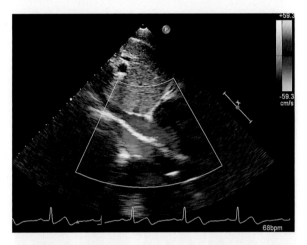

图 3-3-11 剑突下下腔静脉长轴切面见下腔静脉蓝色血流信号

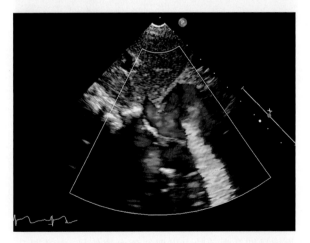

图 3-3-12 剑突下双心房切面见上腔静脉红色血流信号

多且速度加快,腔静脉内血流颜色较鲜亮,呼气时反之,腔静脉内血流颜色较暗淡。

2. **频谱多普勒** 在剑突下下腔静脉长轴切面上,取样容积置于下腔静脉入口远心端 2 cm 处管

腔中央，亦可获得连续三峰频谱，即一个负向收缩期波（S），一个负向舒张期波（D）和一个正向的舒张晚期心房收缩波（A）（图 3-3-13）。

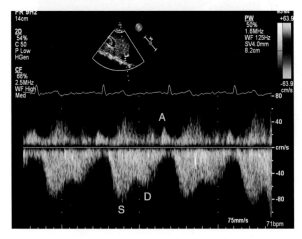

图 3-3-13　下腔静脉血流频谱

随着计算机技术发展与研究的深入，多普勒技术将更为成熟，在心腔血流动力学、心肌机械力学等方面提供更准确、敏感的信息，为临床对疾病的病情评估及定期随访提供有效指标。

（王　静）

第四节　三维超声心动图

三维超声心动图是心脏超声领域的一次重要革新。自 20 世纪 70 年代 Dekker 等应用三维超声心动图（three-dimensional echocardiography，3DE）观察心脏房室腔、瓣膜及大血管形态、空间方位与毗邻关系以来，3DE 迄今已经历静态三维、动态三维和实时三维超声心动图三个主要阶段，在器质性心脏病的诊疗中发挥重要作用。本节将重点介绍 3DE 的工作原理、检查方法、基本图像与临床应用。

一、静态和动态三维超声心动图

（一）静态三维超声心动图

最初的静态 3DE 通过采集二维图像行三维图像重建，多使用表层显像和透明显像技术。表层显像通过灰阶变化建成网格型（network-like）或薄壳型（shell-like）图像，但无法显示心脏内部结构和动态变化；透明显像技术则通过透明算法实施三维重建，使图像具有透明立体感。

（二）动态三维超声心动图

该技术始于 20 世纪 90 年代，设定扫描方式（如平行扫描、扇形扫描和旋转扫描法）采集二维图像，在每一方位获取一个完整心动周期内多结构的图像信息。二维图像信息导入计算机后，根据扫描方式不同，经重组、像素插补后重建出具有层次感和立体感的感兴趣区动态三维超声心动图图像，可较准确地反映心腔与大血管形态及空间关系。每帧三维图像由多心动周期二维图像组成，因而成像时间长，并存拼接伪像。

二、实时三维超声心动图

2000 年前后研发的实时三维超声心动图（real-time three-dimensional echocardiography，RT3DE）技术，使用矩阵探头，便捷地一次性获取三维容积数据，推进了 3DE 在临床上的应用，成为 3DE 史上的重要里程碑。

（一）图像采集

RT3DE 技术采用矩阵换能器，换能器由 3600 个矩阵排列的微小阵元组成，由计算机通过相控阵方式控制声束的发射与接收，从而实现探头固定，发出的声束能任意转向。声束经过 X 轴前进，形成一维显示，再沿 Y 轴进行方位转向形成二维图像，最后沿 Z 轴方向扇形移动进行立体仰角，声束在互相垂直的三个方向进行扫描，形成一个金字塔形图像三维数据库，可实时观察心脏立体形态与活动状况（图 3-4-1）。

（二）显像方式

1. **实时窄角模式（live 3D）**　单个心动周期内采图，获图快速清晰，图像直观，通常显示 60°×30° 的三维数据库（图 3-4-2A）。缺点在于显像范围小，单幅图像通常难以显示完整病变结构，且时间和空间分辨力有限。

2. **全容积模式（full-volume 3D）**　通常为心电门控的多心动周期取样，图像由四个心动周期拼接组合而成，形成一 60°×60° 的"金字塔形"全容积数据库（图 3-4-2B）。该模式图像帧频大于 30 Hz，能显示较大范围的结构，可用于详细观察复杂的病变解剖。但由于仍是拼接图像，易受心律不齐和呼吸的影响出现图像错位。

3. **实时宽角模式**　为单一心动周期内获取整个心脏实时全容积图像的技术，每秒采集图像 20～40 帧，最大扇角达 90°×90°，实时性得以很大改善，适合观察心脏结构全貌与毗邻位置关系。

4. **全容积彩色多普勒模式**　将彩色多普勒血流显像引入三维矩阵探头，亦为心电门控的多心动周期取样，组合 7 个心动周期的窄角图，形成大小为 30°×30° 的"方锥形"容积数据库，图像帧频可达

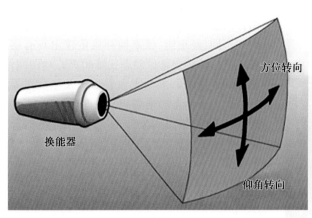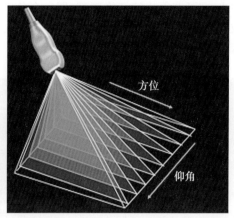

图 3-4-1　实时三维成像声束扫描示意图

声束按相控阵方式沿 Y 轴进行方位转向形成二维图像;再沿 Z 轴进行立体仰角转向,最后形成一金字塔形三维图像数据库

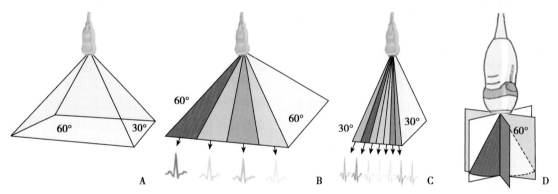

图 3-4-2　实时三维超声心动图成像的显像方式

A. 实时窄角显像;B. 全容积显像;C. 彩色多普勒血流三维显示;D. 实时三平面超声显像

15~25 Hz。该模式可立体显示瓣膜反流束和心内间隔缺损分流束的三维空间形态及与周邻结构的解剖关系,并能对反流量和分流量行三维定量。目前市售有最少 2 个心动周期取样组合而成的彩色多普勒全容积显像,但时间分辨力有所牺牲(图 3-4-2C)。

5. **实时三平面模式**　探头快速发射夹角为 60°的三个平面,同时收集三平面信息,并在夹角之间插补数据,建立三维数据库。该法含有较多的插补信息,精确度有所降低,但可实时、较大范围内成像,对便捷检测心脏功能和心肌激动顺序方面具有一定意义(图 3-4-2D)。

6. **立体三维成像模式（4D stereo vision）**　常规的 RT3DE 虽具一定立体感,但仍是将三维图像压缩于平面显示中。该技术利用软件算法将三维图像重新编码,观察者佩戴特制滤镜,使得能看到类似立体电影的,立体感极强的三维超声图像。

三、经食管实时三维超声心动图

经食管常规二维超声心动图已广泛应用于临床,尤其是心外科术中监护领域的应用。21 世纪初,随着矩阵经食管探头的研发,经食管实时三维超声心动图以其图像分辨力高和立体成像的优势深得导管室和心外科医生的青睐。三维食管探头使用纯净波晶体和矩阵微型化技术,其大小与二维多平面食管探头相近,不仅可完成多平面二维探头的所有检查,还能提供三种实时三维成像模式,实现实时三维、三维放大、全容积成像,成像原理同经胸实时三维超声心动图。其临床适应证和禁忌证同经食管常规二维超声心动图,因可直观提供外科视野观,尤其适用于先天性心脏病和瓣膜病的术中监测。

目前,经食管 RT3DE 尚有不足之处,如:成像角度受限,部分心内结构特别是近场结构不能完整显示;因探头体积受限,只适用于体重大于 20 kg 的受检者等。以下列出欧洲超声心动图学会(EAE)/

表 3-4-1　EAE/ASE 推荐的经食管实时三维超声心动图检查方案

主动脉瓣	左心室/右心室	肺动脉瓣	二尖瓣	房间隔	三尖瓣
三维灰阶及三维彩色成像的 60° 食管中段短轴成像观（局部放大或全容积采集）； 三维灰阶及三维彩色成像的 120° 食管中段长轴成像观（局部放大或全容积采集）	左心室：含全部左心室的 0°～120° 食管中段成像观（全容积采集） 右心室：适当倾斜探头，右心室置于图像中心，选取含全部右心室的 0°～120° 食管中段成像观（全容积采集）	三维灰阶及三维彩色成像的食管上段 90° 成像观（局部放大采集） 三维灰阶及三维彩色成像的食管中段 120° 三腔心成像观（局部放大采集）	三维灰阶及三维彩色成像的食管中段成像观（局部放大或全容积采集）	0° 起始旋转探头，显示房间隔（局部放大或全容积采集）	三维灰阶及三维彩色成像食管中段在 0°～30° 间选取四腔心成像观（局部放大采集）； 探头前屈，三维灰阶及三维彩色成像 40° 经胃底成像观（局部放大采集）

ASE 推荐的经食管 RT3DE 检查方案供大家参考（表 3-4-1）。

四、三维超声心动图的标准化切面及命名

目前的 RT3DE 标准化成像方案是 2004 年由 Nanda 正式提出，并在 EAE 与 ASE 于 2012 年联合发表的《关于三维超声心动图图像采集与显示的建议》中得以补充，现介绍如下：

（一）心脏三维显像和图像定位

所有的 RT3DE 图像都是面对患者获取，因心脏长轴与身体轴线之间成一定的角度。RT3DE 的图像方位描述均采用心脏本身的轴线为参照，而非身体轴线，同常规二维超声图像的方位描述。常用的 RT3DE 平面包括：矢状面（心脏长轴观）、冠状面（心脏四腔观）和横断面（心脏短轴观），这些平面之间相互垂直。某一结构的三维空间位置与描述可以从任意方位和角度进行观察。获图的声窗同二维显像，即用胸骨左缘、胸骨右缘、心尖、剑突下、胸骨上窝和右锁骨上窝这些标准位置获取心脏的全容积数据库。

（二）经胸 RT3DE 扫查方案

在临床应用中，经胸 RT3DE 通常采用两种扫查方案，即全面扫查和重点扫查。全面扫查需从胸骨旁、心尖、剑突下和胸骨上窝等多部位获取三维图像。临床上更为常用的是重点扫查方案。它是对二维图像的补充，用于着重观察感兴趣区。如在心尖切面采集三维全容积数据，评估左心室三维容积、功能和运动同步性；在胸骨旁或心尖切面观察二尖瓣，用于测量狭窄的二尖瓣口面积；在胸骨旁声窗则使用三维放大模式观察二叶式主动脉瓣等。

五、实时三维超声心动图的临床应用及进展

（一）心腔容积定量与功能测量

RT3DE 结合自动内膜识别技术可迅速显示心脏房室腔轮廓和动态变化，不依赖几何假设定量心腔容量，准确迅速测量心脏射血分数，其测值与 MRI 测值相关性良好。若使用左心室节段分析法，尚可获得左心室各节段的容积与射血分数，获取节段心肌功能参数（图 3-4-3）。

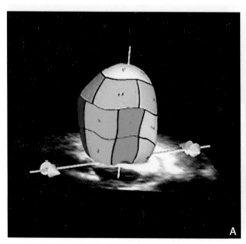
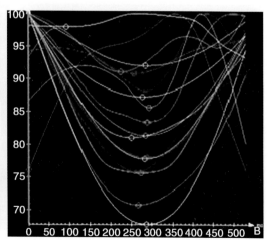

图 3-4-3　RT-3DE 显示左心室节段容积

A. 图示左心室节段容积的立体显示；B. 图示心动周期中节段容积变化曲线

（二）瓣膜疾病评估

RT3DE 可提供常规二维切面上无法显示的心房侧和心室侧观，用于观察瓣膜的立体形态和活动，精准评估二尖瓣脱垂的范围、位置、程度、有无腱索断裂等病变。显示二尖瓣狭窄时的鱼口样瓣口，并在容积数据库中切割选取常规二维切面通常难以显示的真正瓣口平面并测量瓣口面积。该技术还可还原瓣膜装置真实形态，准确评估瓣膜畸形，如二尖瓣裂、双孔二尖瓣、二叶和四叶主动脉瓣等（图 3-4-4）。

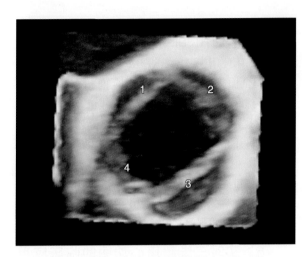

图 3-4-4　四叶主动脉瓣的三维超声成像
RT-3DE 全容积成像方式清晰显示主动脉瓣四叶瓣，1、2、3、4 分别代表四叶瓣的每个瓣叶

（三）评估先天性心脏与大血管畸形

RT3DE 能多方位准确地显示房、室间隔缺损部位、大小、毗邻关系和动态变化，尤其有助于微创封堵手术前的方案评估。使用多方位非常规切面观察，可直观展现复杂性先天性心脏病的真实空间构型和大血管走向，有助于优化临床决策。

（四）在冠心病中的应用

RT3DE 可迅速获取各心壁的运动状态和心肌灌注信息，结合负荷超声和造影超声心动图，准确评估左心室整体和节段容积、功能、心肌存活性与心肌灌注等，为临床诊疗提供可靠依据。

（五）诊断心脏占位及其他结构异常

RT3DE 能清晰显示心腔内及心壁附着的占位性病变的立体构型，明确其附着部位、形状、大小和空间毗邻。临床上常用于心腔内血栓、肿瘤和赘生物的诊断。

（六）三维彩色血流成像的临床应用

三维彩色血流成像可立体显示瓣膜反流束和心内分流束的起源、走行、形态及与周邻结构的解剖关系，尤其对于显示和定量偏心性反流束，较常规二维彩色多普勒显像更直观、准确。

（七）心脏术中监测

经食管 RT3DE 可提供清晰、直观的外科视野观，尤其适用于先天性心脏病和瓣膜病的介入封堵术与心外科手术的监测，如可在任意平面观察脱垂二尖瓣的空间形态，定量脱垂瓣膜的范围和程度，个性化定制瓣膜整形手术方案（图 3-4-5），还可对主动脉瓣和主动脉根部行三维立体成像，有助于精准开展经皮主动脉瓣置换术和主动脉根部成形术。实时三维超声心动图不受机械瓣声影的遮挡，可更准确地评估人工机械瓣卡瓣、血栓、赘生物和瓣周漏等病变。经食管三维超声心动图能全面显示房间隔缺损的数目、形态和位置，安全引导并实时监测房间隔缺损或卵圆孔未闭的封堵治疗；它还可提供腔内超声和经食管二维超声无法显示的左心耳三维直视观，

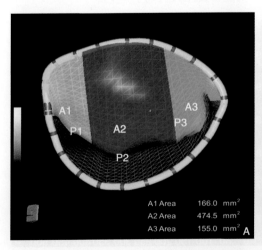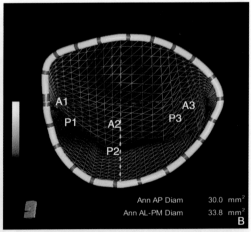

图 3-4-5　二尖瓣环、瓣叶的立体几何形态
A. 二尖瓣前叶 A1、A2、A3 区立体显示及面积测量；B. 二尖瓣瓣环前后径与左右径的测量

有助于选择合适的封堵器实施左心耳封堵术。

（八）三维打印技术

普通打印的图片是二维的，缺乏 z 轴方向的厚度信息。三维打印技术（3D printing）则是以数字模型文件为基础建模，把三维数字模型分为逐层的截面，即切片，运用粉末状金属或塑料等可粘合材料，通过逐层打印的方式加大 z 轴方向物品的厚度，构建立体结构，应用这种方式几乎可以成型任意形状的模型。

在超声医学领域，已开始利用 RT3DE 数据构建三维心脏模型，方便医生直观地观察病变，而不必打开心脏再开始术中解剖分析。它主要用于复杂的心脏介入或外科手术前对病灶的精准评估及治疗方案设计，增加术者信心，减少麻醉和手术时间。已有研究表明三维打印技术已成功应用于左心耳封堵术，获取经食管三维超声图像并处理后，行左心耳的三维打印，准确显示解剖分型复杂的左心耳，并测试放置不同规格的封堵装置，分析其与左心耳的关系，有助于术者选择封堵器规格和放置位置，优化治疗方案。此外，三维打印技术也应用于一些复杂先天性心脏病的术前评估，如 Taussing-Bing 畸形患者的三维心脏模型，有助于术前精准手术方案的制订（图 3-4-6）。

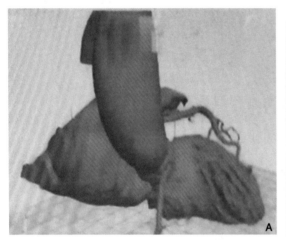
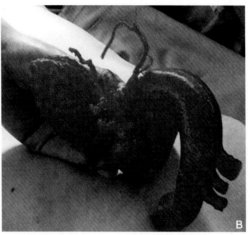

图 3-4-6 心脏的 3D 打印
A. 3D 心脏数字图像；B. 3D 技术打印出立体、可视、可触式心脏实体模型（复旦大学附属中山医院舒先红教授提供）

三维超声心动图虽已获得长足进步，但仍存在不足，如其成像质量相对二维图像仍待提高，并且实时性和宽角度成像不能兼得等，这些将都是今后三维领域的发展方向。

（王 静）

第五节 经食管超声心动图

经食管超声心动图（transesophageal echocardiography，TEE）是指将食管探头经口腔插入到达食管，在食管上段、中段、下段及胃底切面从心脏后面观察心脏。TEE 可避开因肥胖、肺气肿、胸廓畸形等因素造成经胸超声心动图（transthoracic echocardiography，TTE）检查显像困难的影响，能发现 TTE 不能、不易发现的一些病变。目前，TEE 在各类心脏疾病的诊断及治疗中发挥着重要作用。本章节将对经食管超声心动图的工作原理、检查方法、基本图像及临床应用做一概述。

一、工作原理

经食管超声检查的探头结构大致分四部分：换能器、管体、操作柄和电源插头（图 3-5-1）。

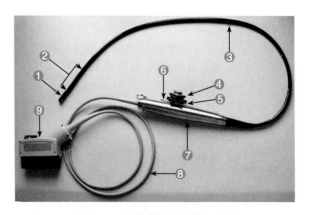

图 3-5-1 经食管探头结构示意图
①探头顶端；②换能器及管体可曲段；③管体；④前后弯曲控制转钮；⑤左右弯曲控制转钮；⑥探头锁按钮；⑦操作柄；⑧连接导线；⑨插头

（一）换能器

换能器经历了单平面、双平面和多平面的发展阶段，目前在临床广泛应用的食管探头如下。

1. 多平面经食管超声探头 可将能原位转动的单一相控阵换能器探头密封于探头顶端的侧面，操作柄中有一控制钮可控制晶片 0°～180° 范围内旋转，从而可使声束在 360° 方位内全面扫查心血管的结构，结构显示更满意，操作更简便快捷。

2. 实时三维探头 经食管三维超声探头亦采用全矩阵阵列换能器、高通量数据处理系统和实时三维成像等先进技术，同时获取"金字塔形"三维容积库中的数据，并将它们集中在一个小的感兴趣区域内（ROI）。其三维成像模式同样包括 30° 窄角成像（live 3D）、局部三维放大成像（3D zoom）、120° 全容积成像（full volume），实时立体地显示心脏三维结构。宽角的全容积成像采集的解剖范围增大，通过切割、旋转等后处理能显示感兴趣的解剖目标及其与周边毗邻结构的关系。这三种成像模式均能叠加彩色血流信息，可提供血流动力学信息。

（二）管体

经食管探头的管体较长，成人探头一般为 1 m，直径 10 mm 左右，探头圆而柔韧，表面光滑，可以进退或旋转。近顶端处外被橡胶，可以受控而前后左右摆动。管体上有深度标尺，使检查者能精确掌握插入的深度。成人插入 34 cm 左右时换能器在食管中下段，位于左心房之后，超过 45 cm 时，已达膈下，声束可穿过胃壁、肝脏与膈肌，探查心室壁的活动。

（三）操作柄

管体后端连接一比较粗大的操作柄，其上装有两组可旋转的控制钮，一组可使探头顶端的换能器左右摆动，另一组可使探头前后伸屈，使换能器能更好地贴近食管黏膜，并向两侧稍作移动，以获取质量上乘的图像。多平面超声探头的操作柄上有电键，可控制换能器的旋转，获得多个方向的切面。

（四）电源插头

操作柄后为导线，并与电源插头连接，后者直接插入主机的接口，完成往返信号的传递。

二、检查方法

（一）适应证、禁忌证及并发症

1. 适应证 各种心血管疾病在经胸超声心动图检查图像不清晰、深部结构不易观察因而诊断不能明确者，均可考虑进行 TEE 检查，其主要适应证如下：

（1）二尖瓣、三尖瓣与主动脉瓣疾病；

（2）人工瓣膜功能障碍；

（3）感染性心内膜炎；

（4）主动脉扩张及主动脉夹层；

（5）冠状动脉起源异常、冠状动脉瘘与主动脉窦瘤扩张破裂；

（6）先天性心脏病的诊断、鉴别诊断及分型，如房、室间隔缺损、Fallot 四联症、右室流出道、肺动脉干狭窄及多种复杂畸形等；

（7）心腔内占位性病变；

（8）心脏手术术中监护。

2. 禁忌证 有以下情况者应列为禁忌证或相对禁忌证：

（1）严重心律失常；

（2）严重心力衰竭；

（3）体质极度虚弱；

（4）持续高热不退；

（5）食管病变如溃疡、静脉曲张、食管狭窄或炎症者；

（6）剧烈胸痛、胸闷或剧烈咳嗽症状不能缓解者；

（7）血压过高、过低者；

（8）冠心病患者心绞痛或急性心肌梗死期；

（9）夹层动脉瘤形成早期，易因刺激而导致瘤壁破裂者。

3. 并发症 经食管超声心动图检查是一种无创性检查，检查过程非常安全，检查时一般仅出现恶心、呕吐等不适。但需说明的是，重症心脏病患者本身常有一些突发的意外情况，故行经食管超声心动图检查过程中，极个别患者也有可能出现某些并发症：

（1）黏膜麻醉剂过敏反应；

（2）口腔内容物误吸入气道导致窒息；

（3）咽部出血或局部血肿；

（4）食管穿孔、出血或局部血肿；

（5）检查过程中心腔内新生物（血栓、赘生物、肿瘤等）脱落造成栓塞；

（6）严重心律失常（如室性心动过速、心室颤动、心室停搏等）；

（7）其他意外如心肌梗死、急性心力衰竭、休克或主动脉夹层破裂大出血等；

（8）其他可能发生的无法预料或者不能防范的并发症等。

（二）检查前的准备及急救措施的准备

1. 检查前的准备 嘱患者检查前 12 小时内

禁食,明确适应证和禁忌证;进行检查前,须由医师向患者交代检查必要性、解释检查的过程及可能出现的不适,消除患者的疑虑和不安,请患者及家属签署知情同意书。对病情严重者,需有临床医生陪同,以便在发现异常情况时,及时进行处理。

2. 急救措施的准备　为确保检查过程中患者的安全,在操作之前要准备心电图监护仪、急救药品、吸氧机吸痰设备、除颤仪等抢救设备,以备在发生意外时能及时进行救治。

3. 漏电检测　检查前 TEE 探头移到水槽行漏电检测。

4. 食管探头的消毒　在检查前后应常规消毒,检查后放于储存槽内备用。

5. 检查注意事项　操作者应在操作前对患者进行口咽部麻醉,注意食管探头的插入流程及方法,避免伤及咽喉黏膜,操作避免粗暴引起口咽部出血。注意图像条件及方位的设定(图 3-5-2)。

三、基本图像

2013 年,ASE 和美国心血管麻醉学会(SCA)在1999 年 20 个 TEE 探查切面的基础上对一些结构的盲区进行补充,衍生至三个水平共 28 个切面,使 TEE 成为心脏外科医师、麻醉医师、心脏介入治疗及其他专家在心血管疾病诊断及治疗的重要成像工具。其中食管中段水平有 17 个切面,胃底水平有 9 个切面,食管上段水平有 2 个切面。以下根据2013 年 ASE 及 SCA 发布的最新版 TEE 操作指南对各标准切面做一简要说明。

(一)经食管超声心动图的食管中段切面

1. 食管中段四腔心切面(middle esophagus four-chamber view,ME 4C)　将探头放入食管中部(距门齿约 20 cm),超声图像深度 14 cm,旋转角度 0°~10°,显示四个心腔。通过轻微后屈探头尖端,尽量多地显示左心室心尖部(图 3-5-3)。此时,

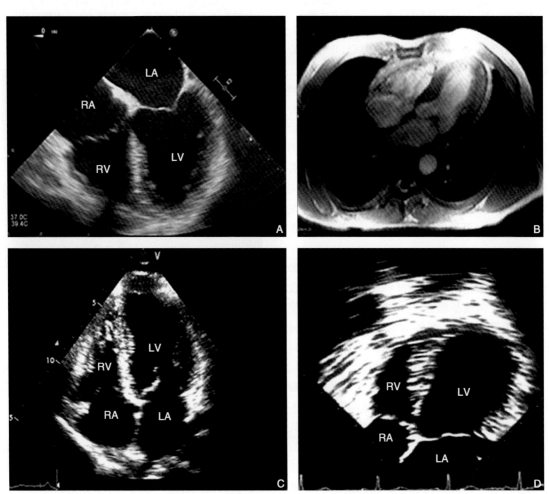

图 3-5-2　图像方位示意图(四腔心切面)
A. TEE,扇尖在上;B. MRI;C. TTE;D. TEE,扇尖在下,图像方位与 TTE、MRI 一致;
LA:左心房;LV:左心室;RA:右心房;RV:右心室

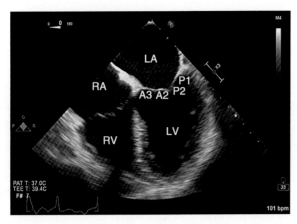

图 3-5-3 食管中段四腔心切面

LA:左心房;LV:左心室;RA:右心房;RV:右心室

图像中主要结构包括:左、右心房,左、右心室,二、三尖瓣,房间隔,后室间隔和左心室侧壁。在这一图像中,通常能看到二尖瓣前叶(A2、A3 区)和后叶(P1、P2 区)。此切面评价心脏结构和功能最全面,将探头向左(逆时针),成像主要观察左心结构,探头向右(顺时针)则主要观察右心结构。主要用于诊断二尖瓣疾病、三尖瓣疾病、房间隔缺损及判断心腔大小、心室功能等

图像平面始于左心房,经二尖瓣的中心,止于左心室心尖部。

2. 食管中段五腔心切面(middle esophagus five-chamber view,ME 5C) 在食管中段四腔心切面的基础上将探头回撤,旋转角度 10°,即可显示食管中段五腔心切面,是观察主动脉瓣及左心室的最佳切面。在这个切面上还可充分显示左心房、右心房、左心室、右心室、二尖瓣及三尖瓣,对于二尖瓣瓣叶可观察到前叶的 A1 区,后叶的 P1 区(从左向右平面成像),可显示主动脉瓣的三个瓣尖(图 3-5-4)。

3. 食管中段二尖瓣闭合缘切面(middle esophagus mitral commissural view,ME MC) 食管中段四心腔图像基础上,保持探头尖端不动并使二尖瓣处于图像中央,调整角度至 45°~60°,此时右心房与右心室从图像中消失,轻微后屈探头找到左心室心尖部即为二尖瓣闭合缘切面(图 3-5-5)。二尖瓣由左边 P3 部分,右边 P1 部分和中间前瓣(通常为 A2)形成波浪形的图像,及从左向右为 P3-A2-P1,相邻的 A3、A1 区可以成像为 P3-A3、A2、A1-P1,将探头向左(逆时针)可能出现整个后叶的 P3、P2、P1 三个区,向右(从中间位顺时针)旋转可见前叶的三个区,A3、A2、A1。此图像还可以显示左心室后乳头肌和前乳头肌以及左心室心尖部。

此切面主要用于诊断二尖瓣病变,也可以用于

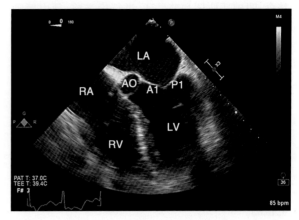

图 3-5-4 食管中段五腔心切面

LA:左心房;LV:左心室;RA:右心房;RV 右心室;AO:升主动脉

图像中主要结构包括:左、右心房,左、右心室,二、三尖瓣,房间隔,后室间隔和左心室侧壁。通常能观察到二尖瓣前叶(A1 区)和后叶(P1 区)。此切面是评价心脏结构和功能最全面的切面,探头向左(逆时针)使成像的主要观察左心结构,探头向右(顺时针)主要观察右心结构。主要用于诊断二尖瓣疾病、三尖瓣疾病、房间隔缺损及判断心腔大小、心室功能等

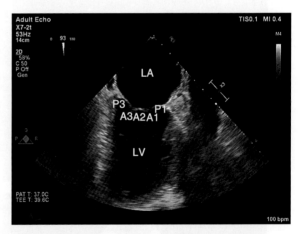

图 3-5-5 食管中段二尖瓣闭合缘切面
LA:左心房;LV:左心室

评估左心室功能。

4. 食管中段二腔心切面(middle esophagus two-chamber view,ME 2C) 在上述食管中段四腔心切面基础上保持探头尖端不动,调整角度至 90°左右,右心房,右心室从图像中消失,左心耳出现;此时后屈探头尖端,寻找并显示真实的左心室心尖部,增加超声深度以显示整个心尖部即可获得此切面(图 3-5-6)。图像中,左心室前壁处于图像右侧,左心室下壁居左侧。该图像还显示二尖瓣前叶的 A1、A2、A3 及后叶的 P3。

此切面主要用于评估二尖瓣病变、诊断左心耳

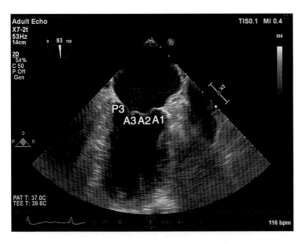

图 3-5-6　食管中段二腔心切面

占位、测量左心室大小及功能等。

5. 食管中段左心长轴切面（middle esophagus left ventricular long axis section view, ME LAX）　在上述食管中段二腔心切面上基础上保持探头尖端不动，旋转角度至 120°～130°。在长轴方向显示主动脉瓣和左室流出道，调整超声深度使整个左心室都可在图像中显示（图 3-5-7）。此切面始于左心房，从长轴方向对主动脉根部和整个左心室成像。左心室前间隔壁和下侧壁及二尖瓣前叶（A2）和后叶（P2）都能在该图像中清晰可见。

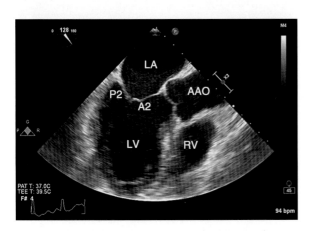

图 3-5-7　食管中段左心长轴切面
LA：左心房；LV：左心室；AAO：升主动脉；RV：右心室

此切面用于诊断二尖瓣、主动脉瓣、主动脉根部和室间隔病变，也可以用于评估左心室功能。

6. 食管中段主动脉瓣长轴切面（middle esophagus aortic valve long axis section view, ME AV LAX）　在上述食管中段二腔心切面基础上保持探头尖端不动，旋转角度至 120°～130°。在长轴方向显示主动脉瓣和左室流出道，调整深度使整个左心

室都可在图像中显示（图 3-5-8）。此切面始于左心房，从长轴方向对主动脉根部和整个左心室成像。左心室前间隔壁和下侧壁及二尖瓣前叶（A2）和后叶（P2）都能在该图像中清晰可见。

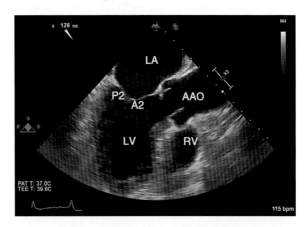

图 3-5-8　食管中段主动脉瓣长轴切面
LA：左心房；LV：左心室；AAO：升主动脉；RV：右心室

此切面用于诊断二尖瓣、主动脉瓣、主动脉根部和室间隔病变，也可以用于评估左心室功能。

7. 食管中段升主动脉长轴切面（middle esophagus ascending aorta long axis section view, ME AAO LAX）　在上述食管中段长轴图像基础上，回撤探头寻找主动脉根部或在食管中段主动脉瓣短轴切面基础上，旋转角度至 120°～150°可获得此切面（图 3-5-9）。标准切面上，左室流出道，主动脉瓣和升主动脉近端呈直线排列，主动脉窦对称分布。

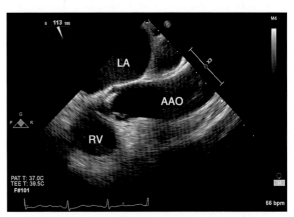

图 3-5-9　食管中段升主动脉长轴切面
AAO：升主动脉，LA：左心房；RV：右心室

此切面用于诊断二尖瓣、主动脉根部、左室流出道病变，同时还可以用于室间隔缺损诊断和外科微创封堵术引导。

8. **食管中段升主动脉短轴切面**（middle esophagus ascending aorta short-axis view, ME AAO SAX） 在食管中段四腔心切面基础上,向患者头侧回撤探头,显示左室流出道和主动脉瓣后旋转角度至30°~45°,调整深度至8~10 cm;以主动脉瓣为中心,尽量使主动脉瓣三个瓣膜相互对称即可获得此切面(图3-5-10)。

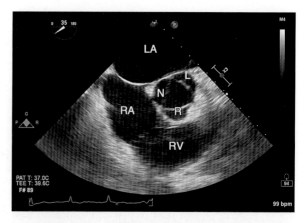

图3-5-11 食管中段主动脉瓣短轴切面
LA:左心房;RA:右心房;RV:右心室;L:左冠瓣;R:右冠瓣;N:无冠瓣

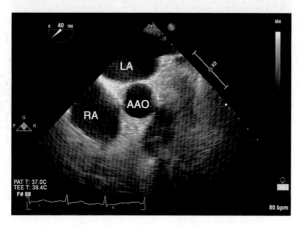

图3-5-10 食管中段升主动脉短轴切面
AAO:升主动脉;LA:左心房;RA:右心房

此切面用于诊断主动脉瓣疾病、继发孔型房间隔缺损、冠状动脉病变等,同时还可用于准确测量左心房大小及主动脉瓣环径。

9. **食管中段右肺静脉切面**（middle esophagus right pulmonary vein view, ME RPV） 从升主动脉短轴切面(通常为0°)将探头稍推进向右旋转(顺时针)即可显示右肺静脉。右下肺静脉的走行通常垂直于声束,但右上肺静脉通常平行于声束,在此切面彩色多普勒可以充分显示右肺静脉的回流情况。

此切面用于诊断房间隔缺损合并右侧肺静脉异位引流如右心房、主动脉夹层、左心耳血栓、及肺静脉狭窄等相关疾病。

10. **食管中段主动脉瓣短轴切面**（middle esophagus aortic valve short-axis view, ME AV SAX） 在食管中段四腔心切面基础上,向患者头侧回撤探头,显示左室流出道和主动脉瓣后旋转角度至30°~45°,调整深度至8~10 cm;以主动脉瓣为中心,尽量使主动脉瓣三个瓣膜相互对称即可获得此切面(图3-5-11)。

此切面用于诊断主动脉瓣疾病、继发孔型房间隔缺损、冠状动脉病变等,同时还可用于准确测量左心房大小及主动脉瓣环径。

11. **食管中段右室流入道-流出道切面**（middle

esophagus right ventricle inflow-outflow view, ME RV IF-OF） 在上述食管中段大动脉短轴切面基础上,旋转角度至60°~75°,调整图像深度至8~10 cm,可同时显示三尖瓣、右室流出道、肺动脉瓣和肺动脉主干(图3-5-12)。此切面可以观察血流从三尖瓣流入到右心室再从肺动脉瓣口流出的整个过程。此切面用于诊断肺动脉瓣、肺动脉、右室流出道及三尖瓣疾病;同时还可以作为室间隔缺损和右室流出道梗阻鉴别诊断的主要观察切面。

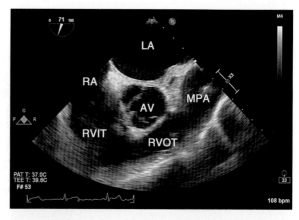

图3-5-12 食管中段右室流入道-流出道切面
LA:左心房;RA:右心房;RVIT:右室流入道;RVOT:右室流出道;MPA:主肺动脉;AV:主动脉瓣

12. **食管中段改良双房腔三尖瓣切面**（middle esophagus modified bicaval tricuspid valve view, ME MB TV） 在上述右室流入道切面,旋转角度至60°~75°,调整图像深度至8~10 cm,将探头向右(顺时针)旋转,可以清晰观察到左心房、右心房、房间隔、下腔静脉,有时可以显示上腔静脉及右心耳。

此切面用于诊断左右心房、房间隔缺损、下腔静脉的梗阻及三尖瓣的相关疾病,并对三尖瓣反流进行测量。

13. 食管中段双房腔切面(middle esophagus bicaval view,ME Bicaval) 探头置于食管中段,调整图像深度为 10~12 cm,角度为 90°~100°,或在上述食管中段二腔心切面的基础上将整个探头转向右侧改变角度或轻微右旋探头,下腔静脉和上腔静脉即可同时成像(图 3-5-13)。此切面从长轴方向依次显示左、右心房和腔静脉。

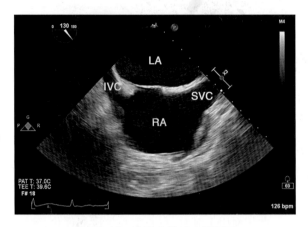

图 3-5-13 食管中段双房腔切面
LA:左心房;RA:右心房;IVC:下腔静脉;SVC:上腔静脉

此切面是诊断房间隔缺损(继发孔型,静脉窦型)最好的切面之一,同时还用于诊断心房占位性病变及引导封堵器输送导管;

14. 食管中段左、右肺静脉切面(middle esophagus right and left pulmonary vein view,ME RPV&LPV) 探头置于食管中段,调整图像深度为 10~12 cm,旋转角度为 90°~110°,可以显示左、右肺静脉。在这个角度将探头向右旋转(顺时针)可以显示右肺静脉及右侧上腔静脉,将探头向左旋转(逆时针)显示部分左心房及左肺静脉,尤其左上肺静脉与声束呈水平行走行,有利于彩色多普勒及频谱多普勒对左上肺静脉的测量及观察。

此切面是诊断肺静脉异位引流、肺静脉狭窄的最佳切面。

15. 食管中段左心耳切面(middle esophagus left atrial appendagec view,ME LAA) 探头置于食管中段,调整图像深度为 10~12 cm,旋转角度为 90°~110° 显示左肺静脉,将探头向右旋转(顺时针),将探头深入一些,探头头端稍弯曲,即可显示整个左心耳,左上肺静脉位于左心耳后方(图 3-5-14)。左心耳形态多变,通常需要从多个角度进行

多切面观察,即从 0°~135° 全方位、立体观察,可应用多普勒对左心耳排空速度进行评价。

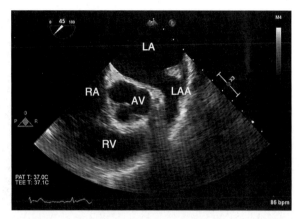

图 3-5-14 食管中段左心耳切面
LA:左心房;LAA:左心耳;RA:右心房;RV 右心室;AV:主动脉瓣

此切面主要观察左心耳的形态、结构及功能,在出现心律失常时观察是否合并有附壁血栓。

16. 食管中段降主动脉短轴切面(middle esophagus descending aorta short-axis view,DAO SAX) 探头位于食管中段,调整图像深度为 10~12 cm,将探头向左侧旋转显示主动脉,进而减小图像深度至 5 cm,使主动脉处于图像正中即可显示降主动脉横截面(图 3-5-15)。图像近场的弧形管壁为降主动脉的右前壁。

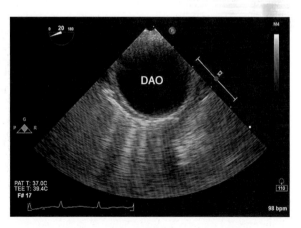

图 3-5-15 食管中段降主动脉短轴切面
DAO:降主动脉

此切面主要用于诊断主动脉病变,可以通过降主动脉内逆向彩色血流评估主动脉瓣关闭不全程度。此外,还可以用于引导主动脉球囊反搏及判断有无左侧胸腔积液等。

17. 食管中段降主动脉长轴切面(middle esophagus descending aorta long axis section views,DAO LAX) 在上述降主动脉短轴切面基础上,保持探头不动,旋转角度至90°~100°,即可显示主动脉长轴(图3-5-16),图像左侧为主动脉远端,右侧为主动脉近端,扇形图像顶端管壁为主动脉前壁,与之相平行的为主动脉后壁。

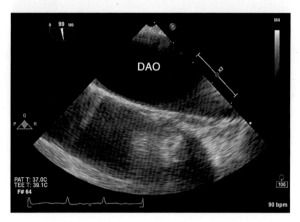

图3-5-16 食管中段降主动脉长轴切面

此切面主要临床用途与降主动脉短轴切面相类似。

(二)经食管超声心动图的胃底切面

1. 胃底二尖瓣短轴切面(transgastric basal mitral valve short-axis view,TG Basal SAX) 在胃底左心室乳头肌短轴切面的基础上,回撤探头即可以看到二尖瓣口短轴图像,调整图像深度,便可以获得二尖瓣连合部的图像(图3-5-17)。该图既显示了左心室基底部6个节段,还有助于观察二尖瓣前叶的后半部分(A3)、后叶以及紧邻探头的后联合(PC)。

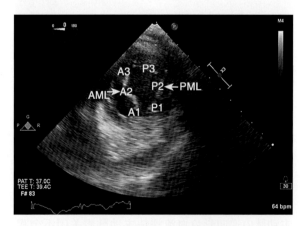

图3-5-17 胃底二尖瓣短轴切面
AML:二尖瓣前叶;PML:二尖瓣后叶

此切面主要用于评估左心室大小、功能,更重要的是可以在没有三维超声的时候用于判断二尖

瓣病变的部位和严重程度。

2. 胃底中间段乳头肌短轴切面(transgastric midpapillary short-axis view,TG Midpapillary SAX) 将探头推进入胃腔,调整图像深度为12 cm、角度为0°,继续推进探头直到显示胃(皱褶)或肝脏,之后向前弯曲探头使其接触胃壁和心脏下壁;向左或右旋转探头使左心室处于图像正中并充分显露两个乳头肌即可显示胃底左心室乳头肌短轴切面。此图像顶端为左心室后壁,左心室其他节段亦可清楚显示。

此切面主要用于评估左心室大小、功能及心肌节段性运动还可以诊断肌部室间隔缺损和心包积液。

3. 胃底心尖短轴切面(transgastric apical short-axis view,TG Apical SAX) 在胃底中间段乳头肌短轴切面的水平,将探头深入,探头头端保持弯曲与胃壁接触,角度为0°~20°即可获得胃底短轴左心室心尖的切面。将探头向右旋转(顺时针方向)即可显示右心室心尖短轴图像。

此切面用于对左、右心室心尖段的评价,观察左、右心室心尖的运动情况,是否有合并血栓或者室壁穿孔。

4. 胃底右心室短轴切面(transgastric right ventricle basal short-axis view,TG Basal SAX) 将探头回到胃底基底段短轴切面,深度约10~12 cm,将探头头端前屈,角度为0°~20°,将探头顺时针旋转即可显示右心室基底段的短轴切面。此切面可以显示三尖瓣短轴及右室流出道,亦可显示三尖瓣及右室流入道。

在此切面可以观察三尖瓣口反流束的形态。

5. 胃底右室流入道-流出道切面(transgastric right ventricle inflow-outflow view,TG RV IF-OF) 在胃底右心室基底段短轴切面,角度为0°~20°,将探头尽量右屈可显示右室流入道及右室流出道。在此切面显示三尖瓣的前叶、后叶,左、右肺静脉的入口。在这个切面上将探头向右旋转(顺时针),角度为90°~120°即可显示整个右心室。

此切面用于观察三尖瓣的形态学变化,诊断三尖瓣下移畸形或瓣膜脱垂情况。

6. 胃底深部五腔心切面(deep transgastric five-chamber view,Deep TG 5C) 在经胃短轴图像的基础上,前屈并轻微推进探头,紧贴胃黏膜直到在图像顶端显示左心室心尖部,即可获得。

此切面用于诊断主动脉瓣置换术后瓣周漏，同时对于房室瓣病变严重程度的评估也有一定优势。

7. 胃底二腔心切面（transgastric two-chamber view, TG 2C） 此切面与经胃中部短轴切面相互垂直，在后者的基础上，旋转角度至90°，即可获得。该图依次显示左心室下壁、二尖瓣瓣下结构和左心室前壁。此切面主要用于诊断二尖瓣瓣下结构病变及评估左心室功能。

8. 胃底右室流入道切面（transgastric right ventricle inflow view, TG RV Inflow） 在经胃底乳头肌短轴图像基础上，向右旋转探头使右心室位于图像中央，同时调整角度即可显示（图3-5-18）。此切面近场为右心室后壁，右心室心尖部位于图像左侧，前壁位于图像视野远端。

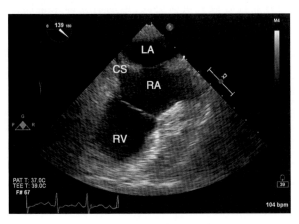

图3-5-18　胃底右室流入道切面
LA：左心房；RA：右心房；RV：右心室；CS：冠状静脉窦

此切面主要用于诊断三尖瓣及瓣下结构病变，同时可以用来评估右心室功能变化。

9. 胃底左室长轴切面（transgastric left ventricular long axis section view, TG LAX） 在上述经胃左心室二腔心图像基础上，旋转角度至110°~120°，即可以获得。

此切面主要用于诊断二尖瓣、主动脉瓣、左室流出道病变，还可以用来诊断室间隔缺损和评估左心室收缩功能。

（三）TEE的食管上段切面

1. 食管上段主动脉弓长轴切面（upper esophageal aortic arch to long axis section view, UE AA LAX） 食管上段切面多以食管中段切面为基础演变而来。以食管中段降主动脉短轴图像为基础，探头后退直到主动脉的形状变为卵圆形时轻微向右旋转探头，超声深度4~6 cm，即可以获得食管上段主动脉弓长轴切面（图3-5-19）。此切面系从纵轴方向显示主动脉弓横截面，主动脉弓近端位于图像左侧，弓远端位于图像右侧。进一步回撤探头还可以获得颈部血管的图像。

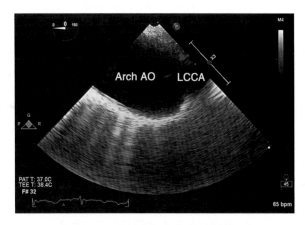

图3-5-19　食管上段主动脉弓长轴切面
Arch-AO：主动脉弓部；LCCA：左颈总动脉

此切面主要用于诊断主动脉病变；主动脉瓣关闭不全的患者，降主动脉内逆向彩色血流速度与患者反流程度密切相关。

2. 食管上段主动脉弓短轴切面（upper esophageal aortic arch short-axis view, UE AA SAX） 在上述食管上段主动脉弓长轴基础上，调整超声深度为10~12 cm，并调整成像角度至60°~90°，即可获得食管上段主动脉弓短轴切面。这一切面上方为主动脉弓短轴横截面，远场为肺动脉长轴图像。此切面主要用于诊断主动脉弓、肺动脉瓣病变，还可以用于动脉导管未闭的封堵治疗。但是由于食管上段水平前方紧邻气管，受气管内气体干扰，主动脉结构往往显示不清。

以上简要介绍了2013年ASE及SCA发布的最新版TEE操作指南的28个基本切面操作规范、图像定位和临床用途；相对于TTE，TEE图像定位有一定难度，需要勤于动脑和实践才能深入理解与熟练应用。

（王　静）

第六节　负荷超声心动图

负荷超声心动图（stress echocardiography）是指应用超声心动图对比观察负荷状态与静息状态超声所见，以了解受检者心血管系统对负荷的反应状况。通常分为运动、起搏、药物负荷三部分，临床应用较为广泛的是运动与药物负荷。目前负荷超声心动图已成为检测、诊断心绞痛、心肌梗死、心肌缺血后心肌存活、心肌顿抑、心肌冬眠等的重要手段，也可用于冠心病手术治疗及介入性治疗的疗效和预后判断。对人工瓣术后瓣膜功能的检测，其他病理生理情况下心功能的检测等，负荷超声心动图都起着重要作用。

一、基本原理

冠状动脉上有 α、β 两种肾上腺素能受体，α 受体被激活时，引起冠状动脉收缩，β 受体被激活时引起冠状动脉舒张。负荷试验的基本原理，就是用运动或药物的负荷方法，激活冠状动脉上的 α、β 两种肾上腺素能受体，使心肌耗氧量增大到冠脉血流储备不足以满足其需要，诱发心肌缺血发作，心肌收缩力因而出现异常，通过在静息状态和运动负荷状态对比，可提高超声心动图检测节段性室壁运动异常的敏感性。

负荷试验诱发心肌缺血的原理主要有两种，一是激活 $β_1$、$β_2$、$α_1$ 等肾上腺能受体，使心率加快，血压上升，心肌收缩力增强，心肌耗氧量增多，药物负荷中的多巴酚丁胺以及运动负荷诱发心肌缺血属于这类原理；二是血管扩张剂，使硬化的冠状动脉"被盗血"，药物负荷中的双嘧达莫、腺苷（adenosine）以及硝酸甘油（nitroglycerinumnitroglycerin）、乙酰胆碱（acetylcholine）等属于这类原理。

二、适应证及检查方法

（一）适应证

1. 已知或怀疑冠心病和心肌梗死后存活心肌的评估；
2. 心脏瓣膜病评价；
3. 隐匿梗阻性肥厚型心肌病中的应用。

（二）运动负荷超声心动图

运动负荷超声心动图包括活动平板、踏车等。常用活动平板，采用 Bruce 方案，简单方便，耐受性良好而且心血管负荷更高，运动后立即采集图像（图像必须在 1 分钟内采集完毕），在基础状态、25W、100W 和恢复期分别记录心尖四腔切面（4CV）、心尖二腔切面（2CV）、心尖长轴切面（LAX）和左室短轴图像（SAX），具体方案见图 3-6-1。

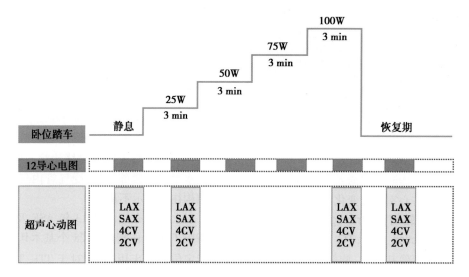

图 3-6-1 卧位踏车运动负荷

（三）药物负荷超声心动图

药物负荷超声心动图包括多巴酚丁胺（用或不用阿托品）、腺苷、双嘧达莫等。临床以多巴酚丁胺最常用，多巴酚丁胺剂量由 10 μg/（kg·min）开始，每隔 3 分钟增加 10 μg/（kg·min），直至 40 μg/（kg·min），持续 5 min；目标心率为：(220-年龄)×85%；如未达目标心率，可给予阿托品（每分钟 0.25 mg，总剂量不超过 1 mg）直达目标心率，比较药物负荷前后，对应节段室壁运动变化，此方法多用于评估心肌缺血（图

3-6-2~图 3-6-4）。多巴酚丁胺剂量由 5 μg/（kg·min）开始，间隔 3 分钟后增加至 10 μg/（kg·min），最大剂量 20 μg/（kg·min），持续 5 min。比较药物负荷前后，对应节段室壁运动变化，此方法多用于评估存活心肌（图 3-6-5）。

（四）负荷方案的预设置

一旦确定负荷试验方案，可以进行获取图像的预设置，目前的超声心动图诊断仪，可以提前预设试验方案，按照预设的负荷试验方案，仪器自动显

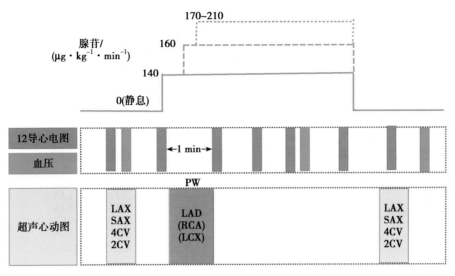

图 3-6-2　腺苷负荷试验方案

PW:脉冲波多普勒;LAD:左前降支;RCA:右冠状动脉;LCX:左回旋支

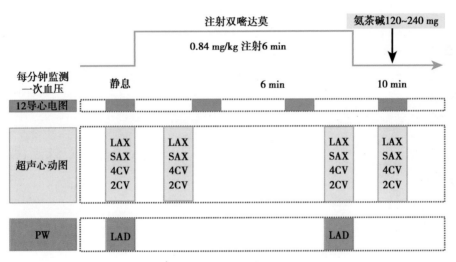

图 3-6-3　双嘧达莫药物负荷试验方案

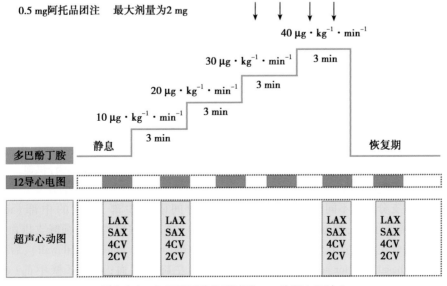

图 3-6-4　多巴酚丁胺负荷试验——诊断心肌缺血

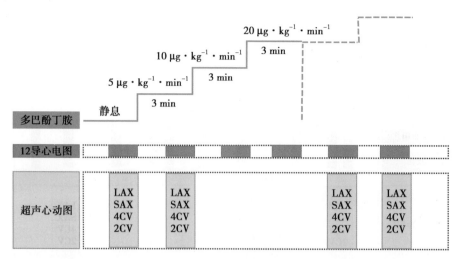

图 3-6-5 多巴酚丁胺负荷试验——诊断心肌存活

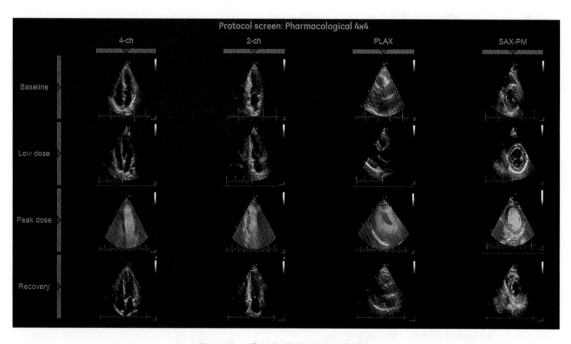

图 3-6-6 药物负荷试验预设置模板

横坐标为获取不同切面图像,纵坐标为预设置
4-ch:心尖四腔心切面;2-ch:心尖二腔心切面;PLAX:左室长轴切面;SAX-PM:左室短轴切面乳头肌水平;
Baseline:基础状态;Low dose:低剂量;Peak dose:峰值剂量;Recovery:恢复期

示下一等级的图像获取切面,完成图像获取后,仪器可以自动将负荷前后的相同切面,进行编辑,显示在屏幕上,这样可以进行半定量和定量分析(图3-6-6)。

（五）室壁运动异常的判断方法

由于冠状动脉各支分布在不同的室壁,部分室壁是双支冠脉分布,需要了解心肌冠状动脉血供与对应室壁的关系。胸骨左缘左室长轴切面,用以观察前间隔的基底部(basal anterior septum)、前间隔的中部(middle anterior septum),两者均由左冠状动脉的左前降支(left anterior descending branch)供血;观察后壁基底部(basal posterior wall)、后壁中部(middle posterior wall),这些部位由左冠状动脉的左旋支(left circumflex branch)供血。

胸骨左缘乳头肌水平的左室短轴切面,用以观察前间隔的中部、前壁的中部(middle anterior wall),这二处室壁均由左前降支供血;观察前侧壁的中部(middle anterolateral wall)、后侧壁的中部,均由左旋支供血;观察下壁中部(middle inferior wall),由右冠状动脉供血。

心尖四腔心切面用以观察室间隔的心尖区（apical septum）、后间隔中部，由左前降支供血；观察后间隔基底部（basal septum），由右冠状动脉供血；观察前侧壁心尖段（apical anterolateral wall），由左前降支及或左旋支供血，观察前侧壁中部、前侧壁基底部（basal anterolateral wall），由左旋支供血。

心尖二腔心切面，用以观察下壁心尖段（apical inferior wall），由左前降支及或右冠状动脉供血；观察下壁中部及基底部（basal inferior wall），由右冠状动脉供血；观察前壁的心尖段（apical anterior wall）、前壁中部、前壁基底部（basal anterior wall），由左前降支供血。

获取负荷超声图像后，可对比观察前间隔、后间隔、前壁、侧壁、后壁、下壁等各处室壁的运动状况，与负荷试验前的基础状态相比较，判断是否有新增的室壁运动异常，观察有否运动减弱、运动消失或矛盾运动。可实时判断，也可负荷试验结束后重放录相进行在线分析或储存超声工作站后行脱机分析，通常采用目测法进行室壁运动异常的半定量计分分析。

为了便于量化判断节段性室壁运动异常，尤其是对负荷试验前、后的量化比较，采用室壁运动计分的方法。常用的计分法如下：

室壁运动正常或亢进（normal or hyperkinetic）：1分；

室壁运动减弱（hypokinetic）即室壁心内膜运动幅度小于 5 mm：2分；

室壁运动消失（akinetic）即心内膜运动幅度小于 2 mm：3分；

室壁反常运动即矛盾运动（dyskinetic）：4分；

室壁瘤（aneurysm）：5分；

对各室壁进行计分后，计算室壁运动计分指数（wall motion score index，WMSI）。

其公式为：

$$WMSI = \frac{各节段室壁运动计分的总和}{计分的室壁节段总数}$$

（式 3-6-1）

WMSI 越高，节段性室壁运动异常越严重。如与既往比较，WMSI 降低，说明室壁运动异常有好转。很多研究已显示 WMSI 与临床预后密切相关。

（六）负荷试验终止的指征

超声心动图的负荷试验，是一种定量的负荷，与心电图运动试验的次量负荷相当，在达到负荷量或出现阳性指标时，须终止负荷试验，这些标准概括如下：

1. 出现节段性室壁运动异常（RWMA）；
2. 达到目标心率（220-年龄）×85%；
3. 出现典型的心绞痛发作；
4. 收缩压（SBP）≥29.3 kpa（220 mmHg）和/或舒张压（DBP）≥17.29 kpa（130 mmHg），或血压比负荷前下降≥2.67 kpa（20 mmHg）；
5. 达负荷试验的最大剂量；
6. 心电图示典型心肌缺血，例如 ST 段下降>0.2 mV；
7. 明显心律失常，如频发性室性期间收缩、室上性心动过速等；
8. 受试者不能忍受的症状如头痛、恶心、呕吐等。

出现以上任何一种情况，都必须立即终止负荷试验。

三、负荷超声心动图的主要临床应用

（一）负荷超声心动图在冠心病危险分层方面的应用

负荷超声心动图可用于已知或怀疑冠状动脉疾病患者的危险分层。对试验前可疑冠心病患者、有症状的冠心病患者、冠脉血运重建术患者、陈旧性心肌梗死患者及存在冠心病危险因素的无症状患者，负荷超声心动图均具有良好的预后评估价值。在调整冠心病危险因素和负荷试验参数的基础上，负荷超声心动图增加了对已知或可疑冠状动脉疾病患者总死亡率、心源性死亡和复合心脏终点的预测价值。

研究显示，负荷超声心动图上室壁运动评分指数大于 1.4 或 EF 值小于 50% 提示患者的预后显著不良。以室壁运动评分指数或 EF 值表示的基线左室功能是未来事件强有力的预测指标。静息状态下左室功能不全但未诱发心肌缺血的患者属于中危，而静息状态下左室功能不全伴负荷状态下新发室壁运动异常的患者死亡和心源性事件的风险最高。

除了基线左室功能不全，不良预后的结果还包括负荷状态下出现广泛缺血、EF 变化不明显或负荷状态下左室收缩末期容积无减小、广泛室壁运动异常、左室肥厚和左前降支冠状动脉分布区域的室壁运动异常。

（二）存活心肌的评估

存活心肌是指冠心病导致的心肌功能障碍具有可逆性。负荷超声心动图检查可助于证实存活心肌的存在。非缺血性心脏病患者行负荷超声检查如发现具有收缩储备功能的心肌，提示心脏功能有可能恢复，给予 β 受体阻滞剂治疗可能有效，但即使可检测到存活心肌，并未接受血运重建治疗的患者仍预后不佳。

可逆性功能障碍的心肌在慢性冠心病患者中被称之为"冬眠"心肌。早期研究认为这是为了匹配心肌低灌注而出的现适应性节段性功能障碍。近来研究显示，即使静息状态下心肌灌注正常或仅发生轻度的灌注减低，这些心肌也可能会表现为收缩力下降。提示反复发生心肌缺血是导致慢性心功能不全的原因之一。

负荷试验中多巴酚丁胺的起始给药速度可以选择 2.5 μg/(kg·min)，逐渐递增至 5、7.5、10 和 20 μg/(kg·min)。由于接受检查的许多患者存在多支血管病变，中度至重度左室收缩功能障碍，并有发生心律失常的潜在可能，故建议在监护模式下进行负荷检查。若运动消失的节段无功能学改变，则表示该节段恢复的可能性很小。同时应用高剂量和低剂量多巴酚丁胺试验出现以下四种可鉴别的心肌功能障碍，包括双相反应（低剂量时运动增强，随后在较高剂量时运动恶化即冬眠心肌），持续改善（低剂量时功能改善，高剂量时不发生恶化即顿抑心肌），功能恶化以及功能上没有变化。冬眠心肌和顿抑心肌都是存活心肌。

研究显示：多巴酚丁胺负荷超声心动图预测心脏功能恢复（依检查方案有所不同）的敏感性为 71%~97%，特异性为 63%~95%。如果应用低剂量多巴酚丁胺即发生功能改善，此时检测心肌存活性的敏感性最高；发生双相反应时特异性最高。若患者存在大面积存活心肌（大于左心室的 25%），则血运重建后射血分数更有可能改善，预后更好。尽管存在各种对存活心肌的定义方式，目前仍然推荐至少在一个多巴酚丁胺剂量组出现 2 个或 2 个以上的节段功能改善时方可定义为存活心肌。应用低剂量多巴酚丁胺时，若检测到大量的存活心肌则代表血运重建可有效阻止心脏重构，持续改善心衰症状，并降低心脏事件的发生概率。

（三）低射血分数、低流速和低压差的主动脉瓣狭窄

推荐多巴酚丁胺超声心动图用于左室收缩功能不全和低压力阶差的主动脉瓣狭窄患者，后者的定义是多普勒测量的主动脉瓣面积小于 1.0 cm² 伴平均压力阶差小于 30 mmHg。多巴酚丁胺负荷试验可用于评估这类患者主动脉瓣狭窄的严重程度

和左室收缩储备。静脉输注速度以 5 μg/min 开始，5 分钟后增加到 10~20 μg/(kg·min)。

对重度主动脉瓣狭窄患者而言，多巴酚丁胺升高平均跨瓣压差的幅度大于跨瓣血流的增加。相应的，主动脉瓣面积显著减小提示真正的主动脉瓣狭窄。另一方面，对于"功能性"瓣膜狭窄的患者，输注多巴酚丁胺可导致血流量和瓣口面积显著增加。这种"功能性"瓣膜狭窄主要是由于血流量降低所致。近期研究表明，计算有效瓣口面积有助于提高多巴酚丁胺负荷超声心动图诊断真正主动脉瓣狭窄的准确性。多巴酚丁胺负荷超声心动图可为左室收缩功能不全伴主动脉瓣狭窄患者提供重要的预后信息，多数左室收缩储备尚可（与负荷前比较，左室射血分数增加 30%）的患者行外科主动脉瓣置换术后可改善预后。相反，收缩储备不佳的患者行外科治疗可导致死亡率增高。

四、新技术在负荷超声心动图中的应用

（一）组织多普勒

药物负荷超声心动图与组织多普勒结合，能够对局部心肌机械做功进行定量分析。根据组织多普勒原理，为了减少夹角所致的误差，推荐选择心尖长轴，心尖两腔和心尖四腔心切面作为定量分析的图像，分别测量前间隔，后壁，前壁，下壁，后间隔和侧壁的基底段，中段和心尖段心肌机械做工参数，包括速度，位移，应变和应变率等。根据这些参数的峰值和到达峰值时间的变化，而诊断正常心肌和缺血心肌。

（二）斑点追踪成像技术

负荷超声心动图与斑点追踪成像技术相结合，可以更加准确地进行心肌缺血的定量分析。但是负荷状态下的心率增快，导致单心动周期的帧频下降，会影响结果的准确性。

（三）单心动周期实时三维成像技术

实时三维超声心动图采用矩阵阵列换能器来实现负荷状态下三维数据集的快速采集。这个数据集可将左室分成多个二维切面，以评估常规二维扫描下不能显示的心肌节段的功能。该功能的实现需要基线和负荷状态的图像精确，这对于检测局限的室壁运动异常很重要。目前有部分厂家的仪器可以获取高帧频单心动周期实时三维成像，对室壁的成像清晰，可从多角度多截面对室壁进行观察，对室壁运动的量化测定更为准确，尤其对心肌梗死区，可以补充、改进二维在室壁成像及观察室

壁运动方面的不足。

（四）心脏超声造影

负荷试验与心脏超声造影相结合，经末梢静脉注入可通过肺循环的造影剂，能使心腔显影，可勾划出完整的心内膜轮廓，对室壁运动的判断就变得容易和更准确，可以明显提高超声心动图对节段性室壁运动异常检测的准确性。如造影剂的微泡直径足够小（<4 μm），能使心肌内微血管显影，当负荷试验诱发心肌缺血发作时，出现室壁运动异常的同时，该节段室壁的造影剂灌注缺损或灌注显影延迟，可以评估心肌灌注异常，建议负荷超声心动图和左室造影结合，以提高诊断节段室壁运动异常的敏感性和特异性。

（朱天刚）

第七节　超声心动图国人参考值

超声心动图正常值的确立是临床判断心脏结构与功能正常与否的标准，也是疾病诊断、危险分层、疗效评价和预后判断的重要依据。然而，长期以来，我国缺乏大样本的超声心动图正常参考值，临床上采用的心血管正常值均来自欧美国家或中国某地区的小样本人群研究。成人超声心动图正常值不仅存在年龄和性别间的显著性差异，而且明显受种族和体型差异的影响，欧美人群的正常值标准并不完全适用于我国人群，沿用欧美人群的标准势必将造成心脏结构与功能异常的临床误诊和漏诊。中华医学会超声医学分会于2011年开始在全国范围内组织实施了中国汉族健康成人超声心动图测值（echocardiographic measurements in healthy Chinese adults，EMINCA）研究。EMINCA研究历时2年余，全国除港澳台地区以外的31个省、直辖市、自治区共43家三级甲等医院参加了本研究，共纳入汉族健康成年人1394例（18~78岁），其中男性678例、女性716例，分为6个年龄段。该研究按照美国超声心动图学会（ASE）和欧洲心血管影像学会（EACVI）联合指南的推荐进行超声图像采集和参数测量，共获得了34个心腔与大动脉二维参数和37个血流多普勒和组织多普勒参数的测量值，建立了中国汉族健康成年人超声心动图的大型数据库，这是迄今为止世界上第一个大样本（>1000）、多中心、多参数、广覆盖的超声心动图临床研究，标志着在超声心动图正常值领域确立了"中国标准"。

一、心腔与大动脉二维参数正常值

如表3-7-1~表3-7-5显示，在全部34个测量的二维参数中，33（97.1%）个参数的测值在总体男性显著大于总体女性。采用单因素方差分析（ANO-VA）在18~29岁、30~39岁、40~49岁、50~59岁、60~69岁和70~79岁6个年龄组间进行比较，结果显示：男性有28（82.4%）个参数测值存在年龄组间差异，而在女性中则有26（76.5%）个参数测值存在年龄组间差异，其中左心房前后径（LA-ap）、左心房长径（LA-l）、左心房面积（LAA）、左心房容积（LAV）、左心室质量（LVM）和右心房长径（RA-l）等参数的测值总体上随年龄增长而递增。

表 3-7-1　EMINCA 研究的人群特征（均数±SD）

参数	男性 （n=678）	女性 （n=716）	P
年龄/岁	47.1±16.2	47.5±15.8	0.638
身高/cm	171.3±5.9	159.7±5.4	<0.001
体重/kg	67.6±7.9	56.1±6.6	<0.001
体重指数/（kg/m²）	23.0±2.1	22.0±2.3	<0.001
体表面积/m²	1.82±0.13	1.60±0.11	<0.001
收缩压/mmHg	120.8±9.2	116.0±11.0	<0.001
舒张压/mmHg	76.6±6.7	74.1±7.7	<0.001
心率/次/min	72.2±8.5	72.9±8.1	0.379

二、血流多普勒与组织多普勒参数正常值

如表3-7-6~表3-7-9显示：在全部37个多普勒参数中，19（51.4%）个参数的测值在总体男性与总体女性间的差异有显著性意义。在18~29岁、30~39岁、40~49岁、50~59岁、60~69岁和70~79岁6个年龄组间进行ANOVA分析，结果显示：在男性有31（83.8%）个参数测值存在年龄组间差异，在女性中有32（86.5%）个参数测值存在年龄组间差异。其中在多普勒参数中，二尖瓣舒张早期峰值流速（E）、二尖瓣舒张早期与舒张晚期峰值流速比值（E/A）、三尖瓣舒张早期峰值流速（E-tv）、三尖瓣舒张早期与舒张晚期峰值流速比值（E/A-tv）随年龄增长而递减，而二尖瓣舒张晚期峰值流速（A）、二尖瓣E峰减速时间（DT）、三尖瓣舒张晚期峰值流速（A-tv）随年龄增长而递增；在组织多普勒参数中，二尖瓣环间隔处收缩期速度（s′-s）、二尖瓣环间隔处舒张早期速度（e′-s）、二尖瓣环侧壁处收缩期

表 3-7-2 按照性别和年龄分组的左心房参数测值（均数±SD）

男性

参数	总体 (n=678)	18~29岁 (n=128)	30~39岁 (n=118)	40~49岁 (n=138)	50~59岁 (n=106)	60~69岁 (n=105)	70~79岁 (n=83)	P
LA-ap/mm	31.1±3.9	29.3±3.8	30.5±3.4*	31.5±3.7	31.5±4.0	31.9±3.7	32.9±3.8†	<0.001
LA-l/mm	46.8±5.9	44.8±5.9	45.9±5.7	46.0±5.6	47.9±5.6†	48.1±5.4†	49.4±6.3†	<0.001
LA-t/mm	35.7±4.6	35.0±4.6	35.8±5.0	35.5±4.4	35.9±4.4	35.4±4.7	37.2±4.4	<0.05
LAA/cm²	14.7±3.2	14.0±2.9	14.3±3.0	14.1±2.7	15.3±3.4	15.2±3.4	16.4±3.3†	<0.001
LAV/ml	38.0±11.6	36.3±10.9	36.4±10.6	36.5±9.3	38.8±12.9	39.4±13.4	42.4±11.7†	<0.01

女性

参数	总体 (n=716)	18~29岁 (n=116)	30~39岁 (n=139)	40~49岁 (n=135)	50~59岁 (n=141)	60~69岁 (n=97)	70~79岁 (n=88)	P
LA-ap/mm	29.4±3.8△	27.7±3.4	28.0±3.4	29.7±3.9	29.6±3.5	30.9±3.8	31.3±3.7†	<0.001
LA-l/mm	45.1±5.8△	42.9±5.6	43.9±5.5	45.2±6.0	45.6±5.2†	47.0±5.2†	47.1±6.2†	<0.001
LA-t/mm	34.6±4.3△	34.1±4.1	33.3±4.0	35.3±4.5*	34.5±4.4	34.7±4.3	35.9±4.2†	<0.001
LAA/cm²	13.9±2.8△	12.9±2.5	13.0±2.7	13.9±2.8	14.3±2.9	14.7±2.6†	15.2±3.1†	<0.001
LAV/ml	34.8±10.7△	31.1±9.3	31.9±10.8	35.3±9.7	35.6±10.3†	37.3±10.2†	39.0±12.2†	<0.001

LA-ap:左心房前后径;LA-l:左心房长径;LA-t:左心房横径;LAA:左心房面积;LAV:左心房容积

*P<0.05,†P<0.01:与18~29岁年龄组比较;△P<0.001:与男性总体比较

表 3-7-3 按照性别和年龄分组的左心室参数测值（均数±SD）

男性

参数	总体 (n=678)	18~29岁 (n=128)	30~39岁 (n=118)	40~49岁 (n=138)	50~59岁 (n=106)	60~69岁 (n=105)	70~79岁 (n=83)	P
LVOT/mm	19.3±2.9	19.6±2.9	19.1±3.2	19.4±2.8	19.4±2.7	19.1±2.9	18.8±2.8	0.36
IVSd/mm	8.9±1.3	8.5±1.1	8.7±1.3	8.9±1.3*	9.0±1.2†	9.2±1.2†	9.4±1.2†	<0.001
IVSs/mm	12.5±1.8	11.8±1.6	12.1±1.7	12.3±1.7*	12.9±1.7	12.9±2.0†	13.2±1.6†	<0.001
LVPWd/mm	8.7±1.2	8.3±1.2	8.4±1.1	8.7±1.2*	8.7±1.3†	8.9±1.2†	9.2±1.3†	<0.001
LVPWs/mm	12.5±1.9	12.2±1.8	12.2±1.9	12.2±1.7	12.9±1.8	12.8±2.0*	13.3±1.9†	<0.001
LVEDD/mm	46.2±4.0	46.5±3.9	46.7±3.7	46.0±3.9	46.7±4.0	45.9±4.1	45.1±4.2*	<0.05
LVESD/mm	30.6±4.1	31.4±3.8	31.4±3.7	30.9±3.8	30.6±4.5	29.7±4.1†	29.0±4.5†	<0.001
LVEDV/ml	86.7±20.8	92.3±21.1	91.1±21.4	89.1±19.6	83.9±21.6†	80.4±19.2†	80.0±18.5†	<0.001
LVESV/ml	31.2±9.6	34.4±9.3	33.2±9.0	32.0±8.8	30.9±11.8	27.8±8.0†	26.9±8.1†	<0.001
LVEF/%	64.4±6.0	62.8±5.9	63.3±5.7	64.4±5.8*	65.1±6.3†	65.4±5.5†	66.1±6.7†	<0.001
LVM/g	135.8±29.7	129.4±27.7	131.8±23.7	134.3±29.4	140.0±34.0†	140.7±31.1†	141.3±29.9†	<0.05

女性

参数	总体 (n=716)	18~29岁 (n=116)	30~39岁 (n=139)	40~49岁 (n=135)	50~59岁 (n=141)	60~69岁 (n=97)	70~79岁 (n=88)	P
LVOT/mm	17.5±2.8△	17.3±3.1	17.6±2.8	17.7±2.7	17.5±2.7	17.6±2.8	17.6±2.8	0.95
IVSd/mm	8.1±1.3△	7.3±1.0	7.8±1.2†	8.1±0.2†	8.3±1.4†	8.7±1.3†	8.8±1.1†	<0.001
IVSs/mm	11.5±1.8△	10.6±1.6	11.0±1.6*	11.4±1.6†	11.8±1.6†	12.2±1.7†	12.3±1.8†	<0.001
LVPWd/mm	7.9±1.2△	7.2±0.9	7.5±1.0*	7.9±1.2†	7.9±1.3†	8.4±1.1†	8.6±1.2†	<0.001
LVPWs/mm	11.7±1.8△	11.0±1.8	11.2±1.8	11.6±1.6*	11.8±1.7†	12.1±1.8†	12.6±1.8†	<0.001
LVEDD/mm	43.2±3.3△	42.6±3.0	43.5±3.0*	43.9±3.5†	43.5±3.5*	43.1±3.2	42.3±3.7	<0.01
LVESD/mm	28.1±3.7	27.7±3.1	28.6±3.5	28.5±3.8	28.2±3.6	28.1±3.7	27.3±4.7	0.10
LVEDV/ml	72.2±17.6△	73.7±16.7	72.6±15.6	76.2±18.0	71.1±16.9	70.7±17.0	67.3±21.3†	<0.05
LVESV/ml	26.0±9.0△	26.6±9.7	26.4±8.5	27.6±8.9	25.4±7.9	25.1±8.4	24.5±10.9	0.13
LVEF/%	65.0±6.2	64.8±6.3	64.6±6.3	64.5±5.8	64.9±6.5	66.3±6.0	65.3±6.0	0.34
LVM/g	107.3±25.6△	91.8±18.3	102.4±21.9†	109.6±24.7†	111.3±28.5†	116.7±24.7†	115.5±26.9†	<0.001

LVOT:左心室流出道内径;IVSd:室间隔舒张末期厚度;IVSs:室间隔收缩末期厚度;LVPWd:左心室后壁舒张末期厚度;LVPWs:左心室后壁收缩末期厚度;LVEDd:左心室舒张末期内径;LVESd:左心室收缩末期内径;LVEDV:左心室舒张末期容积;LVESV:左心室收缩末期容积;LVEF:左心室射血分数;LVM:左心室质量

*P<0.05,†P<0.01:与18~29岁年龄组比较;△P<0.001:与男性总体比较

表 3-7-4　按照性别和年龄分组的右心房、右心室参数测值（均数±SD）

参数	男性								女性							
	总体 (n=678)	18~29岁 (n=128)	30~39岁 (n=118)	40~49岁 (n=138)	50~59岁 (n=106)	60~69岁 (n=105)	70~79岁 (n=83)	P	总体 (n=716)	18~29岁 (n=116)	30~39岁 (n=139)	40~49岁 (n=135)	50~59岁 (n=141)	60~69岁 (n=97)	70~79岁 (n=88)	P
RA-l/mm	44.4±4.7	42.7±4.2	43.4±4.6	44.0±4.2*	45.1±4.9†	45.7±5.1†	46.2±4.4†	<0.001	41.5±4.7△	39.3±4.9	40.4±4.3	41.3±5.1†	42.4±4.2†	42.9±3.9	43.4±4.6†	<0.001
RA-t/mm	35.4±4.6	35.8±4.5	35.8±4.8	35.5±4.4	35.0±5.0	34.7±4.6	35.2±4.4	0.40	32.3±4.3△	31.6±4.0	31.7±4.2	32.5±4.5	32.9±3.9*	32.4±4.4	32.8±4.6*	<0.05
RV-awt/mm	4.1±1.0	3.9±0.8	4.0±0.9	4.1±0.9	4.1±0.9	4.4±1.1†	4.4±0.9†	<0.001	4.0±0.9△	3.7±0.8	3.8±0.9	4.0±1.0*	4.1±1.0†	4.2±0.8*	4.5±1.0†	<0.001
RV-fwt/mm	4.4±1.1	4.4±1.1	4.4±1.1	4.5±1.0	4.5±1.1	4.5±1.1	4.4±1.1	0.96	4.2±1.0△	4.0±1.0	4.1±1.0	4.1±1.0*	4.3±1.1*	4.5±1.1*	4.3±1.1	<0.05
RVOT/mm	23.4±4.3	22.6±4.2	23.5±3.9	23.2±4.2	23.6±4.4	23.4±4.7	24.4±4.3†	0.08	22.2±3.9△	21.5±3.7	22.3±3.7	22.3±3.8	22.7±4.3†	21.8±4.3	22.7±4.1*	0.16
RV-ap/mm	22.3±3.9	21.5±3.8	21.5±3.7	22.4±3.8	22.9±4.1†	22.6±3.9*	23.1±4.2†	<0.05	21.1±3.6△	19.8±3.2	20.5±3.3	21.6±3.8†	21.7±3.2†	21.7±3.5†	21.5±4.0†	<0.001
RV-l/mm	56.1±9.7	57.5±10.2	58.9±10.5	55.7±9.2	55.3±9.1	54.5±9.0*	53.7±9.4†	<0.01	51.7±8.6△	52.2±8.2	51.8±8.5	52.7±9.1	52.1±9.2	50.6±8.4	50.1±7.8	0.20
RV-m/mm	26.7±5.2	27.4±5.6	27.1±5.1	26.9±4.7	26.0±4.7*	26.6±5.6	25.9±5.4*	0.29	24.2±4.8△	24.4±4.9	24.7±4.8	24.4±4.9	23.8±5.2	23.7±4.5	23.9±4.4	0.50
RV-b/mm	32.2±5.1	32.0±5.3	32.0±5.4	31.8±4.7	32.3±5.3	32.4±5.1	32.9±4.8	0.66	29.4±5.0△	28.2±5.1	29.4±5.5*	29.5±5.0*	29.6±4.9*	29.8±4.1*	30.3±4.8*	0.06

RA-l:右心房长径；RA-t:右心房横径；RV-awt:右心室前壁厚度；RV-fwt:右心室游离壁厚度；RVOT:右室流出道内径；RV-ap:右心室前后径；RV-l:右心室长径；RV-m:右心室中部横径；RV-b:右心室基底部横径

*P<0.05，†P<0.01:与18~29岁年龄组比较；△P<0.001:与男性总体比较

表 3-7-5　按照性别和年龄分组的大动脉参数测值（均数±SD）

参数	男性								女性							
	总体 (n=678)	18~29岁 (n=128)	30~39岁 (n=118)	40~49岁 (n=138)	50~59岁 (n=106)	60~69岁 (n=105)	70~79岁 (n=83)	P	总体 (n=716)	18~29岁 (n=116)	30~39岁 (n=139)	40~49岁 (n=135)	50~59岁 (n=141)	60~69岁 (n=97)	70~79岁 (n=88)	P
Ao-a/mm	21.3±2.5	21.0±2.2	21.3±2.4	21.5±2.5	21.7±2.6*	21.6±2.5*	21.8±2.5†	<0.05	19.6±2.3△	19.2±2.3	19.3±2.1	19.7±2.5†	19.8±2.2†	20.2±2.4†	20.1±2.4†	<0.001
Ao-s/mm	30.1±3.2	28.6±2.9	29.0±2.9	30.4±3.0†	30.9±3.4†	30.9±3.0†	31.1±3.5†	<0.001	27.4±3.1△	25.6±3.0	26.7±3.1†	27.8±3.4†	28.0±2.7†	28.4±2.8†	28.7±3.4†	<0.001
Ao-asc/mm	27.7±3.7	25.6±2.9	26.6±3.1†	28.1±3.6†	28.4±3.6†	29.1±3.6†	29.6±3.5†	<0.001	25.9±3.5△	23.4±3.5	24.8±3.0†	26.2±3.5†	26.5±3.2†	27.5±3.2†	27.6±3.3†	<0.001
Ao-ar/mm	24.4±3.7	22.5±3.4	23.6±3.1*	24.3±3.4†	25.1±3.6†	25.7±3.5†	25.8±3.6†	<0.001	23.1±3.4△	21.2±2.7	22.4±3.0†	23.2±3.3†	23.7±3.3†	24.7±3.4†	24.6±3.3†	<0.001
Ao-d/mm	19.9±3.6	18.6±3.3	19.2±3.2	19.8±3.7†	20.3±4.1†	21.2±3.5†	20.8±3.5†	<0.001	18.7±3.2△	17.0±2.8	17.9±3.0†	18.7±2.9†	19.2±3.2†	20.0±3.0†	20.1±3.1†	<0.001
PV-a/mm	20.1±3.2	19.4±3.0	19.8±2.8	20.0±3.3	20.1±3.3	20.3±3.3*	21.0±3.4†	<0.05	19.2±3.1△	18.7±3.1	18.8±2.9	19.8±3.1†	19.3±3.1*	19.7±3.1	19.8±3.1*	<0.05
MPA/mm	20.7±2.8	20.3±2.6	20.2±2.5	20.7±2.7	21.2±3.1*	21.1±3.2*	21.7±3.1†	<0.01	20.2±3.0△	19.5±2.7	19.4±2.7	20.5±3.0†	20.3±3.1*	20.8±3.2†	21.2±2.9†	<0.001
RPA/mm	12.5±2.5	12.0±2.2	11.7±2.2	12.4±2.3	12.9±2.8†	12.8±2.7†	13.9±3.1†	<0.001	11.9±2.5△	11.1±2.2	11.3±2.2	11.8±2.4†	12.1±2.4†	12.5±2.9†	13.1±2.8†	<0.001
LPA/mm	12.7±2.4	12.1±2.1	12.4±2.2	12.6±2.5	12.8±2.5†	13.0±2.3	14.1±2.7†	<0.001	12.2±2.4△	11.3±2.3	11.7±2.1	12.2±2.4†	12.4±2.2†	12.7±2.4†	13.4±2.5†	<0.001

Ao-a:主动脉瓣环直径；Ao-s:主动脉窦部内径；Ao-asc:升主动脉内径；Ao-ar:主动脉弓部内径；Ao-d:降主动脉近段内径；PV-a:肺动脉瓣环内径；MPA:主肺动脉内径；RPA:右肺动脉内径；LPA:左肺动脉内径

*P<0.05，†P<0.01:与18~29岁年龄组比较；△P<0.001:与男性总体比较

表 3-7-6 按照性别和年龄分组的二尖瓣与右上肺静脉血流多普勒参数测值（均数±SD）

参数	男性								女性							
	总体 (n=678)	18~29岁 (n=128)	30~39岁 (n=118)	40~49岁 (n=138)	50~59岁 (n=106)	60~69岁 (n=105)	70~79岁 (n=83)	P	总体 (n=716)	18~29岁 (n=116)	30~39岁 (n=139)	40~49岁 (n=135)	50~59岁 (n=141)	60~69岁 (n=97)	70~79岁 (n=88)	P
E/(m/s)	0.81±0.19	0.89±0.19	0.87±0.17	0.79±0.19†	0.78±0.19†	0.77±0.18†	0.75±0.17†	<0.001	0.89±0.21‡	0.98±0.18	0.94±0.20†	0.93±0.19*	0.86±0.20†	0.81±0.19†	0.79±0.23†	<0.001
A/(m/s)	0.67±0.20	0.55±0.14	0.58±0.13	0.62±0.17†	0.69±0.19†	0.79±0.20†	0.88±0.19†	<0.001	0.72±0.23‡	0.57±0.18	0.61±0.17	0.68±0.16†	0.75±0.21†	0.88±0.23†	0.94±0.26†	<0.001
E/A	1.32±0.46	1.69±0.45	1.54±0.35†	1.33±0.38†	1.19±0.36†	1.04±0.36†	0.90±0.31†	<0.001	1.36±0.51	1.82±0.48	1.60±0.41†	1.43±0.42†	1.22±0.40†	0.97±0.34†	0.89±0.33†	<0.001
DT/ms	171.1±47.2	163.8±47.5	168.0±47.7	168.1±44.8	175.3±45.6	174.0±41.7	181.3±55.5†	<0.005	167.5±43.9	159.7±44.5	160.8±40.2	163.3±39.5	169.7±43.2	174.0±42.7*	184.2±52.0†	<0.005
A-d/ms	150.8±45.6	145.0±40.3	149.8±45.6	155.3±59.2	155.2±42.1	151.7±39.8	147.4±37.5	0.423	155.7±54.2	141.7±39.3	161.6±68.5†	164.5±61.7†	159.4±56.7†	149.6±39.3	152.2±37.5	.051
Ar-d/ms	111.5±26.3	107.6±28.9	112.1±32.4	109.2±24.9	114.0±20.2	113.1±23.0	115.2±25.1*	0.258	112.0±24.7	104.0±28.0	111.0±27.8*	113.2±23.8†	113.5±21.4†	114.4±19.8†	116.6±24.6†	<.05
Ar-A/ms	−39.5±46.6	−39.0±43.6	−38.0±48.2	−46.1±57.0	−40.8±41.0	−37.1±40.9	−32.2±41.9	0.343	−44.0±54.5	−36.4±40.6	−51.6±67.1	−53.2±64.2	−46.1±50.4	−36.6±43.0	−34.9±42.2	<.05

E:二尖瓣舒张早期峰值流速;A:二尖瓣舒张晚期峰值流速;DT:二尖瓣E峰减速时间;A-d:二尖瓣A峰速时间;Ar-d:右上肺静脉Ar波持续时间;Ar-A:右上肺静脉Ar波持续时间与二尖瓣A峰持续时间时间差
*$P<0.05$,†$P<0.01$:与18~29岁年龄组比较;‡$P<0.01$:与男性总体比较

表 3-7-7 按照性别和年龄分组的大动脉与流出道收缩期峰值流速参数测值（均数±SD）

参数	男性								女性							
	总体 (n=678)	18~29岁 (n=128)	30~39岁 (n=118)	40~49岁 (n=138)	50~59岁 (n=106)	60~69岁 (n=105)	70~79岁 (n=83)	P	总体 (n=716)	18~29岁 (n=116)	30~39岁 (n=139)	40~49岁 (n=135)	50~59岁 (n=141)	60~69岁 (n=97)	70~79岁 (n=88)	P
LVOT-v/(m/s)	0.99±0.22	0.96±0.19	0.98±0.20	0.96±0.21	0.95±0.23	1.05±0.24†	1.06±0.25†	<0.001	1.00±0.22	0.94±0.20	0.98±0.21	0.96±0.21	1.02±0.22†	1.03±0.25†	1.07±0.24†	<0.001
AV-v/(m/s)	1.22±0.22	1.21±0.20	1.19±0.20	1.19±0.21	1.20±0.24	1.30±0.25†	1.28±0.23*	<0.001	1.29±0.23‡	1.23±0.19	1.27±0.21	1.27±0.21	1.27±0.21	1.37±0.24†	1.35±0.28†	<0.001
RVOT-v/(m/s)	0.74±0.17	0.77±0.16	0.76±0.17	0.73±0.18	0.70±0.14†	0.77±0.21	0.70±0.16†	<0.01	0.74±0.16	0.77±0.16	0.74±0.16	0.71±0.14†	0.74±0.16	0.76±0.18	0.71±0.16†	<0.05
PV-v/(m/s)	1.00±0.19	1.02±0.18	1.00±0.18	0.96±0.19†	0.96±0.20*	1.04±0.21	0.99±0.18	<0.05	0.97±0.18△	0.97±0.16	0.97±0.17	0.95±0.16	0.96±0.16	1.00±0.21	0.99±0.18	0.329

LVOT-v:左室流出道收缩期峰值流速;AV-v:主动脉瓣收缩期峰值流速;RVOT-v:右室流出道收缩期峰值流速;PV-v:肺动脉瓣收缩期峰值流速
*$P<0.05$,†$P<0.01$:与18~29岁年龄组比较;‡$P<0.01$:与男性总体比较

表 3-7-8　按照性别和年龄分组的三尖瓣血流与三尖瓣环组织多普勒参数测值（均数±SD）

参数	男性								女性							
	总体 (n=678)	18~29岁 (n=128)	30~39岁 (n=118)	40~49岁 (n=138)	50~59岁 (n=106)	60~69岁 (n=105)	70~79岁 (n=83)	P	总体 (n=716)	18~29岁 (n=116)	30~39岁 (n=139)	40~49岁 (n=135)	50~59岁 (n=141)	60~69岁 (n=97)	70~79岁 (n=88)	P
E-tv/(m/s)	0.56±0.13	0.63±0.13	0.60±0.13	0.55±0.11†	0.54±0.13†	0.51±0.11†	0.50±0.11†	<0.001	0.59±0.14‡	0.70±0.13	0.62±0.13†	0.59±0.13†	0.56±0.11†	0.55±0.11†	0.51±0.12†	<0.001
A-tv/(m/s)	0.42±0.11	0.38±0.10	0.40±0.09	0.41±0.11†	0.43±0.12†	0.46±0.14†	0.44±0.11†	<0.001	0.43±0.12	0.41±0.12	0.41±0.13†	0.40±0.10	0.44±0.12†	0.46±0.14†	0.47±0.13†	<0.001
E/A-tv	1.4±0.4	1.7±0.4	1.6±0.4†	1.4±0.3†	1.3±0.4†	1.2±0.4†	1.2±0.4†	<0.001	1.5±0.5‡	1.8±0.5	1.6±0.4†	1.5±0.4†	1.4±0.4†	1.3±0.3†	1.2±0.4†	<0.001
s'-tv/(cm/s)	13.0±2.5	13.3±2.4	13.0±2.2	12.8±2.2*	12.8±2.4	13.4±2.8	13.9±2.9	0.206	12.8±2.4	13.2±2.3	12.9±2.4	12.8±2.1	12.5±2.3†	12.3±2.6*	13.0±2.4	0.089
e'-tv/(cm/s)	11.9±3.3	14.0±3.1	13.1±3.1*	11.7±2.8†	11.3±3.5†	10.7±2.8†	10.0±3.2†	<0.001	12.7±3.7	15.4±3.4	14.4±3.1*	12.8±3.3†	12.1±3.3†	10.0±2.8†	10.3±3.3†	<0.001
a'-tv/(cm/s)	12.9±3.9	10.4±2.7	11.6±3.2†	12.3±3.3†	14.1±4.2†	14.9±4.0†	15.2±4.1†	<0.001	13.0±3.7	10.1±2.6	11.3±2.8†	12.8±3.2†	14.1±3.6†	15.1±3.4†	15.6±3.7†	<0.001
e'/a'-tv	1.0±0.5	1.5±0.5	1.2±0.3†	1.0±0.3†	0.9±0.4†	0.8±0.3†	0.7±0.3†	<0.001	1.1±0.5△	1.6±0.5	1.3±0.4†	1.1±0.4†	0.9±0.3†	0.7±0.3†	0.7±0.3†	<0.001
E/e'-tv	5.0±1.6	4.7±1.4	4.8±1.6	4.9±1.5	5.2±1.9*	5.1±1.6	5.5±1.9†	<0.01	5.0±1.6	4.8±1.2	4.5±1.3	4.9±1.4	5.0±1.6	5.9±1.9†	5.3±1.8†	<0.001

E-tv:三尖瓣舒张早期峰值流速;A-tv:三尖瓣舒张晚期峰值流速;E/A-tv:三尖瓣舒张早晚期峰值流速比;s'-tv:三尖瓣环侧壁处收缩期峰值流速;e'-tv:三尖瓣环侧壁处舒张早期速度;a'-tv:三尖瓣环侧壁处舒张晚期速度;e'-tv:三尖瓣环侧壁处舒张早期速度

* $P<0.05$, † $P<0.01$:与18~29岁年龄组比较;‡ $P<0.01$:与男性总体比较

表3-7-9 按照性别和年龄分组的二尖瓣环组织多普勒参数测值（均数±SD）

参数	男性								女性							
	总体 (n=678)	18~29岁 (n=128)	30~39岁 (n=118)	40~49岁 (n=138)	50~59岁 (n=106)	60~69岁 (n=105)	70~79岁 (n=83)	P	总体 (n=716)	18~29岁 (n=116)	30~39岁 (n=139)	40~49岁 (n=135)	50~59岁 (n=141)	60~69岁 (n=97)	70~79岁 (n=88)	P
间隔 s'-s/(cm/s)	8.8±1.7	9.1±1.4	9.1±1.8	8.8±1.9	8.6±1.7*	8.7±1.8	8.3±1.7†	<0.05	8.4±1.7†	8.7±1.7	8.7±1.7	8.7±1.6	8.3±1.6	8.0±1.6†	7.8±1.8†	<0.001
间隔 e'-s/(cm/s)	9.9±3.0	12.6±2.2	11.2±2.4†	9.9±2.8†	9.2±2.9†	7.9±2.0†	7.5±2.7†	<0.001	10.1±3.2	13.0±2.5	11.7±2.6†	10.6±2.7†	9.4±2.6†	7.5±2.6†	7.2±2.3†	<0.001
间隔 a'-s/(cm/s)	9.4±2.1	8.2±1.7	8.8±1.9*	9.3±1.8†	9.2±2.1†	10.1±2.0†	10.3±2.1†	<0.001	8.9±2.1†	7.4±1.6	8.1±2.0†	9.1±2.1†	9.4±2.1†	9.9±1.7†	9.8±2.1†	<0.001
间隔 e'/a'-s	1.1±0.5	1.6±0.4	1.3±0.4†	1.1±0.3†	1.0±0.3†	0.8±0.3†	0.8±0.4†	<0.001	1.2±0.5‡	1.8±0.5‡	1.5±0.4‡	1.2±0.4	1.0±0.3†	0.8±0.3†	0.8±0.3†	<0.001
间隔 E/e'-s	8.7±2.8	7.2±1.7	8.0±2.0*	8.4±2.5†	9.0±2.9†	10.2±3.0†	10.8±3.2†	<0.001	9.5±3.2	7.9±2.1	8.4±2.4	9.2±2.8	9.8±2.9†	11.4±3.5†	11.7±3.8†	<0.001
侧壁 s'-l/(cm/s)	10.8±2.6	11.8±2.6	11.5±2.6	10.7±2.4†	10.4±2.3†	10.2±2.2†	9.8±2.5†	<0.001	10.4±2.5‡	11.6±3.0	11.2±2.4	10.2±2.2†	10.2±2.2†	9.4±2.3†	9.0±2.0†	<0.001
侧壁 e'-l/(cm/s)	13.0±3.9	16.6±3.2	14.5±3.6†	12.8±3.0†	12.1±3.2†	10.7±2.7†	9.7±3.3†	<0.001	13.2±4.1	17.2±4.0	15.3±3.1†	13.6±3.1†	11.9±2.8†	10.1±2.9†	9.1±2.7†	<0.001
侧壁 a'-l/(cm/s)	9.9±2.6	8.4±2.0	9.0±2.2*	9.7±2.1†	10.4±2.6†	11.2±2.6†	11.2±2.7†	<0.001	9.8±2.8	8.4±2.9	9.0±2.6	9.4±2.4†	10.3±2.7†	11.1±2.6†	11.2±2.7†	<0.001
侧壁 e'/a'-l	1.4±0.6	2.1±0.6	1.7±0.6†	1.4±0.5†	1.2±0.4†	1.0±0.4†	0.9±0.4†	<0.001	1.5±0.7	2.2±0.7	1.8±0.6†	1.5±0.5†	1.2±0.5†	1.0±0.4†	0.9±0.4†	<0.001
侧壁 E/e'-l	6.7±2.3	5.5±1.4	6.4±2.3†	6.5±2.1†	6.8±2.1†	7.6±2.3†	8.3±2.6†	<0.001	7.3±2.6†	6.0±1.8	6.3±1.9	7.2±2.1†	7.6±2.5†	8.6±2.9†	9.2±3.4†	<0.001
平均 s'-av/(cm/s)	9.8±1.8	10.5±1.6	10.3±1.8	9.8±1.7†	9.5±1.7†	9.5±2.1†	9.1±1.9†	<0.001	9.4±1.8†	10.2±2.0	10.0±1.7	9.5±1.6†	9.3±1.7†	8.7±1.7†	8.4±1.6†	<0.001
平均 e'-av/(cm/s)	11.5±3.2	14.6±2.6	12.9±2.7†	11.3±2.6†	10.7±2.7†	9.3±2.1†	8.6±2.8†	<0.001	11.6±3.5	15.1±3.0	13.5±2.5†	12.1±2.5†	10.6±2.4†	8.8±2.6†	8.2±2.3†	<0.001
平均 a'-av/(cm/s)	9.6±2.1	8.3±1.5	8.9±1.7*	9.5±1.6†	10.2±2.1†	10.9±2.0†	10.8±2.1†	<0.001	9.3±2.1†	7.9±1.9	8.5±2.0†	9.3±1.8†	9.8±2.0†	10.5±1.9†	10.5±2.0†	<0.001
平均 e'/a'-av	1.3±0.5	1.8±0.4	1.5±0.4†	1.2±0.4†	1.1±0.4†	0.9±0.3†	0.8±0.3†	<0.001	1.4±0.6‡	2.0±0.6	1.7±0.5†	1.4±0.4†	1.1±0.4†	0.9±0.3†	0.8±0.4†	<0.001
平均 E/e'-av	7.5±2.3	6.2±1.4	7.0±1.9†	7.2±2.0†	7.6±2.3†	8.6±2.4†	9.2±2.5†	<0.001	8.2±2.7†	6.8±1.7	7.1±2.0†	8.0±2.2†	8.5±2.5†	9.7±3.0†	10.1±3.3†	<0.001
等容舒张时间/ms	75.2±19.8	70.5±20.8	72.5±18.3	74.5±18.6	76.8±18.5*	81.2±20.2†	77.8±21.2†	<0.005	75.1±20.9	70.1±19.7	71.1±21.7	75.6±19.2*	78.3±22.2†	78.9±19.1†	77.8±21.2†	<0.005
等容收缩时间/ms	68.9±18.3	66.5±17.2	68.5±18.1	68.6±18.3	70.9±18.2	71.0±20.3	68.6±17.7	0.480	70.1±16.7	68.7±16.2	69.6±19.9	70.5±16.0	71.6±15.8	70.8±15.6	68.6±16.0	0.697
左心室射血时间/ms	288.9±30.3	288.2±32.8	289.1±30.0	285.8±29.0	287.9±25.7	289.9±30.6	294.9±34.1	0.457	296.4±30.8†	298.8±27.1	297.7±29.3	300.3±31.7	297.0±28.6	294.7±29.1	290.2±40.0	0.240

s'-s：二尖瓣环间隔处收缩期速度；e'-s：二尖瓣环间隔处舒张早期速度；a'-s：二尖瓣环间隔处舒张晚期速度；e'/a'-s：二尖瓣环间隔处舒张早期与晚期速度比值；E/e'-s：二尖瓣环间隔处舒张早期速度与二尖瓣环间隔处舒张早期速度比值；s'-l：二尖瓣环侧壁处收缩期速度；e'-l：二尖瓣环侧壁处舒张早期速度；a'-l：二尖瓣环侧壁处舒张晚期速度；e'/a'-l：二尖瓣环侧壁处舒张早期与晚期速度比值；E/e'-l：二尖瓣环侧壁处舒张早期速度与二尖瓣环侧壁处舒张早期速度比值；s'-av：二尖瓣环处收缩期速度均值；e'-av：二尖瓣环处舒张早期速度均值；a'-av：二尖瓣环处舒张晚期速度均值；e'/a'-av：二尖瓣环处舒张早期与晚期速度比值的均值；E/e'-av：二尖瓣舒张早期流速与e'-av比值

* P<0.05，† P<0.01：与18~29岁年龄组比较；‡ P<0.01：与男性总体比较

速度(s'-l)、二尖瓣环侧壁处舒张早期速度(e'-l)、二尖瓣环间隔处与侧壁处收缩期速度均值(s'-av)、二尖瓣环间隔处与侧壁处舒张早期速度均值(e'-av)、三尖瓣舒张早期峰值流速(E-tv)、三尖瓣环侧壁处舒张早期速度(e'-tv)随年龄增长而递减,而二尖瓣环间隔处舒张晚期速度(a'-s)、二尖瓣舒张早期速度与二尖瓣环间隔处舒张早期速度比值(E/e'-s)、二尖瓣环侧壁处舒张晚期速度(a'-l)、二尖瓣舒张早期速度与二尖瓣环侧壁处舒张早期速度比值(E/e'-l)、二尖瓣环间隔处与侧壁处舒张晚期速度均值(a'-av)、二尖瓣舒张早期流速与e'-av比值(E/e'-av)、三尖瓣舒张晚期峰值流速(A-tv)随年龄增长而递增。

三、中国与欧洲成人超声心动图正常值比较

European Heart Journal-Cardiovascular Imaging

杂志分别于 2014 年和 2015 年先后发表了欧洲多中心的 NORRE(Normal Reference Ranges for Echo-cardiography)研究结果,同样证实了超声心动图参数测值显著受性别和年龄的影响,作者建议按性别、年龄采用不同的参考值,或者采用体表面积(BSA)对超声心动图参数进行校正。通过对 EMINCA 和 NORRE 研究中共同的 21 个二维和多普勒参数测值进行比较,发现男性 18 个参数、女性 17 个参数存在种族间的显著性差异。即使对其中的 9 个二维参数测值采用 BSA 进行校正后,仍然有 8 个参数校正值存在男性或女性的种族间显著性差异(表 3-7-10~表 3-7-13)。EMINCA 和 NORRE 研究中所发现的汉族与西方人群之间心血管正常值的差异,已得到国际学术界的公认和高度重视。这些差异的发现,不仅对于心血管诊断学,而且对于心血管治疗学都有可能产生深远的影响。

表 3-7-10　EMINCA 与 NORRE 研究的左心房参数测值比较(均数±SD)

参　　数	男　　性			女　　性		
	EMINCA (*n*=678)	NORRE (*n*=414)	*P*	EMINCA (*n*=716)	NORRE (*n*=320)	*P*
LA-ap/mm	31.1±3.9	35.1±4.1	<0.01	29.4±3.8	32.4±4.1	<0.01
LAA/cm²	14.7±3.2	17.2±3.1	<0.01	13.9±2.8	15.8±3.1	<0.01
LAV/ml	38.0±11.6	50.6±13.3	<0.01	34.8±10.7	43.5±11.6	<0.01
LA-ap/BSA/(mm/m²)	17.8±2.3	18.1±2.3	0.037	19.1±2.6	19.2±2.4	0.559
LAA/BSA/(cm²/m²)	8.4±1.8	8.9±1.5	<0.01	9.0±1.8	9.3±1.7	0.012
LAV/BSA/(ml/m²)	21.6±6.6	25.9±6.3	<0.01	22.5±6.8	25.6±6.0	<0.01

LA-ap:左心房前后径;LAA:左心房面积;LAV:左心房容积;BSA:体表面积

表 3-7-11　EMINCA 与 NORRE 研究的左心室参数测值比较(均数±SD)

参　　数	男　　性			女　　性		
	EMINCA (*n*=678)	NORRE (*n*=414)	*P*	EMINCA (*n*=716)	NORRE (*n*=320)	*P*
LVEDD/mm	46.2±4.0	46.2±4.8	1.0	43.2±3.3	43.0±4.1	0.404
LVESD/mm	30.6±4.1	31.4±4.6	<0.01	28.1±3.7	28.8±4.3	<0.01
LVEDV/ml	86.7±20.8	104.6±25.9	<0.01	72.2±17.6	83.3±18.7	<0.01
LVESV/ml	31.2±9.6	38.5±11.6	<0.01	26.0±9.0	29.9±8.4	<0.01
LVEF/%	64.4±6.0	63.3±4.9	<0.01	65.0±6.2	64.3±4.9	0.075
LVM/g	135.8±29.7	145.6±36.7	<0.01	107.3±25.6	112.1±30.6	<0.01
LVESD/BSA/(mm/m²)	17.5±2.3	16.2±2.5	<0.01	18.3±2.3	17.1±2.6	<0.01
LVEDV/BSA/(ml/m²)	49.4±11.2	54.1±12.2	<0.01	46.9±10.9	49.3±10.4	<0.01
LVESV/BSA/(ml/m²)	17.7±5.2	19.9±5.5	<0.01	16.9±5.6	17.7±4.7	0.026
LVM/BSA/(g/m²)	77.4±16.7	74.8±17.5	0.014	69.7±16.1	66.1±16.4	<0.01

LVEDD:左心室舒张末期内径;LVESV:左心室收缩末期内径;LVEDV:左心室舒张末期容积;LVESV:左心室收缩末期容积;LVEF:左心室射血分数;LVM:左心室质量;BSA:体表面积

表 3-7-12 EMINCA 与 NORRE 研究的右心房、右心室参数测值比较(均数±SD)

参 数	男 性			女 性		
	EMINCA ($n=678$)	NORRE ($n=414$)	P	EMINCA ($n=716$)	NORRE ($n=320$)	P
RA-l/mm	44.4±4.7	48.1±4.7	<0.01	41.5±4.7	44.1±5.3	<0.01
RA-t/mm	35.4±4.6	38.4±5.4	<0.01	32.3±4.3	34.2±5.1	<0.01
RV-l/mm	56.1±9.7	70.7±7.9	<0.01	51.7±8.6	65.5±7.4	<0.01
RV-m/mm	26.7±5.2	30.4±5.6	<0.01	24.2±4.8	26.0±4.5	<0.01
RV-b/mm	32.2±5.1	36.8±5.3	<0.01	29.4±5.0	32.5±5.3	<0.01
RA-l/BSA/(mm/m²)	25.3±2.9	24.8±2.5	<0.01	27.0±3.2	26.1±3.2	<0.01
RA-t/BSA/(mm/m²)	20.2±2.7	19.8±2.8	0.019	21.1±2.9	20.2±3.0	<0.01

RA-l:右心房长径;RA-t:右心房横径;RV-l:右心室长径;RV-m:右心室中部横径;RV-b:右心室基底部横径;BSA:体表面积

表 3-7-13 EMINCA 与 NORRE 研究的 Doppler 测值比较(均数±SD)

参 数	男 性			女 性		
	EMINCA ($n=678$)	NORRE ($n=414$)	P	EMINCA ($n=716$)	NORRE ($n=320$)	P
E/(m/s)	0.81±0.19	0.74±0.16	<0.01	0.89±0.21	0.79±0.18	<0.01
A/(m/s)	0.67±0.20	0.59±0.17	<0.01	0.72±0.23	0.61±0.16	<0.01
E/A	1.32±0.46	1.36±0.49	0.289	1.36±0.51	1.38±0.53	0.597
DT/ms	171.1±47.2	189.9±55.6	<0.01	167.5±43.9	186.5±43.9	<0.01
s'-av/(cm/s)	9.8±1.8	9.2±1.7	<0.01	9.4±1.8	8.7±1.5	<0.01
e'-av/(cm/s)	11.5±3.2	11.8±3.2	0.246	11.6±3.5	11.9±3.3	0.236
E/e'-av	7.5±2.3	6.7±2.1	<0.01	8.2±2.7	7.0±2.1	<0.01

E:二尖瓣舒张早期峰值流速;A:二尖瓣舒张晚期峰值流速;DT:二尖瓣 E 峰减速时间;s'-av:二尖瓣收缩期速度平均值;e'-av:二尖瓣环舒张早期速度平均值

（张 梅 姚桂华）

参 考 文 献

1. 王新房,谢明星.超声心动图学.5 版.北京:人民卫生出版社,2016.

2. Feigenbaum H. Echocardiography. 5th ed. Malvern, PA: Lea & Febiger, 1993.

3. Hatle L, Angelsen B. Doppler ultrasound in cardiology, 2nd ed. Philadelphia:Lea&Febiger,1985.

4. Jae KO, James BS, A Jamil T. The echo manual. 3rd ed. Barcelona:Lippincott Williams & Wilkins,2006.

5. Feigenbaum H. Role of M-mode Technique in Today's Echocardiography. J Am Soc Echocardiogrm, 2010, 23: 240-257.

6. Libanoff AJ, Rodbard S. Atrioventrcular pressure half-time:Measure of mitral valve orifice area. Circulation, 1968,38:144-150.

7. Nanda NC, Kisslo J, Lang R, et al. Examination protocol for three-dimensional echocardiography. Echocardiography, 2004,21(8):763-768.

8. Gunasegaran K, Yao J, De CS, et al. Three-dimensional transesophageal echocardiography (TEE) and other future directions. Cardiol Clin,2000,18(4):893-910.

9. Hahn RT, Abraham T, Adams MS, et al. Guidelines for Performing a Comprehensive Transesophageal Echocardiographic Examination:Recommendations from the American Society of Echocardiography and the Society of Cardiovascular Anesthesiologists. J Am Soc Echocardiogr, 2013,26(9):921-964.

10. Kallmeyer IJ, Collard CD, Fox JA, et al. The safety of intraoperative transesophageal echocardiography:a case series of 7200 cardiac surgical patients. Anesth Analg,

2001,92(5):1126-1130.

11. Peterson GE,Brickner ME,Reimold SC. Transesophageal echocardiography: clinical indications and applications. Circulation,2003,107(19):2398-2402.

12. Mattoso AA,Tsutsui JM,Kowatsch I,et al. Prognostic value of dobutamine stress myocardial perfusion echocardiography in patients with known or suspected coronary artery disease and normal left ventricular function. PLoS One,2017,12(2):1-15.

13. Applegate RJ,Dell'Italia LJ,Crawford MH,et al. Usefulness of two-dimensional echocardiography during low-level exercise testing early after uncomplicated acute myocardial infarction. Am J Cardiol,1987,60(1):10-14.

14. Yang LT,Kado Y,Nagata Y,et al. Strain Imaging with a Bull's-Eye Map for Detecting Significant Coronary Stenosis during Dobutamine Stress Echocardiography. J Am Soc Echocardiogr,2017,30(2):159-167.

15. Boiten HJ,Ekmen H,Zijlstra F,et al. Impact of Early Coronary Revascularization on Long-Term Outcomes in Patients With Myocardial Ischemia on Dobutamine Stress Echocardiography. Am J Cardiol,2016,118(5):635-640.

16. Lang RM,Badano LP,Mor-Avi V,et al. Recommendations for cardiac chamber quantification by echocardiography in adults:an update from the American Society of Echocardiography and the European Association of Cardiovascular Imaging. Eur Heart J Cardiovasc Imaging,2015,16(3):233-270.

17. Yao GH,Deng Y,Deng YB,et al. Echocardiographic Measurements in Normal Chinese Adults(EMINCA) focusing on cardiac chambers and great arteries-a prospective,nationwide and multi-center study. J Am Soc Echocardiogr,2015,28:570-579.

18. Yao GH,Zhang M,Deng Y,et al. Doppler Echocardiographic Measurements in Normal Chinese Adults(EMINCA):a prospective,nationwide,and multicentre study. Eur Heart J Cardiovasc Imaging. Eur Heart J-Cardiovasc Imaging,2016,17:512-522.

第四章　超声心动图成像新技术

随着影像医学的迅速发展,各种超声心动图成像新技术不断涌现,有助于进一步对心脏结构与功能进行更加全面的观测和定量评价,这已经成为临床心脏疾病早期诊断、精准治疗的重要技术支撑。一些超声心动图新技术的应用已不再局限于疾病的诊断,通过与药物或非药物诊疗技术相结合,有望在心脏疾病的精准治疗引导、监控和疗效评价等方面发挥更为重要的作用,并逐渐展现其广阔的应用前景。如何正确认识和合理应用超声心动图新技术具有重要临床意义。

第一节　新型 M 型
超声心动图

一、全方位 M 型超声心动图

在二维超声心动图引导下,通过调节直线取样线位置,能够在任意角度上同时对心室壁特定节段及其对应室壁节段的室壁运动进行运动状态和室壁增厚分析,从而获取心室壁不同部位以及对应室壁的运动时间信息。全方位 M 型超声心动图(omni M-mode echocardiography)将有助于客观简便地判断心脏室壁不同节段的运动起始和最大位移出现的时间顺序,量化评价室壁运动的有效性、同步性和顺序性。

二、曲线 M 型超声心动图

在二维超声心动图引导下,采用可弯曲取样线能够同步获取同一心脏切面不同心室壁部位的心肌运动速度时间曲线。曲线 M 型超声心动图(curve M-mode echocardiography)有助于在同一心动周期内对心室壁不同节段间的心肌组织运动状态进行比较。

第二节　高帧频二维
超声心动图

目前高帧频二维超声心动图(high frame-rate two-dimensional echocardiography)的理论帧频可达约3200帧/s,而实际可达到的帧频约1600帧/s。高帧频具有高时间分辨力,能够更好地观测高速运动的心肌组织和心脏瓣膜结构及其功能状态。结合应用相角分析,能够显示收缩早期心室壁心肌开始运动的起始点大致位置。该方法已经被应用于标测显性预激综合征左心室壁预激旁道区域。

第三节　多普勒超声
心动图新技术

一、双选通门脉冲波多普勒超声心动图

在两条可调节位置的取样线上使用单选通门技术,同时定点获取两个部位的血流和/或心肌运动的频移信息。使用双选通门脉冲波多普勒超声心动图(dual sample-volume pulse-wave Doppler echocardiography)有助于进行两个不同部位的血流与血流、组织与组织或血流与组织运动状态同步定量分析评价(图4-3-1)。

二、组织多普勒成像

（一）组织多普勒成像原理
心室壁心肌运动所产生的多普勒频移信号强度明显高于心腔内血流所产生的多普勒频移信号强度。心脏组织的频移信号特征为高振幅和低频率;心腔内血流的频移信号特征为低振幅和高频率。组织多普勒成像(tissue Doppler imaging,TDI)采用"低通滤波器"并确定恰当的频率通过阈值,滤除血流产生的高频信号,允许心脏组织结构运动产生的低频信号通过并进一步处理,从而实现心脏组织结构的运动信号显示(图4-3-2)。已知心室壁心肌等心脏组织结构的运动速度多在 0.20 m/s 之内,据此推算确定低通滤波器的频率通过阈值。

（二）组织多普勒成像局限性
超声成像帧频过低会导致漏掉心肌组织速度

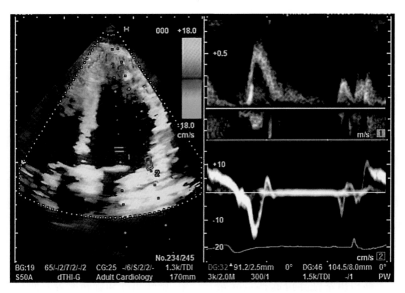

图 4-3-1　双选通门脉冲波多普勒超声同步观测心尖四腔心切面
同时显示二尖瓣环组织和二尖瓣口血流的速度时间曲线

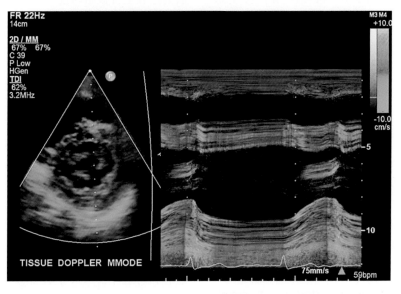

图 4-3-2　二维和 M 型组织多普勒成像显示左心室壁运动

变化过程。采用尽可能高的帧频是组织多普勒成像技术准确反映心肌组织运动完整信息的关键之一。通过调节超声波的发射频率、脉冲波重复频率和速度检测范围、取样线密度、调节组织多普勒成像探查深度、选择最小取样门等方法，可最大限度地提高 TDI 帧频和时间分辨力。

尽可能地提高被观察结构的图像分辨力是组织多普勒成像准确反映心肌运动的另一关键因素。较差的图像质量可掩盖被观察心肌组织的运动信号。

应尽可能地使超声波束与被观察组织结构运动速度方向平行，是准确检测组织运动速度的另一关键因素。超声波声束与被观察组织结构运动速度方向之间夹角过大，可以造成组织运动速度被低估，从而不能正确反映速度和加速度的测值和分布及其时相变化。

（三）组织多普勒成像的临床应用

目前 TDI 技术主要应用于以下方面：心脏整体和局部心肌收缩和舒张功能的定量评价；标测心肌电兴奋和机械收缩，明确电和心肌机械运动的时空关系，并对机械运动进行定量评价；评价室性心律失常、预激综合征和束支传导阻滞的电机械生理特点,确定异位起搏点、旁道预激区域和各种传导阻滞的心肌机械信号过程异常状态;评价心脏电起搏的心肌功能状态及其同步性;评价心肌血流灌注及其相关心室壁心肌运动状态;有助于对心脏血管的特殊组织结构(如:右心室壁、心血管腔血栓)辨认等。

(四)定量组织多普勒成像

应用定量组织多普勒成像(quantitative tissue Doppler imaging,Q-TDI)可在常规 TDI 基础上衍生出应变、应变率、旋转角度和位移等多种心肌运动评价参数。目前该项技术已经能够应用于定位定量评价心脏室壁不同层次(如:心内膜下心肌、中层心肌和心外膜下心肌)的心肌力学功能状态。应用该项技术同时能够检出室性异位起搏点异常起始的心肌机械兴奋位置及其传播过程。与心腔内超声成像技术相结合,能够应用于确定心脏传导系统重要结构(如:窦房结、房室结和房室束等)空间位置及结构内的心肌电机械兴奋传导过程。

第四节 超声斑点追踪技术

一、二维超声斑点追踪成像

二维超声斑点追踪成像(two-dimensional speckle tracking imaging,2D STI)采用追踪二维超声灰阶斑点(像素集特征)的方法,通过比较同一特征斑点在一定时间内的位置移动情况,计算该斑点在单位时间内移动的距离和方向,进而计算出特征斑点运动的速度和方向。2D STI 技术通过对特征斑点的运

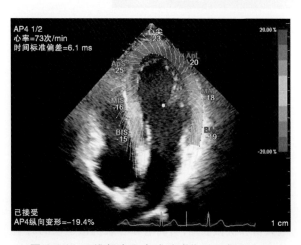

图 4-4-1 二维超声斑点追踪成像显示左心室壁轴向应变

动速度和方向参数进行计算衍生,能获得心肌运动的速度向量、应变、应变率、旋转角度和速度以及扭矩等多种心肌力学参数(图 4-4-1)。

2D STI 的成像原理与多普勒超声技术不同,能够避免多普勒超声技术角度依赖、中心点矫正等的影响,理论上能够提高对心肌运动速度检测的准确性和可靠性。但是,众所周知:心肌结构所产生的超声特征斑点在心动周期中的运动是在三维空间中进行的,仅在二维空间内追踪超声灰阶图像特征斑点,存在追踪过程不完整的局限性。由此而计算出的心肌组织运动速度可能因此失真。

该项技术在评价心肌运动速度、应变和应变率、旋转角度和旋转率等方面与 MRI 技术所获得的结果比较具有较高的相关性。2D STI 有望为心脏疾病的诊断和治疗提供更为丰富和重要的关于心肌力学和电机械激动过程的信息。

二、三维超声斑点追踪成像

心肌组织运动及其功能是在三维的空间环境中实现的。通过对特定心肌组织运动轨迹的三维追踪观测,有可能更为客观真实地反映心肌组织的运动功能状态。1998 年加拿大蒙特利尔大学的 Meunier 采用三维超声斑点追踪成像(three-dimensional speckle tracking imaging,3D STI)技术评价心室模型的摆动、旋转和形变等基本心肌力学特征,发现组织的轴向摆动和旋转运动与三维的超声斑点(体素集特征)运动轨迹追踪结果密切相关。当组织在较大空间范围运动时,超声的斑点追踪效果将会受到明显影响。采用较低的频率和较短的超声脉冲波在较小的声束宽度内能够更好地追踪心肌组织的斑点信号。2005 年美国芝加哥大学的 O'Donnell 研究小组应用组织模块验证 3D STI 的可靠性和准确性,发现 2D STI 导致的"失关联"现象可被 3D STI 技术最小化。通过技术改进,3D STI 已经能够在所有的检测深度同时在较小的位移范围内(2 mm)获得较高的测量精度(0.4 mm)。2008 年基于实时三维心脏超声显像技术的 3D STI 技术开始出现,可应用于临床且具有较高容积帧频。应用该项技术可在准确定位三维心脏解剖空间结构的基础上获取三维心脏机械力学功能信息(图 4-4-2),具有较高的临床实用价值。

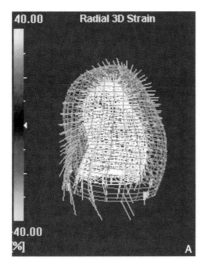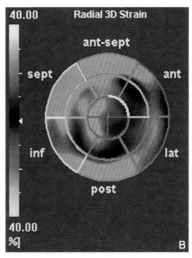

图 4-4-2　左心室壁的三维径向应变矢量图(A)和牛眼图(B)

第五节　超声速度向量成像

基于灰阶超声心动图的超声速度向量成像(velocity vector imaging, VVI)技术是与超声斑点追踪技术有一定区别的心脏功能成像新技术。该技术在评价心脏再同步治疗和心脏传导功能以及心肌机械力学方面显示出独特的优势。

21世纪初出现的 VVI 克服了组织多普勒技术的局限性。该技术除了采用斑点追踪原理,还应用了超声像素的空间相干及边界追踪等复合技术。通过实时心肌运动追踪运算法,采用最佳模式匹配技术追踪识别任一区域感兴趣心肌或感兴趣点从前一帧到下一帧的空间位移。由于心肌组织微小界面对超声波存在散射、反射和干扰,在灰阶声像图中形成所谓斑点。这些斑点作为心肌组织的定位标记可在整个心动周期的图像中被逐帧地追踪、计算并以矢量方式显示局部心肌组织真实的活动方向、速度、距离、时相等,能够对心肌组织在多个平面运动的结构力学进行定量分析。通过对向量大小及方向的分析得到大量反映心肌生物力学特征的数据,可定性观察及精确定量分析心肌组织径向、周向的运动状态。VVI 技术连续追踪观测相邻两帧图像间斑点位置的变化不受角度影响,可以检测研究对象的侧方运动。此外,VVI 技术根据描记点追踪心脏内膜,自动确定向心运动的中心,不受心脏搏动引发的摆动影响,提高了检测的可重复性。声纳微测量法和磁共振法均证实了 VVI 技术能准确地反映心肌的运动特征。

VVI 技术可以通过心脏不同切面分析心室壁内心肌运动向量,量化心肌旋转角度、旋转速度。该技术能显示组织运动的方向、速度及向量的大小,并进行时序性分析,有利于心脏同步性评价。VVI 同时可对左心室壁各节段及节段跨壁分层(如:心内膜下心肌和心外膜下心肌)的收缩舒张功能进行定位和定量检测,有助于更为精确分析心脏的形变运动,可广泛应用于心脏收缩和舒张功能的评价。

不论是二维,还是目前已经出现的三维 VVI 技术均存在一定的局限性。该技术要求图像尽量清晰,尤其是心内膜边界的清晰勾画,这将直接影响分析结果。其次,该技术对帧频要求高,较低帧频可导致追踪失相关及遗漏峰值观测。此外,图像分析时参照点的选择对观测结果有一定影响。

第六节　血流速度向量成像

日本学者 Ohtsuki 和 Yoganathan 等分别在 2006年和 2007 年通过建立基于三维血流成像单平面多普勒频移信息的血流速度向量成像(vector flow mapping, VFM)技术观察到了心腔内血液流场状态并区分出层流和涡流,同时进行了简单的流场状态量化评价。VFM 技术为临床实用的流场观察和量化分析评价建立了基础性的技术方法。

基于彩色多普勒超声血流成像的心血管系统流体动力学可视化评价技术是指利用彩色多普勒血流速度信息对心血管系统流体动力学状态进行计算分析,并用图形图像处理技术对流场进行可视化描述。利用超声多普勒信息对流体力学状态进行可视化描述是一种新型的流体力学定量分析技术,目前还处于比较初级的发展阶段。VFM的基本原理:首先,将心脏三维流场根据声束扫描平面分解成二维平面流场,并将二维平面流场看成是层流与涡流的叠加;其次,将真实的层流速度和涡流速度分别沿着声束方向和垂直声束方向进行矢量分解,根据声束方向的速度信息,计算出各速度分量;然后,利用各速度分量计算出真实流场的速度矢量;最后,用速度矢量场和流线对流场进行可视化描述。VFM技术可以对心脏流场内层流和涡流的状态进行了直观的描述和简单的量化评价。该技术对心血管流场状态的临床观察具有非常重要的指导意义。

与磁共振血流成像、粒子成像测速相比,基于彩色多普勒血流成像的VFM技术具有以下优点:具有适当的时间分辨力,可以应用于动态的活体心血管系统流体力学状态定量分析;具有高空间分辨力,能同时获取清晰的心血管壁的结构图像和血流图像;受外界干扰小且无创。因此,利用彩色多普勒血流信息进行心脏流体力学状态的可视化定量评价技术具有很好的发展基础。

应用VFM技术能够对心脏结构异常、心力衰竭、心肌缺血和心脏电生理功能异常以及起搏状态导致的心腔内流场状态进行更为深入的定量描述和评价(图4-6-1),有助于心脏疾病的精确诊断和治疗。

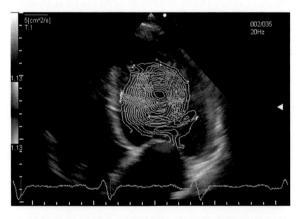

图4-6-1 基于彩色多普勒的血流速度向量成像
显示扩张型心肌病患者室内涡流流线

VFM目前主要被应用于二维平面流场的流体力学分析,距离真正的三维流场的分析还具有一定的距离;而且,对流体状态的定量评价较为简单,不能对真实流场进行全面系统的定量评价分析。由此可见,此种流体力学可视化定量评价技术还具有很大的发展和改进空间。

第七节 超声粒子速度测量成像

2007年美国学者Mani Vanna等采用基于超声造影和斑点追踪成像技术的血液速度向量标测技术对扩张型心肌病患者不同心功能状态的心腔内血液流场进行了初步临床观察。同年Sengupta等学者应用基于超声造影粒子速度测量(echocardiographic particle imaging velocimetry,Echo PIV)技术观察猪在窦性心律和左心室起搏状态下的等容舒张和收缩期左心室腔内的流场状态,通过对超声微泡运动轨迹的计算,定性和定量显示了血液的流动速度和方向。

应用于心血管系统流体动力学可视化评价的Echo PIV技术实际上就是利用粒子测速技术,即通常所说的粒子速度测量(particle imaging velocimetry,PIV)对心血管系统流体动力学进行分析。PIV技术是一种较新的瞬态、全场速度测量方法,在流体力学及空气动力学研究领域具有较高的学术和技术价值。

PIV方法的原理:在流场中加入一定量的示踪粒子,以粒子速度代表其所在流场内相应位置处流体的运动速度,用强光束照射流场中的一个测试平面,并用成像系统记录下两次或多次曝光的粒子位置,然后采用图像分析技术得到各点粒子的位移,由此位移和曝光的时间间隔便可得到流场中各点的流速矢量,并由此计算出其他运动参量,例如压力场、涡量场。根据这些计算结果对流场速度矢量图、流线图、漩度图进行可视化描述。

在心血管系统流体动力学研究方面,PIV技术主要应用于人工心血管系统模型或人工瓣膜环境下的流场分析。目前的PIV技术主要是指基于电荷耦合器件的数字化粒子图像测速技术。数字化PIV技术是采用数字方法来记录视频图像,与传统的基于模拟介质的粒子图像测速技术相比具有许多的优点,例如便于计算机分析、采集单帧单曝光序列图像、无速度方向二义性问题等优点。由于PIV技术在进行流场测试过程中,除了向流场散布示踪粒子外,所有测量装置并不介入流场,是一种无干扰的流场测试技术,而且PIV技术具有较高的测量精度。因此,多年来PIV技术一直是心血管系统流体动力学可视化定量分析研究方面的热门课题之一。

PIV法测速是通过测量示踪粒子在已知很短

时间间隔内的位移来间接地测量流场的瞬间速度分布。因此，测试过程要求示踪粒子有足够高的流动跟随性，其运动状态才能够真实地反映流场的运动状态。所以，在 PIV 技术中对示踪粒子有高质量的要求：比重要尽可能与实验流体一致；足够小的尺度；形状要尽可能圆且大小分布尽可能均匀；有足够高的光散射率。

由于 PIV 技术测速过程对示踪粒子的完全依赖，该技术在心血管流体力学分析方面主要应用于人工心血管系统模型内或人工瓣膜功能实验环境下的流场分析，很少真正应用于活体心血管系统流场的定量分析。

由于超声波发射频率和机械指数设置的影响，超声造影微泡常常出现不可控的不同程度的破裂。此外，不同类型微泡、不同浓度微泡以及声能衰减等因素的影响，均可能降低超声造影微泡环境中的 Echo PIV 技术检测结果的稳定性。因此，从心血管系统流体动力学可视化定量评价技术的发展要求来看，Echo PIV 技术还有待进一步的研究和发展以用于临床心血管系统流场的分析。

第八节 心腔内超声心动图和血管内超声成像

一、心腔内超声心动图

心腔内超声心动图（intracardiac echocardiography，ICE）通过经静脉右心系统插管能够观察到左心系统和右心系统几乎所有重要的心脏解剖结构。先进的心腔内超声同时具有血流和 TDI 功能。现有的心腔内超声导管均具有较高的频率范围（8~10 MHz）和较大的穿透能力，能够观察到心脏电生理治疗前后心脏特定解剖结构的构造和超声特征变化，同时提供了前所未有的观察心室壁内心肌纤维的走行方向和构造的方法，有助于确定特定心脏传导组织的空间位置及其毗邻关系。

由于心腔内超声能够同时观察到与心脏传导系统解剖结构相关的起搏和消融电极空间位置关系，在心脏起搏器植入时，有助于实时监控起搏电极释放至特定的靶点起搏组织，直接观察起搏电极置放的准确空间位置；在精确射频消融时，能够实时同步直接观察射频消融的心肌损伤的准确空间位置及其消融效果。

采用该项技术能够检测到心脏房室壁不同层次内局部心肌纤维收缩导致的速度和加速度改变，能够在毫米级的范围内准确反映心肌纤维收缩导致的速度和加速度起始空间位置和时间顺序传播过程（图 4-8-1）。

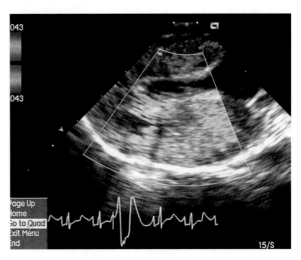

图 4-8-1 心腔内二维组织多普勒加速度超声成像标测室性期间收缩异位起搏点

二、血管内超声成像

血管内超声成像（intravascular ultrasound imaging，IVUS）通常采用较高超声波发射频率（20~40 MHz）观察血管壁结构和粥样硬化斑块。基于血管内超声灰度成像的血管壁虚拟组织学成像技术的粥样硬化斑块成分观测结果，为临床心脏病学鉴别冠状动脉粥样硬化斑块性质及其易损性提供了丰富的组织学信息。利用反射回来的射频信号强度，可进一步区分粥样硬化斑块内部组织的钙化、纤维化、脂质、坏死核脂池和纤维组织的位置及空间分布。

目前公认采用血管壁虚拟组织学成像评价血管壁斑块的纤维化成分的准确性为 93.5%，评价纤维脂质成分的准确性为 94.1%，评价斑块坏死核的准确性为 95.8%，评价斑块内钙化成分的准确性为 96.7%。有助于在冠脉介入治疗过程中依据粥样硬化斑块的内部组织学信息进行斑块分型，并确定更为适当的介入和/或药物治疗方法。

第九节 剪切波成像

人体组织的病变往往伴随着其弹性的变化，为医生提供精确的组织弹性系数值可为疾病的病理研究和临床诊断提供新的重要证据。就心脏功能而言，目前应用超声心动图评价左心室舒张功能的方法比较复杂，且准确性有待进一步研究。此外，心肌活性的检查对临床治疗方案的抉择具有重大意义。心肌僵硬度的无创超声心动图评价的实现无疑会给上述瓶颈问题的解决带来曙光。

超声实时剪切波成像（shear wave imaging，SWI）技术的基本原理为超声探头在深部组织聚焦并向该处发出声辐射力，推动局部组织产生剪切波，同时产生多个聚焦点以垂直于入射声束的方向排成一线，制造出圆锥形的剪切波波阵面。同时，该超声探头沿聚焦点两侧扫描整幅图像，使用快速接收技术来捕获剪切波的演变。产生声辐射力是SWI技术的基础之一。聚焦超声波束作用于人体内部软组织引起局部的微小位移（一般幅度为 $1 \sim 10 \mu m$），随后形成剪切波并向周围传播。由于剪切波的传播速度较慢，仅为超声波速度的千分之一，因此仅可被高帧频的超声回波成像所追踪，并测量出感兴趣区域的剪切波速度。普通条件下超声声辐射力产生的剪切波的幅度只有几微米到几十微米，仅能传播几毫米的距离。剪切波以"马赫圆锥"的形态相干增强，可提高振幅和传播距离 $4 \sim 8$ 倍。剪切波在组织中的传播速度为 $1 \sim 10$ m/s，穿过一幅宽约 5 cm 的超声图像平面约需 15 ms。近年来，图形处理器和多核中央处理器高速运算带来一个最新的研究热点——超高速超声成像，它为超声成像带来全新的发展机会。超高速超声成像由基于软件平台的并行体系结构完成，从接收模块到处理单元的数据传输有了技术突破：声束形成前的数据信号直接传递至计算机，接收模块的声束形成器功能置于计算机中，数据速率提高到每秒数千兆字节。先进的超声探头实现了超高帧频条件下采用软硬件复合极速处理技术采集、接收、处理超声图像数据。系统并行计算单帧图像内的所有线，能高速处理数千赫兹帧频的所有图像数据。SWI技术根据剪切波在组织中的传播速度实现组织弹性模量的测量，实现了组织弹性系数的定量分析，避免了传统弹性成像技术的缺点。

Couade 和 Pernot 等在 2011 年率先将 SWI 应用于研究活体动物心肌僵硬度的实验。通过聚焦超声向动物左心室壁局部感兴趣区心肌组织连续发射 3 个 100 μs 的短脉冲，推动局部组织产生微小位移形成 kHz 水平、速度范围为 $1 \sim 10$ m/s 的剪切波。剪切波速度大小由心肌组织僵硬度决定。剪切波传导速度信号由同一探头以超高帧频（12 000 帧/s）接收后进行高速分析和处理。整个剪切波信号的获取过程在 5 秒内完成。心室壁的运动通过扫描平面内图像的帧与帧交叉相干法过滤掉，以获得纯净

的心肌剪切波信号。最后，以剪切波速度的平方乘以心肌组织密度求得剪切模量，即：局部心肌僵硬度。采用 SWI 技术能够实时获取活体动物左心室壁感兴趣区心肌组织的僵硬度。收缩末期左心室壁僵硬度为舒张期的 10 倍左右。因为获取剪切波速度的时间很短，且感兴趣的范围较小，所以几乎可以获得心动周期中任一时间段内、任一节段心室壁各层次的心肌僵硬度参数。超声 SWI 技术获取的左心室局部心肌的舒张期僵硬度大小可以用于鉴别梗死心肌和顿抑心肌。

应用于心脏的超声 SWI 技术是一种基于组织多普勒测速的复合波成像新技术，是超声弹性成像技术领域内的一个分支。目前该技术仍有理论和技术上的难题需要解决，比如 SWI 尚需正确处理剪切波在组织中传导的各向异性和非线性等问题，以及超声成像深度等方面的问题。

第十节　超声极速脉搏波速度测定

动脉粥样硬化是造成心脑血管疾病发生发展并严重危害人类健康的重要基础疾病。脉搏波传导速度与动脉硬化病程进展及预后密切相关，能够用于早期评价心血管事件发生的风险，判断心血管疾病病情进展及控制状况，指导药物治疗，评价治疗方案的效果，指导开发研制逆转血管早期病变的药物。

传统的无创脉搏波测量方法主要有三种：光电传感器测量记录容积脉搏波信号、压力传感器记录体表动脉搏动产生的压力波信号和基于多普勒效应超声传感器采集容积脉搏波信号。光电传感器采集系统不易区分大动脉和毛细小动脉的脉搏波，且无法进行深部大动脉的信号探测，易受到血管周围组织电信号的干扰，未受到临床广泛应用。压力传感器采集脉搏波信号，如肱踝脉搏波，这种检测方法仪器成本相对较低，临床常用，但无法直观得到脉搏波波形和血管距离等参数，影响因素较多，准确性较低。多普勒超声采集脉搏波信号可观察到组织深处动脉的脉搏波波形，但受传统超声处理平台所限，其信号采集及计算公式复杂、重复性差，因而临床应用价值有限。

近年来出现的超声极速脉搏波速度测定（ultra-fast echo pulse wave velocimetry，UFPWV）技术具有测量方法简便、快速，能早期反映动脉硬化的功能改变和易于应用于临床等优点。该技术借助极速

复合处理计算平台,图像处理频率可达 20 000 帧/s,能够准确测定数米至数十米每秒的动脉脉搏波传播速度。UFPWV 以每秒 3GB 的数据处理速度极速处理动脉血管壁运动的组织多普勒信号,并计算脉搏波的两个时相在一段动脉上(近心端至远心端)的传导时间,得出精确可信的脉搏波传播速度值。UFPWV 技术依据经典公式计算出脉搏波传播速度(图 4-10-1):

$$c = \Delta x / \Delta t \qquad (式 4\text{-}10\text{-}1)$$

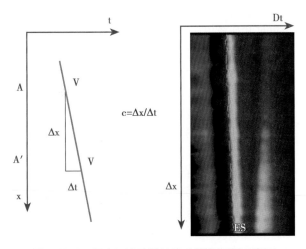

图 4-10-1　超声极速脉搏波速度测定原理示意图
c 为脉搏波传导的速度,Δt 为脉搏波传导的时间,Δx 为一段时间(Δt)内脉搏波传导的距离

　　UFPWV 对早期筛查冠状动脉轻度狭窄具有较高的敏感性,是冠状动脉粥样硬化的独立预测因素,是评价早期动脉硬化的敏感指标。

(尹立雪　陆　景)

参 考 文 献

1. 尹立雪.超声心脏电生理学.北京:人民军医出版社,2007.

2. 李强.超声剪切波弹性成像的技术进展.中国医疗设备,2017,32(7):101-105.

3. Yin LX,Li CM,Fu QG,et al. Ventricular excitation maps using tissue Doppler acceleration imaging:potential clinical application. J Am Coll Cardiol,1999,33(3):782-787.

4. Blessberger H,Binder T. Non-invasive imaging:Two dimensional speckle tracking echocardiography:basic principles. Heart,2010,96(9):716-722.

5. Reant P,Barbot L,Touche C,et al. Evaluation of global left ventricular systolic function using three-dimensional echocardiography speckle-tracking strain parameters. J Am Soc Echocardiogr,2012,25(1):68-79.

6. Tanaka M,Sakamoto T,Sugawara S,et al. Blood flow structure and dynamics,and ejection mechanism in the left ventricle:Analysis using echo-dynamography. J Cardiol,2008,52(2):86-101.

7. Sengupta PP,Khandheria BK,Korinek J,et al. Left ventricular isovolumic flow sequence during sinus and paced rhythms:new insights from use of high-resolution Doppler and ultrasonic digital particle imaging velocimetry. J Am Coll Cardiol,2007,49(8):899-908.

8. Yin LX,Laske TG,Rakow N,et al. Intracardiac echocardiography-guided his bundle pacing and atrioventricular nodal ablation. Pacing Clin Electrophysiol,2008,31(5):536-452.

9. Pernot M,Lee WN,Bel A,et al. Shear wave imaging of passive diastolic myocardial stiffness:stunned versus infarcted myocardium. JACC Cardiovasc Imaging,2016,9(9):1023-1030.

10. Messas E,Pernot M,Couade M. Arterial wall elasticity:state of the art and future prospects. Diagn Interv Imaging,2013,94(5):561-569.

第五章　心脏瓣膜病

心脏瓣膜病(valvular heart disease)是指由于炎症、退行性变、先天性畸形、缺血、创伤等原因引起的单个或多个瓣膜结构或功能异常，导致瓣口狭窄和/或关闭不全。可呈单瓣膜病变，亦可为联合瓣膜病变。超声心动图是评价心脏瓣膜病变的首选影像学检查方法，可帮助临床明确诊断、提示病因、定量评估及判断预后等，在临床治疗方案制订、治疗过程监测与引导，以及随访中均具有重要价值。本章主要介绍超声心动图在心脏瓣膜狭窄、心脏瓣膜关闭不全、人工心脏瓣膜病变及感染性心内膜炎瓣膜病变中的应用现状和进展。

第一节　心脏瓣膜狭窄超声评价在临床决策中的价值

瓣膜狭窄(valve stenosis)是常见心脏疾病，瓣膜结构与血流动力学改变的准确定性与定量评估，在临床上具有重要意义。目前，超声心动图是评价瓣膜狭窄的首选影像学检查方法，在临床治疗方案制订、治疗过程监测与引导，以及随访均具有重要价值。本节主要介绍超声心动图在二尖瓣、主动脉瓣及三尖瓣狭窄的评估及临床管理中的应用与价值。肺动脉瓣狭窄多为先天性病变，且常为复杂心脏畸形的组成部分，故将其列入其他章节中介绍。

本节介绍了超声心动图评估瓣膜狭窄的主要方法。ASE指南根据其临床应用价值，将这些方法分类如下：

一级推荐：适用于所有瓣膜狭窄评估；

二级推荐：适用于临床上有特殊需要的瓣膜狭窄评估；

三级推荐：适用于科研需要或罕见病例评估，日常临床工作不推荐使用。

一、二尖瓣狭窄

(一)病因与血流动力学

二尖瓣狭窄(mitral stenosis,MS)最常见病因为风湿性病变。随着人口老龄化增加，瓣膜钙化亦成

为主要发病原因之一，特别是在发达国家，退行性瓣膜钙化已成为老年二尖瓣狭窄患者的首要病因。少数狭窄为二尖瓣装置先天性发育异常所致。偶尔可见其他原因所致的二尖瓣狭窄：如炎症性病变(例如系统性红斑狼疮)、浸润性病变、类癌性心脏病以及药物等导致的瓣膜病。二尖瓣狭窄可单独存在，亦可合并二尖瓣反流(mitral regurgitation,MR)和/或其他瓣膜病变。

风湿性二尖瓣狭窄的主要病理改变包括前、后叶交界区的粘连融合，其次为瓣下腱索融合、缩短以及瓣叶增厚等。前、后叶多同时受累。病变由瓣膜边缘逐渐向体部及基底部进展，表现为瓣叶不同程度的增厚、变形，活动僵硬，开放受限。在病程晚期，瓣膜发生钙化进一步限制瓣叶的运动。与退行性病变导致的二尖瓣狭窄不同，风湿性二尖瓣狭窄者瓣叶增厚和钙化主要发生在瓣尖部位，而退行性病变导致的二尖瓣狭窄主要是瓣叶根部的钙化，且多见于老年人，常与高血压、动脉粥样硬化并存。

正常二尖瓣口面积为 $4.0\sim6.0\ cm^2$，当病变致瓣口面积小于 $2.0\ cm^2$，临床定义为二尖瓣口狭窄。其血流动力学改变主要表现为：舒张期左心房血液排出受阻，左心房压力增高，肺静脉回流障碍形成肺淤血，随着病情进展，可进一步发展为肺动脉高压、右心衰竭。另一方面，左心室充盈血量减少。当瓣口面积介于 $2.0\sim4.0\ cm^2$ 时，病理上存在解剖学二尖瓣口狭窄，但临床上并无明显的二尖瓣前向血流梗阻。

(二)超声影像学特征

1. M型超声心动图　二尖瓣狭窄时，主要表现为前后叶开放幅度降低，后叶与前叶同向运动，其中前叶曲线呈典型"城墙样"改变，即E峰后曲线下降非常缓慢，E、A两峰间的F点凹陷消失，呈一平台状曲线(图5-1-1)。

2. 二维超声心动图　风湿性二尖瓣狭窄主要表现为二尖瓣瓣叶增厚，回声增强，舒张期瓣口开放受限，瓣体上可见散在或弥漫分布的钙化强回声。病变早期，瓣体尚纤细柔软时，左室长轴切面观前叶开放呈典型的"圆顶样"改变。左心室短轴

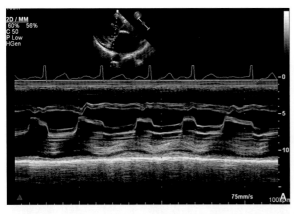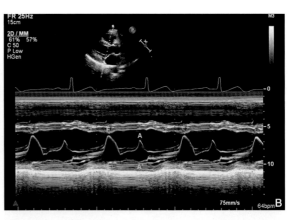

图 5-1-1　二尖瓣前叶 M 型超声心动图

A. 狭窄二尖瓣前叶曲线呈典型"城墙样"改变；B. 正常二尖瓣前叶曲线

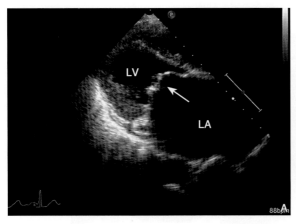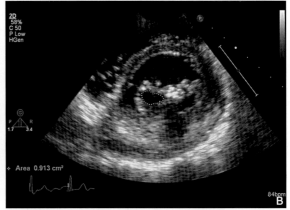

图 5-1-2　二尖瓣狭窄二维超声心动图

A. 胸骨旁左室长轴切面观二尖瓣瓣叶增厚，回声增强，瓣口狭窄，开放呈"圆顶样"改变（箭头）；B. 左心室短轴二尖瓣水平切面观前后叶交界处粘连增厚，瓣口开放面积减小，呈"鱼口样"改变

切面观前、后叶交界处粘连增厚，瓣口开放面积减小，呈"鱼口样"变（图 5-1-2）。病变严重者，常累及瓣下结构，表现为腱索及乳头肌明显增厚、钙化，甚至缩短等。交界区粘连融合是鉴别风湿性与退行性二尖瓣狭窄的重要特征之一。

3. 多普勒超声心动图　彩色多普勒成像显示狭窄二尖瓣口舒张期左心室侧五彩镶嵌的射流束及左心房侧血流汇聚区。频谱多普勒显示全舒张期方向朝上的双峰实填宽带频谱，频谱峰值流速增快（图 5-1-3）。

4. 继发改变　①左心房扩大，左心房内血液瘀滞，并常形成附壁血栓。左心房血栓多附着于左心耳或左心房后侧壁，少数附于房间隔上。超声心动图表现为上述部位可见形态多样的稍强或低回声团附着。经食管超声心动图（TEE）对血栓检出具有高度特异性。②左心室因充盈不足，故一般无明显扩大，有时甚至有相对性的减小，仅在合并二

尖瓣关闭不全伴左心室容量负荷过重者，左心室方有扩大。③肺动脉增宽并肺高压。④常合并二尖瓣反流和/或其他瓣膜病变。

5. 三维超声心动图　实时三维超声心动图能实时、逼真地显示狭窄瓣膜的复杂解剖及空间关系，结合血流的彩色编码技术可观察跨瓣射流束的空间形态并计算其多普勒信号容积，还可在三维容积数据库中选取真正的瓣口平面，精确计算狭窄的二尖瓣口面积（图 5-1-4）。

有研究表明：狭窄瓣口的血流不仅与瓣口面积有关，还与瓣口近端瓣叶的几何形状有关，在相同二尖瓣口面积及流量的情况下，隔膜型病变瓣膜比漏斗型瓣膜具有更高的流速及跨瓣压差。因此，实时三维超声心动图对二尖瓣叶几何形态的精确描述，可更加完善二尖瓣狭窄的诊断。

6. 经食管超声心动图　较之经胸壁超声心动图，经食管超声心动图（TEE）对左心房、左心耳、房

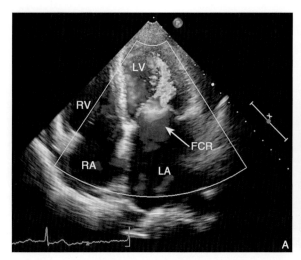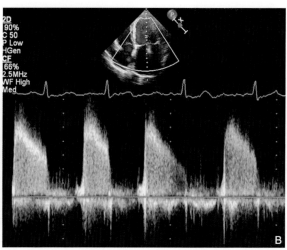

图 5-1-3 二尖瓣狭窄多普勒超声心动图

A. 彩色多普勒成像显示舒张期狭窄二尖瓣口左心室侧见五彩镶嵌的射流束,左心房侧可见血流会聚区;B. 频谱多普勒显示全舒张期方向朝上的实填宽带频谱(患者伴心房颤动)

LA:左心房;LV:左心室;RA:右心房;RV:右心室;FCR:血流会聚区

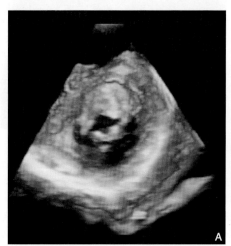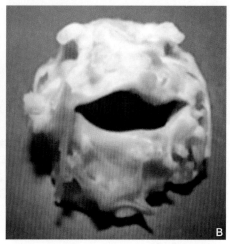

图 5-1-4 二尖瓣狭窄三维超声心动图

A. 左心室短轴二尖瓣左心室侧立体鸟瞰图,显示狭窄二尖瓣明显增厚,瓣口呈鱼口样;B. 同一病例的二尖瓣标本,显示三维重建瓣膜形态与实际病理相符

间隔和整个二尖瓣装置(包括瓣环、瓣叶、瓣下腱索、乳头肌、左心室后壁、左心房后壁及邻近主动脉瓣环支架部分)的显示更具优越,能对二尖瓣狭窄程度进行精细评估。

2017 年美国心脏学会(AHA)及欧洲心脏病学会(ESC)颁布的瓣膜病管理指南中明确提出二尖瓣狭窄时:①对拟行经皮球囊二尖瓣交界分离术(Percutaneous Balloon Mitral Commissurotomy, PBMC)患者,推荐 TEE 检查以明确有无左心房血栓及是否合并二尖瓣反流。重度二尖瓣反流是 PBMC 的禁忌证;②临床发生栓塞事件后,推荐 TEE 检查以排除左心房血栓。

（三）狭窄程度定量评价

2008 年,欧洲超声心动图学会(EAE)与美国超声心动图学会(ASE)颁布了关于临床实践中应用超声心动图评估瓣膜狭窄的指南与规范,对二尖瓣狭窄的超声评估方法及狭窄程度分级做出如下建议:

1. 跨瓣压差（一级推荐） 采用简化的 Bernoulli 方程表示:

$$\Delta P = 4V^2 \qquad (式 5-1-1)$$

通过舒张期跨二尖瓣血流速度(V),可得到舒张期跨二尖瓣口的峰值压差及平均压差（ΔP）。该方法与心导管检查结果相关性良好。狭窄程度越重，跨瓣压差越高。平均压差受跨瓣流量、心率、心输出量等因素影响较大。峰值压差则主要受左心房顺应性及左心室舒张功能影响。前者与血流动力学的关系更密切。

需要注意的是：跨瓣压差不仅取决于二尖瓣口面积，同时还受上述改变跨二尖瓣流量的因素影响，其并非是评估二尖瓣狭窄程度最佳参数。需评估与其他超声心动图参数之间的一致性。此外，平均压差对预后评估有一定价值，特别是在二尖瓣球囊扩张治疗后更是如此。

2. 瓣口面积

（1）二维超声直接测量（一级推荐）：在二尖瓣水平左心室短轴切面勾画测量的二尖瓣瓣口面积与其解剖面积最为相似。理论上，此平面测量法无需考虑血流状态、心腔顺应性及其他瓣膜损害状况，在图像质量良好的前提下，是临床首选的二尖瓣口面积（mitral valve area，MVA）评估方法。操作中需注意：声束方向须垂直通过二尖瓣前后叶瓣尖，确定二尖瓣最小开口平面，测量时采用电影回放功能，选择舒张中期二尖瓣最大开放时点测量（图5-1-5）。

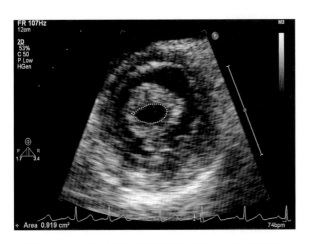

图 5-1-5　狭窄二尖瓣口面积测量方法（二维平面法）

（2）压差减半时间法测量（一级推荐）：压差减半时间（PHT）定义为二尖瓣舒张早期跨瓣血流的峰值跨瓣压差自峰值降至一半所用的时间（ms），通过测量二尖瓣口血流频谱 E 峰下降支的斜率获取（图5-1-6）。实际操作中，如频谱曲线呈非线性斜率，即下降支曲线舒张早期或晚期出现小的尖峰时，则以曲线舒张中期的斜率及其外延线进行测量。如为典型的二尖瓣狭窄频谱，利用经验

公式：

$$MVA = 220/PHT \qquad （式5\text{-}1\text{-}2）$$

可准确估测狭窄瓣口面积。值得注意的是，上述方法是依据自然瓣的观测结果所获得的"经验"公式，仅适用于计算自然瓣瓣口面积，不能用于计算人工瓣的瓣口面积，但 PHT 这一参数本身仍可用于评价二尖瓣人工瓣功能。此外，在某些心率快速变化、左心室顺应性急剧改变、二尖瓣狭窄合并主动脉瓣反流，或二尖瓣成形术或球囊扩张术后等情况下，此经验公式计算的 MVA 测值，不能准确反映实际瓣口面积，应避免使用。

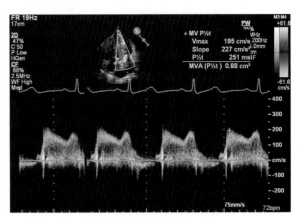

图 5-1-6　压差减半时间法测量狭窄二尖瓣口面积

（3）三维超声心动图测量（一级推荐）：实时三维超声心动图能获得独立于狭窄瓣口的容积数据库，并从中获得任意方位的二维图像，通过三维空间定位获取到真正的瓣口平面。研究表明：通过实时三维超声心动图获取的二尖瓣口面积测值与解剖二尖瓣口面积相关性较二维超声心动图法及PHT法测值更好，因而准确性更高。

（4）连续方程（continuity equation）测量（二级推荐）：连续方程法是基于质量守恒原理计算流量。二尖瓣狭窄时，舒张期通过二尖瓣口的血流量等于主动脉瓣口的搏出量。计算公式为：

$$MVA = AOA \times TVI_{AO}/TVI_{MV} \qquad （式5\text{-}1\text{-}3）$$

式中 MVA 为二尖瓣口面积（cm^2），AOA 为主动脉瓣口面积（cm^2），TVI_{AO} 为主动脉瓣口血流速度时间积分（cm），TVI_{MV} 为二尖瓣口血流速度时间积分（cm）。连续方程法测量的二尖瓣口面积为血流通过的有效面积而非解剖面积，其测值较心导管所测值低，但相关性良好。由于 TEE 对于主动脉瓣口面积及血流显示良好，故使用该法测量较准确。

此法对房颤合并显著二尖瓣反流或主动脉瓣反流等患者不适用。

（5）彩色多普勒近端血流汇聚法（proximal isovelocity surface area，PISA）测量（二级推荐）：PISA 法是基于彩色多普勒显像时，舒张期血流信号在二尖瓣左心房侧汇聚成半球形，据此计算二尖瓣流量并确定二尖瓣口面积。计算公式为：

$$MVA = Q/V \quad\quad （式5-1-4）$$
$$Q = 2×\pi×R^2×AV×\alpha/180 \quad （式5-1-5）$$

式中 MVA 为二尖瓣口面积（cm^2），Q 为经过二尖瓣口最大瞬时流量（ml/s），V 为经过二尖瓣口的最大流速（cm/s），R 为心动周期中最大血流汇聚区红、蓝色彩交错界面距二尖瓣口（两瓣尖连线）的距离，AV 为奈奎斯特速度（cm/s），α 为二尖瓣前后叶瓣尖的夹角。PISA 法评估二尖瓣狭窄瓣口面积，不受瓣口形状、钙化程度及是否合并反流等因素的影响。此方法缺点是需要测量一系列参数并有一定的技术要求。TEE 能提高该方法计算的准确性。

3. 其他评估指标（三级推荐）

（1）二尖瓣阻力：二尖瓣阻力定义为二尖瓣口平均压差与舒张期跨二尖瓣流率的比值。二尖瓣瓣流率可以由每搏输出量除以舒张期充盈时间得出。二尖瓣阻力较少依赖二尖瓣口的血流动力学状态，与肺动脉压力相关性良好，是一种非传统性评估二尖瓣狭窄程度的方法，但与二尖瓣口面积这一指标相比，并未显示出更大的应用价值。

（2）肺动脉压力：评估二尖瓣狭窄患者肺动脉压力，实际反映的是二尖瓣狭窄导致的血流动力学改变的结果，而非反映狭窄程度本身。但肺动脉压指标对制订临床决策非常关键，超声心动图检查提供肺动脉压力评估是必要的。

综上所述，超声心动图在临床上评估二尖瓣狭窄程度时，应综合考虑二维超声瓣口面积测值及平均跨瓣压差测值。当上述评估指标结果不一致时，除非声窗很差，应推荐使用二维超声平面法测定的瓣口面积作参照。峰值跨瓣压差、压差减半时间及肺动脉压力等参数测值，因受多种因素的明显影响，仅可作为支持诊断的依据，不能作为二尖瓣狭窄程度的诊断标准。连续方程法和 PISA 法不推荐作为常规检查方法使用，但当常规方法难以得出结论时，这两种方法的测值可能对二尖瓣狭窄的评估有所帮助。退行性变所致的二尖瓣狭窄，由于二维超声和压力减半时间法估测狭窄瓣口面积存在困难，故可采用平均跨瓣压差来评价狭窄严重程度。表 5-1-1 为二尖瓣狭窄程度定量评估标准。

表 5-1-1 二尖瓣狭窄的定量评估

	MVA/cm^2	MG/mmHg	PG/mmHg	PHT/ms	PAP/mmHg
轻度狭窄	>1.5	<5	<10	90~150	<30
中度狭窄	1.0~1.5	5~10	10~20	150~220	30~50
重度狭窄	<1.0	>10	>20	>220	>50

适用于窦性心律，且心率为 60~80 次/min 的患者
MVA：二维平面法测二尖瓣口面积；MG：平均跨瓣压差；PG：峰值跨瓣压差；PHT：压差减半时间；PAP：肺动脉压力

特别需要指出的是，单一方法与参数评价二尖瓣狭窄存在局限性。在临床实践中，准确评价狭窄瓣膜的结构与功能，需清晰显示二尖瓣装置所有结构，包括瓣膜交界、腱索及乳头肌等。瓣膜交界区有无粘连融合是鉴别风湿性与退行性二尖瓣狭窄的重要特征。经胸二维超声心动图检查时，胸骨旁二尖瓣水平左心室短轴切面是显示二尖瓣口平面的最佳切面，但声窗条件不理想或瓣膜解剖形态出现严重变形时，常不能满意显示病变瓣膜的解剖结构，导致对瓣膜交界融合程度的评价存在困难。TEE 及实时三维超声心动图可更好观察瓣膜交界区。另外，不适当的增益调节或滤波条件，都可能导致高估或低估瓣膜狭窄的病变程度。

同时，评估二尖瓣狭窄程度的各种参数，均有其适用范围与条件，在临床应用中需具体分析，充分认识不同条件下各种方法与参数的应用价值，选用合适的参数进行综合评估。为保证评估的准确性，务必认识与掌握各参数的适用条件与范围。

（四）鉴别诊断

1. 左心室容量负荷增大的疾病 室间隔缺损、动脉导管未闭、二尖瓣关闭不全、贫血等疾病状态下，由于左心室容量负荷增加，致流经二尖瓣口的血流量增多，二尖瓣口流速加快。此类疾病导致的二尖瓣血流增快，其彩色信号血流束较二尖瓣狭窄者明显增宽，且多普勒频谱呈现层流、中空、方向朝上的窄带曲线，亦与二尖瓣狭窄频谱明显不同。结合二维图像、彩色血流信号与多普勒频谱特征，进行综合分析，可将上述疾病所致的血流速度增快

与二尖瓣狭窄进行鉴别。

2. 左心功能不全的疾病 扩张型心肌病及冠心病等患者,左心功能下降致左心室舒张期压力增高,房室间压差减小,二尖瓣开口幅度减小,有可能误诊为二尖瓣狭窄。但前者血流速度明显减慢,且离散度小,但仍具层流的特点。同时,配合二维图像观察二尖瓣装置的结构形态改变,可以进行鉴别诊断。

3. 先天性二尖瓣狭窄 少数二尖瓣狭窄为二尖瓣装置先天性发育异常所致。一般以二尖瓣装置广泛、不同程度的发育畸形为特征。包括二尖瓣叶增厚、纤维化及结节状改变;交界处粘连、退化或缺失;腱索融合及乳头肌纤维化等,使二尖瓣叶呈增厚的漏斗状、平台样或隔膜样结构。临床较常见先天性二尖瓣狭窄包括:降落伞样二尖瓣畸形、双孔二尖瓣、二尖瓣瓣上狭窄环等。

降落伞样二尖瓣,仅存在一组乳头肌或虽有两组乳头肌但其中一组明显退化,由单组乳头肌或两组中有功能的一组发出的腱索,同时连接前后瓣叶,造成二尖瓣叶开放受限,形成瓣口水平及腱索水平的双重流入障碍。

双孔二尖瓣,二尖瓣后瓣中央向前延伸至前瓣,在前、后瓣叶之间形成带状纤维组织桥,腱索间隙被多余异常的瓣叶组织所闭塞,多余瓣叶组织形成拱桥,跨越前、后瓣叶,使二尖瓣口分隔成两个瓣口并形成二尖瓣狭窄。

二尖瓣瓣上狭窄环,为二尖瓣瓣上(心房面)额外形成一纤维环状或膜状结构,部分阻碍左心房血液流入左心室。超声图像主要表现为二尖瓣环左心房面出现膜样或带样回声。

4. 相对性二尖瓣狭窄 部分主动脉瓣关闭不全患者,舒张期来源于主动脉瓣的偏心性反流血流束,可直接冲击二尖瓣前叶,导致二尖瓣前叶开放受限,形成相对性二尖瓣狭窄。诊断过程中,仔细观察二尖瓣装置形态及频谱多普勒形态改变可资鉴别。

5. 二尖瓣机械性狭窄 二尖瓣机械性狭窄通常指二尖瓣装置形态结构正常,但由于左心房内存在异常占位性病变,且病灶活动度较大,于舒张期其随心动周期达二尖瓣口,阻塞二尖瓣口致相对狭窄,最常见病变如左心房黏液瘤。

(五)二尖瓣狭窄超声评价在临床决策中的应用

1. 狭窄瓣膜病变超声评分 利用超声心动图检查,可对二尖瓣形态结构进行全面评估,为临床决策制订提供依据,特别有助于临床筛选合适的PBMC患者。1989年,Wilkins根据经胸壁超声心动图显示的二尖瓣增厚度、钙化度、活动度及瓣下结构增厚度等四个方面图像特征,提出了二尖瓣的Wilkins综合评分系统,以供临床筛选PBMB患者(表5-1-2)。

表5-1-2 Wilkins评分系统评价二尖瓣解剖形态

超声评分	活 动 度	增 厚	钙 化	瓣下增厚
1	瓣叶活动度好仅瓣尖受限	瓣叶厚度接近正常(4~5mm)	仅见单一回声增强	二尖瓣瓣下结构轻微增厚
2	瓣叶中部与基部活动正常	瓣叶中部正常,瓣缘相对增厚(5~8mm)	局限于瓣缘散在回声增强	增厚范围累及腱索近端1/3部位
3	主要为瓣基叶部舒张期持续前向运动	增厚累及整个瓣叶(5~8mm)	回声增强累及至瓣叶中部	增厚累及至腱索远端1/3部位
4	瓣膜舒张期无或极轻微前向运动	整个瓣叶组织明显增厚(8~10mm)	回声增强累及瓣叶大部分区域	腱索组织广泛增厚缩短,累及至乳头肌

2. 二尖瓣狭窄程度临床分级 二尖瓣狭窄的临床管理思路主要取决于准确的病因诊断及疾病分级。2014年AHA指南从临床角度出发,对二尖瓣狭窄程度进行了分级,共分为4级(表5-1-3)。A:MS危险期;B:MS进展期;C:无症状重度MS;D:伴随症状重度MS。每一分级均从病变瓣膜解剖、血流动力学、继发改变及临床症状4个方面进行界定。每一级别的解剖学特征主要基于风湿性瓣膜病变进行阐述。血流动力学严重程度的评估,主要依据平面法所测二尖瓣口面积与压差降半时间所测二尖瓣口面积这两个指标。重度MS定义主要是基于临床症状的严重程度与干预措施的安全性进行界定,其将MVA≤1.5cm²定义为重度狭窄。

3. 临床推荐的风湿性MS临床干预方式 风湿性二尖瓣狭窄除内科对症姑息治疗外,主要治疗手段为外科换瓣术、闭式分离术及PBMC。PBMC非开胸、创伤小、恢复快,必要时可重复治疗,已广为医患双方所接受。经胸与经食管超声心动图检

表 5-1-3 二尖瓣狭窄临床分级

分级	定义	形态学改变	血流动力学改变	继发改变	症状
A	MS 高危	舒张期瓣叶略呈穹顶样	跨瓣血流速度正常	无	无
B	MS 进展期	瓣叶交界处融合；舒张期瓣叶呈穹顶样	跨瓣血流速度增加 MVA>1.5 cm² PHT<150 ms	左心房轻至中度扩大；静息状态下肺压力正常	无
C	无症状重度 MS	瓣叶交界处融合；舒张期瓣叶呈穹顶样	MVA≤1.5 cm²（MVA≤1.0 cm² 提示极重度 MS） PHT≥150 ms（PHT≥220 ms 提示极重度 MS）	左心房显著扩大；PASP>30 mmHg	无
D	伴随症状重度 AS	瓣叶交界处融合；舒张期瓣叶呈穹顶样	MVA≤1.5 cm²（MVA≤1.0 cm² 提示极重度 MS） PHT≥150 ms（PHT≥220 ms 提示极重度 MS）	左心房重度扩大；PASP>30 mmHg	运动耐量降低；劳力型呼吸困难

MVA：二维超声平面法测量的二尖瓣口面积；PHT：压差降半时间；PASP：肺动脉收缩期压力

评估血流动力学障碍严重程度时，二尖瓣平均跨瓣压差也应进一步评估，平均跨瓣压差>5～10 mmHg 时多提示重度 MS，但其受心率和前向血流影响较大，应用时需谨慎

查相结合对术前病例的评估与选择非常重要，其中主要包括：①建立风湿性二尖瓣狭窄诊断；②提供病损严重程度信息如瓣口面积、跨瓣压差等；③确定有无严重禁忌证、合并症；④瓣膜形态学评估。2014 年 AHA 制定的心脏瓣膜病管理指南中推荐的风湿性二尖瓣狭窄临床干预方式如图 5-1-7 所示。

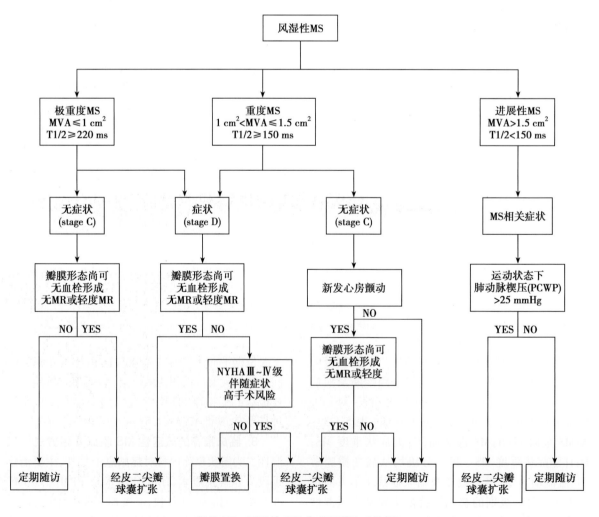

图 5-1-7 风湿性 MS 临床干预方式选择

二、主动脉瓣狭窄

（一）病因与血流动力学

主动脉瓣狭窄（aortic valve stenosis，AS）是临床上常见的致死性心脏瓣膜病，可分为先天性和后天性狭窄两大类。病因常为先天性二瓣化畸形合并钙化、三叶瓣瓣膜老年退行性钙化以及风湿性瓣膜损害。欧美国家二瓣化畸形是主动脉瓣狭窄的主要病因，占主动脉瓣狭窄换瓣手术患者50%以上，其次为三叶瓣瓣叶老年退行性钙化。但在世界范围内，风湿性瓣膜损害仍是主动脉瓣狭窄最常见原因。单纯风湿性主动脉瓣狭窄发病率较低，临床上常合并主动脉瓣关闭不全或风湿性二尖瓣病变。

正常主动脉瓣口面积约 3.0 cm²。因病理过程致主动脉瓣口面积轻度减小时，经主动脉瓣的血流量仍可维持正常，瓣口两端的压差升高不明显，此时仅有主动脉瓣解剖结构上的狭窄，而无明显血液动力学意义上的梗阻；当瓣口面积减少 1/2 时，瓣口两端的压力阶差明显上升，左心室收缩压代偿性升高；当瓣口面积减少至 1/4 时，左心室收缩压进一步上升，左心室收缩明显增强，心室壁肥厚，患者出现临床症状，表现为呼吸困难、心绞痛、晕厥甚至休克。

（二）超声影像学特征

1. M 型超声心动图 主动脉瓣波群曲线回声增强，失去正常"六边形盒子"结构，活动僵硬，开放幅度明显减小。当收缩期开口间距小于 15 mm，为

严重狭窄。主动脉瓣二叶瓣者，瓣叶关闭线偏于主动脉腔的一侧，呈所谓偏心样改变。室间隔和左室后壁厚度增加。

2. 二维超声心动图

（1）风湿性病变：主动脉瓣叶结合部融合，瓣膜边缘增厚融合，回声增强，瓣缘处并可见明显钙化斑，收缩期开放受限。胸骨旁大动脉短轴切面上，主动脉瓣叶活动僵硬，瓣口呈三角形开放，舒张期丧失正常 Y 字型关闭线（图 5-1-8）。此外，还可观察到合并的主动脉瓣关闭不全或风湿性二尖瓣病变。

（2）老年退行性钙化：主要表现为三叶瓣的瓣膜根部与瓣环处回声增强，继而累及至瓣体与瓣尖。

（3）先天性主动脉瓣狭窄：主要表现为主动脉瓣瓣叶数目异常，可为单叶瓣、二叶瓣、三叶瓣及四叶瓣等不同类型，其中二叶瓣畸形最常见。二叶瓣畸形者多为右冠瓣与左冠瓣交界处融合，形成大的前瓣，此型占80%，冠脉均起自主动脉前窦；20%见于右冠瓣与无冠瓣交界处融合，形成左大、右小排列的二叶瓣，此型冠脉分别起自主动脉左、右冠窦。左冠瓣与无冠瓣融合极为罕见。左心长轴切面上，主动脉瓣显示大小不一的两个瓣叶，收缩期为偏心性开口，瓣叶呈帐篷样开放；舒张期瓣叶关闭线偏于主动脉腔一侧，常伴有瓣叶脱垂。大动脉短轴切面上，收缩期主动脉瓣叶呈"左右"排列或"上下"排列，瓣口呈椭圆形开放孔（图 5-1-9），而舒张期

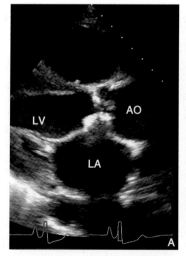
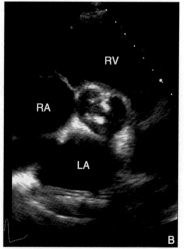

图 5-1-8 主动脉瓣狭窄二维超声心动图
A. 胸骨旁左室长轴切面显示主动脉瓣增厚，回声增强，沿瓣缘处可见较明显的钙化斑，收缩期开放受限；B. 大动脉短轴切面显示狭窄的主动脉瓣口呈僵硬的三角形开放
LA：左心房；LV：左心室；RA：右心房；RV：右心室；AO：主动脉

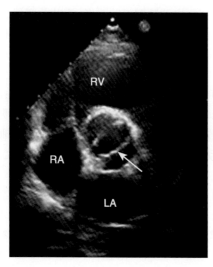

图 5-1-9　二叶主动脉瓣二维超声心动图

胸骨旁左心室短轴切面,箭头示主动脉瓣呈二瓣叶,右前、左后排列,瓣叶增厚,回声增强,收缩期瓣口呈鱼口状,不能贴壁;RV:右心室;RA:右心房;LA:左心房

由于瓣叶融合的脊缝强回声存在,可误被诊为三叶瓣。

瓣膜钙化程度与临床预后紧密相关。二维超声对钙化程度的半定量评估方法为:轻度:小面积强回声斑伴轻微声影;中度或重度:瓣叶广泛变厚、回声增强并伴有显著声影。

3. 多普勒超声心动图　左室流出道血流在主动脉瓣口近端形成五彩镶嵌的射流信号;射流束进入主动脉腔后呈喷射性状增宽。连续波多普勒取样线置于主动脉瓣口,能探及主动脉狭窄收缩期高速射流频谱(图 5-1-10)。

4. 继发改变　①左心室向心性肥厚,室间隔

与左心室后壁厚度多大于 1.3 cm;②主动脉根部代偿扩张;③合并主动脉瓣反流及二尖瓣反流;④风湿性狭窄者,常可见二尖瓣风湿性病变表现。

5. 三维超声心动图　三维成像过程中,胸骨旁长轴切面方位与心底短轴切面方位是两个十分有价值的三维图像显示方位,可清楚显示主动脉瓣增厚,瓣叶边缘粗糙及狭窄主动脉瓣口。三维超声图像不但可直观、简便地对主动脉瓣狭窄做出定性诊断,还可对狭窄的瓣口进行更为准确的定量评估。

6. 经食管超声心动图　TEE 能更为清楚地显示主动脉瓣的解剖结构,包括瓣叶数目、大小、厚度、活动度以及升主动脉和左室流出道的解剖结构,对主动脉瓣狭窄,特别是先天性主动脉瓣畸形的评价更为准确可靠。在患者肥胖、肋间隙狭窄及肺气过多等情况下,经胸超声心动图对主动脉瓣显像困难时,更推荐 TEE 检查。应用多平面 TEE 时,通过调整扫描面的方向,能清晰显示主动脉瓣口的形态,为直接测量瓣口面积提供更准确的切面图像。

(三) 狭窄程度的定量评价

1. 主动脉瓣射流峰速　经狭窄主动脉瓣口的前向收缩期血流峰值速度,是预测临床预后的最好指标之一。但在实际测量中,超声取样线往往与射流束方向不能完全平行,测值往往低估真实的峰值流速。如果声束与血流方向间的夹角控制在 15°以内,则低估程度小于 5%。值得注意的是,该指标还受主动脉口血流量影响。

2. 主动脉瓣平均跨瓣压差　最大瞬时压差是依据简化 Bernoulli 方程由峰值速度计算所得,其测

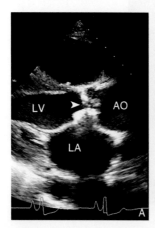
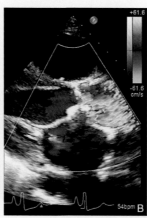
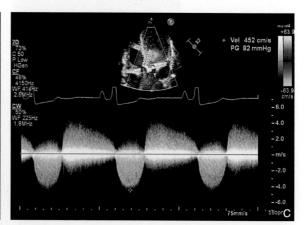

图 5-1-10　主动脉瓣狭窄多普勒超声心动图

A. 胸骨旁左室长轴切面,显示主动脉瓣增厚,回声增强,可见较明显的钙化斑,收缩期开放受限(箭头示);B. 彩色多普勒显示收缩期主动脉瓣口的高速血流信号;C. 连续波多普勒显示主动脉瓣口收缩期高速射流频谱

LA:左心房;LV:左心室;AO:主动脉

值大小与瓣口面积无固定关系,不能准确反映狭窄的程度。平均压差是指主动脉瓣口两侧所有瞬时压差的平均值,可通过勾勒跨主动脉瓣口血流频谱轮廓自动获取,是准确反映瓣口两端压力变化的敏感指标。平均跨瓣压差为临床决策制订提供了有用信息,但该指标同样受主动脉口流量的影响。

3. 主动脉瓣口面积 可通过连续方程方法获得,即流经主动脉瓣近端左室流出道血流量与流经狭窄瓣口的血流量可视为相等。计算公式为:

$$AVA = CSA_{LVOT} * VTI_{LVOT}/VTI_{AV}$$

（式 5-1-6）

其中,AVA 为主动脉瓣口面积,CSA_{LVOT} 为左室流出道出口处,即主动脉瓣环下方的面积,VTI_{LVOT}、VTI_{AV} 分别为收缩期通过左室流出道、主动脉瓣口的血流速度时间积分。为准确计算主动脉瓣口面积,精确获取 CSA_{LVOT} 和 VTI_{LVOT} 数值非常重要,两者须在距主动脉瓣相同距离处测量。推荐在胸骨旁左室长轴切面上,收缩中期在主动脉瓣环连线水平以下 $0.5\sim1.0$ cm 处,测量由室间隔内侧边缘到二尖瓣前叶间的距离,从而计算 CSA_{LVOT},由此获得的主动脉瓣口面积为有效瓣口面积,其不受主动脉瓣口血流状态影响,在主动脉瓣口血流量明显增加或明显减少的情况下,对狭窄程度的评估更为准确。

4. 流速比 为减少连续方程测量与计算误差的影响,可利用简化的左室流出道与主动脉瓣口血流速度的比值来评估狭窄程度。实质上,此比值反映的是狭窄主动脉瓣口有效面积占左室流出道横截面积的比例。

主动脉瓣狭窄程度分为轻度、中度、重度三级,见表 5-1-4,应综合上述指标进行判断。

表 5-1-4 主动脉瓣狭窄程度分级评估

	主动脉瓣硬化	轻度	中度	重度
主动脉瓣口射流速度/(m/s)	≤2.5	2.6~2.9	3.0~4.0	>4.0
平均跨瓣压差/mmHg	—	<20[b](<30[a])	20~40[b](30~50[a])	>40[b](>50[a])
主动脉有效瓣口面积/cm²	—	>1.5	1.0~1.5	<1.0
标化主动脉瓣口面积/(cm²/m²)	—	>0.85	0.60~0.85	<0.6
流速比(左室流出道/主动脉瓣口)	—	>0.50	0.25~0.50	<0.25

[a] 欧洲心脏病学会指南,[b] 美国心脏病学会指南

(四)技术局限性与诊断难点

1. 声束与血流方向夹角 当声束方向与跨主动脉瓣的高速血流束方向不平行时,则导致频谱测值低估真正的峰值流速与跨瓣压差。当血流速度<3.0 m/s 时,夹角将中度低估跨瓣压差。重度狭窄产生高速血流时,则夹角大小对跨瓣压差的低估十分明显。如夹角小于20°,测值低估不十分明显;如大于20°,测值则明显低估,且随着夹角增大,低估程度越大。实际操作中,应尽量将声束方向与高速血流束方向控制在15°以内。

由于跨瓣的高速血流方向多变与不可预知,在实际操作中使用"角度矫正"有可能导致更大的误差,建议慎重使用。操作中心尖、胸骨上窝或右胸骨旁切面上,能帮助获取狭窄瓣口的最高流速。在某些特殊情况下,剑突下或锁骨上声窗可获取最高流速。

2. 跨主动脉血流量对狭窄程度判断的影响 在贫血、动静脉瘘、血液透析、中至重度主动脉瓣反流等高心输出量状态时,跨主动脉瓣口流速增加,压差增大,有可能导致将轻或中度狭窄误诊为重度狭窄;而在左心室射血分数减低、心腔狭小、合并中至重度二尖瓣狭窄和/或关闭不全等低心输出量状态时,则可导致低估主动脉瓣狭窄程度。当对主动脉瓣狭窄严重程度评估存在疑问时,表 5-1-5 建议的解决方法如下:

3. 狭窄部位确定 主动脉瓣狭窄诊断中,应注意与主动脉瓣下隔膜或肌性狭窄、梗阻性肥厚型心肌病及瓣上狭窄鉴别。二维超声可显示瓣上或瓣下异常结构,如纤维隔膜、纤维肌性增生性狭窄等。频谱多普勒和彩色多普勒则可检测高速血流起始部位,有助于鉴别诊断。

(五)超声心动图在主动脉瓣狭窄临床决策中的应用

目前,超声心动图已成为临床上无创性评估主动脉瓣狭窄的首选方法。M 型及二维超声显像为主动脉瓣狭窄瓣膜的形态学改变及活动幅度改变等提供极有价值的图像;多普勒超声心动图可获取丰富的定性与定量诊断信息。特别是近年来,多平

面经食管超声技术的临床应用,使超声对主动脉瓣狭窄的评价更为准确、可靠。

表 5-1-5　主动脉瓣狭窄严重程度评估存在
疑问时推荐的解决办法

跨主动脉瓣口血流峰值速度>4.0 m/s 且有效瓣口面积>1.0 cm²

复核左室流出道直径并比较以前资料
1. 检查左室流出道速度信号,复核其速度
2. 存在以下情况时复核主动脉瓣口面积指数
　　a. 身高低于 135 cm
　　b. 体表面积小于 1.5 m²
　　c. 体重指数小于 22
3. 评估主动脉瓣反流程度
4. 高输出量情况下评估:
　　a. 左室流出道的每搏输出量
　　b. 二维超声评估左心室射血分数和每搏输出量

可能原因:高心输出量;中度主动脉瓣反流;大的体表面积

跨主动脉瓣口峰值血流速度≤4.0 m/s 且有效瓣口面积≤1.0 cm²

1. 复查左室流出道的直径并比较以前资料
2. 复查左室流出道血流速度取样部位到瓣口的距离
3. 存在以下情况时复核主动脉瓣口面积指数:
　　a. 身高低于 135 cm
　　b. 体表面积小于 1.5 m²
　　c. 体重指数小于 22
4. 跨主动脉瓣口流量降低时需评估:
　　a. 左室流出道每搏输出量
　　b. 二维超声评估左心室射血分数和每搏输出量
　　c. 二尖瓣反流程度
　　d. 二尖瓣狭窄程度
5. 当左心室射血分数小于 55%
　　a. 评估瓣膜钙化程度
　　b. 考虑行多巴酚丁胺负荷超声心动图检查

可能的原因:低心输出量,小的体表面积,重度二尖瓣反流

1. 主动脉瓣狭窄评估流程　对主动脉瓣狭窄的完整超声心动图评估,需包括对病变瓣膜狭窄程度的准确评估、左心室收缩功能精确评价及合并瓣膜病变的评估等。随着经皮主动脉瓣置换术(TAVR)的开展,术前与术中对狭窄主动脉瓣形态解剖学的详细超声评估显得尤为重要。除了基本的形态学评价外,对瓣膜钙化程度、分布部位及瓣环直径的准确描述与测量,在 TAVR 术前评价、术中引导与监测中也十分重要。当超声心动图显示主动脉瓣存在形态解剖学异常,怀疑有主动脉瓣狭窄时,2017 ESC/EACTS 推荐以下评估路线图(图 5-1-11)。

2. 无症状主动脉瓣狭窄患者的随访　临床上,主动脉瓣狭窄病程进展中有一个相当长的无症状期。超声心动图是随访成人无症状性主动脉瓣狭窄病程进展的首选工具。当跨瓣血流峰值流速大于 4.5 m/s,峰值跨瓣压差超过 80 mmHg,或平均跨瓣压差大于 50 mmHg 时,主动脉瓣狭窄程度已为重度。值得注意的是,主动脉瓣狭窄患者的预后主要取决于患者有无明显临床症状,而非其血流动力学变化的严重程度。对于首诊跨瓣血流峰值流速达 3~4 m/s 的患者,需每年复查超声心动图并随访其症状进展情况。

3. 心功能不全患者主动脉瓣狭窄程度评估　主动脉瓣重度狭窄伴左心室收缩功能障碍时,尽管瓣膜狭窄程度很重,但跨瓣血流速度及跨瓣压差仍然会很低,即"低流量、低压差性主动脉瓣狭窄"。临床上,出现主动脉有效瓣口面积小于 1.0 cm²、左心室射血分数低于 40% 及平均跨瓣压差小于 30~40 mmHg 的情况时,需考虑是否存在"低流量、低压差性主动脉瓣狭窄"。

对于"低流量、低压差性主动脉瓣狭窄"患者,多巴酚丁胺负荷超声心动图有助于对其左心室收缩功能储备及主动脉瓣狭窄程度进行准确评估。实验开始时先使用较低剂量,从 2.5 μg/(kg·min) 或 5 μg/(kg·min) 开始,每 3~5 分钟逐渐增加到最大剂量 10~20 μg/(kg·min)。需同时监测生命体征,避免多巴酚丁胺剂量过大。一旦出现阳性结果,即心率增加超过 10~20 次/min,绝对心率超过 100 次/min 或已达心肌最大收缩力时,给药应尽快停止。此外,当发生血压下降或显著心律失常时,也应立即停止输注多巴酚丁胺。

多巴酚丁胺负荷超声心动图的报告项目应包括:跨狭窄主动脉瓣口峰值速度、平均压差、瓣口面积及左心室射血分数。最好在每个阶段,或至少在负荷前和负荷药物达峰值时测量以上数据。其判断主动脉瓣狭窄程度的依据为:

(1) 如果瓣口面积有所增加且最终瓣口面积大于 1.0 cm²,表明非重度主动脉瓣狭窄;

(2) 如在任何负荷剂量下瓣口面积都不超过 1.0 cm²,而且狭窄瓣口最大流速大于 4.0 m/s 或平均跨瓣压差超过 40 mmHg,此时可判定为重度狭窄;

(3) 尽管外科干预可以改善主动脉瓣狭窄患者左心室射血分数和预后,但对于每搏输出量或射

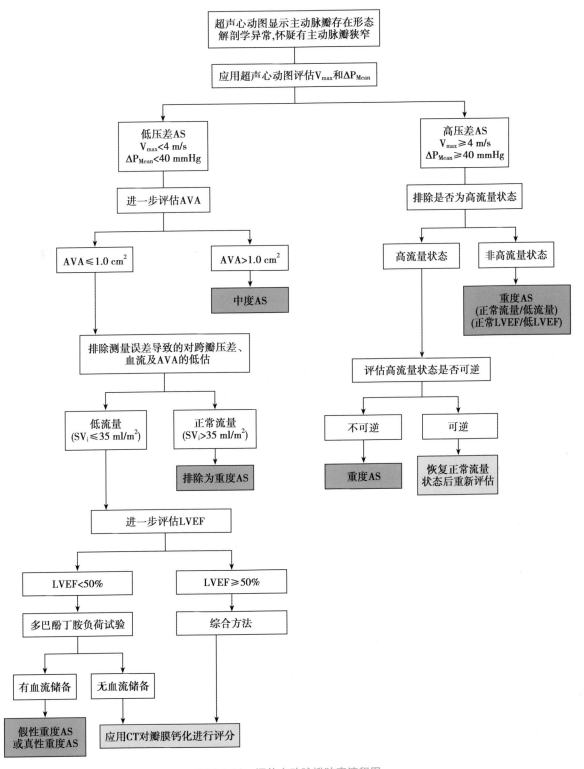

图 5-1-11 评估主动脉瓣狭窄流程图

AS:主动脉瓣狭窄;V_{max}:收缩期主动脉瓣口峰值速度;ΔP_{Mean}:跨主动脉瓣口平均压差;AVA:主动脉瓣口面积;
LVEF:左心室射血分数;SV_i:经体表面积标化的每搏输出量

血分数增加小于 20%,收缩储备功能不足的患者,外科手术死亡率较高且预后较差。

4. 主动脉瓣狭窄临床分级 对 AS 的临床管理思路取决于准确的病因诊断及疾病分型。表 5-1-6 是 2014 AHA/ACC 指南从临床角度对主动脉瓣狭窄程度进行分级。共分为 4 级。A:具有发生 AS 高危因素;B:进展期 AS;C:无症状重度 AS;D:有症状重度 AS。每一分级均从病变瓣膜形态学改变、血流动力学、继发改变及症状 4 个方面进行界定。跨

主动脉瓣血流量正常情况下,主要由跨瓣峰值流速及平均跨瓣压差两个指标对血流动力学严重程度进行评估。但部分低 LVEF、低左心室容量的 AS 患者,其跨主动脉瓣血流量减少,跨瓣峰值流速及平均跨瓣压差相应处于低值,此时评估其狭窄程度需谨慎。主动脉瓣有效瓣口面积可帮助其正确评估。当有效瓣口面积<1.0 cm^2 时,患者主动脉瓣狭窄程度严重,预后差。在跨瓣血流量正常情况下,有效瓣口面积<0.8 cm^2,常对应跨主动脉瓣平均压差>40 mmHg。

表 5-1-6 主动脉瓣狭窄临床分级

分级	定义	形态学改变	血流动力学改变	继发改变	症状
A	AS 高危	二瓣化(或其他先天性瓣膜异常);主动脉瓣硬化	$V_{max}<2$ m/s	无	无
B	进展期 AS	双叶瓣轻至中度钙化;三叶瓣收缩期开放受限;风湿性瓣叶改变	轻度 AS:V_{max}:2.0~2.9 m/s 或 $\Delta P_{Mean}<20$ mmHg 中度 AS:V_{max}:3.0~3.9 m/s 或 ΔP_{Mean}:20~39 mmHg	可出现早期左心室舒张功能不良;LVEF 正常	无
C	无症状重度 AS				
C1	无症状重度 AS	瓣叶重度钙化;先天性瓣叶狭窄伴瓣叶开放重度受限	$V_{max}\geq4$ m/s 或 $\Delta P_{Mean}\geq40$ mmHg AVA≤1.0 cm^2(或 AVA$_i\leq$ 0.6 cm^2/m^2) 极重度 AS:$V_{max}\geq5$ m/s; 或 $\Delta P_{Mean}\geq60$ mmHg	左心室舒张功能不良;左心室壁肥厚;LVEF 正常	无;可进行负荷试验
C2	无症状重度 AS 并 LVEF 减低	瓣叶重度钙化;先天性瓣叶狭窄伴瓣叶开放重度受限	$V_{max}\geq4$ m/s 或 $\Delta P_{Mean}\geq40$ mmHg AVA≤1.0 cm^2(或 AVAI$\leq$ 0.6 cm^2/m^2)	LVEF<50%	无
D	有症状重度 AS				
D1	高压差型有症状重度 AS	严重的瓣叶钙化;先天性瓣叶狭窄伴瓣叶开放重度受限	$V_{max}\geq4$ m/s 或 $\Delta P_{Mean}\geq40$ mmHg AVA≤1.0 cm^2(或 AVA$_i\leq$ 0.6 cm^2/m^2)	左心室舒张功能不良;左心室壁肥厚;可出现肺高压	劳力性呼吸困难或运动耐力下降;劳力性心绞痛;运动性晕厥或先兆晕厥
D2	LVEF 降低、低流量/低压差型有症状重度 AS	瓣叶重度钙化伴瓣叶开放重度受限	AVA≤1.0 cm^2 伴静息状态下 $V_{max}<4$ m/s 或 $\Delta P_{Mean}<40$ mmHg 多巴酚丁胺负荷超声心动图:AVA≤1.0 cm^2,$V_{max}\geq4$ m/s	左心室舒张功能不良;左心室壁肥厚;LVEF<50%	心力衰竭;心绞痛;晕厥或先兆晕厥
D3	LVEF 正常、低压差型有症状重度 AS 或者矛盾性低流量型有症状重度 AS	严重瓣叶钙化伴瓣叶开放重度受限	AVA≤1.0 cm^2,$V_{max}<4$ m/s 或 $\Delta P_{Mean}<40$ mmHg; AVA≤0.6 cm^2/m^2; SV$_i<35$ ml/m^2;	左心室相对室壁厚度增加;小心腔低每搏输出量;限制型舒张功能不全;LVEF≥50%	心力衰竭;心绞痛;晕厥或先兆晕厥

D3 级测量需在正常血压状态(收缩期血压<140mmHg)下进行。AS:主动脉瓣狭窄;V_{max}:收缩期主动脉瓣口峰值速度;ΔP_{Mean}:跨主动脉瓣口平均压差;AVA:主动脉瓣口面积;AVA$_i$:经体表面积标化的主动脉瓣口面积;SV$_i$:经体表面积标化的每搏输出量

5. 超声心动图评估对主动脉瓣狭窄患者手术时机的选择也具有重要的指导意义　当患者出现心绞痛、晕厥与心衰症状时,具有明确手术指征,需要立即手术。但对于无症状患者,可应用超声心动图进行随访,一旦跨主动脉瓣口压差大于50 mmHg或主动脉瓣口面积小于0.75 cm^{2}时,也应考虑予以手术治疗。图5-1-12是主动脉瓣狭窄患者行主动脉瓣置换术的适应证。

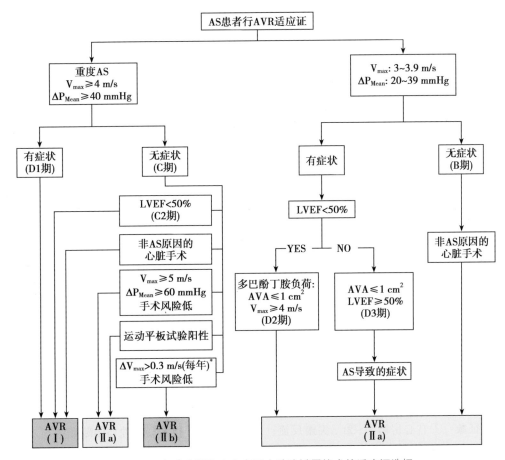

图 5-1-12　主动脉瓣狭窄患者行主动脉瓣置换术的适应证选择

AS:主动脉瓣狭窄;AVA:主动脉瓣口面积;AVR:主动脉瓣置换(经胸或介入方式);LVEF:左心室射血分数;V$_{max}$:收缩期主动脉瓣口峰值速度;ΔP$_{Mean}$:跨主动脉瓣口平均压差;* 随访提示,主动脉瓣口峰值速度平均每年增加大于0.3 m/s

目前,主动脉瓣置换术主要有两种方式:主动脉瓣置换(AVR)和介入主动脉瓣置换(TAVR)。采取何种手术方式受众多因素的影响,包括手术安全性评估、患者疾病状态评估、患者意愿以及手术效果等方面。图5-1-13是2017年AHA瓣膜病管理指南推荐的主动脉瓣狭窄患者手术方式参考。

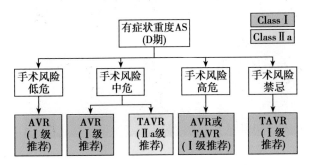

图 5-1-13　主动脉瓣狭窄患者手术方式推荐

AS:主动脉瓣狭窄;AVR:外科经胸主动脉瓣置换;TAVR:介入主动脉瓣置换

三、三尖瓣狭窄

(一) 病因与血流动力学

三尖瓣狭窄(tricuspid stenosis)比较少见,最常见病因为风湿性瓣膜病变,常合并二尖瓣狭窄。其他少见病因如类癌综合征累及三尖瓣,导致瓣膜狭窄,这类狭窄总是与三尖瓣反流并存,且以三尖瓣反流为主。另外少见病因有先天性畸形、瓣膜性或起搏器性心内膜炎和起搏器导致的粘连、狼疮性瓣膜炎以及因右心房内良、恶性肿瘤导致的机械梗阻等。

正常三尖瓣口面积为 6~8 cm²,当面积减少至 2 cm²,临床定义为三尖瓣口狭窄。其血流动力学改变主要表现为:舒张期右心房血液流入右心室受阻,右心室充盈障碍,右心输出量减低,右心房压力升高,晚期出现颈静脉怒张、肝大、腹水与水肿等症状。

(二)超声影像学特征

1. M 型超声心动图 三尖瓣前叶活动曲线斜率减慢,类似"城墙样"改变。

2. 二维超声心动图 三尖瓣增厚,回声增强,可伴钙化。三尖瓣交界粘连,活动僵硬,舒张期开放受限,呈"圆顶样"改变,瓣膜最大开放距离减小,开放间距多≤2 cm。也可显示由于心房肿瘤、转移瘤或巨大赘生物所导致的瓣膜梗阻。

3. 多普勒超声心动图 彩色多普勒显示舒张期三尖瓣口细窄的血流束进入右心室,严重狭窄者可呈五彩镶嵌状。频谱多普勒可记录到舒张期湍流频谱,E 峰流速加快,通常>1.0 m/s,但多小于1.5 m/s。正常情况下通过三尖瓣血流速度在吸气时增强,故而三尖瓣狭窄吸气时的过瓣峰值流速有可能达到 2.0 m/s(图 5-1-14)。

4. 三维超声心动图 可提供更清晰的三个瓣叶相互空间结构关系,并可评估瓣口面积。

5. 继发征象 ①右心房增大;②三尖瓣反流;③下腔静脉可增宽,合并体静脉淤血;④类癌综合

征患者,瓣膜活动度严重受限,似"僵硬征"。

(三)狭窄程度的定量评价

对三尖瓣狭窄程度的定量评估,主要是通过连续波多普勒获取的血流动力学信息来判断。记录三尖瓣血流速度的最佳切面是低位胸骨旁右室流入道切面或心尖四腔心切面。

1. 右室流入道舒张期峰值速度 正常通过三尖瓣口血流的峰值流速低于 0.7 m/s,如瓣口狭窄,跨瓣流速多>1.0 m/s,吸气时可高达 2.0 m/s。

2. 平均跨瓣压差 正常三尖瓣口平均跨瓣压差为 2~10 mmHg,均值 5 mmHg 左右。如高于5 mmHg,代表瓣膜存在狭窄。

3. 压差减半时间 所用经验公式同二尖瓣狭窄,该公式用于计算三尖瓣口面积的准确性不如二尖瓣。但压差减半时间越长,说明三尖瓣狭窄程度越重,当压力减半时间>190 ms 时,多存在有临床意义的狭窄。

4. 连续方程测量瓣口面积 通过连续方程原理,每搏输出量除以右室流入道舒张期血流速度时间积分(VTI),获取三尖瓣口有效面积。在无明显三尖瓣反流时,可以采用右或左室流出道测量的每搏输出量。随三尖瓣反流程度的增加,连续方程法对瓣口面积低估的倾向性逐渐增加,但当所测得瓣口面积≤1 cm²,也意味着并存的狭窄与反流已导致了明显的血流动力学异常。

(四)技术局限性与诊断难点

1. 超声心动图是诊断三尖瓣狭窄的首选检查

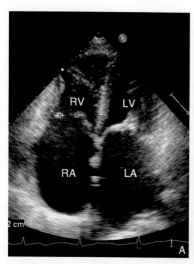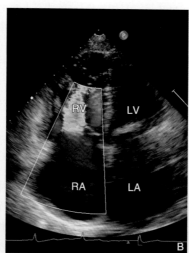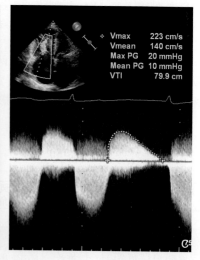

图 5-1-14　三尖瓣狭窄二维超声心动图

A. 心尖四腔心切面,见三尖瓣增厚,开放受限,右心房扩大;B. 彩色多普勒,舒张期三尖瓣右心房侧见血流会聚区,瓣口高速血流信号;C. 连续波多普勒,记录到三尖瓣口峰值速度和平均压差升高

LA:左心房;LV:左心室;RA:右心房;RV:右心室

工具,对行三尖瓣整形术后的瓣膜结构、活动与功能也能准确评估。因图像特征不如二尖瓣狭窄者典型,容易被忽略。应用超声心动图检查时,对于风湿性二尖瓣病变者,应常规观察三尖瓣形态活动与血流动力学情况。

2. 因右心室解剖结构较复杂,平面法测量三尖瓣口面积存在困难。虽有报导实时三维超声心动图有助于观察和定量三尖瓣瓣口面积,但不推荐临床选择使用。胸骨旁右室流入道切面、胸骨旁短轴切面、心尖及剑突下四腔心切面适于观察三尖瓣结构。因三尖瓣血流速度受呼吸影响,所有检测应该对整个呼吸周期的流速进行平均或在呼气末屏气时进行记录。

3. **三尖瓣口血流量** 明显三尖瓣关闭不全、房间隔缺损等病变,因经三尖瓣口流量增加,可导致舒张期血流速度加快,易误诊三尖瓣狭窄。右心功能不全时,三尖瓣开放幅度可减小。如观察瓣叶回声、活动幅度及瓣口流速均可鉴别。

(五)超声心动图在三尖瓣狭窄临床决策中的应用

准确评估三尖瓣狭窄程度的重要性在于识别出现血流动力学异常的患者,这些患者可能需要临床干预以解除右心衰竭症状。表 5-1-7 显示的是无论是否伴有三尖瓣反流,都支持患者存在重度三尖瓣狭窄。

表 5-1-7 具有诊断重度三尖瓣
狭窄的血流动力学征象

超声所见	具体测值
瓣膜形态改变	瓣膜增厚,僵硬,瓣叶钙化
血流动力学变化	
平均压差(mmHg)	>5 mmHg
压力减半时间	≥190 ms
连续方程法计算的瓣口面积[a]	1 cm^2[a]
继发改变	
右心房中度以上扩大	
下腔静脉扩张	

a:表示每搏输出量由左或右室流出道测算得来;当存在轻度以上三尖瓣反流时,此方法将低估三尖瓣口面积。然而,无论怎样,当测值≤1 cm^2 时,提示由三尖瓣联合病变所造成的血流动力学负荷已经具有临床意义

(谢明星)

第二节 心脏瓣膜反流超声评价在临床决策中的价值

心脏瓣膜反流是指瓣膜关闭时,瓣缘对合不严密,导致心室内部分血液在收缩期回流入心房,或大动脉内血液在舒张期回流入心室。正常人二尖瓣、主动脉瓣、三尖瓣和肺动脉瓣都可能发生少许反流,尤其是三尖瓣和肺动脉瓣反流,有文献报道在正常人群中检出率分别为 95% 和 92%。明确瓣膜反流病因、准确评估瓣膜反流状态及瓣膜损害程度,对临床干预决策的制订及手术时机选择具有重要临床价值。

一、病因

心脏瓣膜反流常见于瓣叶或瓣膜装置病变,也可为功能性改变所致,如继发于心腔扩张或功能不全等。超声心动图检查可明确大多数瓣膜反流的病因与病变程度,如经胸超声心动图图像质量不佳,可考虑经食管超声心动图或其他影像学检查,以进一步明确瓣膜病变原因、范围与程度。

(一)二尖瓣反流

二尖瓣反流(mitral regurgitation,MR)是由于二尖瓣瓣叶、瓣环、腱索、乳头肌及左心室结构或功能异常,导致舒张期瓣叶闭合不全,左心室血流倒流至左心房的一种病理状态。原发性二尖瓣反流的常见病因有二尖瓣黏液样变、二尖瓣脱垂、风湿性病变、二尖瓣瓣环钙化以及心内膜炎等。继发性二尖瓣反流则常见于缺血性或非缺血性病因所致的左心室扩大或功能不全等,二尖瓣瓣叶形态结构多正常。

(二)主动脉瓣反流

正常主动脉瓣由三个瓣叶组成,主动脉瓣环或瓣叶的任何一部分功能异常或器质性损害,均可致不同程度的主动脉瓣反流(aortic regurgitation,AR)与不同程度的血流动力学改变。原发性主动脉瓣反流主要源于瓣叶疾病或主动脉根部病变。瓣叶疾病主要包括主动脉瓣发育畸形、风湿性病变、黏液样病变、心内膜炎、退行钙化性疾病及一些全身性疾病。主动脉根部病变常见主动脉根部扩张如马方综合征,家族性主动脉瘤、慢性高血压或主动脉夹层等疾病亦会导致主动脉瓣反流。

(三)三尖瓣反流

三尖瓣装置或瓣叶本身病变时导致三尖瓣反

流(tricuspid regurgitation,TR)。原发性三尖瓣反流常见病因有心内膜炎、三尖瓣下移畸形、风湿性病变以及黏液瘤病变等。继发性三尖瓣反流则见于任何原因导致的瓣环扩张、肺动脉高压,包括二尖瓣病变、原发性肺动脉高压以及肺动脉器质性病变等。

(四)肺动脉瓣反流

肺动脉瓣反流(pulmonary regurgitation,PR)多为生理性反流,正常人可探查到少量反流信号。病理性反流主要见于先天性心脏病如法洛四联症矫正术后,后天性疾病如类癌综合征、心内膜炎以及黏液性病变所致肺动脉瓣反流较少见。

二、超声心动图主要评价内容与参数

(一)二维超声心动图

1. 瓣叶形态结构 二维超声直观显示瓣叶数目和有无增厚、钙化、运动受限、连枷样运动及赘生物等,可为瓣膜反流程度提供间接依据。例如瓣叶的连枷样运动几乎无一例外地导致严重瓣膜反流。

2. 腔室重构 瓣膜反流的病程及程度是腔室重构的决定因素。一定程度的急性瓣膜反流短期内可能不会导致腔室重构,但明显的慢性瓣膜反流常致相应腔室扩大及室壁增厚,如无腔室重构则提示反流程度轻。

(二)多普勒超声心动图

准确定量评价瓣膜反流程度,应综合分析以下超声心动图参数:

1. 反流束流颈宽度(vena contracta,VC) VC是指彩色反流束上最窄的部位,一般位于反流束超始部或其稍下方。彩色多普勒显示为高速、层流信号,彩色束宽度稍小于解剖反流口直径,可代表有效反流口面积。测量流颈宽度评估瓣膜反流程度相对准确,不受房室间压差、脉冲重复频率、彩色增益等因素影响。对中心性反流评价结果较好,亦适用于偏心性反流。但对多束反流,不能简单将各自流颈宽度相加来评估反流程度。

需注意的是,流颈测值的细微差异可导致对瓣膜反流程度分级的改变,因此,如该方法不能获取准确测量结果,建议使用其他评价方法。

2. 近端等速表面积法(proximal isovelocity surface area,PISA) 根据流体动力学原理,血流经过反流口会形成流速递增但表面积递减的中心性近半球形汇聚。彩色多普勒血流显像能显示与奈奎斯特极限相对应的速度半球表面。假设近端

等速表面最大半径出现在最大反流率和最大反流速度,最大有效反流口面积计算为:

$$EROA = (6.28r^2 \times Va)/PkVreg \quad (式5-2-1)$$

其中 EROA 为有效反流孔面积;Va 为混叠速度;PkVreg 为连续波多普勒测量的最大反流速度。反流容积可用有效反流口面积乘以反流束的速度-时间积分计算,即:

$$RV = EROA \times VTI_{regjet} \quad (式5-2-2)$$

其中 RV 为反流束容积;VTI_{regjet} 为反流时间-速度积分。PISA 法优点是不受反流孔形状、反流束走向、房室顺应性以及彩色增益、彩色灵敏度、脉冲重复频率等因素的影响。对于器质性二尖瓣反流尤其适用。但当近端流场不是半球形时,PISA 法测量结果不准确,因此,其对评价中心性反流比偏心性反流更有价值。

3. 反流容积(regurgitant volume,RV)及反流分数(regurgitant fraction,RF) 瓣口的每搏输出量(SV)由瓣口的横截面积(CSA)乘以瓣口的速度-时间积分(VTI)。假设瓣口的形态为圆形(除了三尖瓣),计算公式为:

$$SV = CSA \times VTI = \pi d^2/4 \times VTI \quad (式5-2-3)$$

d 表示瓣环直径。每搏输出量可以在两个以上位点进行估算:左室流出道、二尖瓣口、肺动脉瓣口。在没有瓣膜反流的情况下,心脏各瓣膜口位置的每搏输出量相等。当某个瓣口有反流时而没有心腔内异常通道时,病变瓣膜口每搏输出量大于其他瓣口的每搏输出量。其差值等于反流量。反流分数等于反流量除以该瓣口的每搏输出量。计算公式为

$$Regurgitant\ Volume = SV_{RegValv} - SV_{CompValv}$$
$$(式5-2-4)$$

$$Regurgitant\ Fraction = (SV_{RegValv} - SV_{CompValv})/SV_{RegValv}$$
$$(式5-2-5)$$

$SV_{RegValv}$ 代表反流瓣口的每搏输出量,$SV_{CompValv}$ 代表无反流瓣口的每搏输出量。

4. 反流口面积(regurgitant orifice area,ROA) ROA 多采用连续性方程法进行评价。根据反流容积和反流束的速度-时间积分计算 ROA,计算公式为

$$ROA = SV_{RegValv}/VTI \quad (式5-2-6)$$

$SV_{RegValv}$ 代表反流瓣口的每搏输出量;VTI:速

度-时间积分。

5. 远端血流逆流(distal flow reversals) 瓣膜反流程度严重时,反流瓣膜远端血管的血流方向也可产生反向流动,如严重二尖瓣反流时,肺静脉内则可见收缩期逆流血流;严重主动脉瓣反流时,主动脉腔内可见全舒张期逆流信号,中度反流时全舒张期逆流信号只见于降主动脉胸段近端;严重三尖瓣反流时,腔静脉、肝静脉内则可见收缩期逆流信号。

6. 连续波多普勒信号(cw doppler signals) 连续波多普勒频谱形态显示两个腔室间的跨瓣瞬时压差,反映了反流严重程度与反流束速度。

7. 反流频谱灰阶强度 反流频谱信号强弱,代表探查声束内不同速度红细胞的相对数量,可间接反映瓣膜反流量大小。检查时,须尽可能获取轮廓最完整的反流频谱进行分析。反流束频谱灰度暗淡轮廓不清,常见于轻度反流;频谱灰度明亮轮廓清晰者,多见于重度反流。但由于仪器条件不同及患者存在个体差异,且目前灰度分析多使用肉眼直观对比,故很难进行个体间比较,临床上常用于个体自身的比较,或反流束与前向血流对比。

三、二尖瓣反流

正常二尖瓣功能有赖于二尖瓣装置结构与功能正常,包括左心房壁、二尖瓣环、前叶和后叶,以及腱索、乳头肌,乳头肌附着处的左心室肌等。二尖瓣装置任一组成部分的功能不全与解剖异常,均会导致不同程度二尖瓣反流。超声心动图评价二尖瓣反流不仅是定量反流程度,还包括评价瓣膜装置解剖结构与心功能。

(一)二尖瓣反流病因诊断

1. 二尖瓣瓣叶疾病 黏液样二尖瓣病变的表现为瓣叶和腱索增厚与冗长,伴有特征性收缩期部分瓣叶脱垂(图5-2-1),严重者为全部瓣叶脱垂;风湿性二尖瓣反流患者,病变部位主要为瓣叶交界处的融合,瓣尖增厚与回声增强(图5-2-2),腱索常呈现挛缩增厚,多同时伴有瓣膜狭窄。感染性心内膜炎患者,主要是赘生物破坏瓣叶,导致瓣叶穿孔,变形等产生二尖瓣反流(图5-2-3)。马方综合征患者,二尖瓣前叶冗长,收缩期脱向左心房腔内,导致前后叶对合不良。某些全身性疾病如系统性红斑狼疮等,全部瓣叶呈不规则增厚,回声增强;老年退行性改变者,表现为瓣体不规则增厚,多伴有瓣环钙化,后叶瓣环尤其容易受累,出现典型的环状增强,部分可见声影。

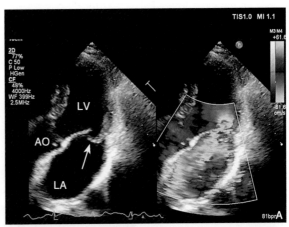
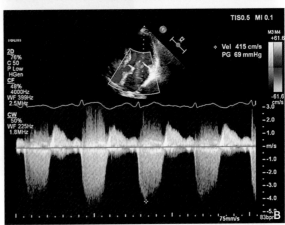

图 5-2-1 二尖瓣后叶脱垂的超声心动图改变
A.心尖五腔心切面示二尖瓣后叶收缩期脱向左心房侧(箭头所指);B.二尖瓣口收缩期左心房侧出现高速反流束
AO:升主动脉;LA:左心房;LV:左心室

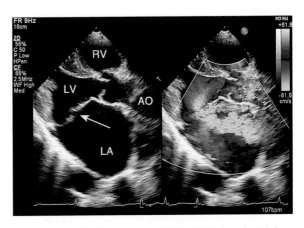

图 5-2-2 风湿性心脏病二尖瓣反流的超声心动图改变
左室长轴切面示二尖瓣瓣叶增厚、回声增强,闭合不良(箭头所指);CDFI显示瓣口大量反流血流收缩期进入左心房
AO:升主动脉;LA:左心房;LV:左心室;RV:右心室

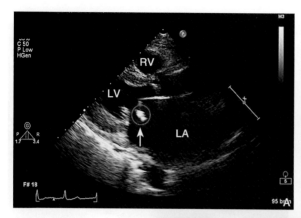
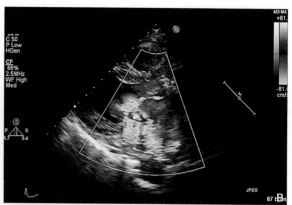
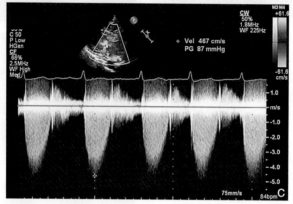

图 5-2-3 二尖瓣赘生物形成所致二尖瓣反流的超声心动图改变

A.左室长轴切面示二尖瓣瓣叶赘生物,闭合显示缝隙(箭头);B.二尖瓣口收缩期大量血流通过缝隙进入左心房;C.二尖瓣口左心房侧出现收缩期高速反流束

LA:左心房;LV:左心室;RV:右心室

2. 二尖瓣瓣环病变 二尖瓣瓣环钙化导致反流程度较轻,严重反流罕见;超声心动图能显示二尖瓣环钙化范围及评价二尖瓣功能。二尖瓣环扩张则表现为收缩期前、后叶游离缘对合不良(图5-2-4)。

3. 二尖瓣腱索、乳头肌病变 乳头肌缺血、坏死、纤维化或其他病变,可导致乳头肌功能障碍,出现二尖瓣反流,表现为瓣叶运动受限,收缩期二尖瓣呈帐篷状或牵扯状,除了观察二尖瓣对合运动和反流外,还需注意室壁运动异常等相关改变。

二尖瓣腱索或乳头肌断裂是急性二尖瓣反流最常见病因。腱索断裂时瓣叶出现连枷样改变,瓣叶收缩期移位到左心房,瓣叶的尖端不指向心尖(图5-2-5),乳头肌头端出现断裂,或者基底部出现断裂,断裂的乳头肌头端随着连枷样运动的前后叶在收缩期进入左心房,舒张期进入左心室,二尖瓣反流严重。

虽然各种病因导致的二尖瓣反流具有相应的特异性超声表现,但超声心动图检查有时很难做出明确病因诊断,超声医师应尽量详细地描述瓣膜的解剖学特征,给出可能致病原因。

(二)二尖瓣反流的定量评估

2017年ASE年发布的指南结合实际临床工作经验,应用系列结构参数、定性多普勒参数、半定量及定量参数,对瓣膜反流程度进行了分级(表5-2-1),并根据各项参数阳性预测值大小将其分为特异性指标(特异性>90%)、支持性指标及定量参数(表5-2-2),利用超声心动图评估二尖瓣反流程度不能仅依靠某一单项参数作出判断,应综合考虑所有参数进行判断。

(三)临床应用与进展

1. 超声心动图评价二尖瓣反流的应用 大部分MR患者,TTE可准确评估其左心室大小、功能,右心室功能,左心房大小,肺动脉压力及MR程度及可能原因等。当TTE检查受限或提供的诊断信息不足时,可使用TEE以判断MR的严重程度,病因以及左室功能状态。必要时可使用其他影像学方法或负荷超声心动图,帮助评估MR的病因及评估心肌活性,为制订MR治疗方案提供决策参考。

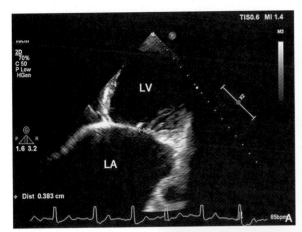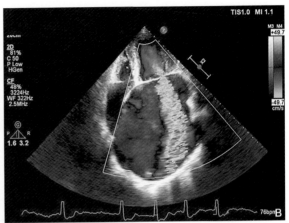

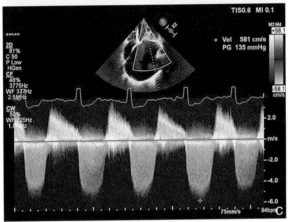

图 5-2-4 二尖瓣环扩张

A. 心尖四腔心切面,左心房增大,二尖瓣瓣环扩张,收缩期瓣叶闭合不良,出现缝隙;B. 二尖瓣口收缩期大量血流通过缝隙进入左心房;C. 二尖瓣口左心房侧出现收缩期高速反流束

LA:左心房;LV:左心室

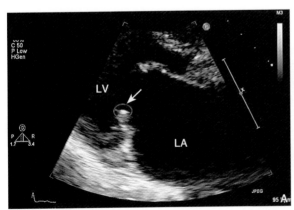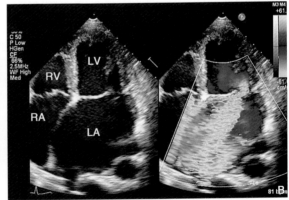

图 5-2-5 二尖瓣腱索断裂的超声心动图改变

A. 左室长轴切面示腱索断裂(箭头所指);B. 心尖四腔心切面示二尖瓣口收缩期大量血流通过缝隙进入左心房

LA:左心房;LV:左心室;RA:右心房;RV:右心室

表 5-2-1　二尖瓣反流程度分级

	二尖瓣反流程度		
	轻度	中度	重度
结构参数			
左房大小	正常*	正常或扩大	一般扩大**
左室大小	正常*	正常或扩大	一般扩大**
二尖瓣叶及其附属结构	正常或异常	正常或异常	异常/腱索断裂/乳头肌断裂
定性多普勒参数			
反流束面积ᶜ	小范围,中心性反流束(与左房面积比<20%)	可变	大范围中心性反流束(与左房面积比>40%)或范围大小不一的偏心性碰壁血流束
反流束辉度	低或波形不完整	高	高
反流束波形	抛物线形	多呈抛物线形	三角形,峰值前移
半定量多普勒参数			
流颈宽度/cm	<0.3	0.3~0.69	≥0.7
二尖瓣血流频谱	A 峰为主ᶲ	可变	E 峰为主ᶲ
肺静脉频谱	收缩期为主§	收缩期圆钝§	收缩期血流反向†
定量多普勒参数ᵠ			
RV/(ml/beat)	<30	30~44　45~59	≥60
RF/%	<30	30~39　40~49	≥50
EROA/cm²	<0.20	0.20~0.29　0.30~0.39	≥0.40

RF:反流分数;RV:反流容积;EROA:有效反流口面积;

*除非有其他引起左心房或左心室扩大的原因。二维测量的正常值:左心室短轴≤2.8 cm/m²,左心室舒张末期容积≤82 ml/m²,左心房最大前后径≤2 cm/m²,最大左心房容积≤36 ml/m²;

**急性二尖瓣反流除外;

ᶜ奈奎斯特极限为 50~60 cm/s;

†对重度二尖瓣反流,肺静脉收缩期血流反向具有特异性但敏感性不高;

ᶲ通常大于 50 岁或松弛性减低,不伴有二尖瓣狭窄或其他原因引起的左房压增高;

§除外其他原因引起的收缩期圆钝(例如房颤、左房压增高);

ᵠ定量参数将中度反流细分为轻-中度和中-重度

表 5-2-2　二尖瓣反流程度分级的特异性、支持性指征和定量参数

	轻度	中度	重度
特异性参数	小范围中心性反流,反流束面积<4 cm² 或<20%左房面积ᵠ 反流束流颈宽度<3 mm 无或者小范围血流会聚区ᶜ	介于两者之间	反流束流颈宽度≥7 mm,大范围的中心性反流(反流束面积>40%左房面积)或偏心性反流ᵠ 大范围血流会聚区ᶜ 肺静脉血流 S 峰值反向 连枷样瓣叶/乳头肌断裂
支持性参数	肺静脉血流 S 峰占优势 二尖瓣口血流频谱 A 峰占优势ᶲ 二尖瓣反流频谱曲线(CW)灰阶强度弱,呈对称的抛物线状 左室大小正常*	介于两者之间	二尖瓣反流频谱曲线(CW)灰阶强度浓密,呈不对称的三角形 二尖瓣口血流频谱 E 峰占优势(E>1.2 m/s)ᶲ 左房、左室增大**

续表

	轻度	中度		重度
定量参数⊺				
RV/ml	<30	30~44	45~59	≥60
RF/%	<30	30~39	40~49	≥50
EROA/mm²	<20	20~29	30~39	≥40

RF:反流分数;RV:反流容积;EROA:有效反流口面积;

* 左心室大小仅应用于慢性病变。二维测量的正常值:左心室短轴≤2.8 cm/m²,左心室舒张末期容积≤82 ml/m²,左心房最大前后径≤2 cm/m²,最大左心房容积≤36 ml/m²;

** 无其他原因导致左心房室扩大或者急性二尖瓣反流;

ᵠ 奈奎斯特极限设置为50~60 cm/s;

ᶲ 通常大于50岁或松弛性减低,不伴有二尖瓣狭窄或其他原因引起的左房压增高;

ᶘ 微量和大量的血流会分别指中心性反流束的血流会聚半径<0.4 cm和≤0.9 cm,奈奎斯特基线为40 cm/s;偏心性反流的标准更高,并应进行角度校正;

⊺ 定量参数将中度反流细分为轻-中度和中-重度

经食管术中超声探查在二尖瓣反流的外科治疗中发挥着越来越重要作用,术前可探查有无二尖瓣反流、显示二尖瓣病变形态与性质、识别腱索断裂及先天性二尖瓣畸形,检出感染性心内膜炎及其并发症。术中实时监测能即时发现并发症与评价处理效果,术后可即刻评估瓣膜修复或置换的疗效,排除瓣周漏或明显残余反流。

2. 二尖瓣反流超声诊断流程 2017年ASE指南指出,对中度及以上程度二尖瓣反流者,推荐按照以下流程进行定量分析(图5-2-6),其有助于外

科医生对二尖瓣反流临床分期进行评估,并帮助选择二尖瓣反流的最佳手术时机。

3. 二尖瓣反流临床分期 MR的临床管理主要取决于准确的病因诊断及疾病分期。表5-2-3及表5-2-4为2017 AHA/ACC更新指南,从临床角度分别对原发性和继发性二尖瓣反流程度进行分期,共分为4期。A:MR风险期;B:MR进展期;C:无症状严重MR期;D:有症状严重MR期。每一分级均从形态学改变、血流动力学、继发改变及症状4个方面进行界定。

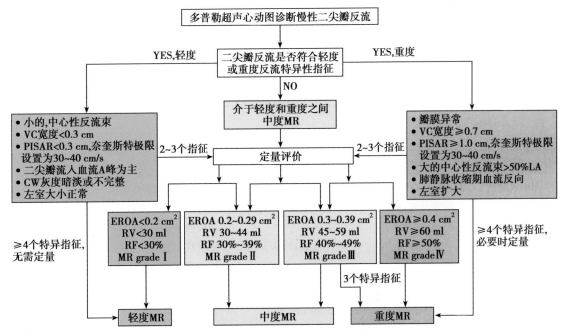

图 5-2-6　二尖瓣反流超声诊断流程

CW:连续波多普勒;LA:左房;EROA:有效反流口面积;MR:二尖瓣反流;PISAR:近端等速表面积内径;RF:反流分数;RV:反流容积;VC:流径宽度

表 5-2-3 原发性二尖瓣反流分期

分期	定义	形态学改变	血流动力学	继发改变	症状
A	MR 风险期	轻度二尖瓣脱垂但瓣膜关闭正常 轻度瓣膜增厚和瓣叶活动受限	无 MR 反流或多普勒中心反流束面积<20%左心房 小反流口<0.3 cm	无	无
B	MR 进展期	严重二尖瓣脱垂但瓣膜关闭正常 风湿性瓣膜病变合并瓣叶活动受限和瓣膜中心闭合受损 既往感染性心内膜炎	中心 MR 束面积 20%~40%左心房或收缩晚期偏心性二尖瓣反流 反流口<0.7 cm 反流量<60 ml 反流分数<50% 有效反流口面积<0.40 cm^2 血管造影分级+~++	左心室收缩功能正常 左心室容量正常或左心室轻度扩张	无
C	无症状严重 MR 期	严重的二尖瓣脱垂合并瓣膜闭合受损或连枷状瓣叶 风湿性瓣膜病变合并瓣叶活动受限和瓣膜中心闭合受损 既往感染性心内膜炎 放射性心脏病瓣膜增厚	中心 MR 束面积>40%左房或全收缩期偏心性二尖瓣反流 反流口≥0.7 cm 反流量≥60 ml 反流分数≥50% 有效反流口面积≥0.40 cm^2 血管造影分级+++~++++	中或重度左心房增大 左心室增大 静息或运动时可能出现肺动脉高压 C1：LVEF>60 和 LVES D<40 mm C2：LVEF≤60% 和 LVESD≤40 mm	无
D	有症状严重 MR 期	严重的二尖瓣脱垂合并瓣膜闭合受损或连枷状瓣叶 风湿性瓣膜病变合并瓣叶活动受限和瓣膜中心闭合受损 既往感染性心内膜炎 放射性心脏病瓣膜增厚	中心 MR 束面积>40%左心房或全收缩期偏心性二尖瓣反流 反流口≥0.7 cm 反流量≥60 ml 反流分数≥50% 有效反流口面积≥0.40 cm^2 血管造影分级+++~++++	中或重度左心房增大 左心室增大 出现肺动脉高压	运动耐量下降 劳力性呼吸困难

表 5-2-4 继发性二尖瓣反流分期

分期	定义	形态学改变	血流动力学	继发改变	症状
A	MR 风险期	冠心病或心肌病患者瓣膜、腱索及瓣环正常	无 MR 反流或多普勒中心反流束面积<20%左房 小反流口<0.3 cm	左心室正常或轻度扩张，伴陈旧性梗死或新发的节段性室壁运动异常 原发性心肌病伴左心室扩张和收缩功能障碍	可能出现冠状动脉缺血或心衰的症状，对血管重建和适当的药物治疗有效
B	MR 进展期	局部室壁运动异常合并轻度二尖瓣叶牵拉 二尖瓣环扩大合并轻微瓣膜中心闭合受损	有效反流口面积<0.20 cm^2 反流量<30 ml 反流分数<50%	局部室壁运动异常合并左心室收缩功能减低 由于原发性心肌疾病出现左心室扩张和收缩功能障碍	可能出现冠状动脉缺血或心衰的症状，对血管重建和适当的药物治疗有效

分期	定义	形态学改变	血流动力学	继发改变	症状
C	无症状严重MR期	局部室壁运动异常和/或左心室扩张合并严重二尖瓣叶牵拉 二尖瓣环扩大合并严重瓣膜中心闭合受损	有效反流口面积≥0.20 cm² 反流量≥30 ml 反流分数≥50%	局部室壁运动异常合并左心室收缩功能减低 由于原发性心肌疾病出现左室扩张和收缩功能障碍	可能出现冠状动脉缺血或心衰的症状,对血管重建和适当的药物治疗有效
D	有症状严重MR期	局部室壁运动异常和/或左心室扩张合并严重二尖瓣叶牵拉 二尖瓣环扩大合并严重瓣膜中心闭合受损	有效反流口面积≥0.20 cm² 反流量≥30 ml 反流分数≥50%	局部室壁运动异常合并左心室收缩功能减低 由于原发性心肌疾病出现左室扩张和收缩功能障碍	即使血管重建和最佳的药物治疗,二尖瓣导致的心衰症状持续存在,运动耐量减低,劳力性呼吸困难

4. 二尖瓣反流治疗 除内科对症姑息治疗外,二尖瓣反流主要治疗手段是瓣膜置换术及瓣膜修复术。对原发性 MR 患者,首选瓣膜修复术。与瓣膜置换术相比,瓣膜修复手术能更好地保护心功能,围术期及远期并发症发生率低,并能提高患者生存率。图 5-2-7 是 2017 年 AHA 指南推荐的二尖瓣反流临床干预方式。

四、主动脉瓣反流

(一)主动脉瓣反流病因诊断

二维超声心动图是评价主动脉瓣反流病因的首要方法。主动脉瓣脱垂者,超声表现为心脏舒张期主动脉瓣叶呈吊床样突入左室流出道,呈连枷样运动,超过主动脉瓣根部附着点的连线以下,同时

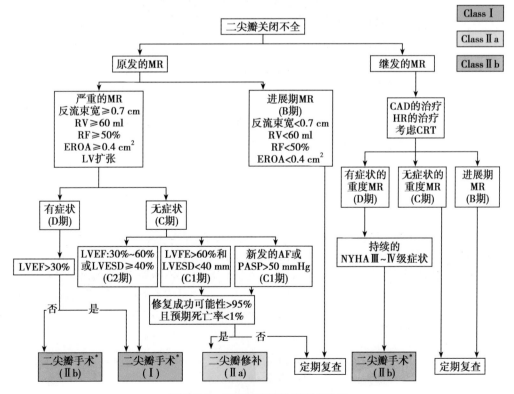

图 5-2-7 二尖瓣反流外科手术治疗

*情况允许,二尖瓣修补优先于二尖瓣置换。AF:房颤;CAD:冠状动脉疾病;EROA:有效反流口面积;LV:左室;LVEF:左室射血分数;LVESD:左室收缩末期直径;MR:二尖瓣反流;PASP:肺动脉收缩压;RF:反流分数;RV:反流量

关闭线往往偏心,位于一侧;感染性心内膜炎者,超声可探及其特征性病变的赘生物回声及各种并发症征象,如瓣膜穿孔、瓣膜脓肿及瓣膜瘤等(图5-2-8);主动脉瓣二瓣化畸形者,超声图像主要表现为主动脉瓣为二瓣结构,瓣叶增厚、变形、钙化、活动受限;主动脉根部扩张者,如马方综合征,患者主动脉根部向前、向后呈瘤样扩张,主动脉瓣环增大,瓣叶活动僵硬,对合不良(图5-2-9);主动脉瓣钙化者,表现为主动脉瓣叶增厚、僵硬,瓣膜从正常的线状回声变为团状回声,活动受限,严重者甚至不能清楚区分三个瓣叶。主动脉夹层者,可观察到扩张主动脉管腔内撕裂的主动脉壁内膜回声,主动脉瓣

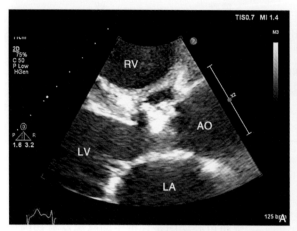
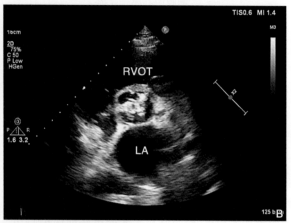
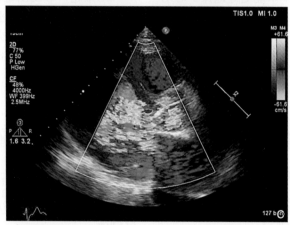

图 5-2-8 主动脉瓣赘生物形成的超声表现

A、B. 左室长轴切面及大动脉短轴切面显示主动脉瓣大小不等的赘生物;C. 主动脉瓣口舒张期见大量血流反流入左室流出道;AO:升主动脉;LA:左心房;LV:左心室;RV:右心室;RVOT:右室流出道

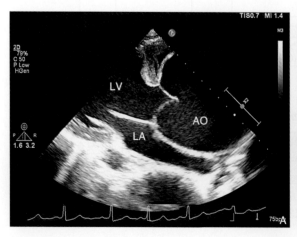
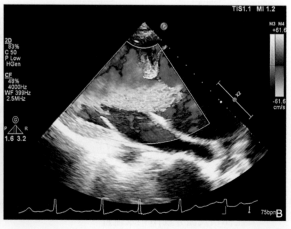

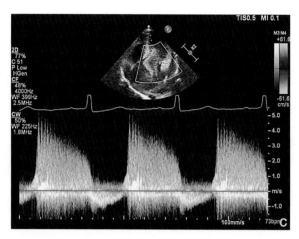

图 5-2-9　马方综合征患者主动脉瓣反流的超声表现
A.左室长轴切面显示升主动脉瘤样扩张；B.主动脉瓣口舒张期见大量血流进入左室流出道；C.主动脉瓣口舒张期反流频谱，持续全舒张期；AO：升主动脉；LA：左心房；LV：左心室

环扩大、瓣叶对合不良等相关改变。

（二）主动脉瓣反流程度定量评估

超声心动图筛选性检查如提示轻度以上主动脉瓣反流，则需定量评估。正确评估主动脉瓣反流程度对临床选择治疗方式与治疗时机具有重要指导意义。2017 年 ASE 指南建议，临床应通过结构参数、定性多普勒参数、半定量及定量参数，对主动脉瓣反流程度进行分级评价（表 5-2-5），并根据各项参数阳性预测值大小将其分为特异性指标（特异性>90%）、支持性指标及定量参数（表 5-2-6）。

表 5-2-5　主动脉瓣反流程度分级

	反 流 程 度		
	轻度	中度	重度
结构参数			
左房大小	正常*	正常或扩大	一般扩大**
主动脉瓣叶	正常或异常	正常或异常	异常/断裂或对合不良
多普勒参数			
左室流出道内的反流束宽度ζ	小范围,中心性反流束	介于两者之间	大范围,中心性反流束；偏心性反流束变化范围较大
反流束辉度	低或波形不完整	高	高
PHT(ms)ψ	缓慢,>500	居中,500~200	陡直,<200
降主动脉内舒张期血流反向	短暂,舒张早期	介于两者之间	显著全舒张期反向
半定量参数§			
CVW/cmζ	<0.3	0.3~0.60	>0.6
CV/LVOTζ	<25	25~45　46~64	≥65
CSA/LVOT CSAζ	<5	5~20　21~59	≥60
定量参数§			
RV/(ml/beat)	<30	30~44　45~59	≥60
RF/%	<30	30~39　40~49	≥50
EROA/cm²	<0.10	0.10~0.19　0.20~0.29	≥0.30

PHT：压差减半时间；CVW：缩颈宽度；CV/LVOT：流径宽度/左室流出道；CSA/LVOT：反流束面积/左室流出道横截面积；RV：反流容积；RF：反流分数；EROA：有效反流口面积；
*除非有其他引起左心房或左心室扩大的原因。二维测量的正常值：左心室短轴≤2.8 cm/m²，左心室舒张末期容积≤82 ml/m²；
**急性主动脉瓣反流除外，腔室还未来得及扩大；
ζ奈奎斯特极限设置为 50~60 cm/s；
ψ对左室舒张压增高和血管扩张治疗后 PHT 缩短，而重度主动脉瓣反流引起的慢性代偿 PHT 延长；
§半定量及定量参数将重度反流细分为轻-中度和中-重度；

表 5-2-6 主动脉瓣反流程度分级的特异性、支持性指征和定量参数

	轻度	中度	重度
特异性参数	中心性反流束,与左室流出道宽度比<25% 流颈宽度<0.3 cm^ζ 无或短暂的降主动脉内数值 早期血流反向	特异性指征大于轻度,又达不到重度的标准	中心性反流束,与左室流出道宽度比≥65%^ζ 流颈宽度>0.6 cm^ζ
支持性参数	压力减半时间>500 ms 左室大小正常*	介于轻度与重度之间	压力减半时间<200 ms 降主动脉内全舒张期血流反向 中度至重度的左室扩大**
定量参数^ψ			
RV(ml)	<30	30~44　45~59	≥60
RF(%)	<30	30~39　40~49	≥50
EROA(mm²)	<0.10	0.10~0.19　0.20~0.29	≥40

RV:反流容积;RF:反流分数;EROA:有效反流口面积;

* 左心室大小仅适应于慢性病变。二维测量的正常值:左心室短轴≤2.8 cm/m²,左心室舒张末期容积≤82 ml/m²;

^ζ 奈奎斯特极限设置为 50~60 cm/s;

** 不伴有二尖瓣狭窄或其他原因引起的左心室扩大的其他病因;

^ψ 定量参数将中度反流细分为轻-中度和中-重度;

(三)临床应用与进展

1. 超声心动图技术在主动脉瓣反流中的应用 超声心动图对主动脉瓣反流有肯定的诊断价值。特别是多平面经食管超声心动图的应用,可以清晰显示主动脉瓣叶的病变。术中经食管超声心动图可细致观察人工瓣瓣环及瓣叶的形态结构、人工瓣及瓣周有无异常回声附着、瓣叶活动等情况;

能准确判定有无瓣周漏,漏口的大小、形态及空间位置等,从而及时评估手术效果,准确发现问题并及时处理,提高了人工主动脉瓣置换术的成功率和即时评价瓣膜置换术的效果。

2. 主动脉瓣反流超声诊断流程 ASE 指南建议,对轻度以上程度的主动脉瓣反流,推荐按照以下流程(图 5-2-10)进行定量分析,有助于外科医生

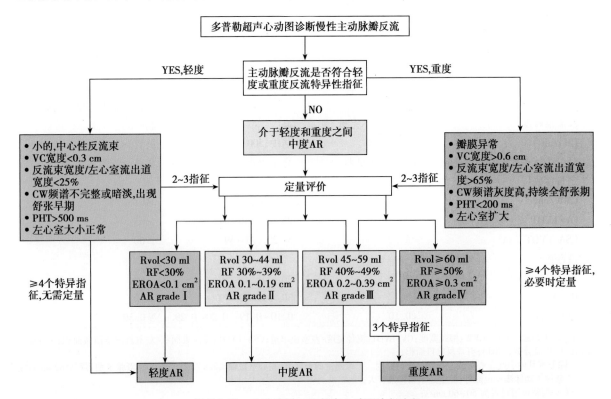

图 5-2-10 主动脉瓣反流超声心动图诊断流程

CW:连续波多普勒;EROA:有效反流口面积;PHT:反流束压差降半时间;RF:反流分数;Rvol:反流容积;VC:流径宽度

对主动脉瓣反流临床分期进行评估,帮助选择主动脉瓣反流的最佳手术时机。

3. 主动脉瓣反流临床分期与干预 主动脉瓣反流患者的临床管理策略,主要取决于准确的病因诊断及疾病分期。表 5-2-7 为 2017 年 AHA/ACC 指南内容,从临床瓣膜管理角度将主动脉瓣反流分为 4 期。A:AR 高危期;B:AR 进展期;C:无症状重度 AR 期;D:有症状重度 AR 期。每一分期均从形态学改变、血流动力学、继发改变及临床症状 4 个方面进行界定。对于无症状且有显著反流的患者,推荐每年超声心动图检查,密切观察左心室大小与收缩功能的变化。表 5-2-8 及图 5-2-11 是 2017 年 AHA/ACC 瓣膜管理指南中推荐的主动脉瓣反流外科手术干预适应证。

表 5-2-7 慢性主动脉反流临床分期

分期	定义	形态学改变	血流动力学	继发改变	症状
A	AR 高危期	主动脉瓣二瓣化畸形(或其他先天性瓣膜结构异常) 主动脉瓣硬化 主动脉窦或升主动脉病变 风湿热病史或已发现的风湿性心脏病 感染性心内膜炎	无或轻微	无	无
B	AR 进展期	三叶瓣轻至中度钙化 主动脉瓣二瓣化畸形(或其他先天性瓣膜结构异常) 主动脉窦部扩张 风湿性瓣膜改变 感染性心内膜炎病史	轻度 AR 射流宽度/LVOT<25% 缩流宽度<0.3 cm 反流量<30 ml/次 RF<30% ERO<0.10 cm^2 血管造影+ 中度 AR 射流宽度/LVOT:25%~64% 缩流宽度:0.3~0.6 cm 反流量:30~59 ml/次 RF:30%~49% ERO:0.10~0.29 cm^2 血管造影++	LV 收缩功能正常 LV 容量正常或 LV 轻度增大	无
C	无症状重度 AR 期	主动脉瓣钙化 主动脉瓣二瓣化畸形(或其他先天畸形) 主动脉窦部或升主动脉扩张 风湿性瓣膜病改变 感染性心内膜炎所致瓣叶关闭异常或穿孔	重度 AR 射流宽度/LVOT≥65% 缩流宽度>0.6 cm 腹主动脉近端全舒张期反流 反流量≥60 ml/次 反流分数≥50% ERO≥0.3 cm^2 血管造影 +++~++++ 除此之外,慢性中度 AR 的诊断需伴 LV 扩张	C1:LVEF 正常(≥50%)及 轻-中度 LV 扩张(LVESD≤50 mm) C2:LV 收缩功能异常伴 LVEF 减低(<50%)或 LV 明显扩张(LVESD>50 mm 或标化 LVESD>25 mm/m^2)	无;运动试验可用以确定患者的症状真实情况
D	有症状重度 AR 期	主动脉瓣钙化 主动脉瓣二瓣化畸形(或其他先天畸形) 主动脉窦部或升主动脉扩张 风湿性瓣膜病改变 感染性心内膜炎所致瓣叶关闭异常或穿孔	重度 AR 射流宽度/LVOT≥65% 缩流宽度>0.6 cm 腹主动脉近端全舒张期反流 反流量≥60 ml/次 反流分数≥50% ERO≥0.3 cm^2 血管造影+++~++++ 除此之外,慢性中度 AR 的诊断需伴 LV 扩张	有症状重度 AR 可伴随正常收缩功能(LVEF≥50%)、轻-中度 LV 功能障碍(LVEF 40%~50%)或严重 LV 功能障碍(LVEF<40%)伴中-重度 LV 扩张	活动后出现呼吸困难或心绞痛或更严重的心衰症状

AR:主动脉瓣反流;ERO:有效反流口面积;HF:心力衰竭;IE:感染性心内膜炎;LV:左心室;LVEF:左心室射血分数;LVESD:左心室收缩末期内径;LVOT:左室流出道内径;RF:反流分数;RV:反流容积

表 5-2-8　主动脉瓣反流临床干预的推荐

推荐干预	COR	LOE
有症状重度 AR 患者不论 LV 收缩功能是否正常都需行 AVR 手术(D 期)	I	B
无症状慢性重度 AR 患者 LV 收缩功能异常时(LVEF<50%)需行 AVR 手术(C2 期)	I	B
重度 AR 患者(C 或 D 期)因其他适应证行心脏手术时需同时行 AVR 手术	I	C
无症状重度 AR 患者 LV 收缩功能正常(LVEF≥50%)但重度 LV 扩张(LVESD>50 mm,C2 期)时,可行 AVR 手术	Ⅱa	B
中度 AR 患者(B 期)因其他适应证行心脏手术时可同时行 AVR 手术	Ⅱa	C
无症状重度 AR 患者 LV 收缩功能正常(LVEF≥50%,C1 期)但 LV 进行性重度扩张(LVEDD>65 mm)时,若手术风险较低,可考虑行 AVR 手术*	Ⅱb	C

*尤其在 LV 进行性扩张的情况下;
AR:主动脉瓣反流;AVR:主动脉瓣置换术;COR 推荐分级;LOE:循证级别;LV:左心室;LVEDD:左心室舒张末期内径;LVEF:左心室射血分数;LVESD:左心室收缩末期内径

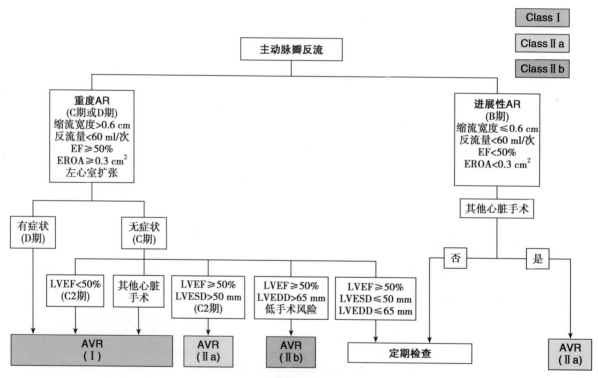

图 5-2-11　主动脉瓣反流手术适应证

AR:主动脉瓣反流;AVR:主动脉瓣置换术;EROA:有效瓣口反流面积;LVEDD:左心室舒张末期内径;LVEF:左心室射血分数;LVESD:左心室收缩末期内径

五、三尖瓣反流

(一)三尖瓣反流病因诊断

风湿性心脏病所致三尖瓣反流者,瓣叶轻度增厚,回声增强;感染性心内膜炎者,可见瓣叶赘生物附着,呈蓬草样疏松高回声;瓣膜脱垂者,可见瓣膜关闭点超过三尖瓣环连线水平或呈挥鞭样运动;Ebstein 畸形者,显示三尖瓣叶下移,隔叶与二尖瓣附着点之间距离加大,相差 15mm 以上,可伴随瓣叶不同程度的反流;功能性三尖瓣反流者,心尖四腔心切面于舒张期测量三尖瓣瓣环径≥40mm,收缩期瓣叶闭合时出现裂隙(图 5-2-12)。

(二)三尖瓣反流程度定量评估

2017 年 ASE 指南推荐,临床应通过结构参数、定性多普勒参数、半定量及定量参数,对三尖瓣反流程度进行分级评价(表 5-2-9)。由于缺乏三尖瓣

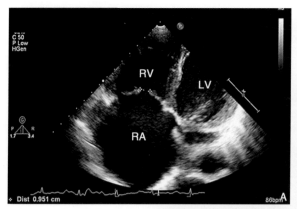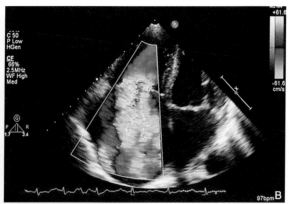

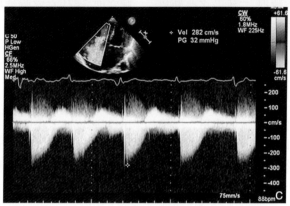

图 5-2-12　功能性三尖瓣反流的超声表现

A. 心尖四腔心切面显示右房扩大,三尖瓣环扩张,瓣叶收缩期闭合不良,出现缝隙;B. 三尖瓣口收缩期出现大量血流反流入右房;C. 三尖瓣口收缩期反流频谱

LV:左心室;RA:右心房;RV:右心室

表 5-2-9　三尖瓣反流程度分级

参数	轻度	中度	重度
结构参数			
三尖瓣叶	一般正常	正常或异常	异常/瓣叶连枷样运动/对合不良
右室/右房	正常	正常或扩大	一般扩大
下腔静脉内径/cm	正常	2.1~2.5	>2.5
定性多普勒参数			
反流束面积	小的、中心性反流束	介于轻度和重度之间	大的中心性反流束或偏心性反流束
血流汇聚区	小反流束、暗淡,持续时间短暂	介于轻度和重度之间	大反流束,持续整个收缩期
连续波多普勒频谱	反流束灰度暗淡、不完整,频谱轮廓呈抛物线	反流束灰度浓密,呈抛物线或三角形	反流束灰度浓密,呈三角形
半定量参数			
反流束面积-中心性反流束/cm²	不确定	不确定	>10
VCW/cm	0.30	0.30~0.69	>0.70

参数	轻度	中度	重度
近端等速表面积半径(cm)	<0.50	0.60~0.90	>0.9
肝静脉血流	收缩期为主	收缩期圆钝	收缩期反向
三尖瓣血流频谱	A峰为主	不确定	E峰>1.0 m/s
定量参数			
EROA(cm^2)	<0.20	0.20~0.39	>0.40
RV(ml)	<30	30~44	>45

EROA:有效瓣口反流面积;VCW:缩流宽度;RV:反流容积

反流定量评估的大样本研究数据,二维及多普勒超声心动图评估三尖瓣反流程度的参数各具优缺点,评估过程中应特别注意原始数据的准确性,以及可能影响数据准确性的生理条件,避免影响三尖瓣反流程度评估的准确性。

(三)临床应用与进展

1. 超声心动图评价三尖瓣反流的应用 二维超声及多普勒超声技术是目前临床评价三尖瓣关闭不全的首选方法,具有极高的敏感性与特异性,可正确判断病因和反流程度,测量右室和下腔静脉宽度,评估右室收缩期功能与肺动脉压以及左室疾病等,为治疗前后提供追踪观察依据。TEE仅用于经胸超声图像质量不佳者,或需要观察三尖瓣赘生物、心房内血栓以及评价三尖瓣位人工瓣时应用。

2. 三尖瓣反流超声诊断流程 ASE指南指出,对轻度以上程度的三尖瓣反流患者,推荐按照以下流程(图5-2-13)进行进一步定量分析,以协助外科医生对三尖瓣反流临床分期进行评估,选择最佳手术时机。

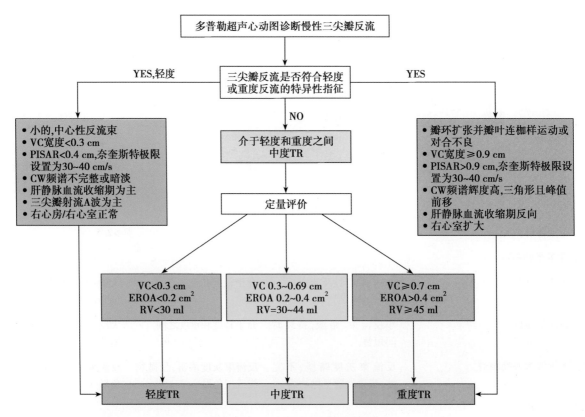

图 5-2-13 三尖瓣反流超声诊断流程

CW:连续波多普勒;EROA:有效反流口面积;PISAR:近端等速表面积内径;Rvol:反流容积;TR:三尖瓣反流;VC:流径宽度

3. **三尖瓣反流临床分期** 对 TR 的临床管理亦主要取决于准确的病因诊断及疾病分型。表 5-2-10 为 2014 AHA/ACC 指南,从临床瓣膜管理角度将三尖瓣反流分为 4 期。A:TR 风险期;B:TR 进展期;C:无症状重度 TR 期;D 有症状重度 TR 期。每一分级均从形态学改变、血流动力学、继发改变及症状 4 个方面进行界定。

4. **三尖瓣反流治疗原则** 对三尖瓣反流患者的临床处理需谨慎,多在进行左心室瓣膜手术时考虑同时对三尖瓣重度反流进行处理。当原发性重度 TR 患者症状加重、或对药物治疗效果不佳时,可考虑行三尖瓣修复或置换手术以缓解病情。图 5-2-14 是 2014 年 AHA/ACC 瓣膜病管理指南中推荐的三尖瓣反流外科干预适应证。

表 5-2-10 三尖瓣反流临床分期

分期	定义	形态学改变	血流动力学[*]	继发改变	症状
A	TR 风险期	原发性 轻度风湿性改变 轻度脱垂 其他(如 IE,早期类癌,辐射) 右室环内起搏导线或 ICD 导线 心脏移植(活检相关的) 功能性 正常 早期环形扩张	无或轻微 TR	无	无或与其他左心或肺及肺血管相关的疾病
B	TR 进展期	原发性 进展期的瓣叶恶化/破坏 中-重度脱垂,局限于腱索的断裂 功能性 早期瓣环扩张 中度的瓣叶束带	轻度 TR 中央喷射面积<5.0 cm² 静脉压缩宽度不确定 CW 射流浓度和轮廓:柔和的、抛物线的 肝静脉血流:收缩优势 中度 TR 中央喷射面积 5~10 cm² 静脉压缩宽度不确定但<0.70 cm CW 射流浓度和轮廓:浓密,可变的轮廓 肝静脉血流:收缩钝化	轻度 TR RV/RA/IVC 大小正常 中度 TR 无 RV 扩大无或轻度 RA 扩大 无或轻度 IVC 扩张(呼吸塌陷率正常) RA 压正常	无或与其他左心或肺及肺血管相关的疾病
C	无症状重度 TR 期	原发性 连枷或严重卷曲的瓣叶 功能性 重度的瓣环扩张(>40 mm 或 21 mm/m²) 显著的瓣叶束带	中心喷射面积>10 cm² 静脉压缩宽度>0.7 cm CW 射流浓度和轮廓:浓密,三相有早期峰 肝静脉血流:收缩期翻转	RV/RA/IVC 扩张,下腔静脉呼吸塌陷率减低 RA 压抬高,有 C-V 波 舒张期室间隔可能表现为扁平	无或与其他左心或肺及肺血管相关的疾病
D	有症状重度 TR 期	原发性 连枷或严重卷曲的瓣叶 功能性的 严重的瓣环扩张(>40 mm 或 21 mm/m²) 显著的瓣叶束带	中心喷射面积>10 cm² 静脉压缩宽度>0.7 cm CW 射流浓度和轮廓:浓密,三相有早期峰 肝静脉血流:收缩期翻转	RV/RA/IVC 扩张,下腔静脉呼吸塌陷率减低 右房压抬高,有 C-V 波 舒张期室间隔扁平 RV 后期收缩功能减低	疲劳、心悸、呼吸困难、腹胀、厌食、水肿

CW:连续脉冲波,ICD:可植入式心律转复除颤器,IE:感染性心内膜炎,IVC:下腔静脉,RA:右房,RV:右室,TR:三尖瓣反流
[*] 这里提供了几个评估 TR 严重度血流动力学标准,并不是每个患者都适合用这些标准化分。TR 化分轻、中、重度也需要依靠图像质量且须结合临床证据来考虑

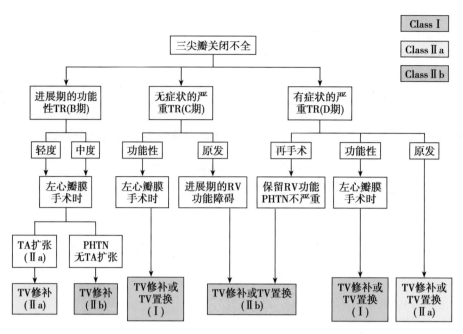

图 5-2-14 三尖瓣反流手术干预流程

TA 扩张的定义:经胸超声心动图直径>40 mm(>21 mm/m²)或术中直接测量>70 mm
PHTN:肺高压;RV:右室;TA:三尖瓣环;TR:三尖瓣反流;TV:三尖瓣

六、肺动脉瓣反流

(一)肺动脉瓣反流病因诊断

肺动脉瓣反流多为生理性反流,瓣叶形态结构无明显改变;法洛四联症矫正术后,右室流出道重建拓宽,肺动脉瓣舒张期关闭出现缝隙(图 5-2-15),或者狭窄肺动脉瓣切除,舒张期关闭时未见瓣膜显示;感染性心内膜炎时,可见赘生物附着;瓣膜脱垂时,可

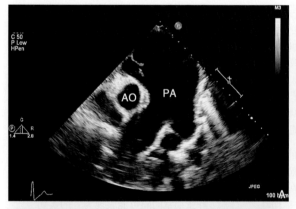

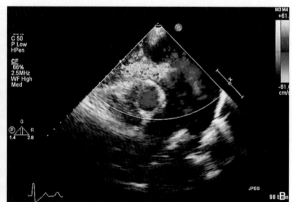

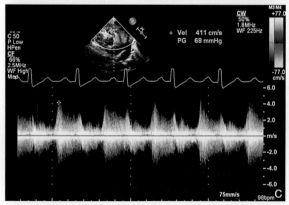

图 5-2-15 法洛四联症矫正术后肺动脉瓣反流的超声表现

A.大动脉短轴切面显示肺动脉扩张,肺动脉瓣环增宽,瓣叶舒张期闭合可见裂隙;B.肺动脉瓣口舒张期大量血流反流入右室;C.肺动脉瓣口舒张期反流频谱

AO:升主动脉;PA:肺动脉

见关闭点超过肺动脉瓣环连线水平或呈挥鞭样运动。

（二）肺动脉反流定量评估

与其他瓣膜反流相同，指南推荐综合应用多参数评估肺动脉瓣反流程度。肺动脉瓣反流程度分级见表5-2-11。

（三）临床应用

虽然目前超声评估肺动脉瓣反流程度存在诸多局限性，但仍然适用于大多数患者的评估。对肺动脉瓣反流程度推荐以下评估路线图（图5-2-16）。2014年AHA/ACC瓣膜管理指南，从临床角度对C期、D期重度肺动脉瓣反流进行分期，在形态学改变、血流动力学、继发改变及症状4个方面进行界定，供临床参考，便于合理干预（表5-2-12）。

表 5-2-11 肺动脉瓣反流程度分级

参 数	轻度	中度	重度
肺动脉瓣	正常	正常或异常	异常或未显示
右室大小	正常*	正常或扩大	扩大†
反流束大小‡	细小（反流束长度<10 mm），反流起源窄	介于两者之间	通常大，反流起源宽；可能时相短暂
反流束宽度/肺动脉瓣环			0.7
反流束灰度	灰度低	灰度低	灰度高
反流束下降时间	/	/	下降时间短，<260 ms
肺动脉瓣反流压差降半时间	/	/	<100 ms
肺动脉瓣反流指数#		<0.77	<0.77
肺动脉主干或分支舒张期血流反向	/	/	明显
肺动脉收缩期血流/LVOT	轻度增加	介于两者之间	明显增加
RF§	<20%	20~40	>40%

* 除非其他原因引起右室增大；
† 急性肺动脉反流除外；
‡ 奈奎斯特极限设置为 50~70 cm/s；
# 肺动脉瓣反流时间与舒张期时间比值；
§ RF 数据来源于 CMR，套用于超声心动图

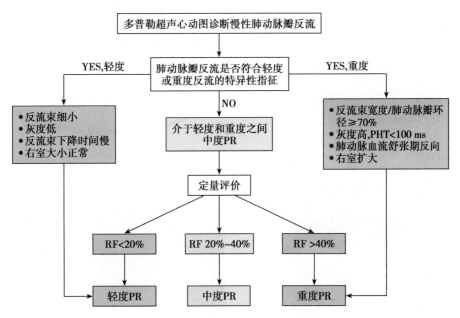

图 5-2-16 肺动脉瓣反流超声诊断流程

PHT：压差减半时间；PR：肺动脉瓣反流；RF：反流分数

表 5-2-12 重度肺动脉瓣反流临床分期

分期	定义	瓣膜解剖	瓣膜血流动力学	血流动力学后果	症状
C、D	严重 PR 期	无或扭曲的瓣膜,瓣环扩张	反流束宽,充满右室流出道;连续多普勒频谱灰度高、下降陡直	室间隔反常运动(容量负荷过重模式);右室增大	无或多变,依赖于 PR 的病因和右室功能

(谢明星)

第三节 人工心脏瓣膜的超声评价现状与进展

人工心脏瓣膜置换术(prosthetic cardiac valve replacement)是目前严重瓣膜功能失常的最常见的治疗方法。大多数严重瓣膜狭窄或反流的患者最终都需要接受瓣膜修复、成形或置换手术。尽管目前瓣膜修复手术术式很多,但瓣膜置换手术在国内仍然十分普遍。人工瓣置换术后的患者需要长期随诊,无创性超声心动图是临床评价正常和异常人工心脏瓣膜功能的主要检查手段,临床医师需要超声提供人工瓣膜从形态学到功能学详细的影像学评估依据,这对超声医师提出了更高的标准及要求。本节着重阐述超声心动图在人工瓣膜置换术后评估中的应用现状和进展。

一、人工瓣膜简介

(一)人工瓣膜类型

人工瓣膜根据使用材料分为两大类:一类是全部用人造材料制成的称机械瓣;另一类是全部或部分用生物组织制成的称生物瓣。人工机械瓣膜历经笼球瓣、笼碟瓣、侧倾碟瓣及双叶碟瓣四代的发展(图 5-3-1A~D),目前最常用的人工机械瓣为双叶瓣。生物瓣根据材料分为异种瓣与同种瓣两大类(图 5-3-1E、F),同种瓣包括同种主动脉瓣和肺动脉瓣。各种动物的心包都可用于制作异种瓣,以牛的心包最为常用。人工生物瓣为 3 个瓣叶,与自然瓣膜的结构、功能相似。经皮瓣膜植入术是一项新兴的技术,主要用以置换肺动脉瓣及主动脉瓣,其基本方法是将人工瓣膜置于球囊顶部或者自膨支架顶部而植入。

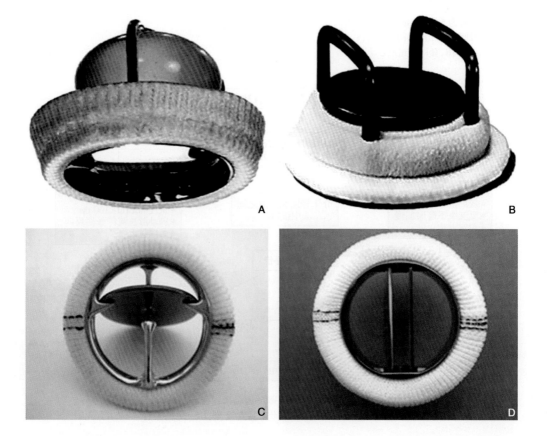

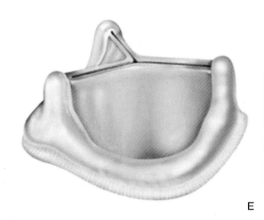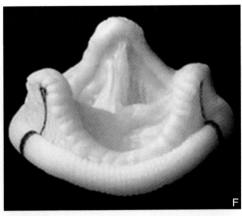

图 5-3-1　人工瓣种类
A. 笼球瓣；B. 笼碟瓣；C. 侧倾碟瓣；D. 双叶碟瓣；E. 牛心包生物瓣；F. 猪主动脉瓣生物瓣

（二）人工瓣膜结构

人工瓣膜的基本结构分为瓣架、阀体和缝环三个部分。

1. 瓣架　瓣架由瓣环及瓣柱组成。瓣环构成人工瓣的基本构型，为缝环附着部，瓣环内径称为瓣口内径，大小决定人工瓣的结构面积。瓣柱起始于瓣环上，是控制阀体开闭活动的柱状结构，而球瓣为笼架，笼碟瓣为各种形式的短柱，侧倾或双叶碟瓣则由瓣叶与瓣环间铰链状结构所替代，以控制瓣叶的活动。目前常用的人工瓣架是由金属、金属表面碳涂层及热解碳构成。多数双叶碟瓣的瓣环为热解碳，同时用金属环加固。

2. 阀体　在瓣架内瓣膜启闭活动时起阀门作用的活动构件称为阀体，如呈球状称为球体，呈片状称为碟片。阀体的外形、开放角度、支持点位置以及关闭后与瓣环间潜在间隙的大小均可影响人工瓣的性能。

3. 缝环　缝环固定于瓣环外的槽沟内，供人工瓣缝合固定的纤维组织称为缝环。人工瓣安装缝环后的直径称瓣环直径或组织环径，人工瓣的大小型号，以组织环径表示，一般缝环径为 2.5 mm 左右，因此，组织环径与瓣环径相一致。缝环使用材料为涤纶和聚四氟乙烯等编织物，部分瓣的缝环外涂有碳层，有利于预防血栓。

二、正常人工瓣膜超声影像学特征

（一）二尖瓣位人工瓣的超声评估

1. 二尖瓣位机械瓣超声影像学特征

（1）二维超声：①侧倾碟瓣：舒张期见一个瓣叶斜形开放，开口多朝向左室流出道，形成一大一小两个开口（图 5-3-2），收缩期瓣叶关闭呈"一"字形强回声；②双叶碟瓣：舒张期两个瓣叶开放，呈两条接近平行的粗线样强回声，开口亦朝向左室流出道，形成二大一小三个开口，收缩期两个瓣叶关闭呈大"V"形强回声（图 5-3-3）。

（2）频谱多普勒超声：窦性心律时，二尖瓣机械瓣频谱形态与自然二尖瓣相似（图 5-3-4A）；如为房颤心律时，则频谱形态类似二尖瓣狭窄频谱（图 5-3-4B）。

（3）彩色多普勒超声：双叶碟瓣时，舒张期两个瓣叶开放，形成近 90°开放角，可见两大股经侧孔和一小股经中央孔的血流束，而后很快融为一股射入左心室（图 5-3-5）。

（4）三维 TEE：双叶碟瓣时，舒张期可清晰显示两个瓣叶开放，形成两个侧孔和一个中央孔，收缩期两个瓣叶完全闭合（图 5-3-6）。

2. 二尖瓣生物瓣超声影像学特征

（1）二维超声心动图：生物瓣膜纤细，与自然

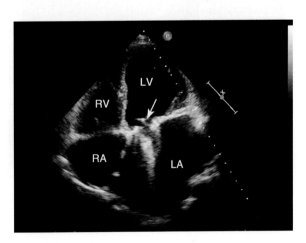

图 5-3-2　TTE 心尖四腔心切面示二尖瓣位侧倾碟瓣（箭头）

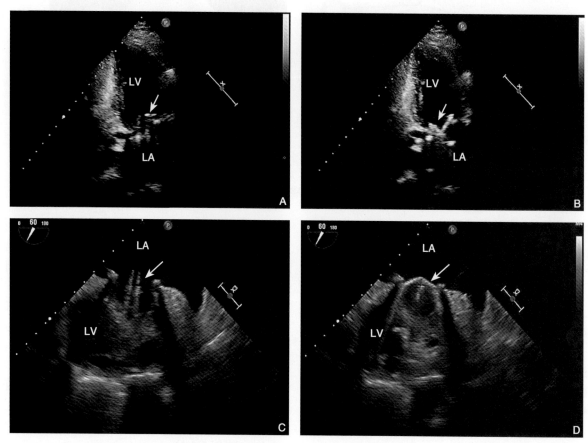

图 5-3-3 二腔心切面示二尖瓣位双叶碟瓣（箭头）
A. TTE 示舒张期瓣叶开放；B. TTE 示收缩期瓣叶关闭；C. TEE 示舒张期瓣叶开放；D. TEE 示收缩期瓣叶关闭

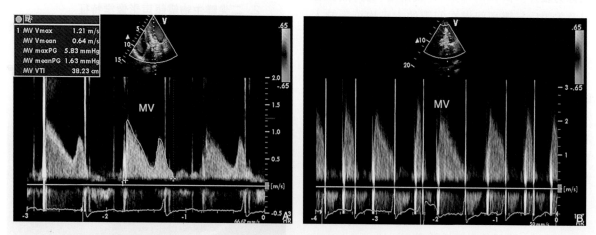

图 5-3-4 二尖瓣机械瓣血流频谱
A. 窦性心律时二尖瓣机械瓣血流频谱；B. 房颤心律时二尖瓣机械瓣血流频谱

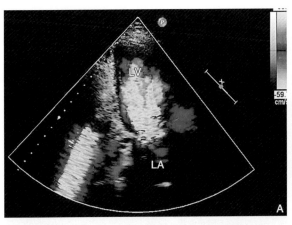
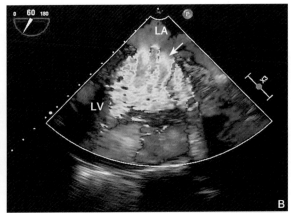

图 5-3-5 双叶碟瓣 TTE 和 TEE 彩色多普勒超声

A. TTE 示心尖二腔心切面舒张期双叶碟瓣开放时红色为主花色过瓣血流;B. TEE 示开放血流由三股花色血流汇聚而成(箭头)

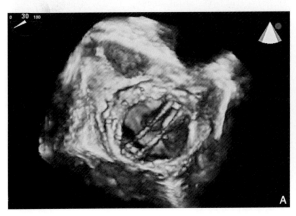
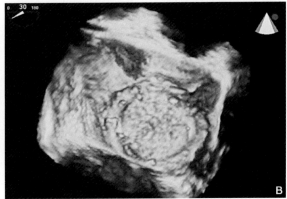

图 5-3-6 三维 TEE 放大模式清晰显示双叶碟瓣舒张期开放(A)和收缩期闭合(B)

瓣膜回声相似。左室长轴切面和心尖四腔心切面显示舒张期生物瓣开放充分,瓣口朝向左室流出道方向,收缩期生物瓣关闭完全(图 5-3-7A、B)。左心室短轴切面显示二尖瓣位生物瓣膜为三叶,开放呈"△"形,闭合呈倒"Y"形(图 5-3-7C、D)。

(2)频谱多普勒超声:窦性心律时,二尖瓣生物瓣频谱形态与自然二尖瓣相似,如为房颤心律时,则频谱形态类似二尖瓣狭窄频谱。

(3)彩色多普勒超声:舒张期生物瓣膜完全开放,于瓣口见红色为主血流朝向左室流出道方向灌注(图 5-3-8);收缩期瓣膜关闭,一般无生理性反流。

3. 定量评估二尖瓣有效瓣口面积

(1)连续性方程:本法较常用。在无二尖瓣反流的情况下,应用连续性方程可以定量估测二尖瓣位人工瓣有效瓣口面积(effective orifice area,EOA),前提是通过二尖瓣和左室流出道的血流量相同。

(2)压力减半时间:应用 PHT 可以定量评估人工二尖瓣 EOA,与评估二尖瓣狭窄的方法相同。

(二)主动脉瓣位人工瓣的超声评估

1. 主动脉瓣位机械瓣超声影像学特征

(1)二维超声:受主动脉机械瓣放置角度的影响,TTE 和 TEE 很难清晰完整的显示瓣叶全貌,仅显示瓣架强回声与周围组织连接情况(图 5-3-9)。

(2)频谱多普勒超声:机械瓣频谱形态与自然主动脉瓣相似,即加速时间与减速时间基本相等,呈倒三角形。

(3)彩色多普勒超声:收缩期可显示通过机械瓣五色镶嵌血流射入升主动脉(图 5-3-10),舒张期瓣叶关闭无血流通过或仅见生理性反流。

2. 主动脉瓣位生物瓣超声影像学特征

(1)二维超声心动图:可显示生物瓣膜启闭情况,同时可显示两个瓣架短柱的强回声。

(2)频谱多普勒超声:频谱形态与自然主动脉瓣相似,加速支与减速支对称,呈倒三角形。

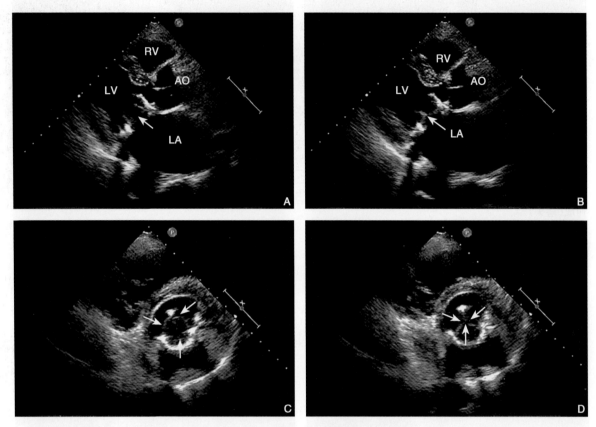

图 5-3-7　二尖瓣生物瓣二维超声心动图

左室长轴切面示生物瓣舒张期开放(A),收缩期闭合(B),左心室短轴切面示生物瓣开放呈"△"形(C),闭合呈倒"Y"形(D),箭头示生物瓣膜

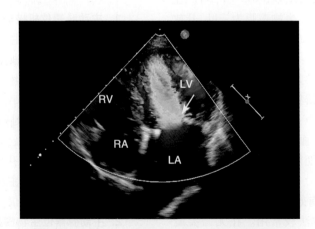

图 5-3-8　心尖四腔心切面显示舒张期红色为主血流朝向左室流出道方向灌注(箭头)

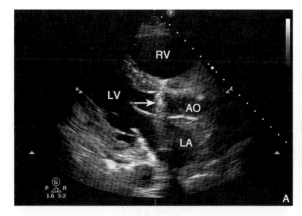 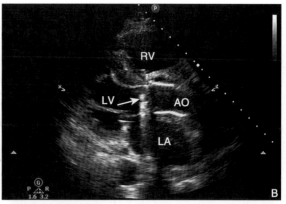

图 5-3-9 Bentall 术后,左室长轴切面
显示主动脉瓣位机械瓣回声(箭头)及升主动脉内人工血管强回声
A. 舒张期;B. 收缩期

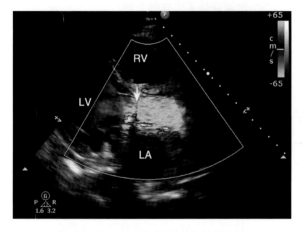

图 5-3-10 Bentall 术后,左室长轴切面
显示通过主动脉机械瓣五色镶嵌血流(箭头)

(3)彩色多普勒超声:收缩期于主动脉瓣口见蓝色为主多色镶嵌血流射入主动脉;舒张期瓣膜关闭,一般无生理性反流。

3. 定量评估主动脉瓣有效瓣口面积

(1)连续性方程:应用连续性方程定量评估人工主动脉瓣 EOA 与评估自然主动脉瓣狭窄的方法相同。应用此公式时要注意尽量保证测量左室流出道内径与多普勒取样容积在同一水平,前提是通过主动脉瓣和左室流出道的血流量相同。

(2)多普勒速度指数(doppler velocity index,DVI):DVI 是一个简便而有效地评估狭窄的新方法。DVI 只需计算左室流出道与跨人工主动脉瓣峰值流速的比值。当两者间无压差时,峰值流速应该相等,即 DVI 等于 1。功能正常的人工主动脉瓣 DVI 应为 0.35~0.5,若小于该范围可考虑人工主动脉瓣狭窄。该指数避免了测量流出道内径的误差,是随访时一种重复性很好的参数。

(三)三尖瓣位人工瓣的超声评估

1. 三尖瓣位机械瓣超声影像学特征 二维超声舒张期见两个瓣叶开放,呈两条接近平行的粗线样强回声,形成二大一小三个开口,收缩期两个瓣叶关闭呈大"V"形强回声。

2. 三尖瓣位生物瓣超声影像学特征 二维超声可显示生物瓣膜启闭情况,同时可显示瓣架及短柱朝向右室流入道呈强回声。

三、人工瓣膜并发症的超声评估

(一)人工瓣膜瓣周漏

1. 概述 瓣周漏(periprosthetic leakage)是指出现在缝合环与周围自然瓣环组织之间的反流,是人工瓣置换术后相对较常见的并发症,发生率约为 1%~2%。发生原因包括以下几种:①缝线松动或断裂是最常见的原因;②缝线撕裂瓣环;③缝合位置不当,如仅缝于瓣叶上或者缝线间隔过宽;④清除瓣环处钙化时造成组织缺损或组织脆弱未加修补;⑤人工瓣型号与患者不匹配;⑥感染性心内膜炎侵犯瓣周。

2. 超声影像学特征

(1)二尖瓣位机械瓣瓣周漏:较小的瓣周裂隙在二维超声上有时很难发现,往往彩色多普勒血流显像有更大价值,在瓣周发现细束偏心性反流信号。较大的瓣周漏在二维超声上可直接显示瓣周裂隙,彩色多普勒显示较宽、较多的五色镶嵌的反流束,起源于缝线环的外缘(图 5-3-11),通过勾画反流束面积可半定量估计反流的程度。Yashida 等研究显示,反流面积 0~1.7 cm²(平均 1.4 cm²±1.6 cm²)为轻度;2.1~5.8 cm²(平均 3.3 cm²±1.5 cm²)为中度;6.0~17.3 cm²(平均 10.2 cm²±4.1 cm²)为重度。

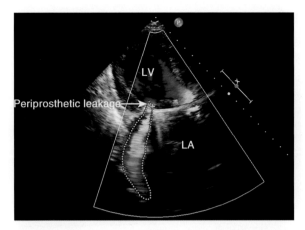

图 5-3-11 心尖三腔心切面示机械瓣后壁瓣周的收缩期蓝色为主花彩反流束
Periprosthetic leakage：瓣周漏

（2）主动脉瓣位机械瓣瓣周漏：由于二维超声对主动脉机械瓣显示较困难，胸骨旁短轴切面是较好的瓣周裂隙观察切面。需多切面、多角度扫查，有时需借助非典型切面探查。彩色多普勒上瓣周漏显示为瓣环外缘周围的彩色紊流（图 5-3-12）。

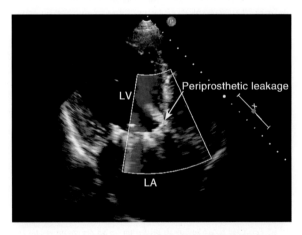

图 5-3-12 心尖三腔心切面示机械瓣前壁瓣周的舒张期红色为主花彩反流束
Periprosthetic leakage：瓣周漏

（3）鉴别诊断：瓣周漏诊断时需要与人工瓣生理性反流相鉴别，鉴别要点包括：①起源部位，瓣周漏源于人工瓣架与周围组织连接处，生理性反流源于瓣架内，瓣叶与瓣架或瓣叶与瓣叶之间；②反流束特点，瓣周漏持续时间长，反流束距离长，面积大，反流呈颜色鲜艳的多色镶嵌血流；生理性反流持续时间短，反流束距离短，面积小，反流呈暗淡的血流。当 TTE 对瓣周漏与生理性反流鉴别困难时，需要应用 TEE 检查，TEE 对瓣周漏的诊断具有很高的敏感性，尤其适用于二尖瓣位机械瓣瓣周漏的诊断（图 5-3-13）。

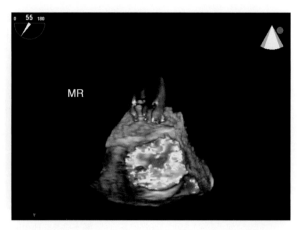

图 5-3-13 三维 TEE 清晰显示二尖瓣位机械瓣的多股生理性反流束

3. 定量评估人工瓣膜反流

（1）人工二尖瓣反流（mitral regurgitation，MR）：评估 MR 最好的方法是综合 TTE 和 TEE 结果共同确定严重程度（表 5-3-1）。

1）左心室大小：如果 LV 射血分数>60%，左心室腔大小正常或增大，而左室流出道或右室流出道的每搏输出量相对减少，应警惕存在明显 MR 的可能。

2）反流束面积：反流束面积可以直接反映 MR 的严重程度。反流面积<4 cm^2 通常提示为轻度 MR，>8 cm^2 则提示为中至重度反流。

3）反流口血流汇聚最窄处宽度（vena contracta，VC）：该值评估 MR 的严重程度与血管造影评估结果显著相关，尤其适用于瓣周漏或偏心性反流。

4）肺静脉收缩期逆流是重度 MR 的特异指征，但不敏感。

（2）人工主动脉瓣反流：当反流束宽度与 LVOT 内径比值<25%时，考虑为轻度反流；当此比值>25%时，应根据压力减半时间，以及降主动脉内是否存在全舒张期逆流等其他指标进一步划分为中度反流和重度反流（表 5-3-2）。

（二）人工瓣膜狭窄

1. 概述 人工瓣口面积不同程度的低于自然瓣口面积，即存在所谓的固有狭窄现象，人工瓣的种类和型号不同，这些固有狭窄的变化范围较大，这里阐述的人工瓣狭窄是指在固有狭窄基础上继发于其他原因的病理性狭窄。发生原因包括以下几种：①技术或结构问题引起机械瓣瓣叶开放不全或失灵；②生物瓣膜退行性变、钙化或受风湿侵及引起瓣膜增厚或粘连，开放受限；③赘生物或血栓等异物引起瓣膜开放受限，有效瓣口面积减小；④人工瓣型号与患者不匹配，或原来两者匹配，后

表 5-3-1 TTE 和 TEE 评价人工瓣膜 MR 严重性的标准

参数	轻度反流	中度反流	重度反流
结构性参数			
LV 大小	正常	正常或增大	通常增大
人工瓣膜	通常正常	异常	异常
多普勒参数			
反流束面积	少量,向心性射流(通常<4 cm² 或<20%LA 面积)	可变	大的中心反流束(>8 cm² 或>40% LA 面积)或 LA 内大小不定触壁涡流
血流汇聚半径	无或轻度(<0.4 cm)	中量(0.4~0.9 cm)	大量(≥0.9 cm)
反流束强度(CW)	信号显示不全或模糊	高密度信号	高密度信号
反流束频谱形状	抛物线形	多为抛物线形	早期达峰,三角形
肺静脉血流	收缩期明显	收缩期波峰变钝§	收缩期逆向血流†
定量参数			
VC 宽度/cm	<0.30	0.30~0.59	≥0.60
反流量/(ml/beat)	<30	30~59	≥60
反流分数/%	<30	30~49	≥50
有效反流面积/cm²	<0.20	0.20~0.49	≥0.50

§ 排除其他可导致肺静脉血流收缩期波峰变钝的原因(如心房纤维化、左房压升高等);† 肺静脉收缩期逆向血流是重度 MR 的特异性指标,但敏感性不高

表 5-3-2 评价人工主动脉瓣反流严重程度的参数

参 数	轻度	中度	重度
瓣膜结构和活动			
机械瓣或生物瓣	通常正常	异常	异常
结构参数			
左心室内径	正常	正常或轻度扩大	扩大
多普勒参数(定性或半定量)			
反流束宽度(%LVOT 内径)	细窄(≤25%)	26%~64%	宽大(≥65%)
反流束回声密度(CW 频谱)	不完整或弱	密	密
压力减半时间/ms	缓(>500)	可变(200~500)	陡(<200)
LVOT 血流与肺动脉血流比	略有增加	介于两者之间	显著增加
降主动脉舒张期反向血流	无或仅出现在舒张早期	介于两者之间	明显,全舒张期
多普勒参数(定量)			
反流容积/(ml/beat)	<30	30~59	>60
反流分数/%	<30	30~50	>50

由于患儿生长而逐渐失匹配。其中主要的原因有血栓的形成、赘生物的生成和血管翳的产生。

人工瓣膜血栓形成是机械瓣严重的并发症,主要与抗凝不当、房颤、巨大左心房及左心功能下降有关。如果血栓较小可不影响瓣口面积或瓣叶活动,血栓逐渐增大,可导致人工瓣狭窄、阻塞或瓣膜关闭不全。如果血栓脱落还会引起更严重的血栓栓塞。临床抗血栓治疗总成功率为 70%~90%,但

有20%会出现严重的并发症。一项大规模多中心的临床研究证实血栓面积>0.8 cm^2(经食管超声心动图所测)和有卒中史是临床抗血栓治疗预后不良最有力的佐证。

感染性心内膜炎是人工瓣置换术后最严重的并发症之一,其术后第一年的发生率约为1%~3%,以后每年约0.5%,死亡率约为50%左右,再手术死亡率约15%~38%。临床表现主要以持续性发热、心功能不全、脑或外周血管栓塞等为主要症状。血常规显示白细胞数明显增高。病理改变因机械瓣或生物瓣型号、种类不同而异。根据感染发生的时间可分为早期心内膜炎和晚期心内膜炎,前者感染发生于术后2个月内,主要原因为术中污染所致;后者感染发生于术后2个月以后,主要为血液性传播引起,多为链球菌或葡萄球菌感染所致。赘生物(vegetation)是感染性心内膜炎最主要、最可靠和最直接的征象。由于自然瓣膜呈光滑纤细的等回声,即使有较小的赘生物附着,超声心动图也能及早发现、及时诊断、及时治疗,预后往往较好。但由于人工瓣特殊的结构特点,如机械瓣金属瓣架及瓣叶的强回声和后方声影的影响,TTE很难早期发现人工瓣的赘生物,如高度怀疑应进行TEE检查。

血管翳是由纤维组织过度增生引起,主要由肌成纤维细胞和细胞外基质构成,起源于人工瓣膜周围心内膜组织。和人工瓣血栓形成不同,血管翳与抗凝治疗不足关系不大,主要是由于机体对人工瓣膜的慢性炎症反应引起,此外机械瓣的设计和生物相容性、外科手术水平、低血流灌注状态、血液淌流、心内膜炎等都在血管翳的形成中起到重要作用。

2. 超声影像学特征

(1)狭窄的超声诊断

1)二维超声:超声心动图是判断狭窄原因和定量评价狭窄程度最有价值的方法。二维超声可以直接显示二尖瓣位及主动脉瓣位生物瓣的瓣膜开放情况,判断狭窄的程度,但对于主动脉机械瓣显示欠佳。对于二尖瓣位机械瓣置换术后合并房颤及室内差异性传导阻滞的患者,舒张期有时可显示一个瓣叶开放而另一个瓣叶提前关闭的现象(图5-3-14),考虑这种情况是室内差异性传导阻滞所致,当下一个QRS波正常下传时,二尖瓣机械瓣启闭仍然是正常的。

2)多普勒超声:频谱多普勒是定量评估狭窄程度的主要方法,有时二维超声未见明显狭窄,但

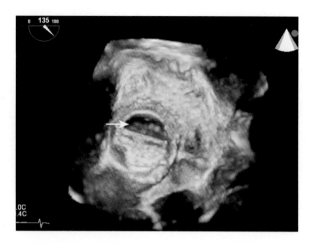

图5-3-14 三维TEE显示二尖瓣位双叶碟瓣一个瓣叶开放(箭头),另一个瓣叶关闭

多普勒却显示跨瓣压差明显增加,超出正常范围,具体评估方法详见后述。由于人工瓣均存在固有的狭窄,瓣口血流通常是多色镶嵌状,而病理性狭窄血流也呈多色镶嵌,所以单纯依靠彩色多普勒有时难以判断,必须结合二维和频谱多普勒超声。

(2)血栓的超声诊断:超声心动图是诊断血栓和评价抗血栓疗效最有价值的方法,能确定血栓位置和测量血栓大小。对人工瓣血栓的观察需要注意以下几个方面:

1)附着部位:人工瓣血栓与风湿性心脏病或心肌梗死的血栓附着部位不同,前者多附着于人工瓣瓣架与组织的连接处或人工瓣瓣叶的表面(图5-3-15),较少附着于左心耳或左心房壁。而风湿性心脏病血栓多附着于左心耳处,心肌梗死的血栓多附着于左心室心尖部。

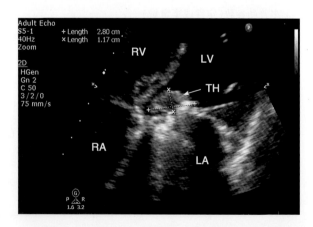

图5-3-15 心尖四腔心切面示二尖瓣位机械瓣左心室面见低回声血栓(TH)附着,箭头示血栓

2)超声表现:人工瓣血栓形状各异、大小不等、回声强度不一。如血栓形成时间较短,则回声

较低;形成时间较长,则回声较强。血栓较大或为陈旧性血栓时呈高回声团块。

3)对人工瓣功能的影响:部分人工瓣血栓可以直接导致瓣膜的狭窄或关闭不全,二维超声可直接显示瓣膜受血栓影响而开放受限,彩色多普勒超声可显示狭窄的射流束或关闭不全的反流束。频谱多普勒可记录狭窄处高速射流频谱。

4)TEE对小血栓的检出:当TTE检查困难或可疑存在小血栓时,应采用TEE检查,TEE对于小血栓的检出具有高度敏感性,尤其适用于对主动脉机械瓣血栓的检测。

(3)赘生物的超声诊断:人工瓣膜种类不同,赘生物常附着的部位也不相同,生物瓣多在瓣膜及瓣环处,机械瓣则多在瓣的基底部或瓣环处。多切面显示赘生物附着于人工瓣瓣环或瓣叶上,异常团块可呈低回声或高回声,形态不规则,可随血流摆动。如果赘生物位于瓣叶交界处,相互融合,常导致人工瓣开放受限,闭合不拢。如果感染性心内膜炎侵及瓣周,常导致严重的瓣周漏(图5-3-16)。必要时行TEE,TEE对判断机械瓣赘生物尤为适用(图5-3-17),因为在TTE上被声影遮盖部位在TEE上往往能清晰显示。

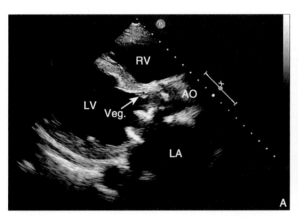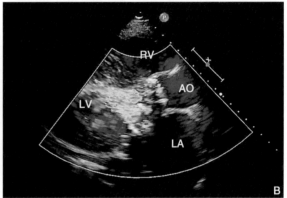

图 5-3-16　TTE 左室长轴切面
A. 二维超声示左室流出道内、主动脉生物瓣下的条状赘生物(Veg.),箭头示赘生物;B. 彩色多普勒显示源于生物瓣膜穿孔的花彩反流束

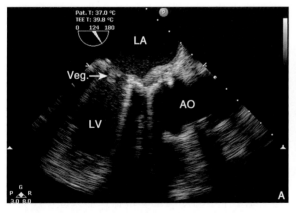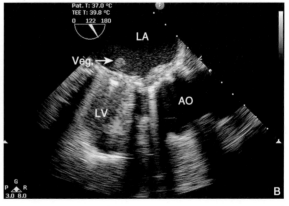

图 5-3-17　TEE 左室长轴切面示二尖瓣位机械瓣周附着不规则低回声赘生物(Veg.),箭头示赘生物
A. 舒张期见赘生物随瓣叶甩入左心室;B. 收缩期见赘生物脱入左心房

较小的赘生物超声很容易漏诊,从声像图上与线结、残留腱索回声有时很难鉴别(图5-3-18),要密切结合临床症状和体征,如发热和血常规变化。

(4)血管翳的超声诊断:血管翳回声较高,其内常伴有纤维成分,较固定,活动度低。

(三)定量评估人工瓣膜狭窄

1. 人工二尖瓣狭窄　由于人工瓣膜的型号和尺寸不同,评价瓣膜功能的定量指标变异性较大。严重瓣膜梗阻很容易诊断,超声可以发现瓣叶增厚或运动减低。如果所有切面均没有彩色血流充盈瓣口也有助于诊断梗阻。当人工瓣膜狭窄时,E峰速度和跨瓣压差增大、压力半降时间延长和/或二尖瓣血流积分/左室流出道血流积分(VTI_{PrMV}/VTI_{LVOT})增加(表5-3-3)。

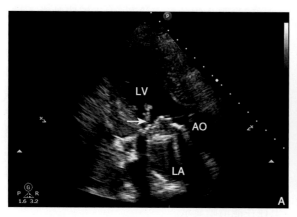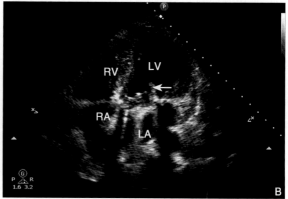

图 5-3-18　TTE 示二尖瓣位机械瓣周残留的腱索(箭头示残留的腱索)
A. 心尖三腔心切面;B. 心尖四腔心切面

表 5-3-3　评价人工二尖瓣狭窄的多普勒指标

	正常	可能狭窄	提示显著狭窄
峰值流速/(m/s)	<1.9	1.9~2.5	≥2.5
平均压差/mmHg	≤5	6~10	>10
VTI_{PrMV}/VTI_{LVOT}	<2.2	2.2~2.5	>2.5
EOA/cm²	≥2	1~2	<1
PHT/ms	<130	130~200	>200

(1) E 峰速度:正常人工生物二尖瓣的峰值速度范围为 1.0~2.7 m/s;正常人工机械双叶瓣峰值速度通常<1.9 m/s,但是最高可达 2.4 m/s。然而,通常在大多数具有正常左心室收缩功能的人工机械二尖瓣患者如果峰值速度<1.9 cm/s,则认为是正常的人工机械二尖瓣;如果峰值速度≥1.9 cm/s,则应仔细分析血流速度的升高是正常的人工瓣膜所致还是人工瓣膜狭窄所致。

(2) 平均压差:正常值<5~6 mmHg。平均压差升高可能由狭窄造成。由于平均压差受心率影响较大,因此在测量平均压差时,应同时测量该患者的心率。

(3) PHT:在中度或重度二尖瓣狭窄时,二尖瓣口的血流速度主要受二尖瓣瓣口面积影响。但是,如果二尖瓣狭窄仅仅是轻度或者瓣膜功能正常,二尖瓣口的血流速度还受心房心室顺应性、心室松弛性及舒张起始时的压力阶差等影响。PHT明显延长或者单次测量明显延长(>200 ms)则提示人工二尖瓣狭窄,因为正常的人工二尖瓣压力减半时间很少超过 130 ms。

(4) VTI_{PrMV}/VTI_{LVOT}:该比值是评价人工二尖瓣功能的指标之一。当瓣膜狭窄时,VTI_{PrMV}/VTI_{LVOT} 升高。正常人工机械二尖瓣 VTI_{PrMV}/VTI_{LVOT}<2.2,比值越高越需警惕存在人工瓣膜狭窄。因为该比值是从不同心动周期获得的参数,所以对于房颤患者,测量该比值时要注意与心动周期匹配,即测量 VTI_{LVOT} 的前一个 R-R 间期应该和测量 VTI_{PrMV} 的 R-R 间期匹配。

(5) 注意事项:①如果所列参数大多数在正常范围或大多数在异常范围时,应以所列参数中特异性最高的数值为准;②某些人工机械二尖瓣的测量值可能会稍高于所列界值,应综合评估;③这些参数可能会在人工二尖瓣出现反流时出现异常。

2. 人工主动脉瓣狭窄　由于人工瓣膜的型号和尺寸不同,评价瓣膜功能的定量指标变异性较大。当人工主动脉瓣患者出现新的杂音伴随新近的充血性心功能不全症状时,应行急诊 TTE 检查,如果有指征,可行 TEE 检查。在常规检查时偶尔发现血流速度异常增高,应怀疑人工瓣狭窄(图 5-3-19)。但是仅凭高速血流并不能证明人工瓣膜梗阻,也可能继发于高流量状态或瓣膜不匹配。反之,人工瓣膜功能障碍的患者出现低心输出量时,可能不会表现为高跨瓣压差。当人工瓣膜狭窄时,峰值流速和平均压差增大,DVI 缩小,加速时间(AT)延长(表 5-3-4)。

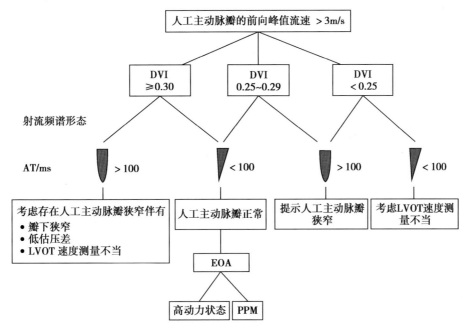

图 5-3-19 临床诊断人工主动脉瓣狭窄的流程图

表 5-3-4 评价机械和生物支架主动脉瓣狭窄的多普勒参数

参数	正常	可疑狭窄	明显狭窄
峰值流速/(m/s)	<3	3~4	>4
平均压差/mmHg	<20	20~35	>35
DVI	≥0.30	0.29~0.25	<0.25
EOA/cm²	>1.2	1.2~0.8	<0.8
瓣口前向射流频谱形态	三角形,早期达峰	三角形至中间形	圆钝、对称
AT/ms	<80	80~100	>100

这几项参数易受血流影响,包括合并主动脉瓣反流

(四) 人工瓣膜的超声评估要点

心脏瓣膜置换术后患者的超声心动图评价包括心腔大小、左心室心肌厚度、心肌质量以及左心室收缩和舒张功能指数的标准测量与评价。对主动脉瓣置换术后的患者,建议测量主动脉根部及升主动脉内径。应当多切面地观察人工瓣膜,尤其需要注意以下几点:

1. 人工瓣膜活动部分的启闭运动(生物瓣的瓣叶以及机械瓣的瓣阀);

2. 瓣叶是否存在钙化以及瓣环、瓣阀、瓣叶、支架或瓣笼表面是否存在异常回声;

3. **评价缝合环的形态** 仔细观察其与自体瓣环之间是否存在分离以及其在整个心动周期是否发生异常摆动。

(五) 超声评估人工心脏瓣膜的特点及展望

1. **多普勒超声** 是目前评估人工瓣膜功能及并发症的首选方法。

2. **人工瓣膜声像图特征** 对评估人工瓣的整体功能和术后心腔负性重构的程度至关重要。

3. 当怀疑人工瓣膜功能异常时,尤其是机械瓣,常需行 TEE 检查来明确梗阻或反流的原因。

4. 患者心脏病史,包括植入的瓣膜或管道的类型和大小对超声心动图的评估极为重要。

5. 术后即刻建立基线超声资料对于后期随访监测瓣膜功能至关重要。

6. 实时三维 TEE 的应用为评价人工瓣膜的形态和结构提供更为丰富的信息。

7. 经导管人工主动脉瓣植入术为高危的中-重度主动脉瓣狭窄患者带来治疗机会,术中超声监测在经导管人工主动脉瓣植入术中发挥重要作用(详见后述)。

(杜国庆)

第四节 超声评价感染性心内膜炎瓣膜病变的价值

感染性心内膜炎(infection endocarditis, IE)是病原微生物经血行途径直接侵袭心内膜、心瓣膜或邻近大动脉内膜引起的炎症性疾病。其特征病变为形成大小不等、形态不一的赘生物(vegetation)。此赘生物主要由血小板、纤维蛋白及丰富微生物和炎性细胞组成。最常累及部位为心脏瓣膜，其次为间隔缺损处、腱索或心内膜面、心内辅助装置或人工瓣膜等部位。感染性心内膜炎分为急性和亚急性两类。其常见的致病微生物为链球菌、葡萄球菌和肠球菌。

超声心动图是目前临床诊断 IE 的重要手段。通过多模式超声心动图检查可敏感探测 IE 的特征性病变，如赘生物、瓣膜形态和功能改变、脓肿形成以及血流动力学异常，在感染性心内膜炎患者诊断、治疗以及预后评估方面均具有重要临床意义。

一、病理解剖与血流动力学改变

IE 患者多存在易感的心脏基础病变，特别是儿童患者，多数存在先天性心脏基础病变。成人患者中最常见的心脏基础病变为二尖瓣脱垂(mitral prolapse)，其次为风湿性心脏瓣膜病、瓣膜退行性病变、血管内装置、人工瓣膜以及先天性心脏病等。近年来，静脉毒品滥用者发生感染性心内膜炎的比例也逐年升高。值得注意的是，也有部分患者并无心脏基础病变，为由菌血症所导致的心内感染。

上述心脏基础病变使心腔内存在异常的高速血流通路，此高速血流可致邻近的心内膜及瓣膜发生损伤性病变，局部胶原暴露，致血小板及纤维素沉积，形成无菌性血小板-纤维素微栓。此时如发生感染，细菌植入微栓内，即发生感染性心内膜炎，形成赘生物。赘生物总是位于高速血流的低压侧，如房室瓣的心房侧、半月瓣的心室侧、室间隔缺损的右心室侧等。赘生物大小可随病症加重而逐渐增大，表现为随心内血液流向摆动的异常回声团，可脱落致远端血管栓塞。

感染性心内膜炎导致心脏结构破坏，除形成赘生物外，尚可发生严重并发症，如瓣膜穿孔、瓣膜瘤、大血管心腔间(或不同心腔间)穿孔或瘘道形成、瓣周脓肿、化脓性心包炎等(表5-4-1)。

右心系统发生感染性心内膜炎较左心系统为少，多累及三尖瓣及肺动脉瓣，常见于中心静脉置管、先天性心脏病、心内辅助装置以及静脉毒品使用者，特别是 HIV 血清学阳性者或免疫抑制患者。

表 5-4-1　感染性心内膜炎的并发症

结构改变	血流动力学改变
瓣膜破坏	急性瓣膜反流
连枷样瓣膜	瓣膜闭塞
瓣膜穿孔	心力衰竭
脓肿	心腔内分流
瘤样膨出	心脏压塞
瘘管形成	瓣周漏
人工瓣膜撕裂	
栓塞	
心包积液	

二、超声心动图特征

(一) 二维超声心动图

二维超声心动图可探及感染性心内膜炎特征性病变的赘生物以及各种并发症，如腱索断裂、瓣膜穿孔、瓣膜脓肿及瓣膜瘤等。

1. **赘生物** 赘生物典型二维超声表现为形态不规则(如条状、蓬草样或团块状)的等/高回声团，大小不一，数目不等，可黏附在瓣叶、腱索或房室心内膜表面；附着于瓣叶上的赘生物可与瓣叶一同运动(图5-4-1A)。个别赘生物可通过短小的蒂与瓣叶相连，呈现较大的活动度(图5-4-1B)。最常受累的瓣膜为二尖瓣及主动脉瓣，赘生物多附着于低压腔侧，如二尖瓣左心房面(图5-4-1C)，主动脉瓣心室面，较大或带蒂赘生物可于舒张期进入左室流出道，收缩期摆入主动脉(图5-4-2)。偶见累及三尖瓣和肺动脉瓣，主要发生于静脉毒品滥用者和左向右分流的先天性心脏病患者(图5-4-3)。其赘生物往往比左心系统的赘生物大，且向外生长，脱落的赘生物可种植到肺内。

2. **瓣膜继发性改变** 感染性心内膜炎易引起瓣膜局部组织损害甚至穿孔，造成瓣膜反流；炎症也可侵及房室瓣下的腱索和乳头肌使之断裂，引起瓣膜脱垂或连枷样运动(图5-4-4)；较大主动脉瓣赘生物可导致主动脉瓣口狭窄(图5-4-5)。

3. **脓肿** 是感染性心内膜炎较严重的并发症，可发生于心脏各部位，包括瓣膜脓肿、瓣环脓肿、心肌内脓肿。心脏脓肿在二维超声心动图上表现为大小不等、形态各异的无回声区或回声异常的

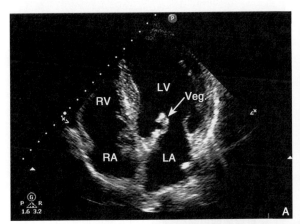

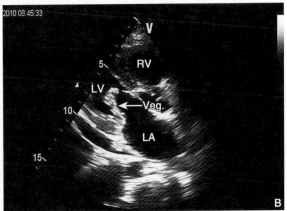

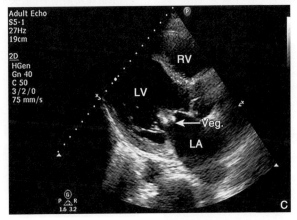

图 5-4-1　赘生物二维超声心动图

A. 心尖四腔心切面显示小条状赘生物(Veg.)有短小蒂与二尖瓣前叶相连;B. 左室长轴切面显示索条状赘生物(Veg.)随二尖瓣后叶运动;C. 左室长轴切面显示团块状高回声赘生物(Veg.)附着于二尖瓣前叶左心房面

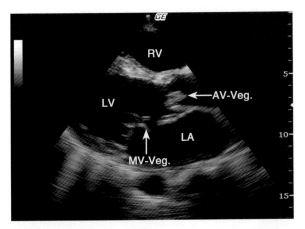

图 5-4-2　左室长轴切面显示赘生物

显示多发低回声赘生物,箭头示二尖瓣赘生物(MV-Veg.)和主动脉瓣赘生物(AV-Veg.),分别附着于二尖瓣前叶左心房面和主动脉无冠瓣左心室面

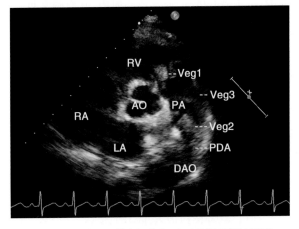

图 5-4-3　动脉导管未闭患者,主动脉根部短轴切面显示多发团块状赘生物(Veg.)附着于肺动脉壁及肺动脉瓣

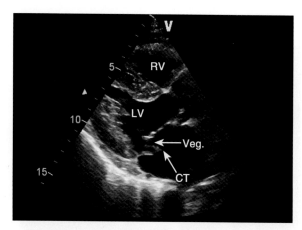

图 5-4-4　左室长轴切面
示二尖瓣后叶赘生物（Veg.）致后叶腱索断裂
（CT），呈连枷样运动

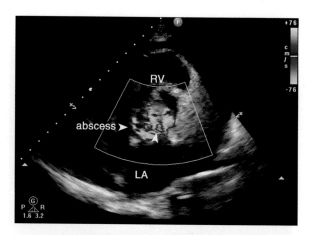

图 5-4-6　主动脉根部短轴切面
示机械瓣瓣周漏（箭头示）以及瓣周脓肿（abscess）

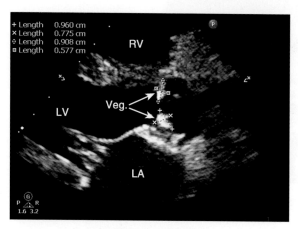

图 5-4-5　左室长轴切面
显示多发高回声赘生物（Veg.）致主动脉瓣口狭窄

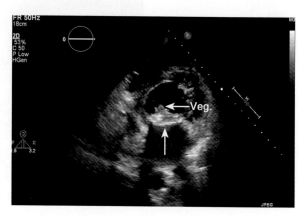

图 5-4-7　TEE 左室长轴切面
示二尖瓣位机械瓣瓣周附着不规则低回声赘生物（Veg.）

（四）三维超声心动图

实时三维超声心动图能准确地显示赘生物的
大小、数目、附着部位、活动度以及与瓣膜的关系
（图 5-4-8），为外科医师提供一个类似于手术视野

腔隙，位于瓣叶体部、瓣环或心肌内，其周围常可见
瓣膜赘生物。心脏脓肿破裂会导致瓣膜穿孔（val-
vular perforation）、心腔内的瘘管以及化脓性心包炎
的发生。

（二）多普勒超声

感染性心内膜炎可引起瓣膜破坏穿孔、腱索断
裂及大血管心腔间或心腔间穿孔或瘘管形成，从而
导致瓣膜反流或异常分流（图 5-4-6）。彩色多普勒
和频谱多普勒可定性和定量评估这些血流动力学
改变，从而有助于病变范围及病变严重程度的估
计，为临床治疗方案决策提供重要信息。

（三）经食管超声心动图（TEE）

对于感染性心内膜炎的患者，TEE 能更清晰地
显示二尖瓣及主动脉瓣的结构，发现瓣膜的器质性
改变、赘生物的形成以及各种并发症。对于人工瓣
膜的感染性心内膜炎患者，TEE 较 TTE 具有明显优
势（图 5-4-7）。

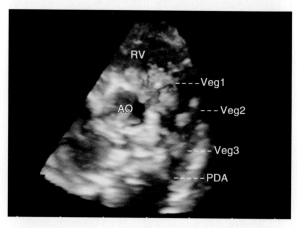

**图 5-4-8　动脉导管未闭患者，三维超声主动脉根
部短轴切面**
显示多发团块状赘生物（Veg.）附着于肺动脉壁及
肺动脉瓣

（surgical view）的空间结构图，为手术方案的制订提供了重要的依据。并能更准确预测 IE 的栓塞风险，尤其适用于感染瓣周扩散、人工瓣膜开裂和瓣膜穿孔者的评价。

三、感染性心内膜炎的临床诊断

除瓣膜手术后获得的病理学诊断外，临床实践中 IE 的诊断通常依据感染综合征和近期心内膜受累感染的关联性做出判断，因此 2000 年推荐修订的 Duke 诊断标准用于分类诊断（表 5-4-2）。Duke 诊断标准基于临床、超声心动图和生物学检查结果、血培养和血清学检查结果制定，该标准在流行病学研究随访结束时的评价发现，该分类的总体敏感度为 80%。在临床实践中，修订后的 Duke 诊断标准的早期诊断准确性较低，尤其是对于人工瓣膜性心内膜炎（prosthetic valve endocarclilis，PVE）和起搏器或置入式除颤仪电极 IE 患者（30%病例超声心动图结果正常或不确定）。影像技术的进步可能改善心内膜受累感染和 IE 心外并发症诊断的准确性，例如心脏（或全身）CT 扫描、头颅 MRI、^{18}F-FDG PET/CT 和核素标记的白细胞 SPECT/CT 可能提高无症状血管并发症（栓塞事件或感染性动脉瘤）以及心内膜病变的检出率。从而可能提高 Duke 修订标准对疑难病例诊断的敏感度。

表 5-4-2 2000 年推荐修订的 Duke 诊断标准

明确的 IE

病理诊断标准
- 赘生物、栓塞后赘生物或心内脓肿标本的培养或组织学检查发现微生物
- 组织学检查明确的病变、赘生物或心内脓肿显示活动性心内膜炎

临床诊断标准
- 2 项主要标准
- 1 项主要标准合并 3 项次要标准
- 5 项次要标准

可能 IE
- 1 项主要标准合并 1 项次要标准
- 3 项次要标准

排除 IE
- 其他疾病诊断明确
- 抗菌药物治疗≤4 天则疑似 IE 的症状消退
- 抗菌药物治疗≤4 天时手术或尸检无 IE 的病理学证据
- 不符合上述可能 IE 诊断标准

以下为 2015 年 ESC 修订的 IE 诊断标准术语定义。

主要诊断标准：

（1）血培养阳性 IE：①不同时间 2 次取样血培养结果显示，符合 IE 的典型微生物，如草绿色链球菌、解没食子酸链球菌（牛链球菌）、HACEK 组微生物、金黄色葡萄球菌，或无原发病灶时社区获得性肠球菌；②持续血培养阳性显示符合 IE 的病原微生物，取样间隔>12 小时的≥2 次血培养阳性，或所有 3 次或 4 次不同时间大部分血培养为阳性（首次和最后 1 次抽血取样间隔≥1 小时）；③单次血培养伯纳特立克次体阳性或逆相 IgG 抗体滴度>1：800。

（2）影像学阳性 IE：①超声心动图结果阳性 IE，包括赘生物、脓肿、假性动脉瘤、心内瘘管、心脏瓣膜穿孔或动脉瘤、新出现的人工瓣膜开裂；②^{18}F-FDG PET/CT（仅适用于人工瓣膜植入 3 个月以上）或放射标记白细胞 SPECT/CT 检查显示人工瓣膜周围炎症异常活跃（修订部分）；③心脏 CT 显示明确的瓣周病变（修订部分）。

次要诊断标准：

（1）易患因素：如易患心脏病或采用注射途径吸毒。

（2）体温>38℃的发热。

（3）血管表现（包括仅通过影像检查出的血管病变）：如重要动脉栓塞、脓毒性肺梗死、感染（真菌）性动脉瘤、颅内出血、结膜出血、Janeway 损害。

（4）免疫表现：如肾小球肾炎、Osler 结节、Roth 斑和类风湿因子阳性。

（5）微生物学证据：如血培养阳性但不符合上述主要标准，或血清学证据提示符合 IE 病原体的活动性感染。

新的 ESC 诊断流程，包括 ESC 2015 年修订后的诊断标准详见图 5-4-9。

总之，超声心动图、阳性血培养以及临床特征仍然是 IE 诊断的基础。血培养阴性者，需要进一步微生物学检查。新型影像学检查（MRI、CT、PET/CT）可提高 Duke 诊断标准的敏感度。

四、诊断要点与鉴别诊断

（一）诊断要点

感染性心内膜炎超声心动图的诊断有赖于心内（包括瓣膜）赘生物的检出。根据赘生物在超声心动图上典型的表现，结合其他临床表现，常可对

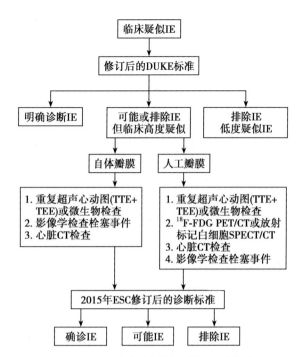

图 5-4-9　2015 年 ESC 修订后的 IE 诊断流程

感染性心内膜炎做出正确诊断。然而,感染性心内膜炎患者往往都有其易感基础心脏病存在,如二尖瓣脱垂、退行性钙化病变、人工瓣膜、中心静脉置管、心内辅助装置等,这些基础心脏病所产生的一些异常表现常常会掩盖感染性心内膜炎的超声表现。同时,随着病程不同,赘生物亦可表现为囊实性、高回声甚至部分钙化。因此,针对心内异常团块做出 IE 赘生物的诊断,应当从临床表现、实验室检查等多个方面进行综合考虑。

感染性心内膜炎对瓣膜的损害,有时仅表现为瓣叶、腱索等瓣器的增厚,而不能检出明显的赘生物。或早期赘生物较小,对于<2 mm 的微小赘生物 TTE 检查一般难以发现。故 TTE 未发现赘生物时,也不能排除 IE,可动态观察瓣膜超声图像的变化,或进一步行 TEE 检查。在进行超声心动图检查时,应对 IE 所致赘生物与心内其他异常或伪像进行鉴别(表 5-4-3)。

表 5-4-3　感染性心内膜炎赘生物超声特点

阳性表现	阴性表现
低回声团	高回声团
常附着于瓣膜	非附着于瓣膜
团块形态不规则	形态规则或呈条索状
活动性大,随血流摆动	位置相对固定,活动度小
心内结构改变,伴瓣膜反流	瓣膜反流少见

(二) 鉴别诊断

1. **非感染性心内膜炎瓣膜结节**　风湿性心脏病患者和老年人瓣膜常伴有瓣膜结构的纤维化和钙化,应与感染性心内膜炎的瓣膜赘生物病变相鉴别。老年人瓣膜纤维化和钙化常位于主动脉瓣和二尖瓣瓣环部。赘生物有时很难与瓣膜上的风湿病变以及人工瓣上的血栓相鉴别。应密切结合各项临床表现及检查,做出综合判断及鉴别诊断。

2. **黏液瘤**　较大的赘生物,尤其是三尖瓣的大赘生物,常有蒂,可随瓣膜在房室间往返,易与黏液瘤混淆。黏液瘤多附着在房间隔上,而赘生物多附着在瓣叶上;黏液瘤在短期内大小不会有明显变化,而赘生物在治疗过程中大小可有变化。

3. **二尖瓣脱垂**　二尖瓣瘤在二维超声心动图上表现为二尖瓣前叶左心房侧可见一风袋样回声,有时和严重的二尖瓣脱垂类似,应注意鉴别。二尖瓣脱垂只在收缩期出现,而二尖瓣的风袋样结构收缩期和舒张期始终存在,借此可与严重的二尖瓣脱垂相鉴别。

五、超声心动图评价不同类型感染性心内膜炎瓣膜病变的价值

(一) 自体瓣膜感染性心内膜炎

1. **超声心动图在诊断中的作用**　超声心动图诊断感染性心内膜炎的主要依据为探测到心内赘生物或脓肿形成,但由于 IE 病情变化复杂,超声心动图检测自体瓣膜感染性心内膜炎(native valve infective endocarditis,NVE)常出现漏诊或误诊的情况,特别是 IE 发生之前瓣膜已伴发较重的病变(如二尖瓣脱垂、瓣膜退行性改变等)。因此在临床高度怀疑 IE 而超声心动图表现阴性的情况下,应于初次检查后的 7~10 天再行 TTE 或 TEE 检查。

针对超声心动图在诊断 IE 中的重要性,ESC 组织推荐对于临床可疑 IE 患者应当尽早行超声心动图检查以帮助诊断(图 5-4-10)。

2. **超声心动图在预后判断和风险评估中的作用**　IE 患者具有较高住院死亡率,临床上早期识别高危患者可能有助于扭转疾病病程,改善患者的总体预后。ESC 指南推荐对于伴发重度瓣膜反流、心衰以及赘生物梗阻性表现的患者,应行早期手术。超声心动图为临床评估 IE 并发栓塞风险的重要手段,赘生物的大小、活动度为预测栓塞发生最好的指标。超声心动图通过评估 IE 患者血流动力学表现、心腔内感染情况以及是否存在栓塞风险等,为临床评估预后及制订治疗决策均提

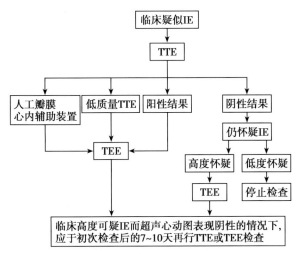

图 5-4-10　ESC 推荐的 TTE 及 TEE 在诊断 IE 中的适用情况

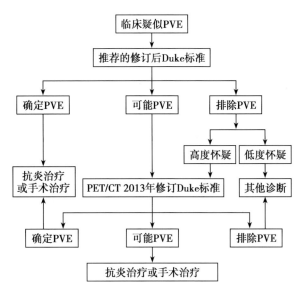

图 5-4-11　PET/CT 检查在诊断 PVE 中的适用情况

供重要信息。

3. 超声心动图在围手术期中的作用　对于行手术治疗的 IE 患者，应于术中常规应用 TEE，以便观察瓣膜组织修复情况、评估反流程度以及评价瓣膜功能。对于抗炎治疗患者，ESC 指南推荐患者在完善治疗之后 1 年内的 1、3、6、12 个月例行超声心动图随访观察。

（二）人工瓣膜心内膜炎

根据瓣膜置换术后人工瓣膜心内膜炎（prosthetic valve endocarditis，PVE）发生时间，将置换后一年内发生的称为早期 PVE，一年及其后发生为晚期 PVE。相较于 NVE 而言，PVE 诊断较为困难且预后相对差。PVE 的特征表现亦为赘生物形成，其常见发生部位是人工瓣膜基底部和缝合环周围。生物瓣 PVE 可致瓣膜反流增加、瓣叶裂等，机械瓣 PVE 可出现瓣周漏或赘生物阻塞机械瓣口，从而引起相应的血流动力学改变。同 NVE 一样，PVE 的诊断依赖于超声心动图表现及临床血培养结果。少部分患者，通过超声心动图检查可以直接显示赘生物。但是，多数情况下，由于人工瓣回声很强，后方出现声影，加上瓣膜固定装置的影响，经胸二维超声心动图对赘生物探测的敏感性显著降低，特别是对二尖瓣位人工瓣左心房面赘生物的探查。此时，TEE 检查有助于提高对赘生物的检出率。无论是 TTE 还是 TEE，其对 PVE 诊断的敏感性均远低于 NVE。因此，对于 PVE 的诊断需要结合多种影像学检查手段，[18]F-FDG PET/CT 检查有助于临床诊断 PVE（图 5-4-11）。

（三）右心系统感染性心内膜炎

右心系统感染性心内膜炎（right-sided infective endocarditis，RIE）的检查中 TEE 并不比 TTE 更具有优势。这两种检查方法在诊断中都有较高的敏感性。有些患者在经过成功的抗生素治疗后，临床上的感染已经被治愈，但三尖瓣上仍可能存在赘生物团块。因此，在超声心动图检查中，该类患者的感染性心内膜炎是否被治愈就很难鉴别。

（四）心脏植入装置的感染性心内膜炎

心脏植入装置的感染性心内膜炎（infection of cardiac implantable electronic devices，CIEDs）患者临床诊断及治疗均相当困难，因其多发生于老年人群，故预后较差。与 TTE 相比，TEE 能更敏感的检测起搏器导丝上有无赘生物、二/三尖瓣有无受累等；但在预后评估方面，TTE 仍有其独到优势，可准确评估心室功能、估测肺动脉压，检出心包积液等。因此，对于 CIEDs 的诊断，推荐同时运用 TEE 及 TTE 进行评估，且需要结合大量的临床表现和指标才能做出正确的诊断。

ESC 2015 版 IE 管理指南提出 IE 的诊治应坚持早诊断、早期应用抗菌药物及早期手术相结合的治疗思路。指南中新增多模态成像技术作为 IE 的主要诊断标准之一。超声心动图常需结合多种影像学诊断方式，为 IE 的诊治提供更准确的建议。

（杜国庆）

参 考 文 献

1. 王新房. 超声心动图学. 5 版. 北京：人民卫生出版社，2016.

2. 陈文彬. 诊断学. 5 版. 北京：人民卫生出版社，2004.

3. Armstrong WF，Ryan T. Feigenbaum's Echocardiography.

Seventh Edition. Philadelphia: Lippincott Williams & Wilkins, 2009.

4. Christophe Klimczak. Challenges in Echocardiography. London: Churchill Livingstone, 2008.

5. Baumgartner H, Hung J, Bermejo J, et al. Echocardiographic Assessment of Valve Stenosis: EAE/ASE Recommendations for Clinical Practice. JASE, 2008, 22(1): 1-23.

6. Wilkins G T, Weyman A E, Abascal V M, et al. Percutaneous mitral valvotomy: An analysis of echocardiographic variables related to outcome and mechanism of dilatation. Heart, 1988, 60(4): 299-308.

7. Nishimura RA, Otto CM, Bonow RO, et al. 2014 AHA/ACC Guideline for the Management of Patients With Valvular Heart Disease: Executive Summary. A Report of the American College of Cardiology/American Heart Association Task Force on Practice Guidelines. Circulation, 2014, 129: 2440-2492.

8. Nishimura RA, Otto CM, Bonow RO, et al. 2017 AHA/ACC Focused Update of the 2014 AHA/ACC Guideline for the Management of Patients With Valvular Heart Disease: A Report of the American College of Cardiology/American Heart Association Task Force on Clinical Practice Guidelines. Circulation, 2017, 135: e1159-e1195.

9. Baumgartner H, Falk V, Bax JJ, et al. 2017 ESC/EACTS Guidelines for the management of valvular heart disease: The Task Force for the Management of Valvular Heart Disease of the European Society of Cardiology (ESC) and the European Association for Cardio-Thoracic Surgery (EACTS). Eur Heart J, 2017, 38: 2739-2786.

10. Zoghbi WA, Enriquez-Sarano M, Foster E, et al. Recommendations for Noninvasive Evaluation of Native Valvular Regurgitation: A Report from the American Society of Echocardiography Developed in Collaboration with the Society for Cardiovascular Magnetic Resonance. J Am Soc Echocardiogr, 2017, 30(4): 303-371.

11. Nishimura RA, Otto CM, Bonow RO, et al. 2017 AHA/ACC Focused Update of the 2014 AHA/ACC Guideline for the Management of Patients With Valvular Heart Disease: A Report of the American College of Cardiology/American Heart Association Task Force on Clinical Practice Guidelines. J Am Coll Cardiol, 2017, 70(2): 252-289.

12. Nishimura RA, Otto CM, et al. 2014 AHA/ACC guideline for the management of patients with valvular heart disease: a report of the American College of Cardiology/American Heart Association Task Force on Practice Guidelines. J Thorac Cardiovasc Surg, 2014, 148(1):

e1-e132.

13. Zoghbi WA, Enriquez-Sarano M, Foster E, et al. Recommendations for evaluation of the severity of native valvular regurgitation with two-dimensional and Doppler echocardiography. J Am Soc Echocardiogr, 2003, 16(7): 777-802.

14. Rosenhek R, Binder T, Maurer G, et al. Normal values for Doppler echocardiographic assessment of heart valve prostheses. J Am Soc Echocardiogr, 2003, 16(11): 1116-1127.

15. Mahjoub H1, Pibarot P, Dumesnil JG. Echocardiographic evaluation of prosthetic heart valves. Curr Cardiol Rep, 2015, 17(6): 48.

16. Chambers JB. The echocardiography of replacement heart valves. Echo Res Pract, 2016, 3(3): R35-R43.

17. Chirillo F, Scotton P, Rocco F, et al. Management strategies and outcome for prosthetic valve endocarditis. Am J Cardiol, 2013, 112(8): 1177-1181.

18. Smadi O, Garcia J, Pibarot P, et al. Accuracy of Doppler-echocardiographic parameters for the detection of aortic bileaflet mechanical prosthetic valve dysfunction. Eur Heart J Cardiovasc Imaging, 2014, 15(2): 142-151.

19. Hage FG, Nanda NC. Guidelines for the evaluation of prosthetic valves withechocardiography and Doppler ultrasound: value and limitations. Echocardiography, 2010, 27(1): 91-93.

20. Lancellotti P, Pibarot P, Chambers J, et al. Recommendations for the imaging assessment of prosthetic heart valves: a report from the European Association of Cardiovascular Imaging endorsed by the Chinese Society of Echocardiography, the Inter-American Society of Echocardiography, and the Brazilian Department of Cardiovascular Imaging. Eur Heart J Cardiovasc Imaging, 2016, 17(6): 589-590.

21. Li JS, Sexton DJ, Mick N, et al. Proposed modifications to the Duke criteria for the diagnosis of infective endocarditis. Clin Infect Dis, 2000, 30(4): 633-638.

22. Saby L, Laas O, Habib G, et al. Positron emission tomography/computed tomography for diagnosis of prosthetic valve endocarditis: increased valvular 18F-fluorodeoxyglucose uptake as a novel major criterion. J Am Coll Cardiol, 2013, 61(23): 2374-2382.

23. Habib G, Badano L, Tribouilloy C, et al. Recommendations for the practice of echocardiography in infective endocarditis. Eur J Echocardiogr, 2010, 11(2): 202-219.

24. Afonso L, Kottam A, Reddy V, et al. Echocardiography in Infective Endocarditis: State of the Art. Curr Cardiol

Rep,2017,19(12):127.

25. Iung B,Rouzet F,Brochet E,et al. Cardiac Imaging of Infective Endocarditis,Echo and Beyond. Curr Infect Dis Rep,2017,19(2):8.

26. Baddour LM,Wilson WR,Bayer AS,et al. Infective Endocarditis in Adults:Diagnosis,Antimicrobial Therapy, and Management of Complications:A Scientific Statement for Healthcare Professionals From the American Heart Association. Circulation,2015,132(15):1435-1486.

第六章 冠心病

冠状动脉粥样硬化性心脏病（coronary athero-sclerotic heart disease）是指冠状动脉发生粥样硬化引起管腔狭窄或闭塞，导致心肌缺血缺氧或坏死引起的心脏病，由冠状动脉痉挛等原因造成的心肌缺血统称冠心病（coronary heart disease，CHD）。目前冠心病诊断的影像学技术包括冠状动脉CT血管造影（coronary CT angiography，CTA）、超声心动图、核素心肌灌注扫描、冠状动脉磁共振（magnetic resonance imaging，MRI）等无创性成像技术；血管造影、血管内超声成像（intravenous ultrasound，IVUS）以及光学相干断层扫描（optical coherence tomography，OCT）等有创影像学技术。这些技术各有优势与不足，在临床CHD的诊断治疗中发挥着重要作用。本章节介绍超声心动图在诊断冠心病及其并发症中的应用现状及进展以及监测治疗效果及预后评估中的价值。

第一节 节段性室壁运动分析

依据冠状动脉的走行及分布，其供应心肌血液的范围具有一定规律性。因此当冠状动脉分支出现病变时，其供应的心肌可发生缺血性改变。正常状态下，冠脉血流量约占人体血流量的 4%～5%，心肌平均血流量正常值为 80～100 ml/（min·100 g），冠脉血流储备量为静息时的 3.5～5.0 倍，当心肌冠脉血流量降到低于 30 ml/（min·100 g）、冠状动脉内径狭窄达85%时，静息状态下可出现心肌收缩运动异常。自 1935 年 Tennant 等首次报道冠脉闭塞时，观察到节段性室壁运动异常（regional wall motion abnormality，RWMA）以来，RWMA 已成为临床超声心动图评价室壁是否存在早期心肌缺血的特征性指标。RWMA 是一种半定量的评分系统。局部室壁的运动状态分为室壁收缩正常、运动减弱、无收缩、矛盾运动及室壁瘤。

一、室壁的分段方法及冠状动脉血液供应

为便于 RWMA 的定位与定量分析，美国心脏超声心动图协会建议统一采用左心室17节段心肌分段方法（图6-1-1）。各节段的定位与命名及其常用超声切面对应关系如下：前壁基底段（1）、前间隔基底段（2）、后间隔基底段（3）、下壁基底段（4）、后侧壁基底段（5）、前侧壁基底段（6）、前壁中间段（7）、前间隔中间段（8）、后间隔中间段（9）、下壁中间段（10）、后侧壁中间段（11）、前侧壁中间段（12）、前壁心尖段（13）、室间隔心尖段（14）、下壁心尖段（15）、侧壁心尖段（16）及心尖帽（17）。

在17节段划分法示意图上，室壁节段的划分与相应冠脉血管供应区域之间的关系很清晰，便于识别受累的冠状动脉（图6-1-1）。在左心室短轴切面及心尖四腔心切面上，通过分析节段性室壁运动，可检测到三支主要冠脉血管供血是否存在异常。左心室心尖和远端1/3的侧壁和室间隔由前降支供血，室间隔的近1/3由后降支供血，侧壁近端2/3由回旋支分支供血。冠状动脉分布存在较大解剖变异，室壁节段可能由某一支优势血管供应，也可能是双重血供。比如下壁通常是右冠脉的分支后降支供血居多，但亦可能来自左冠回旋支供血为主或双重血供。在临床工作中，需认识到各室壁节段与冠脉血供的对应关系是大致符合，并非完全一致。

二、室壁运动的判断方法

（一）M型或二维超声心动图

应用二维或M型超声评估左心室局部室壁运动推荐使用美国超声心动图指南左心室17节段法，测量指标包括室壁心内膜的运动幅度及增厚率。测量舒张末期到收缩末期室壁心内膜在垂直方向上的运动幅度变化及不同时相的心肌厚度。正常心肌节段在舒张期厚度为 8～10 mm，而收缩期可以增厚约35%，其心内膜运动幅度通常≥5 mm。观察到一个或多个心肌节段的收缩期增厚率及心内膜运动幅度减低均可提示相应区域的冠脉血供减少。

基于17节段法的节段性室壁运动异常可以用

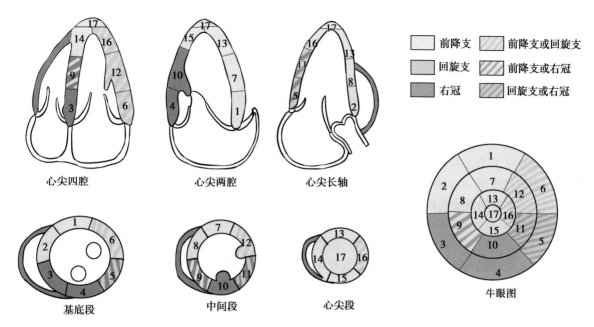

图 6-1-1　心脏的 17 节段分段法及对应的冠状动脉血液供应

各节段的室壁运动计分(wall motion score,WMS)来进行半定量评估。室壁运动主要分为①运动正常:即收缩期室壁心内膜运动幅度≥5 mm,室壁增厚率≥35%;②运动减低:即收缩期室壁心内膜运动幅度2~4 mm,室壁增厚率减低;③无运动:即收缩期室壁心内膜运动幅度<2 mm;④矛盾运动:室壁运动于收缩期向外膨出;⑤室壁瘤。运动正常=1分、运动减弱=2分、运动消失=3分、矛盾运动=4分、室壁瘤=5分。各节段室壁计分之和与评估节段数的比值可获得室壁运动计分指数(wall motion score index,WMSI),室壁运动记分指数是左心功能重要的预后评价指标。

当对应冠状动脉某一分支发生缺血时,该血管供应区域心室壁的收缩活动可以发生障碍,在超声心动图上可以有较为特异的表现。但以某一节段室壁运动状态作为诊断心肌缺血依据也具有一定的局限性,其原因在于其运动易受其邻近部位心肌运动的影响。例如,其一部位的心肌发生缺血性反向运动,而其周围的正常心肌受反向运动心肌的影响表现为收缩减弱,与此相反的情况亦可能发生,某一节段的心肌收缩特别增强,则可能牵拉与其相连的缺血心肌向腔内运动,从而掩盖缺血心肌。一般认为,单纯以室壁运动作为指标,通常会高估心肌缺血的范围。更为特异的检测方法为测定局部心肌的收缩期室壁增厚率。正常心肌收缩时,心肌增厚明显,而在心肌缺血时,心脏收缩心肌增厚率减低。急性严重心肌缺血或心肌梗死时,通常可发

现心肌变薄,甚至可出现收缩期心肌比舒张期还薄。因此,心肌缺血时不仅表现为室壁运动障碍,同时伴有室壁变薄对诊断心肌缺血具有更高的特异性。

需要注意的是,M型及二维超声心动图虽然可用于直接观察室壁运动,但并非所有冠状动脉血管病变都会产生室壁运动障碍。冠状动脉狭窄程度较轻或范围较小,静息状态下并不出现心肌缺血;有时即使是严重狭窄或完全闭塞,如果存在丰富的侧支循环仍能维持局部心肌正常供血。因此,尽管没有室壁运动障碍,也不能排除冠脉血管狭窄的可能。

(二)组织多普勒技术

这种方法可直接获取心肌运动的多普勒信号,通过对心肌的运动速度、加速度及能量进行定量分析,可用于评价心肌的运动情况,并可通过彩色编码图来直观显示。可用于分析心肌活性,传导功能等。但其受心脏整体运动及超声入射角度的影响。目前常用的评价指标包括心肌的运动速度以及速度阶差等。在静息状态下,冠心病患者局部心肌缺血时该节段心肌收缩期的峰值速度显著减低,而在负荷试验后,舒张早期及晚期的峰值速度也可显著减低。TDI技术检测心肌运动指标亦可独立预测ST段抬高的心梗患者PCI术后的临床转归。

(三)组织应变率成像及斑点追踪技术

心肌应变(strain)是指心肌发生形变的能力,而应变率则是心肌发生形变的速度,反映心肌运动

在声束方向上的速度梯度。应变及应变率(单位时间内的变形率)成像是从高帧频组织多普勒图像得出并测量心肌变形及收缩的方法。这种方法是为了克服异常心肌节段被相邻正常心肌节段牵拉的影响并区分是主动心肌增厚还是被动心肌运动。基于组织多普勒的测量提供了较高的时间分辨力(通常高达 200 帧/s),但因为其较高的信噪比及角度依赖性限制了其临床应用。非多普勒应变定量方法即斑点追踪成像(speckle tracking imaging,STI)较好地解决了多普勒角度依赖性的问题,可实现三个方向上即长轴、短轴及周向方向心肌应变的定量测量。该技术具有较高的时间及空间分辨力,联合负荷试验可用于诊断冠心病、判断心肌梗死及梗死区域的扩展、心肌存活性以及预后评估。

STI 是基于高帧二维或三维灰阶图像,通过追踪心动周期中心肌斑点运动来实现的,可精确反映局部心肌的收缩及舒张功能。研究显示:正常左心室心肌节段收缩期峰值应变参考值(LVPSS)-18.6%,当该值 ≥-14.0% 常提示心肌缺血,而 ≥-6.5% 常提示心肌梗死。另外,不同方向上应变达峰时间的改变也可反映心肌节段的血供状态。轻度心肌缺血时,出现心肌短轴方向上运动达峰时间延长,随着冠脉狭窄程度加重,相应心肌节段运动明显延迟。而在重度心肌缺血(>75%)时心肌各个方向上运动达峰时间均明显延迟,目前基于二维斑点追踪技术上的分层应变技术可以评价患者左心室心肌各层的应变状态,通过分层应变可敏感发现易发生缺血的内层心肌的局部运动功能异常。

新近推出的向量血流成像技术(vector flow mapping,VFM)等,可通过研究心腔内整体与局部的血流动力学改变以及心腔内能量的变化来间接反映心脏的整体与心肌局部功能。但这些技术的价值仍有待更多的临床研究予以证实。

(四)实时三维超声心动图

实时三维超声心动图(real-time three-dimensional echocardiography,RT3DE)技术结合斑点追踪成像技术,不仅可以在三维立体空间,准确定量心腔容积、重量与射血分数等参数,还可以分析心室壁整体及节段性运动特征,为准确、客观评价心脏整体及局部心肌功能提供可能。结合心肌声学造影以及多巴酚丁胺负荷超声,则更能准确、敏感地检测室壁运动异常,尤其适用于前降支血管床供应区域及心尖部缺血的诊断。但三维超声仍受限于图像质量的要求。

(五)负荷超声心动图检查

对于已经明确有冠状动脉疾病,而既往无心肌梗死病史的患者,静息状态下超声心动图观察到的室壁运动可能正常,这就需要在诱发缺血条件下进行超声检查,以明确是否存在节段性运动异常。负荷超声心动图常见的干预方法是通过运动或药物增加心肌需氧量从而诱导心肌缺血的发生。具体操作方法可参考本章第三节。临床上最常用的是半卧位运动负荷试验,多巴酚丁胺负荷试验适用于评价心肌存活性,而腺苷或双嘧达莫负荷试验可评估冠脉血流储备。

第二节 心肌梗死并发症的识别

急性心肌梗死(acute myocardial infarction,AMI)是冠心病患者死亡的主要原因。超声心动图检查具有无创、方便、重复性好的优点,在心肌梗死的演变过程中,它不仅可评价因心肌缺血和/或心肌梗死导致的节段性室壁运动异常,还可动态监测心梗患者的心脏结构功能变化,早期发现心肌梗死的并发症如室壁瘤、室间隔穿孔、二尖瓣反流和左心室附壁血栓形成等。因此超声检查在急性心肌梗死及其并发症的诊断方面具有重要的价值。

一、心脏游离壁破裂

(一)临床特点

心脏破裂(rupture of the heart)是急性心肌梗死的致命性并发症,多为心室游离壁破裂,可造成心脏压塞而导致患者猝死。常在起病 1 周内出现,发生率为 1%~3%。体格检查可在胸骨左缘第 3~4 肋间可闻及响亮的收缩期杂音,常伴有震颤。通常导致心力衰竭和休克,而在数日内死亡。心脏破裂也可为亚急性,患者能存活数月。

(二)超声诊断依据

在心肌梗死变薄区可见局部室壁回声连续性中断,边缘不整齐;并可发现程度不一的心包积液。当发生心脏压塞时,可见心脏被心包腔内液性暗区包绕同时伴有舒张晚期右心房游离壁变形向右心腔塌陷,以及右心室舒张期塌陷,即右心室游离壁舒张早期至中期向后运动。

二、假性室壁瘤

(一)临床特点

假性室壁瘤(ventricular pseudo-aneurysm)是心肌梗死的严重并发症,为心脏破裂的一种特殊表现类型。多系急性心肌梗死、心脏创伤或脓肿导致心脏破裂，由于破口范围较小，未发生急性心脏压塞，由局部产生的血栓和心包组织等物质包裹血液而形成，有小而窄的破裂口与心室腔相交通。因形态上可见心脏局部向外膨出，与心肌梗死的真性室壁瘤相似，故称为假性室壁瘤，瘤内常可见血栓。假性室壁瘤多发生于急性心肌梗死后 5 天之内，90%以上位于左心室，老年女性多见，常发生于初次透壁性心肌梗死。临床表现为患者病情突然变化，持续剧烈的胸痛。

（二）超声诊断依据

1. 二维及 M 型超声心动图　心室壁回声可见连续性中断，心室壁连续中断处与心包间可探及无回声囊腔，该囊腔与心室腔之间通过较细的瘤颈相通，瘤颈较细窄，其宽度常小于瘤体最大径（图 6-2-1）。

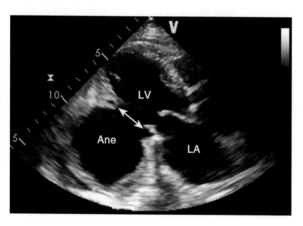

图 6-2-1　假性室壁瘤的超声表现
LV：左心室；LA：左心房；Ane：室壁瘤

2. 彩色多普勒显像　瘤颈和心室腔之间可见双向血流信号，当假性室壁瘤内血栓形成时，双向血流可不明显。

（三）超声诊断价值

超声心动图可以区别假性和真性室壁瘤。目前真性室壁瘤的诊断标准尚有争议。心室造影以收缩期或舒张期室壁阴影膨出作为室壁瘤的诊断标准，但这种膨出亦可能只是局部心肌丧失了收缩功能，并非真正的扩张或心外膜的膨出。超声心动图则可以鉴别单纯的心肌功能丧失和室壁的真性膨出。

三、室间隔穿孔

（一）临床特点

室间隔穿孔（ventricular septal perforation）是急

性心肌梗死的严重并发症，发生率约为 1% 左右。它是室间隔局部心肌缺血坏死、破裂所致。大的室间隔穿孔可使患者在数天内死亡；小的穿孔可不危及生命，其临床表现与先天性心脏病室间隔缺损相似，但穿孔部位多发生在室间隔肌部。约半数患者合并心力衰竭或休克，约 1/3 患者出现传导障碍；需要进行手术治疗。

（二）超声诊断依据

1. 二维及 M 型超声心动图　类似于先天性心脏病中的肌部室间隔缺损。表现为室间隔肌部回声连续性中断，边缘不整齐；且孔径的大小随心动周期而变化，收缩期增大；室间隔穿孔可发生于任何部位，前壁、下壁心肌梗死时均可发生，常发生于心尖部，可单发也可多发。前降支病变所致穿孔多见于室间隔下部及近心尖部室间隔，而后降支病变穿孔多见于室间隔后部，检查时需仔细多切面扫查。

2. 多普勒超声显像　CDFI 能显示通过室间隔穿孔处的左向右分流信号，收缩期见五彩镶嵌血流信号由左心室经穿孔处射入右心室（图 6-2-2）。频谱多普勒测得分流速度一般在 3 m/s 以上。

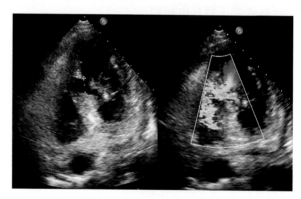

图 6-2-2　室间隔穿孔的超声表现
游标处为穿孔的室间隔，CDFI 显示过隔分流

（三）超声技术的诊断价值

二维超声心动图可直接观察到室间隔的穿孔部位、大小、穿孔周边的节段性室壁运动异常；CDFI可敏感显示穿孔部位五彩镶嵌高速血流，两者结合对显示室间隔穿孔的诊断准确率较高。现已有后室间隔穿孔破入右心房的病例报道，检查时应结合二维超声与彩色多普勒血流多切面扫查。此外，检查过程中应询问病史，注意与先天性心脏病中的室间隔缺损相鉴别。

四、乳头肌功能不全

（一）临床特点

心肌梗死出现乳头肌功能不全或断裂（papillary muscle dysfunction/rupture）的发生率可高达 50%。前、后乳头肌均可受累，主要原因是乳头肌缺血或乳头肌梗死。二尖瓣前乳头肌动脉多为 2～3 支，血管内径 250～990 μm，供血来源于左前降支/左旋支或左前降支/左钝缘支或左前降支/斜角支的约占 81%；后乳头肌多为 3～4 支，血管内径 187～750 μm，来源于左前降支（右优势型）末端分支或右冠状动脉末端分支或左前降支/右冠状动脉末端分支，乳头肌动脉的形态呈钩形、叉形。后乳头肌位置低、内径及体积小、数量多、供血为末端分支、直钩形多见（从乳头肌基底部直行到乳头肌顶端），因此更容易发生缺血、心肌梗死。乳头肌因缺血、坏死、断裂等使收缩功能发生障碍，造成不同程度的二尖瓣脱垂并关闭不全。心尖区可闻及新出现的收缩中晚期喀喇音和收缩期吹风样杂音。轻症者可以恢复，杂音可以消失，无需外科处理；乳头肌整体断裂是急性心肌梗死的严重少见并发症之一，约占 1%，多发生在二尖瓣后乳头肌，见于下壁心肌梗死，心力衰竭明显，可迅速发生肺水肿，患者常于数日内死亡。

（二）超声诊断依据

1. 二维超声心动图显像

（1）二尖瓣：乳头肌断裂时可见断裂的乳头肌连于腱索（图 6-2-3），随心动周期往返运动，收缩期进入左心房，舒张期回到左心室，二尖瓣叶可呈连枷样运动。二尖瓣前后叶对合不良，关闭时可见缝隙。

（2）心腔大小：左心房、左心室扩大，二尖瓣反流程度越重，房室腔变化越明显。

（3）室壁运动度：受累节段出现室壁运动减低、消失或矛盾运动，正常心肌室壁运动代偿性

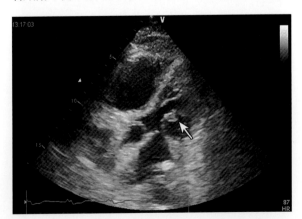

图 6-2-3 心肌梗死后乳头肌断裂的超声表现
箭头处示断裂的乳头肌

增强。

2. 彩色多普勒 收缩期左心房内可探及明显反流信号。

（三）超声诊断价值

超声心动图对乳头肌断裂有明确的诊断价值。二维超声心动图能准确显示二尖瓣的形态结构异常，观察瓣叶的连枷样改变、脱垂、乳头肌断裂的断端等。彩色多普勒能直观显示二尖瓣反流的起源、走行和程度。乳头肌断裂少见，能引起急性重症二尖瓣关闭不全，并迅速发展成急性左心衰竭而死亡。尽早发现乳头肌断裂对急诊手术、挽救患者生命有重要的意义。

超声心动图检查有助于发现二尖瓣反流的病因，对于临床诊断和治疗提供更多可靠的信息。冠心病心绞痛或心肌梗死时，如检出新出现的二尖瓣关闭不全，应考虑出现乳头肌功能障碍的可能。心肌梗死后室壁运动异常、左心室扩大可导致的二尖瓣反流，超声可动态监测梗死部位心肌、左心室形态及二尖瓣反流变化，左心房大小和心功能改变。

五、真性室壁瘤

（一）临床特点

急性心肌梗死愈合过程中，梗死区的心肌为纤维组织修复，形成瘢痕，因而室壁变薄，在心室腔内压力的影响下，梗死区室壁向外膨出形成心室膨胀瘤即真性室壁瘤（true ventricular aneurysm），好发于前壁心尖部，一般在心肌梗死发病后数月至数年才被发现。心肌梗死急性期（发病 4 周内），心肌坏死导致心肌收缩力降低或消失，正常心肌代偿性收缩增强，使室壁运动不协调，坏死区心肌向外膨出，可称为急性心室膨胀瘤，但最终不一定形成真性室壁瘤。真性室壁瘤的形成，必须具备心肌梗死范围较大、心肌坏死被纤维修复形成瘢痕区这两个条件。通常在心肌梗死后 3 个月内形成，部分患者在一年内形成，是心肌梗死的常见并发症，较大的室壁瘤易导致难治性心力衰竭、严重心律失常等，并易形成附壁血栓。

（二）超声诊断依据

1. 二维及 M 型超声心动图 室壁膨出多发生在心尖部或近心尖处（图 6-2-4），心尖变得圆钝；梗死区心肌扩展、变薄、纤维化、回声增强，局部室壁厚度一般为正常室壁的 1/3～1/2，与正常室壁有连续性，瘤壁运动消失或呈矛盾运动，在收缩期和舒张期均呈瘤样向外膨出，收缩期膨出比舒张期更显

著,室壁瘤的入口直径(瘤颈)常大于瘤底部;室壁瘤内常可探及附壁血栓(发生率约为 50%);室壁瘤一般不随时间推移而缩小或消失。

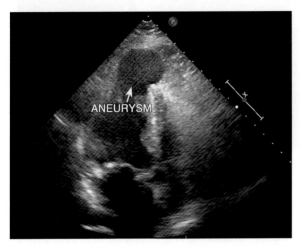

图 6-2-4　真性室壁瘤的超声表现
箭头处示真性室壁瘤瘤颈

2. 彩色多普勒　彩色多普勒血流显示室壁瘤瘤体内有血流充盈,色彩暗淡、方向不定。频谱多普勒测量血流速度较低。

3. 真性室壁瘤与假性室壁瘤的超声鉴别要点　假性室壁瘤处心室壁心肌不连续而中断,瘤壁的外层为心包壁层及机化组织,而真性室壁瘤的瘤壁是心室壁,心肌连续性完好无中断;假性室壁瘤的瘤颈是心室壁心肌破裂处,其直径小于瘤体底部,真性室壁瘤的瘤颈直径大于瘤体底部。另应注意与心室憩室进行鉴别。心室憩室表现为心室壁局限性向外膨出,但膨出部位室壁无变薄,动度正常,无明显矛盾运动。

六、心室附壁血栓

(一) 临床特点

心室附壁血栓/栓塞(ventricle thrombo-embolism)是心肌梗死后局部心内膜发生炎症反应、心肌运动减弱或消失以及心腔内血液黏滞度增高、血流缓慢、淤滞等共同作用而形成,发生率为 1% ~ 6%,80%以上发生于急性心肌梗死后一周内。临床多见于前壁和心尖段心肌梗死或室壁瘤患者。

如附壁血栓部分或完全脱落,随体循环到达脑部、肾、脾或四肢等部位,发生动脉栓塞。

(二) 超声诊断依据

1. 二维及 M 型超声心动图　心室壁内可探及不规则团块附着。依据心肌梗死病程长短,团块回声可强、可弱,可均匀或不均匀。团块多位于心尖部。边缘较清晰,基底部一般较宽,与心室壁关系密切,但有较明确界限。多数无活动性,部分具有活动性。血栓附着处局部室壁常有明显的节段性运动异常。

但需要注意回声较弱的血栓常漏诊,附着于室间隔的血栓易与室间隔肥厚相混淆,尤其在左心室长轴面检查时,应进一步从短轴切面进行检查。诊断左心室心尖部血栓应注意以下几点:①与左心室心尖部肌肉柱回声相鉴别,心尖部肌柱随收缩活动发生形态改变,血栓则无变化;②与超声伪差相鉴别,人工伪差不随心脏搏动活动,而随探头移动而移动;③绝大多数左心室血栓都发生于室壁运动异常的部位;④血栓回声必须在至少 2 个以上观察切面上显示(图 6-2-5)。

2. 彩色多普勒　附壁血栓处血流信号充盈缺损。

3. 左心腔声学造影　左心腔声学造影对于血栓形态、大小及心内膜轮廓的显示较为理想。附壁血栓处造影剂无法填充,显示为充盈缺损。尤其适用于新近形成的低回声血栓的显像。

(三) 超声诊断价值

超声心动图检测血栓有较高的敏感性和特异性,为临床及早治疗、防止发生栓塞提供了依据。附壁血栓导致动脉栓塞的发生率目前尚不确定。检测到左心室血栓尚不能预测临床预后。如前所述,超声可以检测缓慢血流,左心室腔内靠近无收缩或反向运动部位出现超声自显影,表现为云雾状回声。在动物实验中也发现了这一现象,在实验性心肌梗死造成室间隔无收缩及左心室扩张时,可见到左心腔"云雾"回声。当结扎动脉松开后,局部收缩活动恢复正常,心腔内"云雾"消失。血液中某些成分流动缓慢,红细胞聚集成线是产生回声的原因之一。这种现象可能是腔内血栓形成的前兆。

七、心肌梗死的扩展

梗死扩展是指梗死部位变薄继续向外扩张,收缩功能进一步减低,室壁运动计分指数增大,虽然梗死心肌延展扩张,但其占功能正常心肌的比例并没有改变。超声心动图检查可有效检测梗死扩展:通过测量左心室容量变化,以观察是否发生梗死扩展;较为简单的方法是测量左心室前壁和后壁的长度,如发生梗死扩展,梗死节段长度相应延长;测定梗死区的半径,也以判定有无扩展,当梗死部位扩张、膨出,其半径相应缩短;另一种方法则是进行心内膜标测,较准确的是用三维超声方法进行标测,

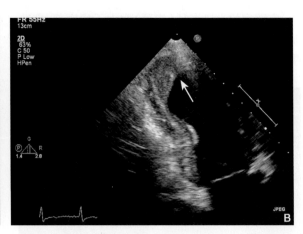

图 6-2-5　心肌梗死后左心室心尖血栓的超声表现
A. 心尖四腔心切面示左室心尖部血栓（游标）；B. 心尖二腔心切面示左室心尖部血栓（箭头）

以评估梗死部位的大小和形状，但过程较为复杂。此外，可测定心室壁局部和整体张力变化，以检测梗死区是否发生扩展。梗死扩展可发展为室壁瘤，也是左心室"重构"的一部分，局部和整体的扩张是左心室重构的主要因素，可损害左心室功能并影响预后。心室壁负荷、心肌张力和心肌耗氧增加都是其原因之一。

八、心力衰竭

心力衰竭是急性心肌梗死的严重并发症，也是心肌梗死后的慢性并发症。主要是由于心脏的泵功能受损所致。临床上可分为收缩性心力衰竭及舒张性心力衰竭。具体评价方法详见本章第四节。

需要注意的是，当冠心病心肌梗死或者缺血合并较严重的心功能不全时，需与扩张型心肌病进行鉴别。其中病史询问尤为重要。扩张型心肌病心腔扩大明显，室壁变薄，动度弥漫性减低或者消失，二尖瓣开放幅度明显减小。缺血性心脏病患者在缺血梗死部位出现室壁动度异常，厚度变薄，但其他部位的室壁形态仍可接近正常，仍有一定的收缩及舒张运动，二尖瓣开放幅度无明显减小。

第三节　存活心肌的识别

存活心肌是心肌缺血后的一种特殊形式，是指由于缺血或缺血后再灌注导致收缩功能可逆性减低但仍然存活的心肌，血运重建可使其功能部分或完全恢复，顿抑心肌和冬眠心肌属于存活心肌的两种生理状态。顿抑心肌（stunning myocardium）代表的是由于短暂的心肌血流中断（如成功再灌注和溶栓的患者）而导致的心肌亚死亡损伤，即左心室缺

血后可逆性的收缩功能异常。冬眠心肌（hibernating myocardium）指的是慢性缺血导致的心肌细胞代偿性调节，降低心肌氧耗和代谢功能，使其收缩功能部分或全部消失。无论是心肌顿抑还是心肌冬眠，心肌功能异常通常发生在受累冠状动脉灌注相关的区域。在急性期，可逆和不可逆的心肌损伤在超声心动图上表现相似，即静息时收缩期增厚率减低、近乎正常的舒张期室壁厚度，无陈旧性心肌梗死特征性的心肌变薄及瘢痕。

目前，评价存活心肌的检测方法有：正电子发射断层显像（PET）、磁共振显像（MRI）、201TI-心肌灌注成像（201TI-SPECT）和超声心动图等。其中，PET 是目前检测缺血后存活心肌的最佳方法，但因价格昂贵、设备条件要求高而受到限制。超声心动图具有简便安全、价格低廉、结果准确的优点。目前超声心动图检测存活心肌有以下方法。

一、常规超声心动图

在静态情况下舒张期室壁厚度的测量能够提供特定节段心肌组织与纤维瘢痕组织数量的相关信息。舒张期室壁厚度 6 mm 预测再血管化后收缩功能恢复的敏感性为 94%，而特异性仅为 48%。相对于其他超声方法，基础状态超声心动图常用、价格相对低廉。但是，这种方法特异性较差、图像质量不稳定，这些都会影响室壁厚度测量的准确性及重复性。此外，表现为室壁厚度减低的节段数量相对也较少。

二、心肌声学造影

心肌声学造影（myocardial contrast echocardiography，MCE）评估心肌存活性的理论基础是只有存

活心肌才有完整的微循环。通过注射声学造影剂灌注冠状动脉微血管结构，使微循环保留的存活心肌的超声心动图影像增强。随着超声造影技术的发展，在目前的声学成像模式下，造影剂通过微血管时可减少微泡的破坏，有助于测量反映微循环功能的重要参数如心肌血流量（myocardial blood flow, MBF）及心肌血流容积（myocardial blood volume, MBV）。不同区域心肌的造影剂微泡浓度可反映相应区域的 MBV。MCE 对某一区域心肌的视频强度代表该区域造影剂微泡的即刻浓度，即反映心肌血流容积。详见第十五章。

再灌注后梗死区域如出现造影剂充填，则表明该区域有存活心肌，持续开通梗死相关血管，该区域的心肌功能将逐渐恢复。相反，如果梗死区域无造影剂充填，则该区域的心肌功能远期恢复情况较差。无论基础状态下血流如何，存活心肌的灌注储备总是减低的，而且在基础状态下，低灌注的心肌节段灌注储备减低更严重。因为收缩储备需要通过心肌血流及氧耗量的增加来维持，因此血流储备减低的严重程度直接影响心肌收缩储备。

灌注-收缩匹配评估对于理解慢性左心室缺血导致的收缩功能减低至关重要。这一评估方法要求估测局部心肌血流，并将其与同时获得的局部心肌功能相关联。而这只能通过 PET 及心肌声学造影获得。基础状态下存活心肌血流的测量结果很不一致，大约一半存活心肌节段表现为心肌血流灌注减少，另外一半表现为灌注轻度减少或不减少。存活心肌的灌注-收缩匹配情况表现谱较宽，心肌顿抑的典型特征是灌注-收缩不匹配，而心肌冬眠则表现为中等程度的灌注，收缩平行减低。

MCE 测量的 MBV 与微血管密度及毛细血管面积呈正比，与胶原含量呈反比。MBF 也与胶原含量呈反比。当微血管密度减少时，MBF 通常也成比例减少。相反，当微血管密度保留时，MBF 可以正常或减少。因此，当 MBV 正常时，评估 MBF 有助于慢性顿抑心肌与真正冬眠心肌的区分。所以，MCE 以高敏感性和阴性预测值（90%）用于预测心功能恢复情况。尽管特异性有些低（65%），但是优于 SPECT 成像。

三、负荷超声心动图试验

冬眠、顿抑及坏死心肌在静息状态下行超声心动图检查时均表现为节段性室壁运动异常。如果进行负荷试验，使用多巴酚丁胺、硝酸甘油或双嘧达莫可以增加存活心肌诊断的敏感性和特异性，其中最常用的是小剂量多巴酚丁胺负荷试验，其基本原理详见第三章第六节。

（一）检测方法

采用观察"双相反应"的方法，来评价存活心肌，并进一步分析是顿抑心肌还是冬眠心肌。具体方案分两个阶段来观察：低剂量阶段（2.5、5、7.5、10 μg/(kg·min)）和高剂量阶段（20、30、40 μg/(kg·min)）。剂量以 10 μg/(kg·min) 递增直到达到最大量 50 μg/(kg·min)。如果应用标准剂量的多巴酚丁胺仍达不到目标心率可以使用阿托品。当患者达到 85% 的年龄预测的最大心率或出现临床或超声缺血证据时可以终止实验。

常见的四种反应为：

1. **双相反应**　低剂量时运动改善，高剂量时运动恶化；

2. **持续改善**　低剂量时室壁运动改善，并持续到高剂量；

3. **恶化反应**　试验中室壁运动未见改善，反而恶化；

4. **无反应**　无论低剂量还是高剂量状态下，室壁运动均没有变化。

（二）存活心肌的判定

基础状态下室壁运动异常的节段，给予小剂量多巴酚丁胺负荷后异常室壁运动评分改善 1 分或 1 分以上者定义为该节段有存活心肌。

大部分存活心肌节段在低于 10 μg/(kg·min) 的剂量时会出现收缩功能的改善，当逐渐增加变力刺激的水平时，多数存活心肌节段表现为一个双相反应。这是因为在低剂量时，倘若有充分的残余血流储备，收缩期室壁厚度在收缩期早期通常是增加的；在高剂量时，由于潜在的冠状动脉疾病，心肌对氧供的需求不能通过血流量的增加得到满足，收缩功能恶化，甚至比基础状态时都要差。这种双向模式对于除外局部心功能减低的其他原因极其重要，如内膜下瘢痕或整体重构过程，两者无论是在低剂量还是高剂量变力药物刺激下均表现为收缩功能增强。这种双相反应显示了心肌存活定义的两个关键成分，即心肌存活本身和血流限制的存在。因此，在对多巴酚丁胺负荷试验的所有可能的反应中，双相反应对于再血管化后的左心室功能恢复有最好的预测价值。所以，推荐在无禁忌证的患者中应用低剂量及高剂量联合方案。当然，并不是所有的存活节段在变力刺激下都会收缩增强，有大约 25% 的存活节段（即这些节段有能量代谢）表现为无收缩储备。与有收缩储备的存活心肌节段相比，这些无收缩储备的心肌节段静息状态下的心肌血流量通常更低，而且在空腹条件下比正常节段或有收缩储备的存活节段摄取更多的糖，这一发现与严重顿抑心肌的血流储备相一致。

多巴酚丁胺负荷试验的敏感性、特异性、阳性及阴性预测价值分别是 81%、78%、75% 和 83%。尽管预测价值较好，但是这也提示有相当一部分假阳性及假阴性结果。假阳性结果可能是非存活节段被相邻的正常收缩节段牵拉所致。假阴性结果最可能的原因是心肌血流储备太差，以至于任何程度的需氧量增加都会导致心肌缺血。其他可能的原因有，存活心肌超微结构的改变非常明显以至于除非重建心肌血流，否则不可能有收缩活动。

第四节 超声心动图在评估心肌梗死后危险分层中的价值

冠心病心肌梗死发病急，是心血管疾病猝死的主要原因之一。患者发生心肌梗死后由于病情严重程度不同，预后差异很大。危险分层的主要目的是判断患者短期和长期发生死亡和致死性心肌梗死的风险。临床上采用危险评分体系进行危险评分，通过对患者的现有状况及临床基础资料进行危险分层，便于医师正确评估患者的病情危险程度，选择最优诊疗方案，降低近远期不良心脏事件的发生和死亡率，改善临床预后。

冠心病的危险分层已经有大规模的临床试验数据，近年来国内外的专家学者提出了多种危险分层方法，已经日趋成熟。而心肌梗死后的危险分层超声研究缺乏大样本的临床观察，但是临床研究提示超声心动图发现患者心功能不全、室壁瘤、继发的严重二尖瓣反流、室间隔穿孔等均是预后不良的表现。

一、心功能不全

超声心动图测定心脏功能简便、无创、价廉、重复性好，并能在患者床旁进行检查，已受到临床医生的普遍认可。超声心动图检查可以监测心肌梗死发生和发展过程中心脏重构、收缩和舒张功能的动态变化，其检测结果对临床患者的评估和治疗具有重要意义。超声心动图是目前临床上最常用的评价心脏功能的影像检查技术。

心肌梗死后左心室功能障碍是最强的预后预测因素。左心室收缩功能异常的程度对心肌功能状态、干预治疗的效果及估测预后等有重要意义。

目前主要用于评价左心室整体收缩功能的超声技术有二维超声、M 型超声及多普勒超声。左心室射血分数（LVEF）是用于危险分层的首选超声指标，是目前公认的反映左心室收缩功能的可靠指标。ACC/AHA 指南建议所有左心室射血分数低于 0.40 的患者，均应接受冠状动脉造影。另外整体长轴应变（GLS）也逐渐被认可并已经写入了指南，在同样 EF 情况下，根据 GLS 进行分层能进一步判断不同预后，即 GLS 具有较 EF 更为准确的预后预测价值。

二、节段性室壁运动异常和室壁瘤

超声心动图可准确评价冠心病患者心肌受损部位、范围及严重程度，以及是否发生室壁瘤，这对患者的处理和判断预后均有重要意义。具体可参考本章第二节。

（一）短期预后判断

急性心肌梗死后 1～5 天，如果节段性室壁运动异常持续加重，预示死亡危险增大，超声检测节段性室壁运动异常，对死亡的预告值明显高于多种临床表现的判断如临床、生化、血流动力学等指标。如果超声检测节段性室壁运动异常持续改善，预示急性心肌梗死预后好，与核素心肌显像法对预后的判断相关性良好。

（二）长期预后判断

心肌梗死后室壁瘤形成是由于梗死区相关动脉完全阻塞，左心室结构变形、心室局部扩张等变化的结果。目前认为室壁瘤是影响急性心肌梗死长期预后的主要因素。由于急性心肌梗死远期预后主要决定于左心室功能，因此，室壁瘤是远期预后独立预测因素，这与室壁瘤患者梗死面积大、心功能较差有关，对这些高危患者的合理治疗，在出院后长期预后估测和危险分层中有积极意义。

（三）冠状动脉多支病变的判断

急性心肌梗死的远离心梗区如检出节段性室壁运动异常，预示为冠状动脉多支病变；非心梗区有重度节段性室壁运动异常，强烈预示心绞痛、心肌梗死再发的可能性较大，甚至心衰恶化、死亡。远离心梗区本应出现室壁运动亢进，如不出现，也提示预后不良。

三、缺血性二尖瓣反流

缺血性二尖瓣反流时二尖瓣瓣膜本身并没有变化，心肌梗死后瓣环、腱索、乳头肌功能异常及左心室重构等因素均可导致二尖瓣叶对合不良，引起缺血性二尖瓣反流。具体机制可参考本章第二节内容。10%~20%的冠心病患者伴有缺血性二尖瓣反流,心肌梗死后缺血性二尖瓣反流的发生率高达40%。缺血性二尖瓣反流与心力衰竭等主要心脏不良事件的发生具有相关性,对于心肌梗死的危险分层及其远期治疗方案有重要作用。

超声心动图评价缺血性二尖瓣反流的临床价值:

1. 超声心动图是首选诊断方法,不仅可以明确反流原因及严重程度,还可以全面评估心脏的整体情况,如心腔大小、心肌动度、心脏功能。

2. 评估临床治疗效果、定期随访观察病情变化。

3. 为心脏外科手术提供支持,包括术前评估、术中监护、术后治疗效果评估与随访。

四、合并室间隔穿孔

急性心肌梗死后合并室间隔穿孔是致死性机械并发症。超声心动图是首选诊断方法,综合利用超声心动图等检查技术可以确定室间隔穿孔的部位、大小,判断分流量,为临床诊断治疗提供帮助。具体参考本章第二节。

合并室间隔穿孔患者30天病死率为73.8%,1年病死率为77.5%,5年达95%。ACC/AHA对急性心肌梗死后合并室间隔穿孔的建议是除非患者不愿接受手术治疗或有手术禁忌证,否则应对合并室间隔穿孔患者进行急诊手术。但因心肌梗死早期坏死组织脆软,手术难度大,国内一般建议对室间隔穿孔的患者先行内科保守治疗,4~6周后再行外科手术治疗。按照ACC/AHA指南建议,对于相对稳定的VSR患者过早行手术治疗,可能会增加病死率;如果所有患者均保守治疗4~6周再行手术治疗,一些病情危重的患者可能在等待期间死亡,失去手术机会。对急性心肌梗死后合并室间隔穿孔患者存活≤30天的危险因素行危险分层,认为在入院即刻对患者进行危险分层极为重要,以便对高危患者采取急诊手术等积极治疗措施,而对低危患者采取保守治疗至4~6周后再行手术治疗以提高生存率。

无创性超声技术对于冠心病的评价与其他技术比较:心脏磁共振检查在心血管解剖、功能显像和心肌灌注方面均优于超声技术;改为冠状动脉CT血管造影对于评估动脉斑块和血管狭窄程度具有优势,但血管内超声更具有优势,在心脏结构、室壁运动和心肌灌注方面两种技术具有类似的作用,但在实际临床应用中优先推荐超声技术;核素心肌灌注显像在心肌灌注和心肌存活性评估方面类似于磁共振技术,优于超声技术;但是无创性超声技术操作简单、重复性好,在冠状动脉病变继发的心脏结构改变、整体和局部功能改变、并发症检查方面可作为临床首选的检查方法,在心肌灌注及心肌存活性评估方面也可作为初步的检查方法。

(张 梅)

参 考 文 献

1. 王新房. 超声心动图学. 5版. 北京:人民卫生出版社, 2016.

2. 陈韵岱,方唯一,等. 稳定性冠心病无创影像检查路径的专家共识. 中国介入心脏病学杂志,2017,25(10): 541-549.

3. 霍勇,葛均波,方唯一,等. 冠状动脉疾病影像学. 北京:北京大学医学出版社,2015.

4. Cai Q, Ahmad M. Left Ventricular Dyssynchrony by Three-Dimensional Echocardiography:Current Understanding and Potential Future Clinical Applications. Echocardiography,2015,32(8):1299-1306.

5. Agarwal R, Gosain P, Kirkpatrick JN, et al. Tissue Doppler imaging for diagnosis of coronary artery disease:a systematic review and meta-analysis. Cardiovascular Ultrasound,2012,10(1):1-9.

6. Biering-Sørensen T, Jensen JS, Pedersen S, et al. Doppler tissue imaging is an independent predictor of outcome in patients with ST-segment elevation myocardial infarction treated with primary percutaneous coronary intervention. J Am Soc Echocardiogr,2014,27(3):258-267.

7. Durmaz T, Bayram H, Bayram N, et al. Effect of coronary artery bypass surgery on left ventricular function as assessed by strain and strain rate imaging. Perfusion,2014, 29(5):425-433.

8. Wolk MJ, Bailey SR, Doherty JU, et al. American College of Cardiology Foundation Appropriate Use Criteria Task Force. ACCF/AHA/ASE/ASNC/HFSA/HRS/SCAI/SCCT/SCMR/STS 2013 multimodality appropriate use criteria for the detection and risk assessment of stable ischemic heart disease:a report of the American College of Cardiology Foundation Appropriate Use Criteria Task Force, American Heart Association, American Society of Echocardiography, American Society of Nuclear Cardiology, Heart Failure Society of America, Heart Rhythm Society, Society for Cardiovascular Angiography and Interventions, Society of Cardiovascular Computed Tomography, Society for Cardiovascular Magnetic Resonance, and Soci-

ety of Thoracic Surgeons. J Am Coll Cardiol, 2014, 63 (4):380-406.

9. Kalam K, Otahal P, Marwick TH. Prognostic implications of global LV dysfunction:a systematic review and meta-analysis of global longitudinal strain and ejection fraction. Heart, 2014, 100:1673-1680.

10. Hammerstingl C, Schueler R, Welz A, et al. Ischetmic mitral regurgitation:pathomechanisms and current therapeutic options. Internist (Berl), 2013, 54:39-40.

11. Scharrenbroich J, Hamada S, Keszei A, et al. Use of two-dimensional speckle tracking echocardiography to predict cardiac events:Comparison of patients with acute myocardial infarction and chronic coronary artery disease. Clin Cardiol, 2018, 41(1):111-118.

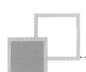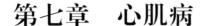

第七章　心肌病

第一节　扩张型心肌病的超声诊断与临床决策

心肌病是指病变主要在心肌的原发疾病,其病因复杂,临床表现多样。2008 年欧洲心脏病学会(European Society of Cardiology,ESC)将心肌病分为 5 大类,包括:扩张型心肌病(dilated cardiomyopathy,DCM)、肥厚型心肌病(hypertrophic cardiomyopathy,HCM)、限制型心肌病(restrictive cardiomyopathy,RCM)、致心律失常型右心室心肌病(arrhythmogenic right ventricular cardiomyopathy,ARVC)及未分类型心肌病,后者包括左心室心肌致密化不全(left ventricular noncompaction,LVNC)、应激性心肌病(stress cardiomyopathy)等。本章节对超声心动图在常见心肌病诊断与临床决策中的应用与进展做重点介绍。

DCM 是一种异质性心肌病,以心室扩大和心肌收缩功能减低为主要特征,发病时需除外高血压、心脏瓣膜病、先天性心脏病或缺血性心脏病等。DCM 在全球的发病率为 1/2500,我国发病率约为 13/10 万~84/10 万,且男性多于女性(2.5∶1)。患者常伴有进行性心力衰竭、心律失常、血栓栓塞及心源性猝死。由于发病机制尚待阐明且无特异性治疗方法,其远期预后仍然较差,最终可导致死亡(心脏泵衰竭或心源性猝死)。药物治疗可延缓 DCM 患者病情进展,最终药物治疗无效可在终末期采用心脏再同步治疗或无手术禁忌证的情况下采取心脏移植术、心肌成形术、心肌切除术等外科手术治疗。超声心动图是临床诊断 DCM 和评价预后的主要影像学工具;心脏磁共振(cardiac magnetic resonance,CMR)可检出 DCM 患者心肌纤维化;心脏放射性核素检查、心导管检查、心血管造影和心内膜心肌活检均可辅助临床诊断 DCM。多种检查方法的联合使用有助于临床 DCM 的早期和准确诊断。

一、病因与血流动力学

(一)病因

伴随着分子遗传学的发展,DCM 新的分类方案基于遗传学将心肌病分为 2 组:原发性和继发性。

1. 原发性 DCM 分为以下 3 类:

(1)家族性 DCM(familial dilated cardiomyopathy,FDCM):目前认为遗传因素是 DCM 的主要病因,25%~50% 的 DCM 有基因突变和家族遗传背景。现已发现与 DCM 相关的基因超过 60 个,其主要方式为常染色体遗传。肌联蛋白基因(TTN)是 DCM 最常见的致病基因,核纤层蛋白 A/C 基因(LMNA)和 β-肌球蛋白重链基因(MYH7)也是常见的 DCM 致病基因;此外心脏型肌钙蛋白-T 基因(TNNT2)、肌球蛋白结合蛋白 C 基因(MYBPC3)、RNA 结合 Motif-20 基因(RBM20)、肌靶蛋白基因(MYPN)、钠通道 alpha 单位基因(SCN5A)和 Bcl-2 相关凋亡基因(BAG3)也是 DCM 少见的致病基因。

(2)获得性 DCM:指遗传易感与环境因素共同作用引起 DCM。由药物和毒素、病毒、乙醇、妊娠或环境等因素引起。

(3)特发性 DCM:原因不明,需排除全身性疾病和有原发病的 DCM,约占 DCM 的 50%。

2. 继发性 DCM 指全身性系统性疾病累及心肌,心肌病变仅是系统性疾病的一部分。

(二)发病机制

1. 遗传因素 基因突变可导致肌小节蛋白结构和功能的改变,改变离子通道结构和功能,能量代谢受到影响,从而出现心肌细胞肥大、功能紊乱及收缩功能的改变。

2. 非遗传因素

(1)药物和毒素:酒精过量、化疗、毒素等可引起 DCM,导致左心室功能障碍。药物和毒素祛除后左心室功能障碍消退,但可能以亚临床方式持续多年。

(2)病毒感染:持续的病毒(肠道病毒、流感病毒、柯萨奇 B 病毒等）感染激活 T 细胞介导的细胞免疫应答，引起体内多种细胞因子和激素水平发生改变，随后发生心肌细胞功能紊乱、心肌收缩功能降低和心肌进行性破坏导致 DCM。

（3）围生期心肌病：自身免疫、胎儿微嵌合体、病毒感染、压力应激因子和催乳素异常分裂产物引起的毒性可导致围生期心肌病。

（4）联合作用：以上病因可以同时存在，如心肌炎患者也可能存在酒精摄入过量或病原突变，这有可能加重 DCM 表型。

（三）病理解剖学

1. 大体表现 DCM 患者心脏大体形态主要表现为心脏重量增加、四个腔室均可明显扩大。其中以两侧心室扩大最为明显，外形呈球形。心室壁先增厚继而变薄，存在广泛的纤维僵硬和纤维瘢痕。心房也表现出不同程度的扩大，心尖变薄、圆钝。心肌色泽苍白，质软且呈松弛状态。大多 DCM 患者心腔内有附壁血栓形成，心室血栓多在肉柱交叉处，心房血栓多在左心耳。房室环可有继发性扩大，伴房室瓣关闭不全、乳头肌伸长。

2. 组织结构 DCM 的组织病理学主要表现为非特异性心肌细胞肥大、变性，特别是心肌纤维不同程度病变和脂肪沉积。电镜下可见细胞核固缩、分叶状变形或消失，细胞核的变异程度反映了心肌受损情况。因间质胶原组织增多或局灶性心肌纤维被纤维组织所替代引起心肌纤维病变，心肌间质纤维化程度可反映病情严重程度，是反映 DCM 病理变化的重要指标（图 7-1-1）。

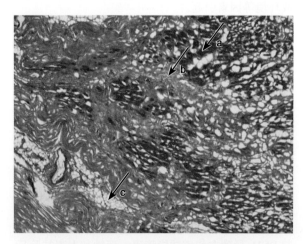

图 7-1-1　扩张型心肌病组织病理切片
a：心肌细胞肥大变性，细胞核固缩变形或消失（箭头），HE 染色，10 倍；b：心肌细胞存在间质纤维化（箭头）；c：心肌内有脂肪沉积（箭头）

（四）病理生理与血流动力学

1. 收缩功能障碍 DCM 患者左、右心室收缩和舒张功能均受损，但一般认为 DCM 以收缩障碍为主。随着病情的进展，DCM 患者心肌细胞广泛变性坏死导致心肌呈现弥漫性损害继而影响收缩功能，导致心脏排血量减低，心肌僵硬度增加，心室顺应性降低。DCM 患者左和右心室损害程度不等，但以左心室受累者居多。早期在心室等容收缩期左心室内压力上升速度减慢，每搏输出量减低，此时心排量尚可维持。随后左心室排空不尽，舒张末压增高，逐步发展为充血性心力衰竭。左心房和肺静脉压力升高继而出现肺动脉高压，同时肺小动脉病变和栓塞加速病程最终导致右心衰竭，因此晚期 DCM 患者常有严重的双心室功能衰竭。

2. 冠状动脉微循环障碍和心肌缺血 DCM 患者绝大部分存在冠状动脉微血管功能障碍（coronary microvascular dysfunction，CMD），表现为严重的冠脉血流储备（coronary flow reserve，CFR）下降和内皮依赖的冠状动脉微血管扩张功能受损。CMD 既可以弥漫分布，也可主要局限于某些心肌节段，这是心肌组织对慢性或反复心肌缺血做出的适应性改变。无论 CMD 是 DCM 的致病因素还是导致 DCM 心脏异常反应的结果，都能诱导局部心肌缺血，导致心肌缺血的反复发作从而诱导 DCM 的病情进展。同时心肌缺氧缺血加速了心肌纤维化进程，由于心肌纤维化可累及传导系统，DCM 患者易发生心律失常。

3. 房室瓣关闭不全 DCM 患者心室扩张使房室瓣环扩大，导致不同程度的二尖瓣及三尖瓣关闭不全。DCM 患者常见二尖瓣反流主要是由于左心室扩大而非原发性二尖瓣病变。功能性三尖瓣反流代表右心室扩大、右心室功能不全及肺动脉高压。DCM 舒张末期压力增高、左心房室压差增大、射血分数下降、搏出量减少；肺循环、体循环淤血；长期肺淤血导致肺循环阻力增加继而引起肺动脉高压，最终导致严重的顽固性心力衰竭。

（五）临床表现

1. 症状 DCM 患者起病缓慢并逐渐进展且临床症状较为多样，发病多见于中年人，65 岁以上老年人的发病率为 1%。部分患者的心室扩大已有数月甚至数年但无任何症状，仅在常规体检时才被发现，常被延迟诊断。患者症状可表现为夜间阵发性呼吸困难、劳力性呼吸困难、疲倦、乏力、运动耐力降低、端坐呼吸等，严重者可发生急性肺水肿。当合并右心功能不全时通常提示预后不佳，可出现体循环淤血症状,如食欲缺乏、腹胀、双下肢水肿等。在疾病晚期,常出现严重全心衰竭、栓塞或猝死。

2. 体征 DCM 患者早期缺乏特异性体征,随着心脏的扩大,心尖搏动可达腋前线第 6 肋间且搏动弥散或明显减弱。心尖部可闻及舒张早期奔马律或重叠样奔马律,常合并各种类型的心律失常。心尖部可闻及 3/6 级收缩期杂音。

二、超声影像学特征

超声心动图是临床诊断 DCM 不可缺少的检查手段。它可评价 DCM 病变程度、心功能状态、疾病预后和治疗效果,对 DCM 的临床诊断与鉴别诊断具有重要价值。2017 年英国超声心动图学会(British Society of Echocardiography,BSE)发布了扩张型心肌病超声心动图诊断与评估指南,为临床超声医师对 DCM 的超声心动图诊断方法及预后评估提供指导。

(一)M 型超声心动图

1. 二尖瓣波群 二尖瓣前后叶开放幅度减小,形成"大心腔,小开口",但前后叶仍呈镜像运动,可呈"钻石样"改变。E 峰至室间隔距离(EPSS)明显增大,一般 EPSS 正常值为 0~5.3 mm,当 EPSS>7 mm 时存在左心室收缩功能不全,但 EPSS 正常亦不能排除左心室功能不全(图 7-1-2A)。

2. 主动脉波群 主动脉内径偏小、搏动较弱,主动脉瓣启闭正常。

3. 室壁运动障碍 室壁运动弥漫性减低,室壁收缩期增厚率降低<25%,运动幅度≤5 mm(图7-1-2B)。

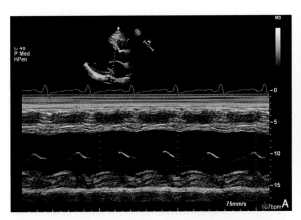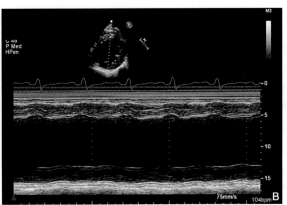

图 7-1-2 DCM 的 M 型超声心动图表现

A. 二尖瓣 M 型曲线提示二尖瓣前后叶呈镜像运动,EPSS 明显增大;B. M 型超声示室壁运动幅度明显减低

4. 左心室收缩功能减低 短轴缩短率(FS)≤15%~30%,射血前期(PEP)延长、射血期(ET)缩短,PEP/ET 比率增大。

(二)二维超声心动图

1. 心腔扩大 四个房室腔均可明显扩大,以左心室、左心房扩大为著(图 7-1-3)。随着左心室腔不断扩张,左心室重构明显,形态接近球形,心尖四腔心切面二尖瓣环至心尖的长度与左心室中部横径比值即球形指数(SI)逐渐接近 1(正常值>1.5)。

2. 心室壁厚度 心腔扩张较轻者,室壁厚度变化不明显,甚至有的可稍增厚。一般室壁厚度与左心室腔大小呈反比,心腔越大则室壁越薄,室壁回声增强则提示心肌纤维化。

3. 整体收缩功能减低 心脏收缩功能明显减低,每搏输出量和心脏指数降低,当左心室射血分数(ejection fraction,EF)<45%,短轴缩短率(fractional shortening,FS)<25%,可诊断 DCM。

4. 心尖血栓与心包积液 部分病例可见少量心包积液及左心室心尖出现附壁血栓。可见单发或多发、形态各异(团块状、半球状、条状)的异常回声附着。血栓回声根据形成时间不同呈略低或略强回声:新鲜血栓表现为低回声,机化的血栓呈略强回声,机化不全者可回声不均。

5. 右心室功能评估 可测定右心室内径、右心室面积变化分数(FAC)、三尖瓣环收缩期位移(TAPSE)等功能指标。在右心室为主的心尖四腔心切面测量右心室基底段内径>41 mm,中间段内径>35 mm 时,提示右心室扩大;TAPSE<17 mm 时也提示右心室收缩功能不全。

(三)彩色多普勒血流显像

1. 心腔内血流缓慢瘀滞 因心功能减低,心

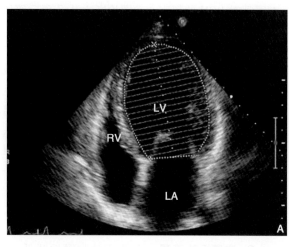
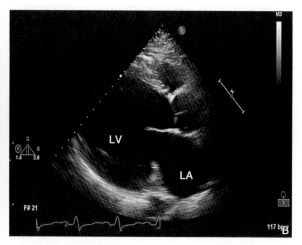

图 7-1-3　DCM 的二维超声心动图表现

A. 心尖四腔心切面:左心房、左心室明显扩大,左心室呈球形;B. 左室长轴切面:室间隔向右心室侧膨凸

LA:左心房;LV:左心室;RV:右心室

腔内血流速度缓慢。CDFI 可见心房、心室内及各瓣口的血流信号暗淡。血流显色多仅限于房室瓣口附近及心室流出道内。

2. 瓣膜关闭不全及反流　DCM 患者四个瓣膜均可发生反流,反流程度以轻、中度为多。二尖瓣反流可达 100%,三尖瓣反流占 85%~90%,肺动脉瓣反流占 60%~70%,主动脉瓣反流占 20%~30%。反流束形态呈狭长状,基底部位于瓣膜对合点处。反流为相对性,且程度随心室收缩功能、心室大小和瓣环扩张程度不同而变化。

（四）频谱多普勒超声心动图

1. 二尖瓣口舒张期血流　脉冲多普勒显示二尖瓣口血流频谱形态随疾病时期和程度不同而表现各异:①病变早期常表现为 A 峰增高、E 峰减低,E/A<1,为可逆性;②伴有较严重的二尖瓣反流时,二尖瓣 E 峰正常或稍增高,A 峰减低,E/A>1,呈现“假性正常化”的频谱形态;③疾病发展到终末期,常出现“限制性”充盈不良,即 E 峰多呈高耸的尖峰波,A 峰明显减低或消失,E/A>2.0,此时多为不可逆性舒张功能不全,E/A>2.2 则提示心衰。

2. 二尖瓣反流　连续多普勒取样容积置于二尖瓣口心房侧可探测到高速收缩期湍流频谱曲线;DCM 患者左心室压力最大上升速率（dp/dt$_{max}$）明显减低,当 dp/dt$_{max}$<600 mmHg/s 提示预后不良（正常 dp/dt$_{max}$:1000~1200 mmHg/s）。

3. 左室流出道血流　心尖五腔心切面频谱多普勒测得左室流出道血流速度积分（VTI）,当 VTI<18 cm 时提示低流量状态,是预后不良的指征。

（五）组织多普勒成像

定量组织速度成像（QTVI）显示 DCM 患者室间隔各节段收缩期峰值速度 V$_S$、室间隔舒张早期峰值速度 V$_E$ 明显降低,峰值时间后移,V$_E$/V$_A$<1（图 7-1-4）。且上述各峰值变化呈弥漫性改变,故而正常的峰值速度梯度没有改变,即仍表现为从心底到心尖逐渐减低的趋势。等容舒张期速度也可出现明显的收缩后收缩现象。此外,测定右心室游离壁三尖瓣环处收缩期峰值速度（S）<9.5 cm/s 时,提示右心室收缩功能不全。

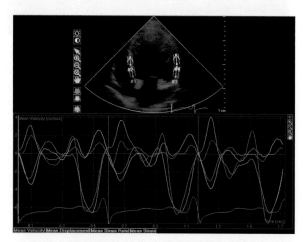

图 7-1-4　DCM 患者的定量组织速度成像图像
显示室间隔各节段 V$_S$、V$_E$ 降低

（六）负荷超声心动图

部分 DCM 患者静息状态无明显症状但活动受限,静息下心功能常用指标不能很好评估患者心功能及预后。临床上常用多巴酚丁胺负荷试验评价患者心脏收缩功能储备及评估 DCM 患者预后,负荷试验可用于无法进行心肺运动试验或身体状况

不允许进行运动的患者。当从静息状态增加至峰值负荷时,左心室 EF 提高≥5%或较基线值增加≥20%,提示存在收缩功能储备,无收缩功能储备是 DCM 患者预后不良的标志。

三、实时三维超声心动图评价左心室收缩功能

实时三维超声心动图(RT-3DE)具有实时采集、同步显像的优点,且不受左心室形态的影响,可更真实地反映左心室收缩功能。DCM 患者左心室的形态发生改变,左心室在横径及前后径上的增大程度大于长径,因此常规左心室射血分数及左心室短轴缩短率的测值偏低(图 7-1-5)。同时 RT-3DE 能更加直观地观察瓣口及室壁运动、心腔内有无血栓、血栓部位、数量等情况。RT-3DE 测定心脏容积及功能变化已得到临床和超声界的认可,成为该病

诊断和治疗新的评价标准。

四、超声诊断思路与要点

(一)诊断标准

1. 成人

(1) 左心室扩大:在临床上多采用左心室舒张期末内径(LVIDd)>5.0 cm(女性)和>5.5 cm(男性),更为科学的是 LVIDd>2.7 cm/m²[体表面积(m²)= 0.0061×身高(cm)+ 0.0128×体重(kg)- 0.1529]。

(2) 射血分数降低:左心室短轴缩短率<25%和/或左心室射血分数<45%。

(3) 发病时除外高血压、心脏瓣膜病、先天性心脏病或缺血性心脏病等。

2. 儿童 左心室舒张末期容积或直径>正常值+2 倍 SD(即 Z>2,Z 定义为所测数值偏离平均值

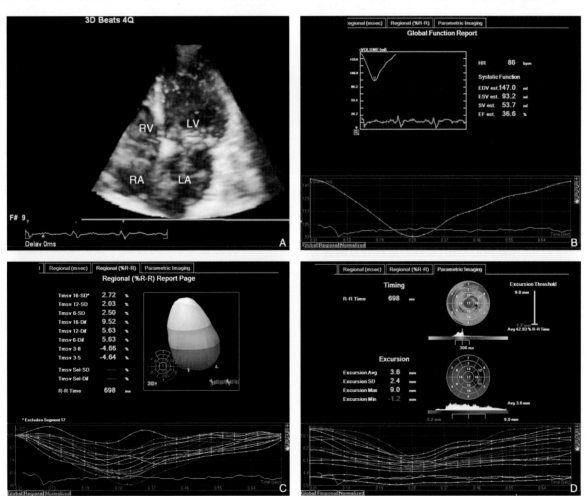

图 7-1-5 DCM 患者 3DE 系列图像

A. RT-3DE 显示:四腔心切面,左心室扩大,较二维图像显示更清晰;B. 实时 3DE 容积评估:EDV = 147.0 ml,ESV = 93.2,EF = 36.6%;C、D. 实时 3DE 左心室内室壁协调性分析:Tmsv 16-SD = 2.72%;左心室前壁、侧壁基底部及心尖部收缩运动延迟

的 SD 数量,正常值通过体表面积和年龄或性别校正)。

3. 亲属

(1) 确定诊断:符合 DCM 诊断标准;

(2) 可能诊断:符合一个主要标准加至少一个次要标准或一个主要标准加上携带与先证患者相同的致病性基因突变;

(3) 可疑诊断:两个次要标准或一个次要标准加上携带与先证患者相同的致病性基因突变或仅一个主要标准(表 7-1-1)。

表 7-1-1 亲属诊断标准

主要诊疗标准	次要诊疗标准
(1) 不能解释的左心室射血分数≤50%但>45% (2) 不能解释的左心室扩张(内径或者容积)>2 倍 SD+5%,这是预测患者亲属孤立性心脏扩大更为特异的超声心动图标准	(1) 完全性左束支传导阻滞或房室传导阻滞 (2) 不能解释的室性心律失常 (3) 无室内传导异常情况下出现节段性左心室壁运动异常 (4) 非缺血性心脏病,磁共振表现为延迟增强 (5) 心内膜心肌活检发现非缺血性心脏病变 (6) 通过一种或多种自身抗体检测发现血清中存在器官特异性或者疾病特异性抗心肌抗体

(二) 诊断过程注意事项

1. 扫查要点

(1) 二维超声心动图:常规心脏检查及胸骨旁左室长轴切面、短轴切面、心尖四腔心切面检查,同时注意房室大小、室壁运动及各瓣膜的形态、活动情况,观察有无附壁血栓和心包积液。

(2) M 型超声心动图:由心底向心尖波群扫查,测量室壁及室间隔厚度、房室腔内径、EPSS、EF 斜率等。

(3) 彩色多普勒:需观察四个瓣口及房室腔内有无异常的血流束及血流显色的明暗程度,观察反流束的长度、宽度、起止点、亮度和色彩。

(4) 频谱多普勒:将脉冲多普勒超声取样容积分别置于心脏各个瓣膜口的远端及近端,记录通过瓣膜口的血流频谱,如发现异常血流信号,用连续多普勒测量最大血流速度及压差。

2. 扫查技巧

(1) 判断病因:检查时仔细询问病史,结合临床。

(2) 排除范围:排除其他心脏器质性疾病引起的心脏扩大和心功能减低,如冠心病、高血压、先天性心脏病等失代偿终末期心脏病。

(3) 当合并房室瓣中量以上反流时,注意鉴别是否为房室瓣器质性病变(如脱垂等)导致的心脏扩大,心功能减低。

(4) 因左心室扩大、形态失常,或因左心室壁收缩运动不协调、不同步,M 型 Teich 法测量左心室射血分数不准确,应采用 Simpson 法测量。

(5) 心衰时合并心包积液和/或胸腔积液,检查时应注意观察。

(6) 个别病例的心肌病变主要累及右心室,临床上主要表现为右心衰竭,应检查右心室腔径大小、室壁厚度和右心室功能。

3. 报告书写要点

(1) 心腔及室壁:心腔大小,室壁厚度、回声及运动幅度。

(2) 瓣膜:二尖瓣、主动脉瓣及其波群曲线特点。

(3) 瓣膜反流程度、血流频谱特点。

(4) 心功能:左心室舒张及收缩功能评价。

(三) 病因学诊断

1. 家族遗传性 DCM 诊断

符合 DCM 诊断标准,家族性发病是依据一个家系中包括先证者在内有两个或两个以上的 DCM 患者,或在 DCM 患者的一级亲属中有尸检证实为 DCM,或有不明原因的50 岁以下猝死者。推荐进行 DCM 遗传标记物检测,为 DCM 基因诊断提供依据。

2. 获得性 DCM 的诊断

由药物和毒素、病毒、乙醇、妊娠或环境等因素引起,常见的有以下几种类型:

(1) 急性重症心肌炎:指某种感染(如病毒、细菌等)引起的心脏急性炎症反应。诊断依据:①符合 DCM 诊断标准,以心脏扩大为主,甚至全心扩大,尤以急性期为明显;②有心肌炎病史;③心肌活检证实存在炎性浸润;④心肌酶高;⑤抗心肌抗体(AHA)阳性。

(2) 酒精性心肌病:系长期大量饮酒,乙醇及其代谢产物乙醛等对心肌直接毒害而导致心肌病变。诊断依据:①符合 DCM 诊断标准;②长期过量饮酒(WHO 标准:女性>40 g/d,男性>80 g/d,饮酒5 年以上);③既往无其他心脏病史;④早期发现并在停止摄取酒精 6 个月后 DCM 临床状态明显获得改善。

(3) 围生期心肌病:指妊娠末期或分娩随后数

月中逐渐发展为未知性的收缩性心衰,多发生在加勒比黑人种族、大龄产妇、多胎生产、多次怀孕和伴有/不伴有先兆子痫高血压的人群中。诊断依据:①符合 DCM 诊断标准;②发病于妊娠最后 1 个月或产后 5 个月内。

(4)心动过速性心肌病:系长期心动过速引发,临床表现类似 DCM,但经过治疗后,心功能可部分或完全恢复。诊断依据:①符合 DCM 诊断标准;②慢性心动过速(包括窦房折返性心动过速、房性心动过速、持续性交界性心动过速等),发作时间超过每天时间的 12%~15% 以上;③多数患者心室率在 160 次/min 以上,少数可能仅为 110~120 次/min,存在个体差异。

3. 特发性 DCM 的诊断 符合 DCM 诊断标准,原因不明,需排除继发因素(如病毒感染、摄入酒精过量、妊娠、心动过速性心肌病、系统性疾病或心包疾病、肺心病或先天性心脏病)。

4. 继发性 DCM 我国常见有以下几种类型

(1)自身免疫性心肌病:符合 DCM 临床诊断标准,且具有系统性红斑狼疮、胶原血管病或白塞综合征等证据。

(2)代谢内分泌性和营养性疾病继发的心肌病:符合 DCM 临床诊断标准,并有甲状腺疾病、嗜铬细胞瘤、肉毒碱代谢紊乱或微量元素(如硒)缺乏导致心肌病等证据。

(3)其他器官疾病并发心肌病:如贫血性心肌病、尿毒症性心肌病或淋巴瘤浸润性心肌病等,并符合 DCM 临床诊断标准。

(四)早期诊断线索与筛查

对于 FDCM 患者的家族成员和急性病毒性心肌炎心衰患者的追踪观察有助于 DCM 的早期诊断。早期诊断路径为:

(1)出现不明原因的心脏结构和/或功能变化,具有以下之一者:①左心室扩大但 LVEF 正常;②左心室射血分数 45%~50%;③心电传导异常。

(2)检测出与心肌病变有关的基因变异。

(3)血清 AHA 检测为阳性。

(4)CMR 与延迟增强成像(LGE)检查显示心肌纤维化。

(五)鉴别诊断

1. 风湿性心脏病 DCM 合并二尖瓣、三尖瓣关闭不全者,可出现收缩期杂音,少数尚有舒张期杂音,与风湿性二尖瓣和三尖瓣关闭不全的杂音类似。鉴别要点:①DCM 的杂音在心衰时出现或增强,心衰纠正后杂音减弱或消失,而风湿性二尖瓣

在心衰纠正后杂音增强;②X 线所见 DCM 心脏普遍扩大,搏动普遍减弱、肺淤血程度较轻,而风湿性二尖瓣肺动脉段突出,肺淤血较重;③超声心动图显示 DCM 时心腔普遍扩大,室壁搏动幅度弱,瓣叶无明显病理性改变而房室环明显扩张,与风湿性心脏病瓣叶出现的病理性改变不同。

2. 高血压性心脏病 高血压性心脏病(hypertensive cardiomyopathy,HC)多发于中老年群体,由于外周动脉血管压力升高长期影响心脏,HC 存在心室及室间隔的肥厚。当 HC 进展至失代偿期时,与 DCM 鉴别至关重要:①HC 患者通常存在高血压病史,而 DCM 患者无明确病史;②HC 室间隔和左心室壁普遍增厚,而 DCM 呈普大型,室壁运动呈弥漫性减弱。

3. 缺血性心脏病 缺血性心脏病(ischemic heart disease,IHD)为多支冠状动脉粥样硬化致心肌供血长期不足,心肌营养障碍、萎缩,以致纤维组织增生所致。与 DCM 共同点:两者临床均可表现为心力衰竭,超声均表现为心脏扩大,心肌收缩运动减弱。与 DCM 不同点:①IHD 患者有明确的心绞痛和/或心肌梗死病史,而 DCM 常无明确病史;②IHD 心肌厚薄不均,病变部分变薄,而 DCM 室壁厚度相对变薄;③IHD 患者存在节段性室壁运动异常,室壁回声不均匀可增强或减低;而 DCM 患者向心运动协调且弥漫性减低,室壁回声均匀、正常或偏低;④IHD 患者瓣口反流多见于二尖瓣,且严重程度较 DCM 患者较重;⑤组织多普勒成像显示 IHD 局部心肌运动速度减低,色彩暗淡、消失;而 DCM 显示心肌色彩弥漫性暗淡、运动速度均减慢;⑥心肌声学造影显示 IHD 局部心肌灌注缺损,而 DCM 心肌灌注尚正常;⑦冠脉造影显示 IHD 患者单支或多支冠状动脉狭窄或闭塞,而 DCM 患者冠状动脉正常。

4. 心内膜弹力纤维增生症 心内膜弹力纤维增生症(endocardial fibroelastosis,EFE)指心内膜弥漫性的弹力纤维增生性疾病,可伴有心肌退行性变,主要表现为充血性心力衰竭。与 DCM 相同点:两者心肌壁都为均匀变薄,且彩色多普勒均可在心尖部见暗淡血流。与 DCM 不同点:①EFE 多发于婴幼儿,而 DCM 以成人发病居多;②EFE 为左心室球形扩大,而 DCM 多为全心扩大;③EFE 心内膜面明显增强增厚,而 DCM 呈平直的线状;④EFE 发病常为心内膜弹力纤维增生,心内膜增厚累及所有心腔、瓣膜及心肌,而 DCM 常病因不明。

5. 孤立性心肌致密化不全 孤立性心肌致密

化不全(isolated noncompaction of ventricular myocardium,NVM)是先天性心肌发育不良的罕见类型,是由于正常心内膜胚胎发育停止,正在发育过程中的心肌小梁压缩不良,心肌呈海绵状导致的一种先天性心肌病,属左心发育不良的特殊类型。①有家族遗传倾向,成人发病居多,临床上酷似DCM,常以渐进性左心功能减退、室性心律失常、心内膜血栓形成和体循环栓塞为特征;②病变多见左心室心尖部、前侧壁心内膜面,可见多发性突入左心室腔内的肌小梁,小梁之间可见深度不同的间隙,左心室壁呈非均匀性增厚或者变薄,心肌变薄处为5~6 mm,近心外膜处心肌回声接近正常,近心内膜处疏松心肌呈海绵状增厚。

6. 原发性肺动脉高压及三尖瓣叶异常引起重度三尖瓣关闭不全导致右心扩大 鉴别要点:①原发性肺动脉高压因右心阻力负荷增加,右心室壁运动增强,而DCM室壁运动普遍减弱;②肺动脉高压在原发性肺动脉高压时多为重度,而心肌病很少导致重度肺动脉高压;③三尖瓣可显示形态异常,彩色多普勒显示三尖瓣中度反流,心肌病导致三尖瓣反流一般为轻、中度,且三尖瓣本身无形态学改变。

五、超声心动图在治疗决策和预后判断方面的应用与进展

DCM的防治宗旨是阻止基础病因介导心肌损害,有效控制心衰和心律失常,预防猝死和栓塞,提高患者生活质量及生存率。目前通常采取药物治疗,随着病情持续进展最终药物治疗无效可在终末期阶段采取心脏再同步治疗或无手术禁忌证的情况下采取心脏移植术、心肌成形术、心肌切除术等外科手术治疗。超声心动图检查对于评估DCM患者心脏病变程度、心功能状态、治疗方案的选择和预后具有重要的意义。

(一)超声心动图检查指导患者临床治疗

1. 药物治疗和免疫干预疗法 临床上常用药物有β受体阻滞剂(β-blocker)、血管紧张素转换酶抑制剂(ACEI)/血管紧张素受体拮抗剂(ARB)、利尿剂、地高辛等治疗DCM。药物治疗可改善交感神经活性、降低心肌耗氧量、控制心力衰竭和心律失常、保护心肌从而缓解心肌损害,防止血栓形成和栓塞并发症,提高患者生活质量和生存率。非感染性炎性DCM患者可考虑免疫调节或者免疫吸附疗法,使用免疫调节剂如干扰素、黄芪等可清除与DCM发病相关的免疫球蛋白,减少对心肌免疫损伤从而保护心肌。部分DCM患者使用免疫吸附疗法后显示清除AHA后血流动力学趋于平稳、平均心率下降、心功能得到改善,但还需通过大量的临床实验进行验证。超声心动图在监测药物疗效方面,尤其是左心室收缩功能和运动耐量的改善发挥重要的作用。

2. 心脏再同步治疗 心脏再同步治疗(cardiac resynchronization therapy,CRT)是针对治疗DCM致慢性心力衰竭的一种新技术,DCM心衰患者心电图QRS波时限延长>150 ms则提示存在心室收缩不同步,可导致心衰的病死率增加。CRT适用于窦性心律且QRS时限>150 ms伴左束支传导阻滞,经标准和优化的药物治疗后仍有症状、且左室射血分数≤35%的患者。对于存在左右心室显著不同步的心衰患者CRT可恢复正常的左右心室及心室内的同步激动,减轻二尖瓣反流,增加心输出量,改善心功能及临床症状,提高生活质量及活动耐量,降低住院率及死亡率。超声心动图可以为CRT提供术前筛选,指导电极置放,术后随访调整起搏参数、评价疗效和指导用药使CRT发挥最大作用。RT-3DE可通过检查纵向、径向和环状收缩所引起的综合效应而达到同时显示整个左心室的所有节段。各节段的时间-容积变化曲线反映的是真实的心室局部容积,不仅为血流动力学评价提供更多的数据,而且通过计算QRS起始点到各节段最小收缩容积时间的标准差,可以详细定量分析心脏收缩同步性,具有很高的重复性(变异<10%)。临界QRS时限(120~149 ms)可能对患者室间/室内不同步提供重要信息。

(二)超声心动图动态监测心脏移植的价值

DCM是心脏移植(heart transplantation,HT)最主要的适应证。大部分移植心脏能够恢复和维持正常的心肌功能,但部分可能存在术中心肌损伤而引起相应功能的改变。超声心动图可动态监测心脏房室腔径大小、室壁厚度、心肌回声(减弱提示心肌水肿)、心功能有无改变、心包积液量、右室室壁运动等指标,协助判断移植心脏有无排异反应,对HT预后评估具有重要意义。参见本书第十四章第三节。

(三)超声心动图评估扩张型心肌病患者预后的指标

2017年BSE扩张型心肌病超声心动图诊断与评估指南提出将超声心动图测定的球形指数(SI)接近1、左室流出道血流速度积分<18 cm、左心室压力最大上升速率(dp/dt$_{max}$)<600 mmHg/s均为DCM患者预后不良的标志。此外,三尖瓣环收缩期位移

(TAPSE)<17 mm、面积变化分数(FAC)<35%、S波峰值流速<9.5 cm/s均可定量诊断右心室收缩功能不全。DCM的诊断并非必须测定右心室功能不全,然而一旦出现右心室功能不全则提示预后不佳。

(刘丽文)

第二节 超声心动图在肥厚型心肌病诊疗中的应用

肥厚型心肌病(hypertrophic cardiomyopathy,HCM)是最常见的遗传性心血管疾病,也是青少年和运动员心源性猝死(sudden cardiac death,SCD)的首要原因。目前HCM的发病率约为1/500~1/200。HCM自然病程差异较大,具有明显临床异质性。SCD是HCM最严重的结局,文献报道HCM猝死风险约0.5%/年,儿童和青少年猝死风险可上升至(2%~4%)/年,个别高危家系可达5%/年。超声心动图和心电图作为肥厚型心肌病的初筛手段已被广泛应用于临床;心脏磁共振为部分HCM患者提供更精准的诊断,特别是对于诊断心肌纤维化具有特异性;基因检测对于明确HCM患者的病因学及一级亲属的基因携带情况有重要的意义。2014年ESC发布的肥厚型心肌病诊断和管理指南中推荐HCM治疗主要包括药物治疗、经皮室间隔化学消融术、室间隔切除术、预防性植入起搏器、心脏移植以及针对并发症的治疗。本章就超声心动图在HCM患者诊断、治疗及预后评估中的临床应用进行介绍。

一、病因与血流动力学

(一)病因

HCM是指并非因心脏负荷异常增加引起的左心室心肌某节段或多个节段室壁肥厚(≥15 mm)。目前认为遗传因素是主要病因,HCM大多呈现家族聚集发病。分子遗传学研究证实,至少有27个基因中发现超过1400多个位点的突变与HCM发病有关。导致HCM的主要致病基因是编码肌小节粗肌丝的β肌球蛋白重链(β-MHC)基因(MYH7)和编码心脏型肌球结合蛋白C(cMYBPC)的基因(MYBPC3)。

(二)发病机制

基因突变引起HCM的发病机制目前仍不明确。有研究者推测基因突变导致肌纤维收缩功能受损,从而代偿性引起心肌肥厚和舒张功能障碍;也有研究提出基因突变导致钙循环或钙敏感性受扰,能量代谢受到影响,从而出现心肌肥厚、纤维化、肌纤维排列紊乱及舒张功能改变。目前存在的主要学说有"毒肽"学说、"单倍体不足"学说、心肌能量缺乏学说等。

(三)病理解剖学

1. 大体表现及形态学分型 本病患者心脏在大体形态上主要表现为心肌肥厚、心脏重量增加、左心室腔通常变小,严重者可造成左室流出道梗阻。肥厚心肌的最大特点是不均匀性肥厚,即左心室壁肥厚程度不一致,故称为非对称性肥厚,肥厚部位以室间隔上部的主动脉瓣下区域多见,常形成左室流出道狭窄。临床上,依据形态学变化将肥厚型心肌病分为:①特发性主动脉瓣下狭窄性肥厚型心肌病;②非对称性室间隔肥厚型心肌病;③弥漫性左心室肥厚型心肌病;④左心室前壁、侧壁肥厚型心肌病;⑤心尖肥厚型心肌病;⑥右心室肥厚型心肌病;⑦左心室中部梗阻性肥厚型心肌病。亦有学者依据心脏肥厚时室间隔形态学改变将肥厚型心肌病分为:①非对称性室间隔肥厚;②对称性室间隔肥厚;③特殊部位肥厚,如心尖肥厚、室间隔中部肥厚、左心室前壁肥厚、室间隔后壁肥厚等。

依据左心室室壁心肌肥厚的部位不同,国外学者将肥厚型心肌病分为四型(Maron分型)。Ⅰ型:心肌肥厚局限于前室间隔,约15%;Ⅱ型:心肌肥厚累及前间隔和后间隔,而侧壁、下壁、后壁厚度在正常范围,约20%;Ⅲ型:心肌肥厚累及室间隔、前壁及侧壁,这一类型最多,约占50%;Ⅳ型:心肌肥厚位于心室其他部位,包括心尖肥厚型,约占18%。HCM患者心脏形态学的改变对其治疗方式及预后都有影响。

2. 组织结构 HCM的组织病理学主要表现为心肌细胞肥大和排列紊乱。肥大的细胞可同时伴有心肌间质纤维化、心肌细胞变形,肌束结构破坏呈螺旋状等。有学者认为心肌组织的异常范围越大,临床预后越差,心律失常发生概率也越高。对室间隔切除术患者的心肌组织行HE染色时还发现肥大的心肌细胞部分发生脂肪变性,心室壁内的小冠状动脉管壁内中膜增厚、扩张或缩窄伴血管周围纤维化(图7-2-1)。

(四)病理生理与血流动力学

1. 左室流出道梗阻 约25%的HCM患者静息状态下出现左室流出道梗阻,梗阻可发生于任何年龄。左室流出道梗阻与左心室充盈状态有关。左室流出道梗阻导致左心室收缩压增加,引起左心室舒张时间延长、左心室舒张压增高及心输出量减

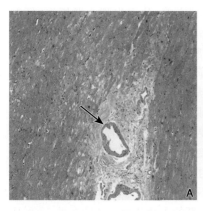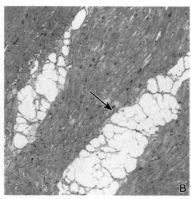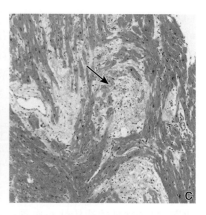

图 7-2-1　HCM 组织病理改变

A.微血管内中膜增厚、扩张伴血管周围纤维化(箭头),HE 染色,10 倍;B.心肌细胞存在部分脂肪变性(箭头),HE 染色,10 倍;C.心肌细胞肥大和排列紊乱,心肌细胞变形,肌束结构破坏呈螺旋状,HE 染色,10 倍(箭头)

少,并可引起体动脉压下降,冠状动脉灌注不足,射血时间延长,心室做功增加,心室腔在收缩末期接近"无效",导致舒张功能进一步减低,心肌耗氧量进一步增加,导致心肌细胞损伤、心肌纤维化甚至心力衰竭。临床上用多普勒超声测量左室流出道峰值和平均压力阶差来评估左室流出道梗阻情况。研究表明:对于肥厚型心肌病患者而言,左室流出道峰值压力阶差比平均压差对临床治疗决策的指导意义更大。

临床上根据左室流出道有无梗阻将 HCM 分为四种类型。①静息梗阻性:是指无论在静息或者激发状态均存在左室流出道梗阻(左室流出道峰值压力阶差≥30 mmHg)。②非梗阻性:是指无论静息还是在激发状态均不存在左室流出道梗阻(左室流出道峰值压力阶差<30 mmHg)。③隐匿性:静息时无左室流出道(左室流出道峰值压力阶差<30 mmHg);但在激发状态时出现左室流出道梗阻(左室流出道峰值压力阶差≥30 mmHg)。④变异性梗阻:一种较特殊的形式,表现为患者在静息状态下不同时段左室流出道峰值压力阶差出现较大的变化,常由非梗阻变为梗阻。另外,约 3%患者表现为左心室中部梗阻性 HCM,可能不伴左室流出道梗阻,也可合并左室流出道梗阻。有研究认为这类患者的临床表现及预后与梗阻性 HCM 相同,甚至更差。

2. 舒张功能障碍　HCM 患者小血管中膜增厚、血管周围纤维化、血管内皮功能紊乱均造成微循环障碍,心肌能量供应不足,影响主动舒张过程,充盈压增加;左室流出道梗阻引起心室收缩负荷加重而造成左心室舒张功能损伤;广泛心肌缺血亦可导致心肌松弛性降低及僵硬度增加。

3. 心肌缺血　HCM 患者可发生严重的心肌缺血甚至心肌梗死,这多与心肌血供不匹配有关。HCM 患者,小冠状动脉管壁增厚,管腔变小,微循环变差,导致心肌缺血缺氧;此外,心肌壁间小动脉受压,冠脉供血不足。肥厚型心肌病患者均可因心肌负荷的增加而导致心肌的需氧量增加。

4. 二尖瓣反流　梗阻性 HCM 中二尖瓣反流很常见,多是继发改变,通常由左室流出道梗阻及二尖瓣器变形所致。

(五)临床表现

约 40%~60%呈现家族倾向,临床症状变异大,有些患者可长期无症状,而有些患者首发症状就是猝死。主要症状:轻者可出现心悸、胸痛、劳力性呼吸困难;重者出现晕厥或先兆晕厥、心力衰竭、心律失常甚至 SCD。儿童或青年时期确诊的 HCM 患者症状多、预后差。

二、超声影像学特征

(一)M 型超声心动图

1. 二尖瓣收缩期前向运动　二尖瓣叶在收缩期明显移向室间隔,舒张期回到正常位置,前向运动的二尖瓣器可以是前叶和/或后叶,也可以是部分瓣下腱索或者乳头肌;表现为收缩期 CD 段向室间隔呈弓形突起,这种现象称收缩期前向运动(systolic anterior movement,SAM),即 SAM 征(图 7-2-2)。

2. 室间隔运动障碍　室间隔收缩速度及幅度明显降低,收缩期增厚率减低为 0%~20%(正常30%~65%),收缩幅度降低(<5 mm),收缩速度减慢,但其他正常部位心肌运动正常或出现代偿性亢进。

3. 主动脉瓣出现收缩中期关闭　主动脉瓣在

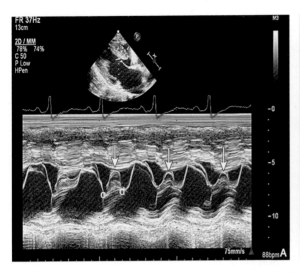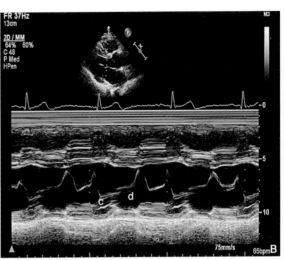

图 7-2-2 SAM 征 M 型超声心动图

A.二尖瓣前叶在收缩终末期贴近肥厚的室间隔,SAM 征阳性(箭头);B.正常二尖瓣前叶曲线

左心室射血后很短时间内提前关闭,在收缩中期呈半关闭状态,于收缩后期又再次开放,右冠瓣呈"M"形,无冠瓣呈"W"形。

(二) 二维超声心动图

1. **心室壁肥厚** 以左心室壁不同程度肥厚为主,右心室心肌亦可受累。心室壁肥厚可呈对称性、均匀性肥厚;也可呈不对称、非均匀性肥厚,后者以室间隔为著,室间隔厚度常大于 15 mm,多数患者室间隔与左心室后壁的增厚程度不等(图 7-2-3A)。

2. **心腔变化** 心室腔较正常减小,而心房内径增大,常见左心房不同程度增大。

3. 肥厚的室壁心肌常呈强弱不均的颗粒或斑点状回声,呈"毛玻璃样",心室壁的回声紊乱、颗粒粗糙(图 7-2-3B)。

4. 室间隔异常增厚部分呈纺锤状凸向左室流出道,致左室流出道狭窄,内径常小于 18 mm(正常 18~30 mm),患者存在不同程度的梗阻。

5. SAM 征阳性或者部分阳性时,收缩期二尖瓣前叶和/或后叶,或部分腱索及乳头肌向室间隔移动(图 7-2-4),可显示二尖瓣关闭不全的直接征象,也可引起或者加重左室流出道梗阻。

6. 主动脉瓣收缩期扑动,在收缩期提前关闭,部分患者可有主动脉瓣反流。

(三) 彩色多普勒超声心动图

1. **梗阻性 HCM 者** 左室流出道收缩期呈五彩镶嵌的湍流信号,可通过观察血流汇聚处结合二维超声判断患者梗阻的部位。一般常见的狭窄部位主要有:①室间隔基底部和二尖瓣前叶之间的狭窄即单纯左室流出道的狭窄(图 7-2-5A);②室间隔上 1/3 和二尖瓣远端游离缘之间的狭窄,即左室流

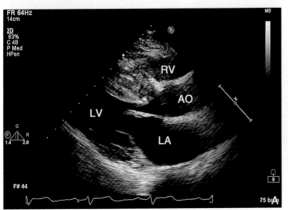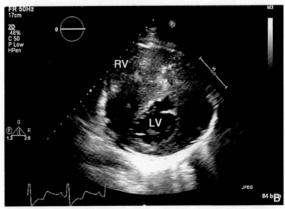

图 7-2-3 HCM 二维超声心动图表现

A.胸骨旁左室长轴切面示舒张期末期室间隔显著增厚;B.胸骨旁左心室短轴切面示室间隔及前壁增厚,内可见回声紊乱、颗粒粗糙

LA:左心房;LV:左心室;RV:右心室;AO:升主动脉

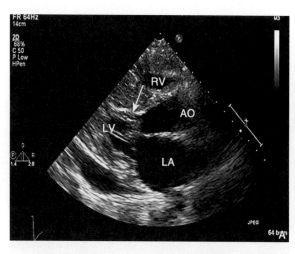
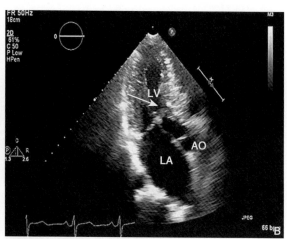

图 7-2-4　SAM 征二维超声心动图

A. 胸骨旁左室长轴切面示收缩期二尖瓣前叶及瓣下腱索移向室间隔;B. 心尖三腔心切面示收缩期二尖瓣前叶及后叶移向室间隔

LA:左心房;LV:左心室;RV:右心室;AO:主动脉

出道以及左心室心腔内的狭窄(图 7-2-5B);③室间隔中部和心室乳头肌水平的狭窄即单纯左心室心腔内的狭窄(图 7-2-5C)。

2. 非梗阻性 HCM　左室流出道收缩期呈现蓝色层流信号。

3. 合并二尖瓣反流时,左心房内出现五彩镶嵌反流束。

(四)频谱多普勒超声心动图

1. 左室流出道血流　脉冲波多普勒频谱显示:非梗阻性 HCM 左室流出道出现收缩期负向血

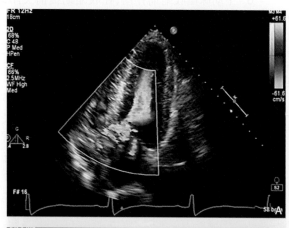
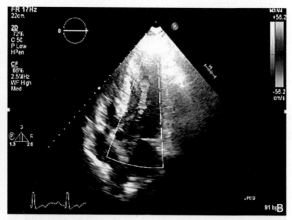
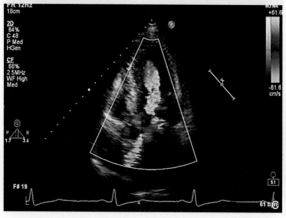

图 7-2-5　HCM 患者心尖五腔心切面的彩色多普勒表现

A. 左室流出道可见五彩镶嵌的湍流信号;B. 左室流出道以及左心室心腔内可见五彩镶嵌的湍流信号;C. 左心室心腔内乳头肌水平可见五彩镶嵌的湍流信号

流频谱,呈楔形;若存在梗阻,左室流出道出现收缩期射流信号,流速较高,射流信号通常起自二尖瓣瓣尖水平,也可出现于左心室中部及心尖部。

连续波多普勒显示当左室流出道或者左心室心腔内梗阻时,其特征性改变为收缩期负向充填状射流,血流速度加快≥274 cm/s,压差≥30 mmHg,峰值后移,呈倒"匕首样"单峰形态;左室流出道越窄,流速越快,且射血时间越长(图7-2-6)。

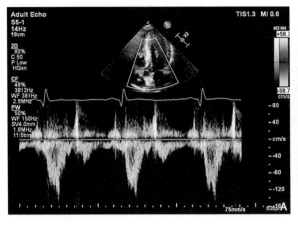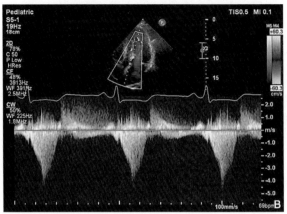

图 7-2-6 HCM 患者左室流出道频谱

A. 脉冲波多普勒示非梗阻性 HCM 收缩期负向血流频谱,呈楔形;B. 连续波多普勒示梗阻性 HCM 呈倒"匕首样"单峰曲线频谱形态

2. 主动脉血流 脉冲波多普勒显示非梗阻性 HCM 主动脉瓣上收缩期血流频谱呈尖峰圆顶状的双峰型。收缩早期流速大于收缩中晚期,即收缩中晚期流速减低。梗阻性 HCM 主动脉瓣血流速度曲线峰值流速受左室流出道的高速血流影响亦升高,但低于左室流出道最大峰值流速,且持续时间长,表现为左心室射血时间延长。

3. 二尖瓣血流 脉冲波多普勒显示二尖瓣舒张期血流流速曲线仍为双峰状,E 峰流速正常或减低,E 峰下降速度减低,压差减半时间延长;A 峰流速增加。当左心房失代偿时,A 峰减低。

4. 右室流出道 右室流出道非梗阻时脉冲波多普勒显示收缩期负向单峰窄频带波形。当右心室心肌肥厚或者前间隔显著肥厚,使右室流出道发生梗阻时,脉冲波多普勒或者连续波多普勒可记录收缩期高速血流频谱。

(五)继发性改变

1. 二尖瓣反流 彩色多普勒显示左心房内出现五彩镶嵌反流束(图7-2-7)。

2. 左心房内径不同程度增大。

3. 心尖部室壁瘤 左心室心腔内梗阻性 HCM 合并心尖室壁瘤的发生率约为1%,其形成与左心室中部肥厚梗阻导致的左心室壁腔内压升高有关。升高的心室壁压使心尖部心肌压力负荷

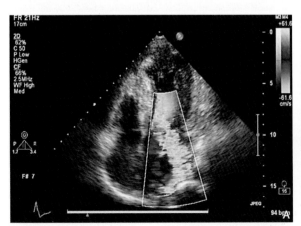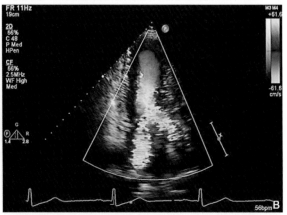

图 7-2-7 心尖四腔心、三腔心切面彩色多普勒显示二尖瓣中至大量反流

A:心尖四腔切面显示左心房内出现五彩镶嵌反流束;B:心尖三腔切面显示左心房内出现五彩镶嵌反流束

增加,局部冠脉灌注减少,心尖部心肌慢性缺氧,心肌运动能力减低、顺应性降低,最终导致室壁瘤形成(图7-2-8)。

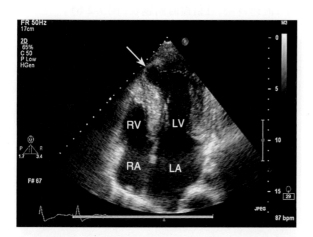

图7-2-8 左心室心尖部室壁瘤(箭头)形成的超声表现

LA:左心房;LV:左心室;RA:右心房;RV:右心室

4. 心尖部血栓 部分HCM患者心尖部可见形态多样的稍强或低回声团附着(图7-2-9)。

5. 舒张功能减低 二尖瓣口舒张期E峰减低、A峰升高,E/A值<1,E峰减速时间减低(<150 ms),等容舒张时间延长,以及肺静脉反向a波峰值流速增加,持续时间延长。

三、左室流出道梗阻的评价

静息状态下约20%~25%的患者存在左室流出道梗阻,即使无症状,也被认为是预测心衰、卒中以及心血管死亡发生的重要预测因子。而大约1/3或者更多的HCM患者属于隐匿性梗阻(静息时左心室流出的峰值压力阶差<30 mmHg,激发后≥30 mmHg)。

运动负荷超声心动图目前被认为是最符合生理状态下的激发方法,也是评估隐匿性梗阻的首选方法。2014年ESC肥厚型心肌病诊断和管理指南指出,对于静息时左室流出道压力阶差<50 mmHg但有症状的HCM患者需进行运动负荷超声心动图进一步评估左室流出道梗阻的情况,这对后续治疗方案选择具有重要意义(图7-2-10)。

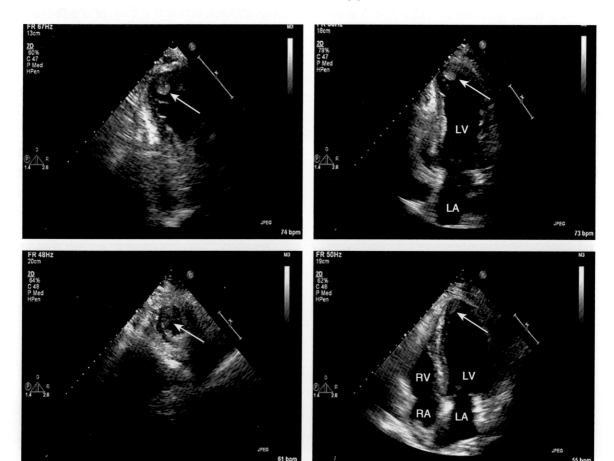

图7-2-9 多切面示左心室心尖部形态多样血栓附着(箭头)

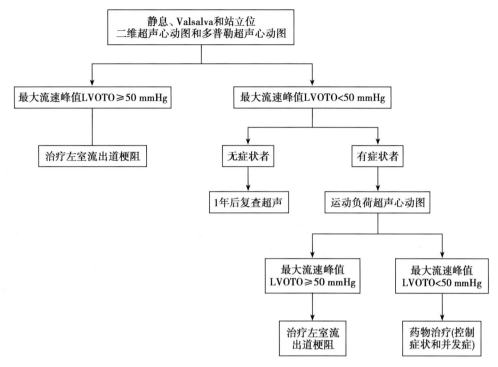

图 7-2-10　运动负荷超声心动图适应证及评估后临床干预决策

四、超声诊断思路与要点

（一）2014 年 ESC 肥厚型心肌病诊断和管理指南中的诊断标准

1. 成人　任何一项心脏影像学技术（包括超声心动图、心脏磁共振成像或心脏 CT 显像）检测显示，左心室心肌的某个或者多个节段的室壁厚度≥15 mm，而且这种心肌厚度的增加并非因为心脏负荷异常（高血压、主动脉瓣狭窄、主动脉缩窄等疾病）所致。

2. 儿童　保证左心室壁最大厚度≥预测平均值+2 倍 SD，即 Z>2。

3. HCM 一级亲属的诊断标准　任何一项心脏影像学技术（包括超声心动图、心脏磁共振成像或心脏 CT 显像）显像发现无其他已知原因所致的左心室壁某个或者多个节段厚度≥13 mm，即可确诊肥厚型心肌病。需注意的是对于遗传性肥厚型心肌病的家族成员，任何异常（如心肌多普勒成像异常，SAM 征）尤其是心电图异常，均能增加该成员被诊断出 HCM 的可能性。

（二）诊断过程注意事项

1. 多切面、多节段连续扫查，测量室间隔厚度时要避免误将左心室腱索或乳头肌以及右心室的调节束测量在内。

2. 室壁肥厚从一个节段到下一个节段变化较大，需要估测 16 个节段舒张末期厚度以准确评价心肌受累的程度和范围。

3. 注意超声系列短轴、长轴多切面扫查及结合心电图对心尖型肥厚型心肌病进行诊断，避免漏诊。

4. 儿童患者应使用 Z 评分校正后的数值判断其室壁厚度是否正常。

5. 为了避免将二尖瓣反流频谱误认为左室流出道频谱，导致高估流出道压差，应在心尖五腔心、三腔心切面或者非标准切面等多切面上尽可能地使用连续波多普勒区分左室流出道频谱与二尖瓣反流频谱，同时应当常规留取二尖瓣反流频谱，以区别两者的血流频谱形态。

6. 对于左心室心腔内梗阻的患者需注意心尖部是否合并室壁瘤以及其内是否有血栓。

7. 对于存在前间隔肥厚的患者需留意右室流出道是否存在梗阻。

8. 多切面连续扫查，需注意是否有主动脉瓣狭窄、主动脉瓣下狭窄、主动脉弓缩窄等其他原因引起的室壁肥厚。

9. 需同时询问患者高血压病史，治疗的情况以及是否进行强化运动等，以协助鉴别，同时需注意两种或两种以上疾病存在的可能。

（三）其他病因学诊断

2014 年 ESC 肥厚型心肌病诊断和管理指南中

关于 HCM 的病因指出,约 40%~60% 的 HCM 是由编码心肌肌小节收缩蛋白的基因突变引起,还有 5%~10% 的 HCM 患者的病因为其他遗传性或者非遗传性疾病:如先天性代谢疾病(Pompe、Danon、Anderson-Fabry)、神经肌肉疾病(Friedreich 共济失调、FHLI)、线粒体疾病(MELAS、MERFF)、畸形综合征,淀粉样变性等,因此需要做其他病因学的诊断,以决定治疗方案。

1. 糖原贮积病 鉴别要点主要是多系统受累,严重的左心室肥厚,早期进展至扩张期,常伴心室预激和传导异常等心电图表现。①庞贝病(Pompe disease):又称酸性 α-葡萄糖苷酶缺乏症,一种罕见的常染色体隐性遗传病。该病分为婴儿型、青年型和成人型。婴儿型为最严重的一型,心肌受累出现左心室肥厚,其他有肌张力减退及肌肉无力、运动发育迟缓、舌头肥大、肝脏肥大及呼吸困难。②Danon 病:一种罕见 X 连锁显性遗传性溶酶体糖原贮积病,与编码 2 型溶酶体相关膜蛋白(LAMP2)的基因突变有关。约 0.7%~2.7% 的 HCM 患者可诊断此病。主要表现为骨骼肌病、智力发育迟缓和心肌病变。心脏受累表现为严重的左心室对称性肥厚,室壁厚度常在 30 mm 以上。肌肉或心肌活检可见特征性的病理改变,基因检测有助于诊断。③单磷酸腺苷激活蛋白激酶 γ2 亚基编码基因突变(PRKAG2)心脏综合征:一种罕见的常染色体显性遗传病,由 PRKAG2 基因突变所致。约 0.5% 的 HCM 患者诊断为此病,临床表现为左心室肥厚、预激综合征和传导系统疾病。该病通常为均匀性左心室肥厚,室壁厚度常 >15 mm,非对称性肥厚多发生于下后壁或下侧壁,通常不伴左室流出道梗阻和 SAM 征。基因检测有助于诊断。

2. Anderson-Fabry 病 约 0.5%~1.0% 的 HCM 患者可诊断为此病。GLA 基因突变导致溶酶体内 α-半乳糖苷酶 A 缺乏,导致其降解底物-神经鞘脂类化合物在组织细胞中堆积,造成组织和器官病变。该病多表现为向心性心肌肥厚,由于神经鞘脂类物质主要沉积在内膜下而肌层受累较轻,因此超声可见内膜和外膜回声增强,而中间肌层回声弱的"双边"表现。本病通常合并其他系统受累的症状,如外周神经疼痛、少汗、皮肤血管角化瘤、蛋白尿、肾功能不全和眼部病变等。确诊依赖于 α-半乳糖苷酶 A 酶活性的测定,基因检测也有助于该病的诊断。

3. Friedreich 共济失调 一种常染色体隐性遗传病,为 X25 基因第一内含子(GAA)发生异常扩增或 X25 基因点突变所致。患者多在青春期前后起病,临床主要表现为进行性步态和肢体共济失调、腱反射消失、病理征阳性和骨骼异常,34%~77% 的患者伴有心肌肥厚。超声心动图检查主要为左心室向心性肥厚,左心室大小和收缩功能正常,晚期可出现左心室增大和收缩功能减低。基因检测有助于诊断。

4. 线粒体疾病 原发线粒体疾病是核 DNA 或线粒体 DNA 突变所致,常见编码呼吸链蛋白复合物的基因突变,导致能量代谢障碍,出现多系统受累的症状。心脏病变见于 40% 的患者,早期多表现为左心室肥厚,后逐渐出现心脏扩大和左心室射血分数降低。除心脏受累外,患者通常伴有其他系统受累表现,包括神经肌肉病变、内分泌、消化系统或肾脏等。实验室检查血乳酸、丙酮酸最小运动量试验阳性;心肌活检电镜示细胞内大量巨大的异常线粒体聚集,线粒体嵴增多且排列紊乱;基因分析发现核 DNA 或线粒体 DNA 突变等有助于确诊。

5. 畸形综合征 最常见的是编码丝裂原活化蛋白激酶通路蛋白的基因突变所致。①Noonan 综合征:一种常染色体显性遗传病,多为蛋白酪氨酸磷酸酶非受体 11(PTPN11)基因错义突变所致,表现为身材矮小、智力发育障碍、性发育不良(隐睾)、先天性心血管异常等。心血管系统异常最常见为肺动脉瓣狭窄,其次为心肌肥厚和房间隔缺损。②LEOPARD 综合征:PTPN11 基因突变所致的常染色体显性遗传病,表现为雀斑、心电图异常、眼距宽、肺动脉狭窄、生殖器异常、生长迟缓和耳聋。左心室肥厚见于 73% 的患者,也可见左室流出道梗阻和右心室肥厚,常合并有瓣膜(主要是肺动脉瓣)和冠状动脉异常。③Costello 综合征:主要表现为生长发育迟缓、身材矮小、特征性面容、皮肤和肌肉骨骼病变。63% 的患者合并心脏异常,主要为肺动脉狭窄、心肌肥厚和心律失常。基因检查有助于诊断。

6. 系统性淀粉样变 不可溶性淀粉样前蛋白沉积于组织细胞外区,导致结构和功能障碍的一组疾病,其中心脏受累常见,表现为心肌肥厚和舒张受限;左心室肥厚通常为对称性,可明显增厚,但心电图表现为低电压或正常电压。除心室肌外,房间隔和瓣膜也可发生增厚。淀粉样变会有心脏外表现,如外周神经病变、腹泻或假性肠梗阻、尿蛋白或肾功能不全、玻璃体混浊等。基因检测有助于诊断。

7. 内分泌异常导致的心肌肥厚 肢端肥大症

由于生长激素分泌过多导致左心室肥厚。过度分泌肾上腺髓质激素的疾病（如嗜铬细胞瘤）也会导致心肌肥厚。1 型糖尿病母亲分娩的婴儿有 50%、2 型糖尿病中有 25% 出现左心室肥厚。治疗相关疾病可缓慢逆转左心室肥厚。

（四）鉴别诊断

1. 高血压性心脏病 有长期高血压病史，心脏后负荷增加，可导致心肌增厚，须与 HCM 鉴别。①HCM 病变部位常呈强弱不均的颗粒或斑点状回声，左心室壁可显著增厚，以左心室心肌非对称性肥厚为特征；可有 SAM 现象及左室流出道梗阻；②高血压引起的心肌增厚，心肌回声均匀，左心室壁厚度一般小于 15 mm，左心室以向心性增厚多见。但需注意 HCM 同时合并高血压并不少见。

2. 主动脉瓣狭窄和先天性主动脉瓣下狭窄 主动脉瓣狭窄时可引起心脏负荷异常增加导致心肌发生代偿性增厚，70%~80% 为对称性轻度增厚。HCM 与主动脉瓣狭窄患者的症状和杂音性质相似，但是主动脉瓣狭窄存在以下特点：①主动脉瓣叶明显增厚、收缩期开放受限，瓣口面积明显缩小。先天性主动脉瓣下狭窄隔膜型患者主动脉瓣下可见纤维隔膜样回声，主动脉瓣下有明显的收缩期压差；肌型狭窄有时与 HCM 容易混淆，需结合临床进行鉴别；前者往往合并其他先天性心血管畸形。②多普勒超声和左心室导管检查提示：左心室流出道常无压差存在，而左心室与主动脉之间有明显的收缩期压差。③胸部 X 线示升主动脉扩张，主动脉瓣可有钙化影。

3. 主动脉缩窄 主动脉缩窄可导致心肌肥厚，但存在以下特征：①胸骨上窝主动脉弓长轴切面显示主动脉弓局限性狭窄或较长一段管腔狭窄。缩窄常发生于主动脉峡部。②狭窄前升主动脉内径正常或扩张、狭窄后主动脉亦可扩张。③彩色血流显示缩窄处呈五彩高速血流信号，并向主动脉降部延伸，轻度缩窄仅见于收缩期，重度狭窄时收缩及舒张期均可见。④连续波多普勒可探及主动脉缩窄部位负向的高速湍流频谱。在重度狭窄患者，由于通过狭窄处血流过少，压差反而会下降。

4. 强化运动引起的心肌肥厚 长期高负荷运动可使心脏发生适应性心肌肥厚改变，需与轻度肥厚型心肌病鉴别。①HCM 患者肥厚程度与运动强度不匹配；左心室偏小，多为非对称性肥厚；左心房增大，多伴左心室舒张功能受损；组织多普勒瓣环运动和心肌应变多减低。有心肌病家族史，基因检测呈现阳性结果，心肺运动试验最大耗氧量减低。②运动员心脏肥厚发生于高强度训练；左心室正常或略大，多为对称性肥厚；左心房不大，通常左心室舒张功能正常；组织多普勒瓣环运动和心肌应变多正常或增强。心肺运动试验最大耗氧量>50 ml/(kg·min)，停止运动心脏可以变小，心肌肥厚可以减轻。

五、超声心动图在治疗决策和预后判断方面的应用与进展

（一）超声心动图检查可指导患者临床治疗

HCM 患者在首次评估、治疗和随访时，均应进行经胸超声心动图检查，对于明确诊断、评估肥厚程度以及梗阻情况，决定治疗方案具有重要意义。

1. 药物治疗 HCM 常用的药物有 β 受体阻滞剂、非二氢吡啶类钙离子通道阻滞剂和抗心律失常等对症药物。多普勒和负荷超声心动图在监测药物疗效，特别是左室流出道压力阶差和运动耐量改善方面，发挥着重要作用。

2. 经皮室间隔酒精消融术 酒精消融术是通过在冠状动脉左前降支的第一间隔支缓慢均匀注入无水乙醇，使其产生化学性闭塞，造成区域性心肌梗死，导致该处心肌变薄和重构，局部心肌收缩功能消失，以达到缓解或者消除左室流出道狭窄、减轻左心室肥厚及缓解症状的目的。经胸超声心动图结合心肌声学造影在经皮室间隔心肌消融术术前、术中及术后评估中具有重要作用及指导意义：①术前通过超声心动图明确梗阻性 HCM 的左室流出道压差、二尖瓣 SAM 征与室间隔接触点以及彩色多普勒血流显示的五彩高速血流信号确定预计消融的室间隔部位（靶域），结合心肌声学造影判断消融靶血管所供应心肌的范围及与目标梗阻心肌部位的吻合度，提高酒精消融术的安全性和准确性；②术中超声检测局部室壁运动减低的范围，观察二尖瓣反流量是否增加而判断乳头肌功能是否受损；③术后观察左室流出道压力阶差变化与术前相比以评估效果，结合心肌声学造影观察充盈缺损范围，评估消融是否彻底，同时术后需检测并发症，判断二尖瓣的反流量并鉴别导致二尖瓣反流量变化的原因。

3. 外科室间隔切除术 在外科开胸和建立体外循环的条件下，通过直视经主动脉切除肥厚的室间隔（多数为室间隔基底部肥厚），进而缓解左室流出道梗阻。经胸超声心动图在室间隔切除的术前评估中具有重要作用及指导意义：①定量评估左室流出道的内径、峰值流速、瞬时压力阶差；②二维、三维超声、彩色多普勒多切面综合准确判断左室流出道梗阻的具体部位;③在左室长轴切面及心尖五腔心切面准确测量心肌切除的范围;④定量评估二尖瓣反流量;⑤评估是否同时合并二尖瓣、主动脉瓣先天性发育异常或瓣膜脱垂;⑥评估与SAM征相关的乳头肌、腱索是否存在异常;⑦评估是否合并其他必须行心脏外科手术治疗的疾病。经食管超声心动图是室间隔切除术术中不可缺少的手段:①可以指导手术策略,观察二尖瓣SAM现象与流出道最为接近的梗阻点,确定手术切除部位,确定是否需要干预二尖瓣;②术后评估梗阻是否解除并指导术者对梗阻部位进行精确定位并再次疏通;③提示术者考虑二尖瓣腱索折叠术或二尖瓣置换术;④观察室间隔形态,明确室间隔是否完整,有无室间隔穿孔,发现其他影像学检查未发现的征象。

4. 超声引导下经皮心肌内室间隔射频消融术(Liwen术式,Liwen procedure) 2016年6月西京医院肥厚型心肌病诊治中心进行国际首例HCM超声引导下经心尖室间隔内射频消融术(Liwen术式,Liwen procedure),该技术是基于超声肿瘤(肝癌、子宫肌瘤等)消融的临床经验基础上发展的一种新型微创治疗HCM的方法(图7-2-11)。

(二)超声心动图检查可用于HCM患者猝死危险分层

2014年ESC肥厚型心肌病诊断和管理指南提出评估HCM患者5年内SCD风险的新方法。其公式如下,并按分数不同给予相应的ICD植入建议,而其中多数指标为超声心动图指标。

$$\text{SCD 风险评分} = 1 - 0.998^{\exp(\text{预后指数})}$$

（式7-2-1）

其中预后指数的公式如下:

$$\begin{aligned}
\text{预后指数} = &[0.15939858 \times \text{最大室壁壁厚(mm)}] - \\
&[0.00294271 \times \text{最大室壁壁厚}^2(\text{mm}^2)] + \\
&[0.0259082 \times \text{左心房内径(mm)}] + \\
&[0.00446131 \times \text{最大(休息/Valsalva动作} \\
&\text{后)左室流出道压差(mmHg)}] + \\
&(0.4583082 \times \text{SCD家族史}) + (0.82639195 \\
&\times \text{非持续性室速}) + (0.71650361 \times \text{不能解} \\
&\text{释晕厥}) - [0.01799934 \times \text{临床评估时的年} \\
&\text{龄(岁)}]
\end{aligned}$$

（式7-2-2）

其中,SCD家族史、非持续性室速和不能解释的晕厥这3项为非连续变量,有则计为1,无则计为0,

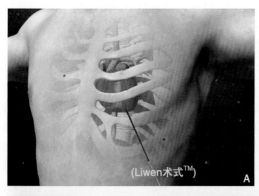
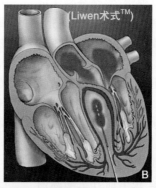
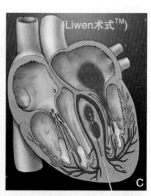
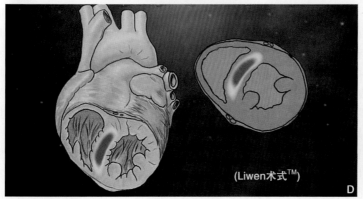
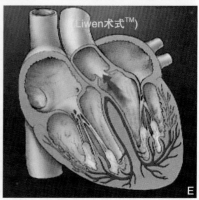

图7-2-11 超声引导下经皮心肌内室间隔射频消融术示意图

A.射频针经皮经心尖部穿刺进入室间隔心肌内;B.消融前间隔;C.消融后间隔;D.全室间隔消融;E.肥厚的室间隔心肌发生凝固性坏死,萎缩变薄,缓解左室流出道梗阻

其他指标为连续变量。根据指南建议,5 年猝死风险>6%建议植入 ICD,<4%不建议植入 ICD,4% ~ 6%者根据具体情况而定。

(刘丽文)

第三节 限制型心肌病超声诊断与鉴别诊断的难点

限制型心肌病(restrictive cardiomyopathy,RCM)是一种以舒张功能受损为主要特征的心肌疾病,表现为限制性充盈障碍。它的主要解剖学特点是单侧或双侧心室充盈受限,心房明显扩大。限制型心肌病较为少见,死亡率高。它可以单独出现,也可以与其他疾病并存。超声心动图在明确限制型心肌病的诊断中存在一定困难,本章节重点介绍限制型心肌病的超声诊断要点及鉴别诊断难点。

一、病因、病理与血流动力学

限制型心肌病病因复杂多样,部分特异性的限制型心肌病常继发于全身系统性疾病,如心肌淀粉样变性、血色病、糖原贮积病、类癌综合征、硬皮病、嗜酸性粒细胞增多症(Löffer 心内膜炎)等,其病理常表现为浸润性病变,心肌或间质内可见异常物质沉积,如间质中淀粉样物质沉积(心脏淀粉样变)、心肌细胞内含铁血黄素沉积(血色病)和心肌内糖原过度沉积(糖原累积症)等。部分限制型心肌病有家族遗传性,多表现为染色体异常,如血色病、糖原累积病、Fabry 病(α-半乳糖苷酶 A 缺乏病)、Gaucher 病(溶酶体贮积病)等。此外放疗和化疗(蒽环类药)导致的心肌损害也可表现为限制型心肌病的特点。部分病因明确的 RCM 逐渐从限制型心肌病的分类中分离出去,而作为特异型心肌病专门研究,比如下一节中介绍的淀粉样变性和 Löffer 心内膜炎。本节主要介绍原发性 RCM。原发性 RCM 的病因尚不明确,近年研究结果显示,基因突变成为 RCM 发生、发展的重要原因之一,表 7-3-1 列出目前已知的 RCM 相关突变基因。

原发性 RCM 的典型病理表现为斑片状心内膜及心肌间质纤维化,伴有心肌细胞溶解、变性、肥大,无心肌纤维排列紊乱和其他浸润性心肌疾病的表现。

原发性 RCM 的血流动力学特点正如其命名和定义:表现为心室限制性充盈障碍,通常心室收缩功能正常,或称为收缩功能保留。病变可同时累及左、右心室,表现为左、右室充盈压升高,舒张期心

表 7-3-1 限制型心肌病相关突变基因一览表

基因位点	基因英文名称	基因中文名称
ACTC1	α-Cardiac actin	α-心肌肌动蛋白
BAG3	BCL2-associated athanogene 3	抗凋亡蛋白
DES	Desmin	结蛋白
GLA	α-Galactosidase	α-半乳糖苷酶
MYH7	β-Myosin heavy chain 7	β-重链肌球蛋白
MYL2	Myosin regulatory light chain 2,slow	肌球蛋白轻链-3
MYL3	Myosin light chain 3,slow	肌球蛋白轻链-2
MYPN	Myopalladin	肌靶蛋白
TNNI3	Cardiac troponin I type 3	肌钙蛋白 I
TNNT2	Cardiac troponin T type 2	肌钙蛋白 T
TPM1	α-Tropomyosin	原肌球蛋白
TTN	Titin	肌联蛋白
TTR	Transthyretin	转甲状腺素蛋白

室压超过 15 mmHg,心导管压力曲线特征性地表现为舒张早期压力下降后又迅速升高,呈"平方根"样改变(图 7-3-1);心室灌注异常,导致心房压升高,进而双心房扩大,肺静脉和体静脉回流受阻,从而出现充血性心衰表现。部分病变以一侧心腔受累为主。如有些乳腺癌放疗引起的损害常表现为右心受累为主;而左心受累的限制型心肌病可以伴有明显的肺动脉高压。

二、超声影像学特征

与扩张型心肌病和肥厚型心肌病相比,原发性限制型心肌病的形态学改变缺乏特异性,而部分特异性限制型心肌病有比较明确的超声特点,这部分将在本章第四节探讨,本节主要讨论原发性限制型心肌病的超声表现。

1. 二维及 M 型超声心动图 主要表现为左、右心房增大,心室腔内径正常或减小,室壁通常没有增厚或变薄,运动无明显异常(图 7-3-2)。心尖四腔心切面观可观察到房室腔的改变(图 7-3-3),主要表现为心房的明显扩张,而心室腔内径相对减小,某些病例心尖可闭塞,常伴有心内膜的回声增强和增厚。病变可以累及双侧心腔,或以左或右侧改变为主。心室相对小而心房明显扩张,这一特点

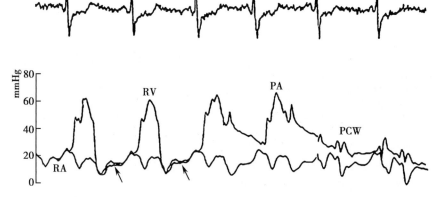

图 7-3-1 限制型心肌病患者右心导管压力曲线

RA 右房压;RV 右室压;PA 肺动脉压;PCW 肺毛细血管楔压。箭头指示右室舒张期曲线的"平方根"样改变

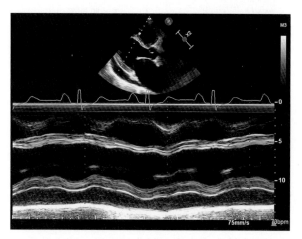

图 7-3-2 限制型心肌病胸骨旁左室长轴切面引导下的 M 型超声心动图表现

左房增大,左、右室内径正常,室壁厚度正常、运动尚可,中等量心包积液

注:由于患者呼吸困难未能屏气,可见室壁运动曲线随呼吸变化

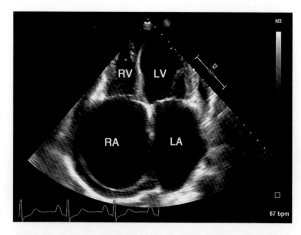

图 7-3-3 限制型心肌病心尖四腔心切面超声心动图

双房增大,心室腔减小,右室心尖几乎闭塞

与缩窄性心包炎的表现相似,但限制型心肌病心包无增厚。由于心房压增高,可出现下腔静脉内径增宽、吸气末塌陷率降低等表现。此外,限制型心肌病常伴有不同程度的心包积液。

2. 多普勒超声心动图 由于限制型心肌病突出特点是心室限制性充盈障碍,因此多普勒超声在诊断上具有重要价值。

二、三尖瓣口舒张期血流频谱呈特异性的限制性充盈改变(表 7-3-2):舒张早期相对"增高"的 E 峰,和心房收缩期明显减低的 A 峰,致 E/A 比值增大(>2),E 峰减速时间缩短(<160 ms)。有时在缓慢舒张期可见 L 峰,为舒张早期心房的血不能有效灌注入左室,导致心房压力在此时段高于心室压所致。

表 7-3-2 限制型心肌病典型多普勒超声心动图表现

多普勒指标	二尖瓣	三尖瓣
E 峰峰速增加	>1 m/s	>0.7 m/s
A 峰峰速减低	<0.5 m/s	<0.3 m/s
E/A 比值	>2.0	>2.0
E 峰减速时间(EDT)	<160 ms	<160 ms

由于心室舒张期压力异常升高可以出现舒张期房室瓣反流,这种反流频谱特点是短暂、低速,通常存在于舒张早期 E 峰之后(图 7-3-4)。

彩色多普勒可以显示不同程度的二、三尖瓣收缩期反流信号,当然也可以显示舒张期反流信号(图 7-3-5)。有些病例可以出现重度反流。由于心房压力高,收缩期心室与心房的压力差相对小,反流峰速反而较低。合并肺动脉高压时,如果采用三

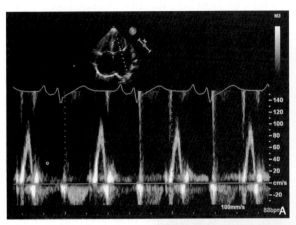
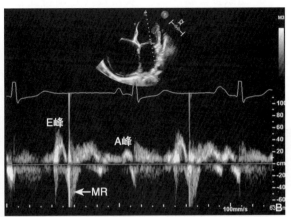
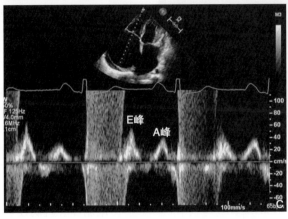

图 7-3-4 限制型心肌病的二、三尖瓣口血流频谱

A. 二尖瓣 E 峰峰速高,1.2 m/s,减速时间 90 ms,A 峰几乎消失;B. 二尖瓣 EDT 缩短,E/A >2,箭头指舒张早中期二尖瓣反流峰;C. 三尖瓣口血流频谱,改变同二尖瓣

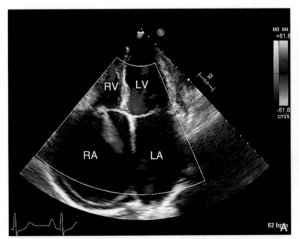
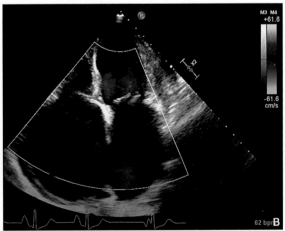

图 7-3-5 限制型心肌病彩色多普勒血流图

A. 收缩期三尖瓣少量反流,颜色较亮;B. 舒张早期局限于二尖瓣口的微量反流信号,颜色较暗

尖瓣反流压差方法评估,需考虑增高的右房压的影响。

3. 组织多普勒 二、三尖瓣瓣环运动特征在评价心室整体舒张功能方面具有重要价值。限制型充盈的表现为舒张早期和心房收缩期均表现为速度减低,且侧壁与间隔同步下降,间隔更为显著,e′峰<8 cm/s(图7-3-6)。这一特点对与缩窄性心包炎的鉴别有帮助。

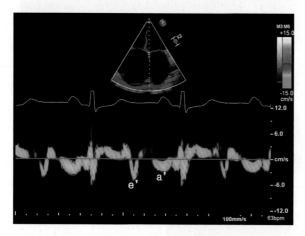

图7-3-6 限制型心肌病患者间隔侧二尖瓣环组织多普勒运动频谱 e′为5.9 cm/s,峰速减低

4. 肺静脉与肝静脉血流 肺静脉血流频谱S峰峰速减低,D峰峰速增加,肺静脉可出现A峰峰速增加,持续时间延长,长于二尖瓣口A峰,两者差距大于30 ms。吸气时肝静脉出现反向血流增加。

三、新技术在诊断及鉴别诊断中的应用

1. 斑点追踪技术评价 RCM 心室整体和局部

收缩功能 限制型心肌病主要的血流动力学特点是限制型充盈障碍,所致的心衰为舒张功能不全性心衰或 EF 保留性心衰。但严格意义上讲,当心肌出现病变时,很难仅表现为单一的舒张特性异常而收缩特性不受累,反映心室整体收缩功能的参数尤其 EF 值在正常范围,并不意味着心肌收缩功能正常。近年来斑点追踪技术越来越广泛地应用于对心室局部和整体功能的评价。虽然 RCM 发病率低,大规模的研究较少,但已有研究应用该技术对限制型心肌病的收缩功能进行评价,发现反映收缩功能的敏感指标如心肌应变等参数在限制型心肌病患者中是减低的。图7-3-7为应用斑点追踪技术对一个 RCM 患者左心室应变分析的牛眼图,显示在左室整体收缩功能正常时左室局部收缩功能出现明显异常,且随着病程进一步延长,病情进一步恶化,左室心肌应变异常的范围明显增加,左室整体收缩功能也下降。

2. 斑点追踪技术对 RCM 心房功能评价 RCM心室充盈受限导致心房压升高,心房的功能随之改变,应用斑点追踪技术可以定量评价心房功能,这可能有助于与缩窄性心包炎(constrictive pericarditis,CP)鉴别(图7-3-8)。

四、超声诊断思路及鉴别诊断难点

限制性心肌病发病率低,超声特异性不高,及时、准确地诊断具有一定难度。据国内外文献报道:RCM 常被误诊为左心室心肌致密化不全、扩张型心肌病、病毒性心肌炎、缩窄性心包炎等疾病。

1. 诊断思路 限制性心肌病的诊断重点在于"限制"这一特点。单侧心室或双侧心室限制性充

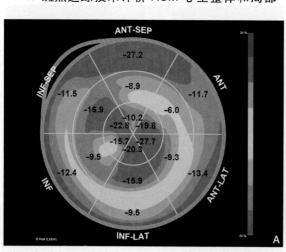
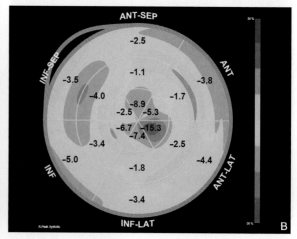

图7-3-7 RCM 患者限制型左室心肌应变牛眼图

A. 初诊检查,EF 为60%;B. 2个月后复诊,EF 为39%

ANT-SEP:前间壁;ANT:前壁;ANT-LAT:侧壁;INF-LAT:后壁;INF:下壁;INF-SEP:间壁

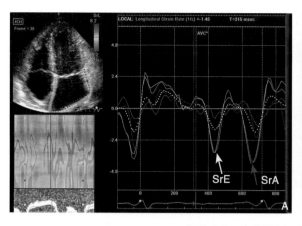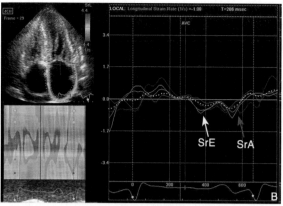

图 7-3-8 为 RCM 与 CP 心房应变率曲线图

图 A、B 分别为 CP 和 RCM 患者的心房应变率曲线;SrE、SrA 分别为舒张早期和心房收缩期应变率

盈障碍是诊断最重要的依据。

虽然二维超声心动图上难以找到"限制"的直接表现。但二维超声上心脏形态改变往往是最初的线索:当双房明显增大,心室腔不增大甚至减小,患者虽有心衰的临床表现,但没有明显的射血分数减低,应考虑 RCM 的可能。这时需要进行详细的多普勒超声心动图检测,包括血流多普勒和组织多普勒。由于多普勒超声心动图可以检测到限制性充盈的特征性改变,在 RCM 的诊断中至关重要。当然有一些其他类型的心脏病也可表现为心室限制性充盈障碍(详见鉴别诊断),所以 RCM 的诊断仍然需要排除其他疾病。

2. 鉴别诊断

(1)与表现为限制性充盈障碍的血流动力学改变的其他心脏病鉴别:这类情况见于不典型肥厚型心肌病、高血压性心脏病、尿毒症性心肌病、冠心病等以舒张功能受累为主的疾病,二、三尖瓣血流频谱可呈限制性充盈改变,但这些疾病常合并有室壁的增厚,心室腔大小比 RCM 大,结合病史,鉴别也不困难。还有一些心脏病出现射血分数减低心衰时,由于心室舒张末压力升高也可以有二、三尖瓣血流频谱呈限制性充盈障碍的改变,此时往往合并心室腔的增大、心室壁运动减低。原发性 RCM 很少伴有室壁厚度的变化,收缩功能通常正常,这是一重要鉴别点。在 RCM 晚期也会出现收缩功能不同程度的下降,此时 RCM 的诊断比较困难,需要结合其他影像学检查排除其他疾病。

(2)与形态学出现心房扩大和心室相对小的心脏病鉴别:长期房颤患者会出现类似的形态学改变,但这类患者的心室充盈往往没有限制性改变。所以当限制性充盈与心腔改变同时存在时,对 RCM 诊断的价值更高。另外房室瓣狭窄时也会出现心

房增大而心室缩小,但此时会有瓣膜损害的表现及相应血流动力学特征,鉴别并不十分困难。

在临床上,RCM 最难以鉴别诊断的是 CP,CP 也是以心室舒张期灌注异常为特点的疾病,而且也常表现为双房增大,而心室腔正常甚至减小。但病因源自心包的炎症或纤维化导致心室舒张受限。RCM 和 CP 均表现为舒张功能障碍性心脏疾病,临床症状相似。有文献报道,个别病例因影像学鉴别困难,未能有效鉴别 RCM 与 CP,临床诊断为 CP 而行手术,术中却明确诊断为 RCM。而两种疾病的治疗方案和预后有很大差异,缩窄性心包炎可以通过手术切除增厚的心包,松解心室外面的"盔甲",使心室舒张不再受限从而缓解心室充盈,可以取得较好的治疗效果。而限制型心肌病没有特异性治疗方法,因此准确诊断对于指导临床治疗有重要的意义。

RCM 和 CP 两者的超声心动图表现的共性是双房增大,心室缩小,舒张期二、三尖瓣血流频谱呈限制性充盈异常改变。而根本的区别在于 CP 有心包膜的增厚,左室后壁后方和左右房室侧壁外方房室环处心包增厚,比较容易在超声心动图上识别,尤其在房室环处的心包增厚导致房室环的缩窄时。当部分病例这些部位看不到增厚的心包或增厚的心包位于胸骨后等超声心动图难以显示的部位,鉴别往往较为困难。此时观察心室壁运动对鉴别有帮助,受增厚粘连的心包的束缚,CP 的室壁运动有特征性改变:表现为舒张早期室间隔向前运动后迅速向后运动,形成"抖动"征,而左室后壁舒张早期速度加快。此外超声多普勒特征也有助于鉴别:①CP 的二、三尖瓣血流频谱随呼吸变化具有一定特征性,表现为吸气时二尖瓣 E 峰的峰速度较呼气时下降大于 25%,而三尖瓣血流的 E 峰峰速则吸气

时相较呼气时相增加大于40%；②限制型心肌病常伴更多的房室瓣反流；③二尖瓣环组织多普勒舒张早期e'峰峰速：RCM是心肌病变，e'运动速度在任何位点都减低，并且间隔处的减低更明显。而CP由于受心包粘连的影响，表现为侧壁e'减低而间隔由于没有受到影响并不减低。表7-3-3总结了简单有效鉴别两者的超声心动图特征表现。关于缩窄性心包炎的超声表现参见第八章第二节。

表7-3-3 限制型心肌病与缩窄性心包炎超声心动图鉴别诊断要点

	限制型心肌病	缩窄性心包炎
心包增厚	无（通常<2 mm）	有（通常>4 mm）
心内膜增厚	有时有	无
室间隔舒张早期"抖动"	少见	常见
房室瓣反流	较多	较少
e'间隔	<8.0 cm/s	≥8.0 cm/s
e'侧壁/e'间隔	常>1	常<1

e'间隔、e'侧壁分别为室间隔和左室侧壁处舒张早期二尖瓣环运动速度

（3）与其他特异性限制性心肌病鉴别详见本章第四节。

五、临床应用与进展

超声心动图对RCM的诊断具有重要价值，为临床首选的影像学检查方法。多普勒对限制型充盈舒张障碍的检测更是目前临床唯一无创的检查方法。对心内膜、心肌纤维化的检出，超声心动图没有磁共振敏感和准确，在与缩窄性心包炎鉴别方面对心包增厚钙化的识别也不如CT和磁共振，结合后者可以增加诊断的准确性。

由于RCM发病率低，既往对该病关注较少，近年来随着影像技术和基因技术的发展，对限制型心肌病的认识不断进步，对其病因学的研究不断深入，相关致病基因的不断发现，给未来基因治疗提供了可能性。超声心动图斑点追踪技术的深入开展，将在对心肌收缩和舒张功能评价方面对RCM的诊断及鉴别诊断中发挥更大的作用，尤其应用分层应变可能对心内膜及内膜下心肌损害的评价更有意义。

（杨 军）

第四节 几种特殊类型心肌病的超声诊断价值

心肌病是一种原因不明的心肌疾病，一般认为与病毒感染、自身免疫反应、遗传、药物中毒和代谢异常等有关。随着研究深入，近年来国内外陆续报道特殊类型的心肌病，如心肌淀粉样变、致心律失常型右心室心肌病、左室心肌致密化不全、应激性心肌病等，这部分少见心肌病具有较独特的临床或超声特点，为临床及时诊断与治疗带来一定困难。本章前三节系统阐述典型扩张型、肥厚型和限制型心肌病超声表现特点及诊断价值，本节简要介绍超声心动图在几种特殊类型的心肌病中的诊断价值。

一、心肌淀粉样变

淀粉样变性是不可溶性淀粉样蛋白在机体细胞外组织中沉积、浸润所引起的系统性疾病，可累及身体的多个器官和系统。心肌淀粉样变（cardiac amyloidosis，CA）是淀粉样物质异常沉积在心肌细胞外基质所引起的心肌病变。2006年美国心脏病学会将该病划分为继发心肌病中的浸润性心肌病，2008年欧洲心脏病学会将其列为限制型心肌病，其起病隐匿，发展迅速，预后不良。淀粉样蛋白可以沉积在心室、心房、瓣膜及传导系统等各个部位，累及部位的不同可以引起不同的表现。临床表现为心力衰竭、瓣膜性疾病及各种心律失常，缺乏特异性，漏诊率和误诊率较高。超声心动图的发展使该病的检出率明显提高。

（一）病因、病理与血流动力学

CA病因多样，淀粉样物质的沉积机制尚不明确。目前认为淀粉样变过度蓄积的主要病因是基因缺陷导致氨基酸顺序和蛋白质构型发生改变，从而形成一种高度异常的纤维构型，由不同的淀粉样蛋白沉积所致。浸润部位常包括心房肌、心室肌、心脏瓣膜、心脏传导系统等。在临床上分为免疫球蛋白轻链淀粉样变性（immunoglobulin light chain amyloidosis，AL）型、遗传性淀粉样变、继发性淀粉样变和老年系统性淀粉样变等类型，最常见的引起心肌淀粉样变性的是AL型，其病变的浆细胞分泌大量游离克隆性轻链，通过物理性浸润和化学毒性作用引起心脏功能障碍。

CA患者室壁增厚并非由于心肌细胞肥大，而是淀粉样蛋白质沉积在心肌细胞外基质内，改变了细胞代谢、钙转运和受体调节方式，使心室肌变得僵硬，心脏顺应性下降，引起心室舒张功能异常，并逐渐发展为限制型心肌病，晚期出现收缩功能下降。

CA的血流动力学特点表现为心室限制型充盈障碍，而早期心室肌收缩功能无明显减低。如果

左、右心均有淀粉样物质沉积,则表现为左、右心室充盈压升高,舒张期心房内的血排空异常导致心房压升高进而双房增大、扩张,肺静脉和体静脉血流回流受阻而出现充血性心力衰竭的表现。患者也可以一侧心腔受累为主。一些严重的病例,患者可出现心房血栓、房颤,房颤可以导致心功能突然恶化,也是形成血栓的独立危险因素。疾病进展到晚期,左心室射血分数减低,由于心腔无明显扩张,表现为低心输出量,出现体位性低血压。

(二)超声影像学特征

1. M型及二维超声心动图 CA典型的表现为左、右心室向心性增厚,心室壁增厚常常较显著,心室腔大小正常或变小。部分患者还可以出现瓣膜增厚,甚至房间隔受到浸润也表现为增厚,瓣膜的增厚比较均匀,尽管心脏瓣膜可能变厚,但其运动常无明显受限。因淀粉样物质沉积,心肌回声异常,最具特点的超声表现是增厚的左心室游离壁及间隔心肌内呈弥漫的细颗粒样闪烁回声。心尖四

腔心切面上可见心房显著增大,与患者在疾病早期即出现舒张功能障碍有关。同时该病心包渗出比较常见,部分患者可见少量心包积液,心脏压塞少见(图7-4-1)。

2. 多普勒超声心动图 多普勒特征对CA的诊断有重要作用。僵硬的心室和增高的心房压,使二、三尖瓣口血流呈限制性改变,即E峰速度增大,A峰速度减低,E/A增加,等容舒张时间和舒张早期E峰减速时间缩短,通常左心受累表现更显著。肺静脉血流频谱S/D降低,Ar峰增高、增宽。二尖瓣口A峰速度减低还可能和淀粉样物质沉积在心房有关,导致心房功能直接受损。组织多普勒可见二、三尖瓣瓣环间隔及侧壁e′减低,E/e′增高(图7-4-2)。

(三)超声新技术在诊断及鉴别诊断中的应用

超声新技术可以发现早期亚临床心脏受累病例。基于组织多普勒的应变及应变率测定可以在CA患者射血分数减低前发现心室长轴方向上收缩

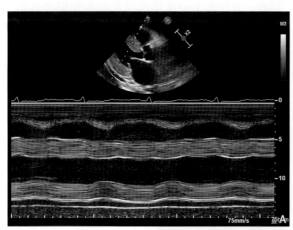

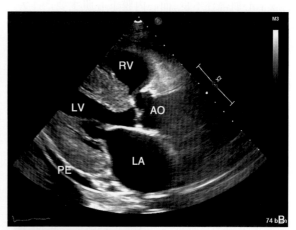

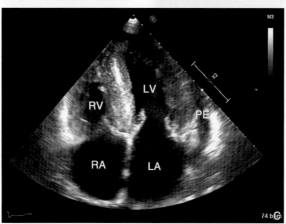

图7-4-1 心肌淀粉样变性超声心动图表现

A. M型超声显示左室前间隔及后侧壁心肌增厚、回声增强,室间隔运动减低;B. 胸骨旁左室长轴切面可见心肌增厚,回声呈细颗粒样改变,左心室后壁后方少量心包积液,并可见二尖瓣及主动脉瓣增厚;C. 心尖四腔心切面可见双房增大,房间隔回声增厚,双心室大小正常

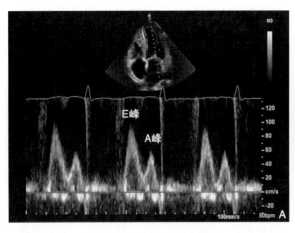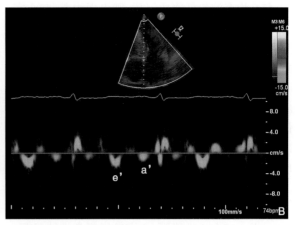

图 7-4-2　心肌淀粉样变性多普勒超声心动图

A. 二尖瓣脉冲波多普勒可见 E/A 大于 1；B. 组织多普勒可见室间隔侧二尖瓣瓣环舒张早期 e′峰值速度 2 cm/s

功能受损，其敏感性要高于常规超声心动图。

二维斑点追踪技术克服了多普勒技术的缺陷，无角度依赖性，可分析纵向、径向和圆周应变。由于淀粉样蛋白以心内膜下心肌浸润为主，多引起心内膜下心肌灌注不良，而心内膜下心肌主要产生左心室纵向上的机械做功，因此 EF 无明显减低的 CA 患者早期即出现纵向应变减低。CA 患者基底段及中间段纵向应变减低，而心尖部正常，对诊断 CA 时有较高的敏感性和特异性（图 7-4-3）。同时，由于心肌顺时针和逆时针旋转之间的平衡被破坏，造成心内膜下心肌与心外膜下心肌旋转和扭转角度测值减低。

（四）超声诊断思路及鉴别诊断难点

二维超声心动图显示心肌普遍增厚、伴有心肌内"闪烁样细颗粒"回声是其特异性的表现，对该病

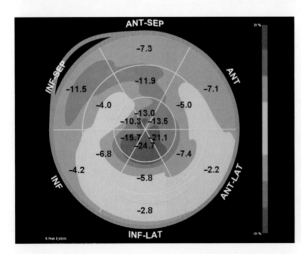

图 7-4-3　心肌淀粉样变性左室长轴应变牛眼图

该患者牛眼图可见心肌应变基底段、中间段减低，以下壁、下侧壁、前侧壁显著，心尖段应变值相对于基底段在较高的水平

诊断具有重要意义。其次 CA 的血流动力学特点以限制性充盈为特点，早期表现以舒张功能受累为主，心室腔正常或缩小，心房增大，晚期可出现收缩功能障碍。多数患者可伴少量心包积液和/或胸腔积液。另外由于心室壁增厚是淀粉样物质沉积于细胞外间质而非心肌细胞肥大，因此心电图肢体导联提示低电压。当患者出现左心室增厚但心电图表现为左心室低电压时提示 CA。这也是该病与其他原因导致左室肥厚鉴别的主要依据。当有淀粉样变性其他器官受累，而心脏表现不典型时，心肌应变参数可能有助于较早发现心脏受累。

与肥厚型心肌病及高血压等其他原因导致左室肥厚鉴别：肥厚型心肌病患者超声表现以室壁非均匀性增厚多见，心肌内常伴有粗大的点状强回声，且室壁厚度常 ≥15 mm。高血压导致的左室肥厚，超声表现为左心室壁均匀性增厚，室壁厚度 <15 mm，心肌回声无明显改变，正常心肌纹理可见，当伴有心肌回声异常时往往出现心腔扩大，室壁运动普遍减低，收缩功能异常。肥厚型心肌病和高血压所致的左室肥厚虽然也伴舒张功能减低，但很少表现为限制性充盈障碍。CA 患者的特征性超声表现为室壁均匀性增厚，且室壁厚度通常 <15 mm，可伴有瓣膜、房间隔等部位的增厚，心肌内可见弥漫闪烁细颗粒样回声，伴少量心包积液和/或胸腔积液。诊断 CA 时应注意结合患者体征，有助于鉴别诊断。

（五）临床应用与进展

超声心动图是心肌淀粉样变性常用的无创性检查方法，对于该病的诊断及随访具有重要意义，但仅 26% CA 患者会出现较为特异性的心肌回声增强（闪烁的颗粒样物质）。早期的 CA 常规超声表

现特异性不强,应用斑点追踪成像可能帮助诊断。超声对 CA 预后判定有价值,当出现明显心肌肥厚、心肌闪烁样细颗粒、左房压明显升高、左室射血分数减低时预后不良。

二、心内膜弹力纤维增生症

心内膜弹力纤维增生症(endocardial fibroelastosis,EFE)又称为胎儿心内膜心肌纤维化、心内膜硬化症,是一种以心内膜弹力纤维和胶原纤维增生为主要病理生理特点的心肌病,临床表现为心脏增大和充血性心力衰竭。该病以婴幼儿多见,无明显性别差异,发病率较低,占先天性心脏病的 1%~2%,近年来发病率呈明显下降趋势。1995 年世界卫生组织和国际心脏病学会(WHO/ISFC)将其划分为未分类型心肌病,2006 年 AHA 根据病因将其归类为获得性心肌病中的炎症反应性心肌病。

(一)病因、病理与血流动力学

EFE 确切病因尚不清楚,可能与胎儿宫内病毒感染有关,多见于腮腺炎病毒和腺病毒,导致心肌炎症反应;也可能与妊娠早期服用某些药物相关;或与遗传因素、代谢缺陷、免疫因素、宫内缺氧导致的心内膜发育障碍相关。

该病主要表现为心脏体积增大和重量增加,心室壁增厚,心室腔呈球形扩张,以左心室受累为主,其次为左心房、右心房或右心室,心腔内可有附壁血栓形成。心内膜常表现为弥漫性增厚,厚度可达数毫米,乳头肌、腱索及瓣膜也可以受累。EFE 可能是心脏在应激刺激后做出的反应性改变,由于心肌受损,使心肌纤维的排列方式发生变化,心肌纤维之间的正常构型被破坏,左心室的收缩功能发生障碍,血液不能有效的排空,最终导致左心室增大。目前,对于心内膜胶原纤维增生本身的病理意义尚未达成共识,部分学者认为,这层增生的纤维组织可以直接限制心肌的收缩和舒张功能;而另一部分学者认为这部分增生的组织可能起到了防止心肌进一步扩张的保护作用。

主要血流动力学改变为心室腔内心内膜显著增厚、僵硬,导致心室的顺应性减低,舒张功能受损,左房内血流瘀滞,左房压力升高,严重者出现肺水肿。同时增厚的内膜也可以影响心室的收缩功能,出现收缩功能异常,每搏输出量减低,左心室扩张。由于心室收缩功能减低,心腔内可以出现附壁血栓,同时扩大的心室导致二、三尖瓣关闭不全,进一步加重心力衰竭。

(二)超声影像学特征

超声心动图除了可以观察心腔形态学改变之外,还可以对患者心室收缩及舒张功能进行准确评价(图 7-4-4)。

1. **M 型超声心动图** 典型的表现为全心扩大。二尖瓣波群表现为左心室明显增大,心内膜明显增厚,回声增强,室间隔和左室壁运动幅度明显减低,收缩期室壁增厚率下降,收缩功能明显减低;主动脉波群显示右室流出道增宽,左房增大。

2. **二维超声心动图** 表现为全心增大,心脏呈球形改变。左室长轴切面,可见左室心腔扩大,流出道增宽,室间隔及左室后壁心肌明显变薄,心内膜增厚、回声增强,一般心内膜增厚程度均超过 2 mm,与心肌界限明显;同时室间隔向右室侧膨出,心室收缩及舒张时,心室内径变化幅度明显减小;患者瓣膜出现增厚,由于左心室增大,房室瓣对合欠佳,瓣膜关闭不全。胸骨旁短轴切面,可见左心室明显扩大,右心室几乎不能显示,左心室收缩期增厚率明显减低,心内膜增厚,回声增强。心尖四腔及五腔心切面能够更确切的显示心房和心室的比例,观察心腔内是否形成附壁血栓。同时 Simpson 双平面法可以评价左心室收缩功能,EFE 患者收缩功能明显减低。由于患者右房压力升高,剑突下切面可见下腔静脉内径增宽。部分继发性 EFE 患者,可能同时合并主动脉缩窄、室间隔缺损等先天结构异常。

3. **多普勒超声心动图** 由于心腔增大,房室瓣环扩张,房室瓣可出现轻中度反流。二尖瓣血流呈限制性充盈障碍的表现。

(三)超声定量新技术在诊断及鉴别诊断中的应用

目前,通过斑点追踪技术对 EFE 患者心脏整体及局部功能改变的研究较少,我国有研究发现 EFE 患儿左心室短轴的整体及各个节段的收缩期圆周应变和大部分节段的径向应变均明显低于正常人,提示短轴收缩功能减低,但同一平面心内膜显著增厚的节段短轴应变和其余无明显增厚的节段相比减低并不明显,提示 EFE 心内膜增厚的程度可能不直接影响心肌的收缩功能。

(四)超声诊断思路及鉴别诊断难点

1. **诊断思路** 对于心脏增大,左室呈球形扩张而无心脏畸形的充血性心衰的婴幼儿首先考虑 EFE。如心内膜增厚大于 2 mm,则诊断准确性更高。

2. **鉴别诊断**

(1)扩张型心肌病:扩张型心肌病多见于成

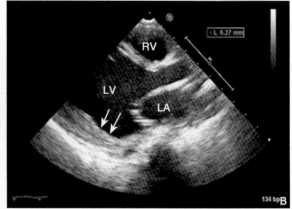

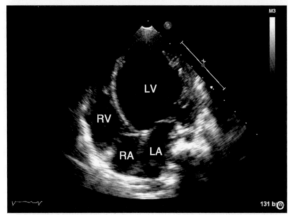

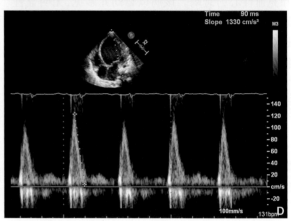

图 7-4-4　心内膜弹力纤维增生症超声表现

A. M 型超声显示左心室明显扩大，后壁心内膜明显增厚，回声增强，室间隔和左室壁运动幅度明显减低；B. 胸骨旁左室长轴切面左室心腔扩大，流出道增宽，室间隔及左室后壁心肌明显变薄，后壁心内膜增厚、回声增强（箭头），室间隔向右室侧膨出；C. 心尖四腔心切面左心室呈球形扩张，室间隔偏向右心室侧，侧壁心内膜增厚；D. 二尖瓣频谱呈限制性改变，舒张时间明显缩短

人，超声心动图示全心增大，但是室壁均匀性变薄，无心内膜增厚、回声增强的表现，通常经过内科治疗效果不明显；而 EFE 经内科洋地黄、泼尼松治疗心功能有明显好转。

（2）病毒性心肌炎：病毒性心肌炎以 6 个月内婴儿多见，多存在病毒感染史，患儿以心电图 ST-T 段改变、心律失常为主要表现，仅有 10% 出现左心室增大，并且无心内膜增厚的表现，通常心衰控制后，心脏扩大可以恢复。

（3）左室心肌致密化不全：左室心肌致密化不全存在非致密心肌，非致密心肌肌窦由多发、隆突的肌小梁和深陷其间的隐窝组成，彩色多普勒可见血流在小梁间与心室腔沟通。心肌致密化不全通常存在于左室中下部部分心肌，常在成人期发病，如果在婴幼儿期即发生心衰，往往病变累及的面积大，超声的表现比较特异（详见本节后面），两者鉴别不困难。

（五）临床应用与进展

超声心动图是 EFE 首选检查方法，可以客观评价患儿的左心形态和功能，对于 EFE 的早期诊断、鉴别诊断、预后评价有重要价值。

三、应激性心肌病

应激性心肌病（stress cardiomyopathy）也称为 Tako-Tsubo 综合征、心尖球囊样综合征及伤心综合征，于 1990 年由日本学者 Sato 等首次报道，因患者心尖像气球样膨出，基底段过度收缩，导致左心室形状类似日本人用来捕捉章鱼的瓶子，故命名为 Takotsubo 综合征。2006 年美国心脏病学会将该病划分为获得性心肌病，2008 年欧洲心脏病学会将其列为未分类心肌病。该疾病有三个典型的特征：①出现急性的左心室壁运动功能障碍；②冠状动脉未出现明显的狭窄性或闭塞病变；③左心室射血分数在发病后几天到几周内恢复正常。

（一）病因、病理与血流动力学

该病患者绝大多数为绝经后女性，症状酷似急性心肌梗死，与吸烟、酗酒、焦虑状态和高脂血症相关,发病前常有明显的精神和躯体应激诱因。

应激状态下,肾上腺髓质和交感神经系统激活导致儿茶酚胺过度释放入血,应激性心肌病患者血儿茶酚胺水平是急性心肌梗死患者的 2~3 倍,正常人的 20 倍。血儿茶酚胺水平急剧上升,出现分布性心肌顿抑,主要累及左室心尖部,而左心室基底部心肌收缩增强。少数病例表现为基底段或中间段受累而心尖部运动增强。研究认为这种分布性差异与肾上腺素受体分布有关。除此之外,冠状动脉痉挛、雌激素缺乏、遗传因素等也可能和该病相关,但确切病理生理机制尚不明确。

由于左室心尖部心肌收缩减低甚至消失,患者可以出现急性左心衰竭;另外心尖部收缩减低可导致心尖部血栓形成,血栓脱落引起卒中、动脉栓塞;通常老年女性左心室心腔减小,室间隔上部心肌膨出,而患有应激性心肌病时,基底段收缩功能亢进可以导致左心室流出道梗阻,左心室基底部收缩增强还会导致心室流出道出现压力阶差。通常该病转归较好,对症治疗数日至两周基本可缓解,心肌收缩逐步恢复正常,少部分患者恢复延迟,直至数月或一直未能完全恢复正常收缩功能。

（二）超声影像学特征

1. 二维超声心动图 可以发现左心室形态的异常和室壁运动的异常。典型的超声表现为心尖扩张呈球形改变,心尖及其附近区域收缩减弱甚至消失,范围较广泛(图 7-4-5),主要出现在前壁、下壁、后壁及侧壁,与冠脉供血区域不一致,而左室基底段运动增强。心尖部可出现附壁血栓。不典型者也有可能表现为左心室基底和中间段运动减低甚至消失,而心尖部运动代偿性增加。Simpson 双平面法测量左心室射血分数减低。

2. 多普勒超声心动图 连续波多普勒可以测得流出道收缩中晚期为主的压力阶差,峰值压差大于 25 mmHg 提示存在梗阻;严重的流出道梗阻可能合并二尖瓣前叶收缩期前移(SAM 征),可伴有轻度二尖瓣反流。

部分应激性心肌病患者也可能出现左心室舒张功能障碍,表现为充盈压升高,E/e′升高,进而引起肺动脉高压,三尖瓣反流压差可以估测肺动脉收缩压。

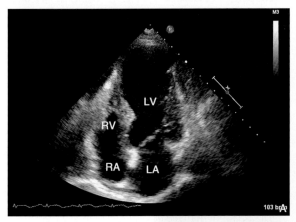
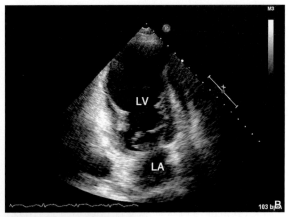
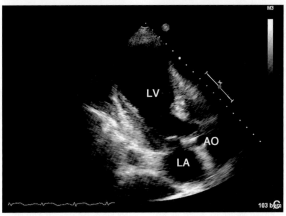

图 7-4-5 应激性心肌病二维超声心动图
心尖四腔心(A)、两腔心(B)、三腔切面(C)均显示心尖均呈球形扩张,受累范围较大

（三）超声定量新技术在诊断及鉴别诊断中的应用

1. 左心室超声造影 左心室心腔造影可以提高图像质量，增加本病诊断的准确性，尤其对心尖部血栓的检出具有重要应用价值。

2. 二维斑点追踪技术 通过测量左心室各个节段的应变及扭转，可早期、全面的评价左心室功能。在疾病急性期，左心室应变从基底段到心尖段呈梯度减低，以心尖部圆周、纵向及径向应变减低明显，和急性前壁心梗相比，由于应激性心肌病受累的节段超过了左前降支供血的区域，还包括下壁、后壁和侧壁，因此纵向应变减低的范围更大；但是随着心功能的恢复，受累节段逐渐出现非对称性的变化，心尖部应变不再出现弥漫性减低。正常情况下，左心室心尖部扭转呈逆时针方向，部分应激性心肌病患者急性期出现反常的顺时针扭转，提示收缩功能受损严重；同时可以观察到左心室心肌解旋的速度减低，提示患者舒张功能也存在障碍，但这两种改变均是可逆的。

3. 负荷超声 文献报道，注射低剂量的多巴酚丁胺后，心尖部室壁收缩功能改善，提示该节段心肌存活。但是，注入多巴酚丁胺有潜在的诱发和加剧左心室流出道梗阻的风险，如果临床高度怀疑本病时可应用。

4. 实时三维超声心动图 由于应激性心肌病患者左心室心尖部形变，因此三维超声较二维超声能够更准确的评估左心室容积和射血分数。

（四）超声诊断思路及鉴别诊断难点

1. 诊断思路 应激性心肌病发病以老年女性多见，发病前多有应激状态存在，超声心动图上出现左室心尖部气球样改变、心尖部运动明显减低甚至消失，其范围与冠状动脉支配区域不一致，出现基底段运动增强等较特异的表现时应该高度提示本病，但尽管如此，对于应激性心肌病的诊断仍然需要冠脉造影排除心肌梗死和急性冠脉综合征。如冠脉造影没有相应的阳性表现，结合应激相关的病史可以考虑诊断该病。

2. 鉴别诊断

（1）急性心肌梗死和急性冠脉综合征：急性心梗和冠脉综合征以男性发病多见，常有冠状动脉粥样硬化性心脏病史，两者最重要鉴别点在于室壁运动异常的范围与冠状动脉供血区分布是否一致，而最根本的鉴别点在于本病冠状动脉造影无明显病变。急性心肌梗死室壁运动减低的节段与受累冠脉供血区域一致，该表现对鉴别应激性心肌病与急

性冠脉综合征有一定帮助。

（2）心肌炎：心肌炎发病前有病毒感染史，超声心动图表现为心腔局部或弥漫性扩大，心肌增厚，回声异常，治疗后可恢复正常。而 Tako-Tsubo 综合征多由精神刺激等应激因素引起，心尖呈气球样改变，但是心肌回声无明显异常。

（五）临床应用与进展

虽然该病诊断需除外心肌梗死和急性冠脉综合征，但超声可以直接观察患者心脏形态结构、室壁运动情况、评价心功能并进行随访，是临床首选的影像学诊断方法。

二维超声心动图可以发现血栓形成并进行随访观察，对于诊断不确切的患者，还可以进行超声造影明确诊断。通过超声心肌造影技术对心肌灌注进行评价，对进一步明确病因可能有帮助。

四、左室心肌致密化不全

左室心肌致密化不全（left ventricular noncompaction，LVNC）是一种少见的先天性心肌病，一般认为心脏胚胎期心肌纤维致密化过程异常导致该病的发生。可以并发于其他先天性心脏病，如左、右室流出道受阻性疾患，冠状动脉起源于肺动脉等，也可以独立存在，称为孤立性心肌致密化不全。2006 年美国心脏病学会分类将该病划分为原发性心肌病中的遗传性心肌病，2008 年欧洲心脏病学会分类将其列为未分类型心肌病。

（一）病因、病理与血流动力学

LVNC 具体发病机制目前尚不十分清楚，多数观点认为是由于胚胎时期心肌致密化过程停止所致。胚胎发育的第一个月，冠状动脉循环形成前，胚胎心肌同由海绵状相互交织的心肌纤维组成，其间形成深入凹陷的隐窝，心腔的血液通过这些隐窝为相应区域的心肌供氧。第二个月，心室肌逐渐开始致密化，隐窝被压缩成毛细血管，冠状动脉微循环逐渐形成。致密化的顺序从外膜到内膜，从基底部到心尖部。因为与胚胎期心肌形态相似，深部小梁持续存在，致密化过程停止的确切原因不清，可能与基因变异有关。导致某些家族遗传性 LVNC 的基因已经报道，在家族遗传性 LVNC 中，疾病的遗传可能通过 X 连锁、常染色体显性方式（成人）、或线粒体遗传模式（儿童），常染色体显性遗传较 X 连锁或常染色体隐性遗传更常见。但散发性的基因还未确定。心肌缺血或压力负荷过度可能导致了胚胎血窦的回归复原，这可以解释部分 LVNC 合并左室流出梗阻或冠状动脉异常等先天性心脏病，

最常见合并主动脉瓣畸形。

　　左心功能不全、心律失常和栓塞为本病的三大特征,病变均累及左心室,亦可同时累及右心室。多数累及左室后下壁的中下段。在儿童早期发生症状者,往往受累的面积大,可表现为整个左室甚至右室的心肌均为非致密心肌。非致密化和致密化心肌间的机械失同步可能导致整体左室功能障碍。收缩功能不全可能是由于心内膜下心肌缺血和微循环障碍所致;舒张功能不全可能是由于多数突出的小梁引起松弛异常和充盈限制所致。与LVNC相关的血栓栓塞事件可能继发于广泛的心室小梁、房颤以及心室功能减低,由此导致卒中、短暂性脑缺血发作、肺栓塞、周围动脉栓塞。

　　心内膜心肌活检可发现心肌间质纤维化和心内膜纤维弹性组织增生。尸检时,发现了多种严重形式的致密化不全,包括广泛网状小梁、粗糙的小梁(类似多乳头肌)、乳头肌发育不良,以及海绵状交错的小肌肉束。

　　LVNC的发病率在过去被低估,主要是由于缺乏这种罕见疾病的相关知识,以及与其他心肌和心内膜疾病的相似性。近年来由于诊断技术的不断应用和完善,对LVNC的诊断日益普及。

　　(二)超声影像学特征

　　二维及M型超声心动图　左室受累部分心肌分两层,靠近心外膜的薄的致密层心肌和心内膜下层的呈海绵状或网格状的非致密层心肌。非致密层心肌由过多突起的粗大的肌小梁和其间的深陷隐窝构成。多累及左室心尖部、左室乳头肌水平下壁、侧壁,范围大者可沿后外侧壁向上延至基底部,个别病例累及整个左室甚至右室。非致密心肌厚度是致密层心室肌厚度的2倍以上,测量两者的厚度比值通常在左室短轴切面于收缩末期测量。在心尖四腔心、两腔心及心尖长轴切面对增多的肌小梁结构及隐窝与心腔相通的显示比短轴切面更清楚(图7-4-6)。

　　左心室内径可有不同程度增大,心腔内可见附

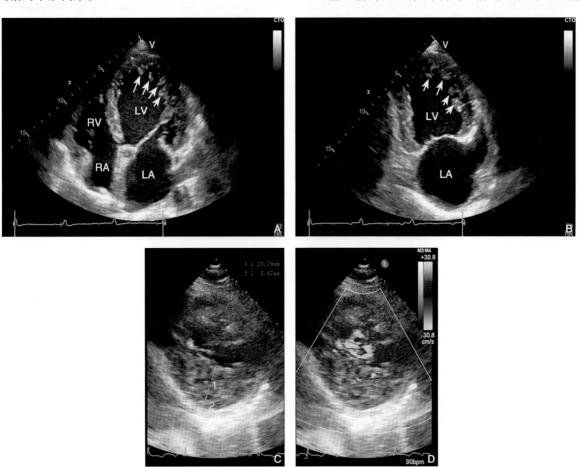

图7-4-6　左心室心肌致密化不全超声心动图
A.心尖四腔心切面可见左室侧壁中下段多发隆突的肌小梁结构(箭头)及深陷其间的隐窝;B.心尖二腔心切面可见左室前壁中下段多发隆突的肌小梁结构(箭头)及深陷其间的隐窝;C.短轴切面可见心尖部肌小梁增多呈网格状,非致密心肌与致密心肌厚度比大于2;D.彩色多普勒可见深陷隐窝内的低速血流信号,血流信号与心腔相通

壁血栓,多位于左室心尖部,有时位于隐窝内的血栓与肌小梁较难鉴别,容易被漏诊。大多数伴有左室整体收缩功能减低。

（三）超声定量新技术在诊断及鉴别诊断中的应用

左室超声造影对 LVNC 的诊断具有重要价值。

首先,增强左室心内膜边界的清晰度和辨别率,对非致密心肌与致密心肌厚度的测量较常规二维超声心动图更加容易和准确。其次,超声造影剂充盈左室后,迅速充填入小梁间的隐窝结构内,随心肌舒缩挤压,造影剂微泡在小梁隐窝内缓慢充盈,更好地通过隐窝内血流与左室腔沟通(图 7-4-7)。

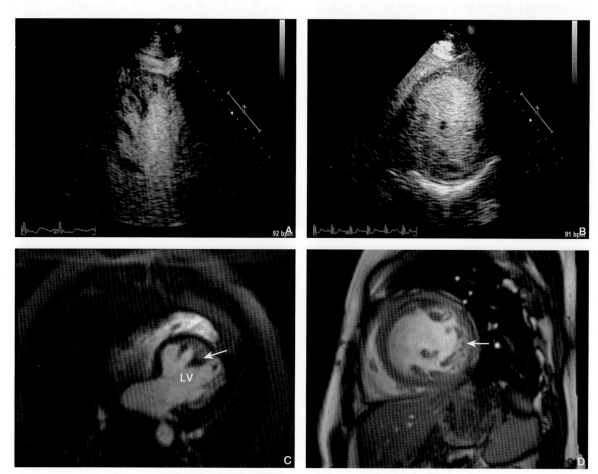

图 7-4-7　左室心肌致密化不全超声造影及磁共振对比图

A、B. 超声造影显示造影剂充填入小梁间的隐窝结构内;C、D. 同一患者心脏磁共振图像显示的隐窝结构(箭头)

二维、三维斑点追踪技术可以评价 LVNC 左室心肌功能,较二维超声对室壁运动异常的评价更敏感,而且有研究发现即使在没有非致密心肌存在的节段也存在心肌收缩功能的减低。

三维超声心动图能更形象立体的显示心腔内见多处、异常粗大的肌小梁和交错深陷的隐窝的空间结构关系(图 7-4-8),且对评价左室收缩功能较二维更准确,且三维超声心动图可以对 LVNC 进行左室心肌收缩同步性进行评价。

（四）超声诊断思路及鉴别诊断难点

左室心肌致密化不全的超声心动图表现为左室心尖部及侧壁、下壁(少部分患者更大范围)心肌

分为致密及非致密两层,非致密心肌内的深陷隐窝与左室心腔沟通。这种改变具有较高的特异性,诊断并不困难。需要注意的是在扩张型心肌病等左室腔扩大的情况下,左室心尖部肌小梁也较为丰富,此时形态学上改变与 LVNC 相似。这种情况需按非致密与致密心肌厚度比大于 2 为标准进行诊断,避免误诊。左室造影的应用可增加诊断的准确性。

（五）临床应用与进展

超声心动图的广泛开展增加了临床对 LVNC 的诊断和认识。近年来,MRI 已逐渐成为诊断的"金标准"。但超声心动图仍然是首选的影像学诊

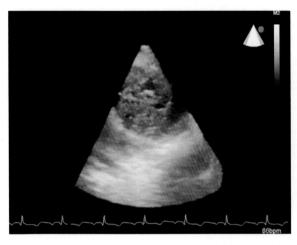

图 7-4-8 左心室心肌致密化不全三维超声心动图

断技术。尤其超声造影的开展，是常规超声的重要补充。三维超声心动图的应用可能对定量评估左室受累的面积及预后有更大价值。

五、Löffler 心内膜炎

Löffler 心内膜炎（Löffler endocarditis）是全身性疾病嗜酸性粒细胞增多综合征（hypereosinophilic syndrome，HES）累及心脏引起心脏出现以心内膜/心肌损害为特点的疾病，最早由 Wilhelm Löffler 描述而得名。2006 年美国心脏病学会将该病分类为继发性心肌病中的肉芽肿性心肌病，2008 年欧洲心脏病学会分类将其列为限制型心肌病。

（一）病因、病理及血流动力学

Löffler 心内膜炎病因尚不明确，有家族性和非家族性，可累及胃肠道、肺、皮肤、骨髓等多个系统，文献报道 13%～47% 的患者会出现心脏受累，50% 患者死于心脏病变。早期心肌受累是重要的预后因子。HES 诊断标准：①外周血嗜酸性粒细胞计数 ≥1.5×10⁹/L［正常人外周血嗜酸性粒细胞计数为 (0.05～0.5)×10⁹/L］，持续 6 个月；②存在器官受累的证据；③排除寄生虫感染或过敏性疾病等其他引起嗜酸性粒细胞增多疾病。

Löffler 心内膜炎病理学改变包括急性嗜酸性粒细胞心肌炎、纤维样心肌炎、心内膜受损部位的附壁血栓形成、心室闭塞伴心内膜纤维化增厚和心内膜心肌纤维化。按病程可分为三个阶段：急性坏死期、血栓形成期、纤维化期。这些病理改变机制尚未明确，主要与嗜酸性粒细胞浸润和生物活性物质（如碱性蛋白）释放有关。此外有尸检报告，约 60% 的特发性 HES 患者合并冠状动脉炎症。

血流动力学异常主要表现为限制型心肌病的

改变，进而出现心衰。可以分别累及左、右心室或单侧心室，报道以左室受累多见。由于心内膜的损害较多病例可以合并血栓，常位于心尖部，血栓脱落易导致动脉血栓栓塞。心内膜心肌的损害可以累及乳头肌及附着的心肌等房室瓣装置，瓣膜可直接受累，引起房室瓣反流。常见的受累瓣膜为二尖瓣，表现为瓣膜增厚。罕见有主动脉瓣受累的报道。由于冠状动脉受累，可有心肌梗死等心肌缺血的改变。心衰、动脉栓塞和心肌梗死是死亡的主要原因。

（二）超声影像学特征

1. **二维及 M-型超声心动图** 超声心动图的特征表现为心内膜增厚，常位于心尖部，病变部位的室壁运动常增强，心尖部心腔变窄甚至闭塞（图 7-4-9）。根据疾病进程，超声心动图呈现不同的改变。急性期内膜回声较低，心内膜与心肌间界限不清，随着病情进展，可出现受累部位附壁血栓，有时血栓与增厚内膜之间的界限不清，常规超声难以判别，左室超声造影有助于鉴别，血栓表现为充盈缺损，而增厚的心内膜内有造影剂显示。

2. **多普勒超声心动图** 心腔狭窄时彩色多普勒可见心腔内血流加快。左心受累时二尖瓣呈心室限制性充盈障碍的表现（图 7-4-10）。具体参考本章第三节。

3. **组织多普勒心动图** 参见本章第三节。

（三）超声定量新技术在诊断及鉴别诊断中的应用

1. **左室超声造影** 左室造影可以清楚显示心尖部的结构，包括心尖部内膜和心肌的厚度，累及的范围，尤其在是否合并血栓的诊断上超声造影有重要价值。

2. **二维斑点追踪技术** 应用斑点追踪技术可以对 Löffler 心内膜炎的左、右室功能进行分析，从而了解心肌功能受累情况，并分析与左室形态改变相对应的局部功能改变特征。由于该病少见，其共性特点尚待进一步研究。

（四）超声诊断思路及鉴别诊断难点

1. **诊断思路** 心内膜增厚，常位于心尖部，病变部位的室壁运动常增强，是 Löffler 特异性的超声表现，伴有舒张功能障碍的血流动力学特点，结合外周血嗜酸性粒细胞异常增高的实验室检查结果，诊断并不困难。需要注意的是对于病程较长的患者，嗜酸性粒细胞增高并非持续存在。

2. **鉴别诊断**

（1）心尖肥厚型心肌病：心尖肥厚型心肌病的

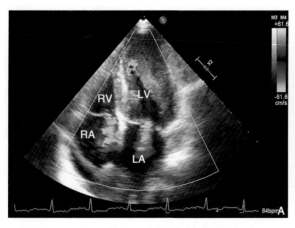
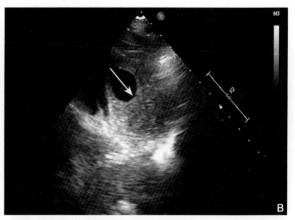

图 7-4-9　Löffler 心内膜炎的超声心动图表现

A. 心尖四腔心切面：左室心尖部内膜及心肌均增厚，彩色多普勒显示收缩期心尖部血流速度加快；B. 左室心尖部短轴切面：心内膜明显增厚，心肌界限不清

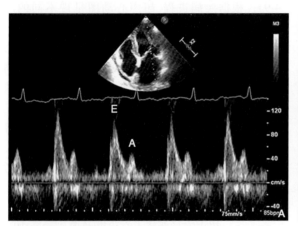
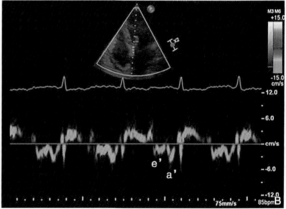

图 7-4-10　Löffler 心内膜炎多普勒超声心动图表现

Löffler 心内膜炎的左室限制性充盈障碍 A. 二尖瓣口血流频谱 E/A>2；B. 室间隔侧二尖瓣环组织多普勒频谱 e'峰速 3 cm/s，E/e'=36.7

特点是心尖部室壁增厚，心尖部运动减低，心内膜与心肌的界限清晰。

（2）心尖部血栓：心尖部血栓通常继发于心肌梗死、扩张型心肌病、心肌炎等疾病，血栓附着的部位室壁运动减低。而本病也常有附壁血栓，但最大的特点是病变部位的室壁运动增强。

（3）心尖部肿瘤：心尖部肿瘤有占位效应，如果侵犯室壁，室壁运动明显受限。如果肿瘤没有侵及室壁，则有活动度。

六、致心律失常型右心室心肌病

致心律失常型右心室心肌病（arrhythmogenic right ventricular cardiomyopathy，ARVC）也称致心律失常型右心室发育不良（arrhythmogenic right ventricular dysplasia，ARVD）是一种少见的以累及右心室为主的心肌病，临床以心律失常、心力衰竭及心

源性猝死为主要表现。该病的发病年龄范围较大，自 16～60 岁不等，但以 20～40 岁青壮年多见，男性明显多于女性，是青年人和年轻运动员常见的猝死原因之一。病理特点是右室心肌进行性被脂肪和纤维组织取代。1996 年 WHO、国际心脏病联合会统一命名为致心律失常型右心室心肌病，将其与扩张型、肥厚型、限制型、未分类型心肌病一起并列为五种原发性心肌病，2008 年欧洲心脏病学会分类延续了此分类法，2006 年美国心脏病学会将其列为原发性心肌病中的遗传性心肌病。

（一）病因、病理与血流动力学

ARVC 是一种具有家族遗传倾向的常染色体遗传性疾病，主要为桥粒蛋白基因突变导致右室结构和功能的异常。

最主要的病变特征是右心室心肌局灶性或大片被脂肪和纤维脂肪组织所取代，正常心肌被分隔

成岛状或块状,散在分布于纤维脂肪组织间,从而使心肌收缩力减弱、传导性下降,成为发生猝死的病理基础。病变呈灶性或弥漫性,主要累及右室前壁漏斗部、心尖部及后下壁,三者构成了所谓的"发育不良三角"。右心室壁心肌变薄、右心室腔扩张。部分病例可累及室间隔和左室。心瓣膜及冠状动脉等无形态异常。

血流动力学表现主要为右室收缩功能减低所致的一系列改变,右室、右房扩大、三尖瓣环扩张,三尖瓣继发性关闭不全,体静脉回流障碍导致体循环淤血。

(二)超声影像学特征

1. 二维及 M 型超声心动图 典型的 ARVC 超声表现主要是右心室明显扩大,右室前壁受累明显,可出现显著扩大的右室流出道。与因容量负荷增加而引起的右室扩张在形态学上明显不同,后者伴有肺动脉扩张。且 ARVC 右室壁薄,运动减低甚至消失,下腔静脉扩张(图 7-4-11);右心功能降

低,表现为三尖瓣环收缩期位移减低(<15 mm),右室面积变化率减低(<35%),右室射血分数减低(<45%)等。

2. 多普勒超声心动图 常见瓣环扩张引起不同程度的三尖瓣反流,因为右心室与右心房压差小,三尖瓣反流速度低。组织多普勒可见三尖瓣环运动速度减低等非特异性改变。

(三)超声定量新技术在诊断及鉴别诊断中的应用

三维超声对右心容积及功能评价方面较二维超声更准确。二维斑点追踪技术有助于早期发现右室壁运动减低,尤其对节段性病变的检出可能具有潜在的早期诊断的价值。

(四)超声诊断思路及鉴别诊断难点

ARVC 缺乏特异性征象,诊断比较困难。对于不明原因的继发性右室扩大、室壁运动减低,尤其伴有各种右室源性的心律失常时要高度怀疑此病。然而,右心扩大的原因很多,诊断右室心肌病也是

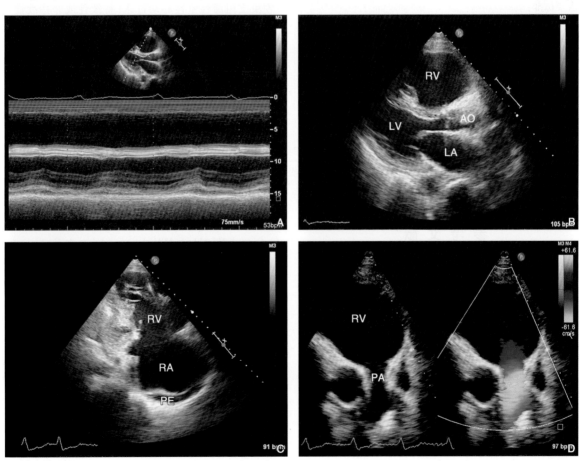

图 7-4-11 致心律失常型右心室心肌病超声心动图表现

A. M 型超声可见右室心腔明显扩大,室间隔运动减低;B. 左室长轴切面可见右室及右室流出道明显扩大;C. 右室流入道切面可见右室扩大,右室壁薄,右室心尖部调节束及肌小梁回声粗乱;D. 大动脉短轴切面可见右室流出道显著扩张,肺动脉相对变窄

排除各种引起右心增大的疾病的过程。

鉴别诊断须与各种导致右心增大的疾病进行鉴别。包括房间隔缺损、肺动脉高压、肺动脉栓塞、三尖瓣反流、肺动脉瓣狭窄等疾病。肺动脉瓣口的血流和肺动脉的内径在 ARVC 与其他引起右室扩大的疾病的鉴别诊断中具有较大的价值。比如房间隔缺损,肺动脉通常增宽,瓣口血流加快;肺动脉高压时肺动脉增宽而血流减慢,射血时间缩短;肺动脉栓塞往往肺动脉增宽不明显,瓣口血流慢,射血时间短;而肺动脉瓣狭窄则瓣口血流快,主肺动脉扩张等。

(五)临床应用与进展

目前对该病的诊断仍然具有挑战,尤其早中期诊断仍有困难。表 7-4-1 为目前诊断 ARVC 的诊断标准。在此标准中,超声心动图对右室结构和功能评价方面具有重要意义。MRI 和电子束 CT 不但可以清晰地显示右室腔大小和形态,准确地评价心功能,而且在对心肌组织定征方面有更大的优越性,可明确右室壁的脂肪浸润和心肌纤维化,对确诊有重要的价值,是无创检查中的"金标准"。尽管如此,超声心动图仍然是首选的影像学检查方法。

表 7-4-1 致心律失常型右心室发育不良诊断标准

(一)广泛或局部功能和结构改变	无右束支传导阻滞)
主要标准:	(四)心电除极/传导异常
1. 右心室显著扩大和右室射血分数显著减低而没有(或轻微)左室受累	主要标准:右胸导联($V_1 \sim V_3$)QRS 波群 ε 波或局限延长大于 110 ms
2. 右心室局限性室壁瘤(室壁无运动/反常运动,舒张向外膨出)	次要标准:晚电位(信号平均心电图)阳性
3. 重度右心室节段性扩大	(五)心律失常
次要标准:	次要标准:
1. 轻度右心室普遍扩大和/或射血分数减低而左室正常	1. 左束支阻滞性室性心动过速(持续性或非持续性)(ECG、Holter、运动负荷试验)
2. 轻度右心室节段性扩大	2. 室性期前收缩次数大于 1000 次/24 h(Holter)
3. 局限性右室壁运动减低	(六)家族史
(二)室壁组织学特征	主要标准:尸检或手术证实的家族史
主要标准:心肌活检或 MRI、电子束 CT 显示心肌被纤维脂肪组织替代	次要标准:
(三)心电复极异常	1. 家族成员(小于 35 岁)中有怀疑致心律失常型右心室心肌病猝死
次要标准:右胸导联(V_1、V_2)T 波倒置(患者大于 12 岁,	2. 家族史(根据目前标准的临床诊断)

满足两个主要标准,或一个主要标准加两个次要标准,或四个次要标准者可诊断 ARVC

(杨 军)

参 考 文 献

1. Maron BJ, Maron BJ, Towbin JA, et al. Thiene G Contemporary definitions and classification of the cardiomyopathies. Circulation, 2006, 113:1807-1816.

2. 赵世华. 心血管病磁共振诊断学. 北京:人民军医出版社, 2011.

3. Elliott P, Andersson B, Arbustini E, et al. Classification of The Cardiomyopathies: A Position Statement from The European Society of Cardiology Working Group on Myocardial and Pericardial Diseases. Eur Heart J, 2008, 29 (2):270-276.

4. Pinto YM, Elliott PM, Arbustini E, et al. Proposal for A Revised Definition of Dilated Cardiomyopathy, Hypokinetic Non-dilated Cardiomyopathy, and Its Implications for Clinical Practice: A Position Statement of The ESC Working Group on Myocardial and Pericardial Diseases. Eur Heart J, 2016, 37(23):1850-1858.

5. Canetti M, Akhter MW, Lerman A, et al. Evaluation of Myocardial Blood Flow Reserve in Patients with Chronic Congestive Heart Failure Due to Idiopathic Diated Cardiomyopathy. Am J Cardiol, 2003, 92(10):1246-1249.

6. Dutka DP, Camici PG. Hibernation and Congestive Heart Failure. Heart Failure Rev, 2003, 8:167-173.

7. Mathew T, Williams L, Navaratnam G, et al. Diagnosis and Assessment of Dilated Cardiomyopathy: A Guideline Protocol from The British Society of Echocardiography. Echo Res Pract, 2017, 4(2):G1-G13.

8. 段宗文. 临床超声医学. 北京:科学技术文献出版社, 2017.

9. Dorffel W, Felix SB, Wallukat G, et al. Short-term Hemodynamic Effects of Immunoabsorption in Dilated Cardiomyopathy. Circulation, 1997, 95(8):1994-1997.

10. 中华医学会心血管病学分会,中华心血管病杂志编辑委员会.心肌病诊断与治疗建议.中华心血管病杂志,2007,35(1):5-16.

11. Elliott PM,Anastasakis A,Borger MA,et al. 2014 ESC Guidelines on diagnosis and management of hypertrophic cardiomyopathy:the Task Force for the Diagnosis and Management of Hypertrophic Cardiomyopathy of the European Society of Cardiology(ESC) Eur Heart J,2014, 35(39):2733-2779.

12. Gersh BJ,Maron BJ,Bonow RO,et al. 2011 ACCF/AHA guideline for the diagnosis and treatment of hypertrophic cardiomyopathy:a report of the American College of Cardiology Foundation/American Heart Association Task Force on Practice Guidelines. Circulation, 2011, 124 (24):2761-2796.

13. 中华医学会心血管病学分会中国成人肥厚型心肌病诊断与治疗指南编写组,中华心血管病杂志编辑委员会.中国成人肥厚型心肌病诊断与治疗指南.中华心血管病杂志,2017,45(12):1015-1032.

14. 樊朝美.肥厚型心肌病诊断与治疗必读.北京:科技出版社,2016.

15. 乔树宾,宋云虎.肥厚型心肌病-基础与临床.北京:人民卫生出版社,2012.

16. Liu L,Liu B,Li J,et al. Percutaneous intramyocardial septal radiofrequency ablation of hypertrophic obstructive cardiomyopathy:A novel mini-invasive treatment for reduction of outflow tract obstruction. EuroIntervention, 2018,13(18):e2112-e2113.

17. Benotti JR,Grossman W,Cohn PF. Clinical profile of restrictive cardiomyopathy. Circulation, 1980, 61 (6): 1206-1212.

18. Maron BJ,Towbin JA,Thiene G,et al. American Heart Association,Council on Clinical Cardiology,Heart Failure and Transplantation Committee,Quality of Care and Outcomes Research and Functional Genomics and Translational Biology Interdisciplinary Working Groups, Council on Epidemiology and Prevention. Circulation,

2006,113(14):1807-1816.

19. Webber SA,Lipshultz SE,Sleeper LA,et al. Outcomes of restrictive cardiomyopathy in childhood and the influence of phenotype:a report from the Pediatric Cardiomyopathy Registry. Circulation, 2012, 126 (10): 1237-1244.

20. Chalovich JM. Disease causing mutations of troponin alter regulated actin state distributions. J Muscle Res Cell Motil,2012,33(6):493-499.

21. Wood MJ,Picard MH. Utility of echocardiography in the evaluation of individuals with cardiomyopathy. Heart, 2004,90(6):707-712.

22. Rapezzi C,Lorenzini M,Longhi S,et al. Cardiac amyloidosis:the great pretender. Heart Failure Reviews, 2015,20(2):117-124.

23. Maron BJ,Towbin JA,Thiene G,et al. Contemporary definitions and classification of the cardiomyopathies:an American Heart Association Scientific Statement from the Council on Clinical Cardiology, Heart Failure and Transplantation Committee;Quality of Care and Outcomes Research and Function. Circulation, 2006, 113 (14):1807-1816.

24. Ni J,Bowles NE,Kim YH,et al. Viral Infection of the Myocardium in Endocardial Fibroelastosis Molecular Evidence for the Role of Mumps Virus as an Etiologic Agent. Circulation,1997,95(1):133.

25. Lurie PR. Changing concepts of endocardial fibroelastosis. Cardiology in the Young,2010,20(2):115-123.

26. Citro R,Rigo F,Ciampi Q,et al. Echocardiographic assessment of regional left ventricular wall motion abnormalities in patients with tako-tsubo cardiomyopathy: comparison with anterior myocardial infarction. Eur J Echocardiogr,2011,12(7):542-549.

27. Corssmit EP,Trip MD,Durrer JD. Löffler's endomyocarditis in the idiopathic hypereosinophilic syndrome. Cardiology,1999,91(2):272-276.

第八章 心包疾病

心包为包裹心脏和大血管根部的锥形囊,可分为纤维性心包和浆膜性心包。前者是坚韧的结缔组织囊,向上与出入心脏大血管的外膜相移行,底与膈肌中心腱相连,浆膜性心包又分壁、脏两层。壁层紧贴纤维性心包的内面,脏层衬于心肌层的表面。壁层与脏层之间的窄隙称为心包腔,内含 10~30 ml 左右的浆液,起润滑作用。正常情况下,壁、脏层心包相贴,心包腔仅是一潜在的腔。心包疾病是临床上常见的疾病,包括急性心包炎、心包积液或压塞、缩窄性心包炎、心包肿物和心包先天畸形等。对心包疾病进行诊断,评估及指导治疗,影像学检查是主要的方法,其中超声心动图是诊断心包疾病首选的方法。

第一节 心包积液的再认识

心包积液(pericardial effusion,PE)(包括积液、积脓、积血等)是最常见的心包疾病,过去此类疾病的临床诊断有一定困难,自从超声心动图应用临床以来,超声检测发现无回声区,则可明确诊断。超声检查还可以大致估计积液量,准确指示穿刺部位与深度。

一、病因

心包积液的常见病因有病毒、结核、化脓性炎症、非特异性心包炎、风湿、肿瘤或外伤等,也可继发于尿毒症、系统性红斑狼疮、甲状腺疾病、急性心肌梗死、心功能不全等(表 8-1-1)。

二、病理解剖

心包腔内液体积聚超过 50 ml,称为心包积液。心包腔在心尖部、心前区及膈面区,其间隙范围较大,故积液时两层心包分开,能容纳较大量的液体。在心底部心包脏层以一共同鞘膜覆盖并包围肺动脉与主动脉,脏层与壁层之间有一间隙,两者在主动脉弓处会合,为心包的上缘,因此在心包积液时,于心底部大血管前有时亦见有液体。在左心房之

表 8-1-1 心包积液常见病因

非特异性心包炎

感染性心包炎

　病毒:柯萨奇 A 和 B 病毒、埃可病毒、流感病毒、EB 病毒、巨细胞病毒、腺病毒、乙肝病毒、水痘病毒、腮腺炎病毒、致传染性单核细胞增多症病毒

　细菌:葡萄球菌、肺炎球菌、链球菌、结核分枝杆菌、脑膜炎双球菌、淋球菌、沙门杆菌、嗜肺性军团菌、流感嗜血杆菌等

　真菌:组织胞浆菌病、球孢子菌病、曲霉菌病、芽生菌病

　寄生虫:阿米巴、弓形体病、包虫病

　其他:支原体、奴卡放线菌、布鲁杆菌病、伤寒、Q 热、Lyme 病、立克次体

自身免疫性

　心脏损伤后综合征

　　心肌梗死后综合征(Dressler 综合征)、心包切开后综合征

　结缔组织病

　　系统性红斑狼疮、类风湿性关节炎、风湿热、硬皮病、混合性结缔组织病、成人 Still 病、结节性关节炎、Wegener 肉芽肿、巨细胞性动脉炎、Reiter 综合征、Whipple 病、类风湿性脊椎炎、皮肌炎

药物

　普鲁卡因酰胺、肼屈嗪、异烟肼、青霉素、苯妥英钠、长压定、保泰松、二苯基海因

心脏移植后

急性心肌梗死

肿瘤

　原发性(间皮瘤等)

　继发性(肺癌、乳癌、白血病、淋巴瘤、黑色素瘤等)

放射性

代谢性

　尿毒症、黏液性水肿、胆固醇性、痛风

创伤性

　闭合性或贯通性胸部外伤、胸外科手术、起搏插管、心脏或大血管破裂

主动脉夹层

混合性

　淀粉样变性、结节病、乳糜性、地中海贫血、妊娠、急性胰腺炎

后,心包脏层与壁层围绕肺静脉相会合并形成一心脏系膜,间隙很小,故心包积液时此处容纳液量很小。心包于附着处折返构成心包窦。主动脉与左心房间为横窦,横越于主动脉和左心房的心脏左右两侧。从肺静脉向左心房后下侧伸展的为斜窦。左心房后壁的横窦和斜窦间有一个狭长带,无心包覆盖。心包积液通常包绕整个心脏,分布随体位变化而有所变化,有时也局限于某处(如心包斜窦),而形成局限性积液。根据积液的性质有漏出液、渗出液、淋巴液和血液等,分别称为心包积水、心包渗液、乳糜心包和心包积血等类型。而渗出液中的大量纤维素,可因心脏搏动而形成无数绒毛状物覆盖于心包脏层,便是所谓的"绒毛心",当纤维素未完全分解而机化就可引起心包粘连。

三、超声心动图对心包积液定量

20世纪50年代Edler首先报道使用超声手段诊断心包积液,至20世纪60年代中期,超声心动图的诊断价值得到肯定。就其敏感性而言,优于目前任何一种方法,诊断符合率在95%以上。此外,超声检查具有价廉、无创、无痛苦及操作简便等优点,使之成为临床诊断心包积液的首选方法。

超声心动图还可根据无回声暗区的分布情况及测值来估计心包积液的量:即根据心包腔无回声暗区的宽度(宽度测值以舒张期为准)及分布范围进行半定量估测,分为微量、少量、中量、大量和极大量心包积液。心包腔无回声暗区局限于房室沟附近,宽度在2~3 mm之间者,提示积液量小于50 ml,为微量心包积液(仅见于收缩期,多为无临床意义的心包积液);无回声暗区局限于房室沟和左室后下壁处的心包腔,宽度在3~5 mm之间者提示积液量在50~100 ml之间,为少量心包积液;无回声暗区局限于房室沟和左室后下壁处的心包腔,少量出现于心尖部和右室前侧壁的心包腔,宽度在5~10 mm之间者提示积液量在100~500 ml之间,为中量心包积液;无回声暗区包绕整个心脏的外侧,宽度在10~20 mm之间者提示积液量在500~1000 ml之间,为大量心包积液;心包腔无回声暗区明显增宽大于20 mm者,可认为是极大量心包积液。

亦可简单地分为以下几种:①无回声暗区位于左室后壁后下方,宽度较小,而心外侧及心前区仅有极少或无无回声暗区。此类患者的积液量少,在100 ml以下。②积液均匀分布于左室后方、心尖、心外侧及右室前壁之前,以房室沟处最多,有此征象的患者,为中等量心包积液,在100~500 ml之间

间。③积液暗带区较宽,遍布心脏周围,心后最多,左房后壁之后亦见,有时患者心脏悬浮于积液中,呈现摇摆活动。属大量积液,其量在500 ml以上。

心包积液时,右室前壁前方无回声暗区的宽度也可反映积液量的大小,当无回声暗区<8 mm时,积液量一般在500 ml以下;无回声暗区在10~15 mm时,为500~1000 ml;当无回声暗区超过15 mm时,则积液量在1000 ml以上。

具体的超声心动图表现:

1. 微量心包积液　局限在后房室沟附近,也可延伸到左心室后下壁,仅在收缩期出现,舒张期消失,M型和二维超声心动图显示左室后壁心包腔内无回声区宽度约2~3 mm。

2. 少量心包积液　一般情况下,少量心包积液首先出现于后房室沟,再沿较低部位,如心脏后、下壁分布,并不扩展到心尖部、前部和侧部。超声心动图所见为左心室后壁脏层心包和相邻的壁层心包分离,出现无回声区。由于正常人收缩期此处亦可存在无回声区,舒张期消失,所以在整个心动周期观察这一无回声区非常重要。通常用M型超声扫查来确定是否有积液的存在,有积液即可检出心包壁、脏层的全心动周期的分离,同时壁层心包活动减少,甚至平坦。胸骨旁长轴切面上,表现为左心室后壁心包脏层和壁层之间的窄小的无回声间隙,一般不扩展至房室沟以上(图8-1-1)。心尖四腔心切面上,有时可在心室侧壁旁扫查到,但心尖部一般不能检出,剑突下四腔切面上也可证实少量心包积液位于后方,而前方及心尖部一般无液体。在胸骨旁短轴切面上,可观察到后方的无回声区,不扩展至侧方,而前方无积液征象。

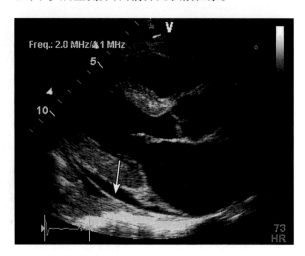

图8-1-1　少量心包积液
左心室后壁后方房室沟处见无回声暗区

3. 中等量心包积液 中等量的心包积液分布更为均匀,在心脏前部、心尖部、侧部均可发现。此外,心脏的后部和下部的积液在少量的基础上又有所增加,甚至扩展至心包斜窦。M型超声心动图上,心前壁之前及心后壁之后收缩和舒张期均可见无回声暗区。此时,二维超声心动图上更易观察。胸骨旁长轴切面上,心脏后方无回声区增大,心脏前方及左房后皆可探及无回声区,但左房后的无回声区较小,且不常出现,这是因为心包在肺静脉处反折,致使心包与左房相贴,间隙较小。在心尖四腔心切面上,心尖部以及心室侧壁旁的心包内均可探及无回声区。剑突下四腔心切面上,显示液体位于前部、心尖部及后部,此外还可显示可能出现的肝静脉和下腔静脉的扩张。胸骨旁短轴切面上,液体向侧前方扩展。

4. 大量心包积液 此时,二维超声心动图上可发现心脏周围均有较宽的无回声区,心脏前方应有8~10 mm以上,悬吊在大血管下的心脏可在液体内自由摆动,即收缩期向前,舒张期向后,称为摇摆心脏,这是大量心包积液的特征表现。将探头置于心尖部,心室收缩时,心尖抬举,心包腔的无回声暗区内便有一束反射,舒张期心尖下垂而离开声束,无任何反射,在M型超声心动图上显示为间歇出现的光点,即荡击波征(图8-1-2)。另外,在M型超声心动图上,由于这种心脏的摆动而出现的心脏不同结构(如瓣膜、室间隔、心室壁)的运动异常,不能误诊为瓣膜、心肌本身的病变。

5. 包裹性心包积液 心包积液内有大量纤维素渗出,集结成束,在二维超声心动图上表现为较强的带状回声。这种随心动周期而出现有规律摆动的带状回声,形如水草、飘带,故称"水草征"或"飘带征"。纤维束可以把壁、脏层心包连接起来,机化后形成心包粘连,而造成心包腔内的小腔室,使心包积液局限在某一部位,最后导致包裹性心包积液。这时体位的改变已不能引起积液局限部位的改变,从而区别于重力引起的心包积液局限化。

四、超声引导心包积液穿刺

心包穿刺术是借助穿刺针直接刺入心包腔的诊疗技术。其目的是:①引流心包腔内积液,降低心包腔内压;②通过穿刺抽取心包积液,进行相关的病理和细胞学检查,以鉴别诊断各种性质的心包

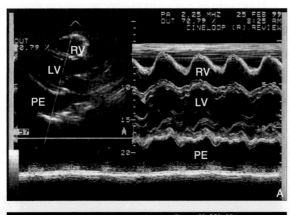
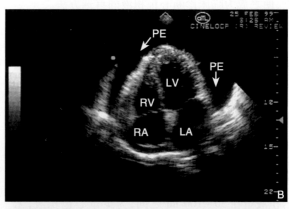
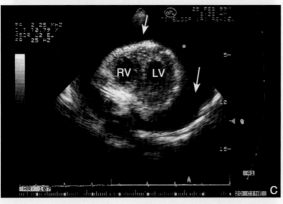
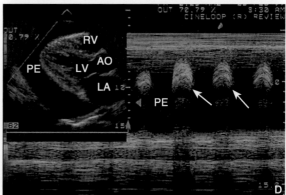

图 8-1-2 大量心包积液

A.胸骨旁长轴切面及M型超声探及大量心包积液;B.心尖四腔心切面探及大量心包积液;C.乳头肌短轴切面探及大量心包积液;D.M型超声显示为间歇出现的回声点,即荡击波征

疾病;③通过心包穿刺,注射药物进行治疗。

心包穿刺的成功率及安全性取决于穿刺部位的选择。如何把握心包穿刺的安全性,选择最佳穿刺部位是关键。常用穿刺部位有两个:①心前区穿刺点:于左侧第5或第6肋间隙,心浊音界左缘向内1～2 cm处,通常沿第6肋或第7肋上缘向内向后指向脊柱进针。此部位操作技术较剑突下穿刺点的难度小,但存在肺损伤、左心室心肌损伤及冠状动脉损伤的风险。②剑突下穿刺点:取剑突下与左肋缘相交的夹角处作为剑突下穿刺点,穿刺针与腹壁角度为30°～45°,针刺向上、后、内,达心包腔底部。剑突下是心包穿刺最常选用的穿刺点,缺点是进针距离较长,需要经过致密的膈肌,往往阻力较大,不易通过;遇到淤血性肝肿大患者时易损伤肝脏;遇到肥胖或腹部膨隆患者,更难将穿刺针贴紧胸骨后。

超声心动图在心包穿刺引导中具有重要作用,全面了解无回声暗区的分布情况、大致估计积液量、并准确指示穿刺部位、方向与深度,通过超声心动图进行心包积液的穿刺定位、引导,可使心包穿刺的并发症发生风险降至最低。

超声定位时,患者应取半卧位或坐位(与心包穿刺时的姿势一致),取胸骨旁长轴切面、短轴切面、心尖四腔心切面以及剑突下若干切面进行探查,观察左心室后壁、侧壁、心尖部右心室前壁处心包腔有无积液。探查时需准确标出穿刺点的部位(定位)、进针的角度和深度等。

穿刺过程中,也可依靠超声进行穿刺引导和检测,采用超声监测引导,能精确识别心包穿刺针经过皮下组织到壁层心包的距离,分辨中间的脏器(从剑突下途径显示胃或肝脏,从心尖途径显示肺脏),明确在穿刺部位理想的进针角度、定位针体和引流导管的位置,并在穿刺过程中观察和调整穿刺针方向和深度,有利于提高穿刺安全性和可靠性,提高成功率,减少并发症发生。如果针和引流管的位置不肯定且抽出血液,可经穿刺针注入少量的生理盐水(2～5 ml)或其他造影剂使心包腔内显影从而明确穿刺针或引流管的位置。穿刺结束后,可行超声心动图检查,对穿刺结果进行评估,对于置管引流的患者,确定心包积液是否部分或全部引流,是否在拔出引流管前液体重新积聚,并确定心包开窗术的必要性。

五、心脏压塞的演变

心脏压塞常发生于心脏外伤、心脏或大血管根部破裂、心包恶性肿瘤、尿毒症等病变以及心导管术等医源性因素。心脏压塞主要的血液动力学障碍是心脏腔室受压而在舒张期充盈受限。

心包积液引起的血液动力学变化取决于心包腔内的压力及其变化过程,而该压力主要取决于心包腔内液体增长的速度和液体的量,其次是心包的顺应性、液体的性质和心肌的功能。心包腔液体迅速积聚,使腔内压力随之升高。当压力达一定程度时,就会明显妨碍舒张期心脏的扩张,右心回流受阻,体循环严重淤血,左右心室舒张期充盈受限,以致心室血液充盈减少,心排出量随之下降,引起收缩压下降,甚至休克。由于心室舒张压增高,体循环舒张压下降相对较不明显,因此脉压减小。吸气时,回左心血流量减少,血压进一步下降或消失,出现奇脉。同时心脏呈代偿性心动过速,脉搏细弱。上述临床情况谓之心脏压塞。临床实践表明,心包积液量的大小和心脏压塞征有时不成比例。通常心脏压塞征不仅发生于较快出现的大量心包积液时,而且短时间内产生的较小量(200～300 ml)积液也可引发心脏压塞,这是由于心包不能适应快速心包腔压力突然变化所致。若积液量增长缓慢,即使达到大量积液(＞1000 ml)有时也不会出现心脏压塞,这是由于心包代偿性扩张减缓了心包腔压力的上升。

当怀疑心脏压塞时,应紧急行床旁超声心动图检查。特征性的超声心动图表现有:①心包积液;②下腔静脉、肝静脉增宽(提示外周静脉压力升高);③右心舒张期心腔塌陷;④吸气时室间隔向左心室的膨出;⑤多普勒流速随呼吸发生特征性的改变。

心脏压塞的超声心动图表现:

M型超声心动图表现为,二尖瓣前叶舒张期开放及关闭速度随呼吸周期变化,吸气期,EF斜率变慢,DE幅度变小;另外,吸气时,右心室舒张末期内径增大,而左心室舒张末期内径减小。这种变化可见于正常人和有奇脉表现的急、慢性心肺疾病患者。

二维超声心动图显示的右心系统在舒张期的右心室壁和右心房壁塌陷现象是心脏压塞敏感而特异的指标,当心腔内压力的达到最小值并瞬间低于心包压力时,两个心腔在各自的舒张期都会发生塌陷(图8-1-3)。心房的塌陷始于同步心电图的R波顶点附近;心室的塌陷发生在T波结束后的舒张早期,于舒张晚期最明显,右心室舒张早期塌陷表明心包压力瞬间超过右心室。右心房的塌陷可持

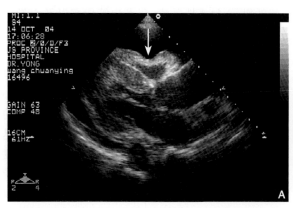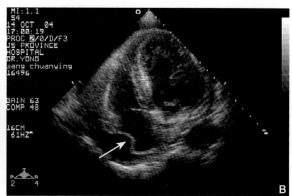

图 8-1-3　心脏压塞-右心系统舒张期的塌陷现象
A. 右心室前壁在舒张期塌陷,于舒张晚期最明显;B. 右心房游离壁舒张期塌陷

续几乎整个心室收缩期,只有当心房充盈后压力超过心包时方会结束。由于右心房壁较薄,没有心脏压塞时也可见右心房壁舒张期的短暂内陷。因此评估右心房塌陷的持续时间尤为重要。右心房塌陷持续时间超过 1/3 心动周期对临床诊断心脏压塞的敏感性和特异性近乎 100%。右心室舒张早期塌陷表现为右心室前壁在舒张期的向后移位,随之,右房也可发生舒张期塌陷现象。

心脏压塞时舒张末期右心室和右心房塌陷,其特点如表 8-1-2。

表 8-1-2　心脏压塞右心房室壁舒张期塌陷的特点

右心房塌陷	右心室塌陷
发生在 IPP≥4 mmHg	发生在 IPP≥6~8 mmHg
很常见并可早期发现	右心房受压后出现
高度敏感性、低度特异性、有阳性预测价值	较右心房受压敏感性低,但有更高的特异性和阳性及阴性预测价值
舒张晚期/收缩早期发生,在吸气或屏息时加重	发生在舒张早期,可为短暂或持续至整个舒张早中期,于心房收缩后消失
持续≥1/3 心动周期预示心脏压塞	右心室塌陷程度和持续时间与心脏压塞的严重度无关
右心房侧壁中部更易被发现	右心室前和后侧壁及漏斗部最易被注意
于心尖和剑突下切面显示为佳	胸骨旁长轴切面、短轴切面和剑突下切面最易发现

IPP:心包腔内压力

多普勒超声心动图探查二尖瓣口和三尖瓣口血流频谱可见:吸气时,二尖瓣最大血流速度(E)下降,二尖瓣血流速度时间积分(TVI)减低;而三尖瓣最大血流速度(E)及血流速度积分(TVI)增加;二尖瓣充盈时间延长。

多普勒超声心动图在诊断心脏压塞时有重要意义。正常情况下,二尖瓣和三尖瓣流入血流峰值速度呼吸变异小于 15%,主动脉和肺动脉血流峰值速度呼吸变异小于 10%。当存在影响血流动力学意义的心包积液时,上述血流峰值速度呼吸变异均增大。上腔静脉和肝静脉血流的多普勒频谱也能反映心包腔内压力升高以及心室充盈变化。正常情况下,腔静脉血流在舒张期和收缩期时血流频谱是连续的,当心包腔内压力增高,舒张期腔静脉血流中断,大部分回心血流发生在心脏收缩期。

急性心脏压塞常发生于心脏手术后、心导管检查或治疗、心脏外伤以及心肌梗死引起的心脏穿孔等情况。彩色多普勒血流显像对于心脏穿孔引起的急性心脏压塞心壁出血部位的判定有极大的帮助,心壁破裂时,血液从较高压力的心腔分流至心包腔,彩色多普勒血流显像可以显示心壁与心包破裂部位的彩色血流束,血流束的起始部宽度即破裂口的宽度。脉冲波多普勒取样容积置于血流束心壁起始部,可记录到具有一定速度的湍流频谱,早期流速可较快,随时间推移,流速可逐渐减低,说明心包腔内压力逐渐增高。

上述变化在心脏压塞时比较明显,但并非为心脏压塞特有的表现,故应连续动态观察心腔血流动力学状态,前后对比,方能对临床诊断提供可靠的信息。当然,心脏压塞的诊断,仍需结合临床及血液动力学的改变而定。

六、鉴别诊断

1. 左侧胸腔积液　左侧胸腔积液可以在左心室后壁后形成无回声区(图 8-1-4),易与中、大量心

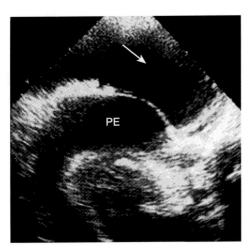

图 8-1-4 胸腔积液
箭头所指为胸腔积液,PE 为心包积液

包积液相混淆。鉴别要点有以下几方面:

（1）基于心包内液体的可流动性,用 M 型超声自主动脉根部至心尖扫查,患者保持 35°~45° 半卧位时,会发现左心室后壁后的壁、脏层心包的分隔从房室沟向心尖部逐渐增大,并随体位变动而改变,左侧胸腔积液则无此征象。

（2）心包积液无分隔时,分布均匀,围绕心脏,在心脏前方、心尖部应探及无回声区,而左侧胸腔

积液的无回声区一般只出现于心脏后方,大量胸腔积液时其间可见漂浮的肺叶回声。

（3）心包积液时,心脏活动增强,甚至出现心脏摆动征,荡击波征,以及右心舒张期受压塌陷等特征性变化,可供鉴别。

（4）在二维超声心动图胸骨旁长轴切面及心尖四腔心切面上,降主动脉表现为房室交界部后方的圆形或卵圆形腔,心包积液的无回声区在此腔之前,而左侧胸腔积液的无回声区在其后。

2. 心包内脂肪垫 脂肪在人体组织中的超声阻抗较小,仅次于液体,同时由于患者透声条件的差异以及仪器调试的差别,易将脂肪的低回声误认为液体的无回声,即将心包内脂肪垫,误诊为心包积液。因此,在超声诊断心包积液时,特别是少量心包积液应慎重,肥胖患者更应注意排除这种情况。心包内脂肪的低回声区,分布不是均匀围绕心脏,无完整规则的边缘,覆盖于心包壁层表面,而非心包腔内,多位于胸骨后、心室壁前外侧和心尖部,以右心室前壁前最为显著,不随体位变化而改变,也没有心包积液的一些特征性表现,如心脏摆动征、荡击波征等。当可疑的"无回声区"仅出现在右心室前壁前方,而左心室后壁后方,尤其是房室沟处未见无回声区时,应考虑为心包内脂肪垫。

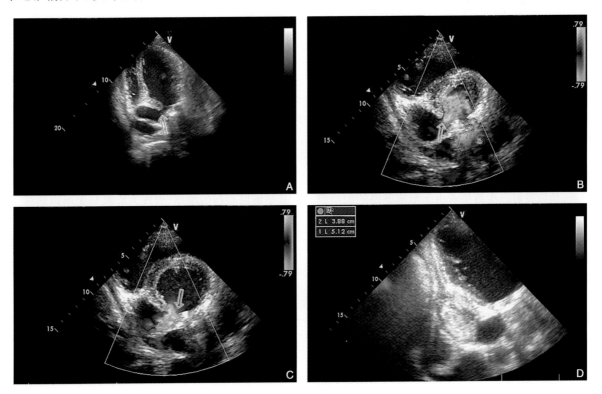

图 8-1-5 假性室壁瘤
A. 心脏外的局限性液体暗区,与左心室相通,呈窄颈宽底的瘤样结构;B. 舒张期血流由瘤体进入左室腔;C. 收缩期血流由左室腔进入瘤体;D. 瘤体腔内见血栓形成

3. 左心室假性室壁瘤 左心室假性室壁瘤是由于左心室壁破裂,血液缓慢流入心包腔所致,由此形成与左心室相通的局限的假性室壁瘤。超声表现为心脏外的局限的液体暗区,为一圈强回声带所包裹,容易被误诊为包裹性心包积液。近期有心肌梗死或心脏手术病史的患者,须排除本病。鉴别要点为假性室壁瘤与左心室腔相通,可见交通口,若破口不明显,仍应有血流通过,此时可用多普勒探测无回声区内是否存在血液流动,而诊断此病。此外,左心室假性室壁瘤,多呈窄颈宽底的瘤样结构(图8-1-5),其中可能发现低回声凝血块,而非纤维素渗出的絮状回声。

4. 心包囊肿及憩室 心包囊肿即连接在心包上的薄壁囊肿,可以是先天性或后天性(继发于血肿感染或包囊虫病的囊肿)。先天性者多起源于原始心包发育不全,由于胚胎腔隐窝不能融合所致,其囊壁由纤维结缔组织构成,内衬单层间皮。如囊腔与心包相通,称为憩室。二维超声心动图上,表现为椭圆形的无回声区,边缘清晰而光滑,囊肿常位于心膈角,以右侧多见,可从心尖四腔心切面及剑突下四腔切面进行观察。由于薄壁,囊肿可随体位改变而变形。以上特征可与包裹性心包积液及左心室假性室壁瘤相鉴别。

第二节 缩窄性心包炎的超声诊断策略

急性心包炎以后,可在心包上留下瘢痕粘连和钙质沉着。多数患者只有轻微的瘢痕形成和疏松的或局部的粘连,心包无明显的增厚,不影响心脏的功能,在临床上无重要性。部分患者心包积液长期存在,形成慢性渗出性心包炎,主要表现为心包积液,预后良好。少数患者由于形成坚厚的瘢痕组织,心包失去伸缩性,明显地影响心脏的收缩和舒张功能,称为心包缩窄。缩窄性心包炎以结核性较多见,其次是化脓性感染治疗不及时或不彻底而引起。此外,外伤或心脏直视术后心包积血、积液、粘连等亦可演变成为缩窄性心包炎。目前发现部分缩窄性心包炎并不伴有心包膜增厚。

一、病理解剖与血液动力学改变

心包积液若能很好吸收,可无任何后遗症。但若其内有较多的细胞成分及纤维素沉积等,吸收较困难,则纤维蛋白沉着、肉芽组织形成和机化,使心包增厚粘连、心包腔闭塞乃至钙化呈盔甲样改变,

心包一般厚3~5 mm,有时可达10 mm以上,常以心脏膈面增厚为著,心房和大动脉根部次之。在腔静脉入口处可形成狭窄环,造成严重梗阻。在房室交界处可形成严重狭窄,使患者出现类似二尖瓣狭窄的症状和体征。由于心脏活动受限,心肌早期可发生失用性萎缩,晚期则发生心肌纤维化。

缩窄的心包形成纤维囊或硬壳,束缚心脏,严重影响心脏的舒张和收缩,心包缩窄使心室舒张期扩张受阻,心室舒张期充盈减少,使每搏输出量下降,同时在呼吸时,胸腔压力变化不能传到心包腔和心腔内。因此,吸气时,外周静脉压和右房压并不下降,由静脉进入右房的血液不增加,为维持心排血量,心率增快;上、下腔静脉回流因心包缩窄而受阻,因此出现静脉压升高、颈静脉怒张、肝硬化、腹水、下肢水肿等体征。吸气时外周静脉回流增多,而已缩窄的心包使心室失去适应性扩张的能力,因此静脉压进一步增高,形成了吸气时颈静脉明显扩张的现象,称Kussmaul征。

二、超声心动图特征

患者取仰卧位或左侧卧位,取胸骨旁长轴切面、短轴切面、心尖四腔心切面以及剑突下若干切面进行探查,观察房室交界区、大血管根部、左心室后壁、侧壁、心尖部、右心室游离壁处心包的情况,以及房室腔的大小。

1. 心脏外形改变 增厚缩窄的心包可使心脏外形发生改变,形态失常。如缩窄部位位于房室环处,则于四腔心切面显示心脏形态酷似"葫芦状"。

2. 心包增厚 多个切面均可显示心包的回声带增强、增宽,心包增厚,且增厚程度不一(图8-2-1),如有心包钙化,回声明显增强,严重时呈强回声带。合并心包积液的心包增厚易于观察、确定,尤其是脏层心包的增厚,表现为心肌与无回声暗区之间的强回声带。

3. 房室大小改变 左、右心房明显增大,心室腔多正常或稍小,房室交界后角常小于150°,左室长轴切面心脏呈"高跟鞋"改变,临床上,当遇见心室正常大小而左、右心房增大的患者,又无其他原因可循时,需考虑此病。

4. 室壁活动受限 增厚缩窄的心包可限制室壁的舒张活动,M型超声显示,左室壁在舒张期运动受限,左心室后壁在舒张早期向后扩张,而后突然中止,变为平坦的曲线,即心室缓慢充盈及心房收缩左心室的被动充盈期无渐次向后的运动,向后运动的距离小于1 mm。室间隔反常运动,室间隔

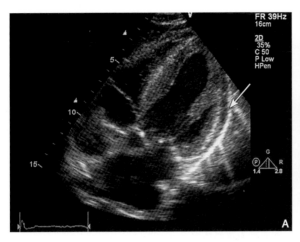 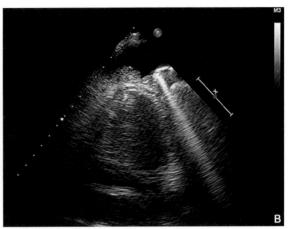

图 8-2-1　心包增厚

A.剑突下四腔心切面示心包增厚,回声增强;B.心尖四腔心切面示心尖部心包脏层、壁层回声增强、增厚,近场为左侧胸腔积液

呈抖动或跳跃状运动(图 8-2-2),随呼吸变化其运动幅度增大,吸气时,可在舒张早期出现异常向后运动。

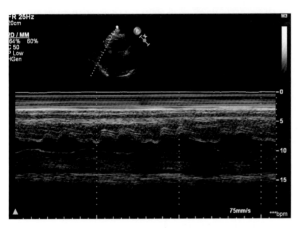

图 8-2-2　M 型超声显示室间隔呈抖动或跳跃状运动

5. 肺动脉瓣的运动及下腔静脉　当右心室充盈受限时,室内压力急剧上升暂时超过了肺动脉压,就导致肺动脉瓣提前开放。剑突下四腔切面上可见下腔静脉的扩张,不随呼吸周期变化。

6. 房室瓣口血流频谱变化　脉冲波多普勒探查各瓣膜口血流频谱随呼吸发生变化。二尖瓣口舒张期血流频谱呈充盈受限图像,即舒张早期流速(E 峰)增快,晚期流速(A 峰)减慢,E/A 比值明显增大;房室瓣口血流速度随呼吸而改变:二尖瓣口血流舒张早期流速峰值(E 峰)呼气相高于吸气相(图 8-2-3),三尖瓣口血流舒张早期流速峰值(E 峰)吸气相高于呼气相;吸气时左心室等容舒张时间延长。

多普勒超声心动图能够评价心包缩窄时心内

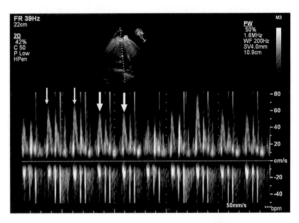

图 8-2-3　缩窄性心包炎患者二尖瓣血流频谱

呼气相 E 峰(细箭头)高于吸气相 E 峰(粗箭头);二尖瓣口血流舒张早期流速峰值(E 峰)呼气相高于吸气相,即二尖瓣口血流频谱随呼吸发生改变

血流的病理生理变化,对诊断有重要意义。心包缩窄的典型脉冲波多普勒表现为二尖瓣血流频谱 E/A 比值增大,减速时间缩短以及 E 峰呼吸变异增大。虽然许多限制性或缩窄性疾病可以出现 E/A 比值增大和减速时间缩短,但 E 波呼吸变异增大是心包缩窄相对可靠的表现。通常二尖瓣 E 峰呼吸变异≥25%视为异常。同时二尖瓣血流频谱也可显示左心室等容舒张时间的呼吸变异度增大。从呼气到吸气,E 峰速度下降>30%,肺静脉血流收缩期降低 20%~30%,且舒张期峰值流速占优势。相应的三尖瓣流速 E 峰速度增高>40%,等容舒张时间延长 50%,其诊断缩窄性心包炎敏感性>85%,特异性>90%。

组织多普勒显示缩窄性心包炎心尖四腔切面间隔侧二尖瓣环的舒张早期速度(e′)升高,同时随

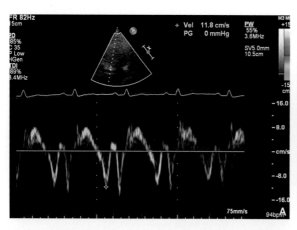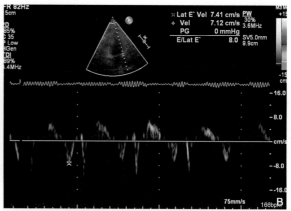

图 8-2-4 缩窄性心包炎的组织多普勒表现
A. 二尖瓣环运动速度间隔二尖瓣环 e'，高于侧壁 e'；B. 二尖瓣环运动速度侧壁二尖瓣环 e'

着缩窄程度加剧，间隔侧 e' 逐渐增加，而侧壁二尖瓣环 e' 通常低于间隔侧 e'，间隔侧 e' 大于 8 cm/s（图 8-2-4）。

7. 心包局限性缩窄 对于心包局限性缩窄的患者，超声心动图上可见到局限的心包增厚、钙化的表现，按其缩窄的部位可出现相应的血液动力学变化，如房室沟、肺静脉缩窄时酷似二尖瓣狭窄，主动脉瓣根部缩窄与主动脉瓣狭窄相似，肺动脉漏斗部缩窄则与肺动脉漏斗部狭窄雷同。

8. 渗出-缩窄性心包炎 是缩窄性心包炎中比较少见的一种特殊类型，其多为恶性肿瘤和放疗后发生的心包并发症。其表现为心包腔有无回声区，同时常伴有明显的炎症。尽管存在血流动力学异常以及心脏压塞，但增厚的脏层心包阻止了右心室和右心房塌陷，导致超声心动图及多普勒评价血流异常准确性降低。但从临床角度上讲，血流动力学异常，有中等量心包积液的患者，表现为颈静脉怒张和心包穿刺抽液后血流动力学异常仍然存在时，渗出-缩窄性心包炎的诊断才成立。心包穿刺后，积液的影响消失，血流动力学更类似于心包缩窄。

三、鉴别诊断

限制型心肌病（restrictive cardiomyopathy，RCM）限制型心肌病是一种病因不明的以心内膜纤维组织、弹性组织增厚及心肌纤维化为特点的疾病。增厚、变硬的心内膜或心肌限制了心室舒张期充盈，可累及一个或两个心室，产生类似缩窄性心包炎的血流动力学变化。此外，还可累及房室瓣和流出道，1/3 的患者存在少量至中量的心包积液。超声心动图上，可见左房扩大，也可出现左室后壁运动的舒张期平坦，加之心包积液的表现，容易误诊为缩窄性心包炎。限制型心肌病可出现左室心肌对称性肥厚，纤维化的心内膜及心肌回声增强，可予以鉴别。组织多普勒超声心动图显示缩窄性心包炎心尖四腔心切面间隔侧二尖瓣环的舒张早期速度（e'）升高，同时随着缩窄程度加剧，间隔侧 e' 逐渐增加，而侧壁侧二尖瓣环 e' 通常低于间隔侧 e'。限制型心肌病的二尖瓣口血流频谱舒张早期速度（E 峰）高尖，但二尖瓣环 e' 均降低，这是两者的重要鉴别点之一。以 e'=8 cm/s 为界线，凡 e'<8 cm/s 者可诊断限制型心肌病，其敏感性和特异性达 90% 以上。合并瓣膜的增厚，闭锁不全，也提示本病。其他鉴别点见表 8-2-1。

表 8-2-1 缩窄性心包炎与限制型心肌病的鉴别

	缩窄性心包炎	限制型心肌病
心房大小	增大	增大
心包表现	增厚/回声增强	正常
室间隔运动	异常	正常
室间隔位置	随呼吸变化	正常
二尖瓣口血流频谱 E/A 比值	增大（≥2.0）	增大（≥2.0）
二尖瓣环运动速度 e'（间隔侧）	>8 cm	<8 cm
二尖瓣环运动速度 e'（侧壁侧）	低于室间隔瓣环处 e'	高于室间隔瓣环处 e'
肺动脉高压	少见	常见
左心室大小/功能	正常	正常
二尖瓣/三尖瓣反流	少见	常见

续表

	缩窄性 心包炎	限制型 心肌病
等容舒张时间	随呼吸变化	不随呼吸变化
E 峰减速时间	缩短(≤160 ms)	缩短(≤160 ms)
E 波呼吸变异	增大(≥25%)	正常
彩色 M 型二尖瓣 Vp	增高(>55 cm/ s)	降低

e′:二尖瓣环舒张早期运动速度峰值;Vp:传播速度

四、其他影像检查方法的应用

由于心包增厚在超声心动图上的表现不够明确,受诸多因素影响,很容易造成缩窄性心包炎的漏诊。因此缩窄性心包炎的诊断还应与其他影像学诊断手段结合,如 X 线检查对心脏的轮廓、外缘弧度的观察较好,心包钙化检出率也高,约 50% ~ 70% 的患者在 X 线摄片上有心包钙化表现。心导管检查可测得房室的压力,能直观地反映缩窄性心包炎的血液动力学改变。CT、磁共振具有较高的分辨力,可准确显示心包增厚的程度及部位,能可靠显示缩窄性心包炎的各种形态异常,对心脏轮廓改变、心包钙化及心脏血流异常的显示较有价值。因此,超声心动图检查的同时,最好能结合其他影像学检查,相互补充,以提高诊断的准确性。

(一) X 线检查

心包钙化是曾患过急性心包炎的最可靠的 X 线征象,在大多数缩窄性心包炎患者中均可见到,常呈不完整的环状高亮影。心影大小多正常,少数患者轻度增大,可能与心包积液或心包增厚有关;部分患者心影呈三角形或球形,左右心缘正常弧弓消失,呈平直僵硬或形成异常心弓,如主动脉结缩小或隐蔽不见,左右心房、右心室或肺动脉圆锥增大,上腔静脉扩张等。X 线透视见心脏搏动减弱或消失,以心包最厚处明显。还可见肺门影增宽、肺水肿、胸膜增厚或伴有胸腔积液。

(二) 右心导管检查

右心导管记录的压力曲线具有特征性表现:肺毛细血管压、肺动脉舒张压、右心室舒张末期压、右心房压均升高且都在同一增高水平;右心房压力曲线呈 M 或 W 波形,右心室收缩压轻度升高,呈舒张早期下陷及高原形曲线。

(三) CT 与 MRI 检查

CT 与 MRI 检查对心包增厚具有相当高的特异性和分辨力,并可评估心包的形状及心脏大血管的形态,如腔静脉扩张、左室后下壁心肌纤维化及肥厚等,是对可疑的缩窄性心包炎有价值的检测手段。CT 对于心包增厚大于 4 mm 的病例诊断准确率优于 X 线和超声,对于心包增厚小于 4 mm 的病例 CT 可能识别为正常,故对早期病变及心包轻微增厚的病例可能漏诊;此外,个别病例的钙化病灶可能因造影剂、心脏搏动及呼吸伪影的影响而漏检。MRI 可清楚显示缩窄性心包炎的特征性改变即心包增厚,能准确测量其厚度,判断其累及范围,并能显示心脏舒张功能受限所引起的心脏大血管形态及内径的异常改变,如右室流出道狭小及肝静脉、下腔静脉扩张等。

(许 迪)

参 考 文 献

1. Klein AL, Abbara S, Agler DA, et al. American Society of Echocardiography Clinical Recommendations for Multimodality Cardiovascular Imaging of Patients with Pericardial Disease. Endorsed by the Society for Cardiovascular Magnetic Resonance and Society of Cardiovascular Computed Tomography. J Am Soc Echocardiogr, 2013, 26(9):965-1012.

2. Veress G, Ling LH, Kim KH, et al. Mitral and tricuspid annular velocities before and after pericardiectomy in patients with constrictive pericarditis. Circ Cardiovasc Imaging, 2011, 4:399-407.

3. Reuss CS, Wilansky SM, Lester SJ, et al. Using mitral "annulus reversus" to diagnose constrictive pericarditis. Eur J Echocardiogr, 2009, 10:372-375.

4. Singh S, Wann LS, Klopfenstein HS, et al. Usefulness of right ventricular diastolic collapse in diagnosing cardiac tamponade and comparison to pulsus paradoxus. Am J Cardiol, 1986, 57:652-656.

5. Weitzman LB, Tinker WP, Kronzon I, et al. The incidence and natural history of pericardial effusion after cardiac surgery—an echocardiographic study. Circulation, 1984, 69:506-511.

6. Gillam LD, Guyer DE, Gibson TC, et al. Hydrodynamic compression of the right atrium:a new echocardiographic sign of cardiac tamponade. Circulation, 1983, 68:294-301.

7. 王新房,谢明星. 超声心动图学. 5 版. 北京:人民卫生出版社,2016.

8. 许迪,张玉奇. 临床超声心动图解读进阶. 南京:江苏科学技术出版社,2011.

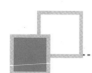

第九章 心脏占位性病变

第一节 心脏肿瘤的超声诊断思维

心脏肿瘤包括原发性肿瘤（primary cardiac tumors）和继发性肿瘤（secondary tumors）。心脏肿瘤较为少见，心脏原发性肿瘤发病率较低，约占全身肿瘤的0.03%，其中近90%为良性肿瘤。心脏原发性恶性肿瘤仅占10%。继发性肿瘤均为恶性。

心脏肿瘤临床表现复杂多样，缺乏特异性，主要表现为栓塞、阻塞及心律失常。临床症状不仅取决于肿瘤的大小，很大程度上还取决于肿瘤发生的部位，如果位于关键位置，即使很小的良性肿瘤也能导致严重的临床后果。

超声心动图检查的主要目的是显示肿瘤位置、大小、数量、活动性以及血流动力学改变。随着超声成像技术的进步，尤其是经食管超声心动图（TEE）的应用，心脏肿瘤的检出率逐渐提高。ACC/AHA在超声心动图临床应用指南中明确提出观察心脏肿物或肿瘤的适应证和应用类别（表9-1-1）。

一、心脏原发性肿瘤

（一）概述

1. 肿瘤基本特征 心腔内肿瘤共同特征是心腔内异常回声团块。良性肿瘤多呈椭圆形、圆形或息肉状，边缘整齐，表面光滑，见于黏液瘤、脂肪瘤及错构瘤等。恶性肿瘤形态多不规则，表面凹凸不平，内部回声极低、不均。

2. 蒂的特征 多数向心腔内生长的肿瘤均有蒂。蒂的密度明显高于瘤体时更易辨认。多数蒂附着于房间隔上，少数附在其他房壁、房室环、房室瓣、室间隔的不同部位。凸向心腔的恶性肿瘤多无瘤蒂，与正常心肌组织间无明确分界。有蒂肿瘤的运动方向及途径与心脏时相相关。黏液瘤、血管瘤、淋巴管瘤等柔顺度大，随着心脏的收缩和舒张形态可发生改变，而纤维瘤、肌瘤、骨瘤、机化血栓等随心搏形态无变化。

表 9-1-1 心脏肿物或肿瘤建议应用超声心动图的指南

适应证	类别
1. 评价临床综合征或临床事件提示可能具有潜在的心脏肿物的患者	I
2. 评价由于潜在心脏疾病可诱发心脏肿物形成的患者，其手术或抗凝治疗的决定依赖超声心动图检查结果	I
3. 通过对心脏肿物切除术后患者的随访和密切观察，发现其是否存在高复发的可能性（如黏液瘤）	I
4. 对于原发性恶性肿瘤的患者，应用超声心动图随访观察心脏受累情况，是监测疾病发展进程的一个重要组成部分	I
5. 筛选存在可能导致心脏肿物形成的疾病而暂无相应的临床表现的患者	IIb
6. 超声心动图结果对诊断和临床决策没有影响的患者	III

3. 肿瘤回声强度 不同组织结构的肿瘤回声强度与分布有差异，间叶细胞瘤、脂肪瘤、纤维瘤及转移瘤等内部回声均匀且较强，血管瘤及淋巴瘤的回声较弱，囊肿中间为无回声，黏液瘤的回声强度介于软组织和液体之间。

（二）心脏原发性良性肿瘤

1. 黏液瘤

（1）基本特征

1）概况：黏液瘤（myxoma）是最常见的心腔内原发良性肿瘤，本病女性多见，发病年龄以30~60岁最为常见。黏液瘤最常见于左心房，约占黏液瘤的75%左右，其次为右心房黏液瘤，占20%左右，发生于心室和瓣膜的黏液瘤则甚为少见。多发性黏液瘤可于同一心腔内、不同心腔内发生。肿瘤大多起源于房间隔卵圆窝邻近的原始间质细胞，瘤体具有宽窄不一的瘤蒂，与房间隔卵圆窝部相连，也可发生在心房前后壁或心耳内。

2）病理生理：主要决定于瘤体部位、大小和阻塞房室瓣口的程度,瘤体阻塞二尖瓣瓣口,可导致血流通过二尖瓣瓣口时障碍而产生类似二尖瓣狭窄的临床表现,如肺淤血和左心房、右心室的增大。另外黏液瘤体碎片的脱落可引起体肺循环的栓塞。

3)临床表现:主要为劳累后心悸、气急、胸闷,类似二尖瓣狭窄的症状;也可出现左心衰竭、肺水肿及动脉栓塞症状,严重者出现一过性晕厥。头昏或一过性晕厥均由于瘤体阻塞二尖瓣瓣口而引起一过性脑血供不足,患者休息或改变体位,上述症状有所缓解。

4)生物行为:具有低度恶性倾向,这主要表现为肿瘤具有生长迅速和浸润性生长的特点,手术切除不彻底常可导致局部复发和恶性变的可能,并且恶变后恶性程度较高,因此心脏黏液瘤一旦确诊,应尽早手术切除。

(2)超声影像学特征

1)二维超声

回声:多表现为心房或心室内等回声或高回声团,平均直径5~6 cm,较大者直径可达10 cm以上。黏液瘤回声一般均匀一致,如有中心坏死,中央可出现液性暗区。如钙化则可出现强回声光点或光斑(图9-1-1)。

形态:黏液瘤可呈椭圆形或不规则形,常随心脏收缩、舒张运动而发生形态变化(图9-1-2)。

附着部位:黏液瘤瘤蒂多附着于房间隔左心房面或右心房面的卵圆窝边缘(图9-1-3),右心室黏液瘤多发生于右心室游离壁。黏液瘤的瘤蒂可宽可窄、可长可短。

活动度:舒张期黏液瘤随血流摆入房室瓣口,甚至穿过房室瓣口达心室内,造成房室瓣口阻塞;收缩期回到心房内。其摆动幅度与瘤蒂的长短有

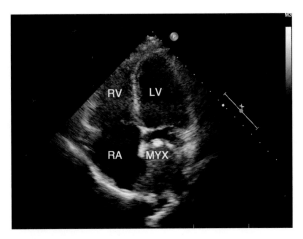

图9-1-1　心尖四腔心切面显示左心房较大黏液瘤(MYX)伴周边钙化

关,瘤蒂越长摆动越明显,越容易造成嵌顿。

心腔大小:黏液瘤会使所在心房不同程度的增大。以左心房黏液瘤为例,表现为左心房增大,久之会导致肺动脉增宽、右心室增大。

2)多普勒超声

CDFI:舒张期在瘤体与房室瓣叶间出现明亮的红色细窄血流束(图9-1-4)。系由于黏液瘤阻塞房室瓣口时,血流通过受阻,心房血流经肿瘤周边绕行至心室。收缩期左心房内出现源于房室瓣口的蓝色为主五色镶嵌反流信号(图9-1-5),由于部分瘤体影响房室瓣关闭。

频谱多普勒:取样容积置于房室瓣与瘤体间狭窄时,可测得正向高速射流频谱。狭窄程度越重,血流速度越快,压差越大。

3)TEE:TEE可清晰探及小的以及累及右心的黏液瘤,检出多发黏液瘤更具优势。但TEE检查对患者有一定的刺激,加之疏松的黏液瘤易脱落,

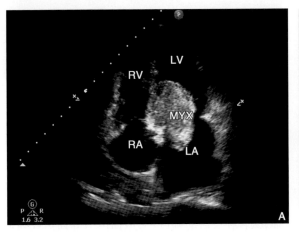
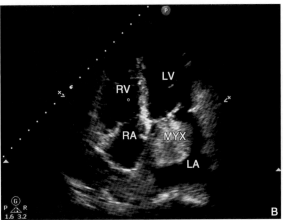

图9-1-2　心尖四腔心切面显示左心房较大黏液瘤(MYX)随心动周期发生形变
A.舒张期;B.收缩期

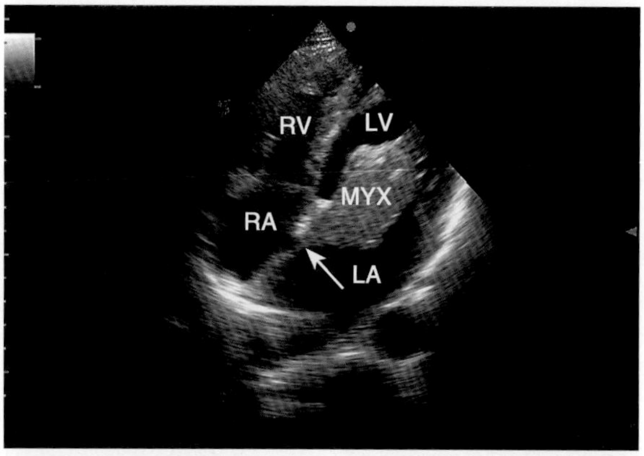

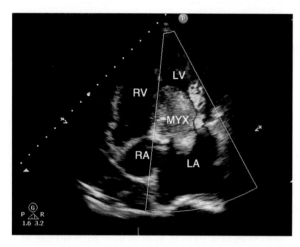

图 9-1-3　胸骨旁四腔心切面显示左心房黏液瘤的蒂(箭头)

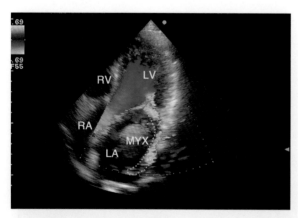

图 9-1-4　心尖四腔心切面显示舒张期左心房内较大黏液瘤大部分堵住二尖瓣口致其狭窄,红色血流绕行呈射流

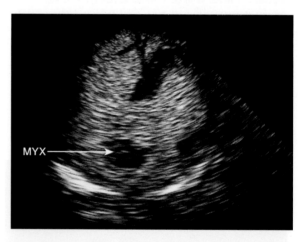

图 9-1-5　心尖四腔心切面显示收缩期黏液瘤回到左心房内致二尖瓣反流

因而在检查时应加倍注意,动作要轻缓,尽量缩短检查时间,以免发生意外。

4)三维超声心动图:可立体显示黏液瘤形态,更全面的观察到肿瘤大小、附着部位、毗邻关系和活动度情况(图 9-1-6),并准确判断肿瘤梗阻导致的血流动力学改变。

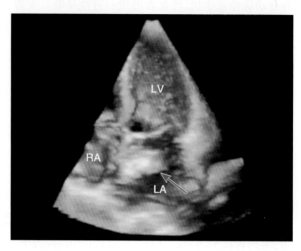

图 9-1-6　三维超声心动图显示左心房黏液瘤(箭头示)

5)心腔超声造影:极小的或略显模糊的小团块可行心腔超声造影检查,见左心房内呈现小的、轻微摆动的、基本无灌注的充盈缺损区(图 9-1-7)。

图 9-1-7　心腔超声造影
心尖四腔心切面显示左心房小黏液瘤呈充盈缺损

(3)诊断思维

1)当心腔内出现一个或多个异常回声团块时,首先应观察肿块的特征性超声表现:①若肿块呈现明显的房室之间往返摆动,应首先考虑黏液瘤;②若肿块活动幅度小,但回声为等回声或强回声,应考虑为蒂短而粗的黏液瘤或左心房内原发性肿瘤;③注意团块的附着部位,若在卵圆孔附近首先考虑黏液瘤,若在二尖瓣叶附近可优先考虑为心脏原发性良性肿瘤;若团块附着在心房后、侧壁上,呈低回声或回声不均,随心房壁运动而动,应首先考虑为血栓;④若肿块形态欠规则、松软、易变形、活动度较大应考虑黏液瘤;若形态不规则、固定不动、极低回声、血流丰富紊乱,应考虑为心房恶性肿瘤或转移瘤;若形态呈圆形或椭圆形、致密、回声较强,应考虑良性肿瘤。

2)询问病史及检测心内其他结构有无异常至关重要:①有风湿病史或有脑栓塞的病史,超声检出二尖瓣狭窄,左心房增大、房颤,此时的左心房团块一定要考虑为左心房血栓。当对左心房内到底有无异常回声存在疑问,或似见模糊回声,也应采用 TEE 或心腔超声造影来进行确定到底有无新鲜血栓形成;②有扩张型心肌病史或反复心力衰竭,左心增大,心尖部出现异常回声团块,甚至似有短蒂,随心脏搏动轻微活动,应首先考虑为心尖部血栓;因为左心室黏液瘤未引起血流动力学改变者,各心腔不增大;③患者状态不佳甚至有恶病质表现,心腔内出现异常不规则形低回声团块,基底宽,固定不动,再追问病史有其他器官的恶性病变,该团块则可确诊为继发性肿瘤。如无恶性肿瘤史,根据肿块超声特征考虑为恶性时,建议行进一步检查或其他影像学检查。

3)排他法是必不可少的诊断思维,超声检出心腔内肿块:①发生在左心房需逐一排除黏液瘤、血栓、转移瘤;②发生在右心房,要排除右心房黏液瘤、右心房血栓、转移瘤、静脉平滑肌瘤(该肿瘤起源于下腔静脉,注意延续扫查);③发生在左心室,要排除左心室黏液瘤、心尖部附壁血栓、良性肿瘤;④发生在右心室,要排除右心室黏液瘤、附壁血栓、良性肿瘤、静脉平滑肌瘤(该肿瘤由右心房延续生长入右心室)、右室流出道肥大肌束或肌性狭窄。

4)与其他影像学比较:超声心动图对心脏黏液瘤有很高的敏感性,准确性高,漏诊率低,因此,在诊断上具有其他影像学检查方法不可替代的价值。

2. 乳头状弹力纤维瘤

(1)概况:乳头状弹力纤维瘤(papillary fibroelastoma)可发生于任何年龄,以 60 岁以上者为多见。男女之间发病率无明显差异。乳头状弹力纤维瘤可发生于心脏任何部位,但多附着于瓣叶及其附属装置上(>80%),约占心脏瓣膜肿瘤的 3/4,最常累及主动脉瓣,其次为二尖瓣,极个别发生于心肌壁。乳头状弹性纤维瘤较小,直径 0.5~2.0 cm,

多在 1.0 cm 左右,发生在心腔的瘤体较大;多个乳头状突起以短蒂与心内膜相连,呈典型菜花样表现。该瘤绝大部分不会引起临床症状,多于超声心动图检查时发现。但其仍有脱落可能,从而引起脑或冠状动脉栓塞。

(2)超声影像学特征:超声表现为回声均匀的圆形或椭圆形团块,表面呈乳头状,常通过很小的蒂附着在瓣膜的下游侧,形状不规则,呈"小蘑菇样"(图 9-1-8)。必要时可行心腔超声造影检查。

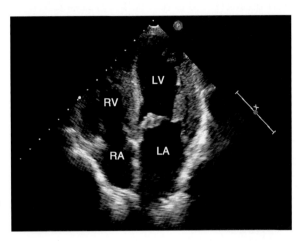

图 9-1-8　心尖四腔心切面显示二尖瓣前叶乳头状弹力纤维瘤

由于其超声表现与赘生物相似,故两者鉴别很困难,经食管超声心动图检查可显示得更加清晰,便于鉴别。另外需要结合临床症状,是否有发热病史等。由于该肿瘤体积小、活动度较大,故通常认为是栓塞的危险因素,此病极少出现严重的瓣膜反流。

(3)诊断思维

1)发现二尖瓣叶附近出现异常回声,要进行多角度、多切面扫查,确定该团块的大小、部位、形态及附着点,瓣口有无血流动力学改变,观察和除外各心腔及腔内结构有无异常。

2)询问病史:如有高热不退的病史,或有肾栓塞的临床表现,超声同时发现瓣叶上有异常回声团,应当首先考虑为感染性心内膜炎形成的赘生物。赘生物的特点是瓣叶上(瓣尖多见)附着蓬草样强回声团块,随瓣叶开闭飘摆明显,导致比较严重的二尖瓣反流。TEE 可以提供良性小肿瘤和赘生物两者的鉴别诊断信息。

3)与二尖瓣瓣上环鉴别:该病很少见。超声表现为二尖瓣前后叶根部左心房面见短而回声强的嵴状物,随瓣环移动而动;会引起和二尖瓣狭窄相同的血流动力学改变,瓣口流速增快,舒张期瓣口出现红色鲜艳的射流束。三维超声左心房面观可以显示二尖瓣环上方有一个较完整的强回声环状物,限制瓣环的正常张弛,导致相对性二尖瓣狭窄。

4)与其他影像学比较:超声心动图检出瓣膜上较小异常回声具有较高的敏感性和特异性。CT和心脏磁共振(cardiac magnetic resonance,CMR)难以分辨较小且活动度较大的病变,在评估瓣膜病变上存在局限性。但若乳头状弹力纤维瘤发生在主动脉瓣叶时,术前CT血管造影检查可以评估冠状动脉与肿瘤关系避免手术时损伤冠状动脉。

3. 纤维瘤

(1)概况:纤维瘤(fibroma)较为罕见,其发病率在原发性心脏肿瘤中<5%,可发生于任何年龄,但以婴儿及儿童多见,90%发生于12岁以下儿童,其中70%小于2岁。在儿童发生率仅次于横纹肌瘤。心脏纤维瘤可引起心室流出道或流入道梗阻,导致心力衰竭、心律失常或猝死,故应尽早检出和手术治疗。肿瘤多发生于心室,以室间隔和左心室前壁最为多见,肿瘤包埋于心肌中,可向心内膜和心外膜生长,但心内膜和心外膜完整。

(2)超声影像学特征

1)心腔内出现异常回声团块,多呈稍高回声,边界较清晰,内部回声较均匀,可有蒂,无包膜(图9-1-9);

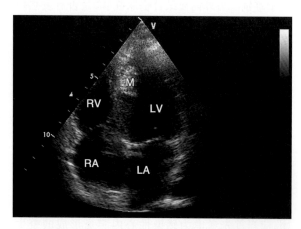

图9-1-9 心尖四腔心切面显示左心室纤维瘤

2)位于流出道内或形体较大的纤维瘤可导致左室流出道或右室流出道梗阻;

3)彩色多普勒及频谱多普勒可检出心室流出道或流入道狭窄、还可判定其梗阻程度;

4)TEE和心腔超声造影是重要的补充和鉴别诊断方法,纤维瘤多为少血供,因此造影时肿瘤内呈现低灌注。

(3)诊断思维

1)当在心室内(尤其左心室内)出现附壁团块时,应当首先确定是局限性肥厚的室间隔或左心室壁还是新生物。

2)重点观测心肌回声有无区别,如果是肥厚的心肌,那么肥厚部位和正常部分的心肌回声是完全一致的;如果是纤维瘤则局部回声应当是增强的,与正常心肌之间有界限,存在占位效应。

3)肿块多偏心状突入心室腔,较大瘤体会导致左(右)室流出道或流入道的狭窄,引起血流动力学改变,患者会出现临床症状和杂音。多普勒超声也会在狭窄处显示狭窄的五色镶嵌的血流和高速的射流频谱。但后两者不是纤维瘤导致狭窄的唯一超声征象,如果患者为梗阻性肥厚型心肌病,在左室流出道内同样可以测得上述超声表现。因此二维超声观测肿块的部位、回声尤为重要。由于纤维瘤多为少血供,所以CDFI和超声造影对鉴别的意义不大。

4)与其他影像学比较:超声心动图虽然能检测出心腔内团块,但对周边的浸润情况还需要结合其他影像学检查。CT显示为均匀软组织影边缘光滑,可向周边浸润性生长,内部常可见钙化影。CMR显示肿瘤T_1WI上与正常心肌呈等强度信号、T_2WI呈低信号、延迟增强呈均匀强化;CMR可用于术前评估肿瘤向周边心肌浸润情况。

4. 横纹肌瘤

(1)概况:横纹肌瘤(rhabdomyoma)是儿童中最常见的原发性肿瘤,多见于15岁以下儿童,多发者约占92%,其中有50%的病例伴有结节性硬化症。约占小儿心脏肿瘤的62%。临床上,肿瘤小者可无症状,大者可向心腔突起,引起阻塞症状,多发性肿瘤常引起严重的充血性心力衰竭。目前认为本病是一种源于胚胎心肌母细胞的婴儿错构瘤,胎儿时期就可被胎儿超声心动图发现。生长部位以室间隔为多,也可在左、右心室壁,两侧发生率相似。

(2)超声影像学特征

1)心腔内单个或多个圆形或椭圆形强回声团块;

2)边界清晰,内部回声均匀;

3)位于室间隔或心室壁内(图9-1-10),最常累及左心室,其次为右心室和室间隔;

4)肿瘤位于心室的流入道或流出道时可造成梗阻(尤其是多发肿瘤者);

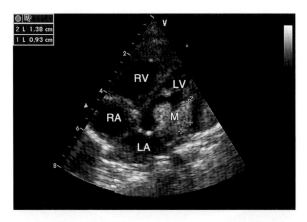

图 9-1-10　胸骨旁四腔心切面显示室间隔横纹肌瘤

5）频谱多普勒和 CDFI 检查有助于评估梗阻的严重程度；

6）多发者还可影响心脏功能导致其下降。

（3）诊断思维

1）当检测出心腔内附壁团块时，要根据该团块与正常心肌组织之间的回声不同、有无明显界限来判断其是否为新生肿物。

2）根据其所在位置来分析，心肌横纹肌瘤是位于心内膜和心外膜之间的心肌内，内、外膜连续完整；其他肿瘤是附着于心内膜或者侵及部分心肌。

3）当检测到左室流出道有梗阻时，需要将室间隔横纹肌瘤和梗阻性肥厚型心肌病进行鉴别，两者均可形成左室流出道梗阻。所不同的是前者在增厚的室间隔内可见到强回声肿瘤，而后者只是室间隔局限性异常增厚，内部结构和室间隔其他部位回声完全一致。

4）肿块良恶性鉴别的依据：心肌横纹肌瘤呈强回声团，内部回声均匀、心肌纤维排列规律。如果瘤体较大突入心腔时会将心内膜拱起，但心内膜连续完整；CDFI 其内可见少许血流信号。而横纹肌肉瘤则表现为极低回声团块位于心肌内，内部回声不均、心肌纤维排列紊乱，由于其是呈浸润性生长所以心内膜和心外膜常常连续中断、模糊不清；CDFI 常见其内血流丰富、紊乱。尽管横纹肌肉瘤罕见（美国 15 岁以下儿童横纹肌肉瘤发病率为 4 人/100 万~7 人/100 万），但也应建立这种思维。

5）一定要结合患者的年龄，心肌肿块发生在新生儿或婴幼儿身上应首先考虑心肌横纹肌瘤；多发的心肌肿块也应考虑该病。

6）关于预后：由于部分心脏横纹肌瘤有自愈倾向，所以较小的、单发或多发的肿块，无梗阻、无临床症状者应选择动态观察，而不必急于手术或干预；反之，对已造成心腔梗阻、出现血流动力学改变、药物难以控制的心律失常者，由于其预后较差，建议早期发现后积极手术切除治疗。

7）值得一提的是，心肌横纹肌瘤常并发结节性硬化症，所以超声心动图可以在早期甚至在产前就能协助诊断结节性硬化症。

8）与其他影像学比较：当怀疑横纹肌瘤时，可以结合其他影像检查进一步分析心肌病变，MRI 优于 CT，均优于超声。具体表现：增强 CT 扫描显示低密度影；MRI 表现为心肌内孤立性肿块或局限性心肌增厚，T_1WI 与周围正常心肌相比呈等强度信号、T_2WI 呈稍高信号、增强后可强化。

5. 脂肪瘤

（1）概况：心脏脂肪瘤（cardiac lipoma）为良性肿瘤，约占手术切除原发心脏肿瘤的 5%，可发于任何年龄，但以成人多见，无性别差异。

心脏脂肪瘤可发生于心脏任何部位，通常位于心腔外，但亦可侵入心腔内。多数病例无症状，但房间隔巨大脂肪瘤可引起静脉回流受阻表现；心包脂肪瘤可以压迫心脏引起相应症状，大的心包下脂肪瘤可能压迫冠状动脉引起心绞痛或干扰正常的心功能。虽然此类脂肪瘤无包膜，且有浸润性生长的特点，但由于其生长缓慢且无脂肪母细胞和非典型脂肪细胞，故仍将其归于良性肿瘤。

（2）超声影像学特征

1）心内膜脂肪瘤多发生于心室，可单发，亦可多发；呈圆形或椭圆形；呈略强回声团块，内部回声均匀，表面光整；与室壁的附着面较大，活动度较小；位于流出道附近的较大脂肪瘤亦可造成流出道的梗阻，相应区域可测得高速射流频谱及五色镶嵌血流束。

2）脂肪瘤样肥大系脂肪细胞的过度增生形成的良性病变，与高龄及肥胖有关，常被误认为心脏肿瘤，常累及房间隔卵圆孔边缘，但不侵犯卵圆窝。超声见房间隔上出现强回声团块，形成典型的"哑铃状"表现（图 9-1-11），应当注意鉴别。

（3）诊断思维

1）超声发现心腔内、心肌内出现单发或多发的高回声团块，具备良性肿瘤超声特点者，应首先考虑心脏脂肪瘤。这类患者通常身体其他部位也容易生长脂肪瘤，所以应询问病史，结合年龄和肥胖史。单纯发生在心腔内的高回声团还需要和纤维瘤等相鉴别。

2）心包腔内脂肪瘤应当结合有无心包积液，和心包间皮瘤等进行鉴别。

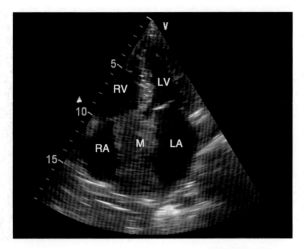

图 9-1-11 心尖四腔心切面显示房间隔脂肪瘤样肥大

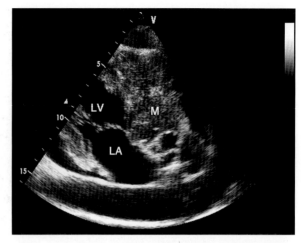

图 9-1-12 左室长轴切面显示右心室巨大横纹肌肉瘤

3）与其他影像学比较：CT 和 CMR 对脂肪瘤的诊断具有高度特异性，优于超声检查。CT 可示脂肪组织均匀低密度影，CMR 清晰显示肿瘤边界，T_1WI 呈强信号，T_2WI 呈稍强信号，脂肪抑制序列呈弱信号，增强后也不会强化。

（三）心脏原发性恶性肿瘤

1. 概况 心肌肉瘤约占原发于心脏恶性肿瘤的 95%，其他恶性肿瘤包括淋巴瘤及间皮瘤。恶性肿瘤形体多数较大，呈分叶状或不规则形状，内部回声不均匀。肿瘤多呈浸润性生长，与心壁的附着面较广，多无蒂，活动度小。肿瘤可侵及心壁内，并可累及心包，对瓣膜也有不同程度破坏，亦可伴有心包积液。肿瘤可单发，亦可多发。较大的肿瘤多可造成不同程度的梗阻。恶性肿瘤在手术后可原位复发。

2. 超声影像学特征

（1）心肌恶性肿瘤多呈低回声或极低回声团，通常生长迅速、较大，多呈突入心腔性生长。

（2）团块形态不规则（图 9-1-12），基底附着面广、固定不动或随室壁而动。

（3）CDFI 显示瘤体内多血流较丰富、血管分布紊乱；较直观地显示肿瘤导致梗阻的部位。

（4）频谱多普勒可测得局部高速射流频谱，并评估其梗阻程度（图 9-1-13）。

（5）心肌超声造影可以清晰显示肿瘤内的血供及分布情况。

3. 诊断思维

（1）当超声探及心肌内低回声、不规则形团块、基底宽、固定不动，应当高度怀疑心肌恶性肿瘤。好发在左心室壁和室间隔，右心室各壁段也不可忽视，而且在短期内（1~2 周）生长迅速，动态观

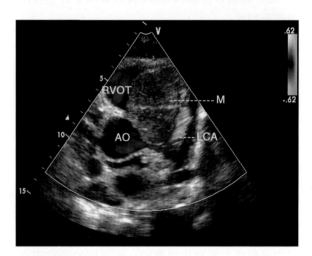

图 9-1-13 主动脉根部短轴切面显示右心室巨大横纹肌肉瘤导致右室流出道梗阻

察有助于确诊。

（2）重点观察肿瘤是否造成流出道或流入道梗阻及其程度，恶性肿瘤极易形成梗阻。而且多数患者都不能做到早期发现，出现梗阻症状方来就医，通常肿瘤已占据绝大部分心腔，周围组织浸润严重，无法辨认。此时需要按规范切面多角度观察，作出定性诊断报告即可。

（3）确定恶性肿瘤后还需要和慢性炎性肉芽肿相鉴别，因为后者也具备生长迅速、形态不规则的超声特点，可沿右心室过肺动脉瓣向主肺动脉腔内生长。此时易误诊。

（4）淋巴瘤显示低回声团块，具备恶性肿瘤的超声特点，从图像上难以鉴别。需要结合临床其他检查及病史。

（5）发生于右心室的恶性肿瘤还需要和继发性转移瘤进行鉴别，图像上无法区别，主要靠询问病史和结合其他临床检查结果进行鉴别。

（6）与其他影像学比较：超声心动图虽然能检测出心肌占位病变，但对周边组织是否有浸润还需要结合其他影像学检查。CMR 可以对肿瘤的位置与周围组织浸润情况进行评估，T_1WI 上因瘤体内部坏死或出血表现为低、中、高信号，T_2WI 表现为高信号，CMR 对比增强扫描可显示病灶内血供情况。

二、心包原发性肿瘤

（一）概述

心包肿瘤不常见，多数为转移到心包的继发性肿瘤，以白血病、肺癌和恶性淋巴瘤最为常见。弥漫性分布的心包肿瘤使心包壁层及脏层回声增强且不均匀，凹凸不平。

（二）心包囊肿

1. 概况 心包囊肿（pericardial cyst）是最常见的心包囊性占位，多为单房，也可为多房，直径 2~6 cm 不等，由囊状薄壁间皮细胞组成，囊肿壁多菲薄透明，囊内含有浆液。多数学者认为心包囊肿为先天性病变，各个年龄组均可发病。其为胚胎时期一原始腔未能和其他腔隙融合成心包，而单独形成一腔所致。心包囊肿以宽基底或呈蒂状与心包相连且不相通，发育成心包囊肿，如间隙与心包腔相通则称为心包憩室。

2. 超声影像学特征

（1）超声可见囊肿位于心脏壁层心包之外，与心包相连。

（2）有完整囊壁，囊壁光滑。

（3）囊腔内为液性暗区充满，透声良好，后壁增强效应。遇有肥胖或图像不清者此征不明显；有钙化时腔内可见带状或斑点状强回声。

（4）CDFI 见囊肿内部及周边无血流信号。

（5）心包囊肿为心包的囊性突起，不随呼吸活动，而且心脏房、室壁完整（图 9-1-14）。TEE 有助于心脏深层心包囊肿的显示。

3. 诊断思维

（1）由于心包囊肿一般无症状，所以常常在体检拍片或做 CT 或超声心动图检查时被发现。

（2）超声对位于心脏前方、上方、心尖部的心包囊肿较易检出，但对位于心脏后方、侧后方的囊肿比较困难（除非囊肿大出现推挤或压迫周围组织时）。TEE 对上述部位的心包囊肿显示较为理想，对心包的实质性病变和心外的其他肿瘤如纵隔肿瘤等病变的诊断与鉴别诊断亦具有重要价值。

（3）与其他影像学比较：超声心动图不是首选

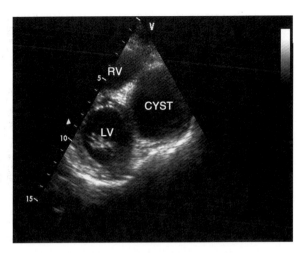

图 9-1-14 左心室短轴切面显示心包囊肿（CYST）

方法。CT 和 CMR 发现该病优于超声，可发现心脏轮廓外出现异常团块。但关于团块究竟是实性还是囊性仍有赖于超声检查，超声检查时，必须结合 X 片或 CT 片提供的位置仔细寻找。

（三）心包恶性肿瘤

1. 概况 心包恶性间皮瘤或间皮肉瘤为罕见的原发性心脏恶性肿瘤，来源于心脏间皮，占心脏及心包原发肿瘤的 3.6%，常伴有大量的心包积液，临床诊断较为困难。

2. 超声影像学特征

（1）心包内占位：心腔外、心包内出现多发的大小不等的肿块。

（2）肿块形态：表现多样，可呈条索状、蜂窝状或团块状。

（3）内部回声多较致密，与心包脏、壁层广泛粘连，心包膜增厚（图 9-1-15）。

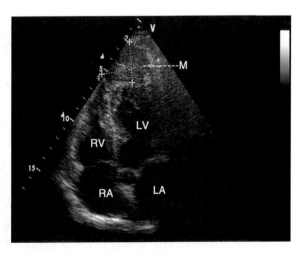

图 9-1-15 心尖四腔心切面显示心尖部心包恶性间皮瘤（M）

（4）心包积液：在心包腔内出现大量无回声暗区，其内见密集、细小的点状回声，并随心脏运动而缓慢移动。抽出积液为血性，点状回声系稠密的红细胞。

3. 诊断思维

（1）这类患者做超声检查首先被发现的是中至大量心包积液，并看到其内的密集、细小的点状回声，此时应除外化脓性心包炎和转移癌性心包积液。化脓性心包炎临床表现急重，有高热、呼吸困难、实验室检查白细胞明显增多等；转移癌性心包积液可结合临床资料提供其他脏器的原发癌灶。

（2）超声对心包内较大的肿瘤容易发现，但对较小的、尤其是弥漫性分布的心包肿瘤容易漏诊，误认为增厚的心包，所以在大量心包积液时应多角度多切面仔细检查。

（3）与其他影像学比较：超声心动图对此病特异性、敏感性均较高，但对于判断肿瘤对周围组织侵及或压迫程度还需要借助其他影像学检查，如CT和CMR。

三、心脏继发性肿瘤

（一）概况

继发性心脏肿瘤发病率是原发性心脏肿瘤的20多倍，最常累及的是心包，其次为心肌，再次为心内膜。癌症患者出现进行性加重的心律失常、心脏增大、心衰时应怀疑本病，然而90%以上患者没有心脏方面的表现。肺癌和乳腺癌可以局部浸润心包引起心包积液；肺癌还可侵犯肺静脉、左心房造成二尖瓣阻塞的临床表现。白血病和淋巴瘤也常常累及心脏，前者大量沉积在心肌细胞间引起血性心包积液，后者则易在心肌中形成孤立性转移灶。恶性肿瘤也可以通过直接侵犯邻近器官而侵犯心脏，或通过静脉系统或淋巴系统造成播散转移（表9-1-2）。例如，纵隔肿瘤具有较高转移性，可以转移到心包和/或心肌，50%的患者累及心脏。

（二）超声影像学特征

以原发性肝癌右心房转移为例。

超声心动图发现右心房内出现较高回声团块，形态欠规则，与右心房壁分界较清晰，无粘连（图9-1-16A）。沿该回声团追踪扫查见其来自下腔静脉，突入右心房（图9-1-16B）。进一步寻找肿瘤来源时，发现肝脏内巨大的实质性肿瘤（图9-1-16C）。经穿刺活检证实为肝内原发性肝癌，下腔静脉内则考虑为癌栓。

表 9-1-2　心脏转移性肿瘤的来源、转移方式及心脏表现

来源	转移方式	心脏表现
肺癌	直接侵犯，常通过肺静脉转移	转移瘤，常伴有心包积液
乳腺癌	血行或淋巴转移	常见心包积液
淋巴瘤	淋巴转移	多种表现
胃肠道癌	血行或淋巴转移	多种表现
黑色素瘤	血行或淋巴转移	累及心内结构或心肌
肾细胞癌	下腔静脉到右心房或右心室	心腔内实性占位
类癌	血行或淋巴转移	三尖瓣或肺动脉瓣增厚

（三）诊断思维

1. 已知患者患有恶性肿瘤病史，因出现心悸、呼吸困难或有心衰症状行心脏超声检查时，应仔细观察心包腔内有无积液及其程度、有无异常团块；观察心脏内有无异常回声团及其回声、形态、有无蒂及附着点，为临床提供有无心脏转移的依据。

2. 检查前医患双方均未知患者是否有恶性肿瘤，如果超声发现或怀疑患者有心脏转移，需结合患者提供的资料及临床表现，或根据心脏超声征象进一步排查患者的相应脏器，如肝脏、乳腺、肾脏有无原发灶，也可建议患者做其他影像学检查进一步明确诊断。

3. 如超声发现下腔静脉内有实质性回声团并向右心房、右心室生长时应当考虑为静脉血管平滑肌瘤。

4. 与其他影像学比较：①超声心动图是评价心脏转移及心包受累情况的首选检查手段，并可评估有无心脏压塞或瓣口阻塞等；②CT可确定胸部、腹部和盆腔等潜在的心外肿瘤原发灶；③CMR可对肿瘤的心肌浸润情况进行分析。三者联合应用会提高该病诊断的准确性；④PET/CT显像技术对转移性病灶检测敏感，但由于心脏代谢活跃，心脏整体均表现为高摄取状态而使其应用受限。

（四）临床价值

超声心动图对心脏继发性肿瘤患者的评估是非常必要的，其主要的作用包括以下几个方面：

1. 对于存在或可疑存在恶性肿瘤转移至心脏的患者，Ⅰ类推荐应用超声心动图进行筛查。

2. 利用超声心动图寻找转移肿瘤的原发灶，

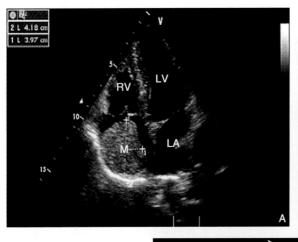
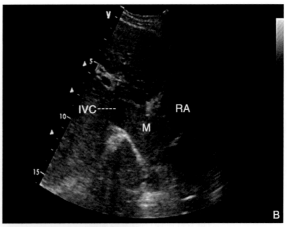
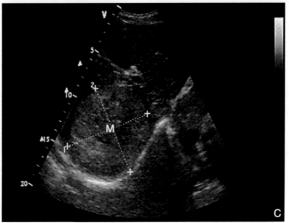

图 9-1-16　原发性肝癌右心房转移
A.心尖四腔心切面显示右心房内较大的肿瘤(M);B.剑突下下腔静脉长轴切面显示下腔
静脉内癌栓回声(M);C.肝右下斜切切面显示肝右叶巨大实性肿瘤(M)

对治疗及预后有重要的作用。

3. 超声心动图对心脏功能的评估,有助于帮助临床判断此类患者是否有可能进行化疗。

4. 已经接受肿瘤治疗的患者,超声心动图用于评估药物副作用,比如阿霉素导致的心肌毒性损害。

5. **对心包积液的综合评价**　①恶性肿瘤发生心脏转移常导致心包积液,但这种心包积液通常不会有心包炎的表现;②对于恶性肿瘤的患者,如发现心包积液,应对积液穿刺化验,判断是否发生心包的转移,如果积液确定为恶性转移,即为治疗的指征,而且当确定由心包积液转移所致时,预后一般较差。但仅根据心包积液,不能说明发生了心包转移,因为癌症患者产生心包积液有很多种原因,例如药物化疗亦会引起心包积液。

四、诊断心脏肿瘤的注意事项

超声心动图诊断心脏肿瘤要点:①须排除心内

正常结构组织或伪像,当超声仪器分辨力不够或切面不标准时,易与心脏内肿瘤混淆;②应与心内血栓进行鉴别,临床病史及肿块附着部位能为诊断提供相应线索;心内血栓常发生于左心耳、左心室心尖部室壁瘤或者扩张型心肌病的患者。因为心肌梗死并发心尖部室壁瘤时,心尖部室壁运动消失或矛盾运动,心尖部血流淤滞、流速缓慢,这是血栓形成的主要因素。此外,在相应抗凝或溶栓治疗后,肿物形态的改变,亦能为肿物性质的鉴别提供帮助。

仅仅依靠超声心动图对心脏肿瘤的良、恶性及组织病理做出判断是非常困难的,但可以根据患者年龄、肿物肿瘤位置、大小、数量、活动性以及血流动力学改变来初步判定良恶性,为临床决策提供合理化建议(图 9-1-17)。

1. 左心房内占位

(1) 左心房血栓:左心房血栓常与瓣膜病变有关。附壁血栓常发生于左心耳内及左心房的后壁,

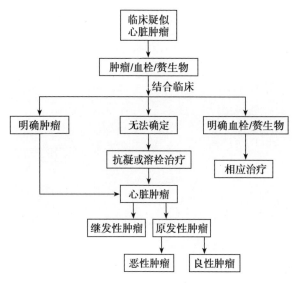

图 9-1-17 临床诊断心脏肿瘤流程图

基底较宽;而黏液瘤几乎均附着于卵圆窝附近。前者随房壁活动而动,活动幅度小;后者随血流活动而动,摆动明显。

(2) 二尖瓣赘生物与乳头状瘤:感染性心内膜炎赘生物有其声像图特点,其感染病史及特殊临床表现有助于鉴别。乳头状瘤多发生于二尖瓣,与瓣叶附着面较宽,这点有利于区别黏液瘤。

(3) 胸段降主动脉:其位置在左心房的后方,当左心房的位置后移或者主动脉增宽或前移时,图像上易被误认为是左心房内或左心房后方的肿瘤。通过旋转探头,显示降主动脉长轴可以鉴别。

(4) 冠状静脉窦:当冠状静脉窦扩张时,左室长轴切面于左心房室沟处可见一圆形的囊性结构突入左心房内。鉴别方法是在左心室短轴和心尖四腔心切面详细检查房室沟处,显示冠状静脉窦长轴切面。如果怀疑为永存左上腔静脉,可经左上臂行周围静脉造影鉴别。

(5) 食管裂孔疝:其从后方压迫左心房时,易被误认为左心房内肿瘤。多切面检查及结合临床症状可以鉴别。

2. 右心房内正常结构与占位

(1) 下腔静脉口:四腔心切面时的下腔静脉口显示为右心房顶部的圆形或卵圆形结构,有时易被当做右心房肿瘤。多切面检查可鉴别。

(2) 右心房血栓:常为医源性,尤其是在右心房内放置导管时最易发生,如中心静脉导线或者静脉营养导管。少数情况下可以由起搏器或 Swan-Ganz 导管引起。转移性右心房血栓也很常见,如从腔静脉来的嵌顿血栓。超声表现上血栓多呈手指状,有蒂的血栓常在心腔内移动。另外,右心房附壁血栓较易发生钙化,此时更易被误诊为黏液瘤。

(3) 希阿里氏网(Chiari network):是胚胎发育过程中,下腔静脉和冠状静脉窦瓣吸收不完全而残存的组织,呈网状或条索状出现在右心房中,位于下腔静脉与右心房交界处或右心房侧壁、房间隔等部位,在 1.5%~3% 的正常人中存在,一般不引起血流动力学改变。而右心房肿瘤常附着在房间隔上,有蒂,呈球形或团块状。

(4) 下腔静脉瓣:又称为 Eustachian 瓣(欧氏瓣),由静脉窦瓣演化异常形成,超声显示右心房内房间隔侧有条形带状回声,随心脏收缩舒张而摆动,剑突下探查下腔静脉长轴切面显示此带状回声近端与下腔静脉前壁相连接,另一端游离在右心房内,以此鉴别于右心房肿瘤。

3. 左心室内结构

(1) 乳头肌(papillary muscle):乳头肌为附着于心室壁而尖端突向心室腔的锥状肉柱,短轴时容易与心腔内肿瘤相混淆。

(2) 左心室假腱索(left ventricular false tendon):是指左心室内除正常连接乳头肌和左心房室瓣叶的腱索以外的纤维条索结构,属于一种先天性解剖变异,左心室假腱索是从原始心脏的内肌层衍生而来,多数为致密纤维组织,少数由心内膜包裹的心肌构成,其数目不等,既有单条,也可多条。随着超声诊断仪分辨力的提升,两者不难与心腔肿瘤进行鉴别。

4. 右心室内占位 右心室起搏器导丝可诱发纤维蛋白的生成及血细胞吸附的增多都可导致血栓形成。与右心房起搏器导丝血栓类似,右心室内起搏器导丝上附着血栓有时亦需与右心室肿瘤进行鉴别。

综上所述,超声心动图作为心脏肿瘤首选的影像学检查方法,对肿瘤的诊断、治疗方案的选择均起到举足轻重的作用。但是,超声不能对肿瘤进行病理诊断,定性诊断也只能是初步推测。根据患者临床资料,结合心脏肿瘤组织学特性、发病年龄、发生部位、超声影像学特征可为临床选择治疗方案提供重要依据。早期发现、早期诊断和早期治疗可以改善原发性心脏良性肿瘤患者的预后;手术切除是治疗原发性良性心脏肿瘤的首选方法,术后超声随访十分重要;然而心脏恶性肿瘤即便早期诊断并积极治疗,其预后亦不良。

(田家玮)

第二节 心腔内血栓的 超声诊断思维

心腔内血栓(intracardiac thrombus)是指心腔内形成或静脉血栓脱落到心腔的血栓,多数是由于内皮或者心内膜损伤,血流状态改变和血液高凝状态而引起。

心腔内血栓脱落可造成体循环和肺循环栓塞。主要症状为:①体循环栓塞,多为左心血栓脱落造成的局部缺血症状,根据栓塞部位不同可表现为脑栓塞、肢体栓塞、肾动脉栓塞等;②肺循环栓塞,多为右心血栓脱落造成,常表现为肺动脉栓塞,临床表现为突发胸痛、咯血甚至休克、猝死;③矛盾性栓塞,当合并卵圆孔未闭等左右心腔沟通时,患者也有可能同时出现肺循环和体循环栓塞的症状形成矛盾性栓塞。

经胸超声心动图(transthoracic echocardiography,TTE)是评估心腔内血栓的首选检查方法。所有疑似心腔内存在血栓的患者需首先考虑 TTE,对于TTE 无法确诊的疑似血栓推荐使用经食管超声心动图(transesophageal echocardiography,TEE)进一步明确诊断。

一、心腔内血栓的超声影像特征

(一)左心房血栓

1. 概述 左心房血栓较为常见,常继发于房颤、二尖瓣狭窄及左心衰竭等患者。另外,严重的二尖瓣反流,回流入左心房的血液增加,会形成相对性的二尖瓣狭窄,也增加了血栓形成的风险。左心房血栓可以附着于左心房的任何部位,左心耳是左心房内最易形成血栓的部位。

2. 超声影像学特征

(1)部位:左心房血栓多附着于二尖瓣环以上的左心房后侧壁(图9-2-1)或左心耳内(图9-2-2)。

(2)数目:左心房血栓可以单发,也可多发(图9-2-3)。

(3)形态:血栓基底部较宽,游离面大,无蒂,多为边缘清晰的圆形或椭圆形,也可为条索状或不规则形。

(4)回声:新鲜血栓多表现为低回声信号,陈旧血栓回声较强,内部回声不均匀(图9-2-1)。

(5)活动性:大部分血栓活动度较差或不活动,但仍有部分血栓脱落形成游离血栓。

(6)三维超声能更清晰立体地显示血栓轮廓

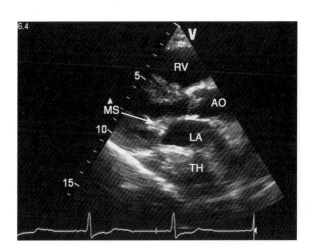

图 9-2-1 风湿性二尖瓣狭窄,左室长轴切面显示左心房内较大血栓(TH),内部回声强弱不等

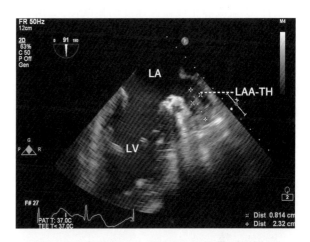

图 9-2-2 TEE 显示左心耳较大低回声血栓(TH)

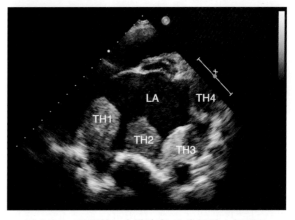

图 9-2-3 风湿性二尖瓣狭窄,心尖四腔心切面显示左心房及左心耳多发血栓(TH)

大小(图9-2-4)及数目。

3. 鉴别诊断

(1)左心房内血流自发显影:左心房内血流自发显影是血栓形成前的征象,自发显影必须满足两

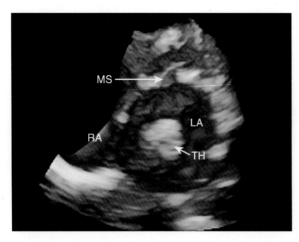

图 9-2-4 三维超声显示心尖四腔心切面见左心房血栓(TH)及二尖瓣狭窄(MS)

个条件:①血流静止或血流速度明显减慢;②出现血细胞和血浆蛋白的相互作用。超声心动图能清楚显示左心房内自发显影现象(图 9-2-5)。自发显影很难通过超声进行定量评估,它的诊断很大程度依赖于仪器的设置。病理性自发显影和伪像形成的自发显影需要借助于其他信息来进行鉴别。例如,如果患者无左心衰竭,出现了自发显影现象,就有可能是由仪器设置造成的。

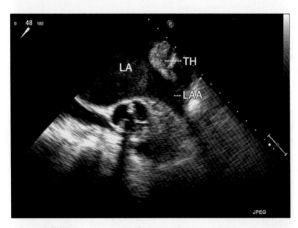

图 9-2-5 TEE 显示左心耳口血栓(TH)及左心房内缓慢血流呈"自发性显影"

(2)房间隔膨出瘤:房间隔膨出瘤是房间隔组织发育菲薄,受左右心房压力的影响而形成类似"风向标"样的特征表现,其内可以形成血栓,因此在评价左心房血栓时,也应仔细检查房间隔处有无血栓的存在。

(3)左心房黏液瘤:左心房血栓常需要与左心房黏液瘤相鉴别,后者超声影像学特征详见本章第一节。左心房内团块形态各异,有蒂,多附着于房间隔左心房面;随血流而活动,摆动较大;常引起二

尖瓣口的狭窄等。而左心房血栓则是附着于房壁,随心房壁运动而运动,无蒂,有引起左心房扩大的原发病。

(4)需要和左心房罕见的原发性肿瘤相鉴别,如左心房脂肪瘤、间叶纤维瘤等。

(二)左心室血栓

1. 概况 左心室血栓常发生于急性心肌梗死、左心室室壁瘤及扩张型心肌病等左心室明显增大的患者,局部血液流动缓慢和室壁运动异常等系左心室血栓的好发因素。

2. 超声影像学特征

(1)部位:左心室血栓多位于心肌梗死室壁运动异常或室壁瘤处,尤其是心尖部(图 9-2-6);也可发生在扩张型心肌病等增大的左心室心尖部(图 9-2-7)。

(2)形态:血栓形态多为弯月形扁平状,也可

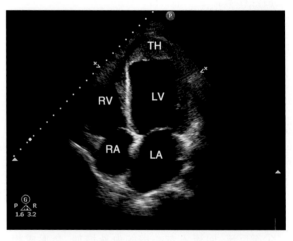

图 9-2-6 前壁心肌梗死时,心尖四腔心切面见左心室心尖部附壁血栓(TH)
LA:左心房;LV:左心室;RA:右心房;RV:右心室

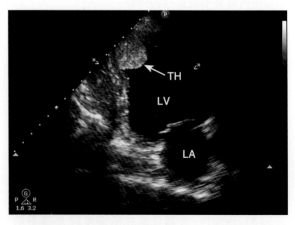

图 9-2-7 扩张型心肌病时,心尖二腔心切面见左心室心尖部附壁血栓(TH)
LA:左心房;LV:左心室

为圆形或不规则形。

（3）基底部：较宽，无蒂，直接附着于左心室壁心内膜上。

（4）活动度：可随心脏有轻微的运动，但活动度多不大。个别患者会出现摆动幅度较大酷似黏液瘤样改变，甚至出现基底较窄的短的"假性蒂"。

（5）回声：低回声血栓提示血栓形成时间不长，多为新鲜血栓；如出现高低混合回声或高回声血栓，常提示血栓为陈旧性血栓。

（6）三维超声能更加清晰显示心尖血栓的大小、形状及活动情况（图9-2-8）。

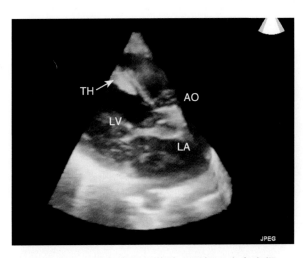

图9-2-8　三维超声显示前壁心肌梗死患者室间隔中下部附壁血栓（TH）

（7）当疑似存在血栓尤其是新鲜血栓时（图9-2-9A），可进行左心室心腔超声造影。血栓内无造影剂充填，在心腔造影剂的衬托下血栓被清晰地显示，呈现充盈缺损（图9-2-9B）。

3. 鉴别诊断

（1）心尖肥厚性心肌病：由于心尖部心肌异常肥厚，易被误诊为附壁血栓。心尖肥厚心肌心内膜与周围室壁心内膜相延续（图9-2-10），而心尖血栓则附着于心内膜上。必要时可通过左心室心腔超声造影来进行鉴别。

（2）心肌致密化不全：心尖部大量的肌小梁和小梁隐窝形成的"海绵样"或"蜂窝样"结构，容易被误认为血栓。鉴别时仔细观察致密化不全的心肌特有的小房样或蜂窝样结构，其内可充满血液；而血栓内不会有血流灌注。也可以通过左心室心腔超声造影来进行鉴别。

（3）左心室腔明显扩大：心尖部出现交错的肌小梁或肌束结构（图9-2-11），或伴有肌小梁过度肥大时，与薄层或小血栓之间难以鉴别。也需要通过左心室心腔超声造影来进行鉴别。

（三）右心血栓

1. 概况

（1）右心房血栓多发生于房颤、三尖瓣狭窄等右心房扩张及血流淤滞患者。右心房血栓可由右心室生成血栓返回或由静脉血栓回流入右心房所致，因而右心房血栓表现形式各异，可附着于右心房壁，亦可漂浮于右心房内呈自由活动。

（2）右心室血栓多发生于右心室心肌梗死及心肌病等患者。不常见，可形成右室流出道梗阻，亦可导致肺栓塞。

2. 超声影像学特征

（1）部位：可附着于右心房、右心室壁且活动度较小，亦可漂浮于右心腔并且自由活动（图9-2-12A），易脱入肺动脉导致肺栓塞（图9-2-12B）。

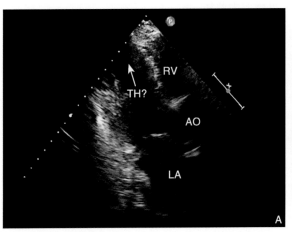
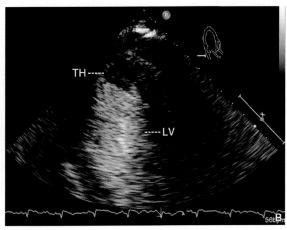

图9-2-9　心腔血栓超声造影

A. 前壁心肌梗死时，心尖三腔心切面见左心室心尖部疑似附壁血栓（TH?）；B. 心腔超声造影清晰显示左心室心尖部血栓，TH呈充盈缺损

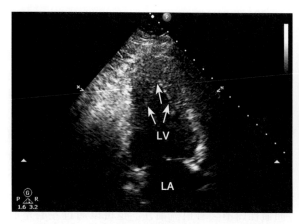

图 9-2-10　心尖肥厚性心肌病,心尖二腔心切面显示心尖部肥厚的心肌(箭头示)

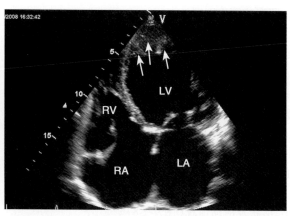

图 9-2-11　扩张型心肌病,心尖四腔心切面显示心尖部交错的肌小梁(箭头示)

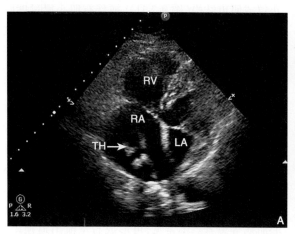

图 9-2-12　右心房及肺动脉血栓超声表现

A.胸骨旁四腔心切面显示右心房内条形多发血栓(TH);B.同一患者,主动脉根部短轴切面显示右肺动脉内条形低回声血栓(TH)

(2)形态不规则,回声不均匀,可随心动周期血液流动而周期性移动,亦可为强回声的附壁无运动团块。

(3)需注意同时检测右心原发疾病的超声特征。

3. 鉴别诊断

(1)右心房血栓主要需要与右心房黏液瘤相鉴别。后者超声影像学特征:肿瘤形态各异;有蒂,多附着于房间隔卵圆窝右心房面;随血流漂浮摆动于右心房、右心室流入道之间;引起三尖瓣口的狭窄。

(2)右心房血栓还需与静脉内血管平滑肌瘤转移至右心房相鉴别。血管平滑肌瘤是一种临床上较少见的良性病变,早期由于肿瘤生长在较小的血管内,临床影像学很难发现。对于起源于生殖静脉、肾上腺或双侧髂静脉的肿瘤,可经下腔静脉上

行转移至右心房。如追踪右心房内团块可延伸至下腔静脉(图 9-2-13),甚至肾静脉、卵巢静脉时,则可确诊为此病。

(3)右心房内癌栓:右心房内出现实质性团块,呈低回声或高回声;可以附壁也可以游离。CDFI 见团块内可以出现血流信号,超声造影有利于鉴别。

二、心腔内血栓的诊断思维

(一)总体诊断思路和鉴别诊断

1. 判别伪像　当发现心腔内异常回声团块时应排除伪像可能,此时需调整声束使其垂直于探测的房、室腔及团块。

2. 团块特征　根据团块附着部位、形态、回声、活动度、有无蒂、内部血流、心腔大小等判断是血栓还是肿瘤。

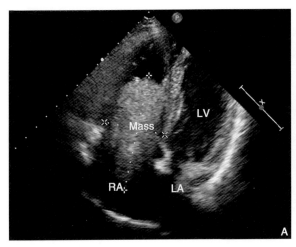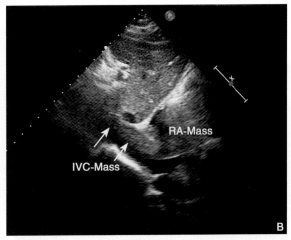

图 9-2-13　血管平滑肌瘤转移至右心房
A. 心尖四腔心切面显示右心房内巨大团块（Mass）；B. 追踪团块延伸至下腔静脉

3. 新技术辅助诊断　遇有心腔内模糊回声或低回声等难以判定、极小的血栓或肿瘤需要明确时，需要进行 TEE 检查。超声造影技术可清晰显示团块的轮廓、内部有无造影剂灌注，恶性肿瘤内会有造影剂灌注；良性肿瘤有或无造影剂灌注；血栓内不会出现造影剂回声。

4. 动态观察　一般情况下新鲜血栓可在 7～14 天内出现由周边向中央区逐渐机化，回声由低无、弱回声至略强回声；由均匀到不均匀回声。对于高度怀疑血栓者，可进行溶栓或抗凝治疗，新鲜血栓多在 3 个月内完全消失，机化不全的血栓可以体积明显减小。而肿瘤则不会出现体积缩小，恶性肿瘤或转移肿瘤甚至会增大。

5. 注意原发病　要注意原发病的超声特征，如重度二尖瓣狭窄、扩张型心肌病等心腔明显增大的疾病，心肌梗死伴室壁瘤形成等。

（二）局部血栓的诊断思路

1. 左心房血栓的诊断思维

（1）TTE 是检查左心房血栓的首选方法，可以显示左心房内较大血栓，由于左心耳结构位置特殊，TTE 无法清晰显示出左心耳的完整结构，尤其是老年人、肺气肿、肥胖等困难患者，所以不能单纯依靠 TTE 排除左心耳血栓。而 TEE 能够清晰显示出整个左心房，尤其左心耳，TEE 检查左心房血栓的敏感性和特异性达 95%～100%，还能清晰显示出左心房血栓的形态、数目、大小、累及范围以及活动度。

（2）发现左心房血栓应首先明确患者有无合并房颤，因为房颤是脑卒中的危险因素之一。房颤

合并心房血栓的患者如直接进行电复律治疗，发生脑卒中的风险会明显增加。因此，房颤患者必须在电复律前常规行 TEE 检查，明确心房内是否存在血栓。

（3）左心房血栓一般都是发生在扩大的左心房内，左心房越大，血栓形成的概率也就越大。左心房的大小对于维持窦性心律，判断血栓栓塞发生的风险及预后具有重要意义。

2. 左心室血栓的诊断思维　如果发现左心室心尖部有血栓附着，首先应想到是左心室心尖部室壁瘤或者扩张型心肌病的患者。因为心肌梗死并发心尖部室壁瘤时，心尖部室壁运动消失或矛盾运动，心尖部血流淤滞、流速缓慢，是血栓形成的主要因素。对于扩张型心肌病患者，由于左心室心肌呈弥漫性运动减弱，心室不能形成强有力的射血，导致左心室内血流缓慢，容易在心尖形成许多涡流，可导致左心室血栓的形成。除了以上两个常见原因以外，心肌致密化不全、心肌弹力纤维增生症、缺血性心脏病也是导致心尖血栓的病因。

3. 右心血栓的诊断思维

（1）右心房血栓：虽然比较少见，但对右心腔扩大的患者要警惕血栓的形成。常规检查原发病的超声特征时，应当仔细去寻找有无合并血栓。当心内出现模糊回声或疑似有较小血栓时应当选择 TEE 或心腔内超声造影。TTE 可以发现右心房内较大的血栓，但无法显示右心耳血栓，而 TEE 可以清晰的显示右心房的血栓，尤其对 TTE 难以显示的小血栓，如附着于右心耳的、起搏电极附着端以及卵圆孔周围的

血栓,显示更具临床意义。心腔内超声造影可以清晰显示出血栓的充盈缺损、识别心内膜。

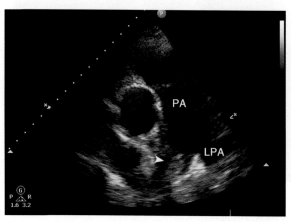

图 9-2-14 主动脉根部短轴切面显示右肺动脉内条形血栓(TH)

（2）右心室血栓:罕见,有时右心房血栓会经右心室直接栓塞到肺动脉及其分支(图 9-2-14),导致非常危重的肺栓塞。

肺动脉栓塞是心血管疾病中除心肌梗死和脑卒中的第三大致死疾病。肺动脉栓塞栓子主要来源于下肢深静脉、心内膜炎以及来源于右心的血栓或者肿瘤。超声心动图虽然不是检出肺栓塞的确诊方法,但可以通过评估右心血栓、心室大小、射血功能、局部室壁运动及瓣膜异常等对患者进行危险程度评估,迅速鉴别出可能发生肺栓塞的高风险者,从而指导临床制订相应的治疗策略。

综上所述,超声心动图是评估潜在心腔内血栓的重要工具之一。2016 年 ASE 指南提出的超声心动图评估心腔内血栓应遵循的标准(表 9-2-1)及心源性栓子的危险分级以供参考(表 9-2-2)。

表 9-2-1　超声心动图评估心脏来源性血栓的适用标准

适用 TTE	适用 TEE
1. 与疑似心脏病因相关的症状或病症,包括但不限于胸痛、气短、心悸、TIA、卒中或外周栓塞事件	1. 作为未发现非心源性栓塞的心血管源性血栓源评估的初步或补充测试
2. 怀疑心脏占位	2. 有诊断为 IE 的中高度可能的初步或者补充检查(例如葡萄球菌菌血症,真菌血症,心脏人工瓣膜或心脏内装置)
3. 可疑的心血管源性栓塞	
4. 怀疑感染性心内膜炎(IE)的初步评估与积极的血液培养结果或新的杂音	3. 作为关于抗凝,心脏复律和/或射频消融的临床决策的评估的初步检查
5. 重新评估 IE 进展或并发症的高风险,或临床状态或心脏检查结果的变化	
6. 已知的急性肺栓塞(PE)用于指导治疗(例如,血栓切除术和溶栓治疗)	
7. 用于评估右心室(RV)功能和/或肺动脉压变化的溶栓或血栓切除术后已知的 PE 重新评估	
不适用 TTE	不适用 TEE
1. 暂时性发热,无菌血症或新杂音	1. 评估具有已知心脏来源的栓塞并且 TEE 不会改变管理的心腔内栓子
2. 具有不典型的与 IE 相关的病原体和/或记录的非血管内感染源性的瞬时菌血症	2. 当 TTE 的预期诊断能合理预测要解决所有诊断和治疗管理时,不应常规使用 TEE
3. 在不考虑病理改变的情况下对不复杂的 IE 进行日常监控	3. 监测先前的经食管超声心动图变化,预期治疗无变化时
4. 怀疑 PE 者确立诊断	4. 预测为 IE 的概率很低时的诊断(例如暂时性发热,已知的本地感染源,阴性血培养结果或心内膜炎的非典型病原体)
5. 对 PE 前期 RV 功能和肺动脉收缩压均正常的患者进行常规监测	5. 已进行抗凝治疗并不进行心脏复律的评价

表 9-2-2 心源性栓子的危险分级

高风险组	低风险组
1. 心腔内血栓	1. 早期潜在的心内血栓
a 房性心律失常	a 自发显影(无心房颤动)
Ⅰ 瓣膜性房颤	b 无血凝快血凝块的 LV 室壁瘤
Ⅱ 非瓣膜性房颤	c 二尖瓣脱垂
Ⅲ 心房扑动	2. 心内钙化
b 缺血性心脏病	a 二尖瓣环钙化
Ⅰ 近期心肌梗死	b 主动脉瓣狭窄伴钙化
Ⅱ 慢性心肌梗死,特别是左心室室壁瘤	3. 瓣膜异常
c 非缺血性心脏病	a 纤维蛋白粘连
d 人工瓣和机械瓣	b 瓣膜巨大赘生物
2. 心内赘生物	4. 间隔缺损和异常
a 原发性心内膜炎	a 卵圆孔未闭
b 人工瓣膜置换后心内膜炎	b 房间隔膨胀瘤
c 非瓣膜性心内膜炎	c 房间隔缺损
3. 心脏内肿瘤	
a 黏液瘤	
b 乳头状纤维瘤	
c 其他肿瘤	
4. 主动脉粥样硬化	
a 血栓栓塞	
b 胆固醇晶体栓塞	

(田家玮)

参 考 文 献

1. Maraj S, Pressman GS, Figueredo VT. Primary cardiac tumors. Int J Cardiol, 2009, 133(2): 152-156.

2. Neragi-Miandoab S, Kim J, Vlahakes GJ. Malignant tumours of the heart: a review of tumour type, diagnosis and therapy. Clin Oncol (R Coll Radiol), 2007, 19: 748-756.

3. Hoffmeier A, Sindermann JR, Scheld HH, et al. Cardiac tumors-diagnosis and surgical treatment. Dtsch Arztebl Int, 2014, 111(12): 205-211.

4. Jain D, Maleszewski JJ, Halushka MK. Benign cardiac tumors and tumorlike conditions. Ann Diagn Pathol, 2010, 14: 215-230.

5. Tzani A, Doulamis IP, Mylonas KS, et al. Cardiac tumors in pediatric patients: a systematic review. World J Pediatr Congenit Heart Surg, 2017, 8(5): 624-632.

6. Capotosto L, Elena G, Massoni F, et al. Cardiac tumors: echocardiographic diagnosis and forensic correlations. Am J Forensic Med Pathol, 2016, 37(4): 306-316.

7. Castillo JG, Silvay G, Boateng P. Characterization of surgical cardiac tumors. Bratisl Lek Listy, 2016, 117(1): 3-10.

8. Saric M, Armour AC, Arnaout MS, et al. Guidelines for the use of echocardiography in the evaluation of a cardiac source of embolism. J Am SocEchocardiogr, 2016, 29(1): 1-42.

9. Fields JM, Davis J, Girson L, et al. Transthoracic echocardiography for diagnosing pulmonary embolism: a systematic review and Meta-Analysis. J Am SocEchocardiogr, 2017, 30(7): 714-723.

10. Robinson AA, Jain A, Gentry M, et al. Left ventricular thrombi after STEMI in the primary PCI era: A systematic review and meta-analysis. Int J Cardiol, 2016, 221: 554-559.

11. Nakanishi K, Homma S. Role of echocardiography in patients with stroke. J Cardiol, 2016, 68(2): 91-99.

12. Goldberger JJ, Arora R, Green D, et al. Evaluating the Atrial Myopathy Underlying Atrial Fibrillation: Identifying the Arrhythmogenic and Thrombogenic Substrate. Circulation, 2015, 132(4): 278-291.

13. Roifman I, Connelly KA, Wright GA, et al. Echocardiography vs. cardiac magnetic resonance imaging for the diagnosis of left ventricular thrombus: a systematic review. Can J Cardiol, 2015, 31(6): 785-791.

第十章　主动脉瘤与主动脉夹层

主动脉疾病分为先天性和获得性两大类，病变既可以局限于主动脉及其主要分支，又可以是全身性疾病或其他心血管病变的一部分。其中，主动脉瘤（aortic aneurysm）和主动脉夹层（aortic dissection）是两种常见且病因相近的主动脉疾病，前者主要表现为主动脉壁局部变薄，向外膨出，呈瘤样改变；后者系主动脉内膜撕裂，血液经撕裂的破裂口进入主动脉壁中层形成夹层血肿。超声在主动脉瘤和主动脉夹层的诊断和鉴别诊断中具有重要价值，并且在制订治疗决策和评估预后中发挥重要作用，本章主要介绍超声在主动脉瘤与主动脉夹层的诊断价值。

第一节　主动脉瘤

主动脉瘤是由于主动脉壁局部病变引起主动脉管腔局限性显著扩张，超过正常血管直径的50%。本病最主要的病因是动脉粥样硬化和主动脉退行性病变，其他病因包括马方综合征、大动脉炎等多种遗传或结缔组织病变，以及创伤性、感染性或先天性病变等。

一、病理学概要与临床表现

（一）病理学概要

由于主动脉壁的病变导致中层薄弱或坏死，被结缔组织所取代，主动脉壁逐渐变薄，弹性消失，不能承受血压的急剧升高、突然的紧张和用力，随着时间的延长，动脉壁逐渐扩张，形成动脉瘤。瘤体多数为单发，少数为多发。瘤体的大小与发病部位、病变性质、范围和主动脉腔内压力等有关。

1. 常见病变部位　主动脉扩张或瘤样改变可发生于主动脉全程的任何部位。根据主动脉瘤发生的部位，可分为升主动脉瘤、主动脉弓部动脉瘤、胸降主动脉瘤和腹主动脉瘤。其中，腹主动脉瘤最常见。胸降主动脉瘤和升主动脉瘤的发生率次之，常由主动脉中层囊性变性或坏死引起。主动脉弓部动脉瘤发病率较低，常和升主动脉瘤及胸降主动

脉瘤同时存在。败血症、心内膜炎时的菌血症可使病菌经血流到达主动脉，形成细菌性动脉瘤。马方综合征常伴升主动脉瘤，是一种比较少见的遗传性的动脉囊性中层坏死病变，常累及主动脉根部，可引起主动脉瓣关闭不全。

2. 病理类型　不同的主动脉瘤有不同的病理形态，可分为以下几类：

（1）梭形或纺锤形动脉瘤：在主动脉的某一段形成弥漫性扩张，常为对称性扩张，与正常主动脉延续性好。多由高血压伴动脉粥样硬化引起。

（2）囊状主动脉瘤：主动脉的某一部位管壁局限性（或偏心性）扩张，呈囊袋状瘤体，且有一狭窄的颈部，可为单个或多个，小者直径仅数个厘米，大者可达 20 cm。瘤体与正常主动脉分界清楚。瘤体内常有附壁血栓。多见于梅毒。

（3）假性主动脉瘤（pseudoaneurysm，PSA）：是指主动脉管壁撕裂或穿破，血液自破口流出而被主动脉邻近组织包裹而形成的囊性搏动性血肿。由于此种病变并非动脉壁真性扩张所致，故称为假性动脉瘤。好发于四肢动脉干，多因外伤、肿瘤等原因损伤动脉壁所致。主动脉的假性动脉瘤比较少见，因主动脉腔内压力很高，血管破裂出血后很难被周围组织包裹而止血，常常进展迅速，危及生命。

3. 病理生理　主动脉瘤的病理生理变化取决于其发生的病因、病变部位以及有无并发症等。主动脉瓣环及升主动脉的瘤样扩张会使主动脉瓣叶交界处闭合时无法合拢，造成主动脉瓣关闭不全、左心室容量负荷增加，导致左心室扩大和室壁肥厚。若冠状动脉受累，心肌供血会受到影响，可发生心绞痛。瘤体较大时，特别是位于主动脉弓部和弓降部者，可压迫周围组织，造成有关血管分支、气管等结构的狭窄或闭塞，压迫附近神经导致神经损伤等。由于瘤体内血流缓慢瘀滞，可有附壁血栓形成，如血栓脱落则可造成相关动脉栓塞。动脉瘤形成后，其在主动脉腔内持续压力作用下，组织薄弱或弹性丧失的病变区域主动脉壁会持续向外扩张突出，促进瘤体进一步突出。瘤体扩张显著时可发

生破裂,破入部位与瘤体部位有关,胸部的主动脉瘤可破入气管、纵隔、胸腔等处,腹主动脉瘤多数破入腹膜后或腹腔内,甚至可破入下腔静脉、髂静脉或肾静脉等。少数主动脉瘤可破入胃肠道,偶尔可穿破皮肤。一旦主动脉瘤破裂,多数会出现严重的血流动力学障碍,迅速导致循环衰竭和死亡。

(二)临床表现

大多数主动脉瘤患者没有明显的症状,多在体检、X线检查或瘤体破裂时被发现。胸降主动脉瘤患者可出现胸部或背部疼痛,腹主动脉瘤患者可有上腹部饱满感或下腹部、下腰部和背部疼痛,多呈持续性或进行性加重,不受体位、运动等影响。瘤体扩张较快时,可呈剧烈疼痛。瘤体大,位置表浅者,可在局部触及搏动性肿块。主动脉瘤压迫食管者,可出现吞咽困难;压迫或刺激气管和支气管者,可出现咳嗽、呼吸困难等症状;瘤体压迫喉返神经者可出现声音嘶哑,压迫附近神经时可出现持续性神经性疼痛。主动脉瘤累及颈动脉或瘤体内血栓栓塞脑动脉者,可出现脑缺血表现。主动脉瘤即将破裂或已经有部分破裂时,通常会突然出现持续性的剧烈疼痛。主动脉瘤破裂后,可导致出血性休克。

二、超声检查方法与注意事项

(一)检查方法

1. 经胸超声心动图 经胸超声心动图是目前首选的主动脉瘤检查方法。经胸超声心动图检查时,患者采用左侧卧位,探头置于胸骨左缘,可观察主动脉根部及升主动脉近端病变,有些患者可观察到位于心脏后方的胸降主动脉病变。探头置于胸骨上窝时,可观察升主动脉远段、主动脉弓和胸降主动脉近段的病变。如同时能检出主动脉近段扩张或主动脉瓣反流则有助于主动脉瘤的诊断。经胸超声心动图多切面探查能够检出部分主动脉瘤,尤其对升主动脉瘤敏感度较高,但因肺气干扰和超声声窗限制,经胸超声对胸降主动脉瘤的诊断率较低。胸降主动脉瘤一般发生在主动脉弓附近,当探头置于胸骨上窝,将探头的标记朝向患者左肩时,可显示主动脉弓长轴切面,多数胸降主动脉瘤发生在主动脉弓降部左锁骨下动脉下端内侧缘,可观察到主动脉后壁向内侧缘膨出,形成瘤样改变。

腹主动脉瘤可发生在腹主动脉任何一段,采用腹部探头剑突下和腹部探查可显示腹主动脉。采用浅表探头可以探查颈动脉和四肢动脉有无动脉瘤样病变。超声检查时要观察瘤体大小、范围,有

无附壁血栓形成。此外,还要观察瘤体壁的构成情况,以区别真性动脉瘤和假性动脉瘤。

2. 经食管超声心动图 经食管超声心动图能有效避开患者有胸部手术史、过度肥胖、操作者的经验水平等干扰因素,清晰显示主动脉及瘤体的内径,能显著提高主动脉瘤的诊断准确性,特别是升主动脉瘤和胸降主动脉瘤的诊断准确性。由于经食管超声探头贴近升主动脉和胸降主动脉,能直观、清晰地显示主动脉瘤样扩张,并可确定主动脉瘤的部位、大小、形态、腔内附壁血栓等,对其诊治具有十分重要的指导作用。检查时,患者取平卧位或左侧卧位,经食管超声探头送至离切牙约40 cm的部位,让探头尖端位于患者的横膈部,此时降主动脉位于食管的后方,故探头方向应朝后,然后缓慢向外撤离探头。由于胸降主动脉在探头向上移行的过程中,逐渐移行于食管的左后方、左方、左前方,至主动脉弓和升主动脉时,已经位于食管前方,故在向外撤离探头时,为了观察不同部位的胸降主动脉应不断按着顺时针方向旋转探头。经食管超声在主动脉瘤检查时一般比较安全。但必须注意,由于探头位于食管内,与有病变的主动脉紧密相邻,故在主动脉瘤体巨大、患者病情危重、烦躁不安或不能合作检查时,应特别注意适应证的选择,以免发生意外。

3. 实时三维超声心动图 与常规二维超声心动图相比,经胸和经食管实时三维超声心动图均能更加清楚地显示增宽的升主动脉、主动脉瓣环内径和主动脉瓣叶,能完整显示主动脉瘤的空间立体结构以及随血流搏动的主动脉瘤壁,准确评估主动脉瓣反流的程度、主动脉瘤的体积大小以及开口大小,动态监测主动脉瘤的变化。

(二)注意事项

1. 主动脉瘤可发生于主动脉全程的任何部位,超声扫查时可根据患者的具体情况选择探头类型,应用浅表探头观察颈部血管,应用腹部探头观察腹主动脉及其分支血管,应用心脏探头观察主动脉根部、升主动脉、主动脉弓和胸降主动脉,并且尽可能全面地扫查主动脉全程,为临床提供完整的诊断信息。

2. 主动脉瘤形成的原因包括先天性和后天获得性,超声医师应该掌握主动脉瘤常见先天性和后天获得性的病因,有利于在超声检查时及时准确诊断主动脉瘤,避免不必要的漏诊和误诊。主动脉瘤形成的最主要病因是动脉粥样硬化和主动脉退行性病变,因此应用超声观测主动脉瘤

的同时,也需要仔细检测主动脉内中膜的厚度、有无斑块、管腔有无狭窄等,为临床提供一些病因诊断依据。

3. 主动脉瘤会伴发主动脉夹层,不规范的超声扫查方法会使一部分局限性夹层漏诊,因此超声发现任何部位的主动脉瘤后,扫查方法应该是主动脉的长轴结合短轴扫查,观察主动脉瘤腔内或延续的主动脉管腔内有无漂浮的光带回声。如果图像不清楚,必须建议结合 CTA、MRI 等其他影像学方法。

三、超声图像特征

(一)M 型超声心动图

M 型超声心动图能准确测量主动脉根部和升主动脉瘤体的内径、瘤壁的搏动幅度、左心室和左心房大小以及左心室功能情况,从而有利于准确评估患者的预后。在左心长轴切面上,将 M 型取样线通过升主动脉瘤体处,可见主动脉前后壁之间的宽度明显增加,可达相应正常部位内径的 1.5 倍或以上,瘤壁仍有搏动现象,但较正常血管壁运动幅度减低。升主动脉瘤累及主动脉根部,主动脉瓣开放时,右冠瓣和无冠瓣的运动曲线可远离主动脉的前壁和后壁,而瓣叶关闭时呈双线、不能合拢。同时 M 型超声心动图还可准确测量出由于升主动脉的瘤样扩张导致的右室流出道和左心房内径的相对变小。合并中重度主动脉瓣关闭不全时,心室波群常显示左心室扩大、室间隔与左心室后壁运动幅度增大,二尖瓣波群可见二尖瓣前叶出现舒张期纤细震颤、左室流出道增宽。

(二)二维超声心动图

1. 经胸超声心动图 主动脉瘤的二维超声表现为主动脉内径呈瘤样扩大,或呈梭形或囊状扩张(图 10-1-1A)。在胸骨旁左心长轴切面上,升主动脉瘤多呈梭形,病变累及主动脉根部时,可见主动脉右冠窦和无冠窦向外膨出,瓣叶开放时不能贴近窦壁,关闭时瓣叶间出现缝隙。在胸骨旁大动脉短轴切面,可更加直观地显示主动脉窦部扩张情况和主动脉瓣关闭不全时中心部位出现的三角形漏口,还可探及由于受到主动脉瘤的挤压,肺动脉表现出不同程度的狭窄。在心尖五腔心切面,可见主动脉窦部及升主动脉均增宽。在合并严重主动脉瓣关闭不全的患者,从左心室长轴、左心室短轴和心尖四腔等多个切面均可显示左心室呈球形扩大(图 10-1-1B),左室流出道增宽,室间隔与左心室后壁的运动幅度可表现为正常、代偿性增强或失代偿性减弱。主动脉瘤体较大时,由于瘤腔内血流缓慢,常见云雾状自发显影回声。有时瘤腔内可见回声较低或不均匀的附壁血栓。对于怀疑马方综合征的患者,一旦发现主动脉异常,还应进一步观察心脏其他结构,特别是二尖瓣的改变,因为马方综合征合并二尖瓣脱垂的可能性较大。腹主动脉瘤的二维超声图像特征也同样表现为腹主动脉明显扩张呈瘤样改变,其内可见因血流缓慢而导致的自发显影。

2. 经食管超声心动图 与经胸超声心动图相同,经食管超声心动图能清晰显示瘤体部位的主动脉呈梭形或囊状扩张,多数瘤体内血液瘀滞,常见云雾状回声,伴或不伴附壁血栓(图 10-1-2)。同时,经食管超声心动图更能清晰地显示和评估升主动脉瘤窦部扩张造成主动脉瓣叶形态的改变和关闭不全的程度。在探头位于 45°左右的主动脉短轴切面上,可观察到主动脉瓣中心部位出现左冠瓣、

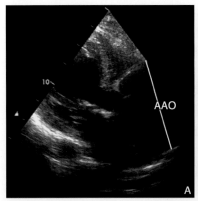
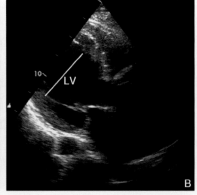
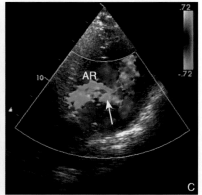

图 10-1-1 升主动脉瘤的超声心动图特征

A. 升主动脉瘤样扩张;B. 左室长轴切面示左心室呈球形增大;C. 五腔心切面示舒张期左室流出道内源于主动脉瓣口的五彩镶嵌状反流信号(箭头)

AAO:升主动脉;AR:主动脉瓣反流;LV:左心室

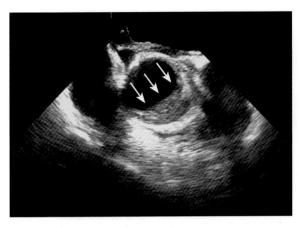

图 10-1-2 TEE 示主动脉瘤腔内附壁血栓（箭头）

右冠瓣和无冠瓣关闭时的三角形缝隙（图 10-1-3）。探头位于 90°左右的主动脉长轴切面可显示主动脉根部、无冠窦、右冠窦和升主动脉，显示主动脉根和/或升主动脉扩张以及主动脉瓣叶关闭时出现的裂隙。主动脉瓣反流者，多数出现左心室增大，左室流出道增宽。

（三）彩色及频谱多普勒超声

1. 彩色多普勒血流显像 由于主动脉瘤体内血流速度缓慢，故彩色多普勒血流图上可见瘤体内血流信号的色彩暗淡。部分瘤体内血流还可显示涡流现象。如瘤体壁上有血栓，可见该处血流信号的充盈缺损。如主动脉瘤位于主动脉根部，常可观察到不同程度的主动脉瓣反流，表现为舒张期左室流出道内出现源于主动脉瓣口的五彩镶嵌的反流性血流束（图 10-1-1C）。

2. 频谱多普勒 将脉冲波多普勒的取样容积置于扩张的主动脉瘤体内，可记录到比正常主动脉血流缓慢的血流信号。合并主动脉瓣关闭不全时，采用连续波多普勒探查，可于左室流出道内记录到舒张期位于基线上方的高速湍流频谱。主动脉瓣反流严重者，脉冲波多普勒于升主动脉、主动脉弓降段甚至腹主动脉内可记录到舒张期逆向血流信号。

四、鉴别诊断

（一）真性动脉瘤与假性动脉瘤

1. 主动脉瘤的瘤壁由血管壁构成，瘤体边缘与主动脉壁相连，且与瘤体相连的主动脉壁有被动脉瘤牵引而随之向外伸展的现象。而假性动脉瘤的瘤壁由血栓及周围软组织构成，内部多呈无回声区，周边可探及与之相连的搏动性血管（图 10-1-4A），伴有血栓形成时其内可探及实性回声。

2. 假性动脉瘤瘤壁的破口比瘤腔的最大内径小得多，两者之比一般小于 0.5，呈葫芦样改变；而主动脉瘤开口的最大直径几乎等于或实际上就是瘤体的最大内径，两者之比接近 1.0。

3. 彩色多普勒血流图上可见假性动脉瘤内呈涡流信号（图 10-1-4B），通过破口处流速较快，一般呈花色血流（图 10-1-4C），且破口处血流由于往返于动脉与瘤腔之间，呈双向血流（图 10-1-4D）；而主动脉瘤的瘤腔内可探及漩流信号，但瘤壁没有与动脉相连的破口。

（二）主动脉夹层与主动脉瘤

主动脉夹层超声心动图的主要表现为增宽的主动脉腔内可探及撕裂的内膜带状回声，容易与单纯的主动脉瘤相鉴别。如果主动脉夹层的假腔内充满血栓，其血栓与撕裂的内膜融为一体时，其声像图与主动脉瘤伴附壁血栓形成类似，应注意鉴别。主动脉夹层的撕裂内膜常伴有钙化，常常可见内膜钙化向主动脉腔中心移位，位于血栓的表面；而主动脉瘤

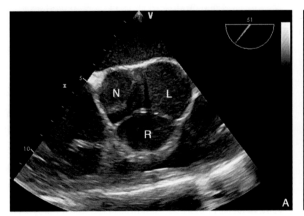

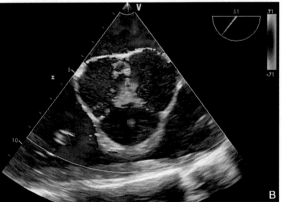

图 10-1-3 TEE 示主动脉瓣短轴切面
A. 主动脉瓣三个瓣尖可见缝隙；B. CDFI 显示三个瓣瓣尖缝隙内可见反流信号
L:左冠瓣;N:无冠瓣;R:右冠瓣

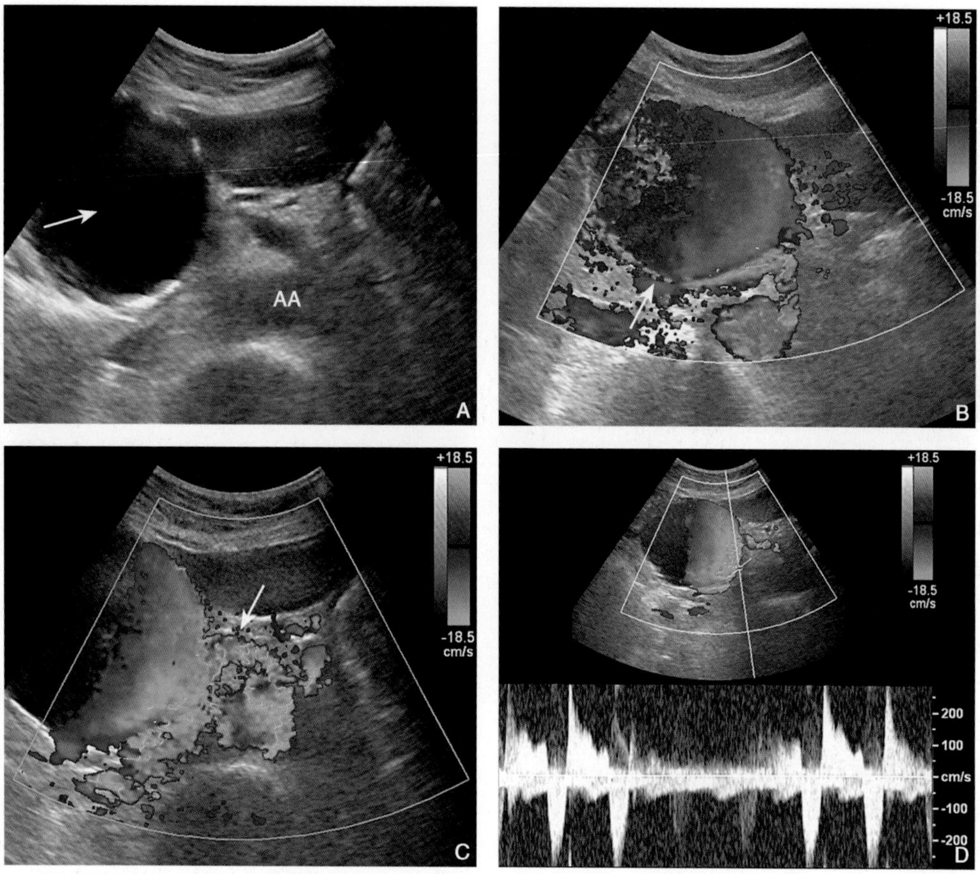

图 10-1-4　腹主动脉分支腹腔干假性动脉瘤
A. 假性动脉瘤体呈无回声（箭头示）；B. 假性动脉瘤内呈涡流信号（箭头示）；C. 腹腔干（箭头示）
经破口与假性动脉瘤相通；D. 破口处血流往返于动脉与瘤腔之间，呈双向血流
AA：腹主动脉

伴附壁血栓形成时，钙化的内膜无移位。

五、影像学诊断思路和临床价值

主动脉瘤是一种危及患者生命的心血管疾病，可应用超声、磁共振成像（MRI）、多层螺旋 CT 血管成像（MSCTA）以及数字减影血管造影（DSA）等影像学手段进行诊断。其中，超声心动图检查具有方便快捷、无辐射危害、可以实时动态地显示和检测主动脉瘤的病理解剖结构及其血流动力学改变等优点，尤其是在判断升主动脉瘤是否伴有主动脉瓣的病变中具有重要临床价值。但是超声心动图同样有分辨力低、图像不够直观、难以整体性显示主动脉瘤体、诊断的准确性依赖于操作者的经验与诊断水平等缺点。特别是常规超声测量瘤体的管腔时，如选择切面不是瘤体的最大切面则会造成较大的误差。因此，对于有临床症状疑诊的患者，应将超声作为常规首选影像学检查。对于累及升主动脉和胸降主动脉瘤的患者，当经胸超声心动图显示不清时，可根据患者的具体情况行经食管超声心动

图检查。

CT 血管成像（CTA）能够从冠状面、矢状面、横断面上以及通过三维重建全面、直观、立体、准确地显示升主动脉、主动脉弓部、胸主动脉以及腹主动脉等不同部位主动脉瘤及其与周围组织器官的关系。例如，CTA 能清晰完整地显示升主动脉瘤囊状扩张的程度、瘤体的范围和长度（图 10-1-5）。随着 CTA 技术的不断普及，其对主动脉病变的诊断已基本代替传统的血管造影，在临床治疗方案的制订、手术方式的选择及术后疗效的评估中发挥了重要作用。MRI 无辐射，可同时清晰显示血管腔和血管壁的病变，且不受周围组织影响，同样是检查主动脉疾病较理想的手段，但其成像时间长，在一些幽闭恐惧症、血管内支架术后及因维持生命而需要携带电子仪器的患者中使用受到了限制。DSA 被认为是诊断血管疾病的"金标准"，是主动脉瘤介入治疗的常规引导方法。它的优点是血管显示较好，对细小血管也能较好的显示，不足之处有操作属于有创性、仅能显示有血流的血管、对病变周围脏器和

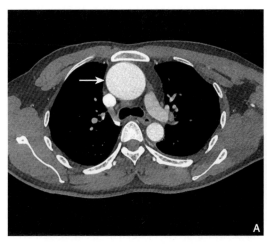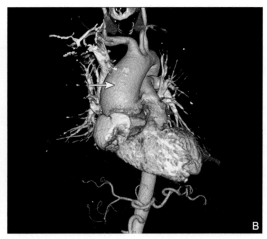

图 10-1-5　升主动脉瘤 CTA 图像

A. CTA 横断面,显示升主动脉内径囊状扩张(箭头);B. CTA 三维重建,立体显示囊状扩张的升主动脉(箭头)

组织显示差等。

六、临床应用进展

随着超声心动图的发展,经食管超声心动图、实时三维超声心动图等技术逐步应用于主动脉瘤的诊断中。超声心动图在主动脉瘤诊断中的临床应用热点和难点主要体现在以下几点:

（一）主动脉瓣反流程度的定量分析

升主动脉瘤常常伴有不同程度的主动脉瓣环扩张和主动脉瓣反流,主动脉瓣叶结构、主动脉瓣环和升主动脉的扩张程度、主动脉瓣反流程度的准确分析和定量对于患者治疗方案的选择、判断患者预后具有重要临床价值。经胸及经食管实时三维超声心动图在瓣膜关闭不全导致偏心性反流的准确定量、主动脉瓣环和瓣叶三维解剖结构的重建及其参数测量方面已经发挥了一定的临床作用,但尚有待计算机建模及血流动力学仿真等其他技术的进一步研究。

（二）主动脉腔内修复术的应用

主动脉腔内修复术发展迅速,已成为主动脉瘤的常规治疗手段,其中超声在主动脉腔内修复术的顺利开展中发挥了重要作用。超声及其新技术能在术前准确评估主动脉内径、瘤体的大小以及心功能;术中引导支架的植入或观察栓塞部位,评价其疗效;术后可动态连续观察手术效果,并判断是否伴有血栓、瘤样结构复发等并发症。

第二节　主动脉夹层

主动脉夹层也称为夹层主动脉瘤（dissecting aortic aneurysm）,指血液通过撕裂的内膜破口进入主动脉中层形成夹层血肿或出血,将内膜与中层剥离或撕开,且这种剥离性血肿可沿主动脉壁及其分支延伸一定的距离,甚至累及主动脉全程,是极危重的心血管急症,病情进展迅速,预后凶险,未能得到及时治疗者病死率很高,因而早期诊断和治疗对其预后非常重要。本病可发生于任何年龄,但以 50 岁左右患者最常见,男性约为女性的 2 倍。剧烈而持续性的前胸和后背疼痛是急性主动脉夹层最主要的症状。高血压病伴主动脉粥样硬化是本病最常见的病因。

一、病理学概要与临床表现

（一）病理学概要

主动脉夹层的形成与动脉中层变性有关。主动脉壁中层含有弹力纤维组织和平滑肌,是主动脉壁的主要支持层。动脉中层弹力纤维局部发生断裂或坏死,基质发生黏液性变和囊肿形成,导致局部主动脉壁变薄和抗压能力降低,进而发生主动脉扩张和主动脉瘤形成。由于血压突然变化导致主动脉壁内膜撕裂形成内膜至中膜的破裂口,血液经破裂口不断进入主动脉壁内,将中层逐渐撕开,并向主动脉外层和两端扩展,从而形成主动脉夹层。

1. 常见病因及发病机制　高血压伴主动脉粥样硬化不断增加主动脉壁的应力,导致动脉中层弹力纤维断裂,是主动脉夹层最常见的致病因素。一些结缔组织的遗传性疾病,如马方综合征等,常伴有主动脉中层弹力纤维的减少、变性、断裂与坏死,导致主动脉夹层的发生率很高,以幼儿或青年发病多见。其他一些先天性心血管疾病如二叶式主动脉瓣、主动脉缩窄等，由于狭窄后的高速血流冲击动脉壁，导致主动脉扩张，中层变性，也可导致主动脉夹层形成。值得注意的是，本病也可发生于 40 岁以下的女性妊娠晚期或产褥期，这可能与妊娠后期心输出量和血容量增加以及内分泌变化使得主动脉结构发生改变有关。一些炎症性疾病如巨细胞动脉炎、梅毒性大动脉炎等，也可导致主动脉中层受损，动脉壁扩张，最终诱发主动脉夹层。另外，主动脉创伤、心导管手术、血管成形术以及心脏外科手术均可导致医源性动脉夹层。

主动脉夹层的病理类型主要有两种：一种为经典的主动脉夹层，表现为主动脉内膜撕裂后，主动脉腔内血液通过破裂口进入变性的主动脉中层，并向撕裂内膜的近端和远端传播，内膜上可见一个或多个破裂口与主动脉腔相连；另一种病理类型为自发性壁内血肿，囊性变中层的营养血管先发生破裂出血，形成壁内血肿，然后壁内血肿不断向外扩张，但不破入血管腔，该病变亦可进一步发展破入血管腔形成典型的主动脉夹层。这类患者一般年龄偏大（平均为 70 岁），多数有长期高血压病史。

2. 病理生理 不论内膜破裂口位于何处，夹层都可向远端、近端或朝两个方向进一步扩展。在夹层血肿沿主动脉壁扩展时，形成主动脉夹层的假腔，夹层血肿起源处的内膜伴有撕裂，形成入口，借此与主动脉夹层的真腔，即与原主动脉腔相通。部分患者的夹层血肿可通过再入口与主动脉腔相通。再入口发生于主动脉的远端，髂动脉为其最常见部位。真腔与假腔之间可有多个交通口，且真腔和假腔的大小取决于病变的程度，通常假腔大、真腔小。部分患者夹层的假腔内可有附壁血栓形成。绝大数主动脉夹层发生于血流冲击较强的部位，最常见的部位为主动脉瓣上 5 cm 处（升主动脉近段）和左锁骨下动脉起源处的胸降主动脉（降主动脉起始部），少数见于主动脉弓或腹主动脉远端。

升主动脉夹层向主动脉根部方向剥离，可影响主动脉瓣的功能和冠状动脉供血。主动脉夹层累及主动脉根部引起主动脉瓣关闭不全的主要机制如下：①主动脉根部的内膜环状撕裂，使主动脉根部及瓣环扩张，瓣叶关闭不全；②夹层不对称剥离所导致的血肿压迫一个瓣叶，使之低于其他瓣叶的关闭线；③夹层病变可累及瓣环，使瓣叶支架受损或断裂，导致瓣叶运动呈连枷状；④活动性的撕裂内膜于舒张期脱垂于主动脉瓣之间，引起主动脉瓣关闭不全。主动脉夹层进展累及冠状动脉时，可造成单支或两支冠状动脉的夹层、管腔狭窄或闭塞，引起心肌缺血和坏死，甚至猝死。升主动脉夹层可向远端剥离，影响主动脉弓及头臂动脉，任何一支狭窄或者闭塞都可以引起脑部或者上肢供血不足，从而出现偏瘫甚至昏迷，或者上肢动脉搏减弱，血压下降。降主动脉夹层向远端剥离，可以累及肋间动脉、腹主动脉主要分支，引起相应器官及下肢缺血。

3. 夹层分型 根据内膜撕裂的部位和夹层血肿所波及的范围，可将主动脉夹层进行分型，临床上常用的有 Stanford 分型和 DeBakey 分型（图 10-2-1）。

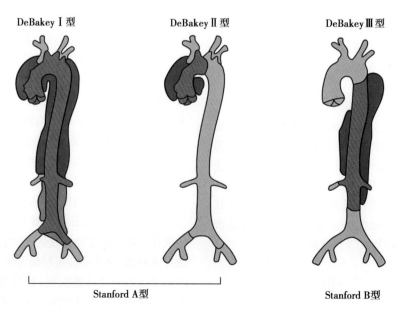

图 10-2-1 主动脉夹层 Stanford 分型和 DeBakey 分型示意图

（1）Stanford 分型：Stanford 分型的关键在于夹层是否累及升主动脉。①Stanford A 型，夹层起源于升主动脉或从较远端向近端扩展而累及升主动脉，无论远端范围如何；②Stanford B 型，夹层起源于左锁骨下动脉开口以远的降主动脉，升主动脉不受病变累及。Stanford A 型患者发生夹层破裂、心包积血、主动脉瓣关闭不全和冠状动脉受累的可能性很大，突然死亡的风险极高，需要紧急手术处理；而 Stanford B 型夹层发生在降主动脉，危险性相对较小，可保守治疗或者择期手术。

（2）DeBakey 分型：①DeBakey I 型，起源于升主动脉近端，夹层广泛，可累及升主动脉、主动脉弓、胸降主动脉、腹主动脉及其分支，亦可累及冠状动脉和主动脉瓣，占 60%～70%；②DeBakey II 型，起源于升主动脉，夹层局限于升主动脉，少数累及部分主动脉弓，亦可累及冠状动脉和主动脉瓣，未累及胸降主动脉、腹主动脉及其分支，较少见；③DeBakey III 型，由主动脉左锁骨下动脉起源处开始形成血肿，向下扩展至胸降主动脉（DeBakey III a）或腹主动脉（DeBakey III b）。如血肿向上逆行扩展到主动脉弓和升主动脉，则称逆行性夹层，占 20%～30%。

Erbel 等根据夹层分离范围、真假腔间有无血流交通、是否前向性夹层分离或逆向性夹层分离，对 DeBakey 分型，特别是 DeBakey III 型进行了修改，提出了更为详细的分型方法，从而更有利于患者预后的判断、治疗方案的选择和患者的随访。

I ca 型：起源于升主动脉，夹层广泛，可累及降主动脉，甚至腹主动脉及其分支，前向性夹层分离，真假腔间有血流交通（ca：communication）。

II 型：起源于升主动脉，范围仅限于升主动脉，前向性夹层分离，分为真假腔间有血流交通的 II ca 型和无交通的 II nc 型（nc：noncommunication）。

III 型：起源于左锁骨下动脉开口以远的降主动脉，又可分为以下亚型。

III nc 型：真假腔间无血流交通支，为前向性夹层分离。

III ca 型：真假腔间有血流交通，为前向性夹层分离。

III cr asc 型：真假腔间有血流交通，位于降主动脉，且夹层分离逆行向上扩展至升主动脉（cr：retrograde dissection，asc：ascending aorta）。

III cr desc 型：真假腔间有血流交通，位于降主动脉远端，且夹层分离逆行向上扩展至降主动脉近端（desc：descending aorta）。

（二）临床表现

临床表现因主动脉夹层的部位、进展速度和病理生理变化而异。最常见的特征性表现是持续性剧烈疼痛，呈撕裂样、刀割样尖锐性疼痛，通常在发病后立即出现，患者服用强镇痛剂往往不能完全缓解。病变累及脑或脊髓动脉者，可出现头痛、头晕、嗜睡、恶心、呕吐、晕厥、偏盲、失语或偏瘫等。病变累及腹部血管时，可伴有呕血、便血或血尿等，类似于急腹症。主动脉夹层可发生破裂大出血，导致患者的突然死亡。还可压迫有关主动脉分支，造成血管狭窄、闭塞，导致相应脏器供血障碍，常见累及的动脉有无名动脉、左颈总动脉、左锁骨下动脉、肾动脉和冠状动脉等。

二、超声检查方法与注意事项

超声作为主动脉夹层的首选检查，在不同类型主动脉夹层的快速诊断、病情发展预测、治疗决策选择以及预后评估中具有重要的临床价值。超声心动图结合腹部血管超声和颈部血管超声可对起源于升主动脉的 DeBakey I 型、DeBakey II 型（即 Stanford A 型）主动脉夹层明确诊断。超声主要观察以下内容：①对主动脉夹层作出准确诊断，并对其位置和病变范围进行评估；②观察真腔和假腔的大小，假腔内有无附壁血栓；③观察主动脉夹层周围有无液性暗区，是否有主动脉夹层破裂形成假性动脉瘤；④二维超声结合彩色多普勒超声有助于寻找主动脉内膜破裂口；⑤观测主动脉瓣功能、左心室壁大小、室壁节段运动、心功能，并判断主动脉夹层是否累及主动脉瓣及冠状动脉；⑥观察有无心包积液并定量。超声检查时应注意多部位、多切面观察主动脉腔内结构，与动脉腔内的伪像相鉴别。

（一）检查方法

1. 经胸超声心动图　经胸超声心动图可观察到主动脉根部、升主动脉、主动脉弓、胸降主动脉近端以及腹主动脉等不同部位的二维形态结构以及血流动力学改变，为主动脉夹层提供了方便、安全、准确的诊断方法。检查时，患者平卧，探头可置于胸骨左缘和胸骨右缘观察主动脉根部及升主动脉近端病变，在有些患者可观察到位于心脏后方的胸降主动脉。探头置于胸骨上窝时，可观察升主动脉远端病变、主动脉弓和胸降主动脉近端的病变。经胸超声心动图如检出主动脉近端扩张或主动脉瓣反流，则需进一步排除升主动脉夹层的可能性。

采用腹部探头置于剑突下和腹部，可观察到腹主动脉及其主要分支。在对腹主动脉夹层进行扫查时,尤其注意观察其分支如肾动脉有无受累。采用浅表探头置于颈部和四肢,可探查颈动脉和四肢动脉有无夹层病变。然而,由于常规超声能够显示主动脉的切面和范围有限,同时受胸骨、肥胖、肺气肿、肠道气体等因素的影响,部分患者图像显示不满意,影响诊断的敏感性和准确性,此时需要根据患者的病情和危重程度,结合经食管超声心动图和CT、MRI等其他影像学检查。

2. 经食管超声心动图　经食管超声心动图检查不受肺内气体、肥胖以及胸壁组织的影响,而且食管紧邻胸降主动脉,其间无其他组织遮挡超声束,使得经食管超声心动图能够清晰显示主动脉根部、升主动脉、主动脉弓以及胸降主动脉的微细病变和其腔内的血流情况,准确地反映主动脉整体的解剖结构和病理变化,对主动脉夹层的诊断、分型以及围手术期监测起到了很大的作用。经食管超声心动图对主动脉夹层诊断的敏感性和准确性与CT和MRI技术相当。经食管超声心动图扫查时,0°左右方位横轴切面扫查,可获得主动脉根部、升主动脉和胸降主动脉的短轴切面和主动脉弓的长轴切面;90°左右方位纵轴切面扫查,可获得主动脉根部、升主动脉纵断面和主动脉弓的短轴二维图像。由于经食管探头位于食管内,具有不干扰手术视野的优点,因此经食管超声心动图在主动脉夹层的术中实时监控中能发挥CT和MRI等其他影像学不可替代的作用。但是经食管探头与有病变的主动脉紧密相邻,可压迫病变主动脉,导致患者心率加快,血压升高,对于急性主动脉夹层患者可能构成一定的危险。故在病情危重、烦躁不安或不能合作者,检查前须慎重考虑,检查中应密切观察病情变化,避免发生意外。

3. 实时三维超声心动图　常规的二维超声心动图虽能发现主动脉夹层及其并发症,但其图像为二维切面图,无立体感,并且需要综合彩色血流与频谱特征来分析判断。而实时三维超声除了能获得与二维超声相似的结构断面外,还可以利用三维重建的表面模式和透明成像模式将动脉内膜情况及血管空间关系呈现,重建后的三维图像清晰、直观、立体感强,空间关系明确。实时三维超声心动图能够从不同的方向和角度观察内膜撕裂的部位、方向与程度,对于主动脉夹层空间立体形态的判定和真假腔大小的准确定量具有重要的临床意义。经食管实时三维超声心动图可用于主动脉夹层腔内修复术的术中实时监测,术中能即刻准确评价治疗疗效,有助于提高手术成功率,避免手术后出现不必要的并发症。

4. 血管内超声　血管内超声(intravascular ul-trasound,IVUS)是将无创性的超声技术和有创性的导管技术相结合,使用高频率探头(探头频率为20MHz左右)在血管内进行超声检查,能够清晰地显示主动脉壁解剖结构,包括内膜和中层。IVUS高分辨力的特性使其能够更加清晰地显示撕裂的内膜、区分真腔与假腔、识别入口与再入口以及发现假腔内的血栓。与其他的检查方法相比,应用IVUS能够对从主动脉根部到髂动脉起始处各部位主动脉夹层的情况进行全面的认识,尤其在明确腹主动脉夹层病变以及内脏动脉与真假腔的关系方面具有独特的应用价值。其检查方法基本同动脉造影,股动脉穿刺后将超声导管升至升主动脉,缓慢回撤导管,注意观察主动脉壁的各层结构,鉴别真假腔,观察入口与再入口和假腔内的血栓情况,尤其是观察内脏动脉与真假腔的关系。

5. 超声造影　超声造影可用于准确评估主动脉夹层。主动脉夹层超声造影检查包括经胸超声造影和经食管超声造影检查,其检查方法分别与经胸二维超声检查和经食管超声检查相同,区别在于采用超声造影模式,并通过穿刺的肘前静脉留置套管针注射超声微泡,重点观察主动脉真腔和假腔的大小、主要动脉分支开口于真腔还是假腔、入口与再入口位置和夹层假腔内的血栓情况。超声造影检查前需排除应用超声造影剂的禁忌证,特别需要了解患者是否有超声造影剂的过敏史,并签署超声造影的知情同意书。

(二)注意事项

1. 主动脉夹层属于心血管疾病的急重症,超声医师必须熟悉和掌握主动脉夹层的病因、常用超声检查方法以及其他影像学特点,在检查过程中综合分析、快速诊断,并随时观察患者的生命体征是否稳定,避免不必要的并发症发生。

2. 主动脉夹层病变可发生于主动脉全程的任何部位,超声扫查时可根据患者的具体情况,应用浅表探头观察颈部动脉和四肢动脉,应用腹部探头观察腹主动脉及其分支血管,应用心脏探头观察主动脉根部、升主动脉和降主动脉起始段,尽可能全面地扫查主动脉全程,为临床提供完整的诊断信息。

3. 主动脉瘤会伴发主动脉夹层,不规范的超声扫查方法会使一部分局限性夹层漏诊,因此超声发现任何部位的主动脉瘤后,扫查方法应该是主动脉的长轴结合短轴扫查,观察主动脉瘤腔内或延续的主动脉管腔内有无漂浮的带状回声。如果图像不清楚或有疑问,结合 CTA、MRI 等其他影像学方法可有效地避免一部分主动脉夹层的漏诊和误诊。

三、超声图像特征

(一) M 型超声心动图

DeBakey Ⅰ 型和 Ⅱ 型以及 Stanford A 型夹层动脉瘤均累及升主动脉,M 型超声心动图的主动脉波群可定量检测这部分升主动脉内径增宽的程度。M 型取样线如果通过撕裂的内膜片,主动脉腔内可出现随心动周期规律活动的纤细、菲薄的内膜曲线,收缩期发生扩张的一侧即为真腔。病变累及主动脉瓣环者,扩张的主动脉致使舒张期瓣叶关闭不拢,呈双线或偏心状。合并严重主动脉瓣关闭不全时,舒张期主动脉瓣反流血液冲击二尖瓣前叶,使其出现纤细震颤,M 型二尖瓣波群可显示二尖瓣前叶舒张期细小震颤,同时可见左室流出道增宽;心室波群可显示左心室扩大、室间隔与左心室后壁运动增强。

(二) 二维超声心动图

1. 经胸超声心动图　累及升主动脉的夹层动脉瘤(DeBakey Ⅰ 型、Ⅱ 型以及 Stanford A 型)在胸骨旁左心长轴、升主动脉长轴和/或心尖五腔心切面可显示主动脉根部或升主动脉明显增宽,其内可见纤细、菲薄的膜状回声,将主动脉分隔成真、假两个腔(图 10-2-2A)。假腔内血流缓慢,可呈低回声或云雾状自显影回声,有时可见附壁血栓形成(图 10-2-2B)。采用胸骨上窝主动脉弓长轴切面探查,可观察升主动脉、主动脉弓和降主动脉等部位的夹层病变,即撕裂的内膜呈线状回声,并将主动脉分成真、假两个腔(图 10-2-2C、10-2-2D)。当病变累及腹主动脉时,探头位于剑突下或腹部可显示腹主动脉的内膜剥脱现象及其形成的真腔与假腔。撕脱的内膜呈飘带样运动,随心动周期而改变位置,收缩期由真腔向假腔移动,舒张期反向移动。除了长轴切面,短轴扫查对于主动脉夹层的检测具有重要价值,若内膜为环形剥离,短轴切面呈双环状;若为部分剥离,则显示一侧动脉壁分离成双层。

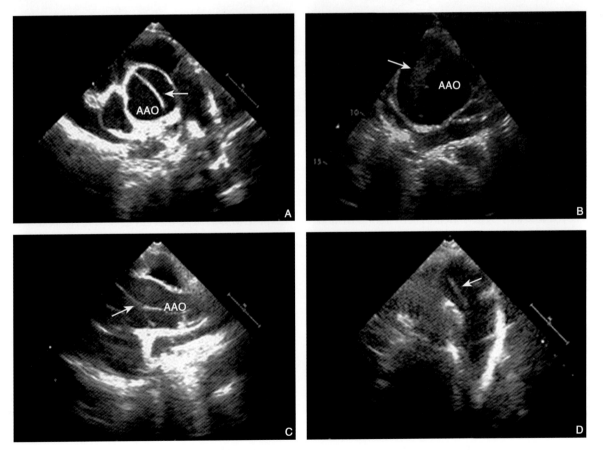

图 10-2-2　升主动脉夹层的二维超声心动图特征

A. 升主动脉明显增宽,其内可见纤细、菲薄的膜状回声(箭头),将主动脉分隔成真、假两个腔;B. 假腔内附壁血栓形成(箭头);C. 升主动脉至主动脉弓腔内可见撕裂内膜(箭头);D. 降主动脉起始段腔内可见撕裂内膜(箭头)

AAO:升主动脉

二维超声心动图探查时,可沿主动脉根部向升主动脉远端扫查,寻找内膜的破裂口,即真腔与假腔的交通口(入口),表现为内膜片状回声带的连续性中断(图10-2-3)。如病变累及主动脉瓣环,可见舒张期主动脉瓣关闭线有裂隙或主动脉瓣脱入左室流出道。如果撕裂的内膜片活动度过大,于舒张期可脱入左室流出道,妨碍主动脉瓣叶闭合,造成严重主动脉瓣关闭不全。主动脉瓣关闭不全严重者,左心室扩大,左室流出道增宽,左心房亦可扩大。病变累及冠状动脉时,可出现节段性室壁运动异常。胸骨旁大动脉短轴切面可显示主动脉窦部和升主动脉扩张、撕裂的内膜片回声、真腔与假腔面积的大小以及主动脉瓣关闭不全的漏口。壁内血肿为主动脉夹层的特殊类型,可发生于主动脉的任何部位,但以降主动脉和主动脉弓部较常见。二维超声显示为平滑、均匀的新月形或环形管壁增厚,典型者厚度达到或超过 7 mm。主动脉壁呈不均匀的多层回声或分层现象,壁内为无回声区,其"腔"内血液无流动、内膜无破口,血肿可沿主动脉壁长轴扩展至不同的距离。

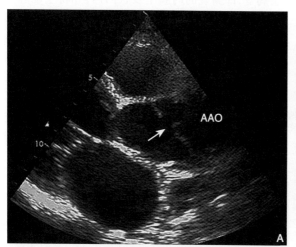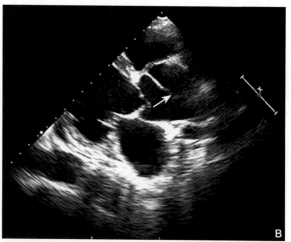

图 10-2-3 升主动脉夹层内真腔与假腔交通口(入口)的图像特征
A、B. 主动脉根部明显增宽,其内可见纤细、菲薄的膜状回声连续性中断(箭头)
AAO:升主动脉

2. 经食管超声心动图 经食管心动图能多方位、多角度清晰地显示主动脉夹层撕裂内膜的带状回声、真腔和假腔、真腔和假腔的交通口以及附壁血栓,明显提高了夹层动脉瘤的检出率和诊断准确性。应用0°左右方位横轴切面探查时,所显示的升主动脉及胸降主动脉为短轴切面,故此部位的主动脉夹层不论撕裂的内膜位于图像的哪一部位及走向如何均可显示。0°左右方位时,主动脉弓显示为长轴切面,此部位的主动脉夹层如撕裂的内膜靠近主动脉弓的上壁或下壁且前后走行时难以探及。改用90°左右方位,显示主动脉弓短轴切面,可见内膜撕裂的部位和短轴切面上的方位,移动探头时此方位还可显示主动脉弓分支根部的长轴切面,判断主动脉弓三个分支是否受累,对于治疗方法的选择有重大意义。另外,由于气管和支气管位于食管和升主动脉远端、主动脉弓之间,可严重干扰超声的传播,因此经食管超声心动图往往难以完整显示上述主动脉的管腔和动脉壁,此时必须要结合 CT、MRI 等其他影像学手段。

(三)彩色及频谱多普勒超声

1. 彩色多普勒超声 应用彩色多普勒超声于胸骨上窝切面观察时,真腔中升主动脉的血流呈红色,降主动脉的血流呈蓝色,色彩明亮;而假腔中血流缓慢,颜色暗淡,且与真腔内颜色相反。真腔与假腔内血流的不同颜色间由撕裂的内膜相隔。如假腔中有附壁血栓形成,则可出现血流信号充盈缺损。夹层发生于升主动脉时,在胸骨旁左心长轴切面和大动脉短轴切面上显示血流经主动脉瓣口直接射入主动脉腔内,此腔即真腔(图10-2-4A)。二维结合彩色多普勒超声在主动脉短轴切面显示管腔的形状较规则、呈圆形或卵圆形,并且随着收缩期血流的充盈而膨胀,提示夹层动脉瘤为真腔。如果夹层累及主动脉的主要分支动脉,其真腔内径通常小于假腔(图10-2-4B),假腔内可见血流缓慢回旋呈自发显影或有血栓形成,而真腔内可探及正常搏动型的动脉频谱(图10-2-4C)。彩色多普勒血流显像还有助于判断入口与再入口的部位,有时二维图像上并未显示明显的连续中断,而彩色多普勒血

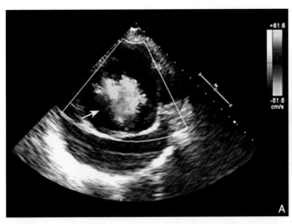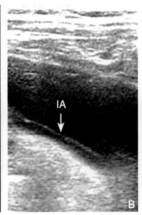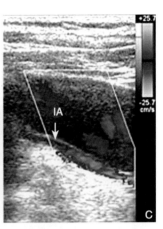

图 10-2-4 主动脉夹层真腔和假腔的超声图像特征

A. 在胸骨旁大动脉短轴切面上显示升主动脉夹层，左心室血流经主动脉瓣口直接射入主动脉腔内，此即真腔（箭头示）；B、C. 无名动脉受累，真腔内血流明亮，假腔内血流暗淡，真腔内径小于假腔（箭头示撕裂内膜片）

IA：无名动脉

流显像可显示真腔与假腔间相交通的血流信号。入口处，收缩期可见彩色血流信号由真腔流入假腔，舒张期则很少流动或由假腔流向真腔。再入口处，血流流动的情况则与入口处相反，收缩期由假腔流向真腔，而舒张期由真腔流向假腔或很少流动。

2. 频谱多普勒 夹层动脉瘤真腔与假腔的血流情况不一样，将脉冲波多普勒取样容积置于真腔中时，可记录到与正常动脉基本相同的频谱形态，且为层流；假腔中血流缓慢，故将取样容积置于假腔中时，可记录到低于真腔的血流速度，有时延时出现，或根本记录不到血流信号。将取样容积置于入口处时，则可记录到收缩期由真腔流向假腔的低速血流频谱。将取样容积置于再入口处时，则可记录到由假腔流向真腔的低速血流频谱。

（四）实时三维超声心动图

由于大多数夹层破裂口形状呈椭圆形或不规则形，二维超声心动图只能显示内膜片呈线样断裂，而三维超声心动图能重建破裂口的真实三维形态，有助于准确测量破裂口参数，同时能实时观察破裂口随心动周期的形态变化。全容积彩色血流成像模式还可观察到通过撕裂口的血流束。另外，由于主动脉夹层撕裂的内膜位置多变，沿主动脉壁呈螺旋状分离，走行复杂，实时三维超声心动图检查时，能够直观地显示夹层的空间解剖关系、内膜撕裂的范围和程度，以及内膜随心动周期规律的运动状态，有助于快速准确的诊断以及临床治疗方案的制订。实时三维彩色多普勒血流显像还可同时显示主动脉瓣反流的范围和立体分布。

（五）血管内超声

IVUS 能清晰显示主动脉根部、升主动脉、降主动脉至髂动脉起始处整个主动脉的二维横断切面图像，它不仅能显示血管腔，还能清晰显示主动脉壁的三层结构、厚度和形态等的情况，其对内脏动脉夹层的检出率明显高于 CTA 和 DSA 等其他常规检查方法。它对主动脉弓部分支血管、腹腔干、肠系膜上/下动脉及肾动脉的显示率可达 98%～100%，能够对主动脉夹层的全貌有全面的认识，尤其在明确内脏动脉与真假腔的关系以及内脏动脉的缺血原因方面，优于常规超声诊断方法。

主动脉夹层病变时，IVUS 可显示血管腔中撕裂的血管内膜呈搏动性的高回声带状结构，与真腔的高回声内层相连。真腔外侧壁显示为高回声内层、低回声中层和高回声外层三层超声结构，假腔外侧壁仅显示为条状高回声层，并与真腔的高回声外层相连，假腔外侧壁和内膜片相接处形成锐角，且此锐角不随内膜片的搏动而改变。假腔中常可见血栓形成，且内膜片与血栓间有一个清晰的界面。IVUS 还能够敏感地显示主动脉夹层的入口和再入口，表现为撕裂内膜局部连续性中断。尽管IVUS 因价格昂贵、有创性、需借助于 DSA 等缺点使其难以在临床诊断中普遍应用，但它同时具有高清晰性、高敏感性以及全面性等其他影像学不具备的优点，能在一定程度上弥补常规诊断方法存在的不足。

（六）超声造影

超声心动图结合超声造影可清晰显示位于主动脉根部、升主动脉、主动脉弓、胸主动脉等不同部位夹层的真腔和假腔、撕裂的内膜及血流充盈情况，还可清晰显示真腔和假腔与主动脉分支的关系。超声造影可清晰显示剥离内膜的位置即入口(图10-2-5),以及远端的再入口,特别是能准确判断真腔和假腔之间不同的血流方向,并且随着时间的延长、造影剂浓度的降低,更容易检测出撕裂的内膜片,因此超声造影检查还有助于鉴别主动脉内撕裂的内膜与升主动脉伪像。目前临床用超声造影剂能有效提高超声检查诊断主动脉夹层的准确性。

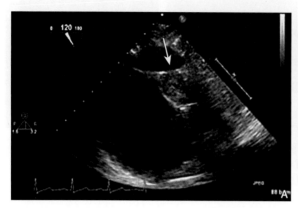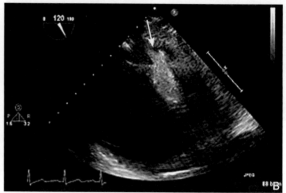

图10-2-5 升主动脉夹层内真腔与假腔交通口的造影图像特征

A. 经食道超声心动图显示升主动脉囊状扩张,可见剥离的内膜和破口(箭头示为破口);B. 超声造影可清晰显示破口处的血流(箭头示为破口),有利于区分真腔和假腔

四、鉴别诊断

应用超声心动图诊断主动脉夹层时,应与以下情况和疾病相鉴别。

(一) 升主动脉内伪像和主动脉弓邻近血管

老年、高血压和/或冠心病患者常存在主动脉根部和升主动脉内径增宽,内膜壁增厚、钙化等改变,可在升主动脉腔内探及带状回声伪像,容易与主动脉夹层撕脱的内膜回声相混淆。主动脉根部M型超声显示,带状伪像的活动方向和幅度与主动脉后壁完全一致,位置较为固定;而撕裂内膜反射的活动方向及幅度与主动脉后壁无一定的关系。二维超声显示,带状伪像与主动脉走向一致,表现僵硬、无漂浮感,回声较粗糙;而撕裂内膜带与主动脉走向不一致,呈漂浮感,回声较纤细。彩色多普勒血流显像上可见血流信号穿过带状伪像,回声带两边的色彩一致。而主动脉夹层患者,彩色血流信号不能穿过真正的撕裂内膜,其两侧的血流信号不一样。超声造影技术能有效鉴别升主动脉内带状伪像和撕裂的内膜回声。

经胸骨上窝探查主动脉弓时,有时会将左头臂静脉与主动脉弓重叠的图像误认为扩张的升主动脉夹层。彩色多普勒可显示似为撕裂内膜的两侧为不同性质的血流,频谱多普勒探查发现较宽的一侧为搏动性血流,表明为主动脉;而较窄的一侧呈连续性静脉血流频谱,表明为左头臂静脉。经左上肢静脉注射超声造影剂的方法亦能有助于识别左头臂静脉。

(二) 主动脉瘤

主动脉瘤与主动脉夹层均可见主动脉瘤样扩张。主动脉夹层可见剥离的血管内膜回声及内膜破口;主动脉瘤表现为主动脉单纯瘤样扩张,其内无撕裂的内膜回声。主动脉夹层假腔中充满血栓,并与撕裂的内膜融为一体时,其声像图与单纯主动脉瘤伴附壁血栓形成类似,鉴别要点详见主动脉瘤超声鉴别诊断部分。

假性动脉瘤表现为主动脉壁的连续中断,与主动脉夹层入口类似。主动脉夹层的内膜沿主动脉长轴剥离,不穿透主动脉全层,其回声纤细,并随着血管舒缩而相应活动;而假性动脉瘤动脉壁中断常为动脉壁全层,破口局限,动脉内无剥离内膜的带状回声反射,破口远端可探及纤维组织包裹的假性动脉瘤腔。主动脉夹层假腔内血流借入口及再入口与真腔相通;假性动脉瘤腔内血流仅借破口与主动脉腔相通。

(三) 非典型主动脉夹层

除以上所描述的典型主动脉夹层外,非典型主动脉夹层包括主动脉壁内血肿和穿透性动脉粥样硬化溃疡。与主动脉夹层有共同的易患危险因素和症状,以及类似的病理形态表现,并可逐渐发展为主动脉夹层或主动脉破裂。

1. 主动脉壁内血肿 位于主动脉中层偏外部的局限性血肿,多发生于伴有高血压和动脉粥样硬化的老年人。病变常较局限,常见于升主动脉,少部分患者可发展成为主动脉夹层，大部分患者自愈。有时可引起穿孔而引起心包积血、胸腔积血或纵隔血肿。其发生与主动脉中层的营养血管破裂出血有关，血肿可向外扩展到主动脉外膜下，有时血肿可沿外膜下延伸一定距离，但不伴有内膜撕裂，尤其需注意与假腔被血栓填塞的非交通性主动脉夹层相鉴别。主动脉壁内血肿的超声心动图表现为：①主动脉壁呈新月形或环形增厚，达 7 mm 以上，内膜面较光滑；②增厚的主动脉壁内可见低回声或无回声区，较为均一；③彩色多普勒显示增厚的主动脉壁内无血流信号；④无撕裂的内膜回声及入口等。

2. 穿透性动脉粥样硬化溃疡 多发生于胸主动脉，多见于老年人，常伴有高血压、动脉粥样硬化病史。动脉壁上的粥样硬化病灶发生溃疡，并向深层的主动脉中层扩展，形成壁内血肿。此种血肿常局限于几厘米范围内。但有时可向外侵入，造成主动脉假性动脉瘤或主动脉破裂。其超声心动图特征表现为：①主动脉壁的内膜增厚和钙化，表面不光滑，局部破裂，出现"火山口样"的溃疡面，并可见局限性壁内血肿；②胸降主动脉可见广泛的动脉粥样硬化斑块；③无撕裂的内膜回声。

五、影像学诊断思路和临床价值

（一）超声与其他影像学检查方法的对比

与其他的影像学方法如 CTA、MRI 相比，超声心动图可在床边进行，具有简便安全、快捷和诊断信息量大的优点，适用于不稳定的怀疑主动脉夹层的患者。超声心动图对累及升主动脉的 DeBakey

I 型和 II 型的诊断准确率较高，而对累及主动脉弓分支（无名动脉、左颈动脉、左锁骨下动脉）和降主动脉及其远端分支的诊断准确率低于 CTA。CTA 较超声更能直观全面地显示夹层动脉内膜剥脱和撕裂发生的部位和累及主动脉的范围，有利于夹层动脉瘤的准确分型，特别是累及主动脉弓部和降主动脉的 DeBakey I 型（图 10-2-6）和仅累及降主动脉的 DeBakey III 型（图 10-2-7）。

（二）超声在夹层动脉瘤预后评估、手术监控和术后随访中的应用

1. 主动脉夹层的预后评估 超声心动图可较为准确地为临床提供夹层动脉瘤的分型，并可将传统的 DeBakey 分型分为更多的亚型，从而有助于判断预后及治疗方法的选择。一般认为，非交通性主动脉夹层分离预后较好。真假腔间的血流交通（入口）位于降主动脉远端且夹层分离逆行向上扩展局限于降主动脉近端（III cr desc 型）的患者，其预后要比夹层分离逆行扩展到主动脉弓及升主动脉（III cr asc 型）和前向性夹层分离（III ca 型）的患者好。

2. 辅助主动脉夹层的治疗 经食管超声心动图在主动脉夹层治疗的过程中能够引导或帮助术者准确地明确破口的位置，引导动脉导管插至正确位置，确定支架的选择以及判断锚定区，从而有利于成功实施支架释放。在支架释放过程中能够动态观察，并对支架释放后位置、形态及效果做出及时直观评价。在整个手术过程中经食管超声心动图还能够同时连续监测患者左心室功能和室壁运动情况，及时检出心脏压塞等术中并发症。

IVUS 引导下的球囊开窗术可用于主动脉夹层

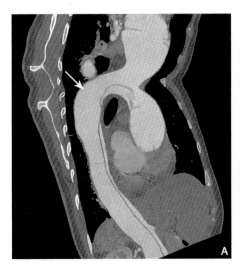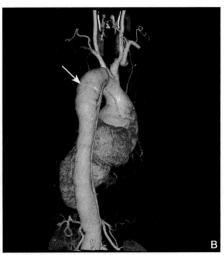

图 10-2-6 DeBakey I 型主动脉夹层 CTA 图像
A. 矢状面显示内膜撕裂累及升主动脉至腹主动脉全程（箭头）；B. 三维重建直观显示内膜撕裂累及升主动脉至腹主动脉全程（箭头）

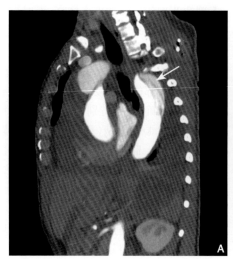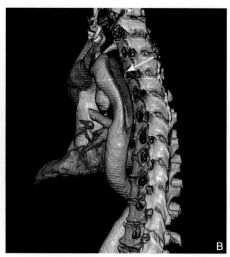

图 10-2-7　DeBakey Ⅲ型主动脉夹层 CTA 图像
A. 矢状面显示内膜撕裂仅累及胸主动脉上段(箭头);B. 三维重建显示内膜撕裂累及胸主
动脉(箭头)

的治疗。通过将超声探头置于假腔中,在超声引导下由真腔向假腔穿刺夹层内膜,然后用球囊扩张穿刺点,达到准确对病变主动脉进行扩张的目的。IVUS 还可以应用于主动脉夹层的腔内覆膜支架术,其能够准确定位夹层近端破口和夹层末端,判别主动脉主要分支血管与假腔的关系,同时可根据测得的主动脉内径正确选择支架尺寸,为内支架治疗的术前评估提供了重要参数。在操作过程中,可借助 IVUS 将内支架准确地释放于真腔中。IVUS 代替基于造影剂的 DSA 引导主动脉腔内覆膜支架修复术还可避免造影剂所致的肾功能不全患者肾功能出现进一步恶化。支架释放后可通过血管内超声观察支架与真腔壁的贴附状况,并验证在破裂口附近的假腔中已开始有血栓形成,及时评价其疗效。

3. 主动脉夹层的手术后评估与随访　由于超声心动图检查具有无创性、可在床边重复进行等其他影像学手段不能替代的优点,其在主动脉夹层手术后随访、手术效果评估中发挥了重要作用。术后评估重点观察人工血管、人工瓣膜或带瓣管道、人工支架内血流状态、管腔内是否出现血栓及异常附着物、有无吻合口瘘及人工瓣膜功能。吻合口瘘是大动脉术后最常见的并发症之一,是由于移植物吻合口处未能将病灶完全隔绝,血流仍可进入动脉瘤腔所致。覆膜支架置入术后贴附不良,存在持续性内瘘,将影响血流动力学的稳定性,支架对管壁的压迫使局部水肿、炎性改变,管壁脆性增加,可出现破裂的危险。彩色多普勒可在支架周围观察到血流信号通过,且支架以远端真假腔之间仍存在分流。现在认为对支架内瘘敏感性最高的检查为经

食管超声心动图,能检测到 DSA 难以确诊的内瘘,这可能与较小的内瘘在造影检查时投照角度欠佳有关。

六、临床应用进展

主动脉夹层是一种严重危及患者生命的心血管疾病,病情复杂多变,进展迅速,病死率高。及时、准确、全面的诊断是指导治疗、降低病死率的关键。由于超声具有方便快捷、图像实时动态、可在床旁或手术室进行检查等优点,已在主动脉夹层的快速诊断、术中引导和术后随访中发挥了重要临床价值。目前主动脉夹层的治疗方法包括主动脉内膜修复介入治疗、外科手术等,如何为上述治疗提供术中可视化的准确引导是确保患者手术成功的关键,也是目前超声在主动脉夹层治疗中的研究热点。实时三维经食管超声心动图具有不干扰外科和介入手术视野的优势,不仅能实时动态地显示和评估累及主动脉根部的夹层动脉瘤的主动脉窦部和主动脉瓣环的三维解剖形态,进一步评估撕裂内膜与主动脉窦部、冠状动脉起始段的关系,还能实时地为动脉内膜修复术、外科血管置换术提供三维可视化的术中引导,在临床治疗决策上发挥了重要作用。IVUS 对主动脉夹层的检出率明显高于经食管超声心动图、CT 和 MRI,还能够明确主动脉夹层病变是否累及内脏动脉以及内脏动脉缺血的机制,在实时监控主动脉夹层球囊开窗术及腔内覆膜支架修复术等手术中也有不可替代的优势。实时三维经食管超声心动图和 IVUS 在主动脉夹层的应用价值将会随着主动脉夹层治疗新技术的问世和发

展得到不断拓展,相关临床意义仍需进一步探索。

(郭燕丽)

参 考 文 献

1. 王新房,谢明星.超声心动图学.5版.北京:人民卫生出版社,2016.

2. 荀中山,韩建成,贡鸣,等.实时三维经食管超声心动图对 Stanford A 型夹层累及主动脉根部的功能解剖成像研究.中国超声医学杂志,2015,31(5):406-409.

3. 朱晓丽,王峥,郑敏娟,等.超声联合 CTA 在 Stanford A 型主动脉夹层术后随访中的应用价值.中国超声医学杂志,2016,32(9):794-796.

4. Agricola E,Slavich M,Bertoglio L,et al. The role of contrast enhanced transesophageal echocardiography in the diagnosis and in the morphological and functional characterization of acute aortic syndromes. Int J Cardiovasc Imaging,2014,30(1):31-38.

5. Evangelista A,Carro A,Moral S,et al. Imaging modalities for the early diagnosis of acute aortic syndrome. Nature Reviews Cardiology,2013,10(8):477-486.

6. Bredahl K,Eldrup N,Meyer C,et al. Reproducibility of ECG-gated ultrasound diameter assessment of small abdominal aortic aneurysms. Eur J Vasc Endovasc Surg,2013,45(3):235-240.

7. Klomp WWJ,Peelen LM,Bruinsma GJBB,et al. Modified transesophageal echocardiography of the dissected thoracic aorta;a novel diagnostic approach. Cardiovascular Ultrasound,2015,14(1):28-35.

8. Wang CJ,Rodriguez-Diaz CA,Trinh MA. Use of real-time three-dimensional transesophageal echocardiography in type A aortic dissections;Advantages of 3D TEE illustrated in three cases. Annals of Cardiac Anaesthesia,2015,18(1):83-86.

9. Members AF,Erbel R,Aboyans V,et al. 2014 ESC Guidelines on the diagnosis and treatment of aortic diseases. Eur Heart J,2014,35(41):2873-2926.

第十一章 先天性心脏病

先天性心脏病是由于胎儿时期心脏及大血管发育异常，或者胎儿时期血液循环特有的孔道在生后未闭合而形成的先天性心脏畸形，其发病原因与遗传和环境因素有关。常见的先天性心脏病有房间隔缺损、室间隔缺损、动脉导管未闭、心内膜垫缺损、大动脉转位等。超声心动图是评价先天性心脏病的首选影像学检查方法，在明确疾病诊断、进行临床决策、术中监测与引导以及治疗随访中均具有重要的价值。

第一节 复杂先天性心脏病的超声诊断思路及技巧

复杂先天性心脏病患者存在多个心脏大血管畸形，不仅不同节段的心脏解剖结构发生变异，各心脏节段之间的连接和空间位置关系也常常出现异常。这些复合畸形表现多变，继而引起更为复杂的血流动力学改变，导致复杂先天性心脏病的诊断命名及分类容易引起混淆。直至 1972 年，美国学者 Van Praagh 等首先提出了心脏节段分析方法（segmental diagnosis），将心脏分为心房、心室及大动脉三个主要节段，用于分析各节段之间的位置、连接关系以及与内脏之间的位置关系。1976 年，Anderson 等以病理学为诊断依据，进一步强调了心房、心室以及大动脉之间的连接关系，为复杂先天性心脏病的诊断奠定了坚实的理论基石。

超声心动图借鉴了这些研究者的研究成果，同样应用心脏节段分析法来诊断复杂先天性心脏病，并建立了一整套有别于常规心脏超声诊断的较为复杂的系统评价方法。其基本的顺序是先确定心房位置与心房-腔静脉的连接，再判断房室瓣-心室连接及其解剖形态与空间位置，最后再明确心室-大动脉的连接及大动脉空间位置。节段分析法的应用要求操作者具备对复杂心脏畸形病理解剖学的深刻理解、正确的诊断思路以及娴熟的操作技巧，对仪器图像分辨力也具有较高要求，一直是先天性心脏病超声诊断中的难点。

一、心脏位置

正常人心脏位于纵隔中央偏左侧，2/3 位于胸骨正中线左侧，1/3 位于正中线右侧，并且心尖朝向左下。心脏前方有胸肋骨遮挡，两侧与左、右肺相邻，下方与膈肌毗邻。如果心脏胚胎过程中发生异常，将导致心脏位置发生变异。根据心脏所在位置不同，可以分为胸外心脏和胸内心脏。

（一）心脏异位（胸外心脏）

1706 年，Haller 等首次提出心脏异位（ectopia cordis）这一概念，指心脏部分或者全部位于胸腔以外，因此又称为胸外心脏。心脏异位多为散发，发生率极低，约 0.0055‰~0.0079‰。心脏异位通常合并多系统脏器异常，80% 合并心内畸形，其中以室间隔缺损（近 100%）最为多见，其次是房间隔缺损（53%），法洛四联症（20%）等。在胚胎发育第 8 周，腹侧体壁形成，第 9 周，胸壁和腹壁在中线相互融合，中线融合完全或不完全失败，可导致胸腹腔脏器翻出。心脏异位的胚胎学病因机制尚不明确，可能与染色体异常有关，包括 18-三体综合征，Tuner 综合征以及 46、XX 和 17q+染色体异常。

根据异位的位置，胸外心脏分为颈型（cervical）、胸型（thoracic）、胸腹型（thoracoabdominal）和腹型（abdominal）。

1. **颈型** 心脏位于颈部，极罕见，约占心脏异位的 5%。

2. **胸型** 心脏位于胸壁之外，约占心脏异位的 65%，多伴有胸骨与心包缺如。本型是由于胚胎发育第 3 周绒毛膜破裂，胸腔压缩，心脏未下降进入胸腔所致，胸骨发育异常，胸骨裂缺也是病因之一。

3. **胸腹型** 心脏部分位于胸腔，部分位于腹腔之外，约占心脏异位的 20%。患者伴有胸骨、膈肌缺损，心包缺如，以及腹壁肌缺损，多作为 Cantrell 五联征的表现之一。

4. **腹型** 心脏位于膈肌以下的腹腔内，约占心脏异位的 10%。多伴有膈肌与心包缺如。

不同类型的心脏异位预后差异很大。颈型和胸型由于心脏暴露于胸腔之外，且多合并心脏畸形，病情较为危重，可在数日内恶化。腹型异位较少合并心内畸形，预后稍好。尽管外科手术对部分心脏异位可以进行矫治手术，但是患者的总体预后及存活率均较差。

（二）心脏位置异常（胸内心脏）

胸腔外心脏位置异常定义为心脏异位，而胸腔内心脏位置异常或不正，称为心脏位置异常（cardiac malposition），也是临床当中最常提及的位置异常，最常见的即右位心（dextrocardia）。心脏位置异常，除了明确心脏所在的胸腔内脏方位，还需通过心底与心尖之间的连接线即心脏轴线指向，综合判断心脏位置。心脏大部分位于左侧胸腔内，心脏轴线指向左下，心尖朝向左侧者，统称左位心；心脏大部分位于右侧胸腔内，心脏轴线指向右下，心尖朝向右侧者，统称右位心。心脏中位，位于胸骨后方，心脏轴线居中，心尖居中，指向前下方（剑突），没有明显向两侧偏移者，统称中位心。

根据内脏方位、心脏位置和心脏轴线指向，将胸内心脏位置进一步划分并归纳如下（图11-1-1）：

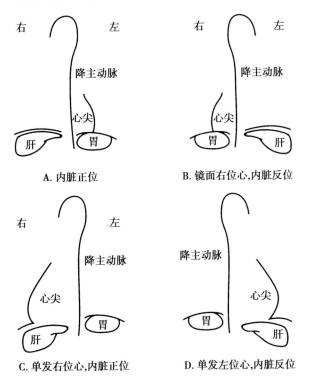

图 11-1-1　四种主要心脏位置示意图
A.内脏及心脏位置正常，降主动脉及胃泡位于脊柱左侧，心脏轴线指向左下；B.镜面右位心，内脏反位，降主动脉及胃泡位于脊柱右侧，心脏大部分位于右侧胸腔，心脏轴线指向右下；C.单发右位心，内脏正位，降主动脉及胃泡位于脊柱左侧，心脏大部分位于右侧胸腔，心脏轴线指向右下；D.单发左位心，内脏反位，降主动脉及胃泡位于右侧，心脏轴线指向左侧

1. **正常左位心**　内脏正常位，降主动脉及胃泡位于脊柱左侧，下腔静脉及肝脏位于脊柱右侧。心脏大部分位于左侧胸腔，心脏轴线指向左下。

2. **镜面右位心（mirror-image dextrocardia）**　发生率约1/8000。胸腔及腹腔脏器均呈镜像反位，形态学右支气管及右心房位于左侧，形态学左支气管及左心房位于右侧。降主动脉及胃泡位于脊柱右侧，下腔静脉及肝脏位于脊柱左侧。心脏大部分位于右侧胸腔，心脏轴线指向右下。

3. **右旋心（dextrocardia）**　即单发右位心，或孤立性右位心。胸腹腔内脏位置正常，降主动脉及胃泡位于脊柱左侧，下腔静脉及肝脏位于脊柱右侧。心脏大部分位于右侧胸腔，心脏轴线指向右下。

4. **左旋心（levocardia）**　即单发左位心，或孤立性左位心。胸腹腔内脏反位，降主动脉及胃泡位于脊柱右侧，下腔静脉及肝脏位于脊柱左侧。心脏大部分位于左侧胸腔，心脏轴线指向左下。

5. **中位心（mesocardia）**　胸腹腔内脏正位或反位，心脏居中，位于胸骨后方，心脏轴线和心尖指向前下（剑突）。左右心室并列，室间隔几乎呈前后位（即矢状位），心房和心室方位可正常或反位。心室正位、心室右襻的中位心是正常心脏的一种变异，心脏大血管结构与之呈镜面者，也有人称镜面中位心。

心脏位置异常本身不会造成血流动力学异常，其临床表现和预后取决于可能合并的心血管畸形。镜面右位心通常不合并心内畸形，单发左位心往往合并复杂畸形。

二、内脏心房位置的分型与超声判定

心房、心室及房室瓣是心脏的主要构成部分。随着胚胎发育，心房被房间隔分隔成为左心房、右心房，心室也被室间隔分隔成为左心室、右心室。心房的位置和解剖形态是先天性心脏病节段分析的基础。内脏的空间位置与心房位置呈高度一致性。区分左、右心房的主要形态学标志是心耳形态。左心耳基底较窄，形态狭长，呈手指状或管状；右心耳则基底较宽，呈三角形或锥形。内脏及心房的位置包括三种类型：内脏心房正位、内脏心房反位及内脏心房不定位（图11-1-2）。

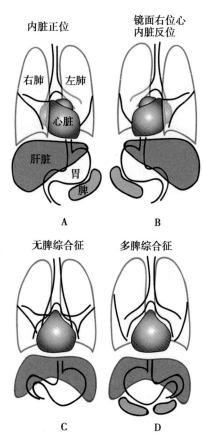

图 11-1-2　内脏心房位置关系示意图

A. 内脏位置正常,心房正位;B. 镜面右位心,内脏反位,心房反位;C 和 D 为心房不定位,C 为右心房异构,双侧三叶肺,双侧肺动脉上支气管,水平肝,无脾;D 为左心房异构,双侧二叶肺,双侧肺动脉下支气管,水平肝,多脾

(一) 内脏心房位置的分型

1. 内脏心房正位(situs solitus,S)　正常位置。解剖左心房与左肺在左侧,左支气管、胃、脾同在左侧,解剖右心房与右肺、右支气管、肝脏在右侧,下腔静脉位于脊柱右前,腹主动脉位于脊柱左前,称为内脏心房正位。

2. 内脏心房反位(situs inversis,I)　少部分人内脏心房呈镜面反位,即解剖左心房及胃泡在右侧,解剖右心房及肝脏在左侧,下腔静脉位于脊柱左前,腹主动脉位于脊柱右前,称为内脏心房反位。

3. 内脏心房不定位(situs ambiguous,A)　两侧心耳均呈右心耳或左心耳的形态学特征,又称对称位或同房异构。根据心耳形态学特征又分为左心房异构(left isomerism)及右心房异构(right isomerism)。

异构(isomerism):源于希腊语,原指相同或相等,这里指正常发育不对称的双侧脏器,如左、右支气管,左、右肺及左、右心耳等发生变异,双侧对称(图 11-1-3)。

左心房异构(left isomerism):女性多见,双侧支气管、肺叶及心耳均呈左侧形态学特征。多伴有多个脾脏,也称多脾综合征。通常合并下腔静脉肝内段缺如,肝外段下腔静脉通过奇静脉或半奇静脉汇入上腔静脉。易合并的心内畸形包括窦房结缺如或发育不良、单心房、单心室、房室间隔缺损以及肺静脉对称回流至两侧心房等。

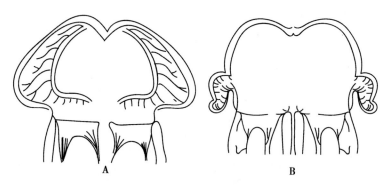

图 11-1-3　心房异构示意图

A. 右心房异构,双侧心耳宽大,呈右心耳形态;B. 左心房异构,双侧心耳狭长,呈左心耳形态

右心房异构(right isomerism):双侧支气管、肺叶及心耳均呈右侧形态学特征。多伴有水平肝,无脾,又称为无脾综合征,不过仍有 5% 病例在右侧高位可以找到正常脾脏,容易漏诊。出生一周以内的新生儿,其外周血涂片发现 Howell-Jolly 小体、红细胞凹陷也是无脾的佐证之一。50%~60% 患者合并双上腔静脉、双侧窦房结及房室结。其他易合并的心内畸形包括单心房、单心室、肺动脉瓣狭窄或闭锁等。

(二) 内脏心房位置的超声判定

超声不能直接显示支气管、肺叶及心耳形态,

而是主要通过以下方法来间接诊断:

1. 腹腔脏器位置 如前所述,内脏与心房之间的位置关系保持高度一致,容易识别,在临床实践当中也最为常用。如心房异构患者常合并水平肝,右侧异构常合并无脾,左侧异构常合并多脾。

2. 横膈水平腹腔大血管位置 指剑突下下腔静脉、腹主动脉与脊柱的位置关系。心房正位,剑突下腹腔大血管短轴切面可见下腔静脉与腹主动脉横断面分别位于脊柱的右前和左前;心房反位,下腔静脉则位于脊柱的左前,腹主动脉位于脊柱的右前;右侧心房异构,剑突下腹腔大血管短轴切面见腹主动脉和下腔静脉位于脊柱同侧,且下腔静脉在前;左侧心房异构,下腔静脉肝内段不能显示,剑突下腹腔大血管短轴切面见腹主动脉位于脊柱前方,扩张的奇静脉或半奇静脉位于腹主动脉后方。

3. 下腔静脉与心房的连接 下腔静脉与右心房的连接关系比较固定,是超声判断心房位置最可靠的依据。相较于下腔静脉,上腔静脉的位置和数量存在较多变异,如骑跨于房间隔之上、双侧上腔静脉、上腔静脉汇入左心房等,很难依据上腔静脉协助判断心房位置。肺静脉异位引流在复杂先天性心脏病中并不少见,肺静脉失去与左心房的正常连接,异常汇入到右心房,因此肺静脉也无法作为判断心房位置的诊断依据。

三、心室袢的类型与超声判定

(一)心室袢判定

心室袢(ventricular loop)可以分为右袢、左袢及 X 袢心室三种类型。随着胚胎发育,心管分为三部分,即心球、心室和心房。心球的增长速度比心包快,故而心球在心包内发生扭曲、旋转。正常情况下,心球向右侧扭转,右心室旋转至右前,左心室旋转至左后,称为心室右袢(D-loop),正常位心室也称为右手型心室。胚胎发育发生异常时,心管向左侧扭曲,导致右心室在左侧,左心室在右侧,称为心室左袢(L-loop),这种反位心室为左手型心室(图11-1-4)。如果难于确定心室的位置,例如仅有一个心室腔的单心室,称为心室不定位(X-loop)。

(二)左、右心室形态学判定

了解左、右心室的形态学特点,区分左、右心室,有助于判断心室袢类型。主要从以下几个方面进行判断。

1. 房室瓣 通过辨别左、右心房室瓣的形态结构能较为可靠地确定心室的方位。一般认为,与二尖瓣相连接的心室无论位置左右,均为解剖左心

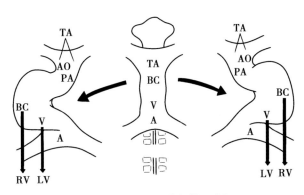

图 11-1-4 原始心管扭转示意图
原始心管向不同方向扭转,形成不同的心室位置关系
A:心房;AO:主动脉;BC:心球;LV:左心室;PA:肺动脉;RV:右心室;TA:动脉干;V:胚胎左心室

室,与三尖瓣相连接的心室无论位置左右,均为解剖右心室。因此在判明与某一心腔相连的瓣膜为二尖瓣或三尖瓣后,则能随之确定相应的解剖心室。三尖瓣呈三叶运动,二尖瓣呈二叶运动,多数情况下,可以通过房室瓣数目确定心室位置。但是此依据并不完全可靠,极个别病例房室瓣数目发生变异,双侧心室均为三叶房室瓣,进而干扰心室位置判断。房室瓣在室间隔的附着点也是鉴别左、右心室位置的要点之一。正常情况下,三尖瓣隔叶在十字交叉位置附着点较低,靠近心尖侧,瓣叶较短,活动度小,二尖瓣前叶附着点位置相对较高,靠近心底侧,瓣叶较长,活动度较大,两者间距通常在 0.5~1.0 cm。

2. 肌小梁及节制索 解剖右心室近心尖 1/3 处可见横行的粗大肌束结构,即右心室节制索,是区分左、右心室的重要标志之一。解剖左心室心腔内无节制索,部分人群可见假腱索,由室间隔发出连于对侧左心室游离壁。此外,右心室肌小梁粗大,心内膜面较粗糙;左心室肌小梁较细小,心内膜面较光滑。

3. 乳头肌 右心室乳头肌附着于室间隔及游离壁,而左心室两组乳头肌均附着于左心室游离壁。在左心室短轴切面 4 点和 8 点的位置,可见乳头肌附着点。

4. 流出道 右室流出道为一肌性结构,肺动脉瓣下圆锥肌将三尖瓣与肺动脉瓣隔开,因此肺动脉瓣与三尖瓣之间无纤维连接。而主动脉瓣与二尖瓣之间无圆锥肌相隔,为纤维连接。

5. 主动脉与心室的位置关系 根据心室袢法则,右心室与主动脉同侧,当主动脉位于右侧,则右侧心室

为右心室,主动脉位于左侧,则左侧心室为右心室。

6. 心室的形状 心室的形状需要多切面观察。在心尖四腔心切面观察,左心室呈圆锥形,右心室呈三角形;在短轴切面,左心室呈圆形,右心室呈新月形。心室的形状取决于双侧心室间的压力和容积关系,压力和容积异常可使室间隔发生偏移,从而导致心室形状改变,因此心室的形状并非判断心室位置的可靠依据。

四、房室序列关系

正常情况下,心房通过房室瓣与心室相连,两者之间无直接连接关系。因此,心房与心室的连接关系,更准确来讲是心房与心室的序列关系(atrioventricular connections)。

Anderson RH 将房室序列分为 3 个类型,含 5 种表现(图 11-1-5)。

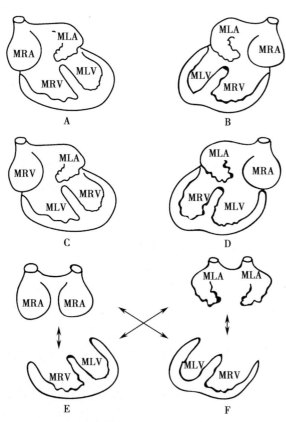

图 11-1-5 房室序列关系示意图
A、B. 房室序列一致;A. 正常房室序列,心房正位;B. 正常房室序列,镜面右位心;C、D. 房室序列不一致;E、F. 双侧心房异构合并房室序列不定;E. 右心房异构;F. 左心房异构
MLA:形态学左心房;MRA:形态学右心房;MLV:形态学左心室;MRV:形态学右心室

1. 房室序列一致(concordant) 解剖左心房-二尖瓣-解剖左心室相连,解剖右心房-三尖瓣-解剖右心室相连。心房正位时,为正常序列关系;心房反位时,心室左祥。

2. 房室序列不一致(discordant) 解剖左心房-三尖瓣-解剖右心室,解剖右心房-二尖瓣-解剖左心室,常合并大动脉转位。

3. 房室序列不定(ambiguous) 双侧心房异构,通过房室瓣与心室相通,心室可以是左祥,也可以是右祥。

以上三种分型是建立在存在两个完整心室的解剖基础之上。当仅有一个完整心室及一个残腔,或只有一个完整心室时,称为单心室(single ventricle,SV)。单心室的房室序列关系又分为两型(图11-1-6):

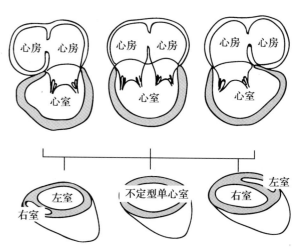

图 11-1-6 单心室的房室序列关系示意图
双侧心房通过两组房室瓣或者共同房室瓣与单心室主腔连接,或一侧房室瓣闭锁,通过单侧房室瓣汇入主腔。左心室型单心室,右心室残腔靠前,主心室腔位于后方;右心室型单心室,左心室残腔靠后,主心室腔位于前方。室间隔完全缺如时,呈单一心室,属不定型

1. 心室双入口(double inlet ventricle) 两组房室瓣全部或大部分开口于主心室腔,可以分为右心室双入口和左心室双入口,左心室双入口比较罕见。单心室患者常有残余心腔的存在,主要通过残腔与主腔之间的空间位置来判断是残余左心室还是右心室。残腔位于前,提示为右心室残腔,主腔属左心室型;残腔位于后,均提示为左心室残腔,主腔属右心室型。若无残腔存在,则单一心室的形态学属不定型。不定型的判断宜慎重,需在多切面仔细扫查,寻找是否有残存的室间隔小残端,如果发现室间隔组织,就提示一定存在残腔。

2. 一侧房室连接缺如（absent right or left connection） 一侧心房与一侧心室相连接，另一侧心房底部完全闭锁，无房室口，亦无房室瓣，此闭锁侧称为房室连接缺如。缺如侧心室流入部不发育，甚至整个心室不发育。

当心脏具有两个心房和两个心室时，不论房室序列为一致、不一致、不定或双入口型，房室瓣均可通过下列形式与心室相通：

1. 两组房室瓣均与心室相通 两组独立房室瓣，形态及发育正常或异常，开口于心室腔。

2. 一侧房室瓣闭锁 三尖瓣或二尖瓣闭锁，仅另一侧房室瓣与心室相通。

3. 共同房室瓣 房室之间仅有一个房室环，一组共同房室瓣附着于该房室环上，可见于房室间隔缺损和复杂先天性心脏病患者。

4. 房室瓣跨立（straddling of atrioventricular valves）及房室瓣骑跨（overriding of atrioventricular valves） 房室瓣跨立是指一侧房室瓣的瓣下腱索不仅附着于已侧的乳头肌，而且还跨越室间隔附着于对侧心室的乳头肌或室间隔上，形成该房室瓣的腱索分跨于室间隔两侧。二、三尖瓣均可发生跨立。房室瓣骑跨是指一侧房室瓣环跨越于室间隔之上，是房室环与室间隔的对位不良，但其腱索及乳头肌并未越过室间隔与对侧心室相连，仍为单腔附着。二、三尖瓣均可发生骑跨。跨立和骑跨两种形式可以单独发生，也可以并存。

五、大动脉的空间位置与超声判定

（一）动脉圆锥及分类

主动脉瓣及肺动脉瓣在形态学上并无非常显著的差异。主动脉及肺动脉的分支及冠状动脉起源可以作为区分两大动脉的主要标志。胚胎期初期，主动脉瓣就位于肺动脉瓣前，并且两者在相同水平，主动脉及肺动脉瓣下均存在动脉圆锥肌组织。随着心脏的发育及心管扭转，主动脉瓣下肌肉组织逐渐吸收、消退，进而与二尖瓣形成纤维连续，而肺动脉瓣下的肌肉组织并未吸收，而是继续发育，进而形成肺动脉瓣下圆锥肌，最终肺动脉瓣转至主动脉瓣左前方。

动脉圆锥（conus arteriosus）作为有诊断意义的肌性结构，可以协助动脉位置关系的判断。动脉圆锥可以分为4型：

1. 肺动脉瓣下圆锥（subpulmonary conus） 肺动脉瓣下与三尖瓣之间存在圆锥肌性结构，与三尖瓣无纤维连续，属于正常的圆锥结构，见于正常心脏或镜面右位心。

2. 主动脉瓣下圆锥（subaortic conus） 主动脉通过瓣下圆锥与右心室相连接，主动脉与三尖瓣之间无纤维连续，而肺动脉与左心室相连接，肺动脉瓣下圆锥在胚胎发育过程中被吸收，肺动脉与二尖瓣之间存在纤维连续，是反位型动脉圆锥。

3. 双圆锥肌（bilateral conus） 胚胎发育过程中，主动脉及肺动脉瓣下动脉圆锥均未被吸收，导致主动脉及肺动脉与房室瓣之间均不存在纤维连续，见于Taussig-Bing综合征（右心室双出口的一种类型）。

4. 圆锥肌缺如（bilaterally absent conus） 主动脉及肺动脉瓣下均无圆锥肌性结构，与房室瓣之间均为纤维连续，见于左心室双出口。

具有动脉圆锥的半月瓣，位置一般较高。圆锥肌相对其他纤维结构，回声偏厚，是超声成像的基本特点，但超声检查精确评估动脉圆锥存在一定难度。

（二）大动脉位置关系及判定

胚胎发育过程中，任何一个环节出现问题，均会导致动脉圆锥发育异常及两大动脉空间位置关系发生变异。根据肺动脉瓣与主动脉瓣的空间位置及排列关系，大动脉位置关系分型如下（图11-1-7）：

1. 大动脉关系正常 根据正位型动脉圆锥（肺动脉瓣下圆锥），肺动脉瓣位于主动脉瓣前方可判定大动脉关系正常（normally related great arteries，NRGA）。

（1）正位型大动脉关系正常（solitus NRGA，S）：肺动脉瓣位于主动脉瓣的左前，主动脉瓣位于肺动脉瓣的右后。

（2）反位型大动脉关系正常（inversus NRGA，I）：肺动脉瓣位于主动脉瓣的右前，主动脉瓣位于肺动脉瓣的左后。可见于镜面右位心，此时大动脉与心室连接关系正常，大动脉位置与正位型呈镜面。

2. 大动脉关系异常（abnormally related great arteries，ANRGA） 可表现为主动脉瓣下圆锥、双侧圆锥或圆锥缺如。主动脉瓣位于肺动脉瓣的前方或两者并列走行，是判断大动脉关系异常的解剖

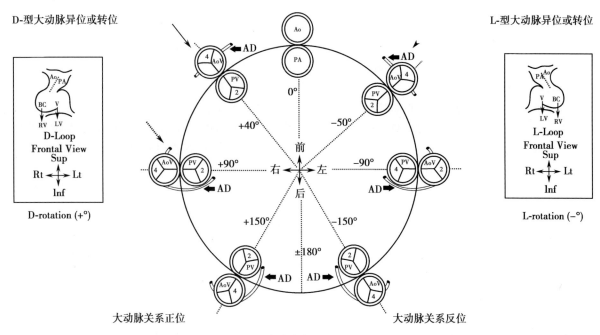

图 11-1-7　大动脉空间位置关系示意图

左侧是 D 型大动脉转位或异位,右侧是 L 型大动脉转位或异位;包括经典的正常(+150°)和反位动脉(-150°)位置关系

实线箭头:D 型大动脉转位;小箭头:L 型大动脉转位;虚箭头:右心室双出口

学基础。大动脉转位(transposition of the great arteries,TGA)和大动脉异位(malposition of the great arteries,MGA)均属大动脉关系异常范畴。大动脉转位的主要特征是大动脉的起始关系异常。完全型大动脉转位时,两大动脉均起源异常,主动脉起始于解剖学右心室,肺动脉起始于解剖学左心室。此时多为反位型动脉圆锥,即主动脉瓣下圆锥。不完全型大动脉转位时,主动脉和肺动脉可同时起自左心室,或主动脉与 50% 以上的肺动脉起自左心室,称为左心室双出口(double outlet left ventricle),多表现为圆锥缺如。如两根大动脉同时起自右心室,或肺动脉与 50% 以上(也有学者认为 75% 以上)的主动脉起自右心室,称为右心室双出口(double-outlet right ventricle,DORV),多表现为双侧圆锥。大动脉异位是指两大动脉的起始正常,即主动脉起自解剖左心室,肺动脉起自解剖右心室,仅是大动脉之间空间位置关系存在异常,大动脉异位多为双侧圆锥。

根据主动脉瓣与肺动脉瓣的位置关系,可分为以下 3 种类型:

1. **D 位(dextro position)**　主动脉瓣在肺动脉瓣的右前方,为右位型大动脉关系异常。

2. **L 位(levo position)**　主动脉瓣在肺动脉瓣的左前方,为左位型大动脉关系异常。

3. **A 位(antero position)**　主动脉瓣在肺动脉瓣的正前方,为前位型大动脉关系异常。

根据心室与大动脉的连接关系,亦相应分为 4 种类型(图 11-1-8、图 11-1-9):

1. **心室与大动脉连接一致(concordant connection)**　正常连接关系,肺动脉起自解剖右心室,主动脉起自解剖左心室。

2. **心室与大动脉连接不一致(discordant connection)**　即大动脉转位,主动脉发自解剖右心室,肺动脉发自解剖左心室。

3. **心室双出口(double outlet ventricle)**　包括右心室双出口和左心室双出口,两根大动脉均完全起自一个心室,或一支大动脉以及另一动脉的 50% 以上起自同一心室腔。

4. **心室单出口(single arterial trunk)**　仅一支动脉干与心室相连,且多骑跨于室间隔上,可见于共同动脉干、肺动脉闭锁的孤立性主动脉或主动脉闭锁的孤立性肺动脉。

六、心脏节段的符号表达方法

在复杂先天性心脏病患者,为了简化对内脏、心脏和大血管正常或者异常的节段序列关系的结论性描述,临床采用符号法来表达心脏节段。心脏的心房、心室和大动脉三个主要节段,依次通过三个大写字母来表示,每三个字母构成一组完整表达,它们之间用逗号隔开,并用括号将这3个字母括上。

(一) 心房及内脏位置

S(situs solitus):内脏心房正位。

I(situs inverus):镜像位置,内脏心房反位。

A(situs ambiguous):内脏心房不定位。

(二) 心室位置

D(D-loop):心室右祥。

L(L-loop):心室左祥。

X(X-loop):心室不定位。

(三) 大动脉位置关系

S(solitus NRGA):正位型正常大动脉关系。

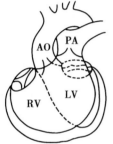
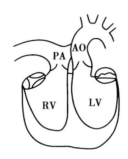

心室动脉正常连接, L型大动脉异位
大动脉关系正位

A. 心室动脉正常连接

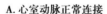
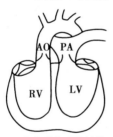

B. 完全型大动脉转位

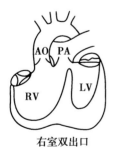
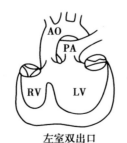

右室双出口 左室双出口

C. 心室双出口

图 11-1-8 心室大动脉连接示意图

A. 正常连接关系;B. 完全型大动脉转位,主动脉与解剖右心室相连,肺动脉与解剖左心室相连;C. 心室双出口,右心室双出口:主动脉及大部分肺动脉起自右心室;左心室双出口:肺动脉及大部分主动脉起自左心室

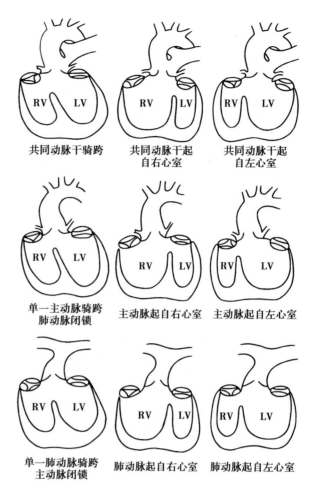

共同动脉干骑跨 共同动脉干起 共同动脉干起
自右心室 自左心室

单一主动脉骑跨 主动脉起自右心室 主动脉起自左心室
肺动脉闭锁

单一肺动脉骑跨 肺动脉起自右心室 肺动脉起自左心室
主动脉闭锁

图 11-1-9 心室单出口示意图

第一列,共同动脉干骑跨于室间隔上或起自一侧心室腔;第二列,肺动脉闭锁,主动脉作为单一大动脉骑跨于室间隔上或起自一侧心室腔;第三列,主动脉闭锁,肺动脉作为单一大动脉骑跨于室间隔上或起自一侧心室腔

I(inversus NRGA):反位型正常大动脉关系。

D(dextro position):右位型大动脉异常关系,主动脉瓣位于肺动脉瓣右前方,包括右型转位(D-transportation)或异位(D-malposition)。

L(levo position):左位型大动脉异常关系,主动脉瓣位于肺动脉瓣左前方,包括左型转位(L-trans-position)或异位(L-malposition)。

A(antero position):前位型大动脉异常关系,主动脉瓣位于肺动脉瓣正前方。包括正前转位(A-transposition)或异位(A-malposition)。

例如,正常心脏表示为(S,D,S):心房正位,心室右祥,正位型大动脉关系正常。镜面右位心表示为(I,L,I):心房反位,心室左祥,反位型大动脉关系正常。典型右位型完全型大动脉转位表示为 TGA(S,D,D):心房正位,心室右祥,右位型大动脉异常关系。典型左位型矫正型大动脉转位表示为 CTGA (S,L,L):心房正位,心室左祥,左位型大动脉异常关系。

复杂先天性心脏病必须遵循节段分析方法进行逐步检查,从而避免漏诊。其诊断顺序为:①判断心房及内脏的空间位置关系;②通过不同的心室形态学特点,判断心室的空间位置关系;③通过心房和心室的空间位置,判断房室序列类型以及房室瓣连接方式;④判断大动脉的空间位置关系;⑤判断大动脉与心室的连接类型。在每一节段及心房-心室、心室-大动脉序列分析的过程中,同时进行伴发心脏畸形分析,此外,诊断内容还包括心脏功能的测量。

针对不同的诊断人群,成人需要使用低频探头,以提高穿透力,而婴幼儿胸壁较薄,则应使用高频探头以提高分辨力。在检测低速血流时,应适当调低仪器速度范围。多切面扫查在先天性心脏病诊断中发挥重要作用,此时,除标准切面可以提供心脏大小、结构比例等信息外,非标准切面扫查也会获得相当重要的诊断信息。

(王 浩)

第二节　特殊类型房间隔缺损的超声诊断难点

房间隔缺损(atrial septal defect,ASD)是临床上最常见的先天性心脏病之一,发病率约占全部先天性心脏病患者的 10% ~ 30%。特殊类型 ASD,是指某些特殊位置的 ASD,超声心动图对 ASD 位置的准确评估对于治疗方式的选择具有重要的参考价值,同时对于介入治疗策略的选择具有指导意义。在 ASD 的诊疗过程中,术前必须应用超声心动图筛选适合的病例,术中需要超声心动图实时监测、引导,术后则需要通过超声心动图判断即刻治疗效果和随访。

一、病理分型与血流动力学改变

ASD 的大小和形态、位置变化较大,根据房间隔的胚胎发育,缺损发生的具体部位可分为四型,即原发孔型 ASD(primum atrial septal defect)、继发孔型 ASD(secundum atrial septal defect)、静脉窦型 ASD(sinus venous defect)和冠状静脉窦型 ASD(coronary sinus defect)。其中原发孔型 ASD 通常列入心内膜垫缺损的范围,约占 ASD 的 15% ~ 20%(详见本章第四节)。

(一)继发孔型房间隔缺损

此型最常见,约占 ASD 的 75%。缺损位于房间隔中部卵圆窝及其附近,又称中央型,大小不等,多为单发,呈椭圆形,少数呈筛孔状或多发或伴房间隔膨出瘤(atrial septal aneurysm),2 个及以上的继发孔型 ASD 共存,称多发 ASD 或筛孔型 ASD。其中筛孔型 ASD、房间隔膨出瘤合并 ASD 属于特殊类型 ASD。

继发孔型 ASD 直径若大于 30 mm,也称大型 ASD,绝大多数伴有缺损边缘短小或缺如,中间可有残留的条索状房间隔组织。

房间隔膨出瘤是一种少见的先天性心脏畸形,发生率约 0.2% ~ 1.1%,房间隔呈瘤样突向心房的任何一侧,其形成与房间隔的心内膜结缔组织先天性缺陷和/或左、右心房间存在明显压差有关,房间隔的运动类型取决于两侧心房的压力阶差。房间隔膨出瘤不仅发生于房间隔的卵圆窝处,亦可累及其他部分房间隔组织。病变房间隔组织菲薄松弛,呈瘤样突向右心房或左心房,多合并卵圆孔未闭或继发孔型 ASD。此外,房间隔膨出瘤可合并房性心律失常、房室瓣脱垂、马方综合征以及右心室发育不良综合征等,若发生矛盾栓塞可导致脑血管意外,故日益受到临床重视。由于房间隔局部或全部弹力组织薄弱,甚至非常薄弱,因而关于房间隔膨出瘤合并 ASD 的封堵治疗需要特别注意。

(二)静脉窦型房间隔缺损

约占 ASD 的 5% ~ 10%,缺损发生于房间隔后上部近上腔静脉口处或后下部近下腔静脉口处,常合并肺静脉异位引流,如果缺损位于冠状静脉窦右心房入口处,通常与无顶冠状静脉窦综合征有关。依据位置不同,又可分为:

1. 上腔型房间隔缺损　缺损上缘紧靠上腔静脉右心房入口处,与上腔静脉口无明确界限,上腔静脉的血流直接进入右心房和左心房,此型 ASD 常常合并上肺静脉异位引流。

2. 下腔型房间隔缺损　缺损后下缘紧邻下腔

静脉右心房入口处,房间隔的后下部没有残缘或仅有菲薄且短小的组织,常常合并右下肺静脉异位引流。

包括上述两种或两种以上的缺损,又称为混合型 ASD。缺损大,残留的房间隔组织少,血流动力学改变与单心房相似,也可称为功能性单心房。

(三) 冠状静脉窦型房间隔缺损

也称无顶冠状静脉窦综合征(unroofed coronary sinus defect,UCSD),是指冠状静脉窦顶部与相对应左心房后壁之间的间隔部分缺损或完全缺如,形成左、右心房通过冠状静脉窦壁缺损之间的异常交通,左心房血液经冠状静脉窦缺损分流到右心房,此型罕见,小于1%。可同时累及房间隔组织,常合并永存左上腔静脉。

静脉窦型 ASD、混合型 ASD、冠状静脉窦型 ASD 均属于特殊类型 ASD。从开展心脏介入手术的角度,大 ASD、短残缘 ASD、多孔 ASD、ASD 伴房间隔膨出瘤也可归为特殊类型的继发孔型 ASD。

ASD 可合并其他心血管畸形如永存左上腔静脉、部分型肺静脉异位引流、室间隔缺损、动脉导管未闭等;或为一些复杂心血管畸形的血流分流途径如完全型大动脉转位、三尖瓣闭锁、完全性肺静脉畸形引流等;也可为某些心血管畸形的组成部分,如合并二尖瓣狭窄,则称为鲁登巴赫综合征(Lutembacher Syndrome),合并肺动脉瓣狭窄并以狭窄病变为主时,则称为法洛三联症。

正常情况下,左心房压 8~11 mmHg,右心房压 3~5 mmHg。存在 ASD 时,心房水平无论收缩期还是舒张期血液均自缺损处左向右分流,肺循环血流量通常为体循环血流量的 2~3 倍。由于心内分流,经过右心房、右心室和肺动脉的血流量多于左心,右心容量负荷增大,致使右心扩大、肺循环血流量增加。长期持续的肺循环血流量增加,可导致动力性肺动脉高压,最终导致阻力性肺动脉高压,同时右心的压力负荷增高,右心室壁肥厚。当右心房压力大于左心房压力时,心房水平出现右向左分流,患者出现发绀,称为艾森门格综合征。

大多数患者因为体检时发现心脏杂音而就诊,成人患者最常见的症状是活动后心悸、气短甚或晕厥。第二心音增宽且固定分裂是 ASD 的听诊标志。

二、超声影像学特征

临床上,单纯应用经胸超声心动图(TTE)诊断特殊类型 ASD 存在一定的困难,而经食管超声心动图(TEE)有助于改善超声对 ASD 的诊断能力。三维经食管超声心动图(RT3D TEE)可实时显示心脏三维立体图像,在 ASD 的诊断方面更具优势,尤其对一些特殊类型 ASD,RT3D TEE 可立体显示缺损与周围结构的空间关系,对术前评估治疗风险并确定治疗方案具有重要意义。

(一) 经胸超声心动图

TTE 是诊断 ASD 的主要影像学检查手段,通过超声直接征象和间接征象明确 ASD 的诊断。针对特殊类型的 ASD,超声间接征象可以提供重要的诊断线索。

1. 房间隔缺损的直接征象　二维超声心动图见房间隔连续中断,根据房间隔连续中断的部位可判断缺损的类型:

继发孔型 ASD:超声诊断相对容易,缺损位于房间隔中部,于胸骨旁四腔心、心尖四腔心、大动脉短轴及剑突下双心房切面可清楚显示缺损和房间隔残余组织,同时彩色多普勒血流显像(CDFI)显示心房水平过隔血流信号,则可明确诊断。多发 ASD 有时呈筛孔状或合并房间隔膨出瘤,此时,残余房间隔纤维结缔组织往往较薄弱和/或发育不良。

上腔型 ASD(图 11-2-1):位于房间隔后上部,剑突下双心房切面显示缺损靠近上腔静脉开口处,上腔静脉构成缺损的后上缘,卵圆窝部位的房间隔无连续中断。

下腔型 ASD(图 11-2-2、图 11-2-3):位于房间隔后下部,剑突下双心房及下腔静脉长轴切面显示缺损靠近下腔静脉开口处,下腔静脉端无房间隔残余组织,卵圆窝部位的房间隔无连续中断。

冠状静脉窦型 ASD(图 11-2-4):检出较为困难,二维超声缺乏特征性表现,容易漏诊。此型缺损在房间隔后下部近房室环部位,卵圆窝部位的房间隔无连续中断,冠状静脉窦内径可无明显增宽。检查时应在四腔心切面基础上,使超声束向后下方偏转,显示冠状静脉窦长轴切面及其在右心房的开口部位,并注意与原发孔型 ASD 相鉴别。CDFI 显示心房水平左向右分流(图 11-2-5)。

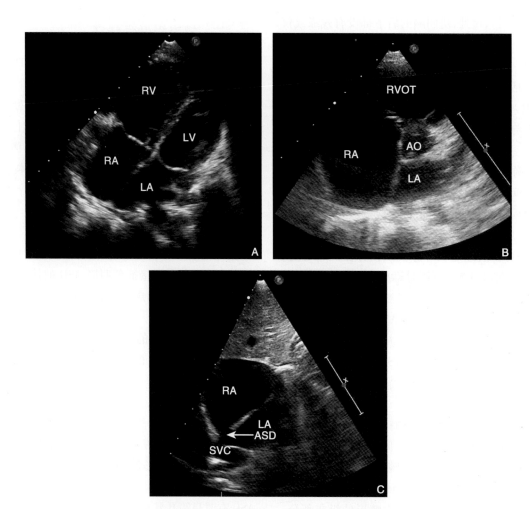

图 11-2-1 上腔型 ASD 二维超声心动图表现

A、B. 胸骨旁四腔心及大动脉短轴切面示右心房、右心室扩大,房间隔回声连续;C. 剑突下双心房切面示房间隔后上部连续中断,紧邻上腔静脉开口处

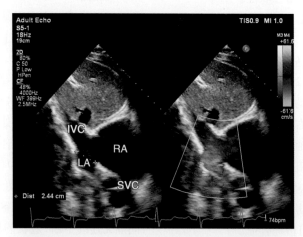

图 11-2-2 下腔型 ASD 二维超声心动图表现

剑突下双心房切面显示缺损(游标测量处)紧邻下腔静脉入口

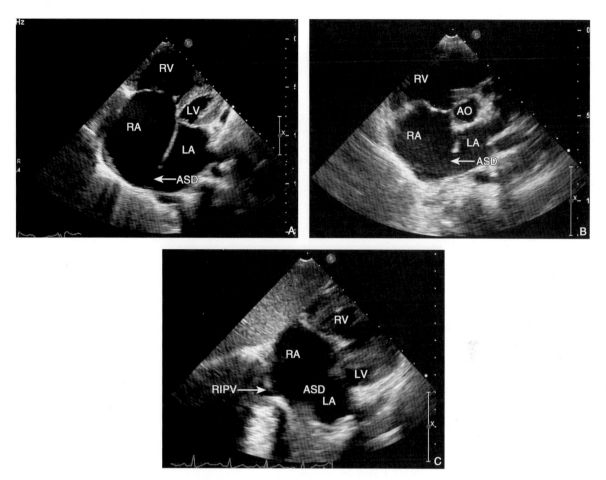

图 11-2-3　下腔型 ASD 合并部分型肺静脉异位引流二维超声心动图表现

A、B. 胸骨旁四腔心切面及大动脉短轴切面显示房间隔后下部连续中断,C. 剑突下四腔心切面显示房间隔后下部连续中断,右下肺静脉开口于右心房

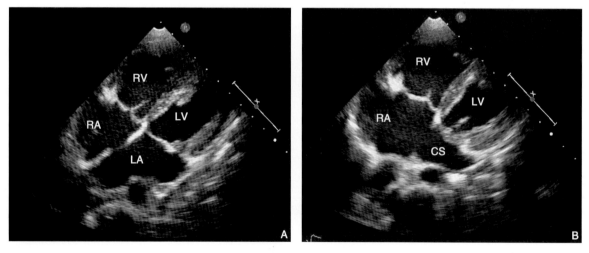

图 11-2-4　冠状静脉窦型 ASD 二维超声心动图表现

A. 胸骨旁四腔心切面示右心房、右心室扩大,房间隔回声连续完整,B. 胸骨旁四腔心冠状静脉窦长轴切面示左心房和冠状静脉窦之间的异常交通

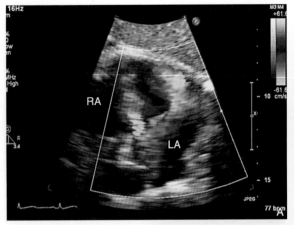
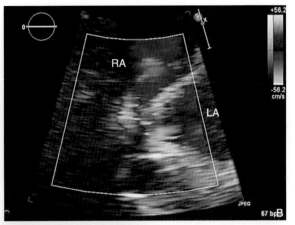
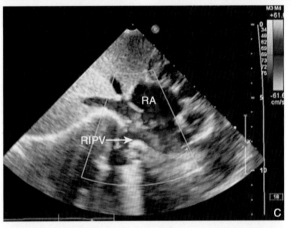

图 11-2-5　ASD 彩色多普勒超声心动图表现

A. 剑突下双心房切面显示心房水平两束左向右红色过隔分流束;B. 剑突下双心房切面显示上腔型 ASD 心房水平左向右红色过隔分流束;C. 剑突下四腔心切面显示下腔型 ASD,心房水平左向右红色过隔分流束,右下肺静脉血流汇入右心房

2. 间接征象　右心容量负荷过重的表现,如:右心扩大,右室流出道及肺动脉增宽,M 型超声见室间隔与左心室后壁呈同向运动。当合并肺动脉高压时,可有右心室壁增厚,室间隔凸向左心室。

3. 房间隔总长度及残缘的测量　于胸骨旁四腔心切面测量房间隔总长度,显示 ASD 距房室瓣及心房顶部的距离,确定 ASD 上下径;大动脉短轴切面显示 ASD 前、后缘,确定 ASD 前后径;剑突下双心房切面及下腔静脉口长轴切面,可以显示 ASD 缘距上、下腔静脉的距离。绝大多数的短残缘 ASD 主要表现为缺损前残缘缺乏或不足,边缘至冠状静脉窦、上腔静脉及下腔静脉的距离<5 mm,至房室瓣的距离<7 mm。

4. 肺动脉高压的评估　ASD 患者出现肺动脉高压相对较晚,通常为轻至中度,少数患者可出现重度肺动脉高压,心房水平双向或者右向左分流为主,引起艾森门格综合征。可根据三尖瓣反流压差评估肺动脉收缩压。

5. 右心室功能的评估　对于合并肺动脉高压的患者,应重视右心室功能的评估。ASE 指南推荐常用参数包括:右心室面积变化分数(FAC%)、三尖瓣环位移(TAPSE)、组织多普勒三尖瓣环收缩期运动速度(s′峰)、右心室心肌做功指数 MPI 即 Tei 指数。近几年,利用实时三维超声心动图测量右心室容积及射血分数或二维斑点追踪技术测量长轴整体应变也开始用于评估右心室功能。

6. 其他　频谱多普勒显示三尖瓣口及肺动脉瓣口流量增加,血流加速,后者峰值流速可高达 2.5~3.0 m/s,容易被误诊为 ASD 合并肺动脉瓣狭窄。

此外,应注意观察肺静脉血流是否直接或间接进入右心房,以免漏诊部分型肺静脉异位引流。

(二)经食管超声心动图

由于食管内探头紧贴左心房,房间隔位于声

束近场,通过调整探头深度及角度,使声束方向与房间隔垂直,且可避开胸骨和肺气干扰,能更清楚地显示房间隔及血流情况,有助于提高对 ASD 的诊断准确率,尤其在显示卵圆孔未闭、小房间隔缺损较 TTE 检查更有优势,已经在 ASD 诊断中发挥重要的作用。TEE 在介入术前筛选、明确 ASD 类型,术中监测、引导和术后即刻评估中也有重要的作用。

TEE 能够清楚地显示 ASD 的大小,各残缘长度及软硬度,心房水平左向右分流。成人患者,有时剑突下切面图像差,可能漏掉静脉窦型 ASD,必要时行 TEE 检查以明确诊断(图 11-2-6)。TEE 在观察冠状静脉窦间隔连续性方面也有相当优势,可清晰显示冠状静脉窦心房开口位置,其间隔缺损部位、大小、毗邻关系,CDFI 可显示冠状静脉窦壁与左心房间的分流(图 11-2-7)。

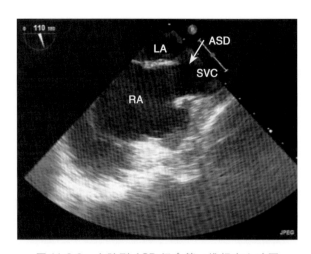

图 11-2-6　上腔型 ASD 经食管二维超声心动图表现
食管中段 110°双心房切面显示房间隔上部连续中断,紧邻上腔静脉开口处

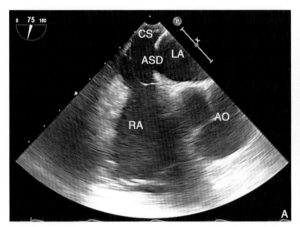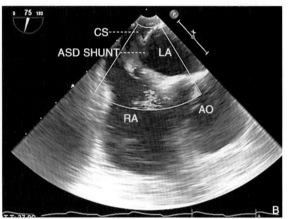

图 11-2-7　冠状静脉窦型 ASD 经食管超声心动图表现
食管中下段 75°冠状静脉窦型长轴切面,A. 显示紧邻冠状静脉窦开口处窦壁连续中断;B. 显示冠状静脉窦壁与左心房间的分流

(三) 右心声学造影

如果经胸二维超声和 CDFI 不能明确诊断,可行右心声学造影证实心房水平是否存在右向左分流。另外,右心房内负性显影有助于证实心房水平的左向右分流(图 11-2-8)。

对于声窗不佳的 ASD 患者,TTE 检查易造成漏诊或误诊。这主要与缺损较小或部位特殊,操作者的熟练程度及仪器的分辨力等有关系。TTE 是检查 ASD 的最常用方法,但房间隔处于声束远场,声窗的位置常不能使声束垂直于房间隔,易出现假阳性和假阴性。另一方面,成人由于体型肥胖、肺气肿、胸廓畸形等原因,透声条件差,给 TTE 检查带来困难,即使剑突下四腔心或双心房切面观察也不理想。尤其是合并肺动脉瓣狭窄时,右心腔压力增高,左向右分流量减少,CDFI 敏感性降低,还有筛孔状 ASD 其敏感性也降低。

应用右心声学造影诊断 ASD,不但能提高心房水平右向左分流检出的阳性率,且费用低廉,操作简单,无副作用。ASD 患者为左向右分流时,进入右心房的分流血液可使造影剂产生一个边界很清楚的"充盈缺损",即右心房负性造影区;当合并肺动脉高压时,患者右心腔压力增高(借助连续咳嗽也可增加右心腔压力),可观察到微气泡经房间交通进入左心房。

(四) 实时三维超声心动图

RT3D TEE 可实时显示 ASD 的立体形态、缺孔

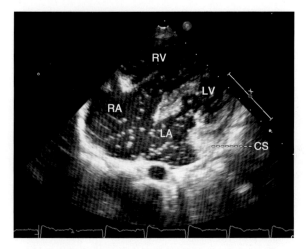

图 11-2-8　冠状静脉窦型 ASD 合并永存左上腔静脉右心声学造影表现

经左肘静脉注入造影剂后,四腔心切面显示冠状静脉窦首先显影,迅即造影剂微泡经冠状静脉窦分别进入左、右心房,提示永存左上腔静脉、冠状静脉窦壁与左心房间存在分流

大小,并可通过旋转、切割图像,从左、右心房方向对缺损进行观察,测量缺损残缘。ASD 形态多为椭圆形,缺孔面积和边缘长短随心脏舒缩而变化,收缩末期缺损变大,舒张末期变小;选择全容积模式(full volume)获取金字塔形三维数据库,通过任意切割和旋转图像,可实时显示 ASD 的部位以及与毗邻结构如房室瓣、主动脉根部、腔静脉和肺静脉的空间关系等(图 11-2-9、图 11-2-10)在特殊类型 ASD 诊断中可为 ASD 治疗方式的选择提供重要信息。

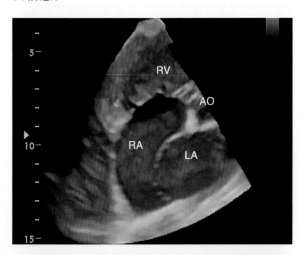

图 11-2-9　房间隔膨出瘤三维超声心动图表现
胸骨旁大动脉短轴观显示房间隔向右心房内呈瘤样凸出伴筛孔状 ASD

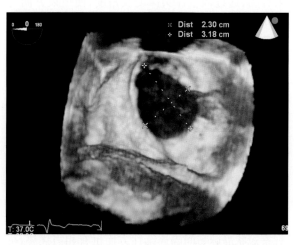

图 11-2-10　继发孔型 ASD 实时三维经食管超声心动图表现
显示房间隔缺损形态及其大小(左心房面观)

三、技术局限性与诊断难点

1. 超声诊断房间隔缺损的陷阱　ASD 的诊断看似简单,然而却存在种种陷阱,容易漏诊合并的其他心血管畸形,尤其是漏诊部分型肺静脉异位引流。

(1) 房间隔卵圆窝处组织较菲薄,常规经胸超声检查由于房间隔在心尖四腔心切面上解剖方位与超声声束近于平行,可能出现房间隔连续中断的假象。当发现房间隔连续中断大于 10 mm,但无房室形态学改变,诊断 ASD 应格外慎重。

(2) 常规 TTE 检查时,部分成人患者图像质量差,对特殊类型 ASD 的诊断准确率较低,常发生假阳性或假阴性的情况。残缘显示不清时,易高估或低估缺损直径。对声窗不良且诊断不明确的患者应行 TEE 检查可减少假阳性。若二维超声显示右心增大,房间隔图像不满意,且 CDFI 显示左向右分流束不明确,可选择 TEE 检查或右心声学造影明确诊断。尤其上腔型 ASD,由于位置高,常常在经胸超声检查时被漏诊。

(3) 仪器调节不当,彩色多普勒增益过大或速度量程过低,观察过隔血流时易将腔静脉流入右心房误认为心房水平的分流而做出错误的判断。

2. 警惕伴发的心血管畸形　ASD 常与其他心血管畸形合并存在,如肺动脉瓣狭窄、室间隔缺损、肺静脉异位引流等,尤其是部分型肺静脉异位引流,容易漏诊。常规行胸骨旁右心流入道切面、剑突下双心房及下腔静脉长轴切面观察有无右侧肺静脉汇入右心房或上、下腔静脉口,于胸骨上窝自右侧上腔静脉沿无名静脉滑行扫查至左锁骨上窝，观察有无肺静脉异位引流入无名静脉。当遇到右心房较大而左心房狭小、房间隔顶部缺损或较早出现肺动脉高压者，更应提高警惕。因此，应检查左心房顶部后壁的肺静脉入口是否存在，数目是否正常。心尖四腔心切面是显示肺静脉入口的最佳切面，但四支肺静脉往往难以在同一切面显示，检查右肺静脉时注意改变探头的声束方向，将探头上翘，显示左心房的右后方，靠近房间隔呈"八"字形，检查时慢慢移动探头，多角度观察，仔细寻找，逐一找出四支肺静脉的开口位置，这样可减少漏诊。另外，婴儿胸骨上窝切面声窗较好，可取主动脉弓短轴切面，显示位于肺动脉后方的左心房，寻找肺静脉的开口，可获得形如"蟹足"状的四支肺静脉声像图，有助于辨认肺静脉的入口。一旦发现肺静脉开口数目减少或显示不清，则应在右心房壁甚或上腔静脉口寻找有无异位肺静脉入口。检查中区分右心房内异位肺静脉血流束与上、下腔静脉及冠状静脉窦血流束，上、下腔静脉及冠状静脉窦开口位置相对固定，在探查清楚此三者的开口及血流信息后，若还在右心房壁发现有其他开口及血流束，则应高度怀疑有肺静脉异位引流。对于左肺静脉显示不清者，需警惕心上型部分型肺静脉异位引流，注意左心房后上方有无共同肺静脉腔，在胸骨上窝主动脉弓短轴切面扫查其左侧有无垂直的管腔回声，有时可见共同肺静脉腔与垂直静脉相连，并经无名静脉引流入上腔静脉。此型需要与永存左上腔静脉鉴别，永存左上腔静脉血流方向为背离探头的蓝色血流，而垂直静脉为朝向探头的红色血流。

ASD合并肺动脉瓣狭窄时，需仔细判断其狭窄的程度。部分患者ASD较大，由于跨肺动脉瓣血流量明显增加，连续波多普勒测量跨瓣血流压差时会高估其狭窄程度，故需仔细观察肺动脉瓣叶的解剖形态结构，结合右心室壁有无肥厚以及心房水平分流速度及方向综合判断。

举例一：患者女性，3岁，临床诊断ASD。超声所见：右心增大；肺动脉增宽，前向血流Vmax 1.0 m/s；房间隔卵圆窝处连续中断9 mm，心房水平左向右为主双向低速分流；大量三尖瓣反流，Vmax 4.8 m/s；永存左上腔静脉。超声诊断：ASD（继发孔型），三尖瓣反流，重度肺动脉高压。患儿临床症状重，单纯ASD不能解释。心脏CT三维重建发现患儿右肺动脉缺如（图11-2-11）。复查心脏超声，因肺气干扰，胸骨旁切面肺动脉分支显示不清；胸骨上窝切面在主动脉弓下方未查见右肺动

脉。分析：单纯ASD，肺动脉高压通常出现较晚，重度肺动脉高压相对较少。3岁患儿ASD仅9 mm，不能解释重度肺动脉高压时，应高度怀疑可能合并其他心血管畸形，需结合其他影像学检查综合分析，以避免漏诊。

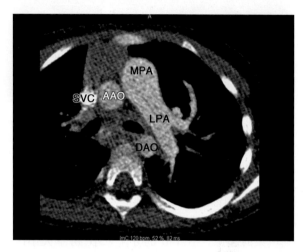

图11-2-11　右肺动脉缺如心脏CT表现
MPA：肺动脉主干；LPA：左肺动脉；DAO：降主动脉；AAO：升主动脉；SVC：上腔静脉

举例二：患者女性，45岁，因"反复咳嗽、气促10多年，加重2个月余"入院。超声所见：右心增大，房间隔卵圆窝处薄弱，未见确切连续中断。左心房壁可见肺静脉开口，右心房壁未见肺静脉汇入。中量三尖瓣反流，Vmax 3.2 m/s，PG 41 mmHg。右心超声造影：少量造影剂微气泡进入左心房，右心房卵圆窝附近见小片负性显影区。超声诊断：卵圆孔未闭，三尖瓣反流，肺动脉高压。右心导管检查提示部分型肺静脉异位引流（PAPVC）。心脏CT三维重建提示左上肺静脉通过垂直静脉及左无名静脉回流入上腔静脉，右上、右中肺静脉直接汇入上腔静脉；左、右下肺静脉汇入左心房（图11-2-12）。复查超声：再次行胸骨上窝探查见左无名静脉及上腔静脉增粗，左上肺静脉经垂直静脉及无名静脉回流上腔静脉进入右心房，上腔静脉全程未见确切肺静脉汇入。右上肺静脉上腔静脉开口显示不清楚，左、右下肺静脉回流入左心房。手术中见：房间隔卵圆窝处有一直径5 mm小缺损，肺静脉异位引流情况同心脏CT检查结果。分析：因未考虑到该患者可能存在PAPVC，尽管行了常规胸骨上窝探查，但未观察无名静脉，漏诊垂直静脉及增粗的无名静脉；右肺静脉直接汇入上腔静脉超声诊断困难；少数PAPVC可以不伴有ASD。增强对PAPVC的理解和认识是减少超声漏诊的关键所在。

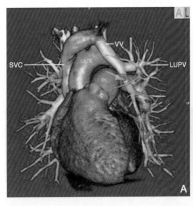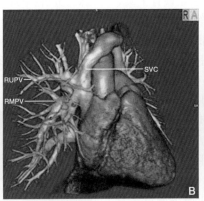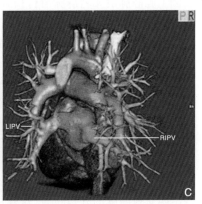

图 11-2-12　部分型肺静脉异位引流心脏 CT 表现
A. 正面观见左上肺静脉（LUPV）汇入垂直静脉（VV），经无名静脉汇入上腔静脉（SVC）；B. 右前斜位见右上肺静脉（RUPV）、右中肺静脉（RMPV）直接汇入上腔静脉（SVC）；C. 右后斜位见左下肺静脉（LIPV）、右下肺静脉（RIPV）与左心房连接

3. 鉴别诊断　上腔静脉汇入右心房的血流有时可被误认为心房水平的分流，应仔细辨认 CDFI 血流束的起源。小 ASD 的分流量小，房室大小改变不明显，易被漏诊。巨大房间隔缺损易误诊为单心房，需多切面、多角度观察有无房间隔的残缘。此外，还需要与主动脉窦瘤破入右心房相鉴别。

（1）主动脉窦瘤破入右心房：主动脉窦瘤破入右心房者，二维超声可见右心增大，CDFI 于胸骨旁短轴切面及四腔心切面可见疑似心房水平的红色过隔分流，需要与 ASD 相鉴别。多切面显示房间隔连续，主动脉右冠窦或无冠窦呈不规则囊袋状结构，向右心房面膨出，其顶端可见一处或多处破口。CDFI 可见分流由主动脉入右心房，频谱多普勒呈连续性高速湍流可资鉴别。

（2）冠状动脉瘘：当冠状动脉瘘入右心房时，可有右心容量负荷增加的表现，CDFI 于右心房内可见红色异常血流，需与心房水平的分流相鉴别。冠状动脉瘘者，受累冠状动脉增粗，CDFI 可显示冠状动脉瘘口部位，频谱多普勒于瘘口部位可测及连续性湍流；多切面证实房间隔连续，心房水平无分流，可资鉴别。

实践工作中，检查应全面、仔细、严谨，熟练仪器调节，综合应用心脏超声检查技术，重视结合临床，熟悉 ASD 的血流动力学改变，提高逻辑思维能力。只有不断地实践、总结、再实践，积累经验，才能提高诊断水准，尽量减少和避免 ASD 的漏误诊。

四、临床应用与进展

1. 介入/外科治疗术前筛选　ASD 的介入封堵治疗已成为替代外科手术治疗的一种选择，术前筛选依赖于超声心动图检查，此技术的发展带来新的要求和挑战。二维超声需精确测量房间隔伸展径、各角度缺损残缘的长度及残缘软硬度，综合考虑 ASD 的大小、形态和位置，为临床治疗方案的选择提供决策参考。具体的适应证请参见第十七章第一节。

2. 术中监测、引导　具体内容请参见第十七章第一节。

3. 术后随访　通常在介入封堵治疗后 3 天、1 个月、6 个月、1 年进行，之后定期随访。评估有无封堵伞错位、封堵伞血栓、残余分流、封堵伞对毗邻结构有无影响以及右心功能。

随着先天性心脏病介入治疗技术的提高，部分特殊类型的继发孔型 ASD（如大型 ASD、短残缘 ASD、多孔 ASD、伴房间隔膨出瘤 ASD 及合并其他心脏畸形的 ASD 等）也可通过介入方法获得治疗。

附：卵圆孔未闭

卵圆孔位于房间隔中部，在胎儿时期使血液自右心房流入左心房，以维持胎儿血液循环。一般在生后第 1 年内闭合，但在部分婴幼儿和 25% 的成人中，卵圆孔部位的房间隔未形成解剖学的闭合，而残留一斜行的裂隙，由左心房面活瓣样组织覆盖，即为卵圆孔未闭（patent foramen ovale，PFO），直径 1~10 mm。

通常情况下，左心房压力高于右心房，卵圆孔呈功能性闭合，没有心房水平分流。但当 PFO 出现分流时会引起血流动力学的改变。PFO 有可能引起不明原因的脑卒中，其病理机制为"反常栓塞"，即静脉系统的栓子通过动静脉系统之间的异常通道进入动脉系统,造成动脉系统栓塞。

超声影像学特征:①卵圆孔未闭在剑突下双心房切面多显示该部位呈双层回声,中间有斜行缝隙;②卵圆孔瓣游离缘回声菲薄;③单纯卵圆孔未闭通常无右心房、右心室扩大;④CDFI 显示该缝隙有左向右红色或右向左蓝色细窄过隔血流束。

不明原因脑卒中合并卵圆孔未闭的评估和治疗至今仍是一个临床难题。研究发现成人 PFO 的发生率高达 15%~25%,在不明原因脑卒中患者中可达 50%。PFO 为反常栓塞引起不明原因脑卒中提供了解剖基础,尤其对于年轻患者。

PFO 伴或不伴房间隔膨出瘤,或伴右向左分流时或右心超声造影示造影剂 Valsalva 动作(深吸气后,在屏气状态下用力作呼气动作 10~15 秒)时经胸或经食管超声心动图证实有右向左分流。PFO 患者如果出现矛盾栓塞或者反复发作的脑缺血表现需要行介入治疗。

(唐　红)

第三节　室间隔缺损的超声诊断策略

室间隔缺损(ventricular septal defect,VSD)是最常见的先天性心脏畸形之一,约占先天性心脏病的 20%~25%。VSD 可单发,也可是复杂心血管畸形的组成部分。超声心动图是室间隔缺损的首选检查手段。而三维超声心动图及经食管超声心动图的应用发展,使得经胸超声上较难显示的部分小缺损、多孔型缺损的检出率明显提高,同时也可用于室间隔缺损围手术期的术前诊断、术中监测以及术后疗效评估。本节着重介绍超声心动图在室间隔缺损诊断中的价值。

一、病因

室间隔由膜部和肌部组织构成。室间隔膜部结构起源于圆锥间隔和房室管心内膜垫融合部位,而肌部结构的起源目前还有争议。有学者认为是左、右心室游离壁在生长过程中"合并"形成,在心室腔扩大时肌部间隔被动向内、向上生长;另有学者假设肌部间隔起源于"原始间隔",主动向上生长。总之,在心脏发育过程中,肌性室间隔向上生长,圆锥间隔向下生长,两者与心内膜垫相互融合。室间隔任一组成部分在发育过程中受到影响,都可导致室间隔缺损。

室间隔发育障碍受多种因素影响。内在的遗传易感性、直接或间接的外在环境因素(感染、用

药、理化、污染等)或两者协同作用,甚至是随机效应都可导致 VSD 或其他畸形发生。遗传因素中,由染色体畸变引起的心血管畸形约占先天性心脏病的 5%。单基因缺陷是目前生物医学领域的研究热点,已发现的与 VSD 相关基因有 TBX5、GATA4、Nkx2.5、DNAD5 等,其中 TBX5 和 GATA4 两者的相互作用在心脏间隔的发育中扮演至关重要的角色。另外,常伴发室间隔、房间隔缺损的染色体异常疾病有 21、18、13-三体综合征、5p-综合征(猫叫综合征)等。超声检查者应对这些与 VSD 相关的遗传性疾病有所了解。目前国内外均开展研究,将超声影像学技术与流行病学研究、遗传学分析和基因检测等相结合,可望对包括 VSD 在内的多种先天性心脏病从分子水平进行更为精准的病因学分析和更为全面的产前诊断。

二、分型与定位

室间隔从心底至心尖方向呈三角形,凸向右侧心腔。室间隔由膜部和肌部两部分组成。膜部面积小,不足 1.0 cm²。右心室面观三尖瓣隔瓣附着于膜部,将膜部分为心室和心房两部分,心房部分的缺损会导致左室-右房通道。左心室面观膜部间隔位于主动脉瓣下,构成左室流出道上缘。肌部占据室间隔绝大部分,解剖学上,根据右心室面位置将其分为流入道、流出道和小梁部三部分。

室间隔缺损的分型方法很多,尚无统一标准。以下主要介绍从超声解剖和外科角度较常应用的分类方法。根据室间隔的解剖特点,从右心室面观缺损上缘所在部位进行分型与定位,分为三大类 6 个亚型(图 11-3-1)。

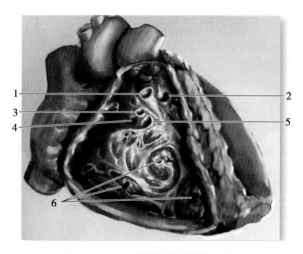

图 11-3-1　室间隔缺损分型示意图
1. 干下型;2. 嵴内型;3. 嵴下型;4. 膜部型;5. 隔瓣下型;6. 肌部型

（一）膜周部室间隔缺损

单纯室间隔膜部发育不良者较少见,常会不同程度扩展至邻近组织,故统称为膜周部缺损(perimembranous ventricular septal defects)。此型最为常见,占室间隔缺损的 60%~80%。它可分为单纯膜部、嵴下型及隔瓣下型三个亚型。

单纯膜部缺损:局限于膜部室间隔较小范围,缺损边缘为膜部的纤维组织,常与三尖瓣隔瓣或者腱索粘连形成瘤样结构,成为膜部瘤,瘤壁上可有一个或多个破口。膜部瘤无症状者在婴儿和幼儿期自然愈合率较高,3 岁以后自然闭合率降低。

嵴下型:膜部 VSD 向前上方延伸为嵴下型室缺,缺损边缘一部分为膜部的纤维组织,一部分为肌性组织。其右心室面位于室上嵴后下方,紧邻三尖瓣前叶和隔叶交界处,左心室面位于主动脉右冠瓣下方。

隔瓣下型:膜部 VSD 向后下方延伸为隔瓣下型室缺,缺损边缘常紧邻三尖瓣环。缺损位于三尖瓣隔瓣的后下方,常被隔瓣覆盖,靠近房室结和房室束。

（二）漏斗部室间隔缺损

漏斗部室间隔缺损(infundibulum ventricular septal defects)位于漏斗部室间隔,室上嵴上方,肺动脉瓣下方,又称为嵴上型或圆锥部、流出道部缺损。又分为干下型和嵴内型两个亚型。

干下型:缺损上缘紧邻肺动脉瓣和主动脉瓣环,缺损与肺动脉瓣环之间无肌性组织相间隔。常伴有不同程度的主动脉瓣脱垂,以右冠瓣脱垂最为常见。如合并主动脉右冠窦扩张,扩张的窦部可部分遮盖缺损部位。

嵴内型:缺损上缘与肺动脉瓣环之间有肌性组织相间隔。

（三）肌部室间隔缺损

肌部室间隔缺损(muscular ventricular septal defects)可位于室间隔肌部的任何部位,不累及膜部,缺损边缘均为肌肉组织。多数位于肌小梁部的上段,可单发或多发。多发小的缺损在小梁部呈蜂窝样分布,即所谓的"Swiss cheese"缺损。小的肌部缺损分流量较小,自然愈合率高。

另有学者依据解剖部位将 VSD 分为以下三类:

1. 膜周型　最常见,占 VSD 的 75%。又分为 4 个亚型:①膜周流入道 VSD;②膜周流出道 VSD;③膜周小梁部 VSD;④膜周融合型 VSD。

2. 肌部型　约占 10%~20%。又分为:①肌部流入道 VSD;②肌部流出道 VSD;③肌部小梁部 VSD。

3. 双动脉下型　室缺边缘为主动脉瓣和肺动脉瓣的纤维环,多伴肺动脉高压。

三、缺损大小与分流量

室间隔缺损的病理生理表现主要取决于缺损的大小。正常情况下,左心室收缩压与周围动脉压相等,右心室收缩压为 18~30 mmHg,左心室舒张末压为 0~10 mmHg,右心室舒张末压为 0~5 mmHg。由于左心室收缩压明显高于右心室,而两室间舒张期压力大致相等,所以 VSD 的分流表现为收缩期左心室向右心室的分流。经肺动脉瓣及二尖瓣的血流量代表肺循环血流量(Qp),而经主动脉瓣和三尖瓣的血流量代表体循环血流量(Qs),肺循环血流量与体循环血流量的差值即为分流量。分流量的多少取决于 VSD 的大小和左、右心室之间的压力差。缺损越大,分流量就越大。根据缺损的大小可分为:

（一）小室间隔缺损

缺损直径<1/3 主动脉瓣环直径,缺损大小对左向右分流起限制作用,又称限制性室间隔缺损。由于分流量很小,右心压力无改变,左、右心室之间压差导致高速细小分流。肺循环血容量可轻度增加,Qp/Qs<1.5,可无明显的左心室容量负荷改变,患者可无症状或仅有轻微症状。发生在肌部的小缺损,仅出现收缩早期分流,收缩中晚期肌肉收缩,使缺损发生功能性关闭,房室腔大小及血流动力学无明显改变,称为 Roger 病。

（二）中型室间隔缺损

缺损直径约 1/3~1/2 主动脉瓣环直径,分流量增多,肺血容量增加,Qp/Qs 约 1.5~2.0,可伴不同程度的肺血管阻力升高。肺循环阻力正常时,心室水平的左向右分流使肺血流量增加,肺动脉增宽,肺静脉回流左心房的血量增加,导致左心房和左心室扩大。根据 Frank-starling 定律,左心室前负荷增加,左心室收缩力增强,每搏输出量增加,左心室壁运动增强,左心室壁肥厚。如左向右分流量较大,肺循环阻力轻度至中度升高,可合并右心室扩大,右心室收缩功能增强,肺循环阻力进一步升高,可出现右心室壁增厚。

（三）大室间隔缺损

缺损直径>1/2主动脉瓣环直径,缺损大小对左向右分流不能起限制作用,又称为非限制性室间隔缺损。此时血流动力学改变主要因肺血管阻力导致的左、右心室压差不同而变化:①大VSD伴低肺血管阻力时,左、右心室之间仍为正压差,左向右分流量大,肺血流量增加,Qp/Qs>2.0,致肺动脉扩张,肺循环容量增加,引起肺血管可逆性痉挛,产生高动力性肺动脉高压,手术修补室间隔后肺动脉高压可下降;②由于肺循环血容量增加,会逐渐导致肺血管内膜增厚,弹力纤维增生,肺血管阻力中等程度增高,右心室压随之增高,两室间压差减小,分流量减少,左心室容量负荷减小,左心功能可得到改善;③长期、大量的左向右分流导致肺循环血流量增多,肺小动脉代偿性痉挛收缩,动脉内膜增厚,管壁中层增生、纤维化,管腔狭窄、阻塞形成梗阻性肺动脉高压,Qp/Qs<1.0,右心室出现代偿性肥大,常伴有三尖瓣关闭不全。当肺动脉压力等于或超过体循环压力时,即产生双向或右向左分流,出现发绀,即艾森门格综合征(Eisenmenger syndrome)。

艾森门格综合征又称肺动脉高压性右向分流综合征,是指心内或心外左向右分流性先天畸形,因肺血流量增加而发生肺小动脉的器质性病变而产生严重肺动脉高压,导致右向左分流,出现持久性发绀的一组病变。

四、超声诊断

室间隔缺损可发生于室间隔的任何部位,且可多发,检查时应多切面检查。超声心动图可对VSD做出准确的定性、定位诊断,主要观察内容包括室间隔的连续性、缺损大小及定位、左心室容量负荷情况、肺动脉压力大小及有无合并畸形等。

（一）二维超声心动图

直接征象:室间隔连续中断。各型室间隔缺损的最佳显像切面(图11-3-2):膜周型为胸骨旁左室长轴切面、主动脉根部短轴切面及心尖五腔心切面(图11-3-3A、图11-3-4A);漏斗部缺损为心底短轴切面及右室流出道切面(图11-3-5A、C);隔瓣下型缺损常在心尖四腔心切面观察(图11-3-6)。除上述切面外,肌部缺损还需加用胸骨旁四腔心、系列左心室短轴切面等连续扫查(图11-3-7)。

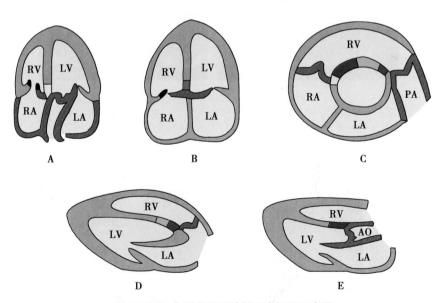

图11-3-2　各型室间隔缺损观察切面示意图

A.心尖五腔心切面显示膜部缺损(黄色);B.心尖四腔心切面显示隔瓣下型缺损(紫色);C.主动脉根部短轴切面,显示膜部(黄色)、嵴下型(蓝色)、嵴内型(绿色)及干下型(红色)缺损;D.右室流出道长轴切面显示干下型(红色)和嵴内型(绿色)缺损;E.胸骨旁左室长轴切面显示嵴下型缺损(蓝色)

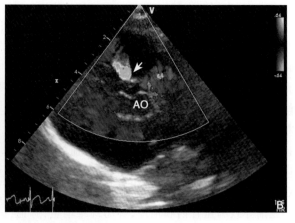

图 11-3-3 膜周部嵴下型室间隔缺损的超声表现

A. 主动脉根部短轴切面显示膜周部室间隔连续中断(箭头);B. 室间隔缺损处收缩期左向右五彩镶嵌分流束(箭头)

AO:主动脉;LA:左心房;RA:右心房;VSD:室间隔缺损

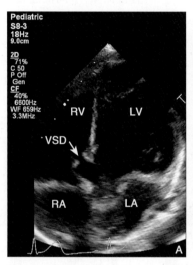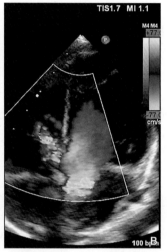

图 11-3-4 室间隔膜部瘤缺损形成

A. 五腔心切面显示室间隔膜部连续中断(箭头),呈瘤样结构膨向右心室
侧;B. 室间隔缺损处左向右五彩镶嵌分流束,自膜部瘤分流到右心室

LA:左心房;LV:左心室;RA:右心房;RV:右心室;VSD:室间隔缺损

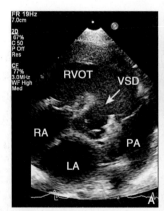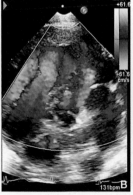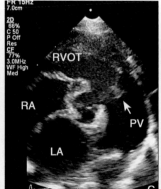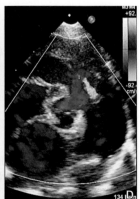

图 11-3-5 干下型室间隔缺损的超声表现

A. 主动脉根部短轴切面显示干下型室间隔连续中断(箭头);B. CDFI 示室间隔连续中断处左向右分流;C. 主动
脉根部短轴切面显示室间隔缺损的边缘紧邻肺动脉瓣下(箭头);D. CDFI 示室间隔连续中断处右向左分流

LA:左心房;RA:右心房;RVOT:右室流出道;VSD:室间隔缺损;PA:肺动脉;PV 肺动脉瓣

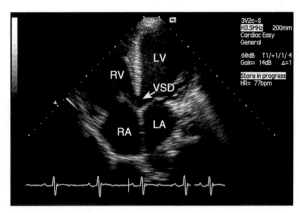

图 11-3-6　隔瓣下型室间隔缺损

心尖四腔心切面显示室间隔上部、隔瓣下连续中断（箭头）

LA：左心房；LV：左心室；RA：右心房；RV：右心室；VSD：室间隔缺损

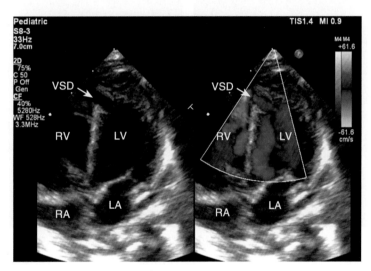

图 11-3-7　肌部型室间隔缺损

心尖四腔心切面显示室间隔下段肌部连续中断（箭头）

LA：左心房；LV：左心室；RA：右心房；RV：右心室；VSD：室间隔缺损

间接征象：缺损较大时，可见左心室容量负荷过重的表现，包括左心房、左心室扩大，右室流出道及肺动脉增宽，左心室壁运动幅度增强。严重者伴右心室扩大等改变。

需要注意的是，膜周部 VSD 常常表现为膜部瘤形态，它是在缺损的自然闭合过程中，因血流冲击，导致缺损边缘心内膜纤维增生伴隔瓣前瓣交界处及部分腱索粘连融合而成。膜部瘤壁上破口可以是一个，也可以呈多个，甚至筛网样缺损。超声表现为室间隔膜部呈瘤状向右心室侧膨出，需测量基底部宽度、瘤体深度和顶端开口个数和宽度等参数。

（二）彩色多普勒

收缩期探查到通过室间隔连续中断处的左向右分流束是确诊室间隔缺损的必要条件之一。多数情况下，缺损口处的分流束方向与室间隔近似垂直。无明显肺动脉高压及右室流出道狭窄的患者，彩色多普勒显示为自左心室通过室间隔缺损口进入右心室或右室流出道的收缩期五彩镶嵌状分流束（图 11-3-3B、图 11-3-4B、图 11-3-5B、图 11-3-5D 及图 11-3-8）。合并肺动脉高压时，缺损处显示低速的左向右分流信号或双向分流信号。依据肺动脉高压程度，心动周期的不同时相有不同的表现（图 11-3-9）。

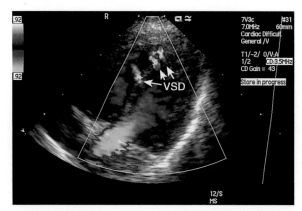

图 11-3-8 胸骨旁五腔心切面

见室间隔肌部多发小缺损处多束过隔细小分流(箭头);VSD:室间隔缺损

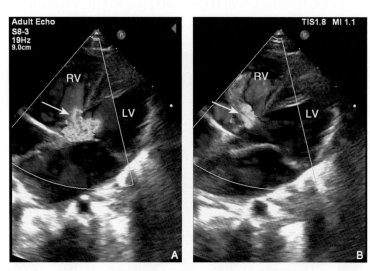

图 11-3-9 胸骨旁四腔切面示室间隔缺损双向分流

A.胸骨旁四腔心切面,见室间隔缺损处右向左蓝色分流束(箭头);B.室间隔
缺损处左向右红色分流束(箭头)

LV:左心室;RV:右心室

（三）频谱多普勒

多普勒参数对于室间隔缺损患者的临床病情评估有重要参考价值,常用参数包括:

1. **分流峰值速度** 由于左、右心室间压差大,室间隔缺损处的分流速度高,分流束的峰值速度测量多用连续波多普勒。其特点为:收缩期高速、充填的射流频谱,峰速通常超过 4 m/s(图 11-3-10),其音频信号为嘈杂、低调、响度大的噪音。当右室压力升高时会出现不同程度双向分流(图 11-3-11)。

2. **肺循环血流量与体循环血流量比值(Qp/Qs)** 脉冲波多普勒测量 Qp/Qs 可以估计分流量大小。分流量越大,Qp/Qs 值越大,分流量越小,Qp/Qs 值越接近 1。测量体循环血流量多在主动脉

瓣和三尖瓣口处,测量肺循环血流量则在肺动脉瓣口或二尖瓣口处。肺动脉瓣口血流量计算误差较

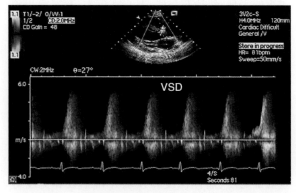

图 11-3-10 室间隔缺损,连续波多普勒见收缩期左向右高速、充填的射流频谱

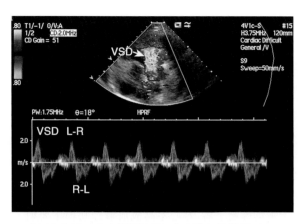

图 11-3-11　大室间隔缺损,脉冲波多普勒显示双期双向分流频谱

L-R:左向右分流;R-L:右向左分流;VSD:室间隔缺损

大,首先是漏斗部缺损时左向右分流常导致右室流出道和肺动脉主干内血流紊乱,影响血流速度积分测量的准确性,再者,当肺动脉瓣反流较明显时,可造成 Qp/Qs 高估。

3. 跨隔压差　当无左、右室流出道病变时,上肢动脉收缩压减去跨室间隔压差即为肺动脉收缩压。应用简化的柏努利方程 $P = 4V^2$,测定缺损处右心室侧的最大流速可计算出左、右心室间的压力差,结合肱动脉收缩压,可计算出肺动脉收缩压。但当以右向左分流为主时,右心室收缩压几乎等于或高于左心室收缩压,此时应用跨隔压差法计算肺动脉收缩压已无意义。

(四)　经食管超声心动图

经胸超声心动图能对绝大多数室间隔缺损作出准确诊断,需要进行经食管超声心动图检查的情况较少。经食管超声心动图可用于围手术期的监测,包括缺损或封堵术前即刻明确诊断、术中监测操作步骤及心脏功能、术后评估有无残余分流、瓣膜反流以及其他合并心脏畸形的修复情况等。

(五)　三维超声心动图

实时三维超声心动图弥补二维超声心动图无法全面、立体观察和心脏形态结构变化的不足。三维经食管超声心动图对室间隔缺损的空间位置、大小及血流动力学变化能有更直观、准确的评价。

(六)　鉴别诊断

室间隔缺损应与主动脉窦瘤破入右心室(尤其是右冠窦瘤破裂者)、右室流出道狭窄或右室双腔心、肺动脉瓣狭窄等疾病相鉴别。这些畸形也可是室间隔缺损的伴发畸形,影响室间隔缺损的诊断,需要仔细甄别。

1. 主动脉窦瘤破裂　单纯主动脉窦瘤破入右心室或右室流出道时,在右心室腔内可探及明显的双期湍流频谱,其血流信号与室间隔缺损分流容易混淆。鉴别要点在于在左心室长轴及主动脉根部短轴切面,主动脉窦瘤患者可观察到主动脉瓣环上方的扩张的窦瘤和瘤壁的破口(图 11-3-12A),窦瘤破口处的分流信号为连续性左向右分流(图 11-3-12B、C);而室间隔缺损的回声中断位于主动脉瓣环下方,缺损的分流信号为收缩期左向右分流。

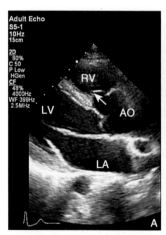
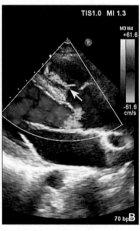
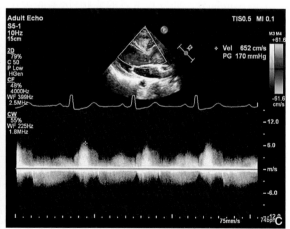

图 11-3-12　右冠窦瘤破入右心室的超声表现

A.左心长轴切面见右冠窦瘤(箭头)位于主动脉瓣环上方,呈囊袋样突向右心室;B.CDFI 见五彩镶嵌的分流束;C.频谱多普勒示连续性分流信号

AO:主动脉;LA:左心房;LV:左心室;RV:右心室

室间隔缺损,特别是漏斗部室间隔缺损时,由于右冠窦右心室面受分流束冲击,右冠窦容易扩张,形成右冠窦瘤,并经室间隔缺损部位突入右室流出道。由于主动脉右冠瓣环处缺乏支撑,还可同时合并右冠瓣脱垂。上述三种畸形易同时发生,超声探查时需格外警惕,以免漏诊或误诊。

2. 右室流出道狭窄 右室流出道狭窄的收缩期湍流信号容易与室间隔缺损的收缩期分流混淆。此时需在二维超声切面仔细观察右室流出道处室壁有无增厚,室腔有无变窄,室腔内有无异常肌束或隔膜结构等直接征象;彩色多普勒血流显像见湍流起源于流出道的狭窄处,而非穿过室间隔。

3. 右室双腔心 鉴别方法与右室流出道狭窄类似。但右心室双腔的狭窄部位低于室上嵴水平,在二维图像上需要观察狭窄原因,鉴别是粗大异常肌束、隔膜还是纤维环导致。

4. 肺动脉瓣狭窄 鉴别要点在于对肺动脉瓣形态及活动的观察。二维图像上须探查肺动脉瓣有无增厚、活动受限,瓣叶数量是否为三叶,肺动脉起始段有无不均匀增宽;彩色多普勒观察湍流血流信号的起始点,肺动脉瓣口血流束是否变窄且呈五彩镶嵌,血流束方向是否为偏心走行;肺动脉瓣口血流是否为湍流频谱并测量峰值及压差。

五、常见合并畸形的识别

室间隔缺损可为单发,也可以是其他复杂心脏畸形的组成部分。如发现患者的症状、房室腔大小与缺损大小和分流量不符,则要警惕有无其他合并畸形。由于有时 VSD 为染色体异常的遗传性疾病的表现畸形之一,此时还要排查有无其他系统的畸形。

(一) 完全型房室间隔缺损

又称为完全型心内膜垫缺损(complete endocardial cushion defect,CECD):由一组畸形构成,包括原发孔型房缺,流入道型室间隔缺损,二尖瓣、三尖瓣融合为共同房室瓣。该类室间隔缺损通常较大,紧邻房室瓣下,心尖四腔心及胸骨旁四腔心切面室间隔缺损边缘与房室瓣之间无残余组织相隔。

(二) 法洛四联症

法洛四联症(tetralogy of Fallot,TOF):是最常见的发绀性先天性心血管畸形,包括肺动脉狭窄、主动脉骑跨、室间隔缺损及右心室肥厚等四种病理解剖变化。该类室间隔缺损口较大,多为嵴下型缺损。二维切面可显示狭窄的右室流出道和肺动脉、右心室肥厚,室间隔缺损的位置、大小及主动脉骑跨等。彩色多普勒可观察 VSD 的双期双向分流束及双心室血流同时流入主动脉。

(三) 右心室双出口

右心室双出口(double-outlet right ventricle,DORV)指两条走向平行的大动脉完全起自右心室,或一条大动脉起自右心室,另一条 75% 以上起自右心室。此时 VSD 为左心室的唯一出口,其位置是影响 DORV 血流动力学的主要因素之一。VSD 位于主动脉瓣下者,左心室高氧血液经缺损主要射入主动脉,临床表现类似单纯 VSD,肺血流量增多,可不出现发绀;位于肺动脉瓣下者,左心室血流经缺损主要射入肺动脉,部分在右心室与体循环低氧血混合后射入主动脉,患者发绀明显;紧靠于双动脉瓣下或远离双动脉瓣下时,两条大动脉内血液含氧量基本相当,可不出现明显发绀。

(四) 三尖瓣闭锁

三尖瓣闭锁(tricuspid atresia,TA)是少见的先天性心脏畸形,主要病理改变为三尖瓣未发育或发育不良而融合成一肌性或纤维性隔膜。由于右心房、右心室间的交通隔断,心房水平的右向左分流和体肺循环的交通如 VSD、动脉导管未闭等为三尖瓣闭锁的必然病变。VSD 作为心室水平的体肺动脉交换途径,其部位、大小与右心室的发育情况息息相关。彩色多普勒可观察到 VSD 的左向右为主的双向分流信号。

(五) 永存动脉干

永存动脉干(persistent truncus arteriosus,PTA)指左、右心室仅发出一根共同的动脉总干,体循环、肺循环和冠状动脉均出自总干。该畸形只有一组半月瓣,且瓣叶的数目变异较大。由于左、右心室血流最终均进入动脉干,VSD 是此病必然的并存畸形,通常较大,位于共同动脉瓣下。彩色及频谱多普勒可显示 VSD 的双期双向低速分流和双室血流均进入总干内。

(六) 单心室

单心室(single ventricle,SV)只有一个具有完整功能和结构的大心室腔,两侧心房经各侧房室瓣或共同房室瓣均与该心腔相连。另一心腔可以为残余心室或缺如。主心室腔和残余心室之间通常存在室间隔水平交通。左心长轴、剑突下及心尖四腔心等切面可观察室间隔回声中断的范围及过隔分流,同时判断主腔、大血管走行及相互关系。

六、临床决策

临床对 VSD 的治疗策略主要包括外科手术、介入治疗和姑息治疗,需考虑患者的年龄、临床症状、分流量大小、肺动脉压力变化、合并症及伴随畸形等多个因素。超声心动图是临床决策不可或缺的工具,了解临床决策有助于我们在超声检查中确立重点,方便与临床交流。

(一)外科手术

包括直接缝合和补片修复。对于单纯性 VSD,术前评估重点:确定缺损类型、大小、定位、各边缘情况;分流量大小、分流方向,有无肺动脉高压及心功能评估。术后评估重点:室间隔回声连续性、补片强回声的位置、大小和连续性;修补部位有无残余漏、邻近瓣膜的反流情况;心室腔大小、心功能恢复情况。

一般认为小的缺损对心脏结构和血流动力学改变影响小,患者预后良好。研究显示在对无症状的小 VSD 患者的长期随访中,89% 的患者没有出现左心室容量负荷过重征象、肺动脉高压及左心功能不全。对小 VSD,不伴左心室扩大、无主动脉瓣脱垂、无症状的患儿可选择保守治疗。小 VSD 合并主动脉瓣脱垂和反流的无症状患者,是手术适应证选择的难点,尤其对于儿童患者,目前尚缺乏长期随访研究来对比积极缺损修补手术与保守治疗的利弊。

中等大小及以上的 VSD 一般被视为无自愈可能。伴中量或大量分流,$1.5<Qp/Qs<2.0$,或者 $Qp/Qs \geqslant 2.0$ 时,可选择择期手术。因缺损部位不同,预后和术后并发症亦不同。如小梁部肌部缺损及嵴上型缺损离传导束位置较远,手术修补缺损不易造成损害,术后并发症少。对于左心容量负荷过重、不伴肺动脉高压的无症状患者,多数建议手术或介入闭合室间隔缺损,以防止由于心室扩大引起左心功能不全。对于大 VSD 伴随肺动脉高压的有症状婴儿的手术择期尚存争议。

(二)介入手术治疗

部分条件许可的膜周型及肌部 VSD 可选择室间隔缺损封堵术。此类手术创伤小、恢复快,缺损闭合率可达 95%,残余漏、邻近瓣膜反流等并发症不到 5%,手术的疗效已得到大量文献支持。超声心动图是此类手术的首选监测方法,可于术前行病例筛选、评估,术中超声引导,以及术后随访及疗效评价。

(三)姑息治疗

VSD 合并明显肺动脉高压者,出现右向左分流,$Qp/Qs<1.0$ 时,不宜手术。

(段云友)

第四节 心内膜垫缺损的超声评价

心内膜垫缺损(endocardial cushion defect,ECD)是一组由于心内膜垫发育异常而导致的房间隔和/或室间隔缺损,常伴有房室瓣膜发育畸形,又称房室间隔缺损(atrioventricular septal defect,AVSD),房室通道畸形(atrioventricular canal malformation),房室管缺损等,是一类较为少见的先天性心脏病,约占先天性心脏病的 4%~5%。其中完全型心内膜垫缺损发病率约为 0.348‰,占活产儿的 5.0‰~12‰。最早于 1819 年由 Thibert 报道,1948 年,Rodgers 和 Edwards 根据心内膜垫缺损的不同,将其分为部分型和完全型,后来的学者又分别提出过渡型和中间型心内膜垫缺损等分型。

心内膜垫缺损常常出现在遗传相关的综合征当中,如 Down 综合征、DiGeorge 综合征、Ellis-Van Creveld 综合征等。大约 40%~45% 的 Down 综合征患儿有先天性心脏病,其中 75% 有心内膜垫缺损畸形。反之,50% 的心内膜垫缺损患儿有 Down 综合征。其他合并的先天畸形包括肺动脉瓣狭窄、Fallot 四联症、右心室双出口、单心室和完全型肺静脉异位引流等。

一、胚胎发育与病理解剖

(一)胚胎发育

胚胎第 4 周,房室管处的心内膜及心肌增生并向内膨大,称之为心内膜垫(endocardial cushion),可分为腹侧、背侧、左侧及右侧 4 个对称部分。胚胎第 6 周,腹、背侧两个心内膜垫彼此对向生长,相互融合形成中间隔膜(septum intermedium),即桥瓣,将房室管分隔成左、右两个纤维环的房室孔(图 11-4-1),中间隔膜向上与原发隔组织(向下生长)融合封闭原发孔,向下参与构成室间隔膜部,形成完整的左、右心房室通道。左、右侧心内膜垫与腹、背侧心内膜垫一起共同参与二尖瓣和三尖瓣的形成,其中桥瓣最终将分裂成二尖瓣前叶和三尖瓣隔叶。心内膜垫在发育、融合的不同阶段发生异常将导致不同类型的心内膜垫缺损,甚至合并其他复杂畸形。

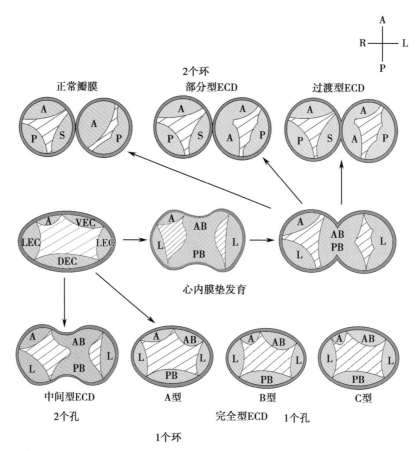

图 11-4-1　心内膜垫缺损发育过程及分型示意图

A:前瓣;AB:前桥瓣;DEC:背心内膜垫;ECD:心内膜垫缺损;L:侧瓣;LEC:侧心
内膜垫;P:后瓣;PB:后桥瓣;S:隔瓣;VEC:腹心内膜垫

　　正常前(腹侧)和后(背侧)心内膜垫对向生长、相互融合、将房室管分隔成左、右两个各有纤维环的房室孔。腹、背侧心内膜垫融合不全主要形成部分型 ECD,此基础上存在限制性室缺时称为过渡型 ECD,而缺乏前后心内膜垫融合则形成完全型 ECD,若前后桥叶存在连接,则称为中间型 ECD。正常房室瓣口特征为"222",即 2 个瓣环,2 组瓣,2 个房室孔;部分型与过渡型亦为"222",可见二尖瓣前叶裂和/或三尖瓣发育不良,前者无室缺入口,后者有;中间型为"112",即 1 个瓣环,1 组瓣,2 个房室孔,存在桥瓣融合;完全型为"111",即 1 个瓣环,1 组瓣,1 个房室孔。

　　(二) 病理解剖
　　心内膜垫缺损依据缺损位置及房室瓣畸形的解剖特征分为四型,主要包括:①部分型心内膜垫缺损(partial endocardial cushion defect);②过渡型心内膜垫缺损;③中间型心内膜垫缺损;④完全型心内膜垫缺损(complete endocardial cushion de-

fect)。它们在解剖与生理上具有一定的相似性(图 11-4-2)。

　　1. 部分型心内膜垫缺损　部分型心内膜垫缺损主要病理解剖特点为原发孔型房间隔缺损合并房室瓣病变。房室连接仍为 2 个房室环、2 组房室瓣和 2 个房室孔。由于部分心内膜垫发育异常,原发隔未能与心内膜垫会合,导致原发孔开放。桥瓣在分裂为二尖瓣前叶和三尖瓣隔叶时出现异常,可导致二尖瓣前叶发育不良(挛缩或裂缺)和/或三尖瓣隔叶发育不全或裂缺,不伴有瓣下室间隔缺损。

　　2. 过渡型心内膜垫缺损　过渡型心内膜垫缺损的病理解剖学特点为原发孔型房间隔缺损和较小的膜部室间隔缺损。房室连接表现亦为 2 个房室环、2 组房室瓣和 2 个房室孔,同时伴有房室瓣发育异常,如二尖瓣前叶裂。其血流动力学特点是房水平和室水平均有左向右分流,通常房水平分流较明显,室水平分流一般较小,为限制性分流。

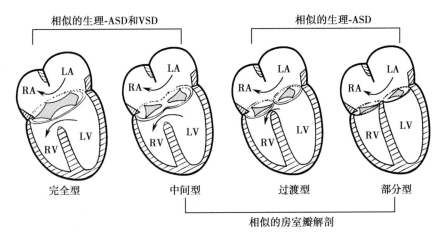

图 11-4-2　各分型心内膜垫缺损解剖与生理间的相似性示意图

完全型与中间型具有相似的生理特征：房间隔缺损、室间隔缺损及具有共同房室瓣及瓣环；部分型和过渡型具有相似的生理特征：房间隔缺损，而过渡型具有小的限制性流入道室缺损。中间型、过渡型与部分型间有相似的房室瓣解剖，均可以区分出左、右心房室瓣口

ASD：房间隔缺损；LA：左心房；LV：左心室；RA：右心房；RV：右心室；VSD：室间隔缺损

3. 中间型心内膜垫缺损　中间型心内膜垫缺损的解剖异常介于完全型心内膜垫缺损和部分型心内膜垫缺损之间，没有形成两个独立的房室环，更接近完全型。房室连接表现为 1 个变形的房室环、1 组房室瓣和 2 个房室孔，其中两个房室孔之间为桥瓣。其病理解剖特点为同时存在较大的房间隔缺损和非限制性流入道室间隔缺损，血流动力学类似于完全型心内膜垫缺损。

4. 完全型心内膜垫缺损　完全型心内膜垫缺损的主要病理解剖特点为原发孔型房间隔缺损、共同房室瓣、非限制性流入道室间隔缺损。心内膜垫发育异常，除了未能与原发隔会合外，还未与圆锥间隔、肌部间隔会合，在房室瓣环下形成流入道室间隔缺损。房室瓣完全附着于室间隔嵴上，房室纤维环是共同的。共同房室瓣由 5 个瓣叶组成，即前桥叶、后桥叶、左侧叶、右侧叶和右前外侧叶。前桥叶多有分裂，右前外侧叶的大小因前桥叶分裂的部位而不同，实际上右前外侧叶与前桥叶为一个整体。前桥叶与后桥叶均骑跨在室间隔上，相互不连接而形成共同房室孔。房室瓣向心室沉降，主动脉根部不能楔入左、右心房室孔之间而向右前移位，约 20% 的病例左室流出道延长、狭小，但一般不引起明显的血流动力学改变。

Rastelli 于 1966 年根据房室瓣状态及其腱索与心室的附着关系将完全型心内膜垫缺损分为三个亚型（图 11-4-3）。

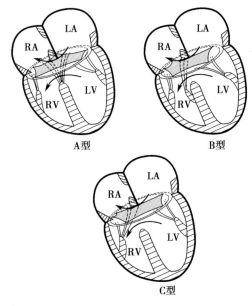

图 11-4-3　完全型心内膜垫缺损的分型

根据房室瓣状态及其腱索与心室的附着关系将完全型心内膜垫缺损分为三个亚型：A 型.腱索附着于室间隔；B 型.腱索附着于室间隔右侧乳头肌；C 型.腱索附着于心室游离壁

LA：左心房；LV：左心室；RA：右心房；RV：右心室

A 型　约占 75%，前桥瓣有自然分界，左侧二尖瓣部分完全在左心室，右侧三尖瓣部分（右前外侧叶）完全在右心室，左、右两部分的腱索附着于室间隔上。

B 型　较少见，前桥瓣呈骑跨状态，可分为二、三尖瓣两部分，二尖瓣腱索可呈跨越状态从左向右附着在室间隔右侧的乳头肌上。

C型 约占25%,前桥瓣极度骑跨,呈游离状态,腱索不附着于室间隔结构,而附着于心室游离壁。

Bharati和Lev根据左、右心室的发育情况,将该病分为均衡、右优势和左优势三个亚型,完全型心内膜垫缺损中均衡型占84%,右心室优势型占5%,左心室优势型占11%。中间型心内膜垫缺损中均衡型占58%,右心室优势型占38%,左心室优势型占4%。

均衡型:左、右心室发育对称,可有不同程度的心腔扩大和心肌肥厚,左、右心房室瓣均匀分入左、右两侧心室,右心房可有扩大,左心房正常或略小。

右心室优势型:右心室肥厚扩大,右侧房室瓣较大,共同房室孔主要开口于右心室,左心室萎缩变小或正常。

左心室优势型:左心室肥厚扩大,左侧房室瓣较大,共同房室孔主要开口于左心室,右心室萎缩变小或正常。

二、血流动力学及临床表现

部分型心内膜垫缺损的主要血流动力学改变为房水平分流及房室瓣反流。左侧房室瓣(二尖瓣)反流不显著者与继发孔型房间隔缺损相似,表现为右心房、室增大;左侧房室瓣反流显著者,可表现为左心房、室增大,出现充血性心力衰竭。患儿如仅有较小的房水平分流,临床状况较好,生长发育尚正常,没有发绀;若房水平分流及房室瓣反流严重,患儿生长发育落后,活动耐力低,反复呼吸道感染,甚至合并肺炎或心力衰竭。

完全型心内膜垫缺损的主要血流动力学改变为同时存在心房、心室水平的分流及不同程度的房室瓣反流,两侧心室负荷增加,心室腔扩大。缺损较大伴有肺循环阻力增高、肺动脉高压时,可出现室水平右向左分流,同时会加重房室瓣的反流程度,进一步导致心室腔扩大,形成恶性循环。患儿喂养困难,发育落后,活动时心悸气短,不同程度发绀,反复呼吸道感染。若伴有心室发育不良,出生后早期就出现心力衰竭。除非合并肺动脉瓣狭窄,近一半的患儿在婴幼儿期死于心力衰竭。极个别患者没有明显的临床表现,至成人阶段偶然体检发现。

三、超声心动图表现

超声心动图是目前诊断心内膜垫缺损的主要方法,它可以直接显示其解剖特征。为了获得理想的心内膜垫缺损的直接和间接征象,应针对不同类型的缺损和不同的个体选择不同的切面,尽可能多切面综合扫查,包括心尖、胸骨旁及剑突下四腔切面,左心室短轴切面和胸骨旁不规则切面等。三维超声技术可以显示瓣环和瓣叶的空间立体结构,裂缺的部位,大小和形态等,在鉴别诊断方面发挥特有的作用,为外科医生术前准确评估病变的性质和程度提供有价值的和易理解的相关信息。

(一)部分型心内膜垫缺损

二维超声应用心尖部、胸骨旁和剑突下四腔切面可观察房间隔下部十字交叉处回声失落,缺损下缘为房室瓣环结构,上缘断端局限增厚,回声增强。有明确的二、三尖瓣结构,舒张期左、右心房的血分别进入左、右心室,收缩期闭合时二尖瓣前叶和三尖瓣隔叶附着在室间隔嵴上,处于同一水平(图11-4-4);膜及膜周部室间隔完整,有时室间隔膜部较薄,局部呈瘤样扩张,并突向右心室侧,形成假性瘤壁,但无回声失落和分流。

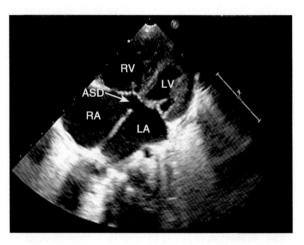

图11-4-4 胸骨旁四腔心切面示部分型心内膜垫缺损
显示房间隔下部回声失落,缺损下缘为房室瓣纤维环,室间隔完整
ASD:房间隔缺损;LA:左心房;LV:左心室;RA:右心房;RV:右心室

间接征象包括由于容量负荷过重引起的右心房、右心室扩大,如伴有明显的二尖瓣反流,可同时伴有左心房、左心室扩大。

四腔心切面还可以显示房室瓣的瓣环、瓣叶、腱索,结合短轴切面可以对乳头肌大小、位置进行评估。胸骨旁及剑突下左心室短轴二尖瓣口水平切面可显示二尖瓣前叶裂缺,舒张期失去正常椭圆形态开放状态,前叶有较大的回声中断,断口指向室间隔,断端多有局部增厚,回声增强(图11-4-5)。

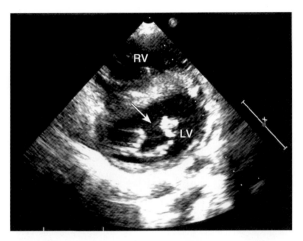

图 11-4-5 胸骨旁左心室短轴切面二尖瓣水平示部分型心内膜垫缺损伴二尖瓣前叶裂
箭头示二尖瓣前叶裂缺,断口指向室间隔
LV:左心室;RV:右心室

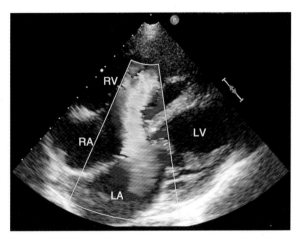

图 11-4-6 心尖四腔心切面示部分型心内膜垫缺损房水平彩色过隔血流束
显示彩色血流流经原发孔型房间隔缺损,即房水平左向右分流
LA:左心房;LV:左心室;RA:右心房;RV:右心室

彩色多普勒血流显像可直接显示心房下部房水平分流及房室瓣的反流部位和程度。

心尖和胸骨旁或剑突下四腔切面可显示部分型心内膜垫缺损的红色分流束起始于房间隔下部的左心房面,紧贴二尖瓣前叶根部,自左向右水平方向经过缺损处进入右心房,流向三尖瓣口(图 11-4-6)。频谱多普勒可检测房水平的分流速度,没有肺动脉高压时,速度一般在 1.2 m/s 左右。

当伴有二尖瓣发育不良时,在心室收缩期可见二尖瓣前叶裂缺位置出现反流束,汇聚点位于前叶裂缺的左心室面,进入左心房后反流束逐渐增宽,并在左心房内形成旋流,由于速度较快,显示为明显的色彩混叠(图 11-4-7A)。二尖瓣短轴切面可通过收缩期反流束起源的位置进一步确定裂缺的部位(图 11-4-7B)。

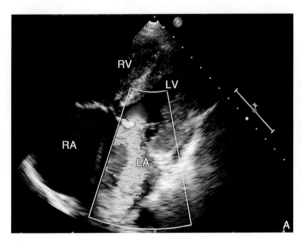

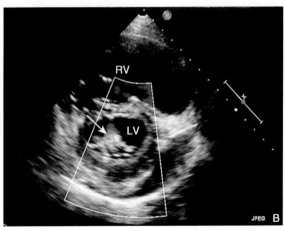

图 11-4-7 部分型心内膜垫缺损二尖瓣前叶裂的彩色反流束
A.心尖四腔心切面显示二尖瓣前叶裂所致的二尖瓣反流(重度);B.箭头示二尖瓣前叶裂的反流束的起源部位
LA:左心房;LV:左心室;RA:右心房;RV:右心室

三维超声心动图可以提供动态、多角度的立体图像结构,可以更完整的实时显示心内膜垫缺损、房室瓣和瓣下器(腱索、乳头肌等)的解剖结构及毗邻关系,尤其是二维超声无法清晰显示完整的瓣环结构和确定有无桥瓣连接时,三维超声可以起到确诊并精确分型的作用,同时有助于外科医生术前理解畸形的心脏解剖结构(图 11-4-8)。

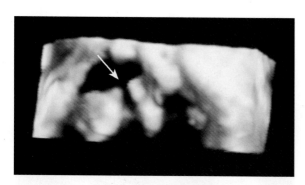

图 11-4-8　部分型心内膜垫缺损二尖瓣前叶裂的三维超声图像

自二尖瓣前方俯视观,箭头示二尖瓣前叶裂

(二) 过渡型心内膜垫缺损

与部分型心内膜垫缺损相似,只是伴随有较小的室间隔膜部缺损。二维超声显示室间隔膜部的回声失落,彩色多普勒血流显像有室水平分流(图 11-4-9)。频谱多普勒可探及室水平左向右分流,分流速度取决于有无肺动脉高压。

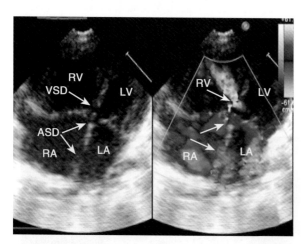

图 11-4-9　心尖四腔心切面示过渡型心内膜垫缺损二维和彩色血流图像

显示房间隔下部和中部回声失落(原发孔型和继发孔型)和室间隔膜部回声失落;结合彩色多普勒图像,箭头示房水平和室水平左向右分流

ASD:房间隔缺损;VSD:室间隔缺损;LA:左心房;LV:左心室;RA:右心房;RV:右心室

(三) 中间型心内膜垫缺损

其超声图像特点类似于完全型心内膜垫缺损,即十字交叉结构消失和共同房室瓣的形成,但中间型的前桥瓣与后桥瓣间存在融合连接,并将共同房室瓣分成两个孔,房室环的形态也发生了变化(图11-4-10)。以往的二维超声心动图检查不易区别中间型心内膜垫缺损与完全型心内膜垫缺损,原因有

两个:一是在心尖四腔心切面上两者图像相似,二是无法显示完整的房室环结构。近年来随着三维超声心动图检查技术的临床应用,通过容积成像后的技术性图像切割,可以清晰地显示完整的房室环和瓣叶结构,显示前后桥瓣的融合连接,同时显示房室环呈中间缩腰样的长椭圆形(图 11-4-11)。

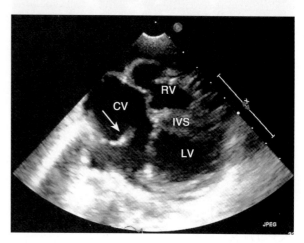

图 11-4-10　胸骨旁短轴切面示中间型心内膜垫缺损的二维超声图像

可见共同房室瓣形成,其中可见两个房室孔之间由桥瓣相连

CV:共同房室瓣;LV:左心室;IVS:室间隔;RV:右心室

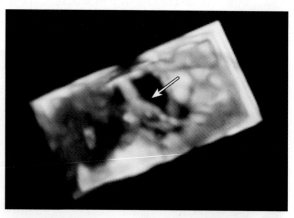

图 11-4-11　中间型心内膜垫缺损的三维超声图像

箭头示两个房室孔之间有桥瓣相连

(四) 完全型心内膜垫缺损

心尖、胸骨旁及剑突下四腔切面可显示房室连接处十字交叉结构消失和共同房室瓣活动(图 11-4-12A)。

舒张期共同房室瓣开放,十字交叉处有较大的回声失落,室间隔断端至房间隔断端之间为房室间隔缺损的范围。收缩期共同房室瓣关闭,可分别测量房间隔缺损和室间隔缺损的大小,同时观察腱索的附着情况。若前桥瓣腱索附着于室间隔嵴上,为

A 型完全型心内膜垫缺损（图 11-4-12B）；若前桥瓣腱索附着于室间隔右侧乳头肌上为 B 型（图 11-4-12C）；前桥瓣腱索附着于左、右心室游离壁上为 C 型（图 11-4-12D）。

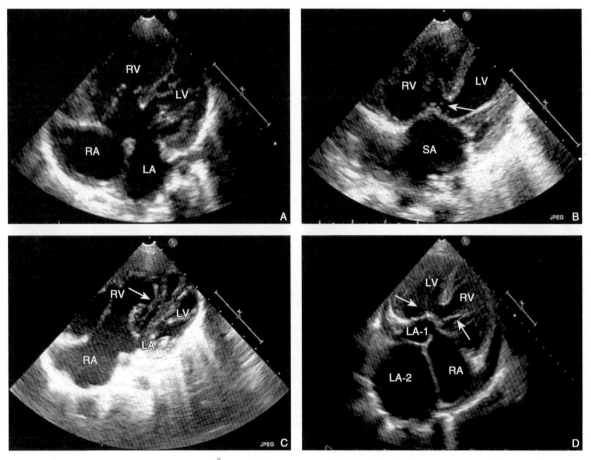

图 11-4-12　完全型心内膜垫缺损的超声表现

A. 显示心脏十字交叉结构消失和一组共同房室瓣形成；B. 完全型心内膜垫缺损（A 型），箭头示腱索附着于室间隔上；C. 完全型心内膜垫缺损（B 型，右心室优势型），箭头示腱索附着于室间隔右侧乳头肌上；D. 完全型心内膜垫缺损（C 型伴右位心合并左心房三房心）箭头示腱索附着于心室游离壁

LA：左心房；LV：左心室；RA：右心房；RV：右心室；SA：单心房；LA-1：左心房；LA-2：附房

如果左、右心室发育对称，左、右房室瓣均匀分入左、右两侧心室，称为均衡型。若右心室肥厚扩大，右侧房室瓣较大，共同房室孔主要开口于右心室，左心室萎缩变小或正常，称为右心室优势型（图 11-4-13），常合并左心发育不良综合征等。若右心室内径/左心室内径>2.0，常预示手术的死亡率较高。左心室肥厚扩大，左侧房室瓣较大，共同房室孔主要开口于左心室，右心室萎缩变小或正常，称为左心室优势型，常合并严重肺动脉瓣狭窄或肺动脉闭锁等。

心室短轴不规则切面有时可显示共同房室瓣的瓣环形态、瓣膜数目和开放关闭情况。共同房室瓣为单一共同房室孔，前桥瓣与后桥瓣间无融合连接。胸骨旁左心室短轴切面可以显示乳头肌的位置及数量，心内膜垫缺损患者乳头肌常出现逆时针向转位，也可出现单组乳头肌畸形。

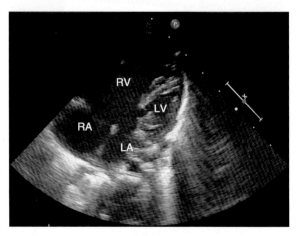

图 11-4-13　心尖四腔心切面示完全型心内膜垫缺损（右心室优势型）

右心室肥厚扩大，右侧房室瓣较大，共同房室孔主要开口右心室，左心室萎缩变小

LA：左心房；LV：左心室；RA：右心房；RV：右心室

彩色多普勒和频谱多普勒超声可以显示舒张期心房内血进入心室的动态过程,当左、右心室为均衡型时,两侧心室接受的血流量大致相同(图11-4-14A)。当右心室优势型或左心室优势型时,两房的血主要流入扩大的心室。

在心室收缩期,可显示共同房室瓣反流信号,反流束可以是单束,也可以是多束,可来源于左心室,或右心室或双室,可以进入左心房,也可以进入右心房或双房(图11-4-14B)。频谱多普勒超声可以定量评估房室瓣反流速度及其压差,进一步判断有无肺动脉高压及其程度。

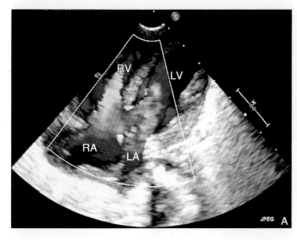
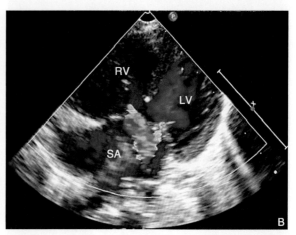

图 11-4-14　心尖四腔心切面示完全型心内膜垫缺损彩色多普勒

A.红色血流从心房流经十字交叉回声失落处流入均衡型心室;B.二尖瓣部分和三尖瓣部分的反流,在单心房内呈十字交叉状

LA:左心房;LV:左心室;RA:右心房;RV:右心室;SA:单心房

三维超声可以直观的显示共同房室瓣的瓣环形态,瓣叶数目,大小等(图11-4-15),尤其是显示有无桥瓣的融合连接,有助于准确鉴别中间型或完全型心内膜垫缺损。

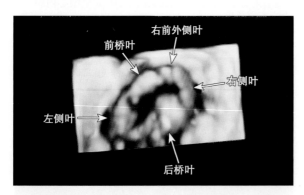

图 11-4-15　完全型心内膜垫缺损的三维超声图像
显示共同房室瓣由 5 个发育大小不等的瓣叶组成

(五) 诊断要点与鉴别诊断

1. 部分型心内膜垫缺损　诊断要点:①低位的原发孔型房间隔缺损,彩色过隔束紧邻房室环处,可在心尖部、胸骨旁和剑突下四腔心切面观察;②二尖瓣前叶和/或三尖瓣隔叶的发育不良,二尖瓣前叶裂最多见,反流程度取决于裂缺处的对合不良程度,胸骨旁及剑突下左心室短轴二尖瓣口水平切面对二尖瓣前叶裂的位置、宽度、深度判断尤为重要;③除外其他合并畸形,如继发孔型房间隔缺损、左上腔静脉残存、肺静脉异位连接、肺静脉狭窄、主动脉瓣下狭窄、主动脉缩窄、三尖瓣狭窄、卵圆孔未闭等。

鉴别诊断:①主要与单纯原发孔型房间隔缺损相鉴别,不伴有房室瓣病变的原发孔型房间隔缺损不应诊断为部分型心内膜垫缺损;②二尖瓣前叶裂与二尖瓣关闭不全的鉴别,二尖瓣前叶裂可在左心室短轴二尖瓣口水平切面显示二尖瓣前叶的回声失落,彩色多普勒可显示起源于瓣膜裂缺处的反流束,而二尖瓣关闭不全不存在瓣叶裂缺,反流束起源于瓣叶闭合处;③原发孔型房间隔缺损还需要与冠状静脉窦增宽相鉴别,冠状窦口位于房间隔的后下方,剑突下、心尖四腔心切面探头稍朝下时可以看到冠状窦隔及其开口,此时切面中仅见三尖瓣及左侧房室沟,不能显示二尖瓣,而部分型心内膜垫缺损心尖四腔心切面可同时显示原发型房间隔缺损及二尖瓣。

2. **过渡型心内膜垫缺损** 在部分型心内膜垫缺损的基础上,伴有室间隔膜部较小的缺损,室水平少量左向右分流,一般为限制性分流。过渡型心内膜垫缺损仍为 2 个房室环、2 组房室瓣和 2 个房室孔,而完全型心内膜垫缺损为 1 个房室环、1 组房室瓣和 1 个房室孔,室间隔缺损相对较大。

3. **中间型心内膜垫缺损** 与完全型心内膜垫缺损相似,房室连接处十字交叉缺失,1 个房室环,1 组房室瓣,但桥瓣融合连接形成 2 个房室孔,同时伴有房室环形变。三维超声心动图可显示前后桥瓣的融合连接及房室环呈中间缩腰样的长椭圆形,可与完全型心内膜垫缺损相鉴别。

4. **完全型心内膜垫缺损** 诊断要点:①房室连接处十字交叉缺失,室间隔断端至房间隔断端为房室间隔缺损的范围;②1 个房室环,1 组房室瓣,桥瓣无融合连接,1 个共同房室孔;③需要明确房室瓣的解剖、骑跨程度、腱索的附着位置及房室瓣反流的程度,其中,前桥瓣可将共同房室孔分为二、三尖瓣两部分,前桥瓣不同程度的骑跨(overriding)于室间隔断端之上,可导致一侧房室环大部分连接同侧心室,小部分连接对侧心室;如果二尖瓣部分的腱索通过室间隔缺损连接到室间隔右心室侧,甚至右心室游离壁,则称为二尖瓣跨立(stradding);④判定心室发育情况很重要,需要术前明确均衡型、右心室优势型还是左心室优势型,同时定量评估心室容量和室壁厚度与功能;⑤除外心室流入道及流出道狭窄;⑥除外其他合并畸形,如继发型房间隔缺损、卵圆孔未闭、法洛四联症、动脉导管未闭、主动脉缩窄、左室流出道梗阻、左侧上腔静脉残存、肺静脉狭窄、右心室双出口、内脏异位症等。

鉴别诊断:①Rastelli 分型的鉴别主要依靠前桥瓣腱索的附着位置,附着于室间隔嵴上为 A 型,附着于室间隔右侧乳头肌上为 B 型,附着于左、右心室游离壁上为 C 型,该分型并不能包括所有个体样本,临床上还有一些病例无法归类于该分型;②判定心室发育情况主要依靠心室腔大小、室壁厚度、房室瓣大小和共同房室孔主要开口的方向和位置,可以此鉴别完全型心内膜垫缺损为均衡型、右心室优势型还是左心室优势型;③完全型心内膜垫缺损的共同房室瓣应与一侧房室瓣闭锁鉴别,前者剑突下房室瓣短轴及胸骨旁房室瓣

水平心室短轴切面可显示出 5 个发育程度不同的房室瓣叶,后者则显示为 2 个瓣叶(二尖瓣)或 3 个瓣叶(三尖瓣)。

四、超声心动图在评估治疗与预后中的价值

超声心动图不仅可以明确诊断心内膜垫缺损的分型,而且还可以提供对手术治疗非常重要的信息,如心房、心室的缺损程度、房室瓣孔的数目及位置、房室瓣叶的解剖结构、腱索的相关连接、左右心室的相对及绝对大小、心室乳头肌结构、是否合并其他心脏畸形等。

对于部分型心内膜垫缺损的患者,其心力衰竭的发生率与其二、三尖瓣反流程度和合并其他畸形密切相关。而对于中间型或完全型心内膜垫缺损患者,出生早期就会出现心力衰竭,其主要原因是心室发育不良,准确的判断心室发育的情况对于外科手术选择和预后的评估都具有重要的临床意义。

术后超声心动图的评估内容主要有房室水平有无残余分流,房室瓣有无反流,心室腔和心房腔及心脏功能的恢复情况。术后残留的二尖瓣反流是影响远期疗效的主要原因,有些严重的反流患者可能需要二次手术。有时还需要评价手术后有无左心室流入或流出梗阻,如果手术时左、右心房室通道分配不合理,或二尖瓣裂缺过多缝合可导致二尖瓣狭窄。

(任卫东)

第五节 右室流出道梗阻疾病的超声诊断策略

右室流出道(right ventricular outflow tract,RVOT)通常指三尖瓣至肺动脉瓣之间圆锥形的肌性结构,也称漏斗部或肺动脉圆锥。右室流出道梗阻一般是由于存在先天性的解剖结构异常,通常涉及右心室漏斗部、肺动脉瓣及瓣环、肺动脉主干及分支结构的狭窄。超声心动图可清晰显示右室流出道梗阻部位及确定狭窄程度,为右室流出道梗阻疾病提供定位、定性、定量的诊断信息,是首选的影像学检查方法。然而,由于右室流出道梗阻多合并有其他先天性心脏病,或仅作为复杂先天性心脏病的一种合并畸形,患者还可同时存在

多处梗阻,上述复杂情况可能导致超声诊断时遗漏某些畸形。因此,为避免出现不必要的误诊和漏诊,要求检查者应充分掌握超声诊断技巧和策略,检查过程中强调二维超声技术全程连续扫描右室流出道,结合彩色多普勒血流显像定位出所有可疑的狭窄部位,随后联合连续波多普勒超声对梗阻做出定位及定量分析。本节主要介绍常见的右室流出道梗阻疾病。

一、右室双腔心

(一)病因与血流动力学

右室双腔心(double-chambered right ventricle,DCRV)是指异常肌束或肌性隔膜把右心室分为两个相通的腔室,并引起右心室血流梗阻的先天性心脏畸形。本病是由于在胚胎发育时期原始心球并入右心室过程中,心腔窦部吸收和转位发生障碍,小梁间隔缘发出异常肥厚的肌束所致。异常肌束多起自室上嵴,横跨右心室腔,止于右心室前壁及前乳头肌根部,将右心室腔分隔为近侧流入腔和远侧流出腔,两腔之间有狭窄的孔道或缝隙相通。

病理生理学表现以血流自右心室流入肺动脉过程中受阻而引起一系列改变为主。血流自右心室流入腔进入流出腔时,经狭窄口处血流受阻,流入腔后负荷升高形成高压腔,流出腔压力一般不增高,两腔之间形成压力阶差,高压腔心肌肥厚,低压腔心肌厚度可正常。血流阻塞程度与异常肌束的位置、数目、大小,狭窄口大小以及有无合并其他心脏畸形有关,梗阻程度随病程进行性加重。交通孔道较大时梗阻较轻,可不引起明显的血流动力学改变,反之,梗阻严重时患者血流动力学明显变化,可导致明显症状甚至夭折。一般认为狭窄口直径小于 5~6 mm 时右心室血流明显梗阻。

右心室腔梗阻部位一般低于漏斗部的近心端,根据梗阻的部位可分为高位型和低位型,根据右心室腔内异常肌束的形态又可分为隔膜型和肌束型。本病患者多合并有其他心脏畸形,其中尤以室间隔缺损多见,缺损多位于膜周部,少数为漏斗部室缺。其他常见合并的心血管畸形包括肺动脉狭窄、法洛四联症、主动脉狭窄以及动脉导管未闭等。

(二)超声影像学特征

1. 二维超声心动图　重点观察内容包括心室内异常粗大的肌束、狭窄口、间隔厚度以及被分隔的腔室大小等。大动脉短轴及右室流出道长轴切面可见粗大肌束起止部位及走行,肌束多起自室上嵴,横跨右心室后止于右心室游离壁;右心室壁和室间隔的心肌局部肥厚凸向右心室腔,两者相对形成狭窄交通口(图 11-5-1A、B);异常肌束将右心室分为近三尖瓣的高压腔和近肺动脉的低压腔,由于后负荷增大,高压腔室壁增厚,右心房增大,低压腔室壁一般不增厚;合并有室间隔缺损者可见室间隔连续中断,缺口多与高压腔相通,少数开口于低压腔(图 11-5-1E)。

2. 多普勒超声　彩色多普勒血流显像于右心室腔梗阻部位可检出五彩镶嵌的高速血流,通过连续波多普勒可以估测两侧压力阶差及流速(图 11-5-1C、D)。伴室间隔缺损的患者,由于右心室侧压力较高,心室水平可检出双向低速分流(图 11-5-1F)。

3. M 型超声心动图　心室波群可见右心室前壁肥厚,右心室腔可见与室间隔相平行的肌束样回声或杂乱的肌束曲线。

4. 右心声学造影　右心声学造影是诊断复杂先天性心脏病较为理想的方法。造影后右室双腔心表现为右心室腔内造影剂充盈缺损,可明确显示异常肌束的位置和形态,并提高心房、心室水平右向左分流的检出率。

(三)超声检查新技术

三维超声心动图全容积显像可从任意角度切割心脏,通过重建形成心脏立体图像,清楚显示心腔内异常肌束、狭窄口以及室间隔缺损等异常结构,提供更为直观的诊断信息。通过大动脉短轴结合心尖四腔观可较好的显示右室双腔心。

(四)超声诊断策略

1. 结合二维图像及彩色多普勒血流显像对显示右心室腔内狭窄及评估狭窄程度具有重要意义,然而超声诊断存在一定的局限性,当右室双腔心合并其他心血管畸形时,极易出现漏诊和误诊。临床常见右室双腔心合并肺动脉狭窄,为求准确检查肺动脉狭窄程度往往采用连续波多普勒,然而由于右室流出道本身存在狭窄,肺动脉的血流速度易被右室流出道的高速血流所掩盖,此时连续波多普勒往往不能准确测量肺动脉血流速度,导致错误的判断肺动脉病变情况,造成肺动脉狭窄诊断假阳性增高。

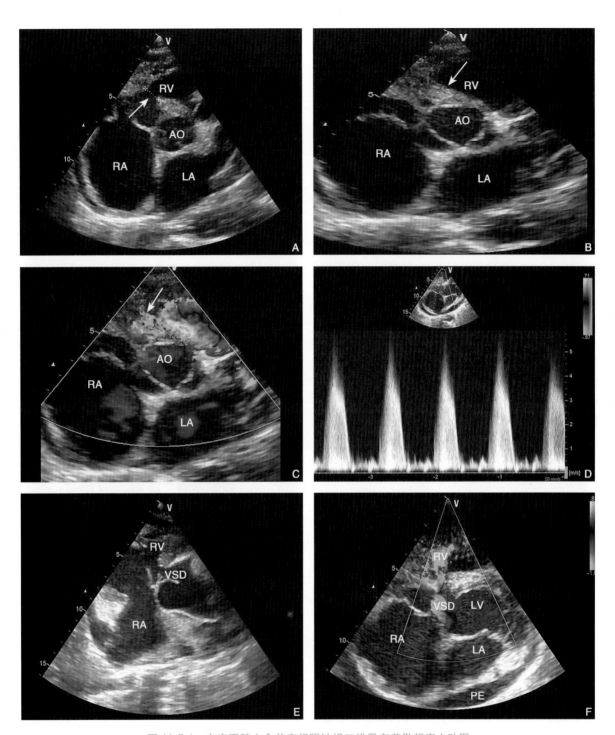

图 11-5-1　右室双腔心合并室间隔缺损二维及多普勒超声心动图

A、B. 大动脉短轴切面示右心房、右心室腔增大，右室流出道前壁及室上嵴肥厚，导致肌性狭窄（箭头），将右心室分为高压及低压双腔；C. 彩色多普勒血流显像于大动脉短轴切面检出狭窄处收缩期高速射流；D. 连续波多普勒频谱显示狭窄处射流最大压力阶差为 96.8 mmHg，最大流速为 4.9 m/sec；E. 大动脉短轴非标准切面显示室间隔膜周部回声中断；F. 彩色多普勒血流显像于缺损处检出以左向右分流为主的双向低速分流

AO:主动脉；LA:左心房；LV:左心室；RA:右心房；RV:右心室；VSD:室间隔缺损；PE:心包积液

　　右室双腔心常合并室间隔缺损，室间隔缺损处左向右分流易掩盖右室流出道狭窄部位血流，往往导致右室双腔心的漏诊和误诊。某些低位右室流出道狭窄产生的高速血流与室间隔缺损左向右分流位置相近，诊断时可能因为混淆两者导致误诊。此外，由于右室双腔心患者右心室窦部（流入道）腔

内呈高压,血液因流出受阻可折返形成反向血流,并通过三尖瓣流入右心房,当通过测量三尖瓣反流速度以估算反流压差时,可能因覆盖了来自右心室高压腔内的折返血流,导致高估三尖瓣反流速度,从而错误估算反流压差。实际上由于右室流出道狭窄及可能伴有的心腔分流,右心室的血流量并没有完全进入肺动脉,肺动脉内血流减少,理论上不会导致肺高压。因此,为避免误诊和漏诊,超声诊断时应多切面观察右室流出道内血流变化,通过血流加速部位、血流方向和频谱形态进行鉴别。对于超声诊断不能明确的复合型右室双腔心,可结合右心导管及右心造影以明确诊断。

2. 超声检查过程中应清晰显示右心室游离壁、室间隔和右心室腔内的组织结构,剑突下右室流出道长轴切面的探查对清晰显示右室流出道狭窄的起始部位和血流加速部位尤为重要。检查中如发现右室流出道异常肌束,应仔细检查该肌束的肥厚程度、形态、走行以及是否存在狭窄间隙,采用多普勒超声密切观察血流通过狭窄处及狭窄后的情况,利用连续波多普勒测量狭窄处最大流速和瞬时压差。同时还应观察是否合并其他心血管畸形。诊断中将二维超声显示的心脏结构特点与彩色多普勒血流显像显示的异常血流进行综合分析是关键所在。

3. **鉴别诊断**

(1) 法洛四联症:法洛四联症的右心系统阻力增加,主要系肺动脉瓣和/或肺动脉狭窄所致,而右室双腔心则是右心室心腔内异常肌束或肌性隔膜,使右心室形成两个腔室所致,狭窄的交通口使右心室排血受阻,肺动脉系统本身多无狭窄性改变。

(2) 肺动脉瓣狭窄:肺动脉瓣狭窄,主要为肺动脉瓣增厚、开放受限或二瓣化畸形,右心室所遇阻力水平在肺动脉瓣口,超声检查到产生高速血流的部位,两者便不难鉴别。

(五) 临床应用与进展

超声心动图检查能直接显示血流束形态,确定狭窄口的位置,并且根据彩色血流束宽度可估测狭窄程度,是诊断右室双腔心首选的无创性影像诊断工具。同时,右心声学造影对明确诊断复杂性右室双腔心及其合并畸形有一定帮助。

目前通过外科手术切除右心室肥厚肌束,解除梗阻是治疗右室双腔心唯一的有效办法。超声心动图检查对于明确诊断、指导外科手术治疗及术后随访具有重要价值。

二、法洛四联症

(一) 病因与血流动力学

法洛四联症(tetralogy of Fallot,TOF)是一种复杂的先天性心脏畸形,主要包括肺动脉口狭窄、主动脉前壁右移并骑跨于室间隔、室间隔缺损和右心室肥厚四种病理解剖改变。Fallot 于 1888 年对本病进行总结报道,故称为"Fallot 四联症"。本病在发绀型先天性心血管畸形中发病率占首位,约占所有先天性心脏病的 10%~14%。

法洛四联症的基本病理变化是漏斗部间隔移位,在此基础上产生法洛四联症的四种主要病理变化,即肺动脉狭窄、主动脉骑跨、室间隔缺损和继发性右心室肥厚(图 11-5-2)。关于法洛四联症的形成机制目前尚存有争议。"动脉圆锥分隔和旋转不全"学说认为,胚胎时期圆锥动脉干分隔不均导致肺动脉管腔细小、主动脉管腔增大,旋转不充分导致主动脉不能完全与左心室连通,而是骑跨于室间隔之上,巨大的室间隔缺损是由于圆锥间隔未与室间隔共同闭合室间孔所致,而右心室肥厚是后天继发性改变。此外,也有学者主张"肺动脉下圆锥发育不全"学说,认为肺动脉瓣下圆锥发育不全导致了法洛四联症的主要病理解剖改变。

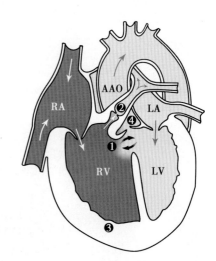

图 11-5-2 法洛四联症病理解剖示意图
①室间隔缺损;②肺动脉狭窄;③右心室壁肥厚;④主动脉骑跨;箭头示血流方向
AAO:升主动脉;LA:左心房;LV:左心室;RA:右心房;RV:右心室

1. **病理解剖与分型**

(1) 肺动脉狭窄:可发生于多个部位,主要包括以下几类:

1) 漏斗部狭窄:多数法洛四联症患者为漏斗部狭窄,特点为肥厚的前壁、隔束、壁束以及室上嵴环抱形成的狭窄,多为局限性,狭窄程度可随病程增长加重。根据病理形态可分为:①肌性肥厚型;②隔膜型;③膜管型;④异常肌束型;⑤长管型。

2) 肺动脉瓣狭窄:包括肺动脉瓣环和/或瓣叶

狭窄,肺动脉瓣狭窄多见瓣发育畸形,其中尤以二瓣化畸形多见,可单发或同时合并瓣环、主干及肺动脉分支等狭窄。成人畸形瓣膜常有增厚、钙化或赘生物附着。

3)肺动脉瓣上狭窄:位于主肺动脉及其分支的狭窄。极少数患者一侧肺动脉缺如,以左侧多发。

(2)室间隔缺损:多数患者室间隔缺损较大,缺口直径接近主动脉开口直径,一般>10 mm,缺损多为嵴下型。

(3)主动脉骑跨:正常情况下主动脉根部自左侧心室发出,主动脉骑跨时主动脉向右侧移位偏向右心室,圆锥间隔向右前移位,导致主动脉骑跨于室间隔之上,同时接收来自左、右两侧心室的血液。主动脉骑跨程度与肺动脉狭窄程度有关。一般肺动脉狭窄越重,室间隔缺损越大,主动脉根部向右移位越明显,骑跨程度越重。多数患者主动脉骑跨程度属轻至中度,重度骑跨时表现为主动脉完全起自右心室,形成右心室双出口。部分学者以主动脉骑跨率为50%作为诊断标准,即主动脉骑跨率大于50%时,视为右心室双出口,否则诊断为法洛四联症。然而,也有部分学者认为主动脉骑跨大于75%时才考虑诊断为右心室双出口。主动脉瓣与二尖瓣前叶通常仍保持纤维性连续关系,升主动脉多数较粗大。

(4)右心室肥厚:右心室肥厚为继发性改变,一般与肺动脉狭窄导致右心室压力高有关,也可能与心内分流后容量负荷加重有关。肥厚程度随着年龄的增长加重,甚至发生心肌纤维化等病理改变。

法洛四联症常合并其他心内畸形,最常见合并房间隔缺损,此时称为法洛五联症;其次还常合并卵圆孔未闭、右位主动脉弓、动脉导管未闭、双上腔静脉和冠状动脉畸形等,少部分合并右位心、左心发育不良、肺静脉畸形引流、三尖瓣闭锁或严重狭窄等其他复杂畸形。

2. 病理生理　病变对血流动力学的影响主要取决于肺动脉狭窄程度、室间隔缺损的大小以及其他心内合并畸形。肺动脉严重狭窄时,肺循环内血流量减少,全身血液供氧减少,此外,由于狭窄导致右心室压力明显增高,右心室内静脉血可通过室间隔缺损进入左心室及骑跨的主动脉,进一步降低体循环血氧饱和度,导致发绀等缺氧表现;长期的慢性缺氧使红细胞及血红蛋白增加,导致血容量增高、黏稠度增加,甚至形成血栓堵塞肺部小血管,肺部微血管堵塞会进一步降低肺部血流量,加重缺

氧。法洛四联症患者由于缺氧,运动耐力下降,常表现为运动时或运动后蹲踞体位,梗阻严重时甚至可出现缺氧性晕厥甚至猝死。肺动脉狭窄程度越重,室间隔缺损越大,右向左分流越大,患者缺氧和发绀就越重。

当肺动脉狭窄程度较轻时,肺循环血流减少不明显,此时左心室压仍可大于右心室,心内分流以左向右分流为主,缺氧和发绀较轻,甚至可不明显。由于左心负荷增加,患者左心房和左心室可增大。

(二)超声影像学特征

1. 二维超声心动图

(1)肺动脉狭窄:经胸骨旁主动脉根部短轴切面、右室流出道及肺动脉主干长轴切面,可观察漏斗部、肺动脉瓣及瓣环、肺动脉主干及其分支的发育情况,判定狭窄的程度和类型。肺动脉瓣和肺动脉分支显示困难时,可采用胸骨上窝主动脉弓长轴切面和彩色多普勒血流显像提高肺动脉及分支的显示率。

1)漏斗部狭窄:多数法洛四联症患者都表现为漏斗部狭窄,胸骨旁主动脉根部短轴切面显示右室流出道室壁增厚,漏斗部狭窄处可见异常增厚的肌束、纤维性或膜性结构,肺动脉主干及两侧肺动脉发育差。局限性肌性狭窄时,漏斗部前壁、隔束和室上嵴均有肥厚,狭窄处与肺动脉瓣之间常形成较明显的第三心室(即低压腔),弥漫性肌狭窄时一般无第三心室;漏斗部纤维性或膜性狭窄时,可见纤维膜性线样回声,其中央回声中断可见小孔,常伴有第三心室。

2)肺动脉瓣狭窄:右室流出道及肺动脉长轴切面显示肺动脉瓣环发育较小和/或肺动脉瓣叶短小或增厚,收缩期开放受限。部分患者可显示肺动脉根部短轴切面,可观察到肺动脉瓣的瓣叶数是否异常。

3)肺动脉瓣上狭窄:包括肺动脉主干及其分支狭窄。肺动脉发育情况对决定法洛四联症的手术方式具有重要意义。McGoon 指数正常范围2.0~2.5,肺动脉指数(pulmonary artery index,PAI,也称 Nakata 指数)正常值(330 ± 30) mm^2/m^2,是评价肺动脉发育情况的常用指标,可在胸骨旁或胸骨上窝切面进行测量。McGoon 比值<1.2 或 PAI<150 mm^2/m^2 为肺动脉严重发育不良的标准,不宜行一期根治术。

McGoon 指数=(左肺动脉直径+右肺动脉直径)/横膈处降主动脉直径

（式11-5-1）

PAI＝（左肺动脉横截面积＋右肺动脉横截
面积）/体表面积　　（式11-5-2）

（2）主动脉骑跨：胸骨旁左心长轴切面和心尖
五腔心切面可显示主动脉内径增宽，并向右前移
位，前壁和室间隔的连续中断，主动脉骑跨于室间

隔之上，在此切面可测量并计算主动脉骑跨率（图
11-5-3A、E）。

主动脉骑跨率＝主动脉前壁内侧面到室间隔左
心室面垂直距离/主动脉根部内径×100%

（式11-5-3）

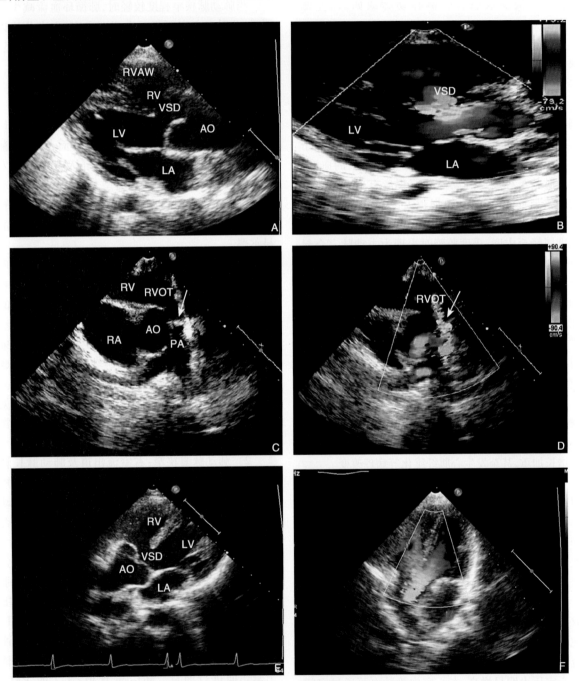

图 11-5-3　法洛四联症二维及彩色多普勒血流显像

A. 胸骨旁左室长轴切面：主动脉内径增宽，前壁前移，与室间隔的连续性回声中断，主动脉骑跨于室间隔之上；B. 彩色多普勒血流显像胸骨旁左室长轴切面：室水平出现以蓝色右向左分流为主的双向分流；C. 大动脉短轴切面：右心室前壁及室间隔明显增厚，右心室腔径减小；肺动脉瓣增厚粘连（箭头示），开放幅度减小；D. 彩色多普勒血流显像大动脉短轴切面：收缩期血液进入肺动脉瓣口时，血流加速，呈五彩镶嵌色；E. 心尖五腔心切面：主动脉骑跨于室间隔之上；F. 彩色多普勒血流显像心尖五腔心切面：收缩期左心室血流和部分右心室血流同时流入主动脉
RA：右心房；LA：左心房；RV：右心室；LV：左心室；AO：主动脉；PA：肺动脉；RVOT：右室流出道；RVAW：右心室前壁；VSD：室间隔缺损

（3）室间隔缺损：多个切面可显示室间隔连续性中断，缺损较大，一般>10 mm，大多数为嵴下型，少数为干下型和嵴内型。

（4）右心室肥厚：表现为右心室增大，右心室壁不同程度的增厚。

（5）左心发育偏小：由于回流入左心房的血流量减少和左心室容量负荷减小，左心室内径相对较小。左心室发育严重不良患儿根治术后预后不良，左心室舒张末期容积指数（left ventricular end-diastolic volume index，LVEDVI）<30 ml/m² 时不宜行根治术。左心室短径小于长径的1/2，则提示左心室发育较差，影响术后的恢复。

$$LVEDVI=左心室舒张末期容积/体表面积$$
（式11-5-4）

经食管超声心动图（transesophageal echocardiography，TEE）可避开胸骨和含气肺组织的遮挡，应用于常规超声显像不佳的病例，可用于法洛四联症患者的术前诊断、术中监测和术后评价。

2. M型超声心动图　主动脉波群能够显示主动脉内径增宽，前壁前移；心室波群可见右心室内径增大，右心室壁增厚，左心室腔较小；从主动脉向二尖瓣方向扫描时，由于主动脉骑跨，主动脉前壁与室间隔的解剖连续性中断。

3. 多普勒超声心动图

（1）彩色多普勒血流显像（CDFI）可显示收缩期右室流出道内狭窄处五彩镶嵌湍流信号（图11-5-3D），连续波多普勒（CW）可获得狭窄处高速射流频谱，根据血流速度可判断狭窄的程度。右室流出道狭窄的CW频谱形态有其特异性，呈位于零线下的倒匕首状，而肺动脉狭窄的CW频谱为对称的抛物线形。在重型法洛四联症中，右室流出道及肺动脉内彩色血流信号稀疏，有时不容易获得完整的血流频谱；

（2）心尖五腔心等切面显示收缩期左心室血流和部分右心室血流同时流入主动脉（图11-5-3F）；

（3）多切面可见心室水平明显右向左的分流束，梗阻程度较轻，则可见双向分流（图11-5-3B）；患者室间隔缺损较大时，左、右心室的压力差可不明显，缺口处分流速度较低，甚至可以无明显分流；

（4）其他：胸骨上窝主动脉弓切面可见主-肺动脉间侧支循环血流，呈点状或条状血流信号。合并动脉导管未闭时，肺动脉内可见来自未闭动脉导管的连续性左向右分流信号。法洛四联症合并房间隔缺损时，缺损较大而右室流出道梗阻较轻者，CDFI可探及心房水平分流。当房间隔缺损较小或合并卵圆孔未闭，而右室流出道梗阻较重时，由于右心压力较高，心腔内的分流速度较慢，CDFI可不

显示心房水平分流，此时易漏诊。

4. 右心声学造影　右心室显影后，由于室间隔缺损及主动脉骑跨，左心室、肺动脉及主动脉几乎可同时显影，除此之外，还可观察到有无心房水平右向左分流，有助于检出小的房间隔缺损和卵圆孔未闭。

（三）超声检查新技术

三维超声心动图可实时动态显示心脏立体形态，QLAB分析软件自动跟踪描绘后重构三维心内膜容积图像，可准确反映心腔真实形状，近年来被应用于法洛四联症患者围手术期的心脏功能评估。通过三维超声心动图测量左、右心室容积及功能，为法洛四联症的术前评估、术式选择及术后干预提供重要的参考依据。

（四）超声诊断策略

1. 超声诊断思路及要点　检查中重点要注意室间隔缺损、肺动脉狭窄及狭窄的程度，其次为主动脉骑跨和继发的右心室肥厚。由于法洛四联症有它明显的特征性改变，故超声诊断并不困难。彩色多普勒血流显像检出收缩期左心室和右心室同时射入主动脉的异常血流以及右室流出道的收缩期射流是诊断法洛四联症的依据，而肺动脉狭窄的程度是决定患者预后和手术成败的主要因素。对肺动脉狭窄严重或无法获得清楚图像的患者，可建议行经食管超声心动图检查。检查中应注意房间隔回声是否连续，若合并房间隔缺损，则称之为"法洛五联症"。

2. 诊断策略

（1）综合运用超声技术全程连续扫查右室流出道对于法洛四联症的定位及定量诊断尤为重要：法洛四联症肺动脉狭窄可位于漏斗部、肺动脉瓣及瓣环、肺动脉主干等多个部位，全程连续扫查上述结构可有效避免不必要的漏诊和误诊。首先，应用二维超声技术连续探查右室流出道，可首先以室上嵴为中心，通过胸骨旁大动脉短轴切面观察室上嵴及嵴下有无梗阻和缺损，随后调整探头从主动脉短轴切面逐渐过渡至肺动脉长轴切面连续扫查，逐段显示嵴上、肺动脉瓣下、瓣膜及瓣上结构，结合彩色多普勒血流显像找出所有可疑的狭窄部位。随后，采用连续波多普勒超声测量梗阻部位的压力阶差，对梗阻做出定量及定性分析。应重视剑突下相关切面的探查，尤其是剑突下右室流出道长轴切面，此切面可提供更为清晰的超声图像，并且与外科医生的观察角度更为贴近。

（2）是否合并其他畸形：超声心动图可明确诊断法洛四联症，由于法洛四联症常合并有其他畸形，诊断时避免漏诊。需特别注意易与右室流出道梗阻相混淆的室上嵴部室间隔缺损，尤其当右室流

出道梗阻合并室上嵴室缺时,容易产生漏诊和误诊。多切面连续扫查对于同时检出两个部位的病变帮助较大,除可以观察到右室流出道狭窄和室间隔连续中断的直接征象外,还可见两股血流的起源和方向不同。此外,由于法洛四联症肺动脉狭窄,导致右心压力高,合并房间隔缺损或卵圆孔未闭时左向右分流流速低,易漏诊;合并动脉导管未闭时,由于肺动脉狭窄部位血流加速,往往易掩盖经未闭合动脉导管的左向右分流,导致漏诊。因此,诊断过程中应注意多切面观察异常血流信号的起源和方向,尤其是胸骨上窝切面,并结合二维及频谱多普勒超声以避免漏诊。

3. 鉴别诊断

(1)共同动脉干:有无右室流出道和肺动脉是共同动脉干与法洛四联症的鉴别要点。共同动脉干患者特点为主肺动脉和/或左、右肺动脉均起源于大动脉干,仅有一组半月瓣,患者通常肺血增多,发绀程度较轻。法洛四联症患者可有肺动脉发育不良,但仍可检出两组半月瓣,并且肺血减少。

(2)右心室双出口:鉴别要点在于主动脉骑跨率。右心室双出口主动脉骑跨程度大,目前认为骑跨程度超过50%或75%时可诊断为右心室双出口,大部分学者主张将75%作为两者界定标准。此外,右心室双出口主动脉后壁与二尖瓣前叶通常无纤维连续性。因此,在检查的过程中多切面多角度观察大动脉骑跨的程度,有助于做出正确的诊断。

(3)肺动脉闭锁伴室间隔缺损:两者超声表现较相似,鉴别点在于二维超声是否可见肺动脉瓣叶的启闭活动,以及多普勒超声能否探及明确的前向跨瓣血流。多数肺动脉闭锁患者主肺动脉呈条索样强回声改变,不能探及肺动脉瓣启闭活动及明确的通过肺动脉瓣口的血流。需要注意的是,肺动脉瓣闭锁患者多伴有动脉导管未闭,因此,检查时应尤其注意有无逆向分流血流;少数患者还可在降主动脉与肺动脉之间形成侧支循环,检查时应区分。

(五)临床应用与进展

法洛四联症唯一有效的治疗方法是施行外科手术,超声心动图是诊断法洛四联症的重要检查手段,其检查结果不仅对术前手术方案选择具有至关重要的指导意义,在术中实时监测、术后效果评估及随访中亦发挥着重要作用。

二维超声心动图可显示法洛四联症解剖结构异常,而肺动脉瓣、肺动脉主干及其左右分支的显示常有一定难度,结合三维超声成像可获得满意的显示,并进行准确的测量,由此获得外科手术前对肺动脉和左心室发育情况的相关指标,如McGoon比值、肺动脉指数和左心室舒张末期容积指数等。

彩色和频谱多普勒超声能检出心室水平和右心室向主动脉的分流,显示分流方向和分流量,并且能够帮助检出右室流出道-肺动脉狭窄的部位和程度,以及主-肺动脉间形成的侧支血流或动脉导管未闭的情况。

三维超声心动图可以显示出各结构与病变的毗邻位置与空间关系,补充了二维超声无法获得的心脏结构,尤其为肺动脉发育较差的患者提供了更为丰富的诊断信息,此外准确反映左、右心室容积,为患者围术期的临床干预提供一定依据。

三、肺动脉狭窄及闭锁

(一)病因与血流动力学

1. 肺动脉狭窄 肺动脉狭窄(pulmonary stenosis)指肺动脉瓣以上的主肺动脉及其各级分支的狭窄病变,又称肺动脉远端狭窄或瓣上狭窄。狭窄病变可单发或多发,单发肺动脉瓣上狭窄较少见,多数与其他心血管畸形合并存在。一般认为由于胚胎发育早期肺动脉主干发育不全导致肺动脉瓣上狭窄,胚胎期第Ⅵ对主动脉弓和肺动脉连接处发育异常会导致肺动脉主干分叉部狭窄甚至闭锁。瓣上狭窄也可见于特发性高钙血症综合征,往往有周围肺动脉狭窄,可有家族发病倾向。

肺动脉狭窄病变可为局限性或弥漫性,有的甚至累及整个肺动脉及分支,病理解剖表现为肺动脉狭窄部位的内膜纤维组织增生,病变部位血管壁增厚、弹性减低甚至消失。根据狭窄部位可分为以下类型(图11-5-4):

Ⅰ型:肺动脉主干狭窄,主肺动脉发育不良或出现隔膜样或异常嵴状组织凸起,造成狭窄。

Ⅱ型:主肺动脉分叉部狭窄,延伸至左、右肺动脉。

Ⅲ型:左、右肺动脉分支近段狭窄。

Ⅳ型:发生于肺叶、肺段水平或其远端的肺动脉狭窄病变。

Ⅴ型:混合型,同时发生上述两种及以上部位的狭窄。

肺动脉狭窄远端肺动脉因血液灌注量较少而压力减低。由于肺动脉狭窄,右心室和狭窄近端肺动脉血液排空受阻,右心后负荷增加,长期作用下右心系统可表现为室壁肥厚、心肌缺血及心腔扩大等,严重者可出现充血性心力衰竭。肺动脉狭窄的病理生理改变与狭窄分型、狭窄程度和合并畸形等有关。某些单发肺动脉狭窄或狭窄程度较轻者,多无明显的血流动力学改变,可无明显临床症状。狭窄程度较重或病变广泛者,出现明显右心室肥厚、扩张,以及咯血、发绀等右心衰竭症状。

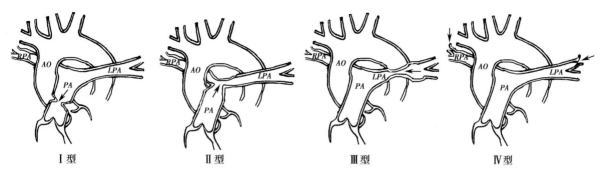

图 11-5-4　肺动脉狭窄分型示意图
箭头示狭窄部位;含有上述Ⅰ~Ⅳ型中两种或以上病理改变者为Ⅴ型
AO:主动脉;LPA:左肺动脉;PA:肺动脉;RPA:右肺动脉

2. 肺动脉闭锁　肺动脉闭锁(pulmonary atresia)指右心室与肺动脉之间没有直接相通的先天性心血管畸形。肺动脉闭锁大多为肺动脉及其近段主干形成一个纤维化的条索或隔膜,导致闭锁。根据有无室间隔缺损可分为室间隔完整型和合并室间隔缺损型两种类型。

室间隔完整的肺动脉闭锁(pulmonary atresia with intact ventricular septum,PAA/IVS)较为少见,患者常合并有冠状动脉发育畸形。本病确切病因不明,可能是由于胚胎发育期三尖瓣和右心室发育不良,右心室内血流减少,导致肺动脉口因血流过少而融合粘连,可有家族倾向性。本病的主要病理改变包括肺动脉闭锁、右心室和三尖瓣发育不良。由于右心室出口为盲端结构,一般通过房间隔缺损完成血液循环,右心室血流自发育不良的三尖瓣反流入右心房,然后经过心房水平分流进入左心房,左心负荷明显增加。或者右心室血流经开放的窦状隙引流入小冠状动脉。肺血主要来源于动脉导管未闭和/或周围侧支循环,在丰富的侧支循环建立之前,动脉导管的开放对肺循环和患儿的生存至关重要。除冠状动脉发育畸形外,本病亦常合并大动脉转位、右心室双出口及单心室等畸形。

根据右心室大小、形态可将本病分为两种类型。Ⅰ型:右心室发育不良型,右心室发育不良,呈腔小壁厚表现,三尖瓣常发育不良、狭窄或下移;Ⅱ型:右心室大小正常或扩大,右心室心肌发育不良,室壁变薄,三尖瓣结构可较为正常,多伴有明显的三尖瓣反流,此类型少见(图 11-5-5)。

肺动脉闭锁合并室间隔缺损:指肺动脉闭锁合并有室间隔缺损,既往被认为是法洛四联症的极型,通常也称为法洛四联症伴肺动脉闭锁。由于与法洛四联症的治疗方式迥异,目前临床将两者区别开来。本病基本病理解剖特征是肺动脉或右室流出道闭锁、巨大室间隔缺损以及主动脉骑跨,可能是由于胎儿期圆锥动脉干发育异常所致。由于肺

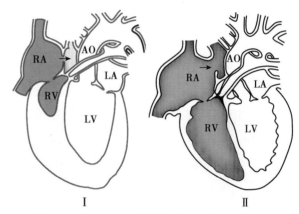

图 11-5-5　室间隔完整的肺动脉闭锁类型示意图
箭头示心房水平分流
AO:主动脉;LA:左心房;LV:左心室;RA:右心房;RV:右心室

动脉闭锁,右心室血流不能进入肺循环,便通过室间隔缺损进入左心室。本病室间隔缺损一般较大,右心室压力接近左心室,由于右向左分流,左心室长期容量负荷过重,最终会导致左心衰竭;室间隔缺损较小时,心室水平右向左分流受阻,右心室后负荷过重可导致右心室壁肥厚、心腔变大甚至右心衰竭。侧支血管多起自于升主动脉、主动脉弓或降主动脉,患儿出生后出现缺氧和发绀。动脉导管未闭或侧支循环丰富的患儿,血液通过分流和/或侧支循环进入肺动脉,初期可维持患儿生命活动;动脉导管闭合或侧支循环不丰富的患儿,由于肺循环无血流供应,很快就出现心力衰竭甚至死亡。

根据大动脉的相互位置关系,本病可分为大动脉关系异常型和大动脉关系正常型。由于动脉导管未闭和侧支循环对维持患者生命意义重大,1999年国际儿童心脏外科数据和命名大会根据肺动脉血流来源及有无侧支循环形成将合并室间隔缺损的肺动脉闭锁分为三种类型:

A:原位肺动脉存在,肺血来自于动脉导管未闭,无侧支循环形成;

B:原位肺动脉存在,体肺侧支循环丰富;

C:无真正的肺动脉,肺循环由较粗大的侧支血管供应。

（二）超声影像学特征

1. 肺动脉狭窄

（1）二维超声心动图:肺动脉长轴切面及胸骨上窝切面可见肺动脉主干及左、右分支内径狭小,狭小部位的长度不一,部分患者可显示肺动脉内隔膜样回声。多切面显示右心腔增大并室壁肥厚(图11-5-6A、B)。

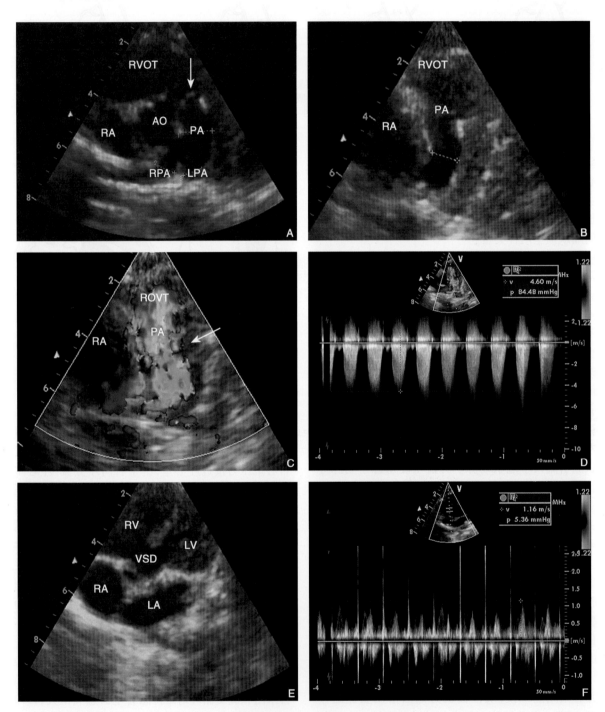

图 11-5-6　肺动脉瓣上狭窄的超声心动图表现

A、B. 大动脉短轴切面和肺动脉长轴切面示肺动脉瓣回声略增强,开放无受限,距肺动脉瓣 5 mm 处可见一膜性结构(箭头示),致肺动脉瓣上狭窄;C. CDFI 于瓣上显示收缩期高速射流;D. 连续波多普勒测狭窄处最大血流速度4.6 m/s(最大压力阶差 84.5 mmHg);E.五腔心切面示室间隔回声中断;F.室缺分流频谱提示心室水平双向分流
LPA:左肺动脉;RPA:右肺动脉;LA:左心房;RA:右心房;RV:右心室;LV:左心室;VSD:室间隔缺损;RVOT:右室流出道

（2）多普勒超声心动图:彩色多普勒血流显像（CDFI）显示血流通过肺动脉瓣上狭窄部位处速度加快,从狭窄处至左、右肺动脉呈五彩镶嵌的湍流信号;连续波多普勒可探及位于零线下的收缩期高速血流频谱(图 11-5-6C、D)。

2. 肺动脉闭锁

（1）二维超声心动图:能够清晰显示本病的病理解剖改变,对本病的诊断及分型均能做出明确的诊断,二维超声有以下特点:

1）肺动脉内径细小,肺动脉主干及两侧分支甚至呈条索状回声,多个切面不能探及活动的肺动脉瓣,或仅于肺动脉瓣部位探及膜状组织强回声,主动脉相对粗大。

2）室间隔完整的肺动脉闭锁 I 型患者右心室和三尖瓣呈发育不良改变,表现为三尖瓣叶短小,右心室心腔较小,室壁增厚,可观察到右

心室漏斗部或小梁部缺失;II 型患者右心室大小可正常或增大,右心室壁变薄,收缩无力。室间隔缺损的肺动脉闭锁患者左室长轴切面显示升主动脉明显增宽,骑跨于室间隔之上,右心室壁肥厚。

3）房间隔和/或室间隔可见连续性中断,存活患儿的肺动脉远端均显示有未闭的动脉导管或侧支血管形成。

4）右心房扩大:由于心房和/或心室水平右向左分流和大动脉水平左向右分流存在,左心容量负荷增大,左心房、左心室增大。

5）主、肺动脉排列关系可正常或异常:合并室间隔缺损的肺动脉闭锁患者大动脉关系正常时,超声表现与法洛四联症相似,左室长轴切面可见主动脉内径增宽、前壁右移、骑跨于室间隔之上,室间隔连续性中断(图 11-5-7)。

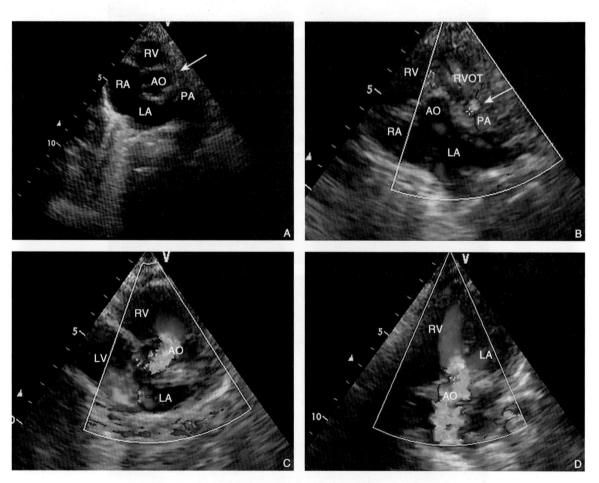

图 11-5-7　肺动脉闭锁合并室间隔缺损的超声心动图表现

A. 大动脉短轴切面示肺动脉处仅见粗带状强回声(箭头示),未探及瓣叶及其启闭活动;B. CDFI 示肺动脉根部收缩期未见血流信号通过(箭头示);C. 左心长轴切面示室间隔膜周部回声中断,CDFI 于缺损处检出右向左为主双向分流;D. 五腔心切面 CDFI 显示右心室血流经室间隔缺损进入主动脉内

AO:主动脉;LA:左心房;LV:左心室;PA:肺动脉;RA:右心房;RV:右心室;RVOT:右室流出道

（2）多普勒超声：CDFI 显示右室流出道和/或肺动脉口收缩期未见血流通过。室间隔缺损型可见心室水平右向左或以右向左为主的双向分流信号，室间隔完整型可见心房水平右向左分流，当右心室血流经开放的窦状隙分流入小冠状动脉时，可在右心室心肌内观察到星点状的血流信号。大动脉短轴切面的肺动脉端可探及源于动脉导管的五彩镶嵌的双期分流信号，可直达肺动脉闭锁处并折返（图 11-5-8B）。连续波多普勒可探及位于零线上的连续性血流频谱。存在侧支循环时，可于主

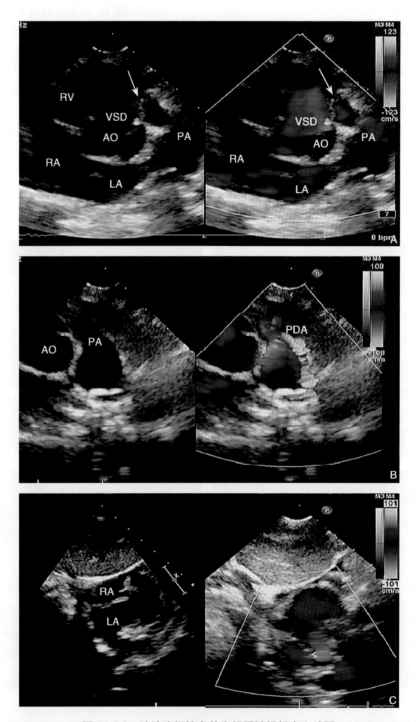

图 11-5-8　肺动脉闭锁合并室间隔缺损超声心动图

A. 大动脉短轴切面示右心房、右心室腔增大，室间隔回声中断，CDFI 于缺损处检出心室水平以右向左分流为主的双向分流信号，右室流出道呈盲端（箭头示），未探及前向血流；B. 肺动脉长轴切面可显示主肺动脉，未探及肺动脉瓣，肺动脉近端融合，左、右肺动脉发育不良。左肺动脉与降主动脉之间可见异常通道，彩色多普勒血流显像于导管口处检出连续性左向右分流，逆向灌注肺动脉；C. 剑突下双心房切面彩色多普勒血流显像于房间隔卵圆窝处检出心房水平细小右向左分流

AO：主动脉；LA：左心房；PA：肺动脉；RA：右心房；RV：右心室

动脉弓或肺动脉分支周围探及丰富的异常增多的细小连续性分流信号。室间隔完整的Ⅱ型患者，由于右心房、右心室内径常增大，三尖瓣叶常关闭不全，于右心房侧可探及蓝色五彩镶嵌的反流血流束。

需要注意的是，合并室间隔缺损时，由于缺损往往较大，左、右心室间压力阶差较小，心室水平分流往往呈层流状态，显示为红/蓝色过隔血流（图11-5-8A）。

（3）M型超声心动图：可显示由本病病理解剖所引起的某些继发性改变，如肺动脉闭锁所致右心室排血受阻所引起的室间隔和右心室壁肥厚、右心室腔及右室流出道内径是否狭小等。

（4）右心声学造影：对于二维超声图像不清晰者，右心声学造影可以清晰显示肺动脉狭窄部位。造影剂在通过狭窄部位之前和之后均有回旋现象，而通过狭窄处则速度加快。对于肺动脉闭锁患者，应观察有无室间隔缺损，肺动脉闭锁伴室间隔缺损者，右心房、右心室显影后，造影剂自室间隔缺损进入主动脉和左心室，肺动脉不显影。

（三）超声诊断策略

1. 超声诊断思路及要点　肺动脉闭锁的典型表现为肺动脉主干或分支闭锁，闭锁处无血流信号通过，检查中应注意有无右室流出道结构以及肺动脉发育情况。由于肺动脉闭锁常合并肺静脉畸形引流、心内膜垫缺损等心内复杂畸形，在确诊为肺动脉闭锁时，应同时关注患者发绀的程度、是否合并其他畸形以及体-肺侧支循环，尤其与大动脉骑跨类的疾病相鉴别。任何与诊断不符的解剖改变对可能存在的其他合并畸形具有重要的提示意义，检查中应注意心腔大小等解剖改变是否符合当前诊断，以避免出现漏诊和误诊现象。

2. 诊断策略

（1）二维超声技术：对于肺动脉狭窄及闭锁的定位诊断尤为重要。肺动脉狭窄及闭锁可涉及肺动脉瓣及瓣上主肺动脉及其各级分支的病变，可单发或多发，且多数与其他心血管畸形合并存在。通过从大动脉短轴切面逐渐过渡至剑突下切面的多切面扫查，结合彩色多普勒血流显像尽可能检出所有可疑的梗阻部位及合并畸形。大动脉短轴切面是观察室上嵴部及周围结构较为重要的切面。其中大动脉短轴、肺动脉长轴及剑突下右室流出道长轴切面可较为清晰地显示肺动脉瓣、主干及各分支结构，其中尤以剑突下右室流出道长轴切面最为理想。

（2）连续波多普勒超声：定量评估梗阻程度。二维及彩色多普勒血流显像检出狭窄部位后，通过测量狭窄部位的压力阶差可定量评估梗阻程度。连续波多普勒超声具有夹角小、采集流速精准的优势，无论对术前诊断、术中检测还是术后随访，综合超声检查技术都为外科治疗提供了精准的解剖及血流动力学信息。

（3）其他合并畸形的检出：肺动脉闭锁患者常合并其他心内复杂畸形，某些心脏解剖改变对是否合并其他心内畸形具有提示意义。如肺动脉闭锁合并室间隔缺损时，若发现患者左心房内径明显减小提示可能存在肺静脉畸形引流，应寻找左心房内肺静脉开口，如无开口，应寻找有无共同肺静脉干形成；发现冠状静脉窦增宽时，应排除心内肺静脉是否异位引流入冠状静脉窦，注意共同肺静脉干与冠状静脉窦之间的关系；此外，检查时可通过胸骨上窝切面和剑突下切面观察有无垂直静脉和共同肺静脉环形成，避免遗漏心上型或心下型肺静脉异位引流。

室间隔完整的肺动脉闭锁较为罕见，由于肺动脉闭锁且室间隔连续性完整，右心室血流排出受阻，往往需要经三尖瓣反流回右心房，通过心房水平分流排出，或通过右心室心肌开放的窦状隙交通分流排出，患者多存在三尖瓣发育不良或右心室窦状隙开放，检查时应注意三尖瓣形态和冠状动脉是否异常，避免漏诊。三尖瓣发育不良与三尖瓣闭锁瓣叶形态表现类似，两者易混淆，通过彩色及频谱多普勒观察肺动脉瓣口有无微量或少量血流经过有助于鉴别；如右心室心肌壁内出现多个大小不等的无回声区，可能为扩张的窦状隙，检查其内是否有血流充盈，并与右心室腔相通；右室流出道发育不良为本病特点，可发现漏斗部或小梁部缺失。

（4）超声心动图对肺动脉狭窄及闭锁的定位存在一定的局限性：连续波多普勒不具有距离选通作用，因此在测量各个不同狭窄处的血流压差方面，往往有将肺动脉瓣下、瓣上的血流速度混为一体的可能性，应多角度二维切面观察肺动脉各段管腔。此外，超声心动图能否检出肺动脉狭窄取决于病变发生的部位，超声可确诊大多数肺动脉近端病变，然而对于分支动脉的远端狭窄则不能显示，尤其是老年患者。因此，当出现不明原因的右心室肥厚，特别是肺动脉近端存在搏动征象时，应考虑有无肺动脉远端狭窄。胸骨旁短轴切面及剑突下右室流出道长轴切面是最理想的观察切面，剑突下四腔心切面及胸骨上窝切面可显示儿童患者的远段病变。此外,肺动脉狭窄时,狭窄部位血流加速并出现湍流,但应注意肺动脉内湍流常见于动脉导管未闭,诊断时应予以鉴别。对于超声不能明确诊断的肺动脉狭窄病变,应进一步检查明确诊断。

（5）影像学诊断方法的比较:超声心动图检查是诊断肺动脉狭窄病变首选的影像学检查,然而对于多种狭窄共存、合并复杂畸形的患者,为获取全面的诊断信息往往需要借助其他影像学检查方法。经胸超声心动图(TTE)是显示心内畸形和肺动脉起始段发育较为简便、有效的检查方法,但由于声窗、相邻肺组织干扰及检查者经验等因素限制,超声常无法清晰地显示肺动脉分支血管及体-肺侧支血管,必要时可根据患者情况进行经食管超声心动图(TEE)检查。心导管检查和心血管造影属于有创性检查,在了解心内血流动力学变化、肺动脉及分支的狭窄部位、发育情况及合并的其他血管畸形等方面有明显优势,是传统的"金标准";多层螺旋CT(MDCT)可较全面地显示肺动脉发育及侧支循环建立情况,此外还可提供冠状动脉异常、肺静脉畸形及胸腔内其他病变信息,为术前评估提供更全面的信息,但血流动力学和心脏功能评价还有赖于超声心动图和心导管检查。

3. 鉴别诊断

（1）重度肺动脉狭窄和肺动脉闭锁鉴别:重度肺动脉狭窄的超声二维图像与肺动脉闭锁表现相似,通过彩色多普勒血流显像显示狭窄处有无血流信号有助于两者的鉴别。需要注意的是,肺动脉闭锁时主肺动脉内可出现来自未闭动脉导管的血流,此时易导致两者的混淆,可通过血流频谱进行鉴别,动脉导管未闭主要表现为连续性左向右分流,狭窄的射流表现为收缩期高速血流。

（2）重症法洛四联症和肺动脉闭锁鉴别:室间隔缺损合并肺动脉闭锁的病理解剖与重症法洛四联症非常相似,尤其是肺动脉瓣闭锁而主肺动脉腔仍存在的患者,两者极易混淆,鉴别要点在于有无明确通过肺动脉瓣口的血流。若检查中肺动脉近心段呈条索状,未探及明确的跨肺动脉瓣口的前向血流,仅探及来自动脉导管未闭或体-肺侧支动脉的连续性分流,则考虑为肺动脉闭锁。

（3）共同动脉干和肺动脉闭锁鉴别:肺动脉闭锁患者主肺动脉及其分支内径狭窄或呈条索状改变,往往同时合并右室流出道及漏斗部严重狭窄甚至闭锁,难以显示右室流出道和两大动脉的交叉关系,仅显示在升主动脉的一侧有细小的肺动脉,此时易误诊为共同动脉干。共同动脉干患者左、右心室与一条大动脉干相连接,动脉干骑跨于室间隔之上,心腔内仅可探及一组半月瓣。因此,若在常规部位未探及肺动脉瓣及肺动脉,并且肺动脉发自主动脉,此时应考虑到共同动脉干可能。肺动脉闭锁虽然也仅能探及一组半月瓣,但主肺动脉或左、右肺动脉不与主动脉连接,而是由动脉导管或侧支血管供血。

（四）临床应用与进展

术前评估肺动脉发育情况,检查粗大体肺侧支血管的数目、起源、走行以及有无合并其他心内畸形对临床决策至关重要。

综合超声诊断技术的应用为肺动脉狭窄及闭锁提供了重要的定性及定量诊断依据。肺动脉狭窄的预后主要取决于狭窄程度和合并畸形,对于肺动脉干的狭窄,可在体外循环下予以补片扩大矫正或切除吻合术,当合并其他畸形时,进行联合手术等治疗方法。

肺动脉闭锁临床致死率高,一经确诊后,应尽快展开治疗,目前一般仅能通过外科手术达到治疗目的。室间隔缺损并肺动脉闭锁患者,临床上大多根据肺动脉形态和体-肺循环分型采用分期手术治疗的方法:对于Ⅰ和Ⅱ型肺动脉发育较好者,可行侧支封堵一期根治;对于肺血管发育较差者,需一期行体-肺动脉分流术,此姑息性手术为二期矫治手术提供良好条件。室间隔完整型肺动脉闭锁患者外科治疗目的在于恢复右心室和肺动脉间交通,改善肺循环血流,一般采用肺动脉切开及体-肺动脉分流术治疗。

（穆玉明）

第六节　大动脉发育异常的再思考

大动脉先天性发育异常的基础是圆锥动脉干的发育异常,圆锥动脉干在分隔、螺旋、对接等过程中出现问题,可导致包括主-肺间隔缺损、共同动脉干、法洛四联症、大动脉转位、右心室双出口等疾病。这些疾病在解剖结构上和血流动力学上有许多相似之处,又有各自特点,在临床诊断上容易产生混淆,造成困惑。因此,认识圆锥动脉干的正常发育就显得尤为重要。本章节重点介绍圆锥动脉干的发育及大动脉形成、不同类型大动脉发育异常的超声诊断特点及鉴别诊断。

一、圆锥动脉干发育与大动脉形成

在胚胎早期,圆锥动脉干由原始心球的头侧部分演化而来,形成管状结构时,其内壁将发生远心端的动脉干嵴和近心端的球嵴,两者逐渐向对侧生长并在动脉干内形成分隔,称之为圆锥动脉干间隔。圆锥动脉干间隔的远心端分隔形成升主动脉和肺动脉干,中间分隔形成主动脉瓣和肺动脉瓣,近心端分隔左、右瓣下圆锥,并向下延伸,与心内膜垫和肌部室间隔对接融合,共同封闭室间孔(图11-6-1A)。圆锥动脉干间隔旋转式生长是形成升主动脉和肺动脉干形成的螺旋样空间关系的主要因素(图11-6-1B)。

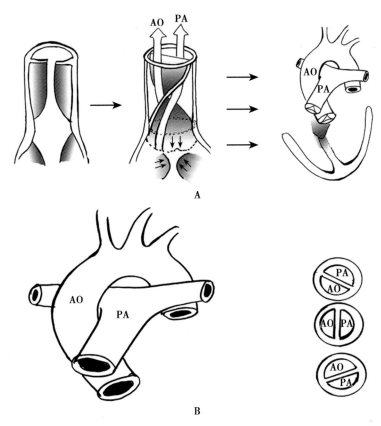

图 11-6-1　圆锥动脉干间隔发育示意图

A.螺旋状走行的圆锥动脉干间隔由动脉干嵴和球嵴融合形成。正常形态的圆锥动脉干间隔应具有四大特征,即完整无缺损、分隔均匀、螺旋状走行、向下延伸与室间隔对接封闭室间孔良好。这四大特征使得肺动脉干和升主动脉分隔均匀且相互缠绕走行,肺动脉干向下通连右心室,升主动脉向下通连左心室;B.近心端主动脉与肺动脉呈前后位关系,肺动脉位于左前方,中段呈左、右位关系,肺动脉位于左侧,远心端亦呈前后位关系,但肺动脉位于左后方

AO:主动脉;PA:肺动脉

(一)正常的圆锥动脉干发育

包括四个方面的内容,即圆锥动脉干间隔生长完整,分隔均匀,螺旋到位,对接良好,最终形成完整的肺动脉干、肺动脉瓣、瓣下圆锥和升主动脉、主动脉瓣及瓣下圆锥结构。肺动脉瓣下圆锥结构继续保持发育,形成右心室漏斗部,隔离了肺动脉瓣和三尖瓣。而主动脉瓣下圆锥结构将被吸收,导致主动脉瓣环位置下移,主动脉瓣与二尖瓣呈直接纤维连接。在胚胎30~34天时,肺动脉瓣下圆锥发生从后向左前的移动,导致了肺动脉瓣环位于主动脉瓣环的左前上方。

(二)圆锥动脉干的发育异常

主要包括四种类型(图11-6-2)。每个类型的异常都与相应的先天畸形相关联。这些异常包括:

1. 间隔发育不完整　主肺间隔缺损和共同动脉干。

2. 分隔不均匀或圆锥移位　肺动脉发育不良伴主动脉扩张,圆锥间隔移位,如法洛四联症等,或主动脉发育不良伴肺动脉扩张,极端的分隔不均可出现孤立性主动脉伴肺动脉闭锁,或孤立性肺动脉伴主动脉闭锁。

3. 螺旋不良　大动脉转位或异位。

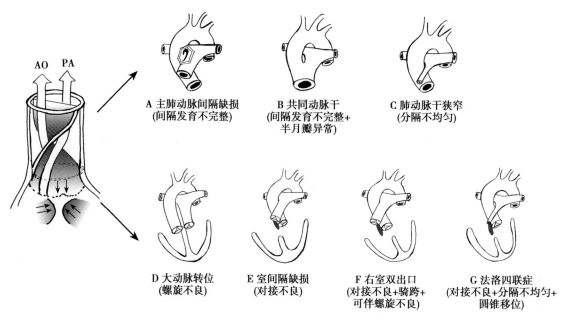

图 11-6-2 圆锥动脉干间隔发育异常

圆锥动脉干间隔任一特征的丧失都将表现出某种圆锥动脉干发育异常。发育异常一：间隔缺损将表现为主肺动脉间隔缺损（A），如果间隔缺损同时合并半月瓣的发育异常将表现为共同动脉干（B）；发育异常二：分隔不均将表现为动脉干的狭窄（C）；发育异常三：螺旋不良将表现为大动脉转位（D）；发育异常四：与室间隔对接不良将表现为室间隔缺损（E），如果与室间隔对接不良同时合并主动脉骑跨比率大于 50% 将表现为右心室双出口（F），如果同时合并对接不良，分隔不均和圆锥移位将表现为法洛四联症（G）；AO：主动脉 PA：肺动脉

4. 对接不良 室间隔缺损、大动脉骑跨和心室双出口。

与圆锥动脉干的发育异常相关的这些先天性心脏病既有相同或相似的解剖结构异常，也有各自特有的结构异常。因此，不论是在对疾病的定义上，还是在疾病的鉴别诊断上，均存在一定程度的分歧和争议。例如右心室双出口的定义，广义上，右心室双出口可归于大动脉转位的范畴，理解为一种不完全的大动脉转位，这反映了胚胎期的心脏异常发育可以停留在任意时间，从而发生各种可能的畸形。另外，主动脉骑跨率≥75%还是≥50%作为分界右心室双出口和法洛四联症的标准也未达成一致，其原因在于大动脉骑跨率判断上存在方法学差异，病理学、解剖学和外科手术中看到的是静止、排空血液的心脏，没有压力和运动，而超声心动图显示的是充满血液、压力和运动的心脏，这就造成了对同一患者主动脉骑跨率测量的不一致。

这些争议源于几百年前解剖分型的局限性，没有充分考虑到相似解剖异常的同源性和不同解剖异常的相关性。这些分型重视的是心脏结构，忽视了复杂的心脏血流动力学变化。而血流动力学对心脏结构发育是至关重要的，胚胎期甚至是胚胎晚期，减少血流量的供给将导致心脏结构的发育遭到破坏。

二、右心室双出口

右心室双出口（double-outlet right ventricle，DORV），由 Witham 于 1957 年首先提出，是指两条大动脉完全或绝大部分（一条完全、另一条大于50%或75%）起自解剖学右心室，两根大动脉的半月瓣下存在圆锥部、与两组房室瓣无纤维性连接，伴或不伴有肺动脉瓣或瓣下狭窄，室间隔缺损为左心室唯一出口的一组先天性心脏畸形。

右心室双出口为一种少见的复杂发绀型先天性心脏病，男女发病率无明显差别，临床发病率约占先天性心脏病的 1%～3%，可与常见的染色体病变并存，如 18-三体。在成人发绀型先天性心脏病中右心室双出口的检出率要高于儿童，绝大多数伴有明显的肺动脉瓣狭窄。

（一）胚胎发育

圆锥动脉间隔和动脉干旋转不充分或圆锥动脉间隔分隔不良时，两条大动脉将不同程度保持原始状态；主动脉瓣下圆锥部未吸收，主动脉瓣与二尖瓣间纤维性连接的过程被不同程度终止，从而两条大动脉均与右心室相连，形成右心室双出口。可理解为不完全型大动脉转位，其形态学介于合并主动脉骑跨的室间隔缺损(存在肺动脉狭窄即为法洛四联症)和合并室间隔缺损的完全型大动脉转位之间。

(二)病理解剖及分型

右心室双出口的主要病理解剖异常有:①主动脉和肺动脉均完全起始于解剖学右心室,或一条完全、另一条大于50%或75%起始于右心室;②室间隔缺损,大小不等,多数较大,位置有多种变化,是绝大多数左心室的唯一出口;③主动脉瓣下和肺动脉瓣下可有圆锥结构,半月瓣与房室瓣之间无直接连接;④主动脉和肺动脉位置关系可出现异常,多数为并行关系。

根据室间隔缺损的部位与大动脉之间的关系,右心室双出口的室间隔缺损可分为4种类型:①主动脉瓣下室间隔缺损,此类型最为常见;②肺动脉瓣下室间隔缺损,大多数合并肺动脉瓣下室间隔缺损的右心室双出口不伴肺动脉狭窄,属于Taussig-Bing综合征;③双动脉瓣下室间隔缺损,这种典型大室缺的上缘由半月瓣构成;④远离半月瓣的室间隔缺损,多数合并完全型心内膜垫缺损。室间隔缺损通常为非限制性(直径≥主动脉管径),约13%的患者室间隔缺损为多发。

右心室双出口的大动脉开口位置关系有以下4种类型:①并列型,主动脉开口位于肺动脉开口右侧,此型为经典的右心室双出口大动脉关系;②右位型,主动脉开口位于肺动脉开口右前方或前方;③左位型,主动脉开口位于肺动脉开口左侧或左前方;④关系正常型,主动脉开口位于肺动脉开口的右后方,此型的大动脉包绕关系可保持存在。

右心室双出口可合并各种其他心脏畸形,如动脉导管未闭、心室发育不良(尤其在合并房室瓣畸形的患者中)、冠状动脉变异、无顶冠状静脉窦综合征、体静脉回流异常、心耳并置、完全内脏反位、右位心、房间隔缺损、房室连接不一致、主动脉缩窄等。可以合并房室瓣的任何畸形,包括房室瓣狭窄甚至闭锁、骑跨、完全型心内膜垫缺损。右心室双出口中房室关系一致者占90%,房室不一致者少见。

(三)病理生理及临床表现

右心室双出口的血流动力学改变取决于室间隔缺损的位置、大小、是否存在肺动脉狭窄及其狭窄程度和是否伴发其他心脏畸形。

室间隔缺损位于主动脉瓣下且无肺动脉狭窄时,左心室的氧合血大部分通过室缺进入主动脉,无肺血管病变时,发绀较轻甚至不存在。若随着病程增加,心室水平左向右分流导致的肺动脉高压超过体循环压力时,可产生心室水平双向分流或右向左分流而导致明显发绀。

室间隔缺损位于肺动脉瓣下且无肺动脉狭窄时,左心室内的氧合血通过室间隔缺损主要射入肺动脉内,其病理生理及临床表现类似于完全型大动脉转位,出现严重发绀。

室间隔缺损远离大动脉开口或均对向大动脉开口时,临床表现取决于左心室射血方向,偏向主动脉者体循环内血氧较高、发绀较轻。

伴有肺动脉狭窄是生存的重要条件,无论室间隔缺损大小及位置情况,血流动力学改变及临床表现上与法洛四联症相似。若不伴有肺动脉狭窄,出生后数月或1年之内可出现致命的心力衰竭和重度肺动脉高压。

(四)超声心动图检查

大多数患者的心房位置正常,房室连接一致,因此扫查的重点应放在大动脉的起源、走行,主动脉与肺动脉的空间位置关系和室间隔缺损的部位等。少数心房反位或房室连接不一致的检查应采用节段分析法逐一分析,但扫查重点相同。

在胸骨旁左室长轴切面显示的异常改变有室间隔上部较大缺损,与主动脉前壁连续中断,正常的主动脉与二尖瓣直接纤维性连接的图像特征消失,可显示一条大动脉位置前移,骑跨于室间隔断端之上,骑跨率多在70%以上(图11-6-3A、B),或完全起始于右心室侧,但不易判定主动脉或肺脉。室间隔缺损可分别位于主动脉瓣下、肺动脉瓣下或同时位于主、肺动脉瓣下,极少数的室间隔缺损远离瓣口。

胸骨旁左室长轴切面的基础上,通过调整探头方向和角度,可显示两条大动脉均连接右心室,初步判定两条大动脉的宽度和位置关系。进一步调整探头分别逐一显示大动脉的长轴,结合大动脉短轴及一些非标准切面进一步识别大动脉(图11-6-3C)。肺动脉有左右肺动脉分叉结构,向后内走行,常伴有肺动脉瓣狭窄或瓣下狭窄;主动脉无对称的分叉结构,向前上走行,并发出头臂动脉。动脉的粗细通常不作为识别大动脉的主要依据。

大动脉短轴切面有助于进一步判定大动脉结构和其空间位置关系。一般大动脉短轴切面从大动脉根部向上离心性扫查,首先显示两条大动脉的短轴切面,呈两个相邻的环形结构,正常情况下右室流出道及肺动脉包绕主动脉的征象消失(图11-6-4A)。主动脉与肺动脉位置关系多变,呈并列型多见,其余包括右位型、左位型、关系正常型等。

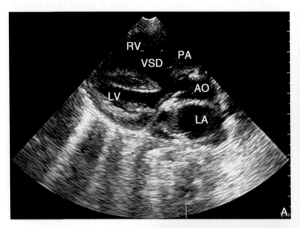
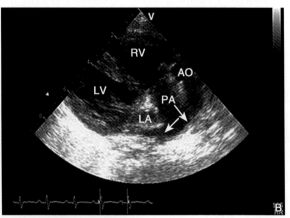
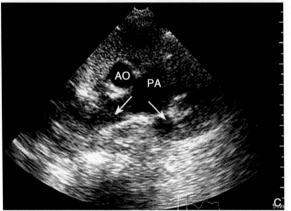

图 11-6-3 DORV 的超声表现

A. 胸骨旁左心室长轴切面显示主动脉与肺动脉均发自右心室,主动脉瓣下室间隔缺损;B. 胸骨旁非标准大动脉长轴切面显示主动脉与肺动脉均发自右心室,并失去正常的环抱关系,呈并行走行,肺动脉有左、右肺动脉分叉结构(箭头);C. 肺动脉主干较早发出左、右肺动脉分支,呈人字形分布(箭头)

AO:主动脉;LA:左心房;LV:左心室;PA:肺动脉;RV:右心室;VSD:室间隔缺损

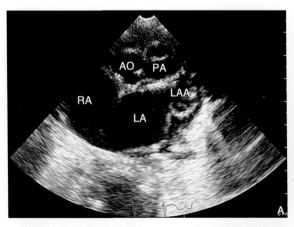
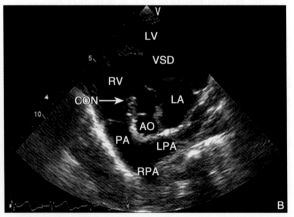

图 11-6-4 DORV 的超声表现

A. 两条大动脉的短轴图像显示主动脉位于右侧,肺动脉位于左侧;B. 房室连接正常,主动脉与肺动脉并行发自右心室,呈平行走行,肺动脉分别发出左、右肺动脉,并可显示大动脉瓣下圆锥结构及 VSD

AO:主动脉;PA:肺动脉;LPA:左肺动脉;RPA:右肺动脉;LAA:左心耳;LA:左心房;LV:左心室;RV:右心室;VSD:室间隔缺损;CON:圆锥结构

大动脉短轴切面还可显示瓣口水平,观察瓣叶的数目、位置和关闭线的形态。可有肺动脉或主动脉二叶瓣畸形,肺动脉二叶瓣可伴有不同程度的狭窄,少数可有轻度的反流。

在主动脉冠状窦或窦上方的短轴切面仔细扫查左、右冠状动脉的发出,可辅助鉴别大动脉结构,并注意可能有冠状动脉异位起源、开口狭窄等异常,尤其是合并肺动脉狭窄患者中,前降支约1/4发自右冠状动脉,并由右向左横跨右室流出道。

心尖四腔和五腔心切面也非常重要,可显示室间隔上部较大的回声失落,及其与主动脉和肺动脉瓣口的位置关系,多数可同时显示主动脉和肺动脉的长轴,呈并行关系,共同发自于右心室,亦可同时显示大动脉瓣下圆锥结构(图11-6-4B),同时可以显示双房,双室的位置、大小和比例,房室连接情况等。

由于右心室同时负荷主动脉和肺动脉,又常有肺动脉狭窄,导致右心室壁肥厚,右心室腔增大。

彩色多普勒血流显像可观察左心室血液进入右心室和大动脉的情况,较为直观地显示左心室血液主要进入主动脉还是肺动脉,如直接进入肺动脉内,结合二维图像上室缺与大动脉瓣口的位置,可考虑为Taussig-Bing综合征。同时可显示和观察有无肺动脉狭窄、动脉导管未闭和半月瓣反流等。

可将彩色多普勒血流显像的取样框设置在室间隔缺损处和大动脉根部,收缩期可见左心室内血液通过室间隔缺损处进入右心室。由于速度较低,可以采用降低量程来增加过隔血流的显示,一般色彩较纯,可有轻度彩色混叠现象,取决于速度量程的设定。

当肺动脉瓣或瓣下有明显狭窄时,可显示收缩期局部彩色混叠现象,并延续至主肺动脉。如合并动脉导管未闭,可显示降主动脉至肺动脉的分流,有助于判定肺动脉结构。

有时由于肺动脉狭窄或室水平分流的走行不同,彩色多普勒血流显像显示左心室血液在收缩期可能直接进入离缺损较近的大动脉,但也可能大部进入离缺损较远的大动脉(图11-6-5)。

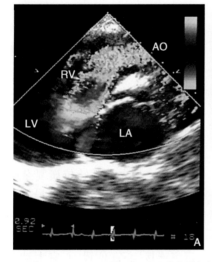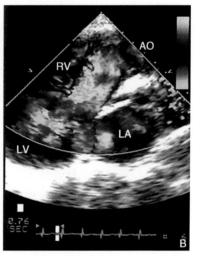

图 11-6-5 DORV 彩色多普勒血流显像
A. 收缩期左心室内的血在室间隔缺损左心室侧呈汇聚状态,过隔血流束经过缺损时中央为纯蓝色,进入右心室后演变为红黄蓝相间的混叠色彩,并直接进入前位主动脉;B. 舒张期仍可见低速的红黄色左向右分流束
AO:主动脉;LA:左心房;LV:左心室;RV:右心室

频谱多普勒可定量评估心室水平分流、大动脉水平分流及肺动脉狭窄程度。

(五)诊断中的思考和分析

诊断要点:两条大动脉完全或大部分(一条完全、另一条75%以上)发自右心室,室间隔缺损为左心室唯一出口,大动脉半月瓣下存在圆锥部、与房室瓣无纤维性连接。由于大多数成人右心室双出口患者存在肺动脉狭窄,尽管不构成右心室双出口诊断的必要条件,但对区分大动脉和手术依据有重要意义,因此需注意肺动脉及肺动脉瓣情况。冠状动脉发育异常,包括异位起源和走行,对手术影响较大,术前要判定。

鉴别诊断:由于右心室双出口在病理解剖上与法洛四联症和完全型大动脉转位畸形有许多相似之处,三者鉴别有一定的难度,甚至无法给出明确结论。准确地判定和描述相关的解剖结构异常和血流动力学变化比纠结于一个明确的疾病诊断更重要。

血液充盈与否对于心脏结构的观测影响较大，超声心动图判定大动脉的骑跨率可能与外科术中所见不完全一致，同时也存在自身的测量误差，造成诊断的不确定性。另外，在大室间隔缺损伴艾森门格综合征患者，由于伴有明显的右心室肥大，室间隔位置明显后移，与主动脉前壁形成错位，类似骑跨，形成血流动力学上的功能性右心室双出口。

复杂型右心室双出口常伴有其他的心血管畸形，包括二尖瓣闭锁、左心发育不良、主动脉弓离断、完全心内膜垫缺损、完全性肺静脉异位连接和单心房等，给诊断和手术带来难度。

（六）临床应用与进展

超声心动图是目前公认的诊断右心室双出口的首选方法，对于心室的识别、大动脉结构和连接的判定有优势，具有较高的准确率，但也有一定的诊断难度。对于大动脉关系和走行、冠状动脉起源和走行的判定，CTA 及三维重建更直观、清晰，多种影像学的结合互补，对于右心室双出口的诊断和鉴别有更高的价值和意义。近年来人体胚胎学有了较快的进展，提出了许多新观点，对理解右心室双出口、法洛四联症、大动脉转位、共同动脉干的发生、发展和异常变化有很大的帮助。

三、完全型大动脉转位

大动脉转位定义为主动脉和肺动脉均跨过室间隔，形成位置互换，导致心室和大动脉连接不一致。大动脉转位分为两个类型，当房室连接一致时称之为完全型大动脉转位（complete transposition of the great arteries，TGA），当房室连接不一致时称之为矫正型大动脉转位。

（一）胚胎发育

完全型大动脉转位的发生主要由于圆锥动脉间隔的内螺旋发育异常和/或圆锥动脉干旋转不良而导致，同时伴有瓣下圆锥部分的发育异常，常合并有较大的对合不良型室间隔缺损。

（二）病理解剖及分型

完全型大动脉转位的主要解剖异常为主动脉起始于形态学右心室，而肺动脉起始于左心室，两条动脉的空间位置发生变化，一般主动脉位于肺动脉的前方，偏左或偏右。由于主动脉瓣下圆锥持续发育，肺动脉瓣下圆锥组织吸收，形成了主动脉瓣

下有圆锥结构，与三尖瓣不直接相连，而肺动脉瓣下无圆锥结构，与二尖瓣直接纤维相连。

Van Praagh 分型依据节段分析方法，包括：①SDD 型，即内脏心房正位、心室右袢和主动脉位于右前；②SDL 型，内脏心房正位、心室右袢和主动脉位于左前；③ILL 型，内脏心房反位、心室左袢和主动脉位于左前；④IDD 型，内脏心房反位、心室右袢和主动脉位于右前。主动脉位于后方者少见。

Bharati 分型包括：①单纯性完全型大动脉转位，A 伴室间隔完整，B 伴室间隔缺损，C 伴肺动脉狭窄；②完全型大动脉转位伴共同心室或单心室；③完全型大动脉转位伴房室瓣异常，A 伴三尖瓣狭窄或闭锁，B 伴二尖瓣狭窄或闭锁，C 伴共同房室口，D 其他；④完全型大动脉转位伴半月瓣异常，A 伴肺动脉瓣闭锁，B 伴主动脉瓣闭锁。

（三）病理生理及临床表现

当房室连接正常时，主动脉内血液进入肺循环，肺动脉内血液进入体循环，形成了两个独立的、无效的血液循环，如不伴有体肺循环之间的沟通，生后患儿将不能存活。室间隔缺损、房间隔缺损或卵圆孔未闭和动脉导管未闭是患儿生存的必要条件，左向右分流量越大，血氧饱和度越高。

男性婴幼儿多见，成人罕见，其自然死亡率较高，1 个月内 50% 以上，1 年内 90% 以上，严重的肺动脉狭窄是其可能存活到成人的重要因素。

（四）超声心动图检查

完全型大动脉转位属复杂畸形，可伴有多种解剖结构畸形和节段连接异常。因此，超声检查应从腹部开始，探查血液是如何流入、流经和流出心脏的完整过程，包括判定内脏位置、心房位置、房室连接、心室位置、心室大动脉连接、大动脉及其关系、房室间隔缺损和主动脉弓发育及动脉导管情况等。

在左室长轴切面和心尖长轴切面上均可显示主动脉较宽，位于前方，完全起始于右心室，肺动脉较窄，位于后方，完全起始于左心室，可显示肺动脉分叉结构，是识别肺动脉的重要依据（图 11-6-6A）。心尖四腔心切面和心尖长轴切面均可显示房室连接正常，二尖瓣前叶与肺动脉后壁呈连续状态，与主动脉无连接（图 11-6-6B）。大动脉根部短轴切面显示两条大动脉的短轴图像，较宽的主动脉位于前方，肺动脉位于后方（图 11-6-6C）。

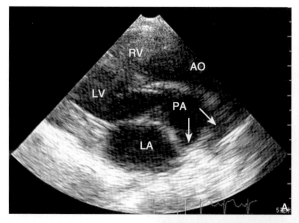
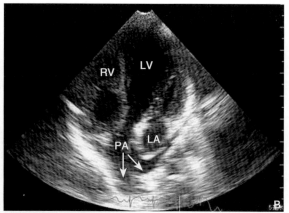
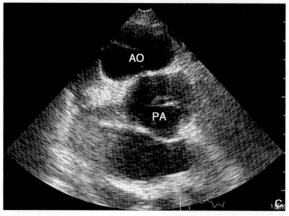

图 11-6-6　大动脉位置及关系的超声判定

A.大动脉发出异常,主动脉较宽,位于前方,完全起始于右心室;肺动脉较窄,位于主动脉后方,完全起始于左心室,并可见肺动脉分叉结构(箭头);B.房室连接正常,二尖瓣前叶与肺动脉后壁呈连续状态,与主动脉无连接,并可显示肺动脉的左、右肺动脉分支结构(箭头);C.显示两条大动脉的短轴图像,主动脉位于右前方,肺动脉位于左后方

AO:主动脉;PA:肺动脉;LV:左心室;RV:右心室;LA:左心房

彩色多普勒血流显像可直接显示心室水平、心房水平和大动脉水平的分流,当分流速度较低时,表现为较纯的红色或蓝色,当分流速度较快时,表现为多色混叠血流。频谱多普勒可检测室间隔缺损,房间隔缺损或卵圆孔未闭和动脉导管未闭的分流频谱,多数为双向分流,由于左右心之间的压差较小,频谱速度一般较低,小于 1~1.5 m/s。当伴有肺动脉狭窄时可见肺动脉瓣增厚、粘连、开放受限,或瓣下肌性狭窄。肺动脉狭窄的血流速度较快,表现为多色混叠血流,心尖长轴切面可见到起源于狭窄的彩色汇聚(图 11-6-7)。连续波多普勒可探及收缩期高速血流,肺动脉狭窄的峰值速度可达 4 m/s 以上。

当伴有动脉导管未闭时,于肺动脉分叉处显示来自于降主动脉的导管血流,速度较低(图 11-6-8),连续波多普勒可探及全心动周期血流。动脉导

管未闭血流的检测也是识别肺动脉结构的一个重要参考标志。

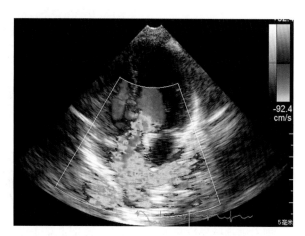

图 11-6-7　肺动脉狭窄的彩色多普勒血流显像
起自肺动脉瓣口的收缩期五彩镶嵌的射流,狭窄后为湍流

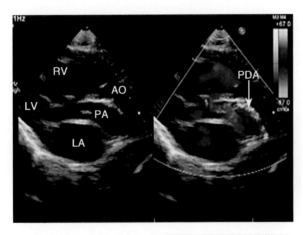

图 11-6-8　胸骨旁左心室长轴二维及彩色多普勒血流显像

大动脉发出异常,主动脉位于前方,完全起始于右心室;肺动脉位于后方,完全起始于左心室,彩色多普勒于肺动脉分叉处可探及来自降主动脉的导管血流(箭头)

AO:主动脉;PA:肺动脉;PDA:动脉导管;LV:左心室;RV:右心室;LA:左心房

同时应注意有无合并其他畸形,如房室瓣畸形和心室发育不良等。

（五）诊断中的思考和分析

诊断要点:①主要解剖异常是主动脉和肺动脉位置互换,不论心房正位或反位,主动脉几乎都位于肺动脉前方,同时心室和大动脉连接不一致;②准确识别肺动脉是重要环节,在结构上肺动脉的分叉结构较为对称,右肺动脉向右后方向走行,如伴有动脉导管未闭时,肺动脉内可探及来自降主动脉,以舒张期为主的分流;③主动脉和肺动脉的具体空间位置,冠状动脉的起源和走行,是手术前要认真对待的问题,超声诊断过程中应尽可能详细描述。

鉴别诊断:①伴有室间隔缺损和肺动脉狭窄的患者在血流动力学上与法洛四联症有相似之处,后者大动脉关系正位;②伴有较大的室间隔缺损时,应注意与 Taussig-Bing 综合征右心室双出口相鉴别,后者肺动脉大部分起源于右心室,肺动脉骑跨率一般大于75%;③大动脉错位有时与大动脉转位相混淆,主要区别点在于前者虽然有大动脉的位置互换,但动脉心室连接一致,也称之为解剖矫正型大动脉错位;④当左心室长轴显示后位动脉有分叉时,也要除外另一种少见的先天性大动脉发育畸形,即右肺动脉异位起源于主动脉。鉴别点是主动脉根部短轴正常的肺动脉分叉结构消失,主肺动脉直接延续左肺动脉。

完全型大动脉转位的主要血流动力学改变是主动脉内血液进入肺循环,肺动脉内血液进入体循环,形成了两个独立的、无效的血液循环,存活的婴儿一定伴有心室水平、心房水平或大动脉水平左、右心之间的血流交通。患儿的临床症状和预后取决于是否有足够的分流量、有无右心室或左心室流出梗阻及伴随的其他心脏解剖异常,因而诊断过程中,应充分认识到完全型大动脉转位的个体差异性。

（六）临床应用与进展

超声心动图是目前公认的诊断完全型大动脉转位的首选方法,对于心房、心室、大动脉结构和连接的判定有优势,具有较高的准确率。CTA 及三维重建可以更直观、清晰的显示大动脉关系、冠状动脉起源和走行等。鉴于出生后完全型大动脉转位的高死亡率,现代心脏外科的治疗已经将手术的年龄提前到新生儿时期。大动脉调转术已经成为标准的治疗术式,单纯性完全型大动脉转位的手术死亡率已降至0%～5%,复杂性病例的手术风险仍较高。

四、矫正型大动脉转位

当大动脉转位时,动脉心室连接不一致,若同时伴有房室连接不一致时称之为矫正型大动脉转位(corrected transposition of the great arteries, CTGA)。

（一）胚胎发育

与完全型大动脉转位相似,在圆锥动脉干胚胎发育异常的基础上同时伴有心球心室袢的发育异常。正常原始心球的尾侧向右侧膨大和弯曲形成形态学右心室,称之为心球心室右袢,伴随圆锥动脉干的正常发育,形成心房与心室,心室与大动脉的一致性连接。当原始心球的尾侧向左侧膨大和弯曲形成形态学右心室时,如果同时伴有圆锥动脉干发育异常导致的大动脉转位,则形成了房室连接不一致的矫正型大动脉转位。

（二）病理解剖及分型

矫正型大动脉转位,心室-大动脉连接与完全型大动脉转位相同,即主动脉起始于形态学右心室,而肺动脉起始于左心室,但同时伴有房室连接不一致。

矫正型大动脉转位可独立存在,也可有其他伴随畸形,包括室间隔缺损、肺动脉狭窄和三尖瓣畸形等。多数为左位心或中位心,少数为右位心,极少数为十字交叉心。

矫正型大动脉转位主要分为两个类型：①SLL型，心房正位，心室左袢，大动脉左转位；②IDD型心房反位，心室右袢，大动脉右转位。SLL型较常见，占90%以上。

（三）病理生理及临床表现

患者有心室-大动脉连接不一致，同时伴有房室连接不一致。右心房血液经二尖瓣连接左心室，经肺动脉进入肺循环，左心房血液经三尖瓣连接右心室，经主动脉进入体循环，导致了血流动力学的矫正，早期可不出现症状。

但由于右心室行使了左心室功能，在成年后代偿能力逐渐丧失，可表现为右心肥大和右心衰竭，出现活动后明显的心悸和呼吸困难，体征有颈静脉怒张、肝大和腹水等。若此类患者合并其他畸形，如室间隔缺损和肺动脉狭窄等，可早期出现临床症状，胸前可闻及收缩期杂音。

（四）超声心动图检查

与完全型大动脉转位相似，诊断矫正型大动脉转位的关键是判定房室连接和心室大动脉连接同时异常，需要从腹部开始检查，遵循节段分析方法，判定内脏、心房心室位置、房室连接、心室大动脉连接、大动脉及其关系等。

左室长轴切面和心尖长轴切面均可显示主动脉位于前方，完全起始于右心室，肺动脉较窄，位于后方，完全起始于左心室，可探及肺动脉分叉结构。主动脉瓣下有圆锥结构，与三尖瓣不直接连接，肺动脉瓣下无圆锥结构，与二尖瓣直接连接。主动脉根部短轴切面显示两条大动脉的短轴图像，较宽的主动脉位于前方，肺动脉位于后方。

心尖四腔心切面和剑突下四腔切面均可显示房室连接异常，右心房经二尖瓣与左心室连接，左心房经三尖瓣与右心室连接（图11-6-9A）。心尖五腔心切面可显示心室大动脉连接异常，形态学左心室与肺动脉直接相连，形态学右心室与主动脉相连（图11-6-9B）。

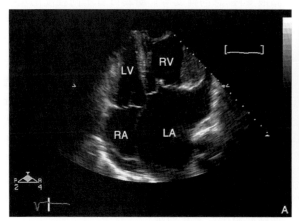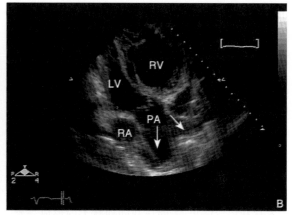

图11-6-9　CTGA房室连接及心室大动脉连接的超声表现

A.房室连接异常，右心房经二尖瓣与左心室连接，左心房经三尖瓣与右心室连接；B.心室大动脉连接异常，形态学左心室与肺动脉直接相连，并可见左右肺动脉分支（箭头）

LV:左心室；LA:左心房；RV:右心室；RA:右心房；PA:肺动脉

合并其他畸形，室间隔缺损、房间隔缺损或卵圆孔未闭和动脉导管未闭，少数患儿三个层面的分流均有。频谱多普勒和彩色多普勒血流显像可以显示伴随畸形的异常血流和瓣膜狭窄或反流。其他的合并畸形包括冠状动脉起源异常、左心室流出梗阻和主动脉弓发育不良等。

（五）诊断中的思考和分析

诊断要点：矫正型大动脉转位的主要解剖异常是主动脉和肺动脉位置互换，心室和大动脉连接不一致，同时伴有房室连接不一致。需要分别识别左、右心室及主、肺动脉。鉴别左、右心室最常用的

解剖标识是二尖瓣和三尖瓣，二尖瓣几乎总是伴随着左心室，三尖瓣几乎总是伴随着右心室；右心室节制索也是重要标识。大动脉判定仍然要识别肺动脉分叉及大动脉走行。

鉴别诊断：主要与完全型大动脉转位及孤立性心室反位相鉴别。完全型大动脉转位时房室连接关系正常，仅存在心室大动脉连接不一致。孤立性心室反位时，仅存在房室连接不一致，而心室大动脉连接关系正常。

（六）临床应用与进展

超声心动图是目前公认的诊断矫正型大动脉

转位的首选方法,对于心室和大动脉的识别具有不可替代的优势,具有较高的诊断准确率。伴有明显心内畸形的矫正型大动脉转位一般较易早期诊断,而单纯型由于成年前没有症状,成年后往往是由于出现右心衰竭而就医。

尽管有血流动力学矫正,由于右心室行使了左心室功能,在成年后代偿能力逐渐丧失,表现为右心室肥大和右心衰竭。冠状动脉供血也发生变化,左冠状动脉主要供应右心,右冠状动脉主要供应左心。因此,早期解剖矫正手术是近10年来较为倡导的解决方案,包括心房调转术和大动脉调转术。

五、共同动脉干

共同动脉干(truncus arteriosus communis, TAC),又称永存动脉干(persistent truncus arteriosus),和主动脉-肺动脉共同干(common aortico-pulmonary trunk),是心室单出口的类型之一。另外两种类型称之为假性动脉干,包括孤立性主动脉伴肺动脉闭锁(truncus solitarius aorticus with pulmonary atresia),即主动脉假干,和孤立性肺动脉伴主动脉闭锁(truncus solitarius pulmonicus with aortic atresia),即肺动脉假干。

共同动脉干是一组病死率较高的畸形,约90%以上的患儿在12个月内死亡。国内外的多数文献报道其发病率占先天性心脏病的1%～5%,男女比率差异不大。

(一)胚胎发育

共同动脉干的形成由胚胎期圆锥动脉干的发育异常所至所致。多数学者认为圆锥动脉干间隔的发育和形成终止,未能在共同动脉干内形成完整分隔,出生时仍保留着单一的动脉干结构与两个心室相连。同时由于圆锥间隔发育不良或发育终止,室间隔的圆锥部发育不良或未能发育,导致共同动脉干的下方常伴有较大的室间隔缺损。

(二)病理解剖与分型

1. 病理解剖 共同动脉干的主要异常位于心室-大动脉连接和大动脉本身,多数患者的心房位置正常,房室连接多一致。其病理解剖主要包括单一动脉干、干下型室间隔缺损、单组半月瓣及合并其他畸形。

(1)单一动脉干:左、右心室共同发出单一的大动脉是共同动脉干的主要特征。共同动脉干一般较宽,多数骑跨于左、右心室和室间隔缺损之上,也可大部分起始于某一心室,多数为右心室。共干下端为单组半月瓣和窦部,窦部上方发出肺动脉系统和冠状动脉系统。肺动脉发出的方式有多种,可由主肺动脉直接发出或左右肺动脉分别发出等,据此可划分共同动脉干的分型,详见后述。

共同动脉干须与假性动脉干鉴别,后者表现为一条较宽的大动脉和另一条发育不良或闭锁的细小动脉,有主动脉假干和肺动脉假干。

(2)室间隔缺损与心室大动脉连接:由于胚胎期圆锥间隔的发育异常,大多数共同动脉干患者伴有室间隔缺损,位于动脉干的下方,紧邻半月瓣,即干下型室缺。多数动脉干瓣与三尖瓣呈肌性连接,与二尖瓣呈纤维连接。当室间隔缺损边缘的肌性结构发育不良时,二、三尖瓣之间可有纤维连接,形成膜周型室缺。极少数的共同动脉干患者室间隔完整,共同动脉干完全发自右心室或左心室。

(3)动脉干瓣:动脉干瓣只有一组,但瓣叶数目多变,可有三叶瓣、二叶瓣、四叶瓣、单叶瓣。文献报道三叶瓣发生率最高,四叶瓣次之,二叶瓣第三。动脉干瓣可有不同性质的病变,如结节样变,黏液变性,息肉样变等。瓣膜可有不同程度的增厚和弹性减低,部分瓣叶粘连或瓣膜发育不良。一些可伴有轻至中度的反流,多见于四叶瓣畸形者,少数可有轻度的瓣口狭窄。

共同动脉干的冠状动脉异常在先天性心脏病中较常见,包括冠状动脉的数目、起源、开口、走行等。冠状动脉多为双支,少数为单支,可为右冠状动脉或左冠状动脉,常伴有开口和起源异常,如开口过小,异位开口(如开口于瓣叶交界部)和开口呈裂隙状等。左冠状动脉可起源于右冠状动脉,或前降支和左回旋支起始于右冠状动脉,也可有右冠状动脉起源于左冠状动脉。

(4)合并畸形:可有右位主动脉弓、主动脉弓离断和主动脉缩窄等。

2. 分型 Collett 和 Edwards 分型具体如下:

根据肺动脉的解剖起源不同将共同动脉干分成四种类型(图11-6-10)。

Ⅰ型:最常见,约占48%～49%,肺动脉起始于动脉干窦部上方的侧后壁,随即发出左、右肺动脉分支。肺动脉干较短小,多数内径小于共干,当伴有主动脉弓离断时,肺动脉内径可大于共干。

Ⅱ型:约占29%～43%,没有肺动脉主干,左、右肺动脉分别起始于动脉干窦部上方的后壁,两者开口位置相邻。

Ⅲ型:约占6%～11%,没有肺动脉主干,左、右肺动脉分别起始于动脉干窦部上方的侧壁,两者开口位置相对。

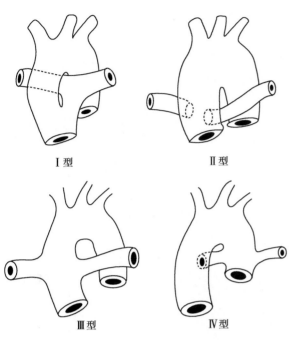

Ⅰ型　　　　　　　　　Ⅱ型

Ⅲ型　　　　　　　　　Ⅳ型

图 11-6-10　Collett 和 Edwards 分型

Ⅳ型：约占 2%～13%，没有肺动脉主干或左、右肺动脉起始于动脉干，肺血供应来自降主动脉的分支，如支气管动脉。

（三）病理生理及临床表现

共同动脉干的分型较复杂，血流动力学也有较大的个体差异，其病理生理改变也相应多变。主要的影响因素为肺动脉压力的高低、肺血流量的多少和肺动脉狭窄的程度。

多数的共同动脉干同时接受左心室的高氧饱和度血液和右心室的低氧饱和度血液，在其内形成混合血。尽管如此，如果无明显的肺动脉压力升高和肺动脉狭窄，患儿仅表现为轻度的发绀。

由于多数的肺动脉起始于共同动脉干，因而肺循环内的压力较高，若肺血流量过多，可导致严重的充血性心力衰竭，是患儿早期死亡的主要原因。动脉干瓣的反流可进一步加重心衰的程度和进展。

当伴有明显的肺动脉狭窄时，肺血流量可正常或减少，多数患儿可不出现或晚出现充血性心力衰竭，但可出现明显的发绀，发绀的程度与肺血流量的减少呈正比，活动时加重。

（四）超声心动图检查

共同动脉干的超声特点为单一大动脉结构，单组房室瓣，不同类型的肺动脉发出和大室间隔缺损。

左室长轴切面和心尖长轴切面均可显示单一

较宽大的动脉干，骑跨于较大的室间隔缺损之上，部分起始于右心室，部分起始于左心室，可对称，也可不对称（图 11-6-11A），彩色多普勒可见收缩期左、右心室的血液同时进入该动脉干内（图 11-6-11B）。大动脉短轴切面不能显示右室流出道和肺动脉包绕主动脉的征象。

多个标准和非标准切面反复探查均不能显示独立的肺动脉主干和分叉，沿动脉干短轴从瓣环处向远心端连续扫查，或从心尖五腔心系列切面，可显示在头臂动脉发出之前动脉干的后壁或侧壁有肺动脉主干发出或左、右肺动脉分支分别发出（图 11-6-11C、D）。

动脉干瓣短轴切面可显示只有一组半月瓣（图 11-6-11E），通过观察舒张期关闭线形态来判定瓣膜的数目，三叶瓣一般为"Y"字形，二叶瓣一般为"一"字形，可分为横、竖、斜三种位置，四叶瓣为"十"字形或"X"形。瓣膜狭窄较少见，反流多见，程度不同，多为轻度或中度反流（图 11-6-11F）。同时要判断冠状动脉的数目、起源部位和走行，并发现可能的异常。

（五）诊断中的思考和分析

诊断要点：共同动脉干的特点是只有一条大动脉干，一组半月瓣，没有独立的肺动脉瓣环和瓣膜，没有右室流出道和肺动脉包绕主动脉，多数的肺动脉发自于动脉干根部。因此，判定只有一条大动脉干、一组半月瓣和判定肺动脉的发出是诊断过程中的重点。同时要关注可能合并的其他畸形。

超声诊断过程中显示动脉干和一组半月瓣并不困难，而判定肺动脉的有无及从动脉干发出的肺动脉类型则有相当大的难度，要求检查者既要有较扎实基础知识，更要有清晰的诊断思维和娴熟的操作手法和技巧。个别患者肺动脉的发出方式并不完全符合 Collett 和 Edwards 分型，也体现了共同动脉干在解剖和分型上较为复杂的特点。当判定肺动脉极为困难时，应结合其他影像学检查，包括CTA 和 MRI 等。

鉴别诊断：需要鉴别的主要有肺动脉闭锁合并较大的室间隔缺损和完全型主肺间隔缺损。肺动脉闭锁合并较大的室间隔缺损时，由于肺动脉发育较细，超声不易显示，需仔细多切面扫查，如合并未闭的动脉导管有助于判定肺动脉。完全型主肺间隔缺损有独立完整的主动脉瓣和瓣环及肺动脉瓣和瓣环。

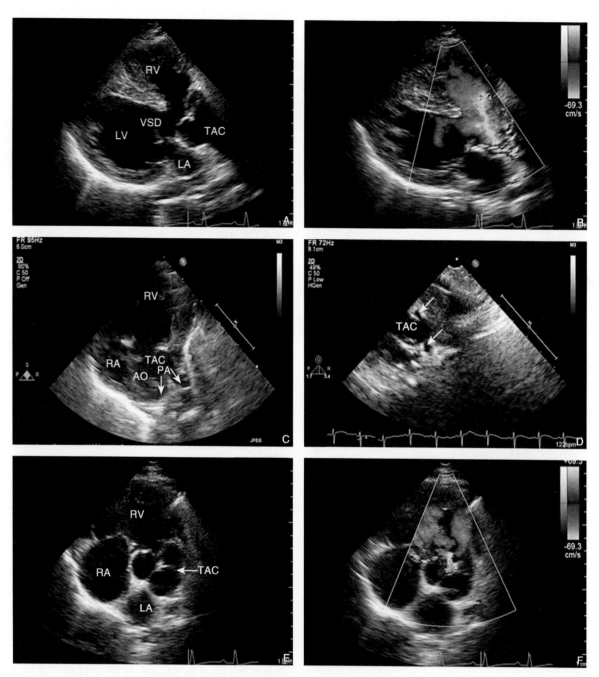

图 11-6-11　TAC 的超声表现

A. 胸骨旁左室长轴切面仅见一条大动脉发出,并骑跨于中断的室间隔上;B. CDFI 示收缩期左、右心室的血流均进入该动脉干;C. 心尖非标准切面显示共同动脉干的长轴以及与心室的连接,可见共同动脉干发出不久分出主动脉及肺动脉,并可见肺动脉左、右分支(箭头);D. 常规位置未探及肺动脉结构,共同动脉干向上走行后于两侧发出细小动脉,考虑为左、右肺动脉分支(箭头);E. 大动脉短轴切面显示动脉干瓣短轴切面可显示只有一组半月瓣,舒张期关闭线为"Y"字形,为三叶瓣结构(箭头);F. 动脉干瓣短轴切面可显示只有一组半月瓣,CDFI 探及舒张期共同动脉干瓣轻度反流信号

LV:左心室;RV:右心室;LA:左心房;RA:右心房;VSD:室间隔缺损;TAC:共同动脉干

（六）临床应用与进展

　　超声心动图是目前公认的诊断共同动脉干的首选方法,具有较高的准确率,但是由于技术上的限制,对假性动脉干的判断较为困难。CTA 及三维重建、MRI 等对于大动脉结构走行,尤其是肺动脉发出情况的显示优于超声,对冠状动脉的起源和走行显示也有优势,多种影像学方法的结合,对于共同动脉干的诊断和分型具有重要的价值和意义。

共同动脉干病变可能与22q11基因片段缺欠有关,与22q11相关的畸形有主动脉弓异常,包括右位主动脉弓、主动脉弓离断和主动脉缩窄等,可合并DiGeorge综合征和心外病变,如甲状腺和胸腺畸形等。其他的合并畸形有房间隔缺损和动脉导管未闭等。

（任卫东）

第七节　体、肺静脉异位引流的超声诊断难点

体静脉主要包括上腔静脉、下腔静脉、肝静脉、无名静脉、奇静脉、半奇静脉和冠状静脉等。体静脉异位引流或异常连接(anomalous systemic venous drainage,ASVD;anomalous vena connection,AVC)是指先天性体静脉回流入心脏的路径或终点的连接异常,包括部分型体静脉回流异常和完全型体静脉回流异常。常见的体静脉异位引流有右上腔静脉异位引流、左上腔静脉异位引流、冠状窦异位引流、下腔静脉异位引流和全部体静脉异位引流。肺静脉异位引流(anomalous pulmonary venous connection,APVC)是指肺静脉未能直接与左心房连接,而与右心房或体静脉系统连接的先天性心血管畸形,可分为部分型和完全型肺静脉异位引流。超声心动图是体、肺静脉异位引流主要的诊断方法。

一、体静脉异位引流

正常的体静脉连接是指上腔静脉、下腔静脉和冠状窦回流到解剖学的右心房,不考虑右心房是位于右侧[心房正位(situs solitus)]或左侧[心房反位(situs inversus)]。体静脉回流路径或回流终点出现异常,即称为体静脉异常连接或异位引流。前者对循环不产生影响,也不需要手术治疗,但在合并需要手术治疗的其他心脏畸形时较为重要;后者是指体静脉直接或通过异常途径回流到左心房,导致血流动力学改变,需要手术矫正。体静脉异位引流可以分为上腔静脉异位引流(左上腔静脉异位引流、右上腔静脉异位引流)、冠状窦异位引流、下腔静脉异位引流和全部体静脉异位引流,不同类型的异位引流胚胎发育起源各异。

确定心脏的心房方位是理解体静脉异位引流的关键点。心房正位时很少出现体静脉异常;心房反位时体静脉通常是正常模式的镜面影像;心房位置异常如心耳并列等畸形时,常存在体静脉的异常。心房右异构时,冠状窦通常缺失,同时合并双

侧上腔静脉连接在双侧形态右心房上;心房左异构时,会合并多种体静脉异常,通常合并肝静脉异常,或下腔静脉肝段缺如、肝静脉连接至奇静脉。

(一)永存左上腔静脉

1. 病理解剖与血流动力学改变　永存左上腔静脉(persistent left superior vena cava,PLSVC)是最常见和最具有代表性的体静脉异位引流,约占AS-VD的47%。在胚胎发育过程中,左前主静脉逐渐退化,而右前主静脉与右心房连接,形成右上腔静脉,如果左前主静脉近心段未退化时就会出现PLS-VC。左侧上腔静脉起始于左锁骨下静脉与左颈内静脉的交汇处,下行可与冠状窦、左心房、右心房或左肺静脉连接。PLSVC可为单发出现,也可以和右上腔静脉并存出现。并存的右上腔静脉通常直径比左上腔静脉要小,约24%病例右上腔静脉发育不良甚至闭锁。当右上腔静脉缺如时,右侧头臂静脉经无名静脉汇入左上腔静脉。PLSVC患者左无名静脉也可出现缺如或发育不良。

PLSVC的病理解剖类型分为以下几种(图11-7-1):

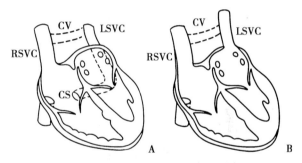

图11-7-1　永存左上腔静脉类型示意图
A.永存左上腔静脉引流入冠状窦;B.左上腔静脉引流入左心房
LSVC:左上腔静脉;RSVC:右上腔静脉;CS:冠状窦;CV:交通支

(1)左上腔静脉引流入冠状窦,继而回流入右心房:是PLSVC的最常见类型,伴有冠状窦内径增宽。因上腔静脉最终与右心房连接,仅有回流路径异常而无回流终点异常,无明显血流动力学改变,也无明显的临床症状,不需要治疗。根据冠状窦口的开放情况又包括以下两种情况:①冠状窦口开放:占PLSVC的85%~90%,左、右上腔静脉之间有或无无名静脉连接,可合并各种心脏畸形,其中共同心房、完全性房室间隔缺损的发病率最高;②冠状窦口闭锁:较为罕见,主要为冠状窦口的膜状闭锁。冠状窦回流的主要途径为经左上腔静脉-无名

静脉回流到右上腔静脉,也可经左上腔静脉-半奇静脉-奇静脉回流到右上腔静脉,或通过右心房和冠状窦间存在的小静脉回流。

(2)左上腔静脉引流入左心房:较少见,约占PLSVC的10%。可直接连接左心房,连接位置多位于左心房顶部,左上肺静脉与左心耳之间。左、右上腔静脉间无名静脉常缺如或完全闭锁,也可有细小无名静脉相连。冠状窦可存在也可缺如。若左上腔静脉引流入左心房同时合并冠状窦缺如和冠状窦口部位房间隔缺损,则称为Raghib综合征。

(3)左上腔静脉引流入左肺静脉:极少见,常与冠状窦闭锁共存。肺静脉血经PLSVC回流至右心房,导致左向右分流。

(4)左上腔静脉引流入右心房:罕见。

2. 临床表现及其他辅助检查 左上腔静脉引流入右心房者不引起血流动力学异常,也无任何临床表现。大多数心电图无特征性改变。冠状窦增宽者,可能会使房室结、房室束承受更大的张力而引起左、右心增大的表现和心律失常,包括房性期前收缩、Ⅰ度房室传导阻滞等。右上腔静脉缺如者常伴有窦房结异位或发育不全,表现为窦性心动过缓、交界性逸搏、病态窦房结综合征等。多数患者的胸部X线片无特征性改变,部分可以观察到扩张左上腔静脉阴影及左纵隔影增宽。

左上腔静脉引流入左心房者导致右向左分流,出现心悸、气短、发绀和杵状指,严重时可出现充血性心力衰竭,易并发脑栓塞和脑脓肿。心脏听诊可闻及类似二尖瓣狭窄的舒张期杂音、肺动脉瓣第二音减弱。心电图上可出现左心室肥厚、电轴左偏。胸部X线片表现为肺纹理正常或减少,心影大小正常或左心轻度增大。CT增强扫描和心脏磁共振检查能为PLSVC提供可靠的诊断依据,右心导管检查和心血管造影检查可明确诊断。

3. 超声心动图的诊断要点和难点 超声心动图对PLSVC的诊断具有很高的敏感性,约95%～100%,特别当左上腔静脉连接在扩张的冠状窦(CS)上时。

(1)LSVC连接于CS的特征图像(图11-7-2):胸骨左缘左室长轴切面、右室流入道切面、大动脉短轴切面、心尖四腔冠状窦切面、剑突下冠状窦长轴切面上均可观察到扩张的CS(无扩张时CS一般仅为一小圆点、小环形结构或不显示),旋转探头取得冠状窦长轴图像后,在左心房后壁,左心耳附近观察是否与左上腔静脉连接;另一重要切面是胸骨上窝主动脉弓切面左侧探查上腔静脉,通常可以观察到于主动脉弓左侧下行的管腔回声,内径多为3～10 mm,彩色多普勒显示为背离探头的粗大蓝色静脉血流信号,向上移动探头追踪可见该血流信号由左颈内静脉和左锁骨下静脉汇合,向下追踪对于婴幼儿有可能观察到左上腔静脉与CS连接。脉冲波多普勒表现为基线下方包含收缩峰(S峰)与舒张峰(D峰)两个主峰速的频谱。

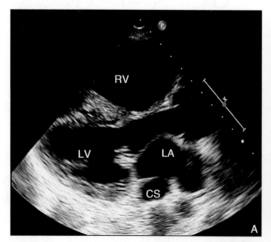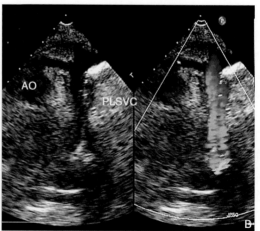

图11-7-2 永存左上腔静脉引流入冠状窦
A. 左上长轴切面示冠状窦增宽;B. 胸骨上窝切面示永存左上腔静脉
LA:左心房;LV:左心室;RV:右心室;CS:冠状窦;AO:主动脉;PLSVC:永存左上腔静脉

(2)观察左上腔静脉的同时,需同时观察是否存在右侧上腔静脉,若存在可诊断为双上腔静脉,同时应观察双上腔静脉之间是否存在交通支,交通支的粗细和血流量。

(3)左无名静脉发育不良或缺如时,常常提示存在左上腔静脉,此时左颈内静脉和左锁骨下静脉汇合后直接连接左上腔静脉下行。胸骨上窝图像质量不良者,可采用主动脉根部短轴切面显示位于左上肺静脉与左心耳之间的静脉血管即左上腔静脉。

(4)鉴别诊断:①左上腔静脉须与左上肋间静脉鉴别,左上肋间静脉一般位于无名静脉之下,并向下汇入无名静脉后壁,胸骨上窝切面一般可同时显示无名静脉及其下方的左上肋间静脉,而不像左上腔静脉与无名静脉相通,只显示从上至下的一条粗大的腔静脉;②彩色多普勒于胸骨上窝主动脉弓切面左侧探查上腔静脉时,正常的左无名静脉可产生镜像伪像,类似下行的左上腔静脉,此时需仔细鉴别是伪像还是存在 PLSVC:左上腔静脉在二维图像上可显示清晰的管壁和管腔结构,移动探头向下追踪管腔和彩色多普勒血流走行,声窗允许情况下可观察到其向下走行,并与扩张的 CS 或左心房连接;彩色血流伪像仅能在很有限的一段距离被探及,不能探及向下的走行及与 CS 或左心房的连接关系,虽然频谱多普勒也可采集到类似静脉血流信号的频谱图像,但其彩色血流信号的显示往往与左无名静脉同时出现、同步搏动,随呼吸的变化也一致,呈镜像样图像表现;③扩张的 CS 需与降主动脉鉴别:CS 位于左心房室沟处,心包之内;降主动脉一般位于左心房后壁,心包之外;降主动脉血流是动脉血流,搏动性强,CS 血流是静脉血流。

(5)左上腔静脉直接入左心房:此型 CS 不扩张,因而也可造成漏诊。在合并有其他心脏畸形的患者,排查左上腔静脉引流入左心房尤为重要,特别在心内膜垫缺损、单心房、无冠状静脉窦或冠状窦不能显示的左上腔静脉者,以及其他一些复杂先天性心脏病患者,应常规排除左上腔静脉引流入左心房。最佳探查切面是从胸骨上窝探测主动脉弓左侧,观察左上腔静脉是否进入左心房。如引流部位显示不满意,可以采用右心声学造影帮助明确诊断。此时需要注意造影剂应由左侧上肢静脉注射。

(6)右心声学造影的意义和方法:对于 PLSVC 具有重要的诊断意义,对于需确定左上腔静脉引流入左心房的,建议进行右心声学造影检查。

常规方法是从左上肢静脉注入声学造影剂(声振生理盐水或葡萄糖),正常人会从右心房室、肺动脉依次显影,而左心内不会显影,对于左上腔静脉患者,依其引流部位的不同,如观察到造影微泡首先出现在以下几个部位,即可确诊:①扩张的冠状窦(左上腔静脉与冠状窦连接);②左心房(左上腔静脉直接连接左心房);③冠状窦,继而左、右心房

几乎同时显影(左上腔静脉合并冠状静脉窦间隔缺损)。

观察切面:疑诊左上腔静脉经冠状窦引流入右心房时,观察切面可选择能清楚显示扩张的冠状窦的切面。疑诊左上腔静脉引流入左心房或左肺静脉时,观察切面可选择胸骨旁左心耳切面、心尖四腔心切面和心尖二腔心切面。这几种情况下进行右心声学造影时,需注意不能经由右上肢静脉注射声学造影剂,否则造影剂经右位上腔静脉直接回流入右心房,冠状窦不能显影,从而可能造成漏诊。

双侧上肢静脉注射造影剂可确诊右上腔静脉缺如合并左上腔静脉:在双侧上腔静脉同时存在时,经右侧上肢静脉注射造影剂时造影微泡首先出现在右心房内,而经左侧上肢静脉注射造影剂时造影微泡首先出现在冠状窦或左心房内;如经双侧上肢静脉注射造影剂时造影微泡均首先出现在右心房内,或均首先出现在冠状窦或左心房内,则可确诊右上腔静脉缺如合并左上腔静脉。对于左上腔静脉合并冠状窦口闭锁或左上腔静脉直接引流入右心房者,声学造影结果仍为右心房最先显影,无诊断意义。

4. 临床意义和手术方式

(1)单纯左上腔静脉回流入冠状窦,虽然无血流动力学意义不需矫治,但当需要经上腔静脉入路行某些介入性治疗如安装心脏起搏器,射频消融等,会存在手术困难。

(2)需施行心脏外科手术时,术前应阻断左上腔静脉,否则左上腔静脉回流的血流会影响手术视野,延长手术时间。

(3)检出左上腔静脉与左心房连接者,有利于解释临床出现的发绀或低氧血症,一旦确诊,需手术矫治。

(4)行姑息手术时,如腔静脉与肺动脉吻合时,需注意左上腔静脉的存在,行双侧双向 Glenn 手术。

(5)主要术式:对于 PLSVC 进入 CS 者不需处理,对于引流入左心房的患者可以选择结扎左上腔静脉或将左上腔静脉移植到右心房顶部。

(二)下腔静脉畸形

先天性下腔静脉畸形罕见,发病率约占先天性心脏病的 0.6%。由于下腔静脉的胚胎发育非常复杂,是由成对的后主静脉、上主静脉以及脐静脉等相继发育和退化所致,以上结构任何发育和退化异常均会造成下腔静脉畸形。最常见的类型是下腔静脉肝段缺如,主要是由于右肝静脉与右下主静脉

连接失败,膨大的右上静脉变成奇静脉或半奇静脉连接上腔静脉,一般与其他心血管畸形并存,常合并心房异构和多脾或无脾综合征。临床症状往往与伴发的心血管畸形密切相关。

1. 病理解剖与血流动力学改变　下腔静脉由左、右髂总静脉汇合而成,汇合部位多平第5腰椎,少数平第4腰椎。下腔静脉收集下肢、盆部和腹部的静脉血。位于脊柱的右前方,沿腹主动脉右侧上行,经肝脏腔静脉沟,穿膈肌腔静脉孔进入胸腔,再穿纤维心包注入右心房。奇静脉一般收集脊椎旁的多条肋下静脉等,沿纵隔的右后方上行到第四胸椎,最后进入上腔静脉;半奇静脉收集左侧下部肋间静脉,左肾静脉等,沿脊椎左侧上行,从第8椎体水平穿行进入奇静脉。

下腔静脉畸形可分为以下几种类型:

(1) 下腔静脉肝段缺如:在下腔静脉畸形中最常见,下半身的静脉血流经奇静脉回流入上腔静脉,或经半奇静脉回流入左上腔静脉,肝静脉直接与右心房连接。常伴有房间隔缺损、内脏反位、多脾症和其他复杂心内畸形而需要外科治疗(图11-7-3A)。

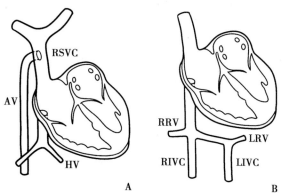

图 11-7-3　下腔静脉畸形示意图
A.下腔静脉肝段缺如,肝静脉直接进入右心房,下半身血流通过奇静脉进入右上腔静脉;B.双下腔静脉
AV:奇静脉;RSVC:右侧上腔静脉;HV:肝静脉;LIVC:左下腔静脉;RIVC:右下腔静脉;RRV:右肾静脉;LRV:左肾静脉

(2) 右下腔静脉远心段缺如:下半身血流由左位下腔静脉经扩张的半奇静脉或奇静脉与左上腔静脉连接。

(3) 右下腔静脉完全缺如:这种变异极为罕见,左、右髂总静脉汇合后,未形成下腔静脉,仅汇合处膨大,血液经侧支血管呈不规则菱形回流至右心房。

(4) 左下腔静脉引流入右心房:此类变异左、右髂总静脉在腹主动脉左侧合成下腔静脉,其在上行过程中下腔静脉跨越腹主动脉,继而在腹主动脉右侧上行。

(5) 右下腔静脉直接连接冠状窦:这种变异在临床上很罕见。下腔静脉未直接与右心房连接,向左后连接至冠状窦,经由冠状窦再引流入右心房,同时肝静脉汇入下腔静脉。

(6) 双下腔静脉(图11-7-3B)。

(7) 下腔静脉异常连接至左心房:此类型中相对常见是下腔静脉直接连接左心房,常合并下腔静脉型房间隔缺损,伴有右肺静脉异位引流或单心房,房间隔完整者极为罕见。较罕见的是左下腔静脉经半奇静脉和左上腔静脉间接连接左心房,常合并复杂心内畸形。

2. 临床表现及其他辅助检查　单纯下腔静脉经异常途径连接入右心房,血流动力学上没有改变,不需要矫治。下腔静脉异常连接左心房因引起右向左分流,临床上可出现发绀和杵状指等表现,并因伴有其他心内畸形而有相应的表现。下腔静脉缺如者心电图检查可表现为冠状窦性心律和房室分离等;胸部X线片可见奇静脉扩大所致的右上纵隔圆形阴影,侧位片膈肌下方的下腔静脉影消失。心导管检查和心血管造影可明确诊断。

3. 超声心动图的诊断重点和难点　下腔静脉畸形实属罕见,本节主要阐述下腔静脉肝段缺如的超声心动图诊断方法(图11-7-4)。

(1) 下腔静脉和腹主动脉异常位置关系:是发现该畸形的重要线索。主要采用剑突下切面观察,正常下腔静脉和腹主动脉的解剖关系是下腔静脉位于脊柱和降主动脉的右前侧,腹主动脉在脊柱的左前侧。下腔静脉肝段缺如时,剑突下切面显示静脉与腹主动脉位于脊柱同一侧,动脉在前,静脉在后,但该静脉并非为下腔静脉,而是奇静脉。

(2) 其他扫查切面及观察要点:剑突下长轴切面追踪奇静脉未与右心房连接,而是绕过右心房后方上行;肝静脉直接引流入右侧心房;胸骨上窝偏右侧长、短轴切面上多能显示奇静脉于上腔静脉右后方进入上腔静脉。

下腔静脉缺如若与半奇静脉相连:在腹主动脉的左后侧的静脉血管即半奇静脉,向上扫查其从左侧进入胸腔,偶见在中线交叉进入右侧胸腔与奇静脉连接;肝静脉直接引流入右心房。

(3) 右心声学造影:采用下肢静脉注射超声造影剂,在胸骨上窝观察到上腔静脉充满造影微泡。

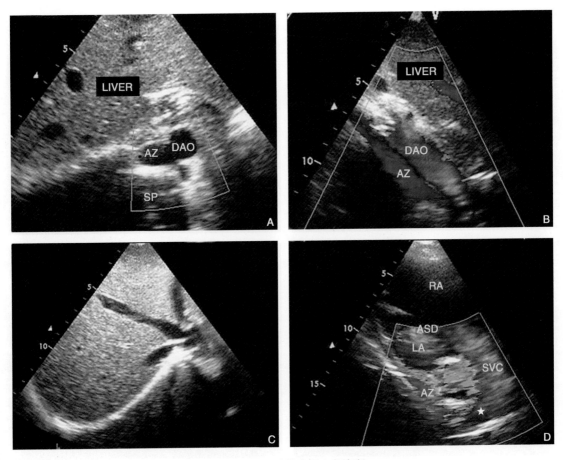

图 11-7-4　下腔静脉近心段离断

A. 剑突下大血管短轴切面示腹主动脉位于脊柱前方,奇静脉位于脊柱右侧,腹主动脉的后方;B. 剑突下大血管长轴切面可同时显示腹主动脉与后方的奇静脉;C. 下腔静脉肝内段缺如,肝静脉直接回右房;D. 奇静脉上行,开口于上腔静脉中段(星号),同时显示上腔静脉窦型房间隔缺损

ASD:房间隔缺损;AZ:奇静脉;DAO:腹主动脉;LA:左房;LIVER:肝脏;RA:右房;SP:脊柱;SVC:上腔静脉

引自王新房主编《超声心动图学》(第 5 版)

（4）超声对下腔静脉畸形诊断敏感性不如 CT、MRI 等影像检查,但在诊断复杂先天性心脏病时,应该仔细排查该畸形的合并存在,以避免手术风险。

（5）超声诊断下腔静脉畸形的临床意义:单纯下腔静脉离断,无症状者不需要手术矫正,但腔静脉畸形常常与包含房室连接异常的复杂先天性心脏病并存,需根据具体心脏畸形病变情况进行相应手术。下腔静脉肝段缺如会引起心血管造影的插管困难,具有左心房异构的患者,手术中常常引起心脏传导阻滞,奇静脉的存在会导致起搏器安置困难。下腔静脉异常连接到左心房者,由于引起右向左分流,需手术矫治。

（三）冠状窦畸形

1. 病理解剖与血流动力学改变　冠状窦位于心脏后方,沿左侧房室沟自左向右走行,汇集来自心肌的静脉血,最终经房间隔右心房侧的冠状窦开口与右心房连接。冠状窦可有多种病理改变,本节着重讨论无顶冠状静脉窦综合征(unroofed coronary syndrome,URCS)的超声心动图诊断。URCS 是一类少见的以冠状窦和左心房之间分隔的部分或完全缺如为特点的先天性心脏畸形,多合并永存左上腔静脉。超声心动图是评价的首选方法。

根据冠状窦与左心房共同壁缺损的范围和部位,URCS 可以分为以下几型:

（1）完全无顶冠状静脉窦

1）伴有永存左上腔静脉:称为 Raghib 综合征。此型患者可同时伴有继发孔型房间隔缺损,约 80%～90% 无名静脉缺如,右上腔静脉较小或缺如。

2）不伴有永存左上腔静脉(图 11-7-5)。

（2）中间部分无顶冠状静脉窦:冠状窦和左心房的中间部位出现缺损。

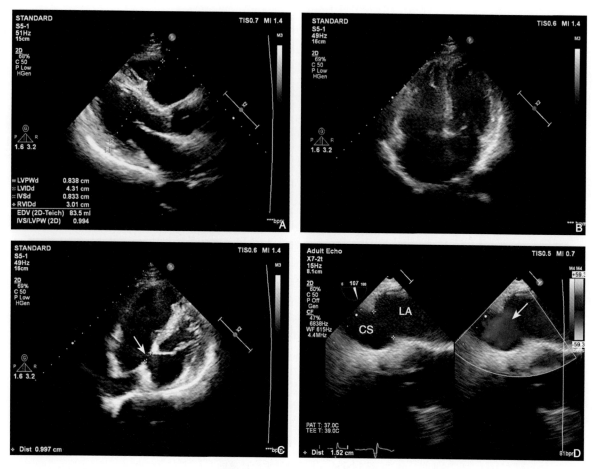

图 11-7-5 无顶冠状静脉窦

A.胸骨旁左室长轴切面示右心室增大;B.心尖四腔心切面显示右心增大;C.非标准胸骨旁四腔心切面示左心房、右心房经冠状窦口(箭头)相通;D.经食管超声心动图显示血流自左心房流入冠状窦(箭头)

LA:左心房;CS:冠状窦

1)伴有永存左上腔静脉:左上腔静脉通过缺损与左心房相通,造成右向左分流。

2)不伴有永存左上腔静脉:左心房经缺损-冠状窦与右心房相通,造成左向右分流。

(3)终末部分无顶冠状静脉窦:冠状窦远端部位出现缺损。

1)伴有永存左上腔静脉。

2)不伴有永存左上腔静脉。

2. 临床表现及其他辅助检查 URCS 无特异临床表现,出现右向左分流者可表现为发绀。心电图、胸部 X 线片表现缺乏特异型。CTA、增强核磁对冠状窦显示较好,有诊断意义。心导管检查和造影可确诊。

3. 超声心动图的诊断重点和难点

(1)超声需重点观察冠状窦、其与左心房共同壁缺损的部位以及有无合并永存左上腔静脉,经胸超声于胸骨旁多切面连续全面扫查冠状窦的短轴

和长轴切面,胸骨上窝切面探查左上腔静脉。

(2)对于经胸超声图像显示不满意者,经食管超声可提供更多信息。经食管超声检查应重点观察冠状窦和其与左心房共同壁的延续以及缺损处的分流情况,可采用食管中段四腔心冠状窦长轴切面、左心室长轴系列冠状窦短轴切面和右室流入道切面。

(3)右心声学造影对合并永存左上腔静脉者有诊断价值。需注意经左上肢静脉注射造影剂。

(4)对于合并永存左上腔静脉者需要对左、右上腔静脉间有无交通及交通是否通畅进行评估,以助于手术方式的选择。

(四)全部体静脉异常连接

1. 病理解剖与血流动力学改变 全部体静脉异常连接(totally anomalous systemic venous connection,TASVC)是指所有的体静脉,包括上腔静脉、下腔静脉、肝静脉、冠状窦均异常连接到左心房,引起

严重右向左分流,左心负荷加重,在临床上非常罕见。其胚胎发育异常是残余静脉窦瓣和终嵴病理性生长,将所有体静脉开口均隔入左心房。得以存活的患儿均合并有心内的左向右分流,多为房间隔缺损,也有少数为室间隔缺损。右心房室由于缺乏体静脉血流直接汇入而发育较小,甚至可有右心室发育不良。

2. 临床表现及其他辅助检查 该畸形由于引起严重右向左分流,临床上表现为患儿出生即有发绀,杵状指出现较早,因左心负荷加重导致活动后心悸、气短等左心功能不全的症状。心脏听诊可无明显异常发现。合并其他畸形时出现相应的症状和体征。心电图可有异位房性心律、交界区心律或右心室发育不良的表现。胸部X线片心影可稍扩大,左心耳影可凸出。CTA、心导管造影可确诊。

3. 超声心动图的诊断重点和难点

(1)需要注意的是,TASVC的诊断仅适用于心房正位或是镜像心房异构的情况。理想情况下,如超声扫查中发现所有的体静脉,包括上腔静脉、下腔静脉、肝静脉、冠状窦,均异常连接到左心房,即可诊断。

(2)超声发现左心房室扩大,伴有右侧房室发育不良,应怀疑是否有TASVC的存在。心房水平的左向右分流信号是重要的提示信息。须与右心室发育不良伴房间隔缺损相鉴别,后者心房水平出现右向左分流。

(3)在表现为中心性发绀而心脏检查大体正常的患者,应探查有无部分或全部的体静脉异常连接及肺动静脉瘘存在。对于部分患者,由于无法清晰显示腔静脉及其引流部位而可能导致漏诊,应充分结合临床及放射影像表现仔细筛查。

(4)存活的TASVC患儿均存在左向右分流,其分流量的大小决定宫内右心室发育的情况。右心室发育情况对能否进行根治手术尤为重要。因此,超声需明确房间缺损、室间隔缺损、动脉导管的大小,以及右心室的发育情况。

(5)右心声学造影对诊断有一定帮助。

(6)超声诊断全部体静脉异常连接的临床意义:全部体静脉异常连接到左心房,导致大量右向左分流,一旦明确诊断均应手术治疗。在需要进行心脏移植的复杂心脏畸形患者,合并体静脉畸形将增加手术风险和复杂性。

二、肺静脉异位引流

肺静脉异位引流(anomalous pulmonary venous connection,APVC),也叫肺静脉畸形引流,是指肺静脉未能直接与左心房连接,而与右心房或体静脉系统连接的先天性心血管畸形。其中部分型肺静脉异位引流(partial anomalous pulmonary venous connection,PAPVC)是指一支或几支肺静脉与体静脉或右心房异常连接,发病率占先天性心脏病的0.4%~0.7%,占所有肺静脉异位引流的60%~70%;完全型肺静脉异位引流(total anomalous pulmonary venous connection,TAPVC)是指全部肺静脉均与体静脉或右心房异常连接,发病率占人群中的0.09%,占肺静脉异位引流的30%~40%。APVC常合并其他心血管畸形,如单心房、单心室、房间隔缺损、室间隔缺损、动脉导管未闭等。形成APVC的主要原因可能是在胚胎发育过程中,肺静脉没有和肺静脉原基连接,而与内脏静脉如右前、左前主静脉,脐卵黄静脉等连接,导致一部分或全部肺静脉开口在右心房,或通过腔静脉系统,再回流入右心房。

通常,由于存在着肺静脉支数变异及超声对肺静脉方位、数目判断能力差异,超声心动图对完全型肺静脉异位引流的诊断能力明显高于部分型肺静脉异位引流,而对部分型肺静脉异位引流常常会造成漏诊或误诊。

(一)完全型肺静脉异位引流

1. 病理解剖类型 完全型肺静脉异位引流是指所有肺静脉均未与左心房连接,而与右心房和/或体静脉如左无名静脉、左侧上腔静脉、冠状窦、奇静脉等连接。TAPVC均合并房间隔缺损或卵圆孔开放,使得进入右心房的混合血通过房间隔缺损或卵圆孔进入左心房,从而进入体循环动脉。

根据4支肺静脉与体静脉连接部位与回流途径不同分为心上型、心内型、心下型和混合型四种类型,分别占45%、25%、25%、5%(图11-7-6)。

(1)心上型:TAPVC最常见的类型。4支肺静脉融合形成共同肺静脉干,连接左位垂直静脉,多经无名静脉至右上腔静脉回流入右心房。还可能存在其他途径如共同肺静脉连接右上腔静脉,或经垂直静脉连接右上腔静脉,经奇静脉回流者罕见。在此肺静脉异常回流途径中可能出现梗阻,其原因可能是由于共同肺静脉干与左垂直静脉连接处、左垂直静脉与左无名静脉连接处、或回流静脉与上腔静脉连接处的局限性狭窄,也可能是由于左垂直静脉被夹在左肺动脉和左主支气管之间走行而形成的"血管钳"现象。肺静脉梗阻发生率在经左垂直静脉连接无名静脉者约40%,经左垂直静脉连接上腔静脉者约65%,经奇静脉回流者几乎达100%。

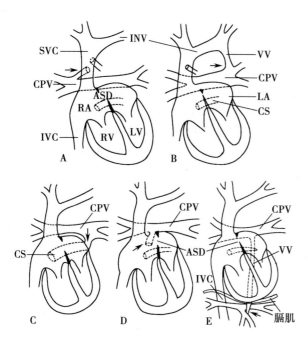

图 11-7-6 完全型肺静脉异位引流分型示意图
A. 心上型,共同肺静脉干连接右上腔静脉;B. 心上型,经垂直静脉回流;C. 心内型,回流入冠状窦;D. 心内型,直接回流入右心房;E. 心下型,经门脉或静脉导管回流
RV:右心室;LV:左心室;RA:右心房;LA:左心房;CPV:共同肺静脉干;INV:无名静脉;VV:垂直静脉;SVC:上腔静脉;IVC:下腔静脉;CS:冠状窦;ASD:房间隔缺损

（2）心内型:4 支肺静脉直接汇入冠状窦,再回流入右心房;或 4 支肺静脉汇成共同肺静脉干再连接右心房。在前一种回流方式中,约有 20% 可在共同肺静脉干与冠状窦的连接处或冠状窦右心房开口处出现梗阻。

（3）心下型:4 支肺静脉汇合成共同肺静脉干,并经下行的垂直静脉连接门静脉或静脉导管,也可连接胃静脉、左或右肝静脉或下腔静脉,最终回流入右心房。几乎所有的心下型 TAPVC 者都会出现肺静脉梗阻,梗阻部位可位于垂直静脉与门静脉或静脉导管连接处、通过膈肌处或门静脉窦状隙处（通过静脉导管与体循环静脉相连时）,还可因回流路径过长而造成相对狭窄。

（4）混合型:罕见,4 支肺静脉可以具有以上各种类型的组合,最终汇入体静脉或右心房。最常见为心内型与心上型的组合。即 2 支左肺静脉通过垂直静脉至无名静脉,最后进入右上腔静脉,2 支右肺静脉回流至冠状窦或直接进入右心房。

TAPVC 均合并房间隔缺损或卵圆孔未闭,仅有小的卵圆孔未闭而无房间隔缺损者可发生功能性肺静脉梗阻。

2. 病理生理及血流动力学 在 TAPVC 中,无论何种解剖分型,全部肺静脉通过各种途径最终都回流入右心房,故其血流动力学相当于大量左向右的分流。表现为:右心扩大,肺动脉扩张,肺循环血流量增加。此外,由于右心不含氧血液与肺静脉含氧血液混合后,通过房间隔缺损或卵圆孔进入左心房,再进入左心室入体循环,降低了体循环血氧含量,患者出现血氧不足的表现,如发绀。如回流途径无梗阻,房间隔缺损较大,左心房室可发育较好并能保证足够的体循环灌注量;但如有梗阻或房间隔缺损极小或仅有微小卵圆孔,左心因流量不足发育不良,血氧含量明显不足,生存有赖于并存的室间隔缺损或动脉导管未闭。当肺循环持续存在高流量状态,可引起肺动脉压持续增高,从而导致右心后负荷增加,右心室壁肥厚和右心衰竭。

3. 临床表现及其他辅助检查

（1）症状:临床症状随血流动力学改变而异。TAPVC 患儿常常表现为发绀、呼吸困难等。新生儿和婴幼儿患者症状的轻重主要决定于有无肺静脉梗阻、梗阻轻重和房间隔缺损大小。患者如合并重度肺静脉梗阻,就会早期发生难治性的肺水肿和心力衰竭;而如果肺静脉回流途径无梗阻,房间隔缺损足够大,左、右心腔的血氧饱和度相近,体动脉血氧饱和度轻度下降,可无发绀或仅有轻度发绀,患儿可存活到成年期;如房间交通小,特别是经心上型回流时,含氧量高的上腔静脉血流主要经三尖瓣进入右心室,乏氧的下腔静脉血流则通过卵圆孔或较小的房间隔缺损回流入左心而出现明显发绀,患儿预后较差。

（2）体征:胸骨左缘可闻及收缩期杂音,多数肺动脉瓣区可闻及 P2 亢进或固定分裂。

（3）心电图:主要改变为右心房增大,右心室肥厚,电轴右偏。

（4）胸部 X 线片:右心扩大,肺血增多,部分心上型患者可见典型的"雪人征"或"8 字征"。

（5）心导管及心血管造影检查:有确诊意义,可确定肺静脉回流位置和梗阻部位,但不适用于病情危重的新生儿。

4. 超声心动图的诊断要点和难点 TAPVC 的临床诊断主要依靠超声心动图,其优于其他影像学检查,尤其是对新生儿和婴幼儿患者。以下就超声心动图对该病的诊断要点和难点做一概述。

（1）主要采用二维及多普勒心动图对该疾病进行诊断、分型及鉴别。

（2）主要观察切面:心尖四腔心切面以确定肺静脉的大致支数,回流的部位,心腔大小及左心房后方是否存在共同肺静脉干;心尖冠状窦切面确定冠状窦是否扩张,肺静脉是否与扩张的冠状窦连接;胸骨上窝主动脉弓长、短轴切面确定心上型肺静脉回流途径及是否存在梗阻;剑突下下腔静脉及四腔心切面确定肺静脉在心内及心下部位的回流途径及是否存在梗阻。

（3）各型 TAPVC 的超声表现:右心房、右心室扩大,左心房、左心室减小,三尖瓣环扩张,三尖瓣闭合不良,肺动脉增宽等提示右心容量及肺动脉容量增大;房间隔回声缺失或卵圆孔开放。此外,通过超声多切面探查证实没有肺静脉与左心房连接是 TAPVC 的诊断要点。

（4）判断引流途径是超声诊断的另一要点。

1）心上型:通常 4 支肺静脉汇合成共同肺静脉干,再通过垂直静脉-无名静脉-右上腔静脉进入右心。共同肺静脉干在四腔心切面和胸骨左缘大动脉短轴切面显示较理想,位于主动脉左后方,原

左心房的位置。此型具有特征性诊断意义的是胸骨上窝主动脉弓短轴切面,特征性图像是圆形的主动脉弓的左侧是垂直静脉,上部为无名静脉,右侧则是右上腔静脉,这些血管通常扩张并形成静脉弓,但需与主动脉弓降部长轴切面进行鉴别。鉴别要点是彩色多普勒,主动脉弓降部血流是顺时针方向的血流信号,在超声图像上表现为降主动脉为蓝色血流信号,而心上型 TAPVC 的血流是相反的,超声图像表现为红色血流信号。部分共同肺静脉干还可以直接开口于右上腔静脉或经垂直静脉连接右上腔静脉者,胸骨上窝图像无上述特征,但检出上腔静脉增宽可作为心上型引流的初步判断。注意在回流途径中是否存在狭窄区域,如有狭窄可出现局部血管直径小,彩色多普勒显示局部湍流,流速增高(图 11-7-7)。

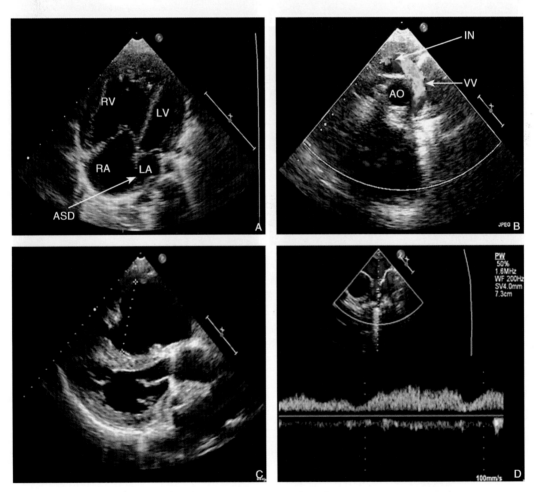

图 11-7-7　完全性心上型肺静脉异位引流

A.心尖四腔心切面显示右心房及右心室显著增大及房间隔缺损;左心房偏小,未见肺静脉开口;B.胸骨上窝长轴切面显示朝向探头的红色血流,为肺静脉经垂直静脉引流入左无名静脉;C.胸骨旁左室长轴切面:右心室扩大,左心室偏小;D.左侧垂直静脉血流频谱

RA:右心房;LA:左心房;RV:右心室;LV:左心室;ASD:房间隔缺损;AO:主动脉;VV:垂直静脉;IN:无名静脉

2）心内型：是指肺静脉分别或共同肺静脉干连接冠状窦或右心房。最常见的连接方式是共同肺静脉干经冠状窦回流入右心房，此时的特征超声图像是左室长轴切面观察到冠状窦显著扩张，顺时针旋转探头时可见4支肺静脉与之相通。剑突下双房心切面可观察到肺静脉血流引流入冠状窦。此外，心内型TAPVC还可以分别或汇合成共同肺静脉干引流入右心房，在心尖四腔心切面房间隔水平寻找进入右心房的肺静脉开口（图11-7-8）。

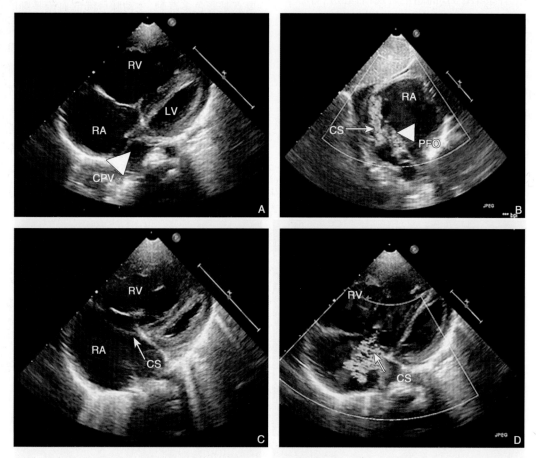

图 11-7-8　完全性心内型肺静脉异位引流
A.胸骨旁斜四腔心切面显示右心房及右心室显著增大，左心房很小，未见肺静脉开口，可见扩大的共同肺静脉干；B.剑突下双房切面可见红色的冠状窦血流信号和蓝色的卵圆孔血流信号；C.心尖四腔心切面：右心室扩大，左心室减小，可见扩张的冠状窦；D.心尖四腔心切面：可见红色的冠状窦血流增多和五彩镶嵌的三尖瓣反流信号
RA:右心房；RV:右心室；LV:左心室；PFO:卵圆孔未闭；CS:冠状窦，CPV:共同肺静脉干

3）心下型：较为少见，且容易合并肺静脉梗阻。当胸骨旁切面高度怀疑有TAPVC时，并且以上两条途径均没有发现异常引流血管时，可在剑突下切面进行观察，如果发现肝内门静脉系统或下腔静脉扩张时需怀疑存在心下型TAPVC。4支肺静脉可合并为共同肺静脉干，其位置偏低，向下行走为垂直静脉，并与门静脉、肝静脉或下腔静脉相通，此时可以观察到相通部位的血管扩张，血流信号丰富迂曲。此型诊断较为困难。

4）混合型：此型常见为心上型与心内型并存，最常见左上肺静脉经垂直静脉-无名静脉-上腔静脉回流入右心房，而其他肺静脉汇集为一主干回流入冠状窦。此型亦容易漏诊，需要在各个回流途径寻找异常引流的肺静脉。

（5）多普勒超声心动图观察的重点和难点：多普勒超声主要是在二维超声基础上，对于确定异常回流的方向、部位，是否存在梗阻，都具有十分重要的作用。部分特征性超声表现如下：①心内型TAPVC，在剑突下双房或四腔心切面，充分显露房间隔，可见特征性红色的冠状窦回流到右心房的血流和蓝色的右向左过房间隔缺损的血流同时显示，此种改变能鉴别TAPVC和单纯性房间隔缺损；

②心上型 TAPVC,胸骨上窝主动脉弓短轴切面,显示垂直静脉-无名静脉-右上腔静脉围绕着主动脉弓的特征性环形彩色血流信号。此外,垂直静脉须与左上腔静脉区分,前者血流向头侧流动,为朝向探头的红色血流,后者收集左无名静脉血流向心脏为背离探头的蓝色血流。多普勒超声心动图的诊断难点是部分回流途径因为解剖位置处于观察盲区,使超声图像无法清晰显示。

(6)手术方式简介及围术期超声心动图观察要点:心上型 TAPVC 的手术矫治主要包括两方面处理,一是结扎上行的垂直静脉,二是将共同肺静脉干与左心房后壁或房顶部吻合。心内型在矫治时,必须切开右心房,扩大房间隔缺损至冠状窦处,再用补片修补房间隔缺损,将肺静脉分隔至左心房侧。心下型多合并肺静脉回流梗阻,症状重,需及时手术,手术方法同心上型,但其共同肺静脉干是垂直走向,手术难度增加。

术前超声心动图检查:术前超声心动图应识别 TAPVC 分型,观察肺静脉回流路径及梗阻部位、程度,右心房室扩大程度,左心房室大小及发育情况,心房水平分流情况,肺动脉压力,及其他合并畸形等。其中左心室发育情况是外科术前评估的重要方面,可通过左心室舒张末前后径、长径、左心室舒张末容积指数、二尖瓣环和主动脉瓣环的发育情况以及左心室心肌的发育情况等指标综合评估左心室发育情况,为是否能进行双心室矫治提供参考。

术后超声心动图检查:术后主要并发症是肺静脉梗阻(pulmonary venous obstruction, PVO)和吻合口狭窄,是二次手术的主要原因。其中前者在术后几个月之内发生,发生率约 5% ~ 18%,后者可发生在术后几个月至几年,发生率约 5% ~ 10%。超声心动图可以观察到右心容量与肺动脉压力在术后逐渐恢复正常,测得肺静脉吻合口的大小和血流速度。PVO 的超声心动图表现为梗阻处血管内径减小,小于邻近正常血管内径的 1/2;梗阻处流速增快,大于 2 m/s;肺静脉血流频谱呈连续性单相频谱。经食管超声心动图检查可进一步观察吻合口、明确梗阻存在。

(二)部分型肺静脉异位引流

1. 病理解剖类型 PAPVC 是指一支或几支肺静脉未与左心房相连,而与无名静脉、上腔静脉或下腔静脉等相连的畸形。各支肺静脉均可受累,以右肺静脉最常被累及,其中近半数累及右侧全部肺静脉;根据回流途径可以分为以下类型(图 11-7-9)。

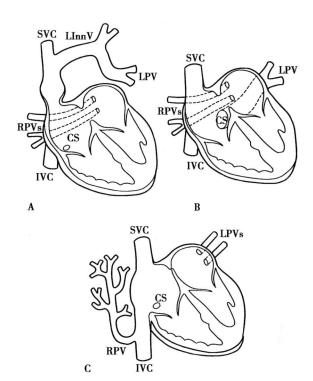

图 11-7-9 部分型肺静脉异位引流分型示意图
A. 心上型:左肺静脉通过左无名静脉进入右上腔静脉;B. 心内型:左肺静脉异位引流入冠状窦;C. 心下型:右肺静脉引流入下腔静脉
LInnV:左无名静脉;SVC:上腔静脉;IVC:下腔静脉;RPVs:右肺静脉;LPV,LVPs:左肺静脉;CS:冠状窦

(1)心内型:多见。最常见的是"腔静脉综合征",即右上、中肺静脉或右上肺静脉直接引流入上腔静脉-右心房结合部,右下肺静脉引流入右心房。右肺静脉引流入冠状窦者十分罕见,其中 95% 合并上腔静脉型房间隔缺损。也可表现为左肺静脉经冠状窦与右心房相连,右肺静脉正常连接至左心房。

(2)心上型:最常见连接方式是右上肺静脉回流至上腔静脉,其次是左上肺静脉或左肺静脉通过垂直静脉经无名静脉回流入上腔静脉;也可见右上肺静脉回流入奇静脉,左上肺静脉回流入无名静脉等。其中第二种连接方式通常不合并房间隔缺损。

(3)心下型:较罕见,主要表现为右下或右肺静脉回流入下腔静脉或肝静脉。镰刀综合征是 PAPVC 的特殊类型,由于右肺静脉形成垂直静脉干,下行与下腔静脉连接,连接部位多位于下腔静脉与右心房连接处附近,常合并下腔静脉型房间隔缺损。此畸形常合并右肺发育不良、右位心与肺实质异常,在胸部 X 线片上表现为类似"镰刀"状阴影。

（4）混合型：上述三型可混合存在。

PAPVC 一般亦与房间隔缺损并存，其中以静脉窦型房间隔缺损多见。单纯的 PAPVC 罕见，还可能合并室间隔缺损、动脉导管未闭和三房心等。

2. 病理生理、血流动力学、临床表现及其他检查 PAPVC 的病变轻重决定于异位连接的肺静脉支数、连接部位、房间隔缺损大小、是否存在肺静脉梗阻、肺血管阻力以及其他合并畸形等。单支肺静脉异常连接，其血流量仅占肺循环的 20%，临床可以无症状；但 2 支或多支肺静脉的血液进入体静脉系统，则会产生类似于 TAPVC 的表现，如右心扩大，发绀，缺氧发作和心力衰竭。镰刀综合征患者常有呼吸道感染，与合并右肺发育不良有关。PAPVC 较少合并肺静脉梗阻，血流动力学类似心房水平的左向右分流。长期较大量左向右分流常可导致肺动脉高压，此种肺动脉高压应与特发性肺动脉高压相鉴别。

心电图：无特异性，可表现为正常或右心增大；胸部 X 线片可表现为肺血增多，心脏扩大，可见到新月形的"镰刀征"等。

3. 超声心动图的诊断要点和难点

（1）由于在同一探查位置或同一切面不能显示全部肺静脉，故超声心动图容易漏诊 PAPVC，该病是超声诊断的难点。由于肺静脉存在较多变异，计算肺静脉数量不如观察常见的肺静脉异常引流

途径有效。

（2）同 TAPVC 一样，PAPVC 主要采用二维及多普勒超声进行诊断、分型及鉴别。经食管超声心动图可更清晰显示肺静脉，可提高肺静脉检出率。右心声学造影有助于将其与单纯房间隔缺损相鉴别。

（3）主要切面：心尖四腔心切面，右心扩大，以右心房为主，左心房较小；左心房内肺静脉数目不全（较难确定）。胸骨旁斜四腔心切面，心内型 PAPVC 常能观察到房间隔缺损以及骑跨其上或完全开口于右心房的右肺静脉。胸骨上窝切面可以观察到心上型 PAPVC 的引流途径和有无梗阻。剑突下下腔静脉长轴、双房心等系列切面可以观察到房间隔缺损位置、大小，部分心内型和心下型肺静脉回流途径。

（4）单支肺静脉异常连接常常没有明显的房室腔改变，最容易漏诊，需要提高警惕性，多切面观察各支肺静脉入口，在各种可能的异常回流路径附近排查异常血流信号。多支肺静脉异位引流表现为右心扩大，三尖瓣环扩张等右心容量负荷增加的表现。

（5）确定各型的引流途径具体如下：

1）心内型：常用心尖四腔心、胸骨旁斜四腔心及剑突下下腔静脉长轴等切面，可以观察到右肺静脉骑跨在房缺之上或开口于右心房，如果冠状窦扩张，可以观察到部分肺静脉与之相连（图 11-7-10）。

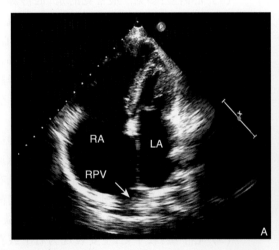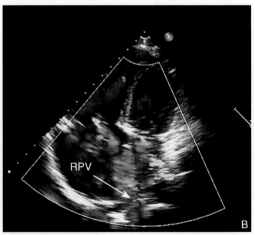

图 11-7-10 部分型肺静脉异位引流（心内型），右肺静脉直接引流入右心房
A.心尖四腔心切面二维超声示右心房与右肺静脉间回声脱失；B.彩色多普勒示右肺静脉血流直接回流入右心房
RA：右心房；LA：左心房；RPV：右肺静脉

2）心上型：左上肺静脉或左侧肺静脉与左垂直静脉-无名静脉及上腔静脉相连；此外如果仅观

察到增宽的上腔静脉，可能存在右上肺静脉与之相连的回流途径。

3）心下型：下腔静脉增宽，部分可以直接显示右肺静脉与下腔静脉的近心段连接，彩色多普勒显示为朝向探头的红色血流信号。

（6）超声心动图诊断PAPVC的其他要点和难点问题如下：

1）当房间隔缺损大小与显著扩大的右心容量负荷或肺高压程度不相符，应考虑是否存在部分型肺静脉异位引流；

2）心尖四腔心切面显示房间隔向左心房侧偏移，这种现象较多见于右上肺静脉连接上腔静脉与右心房的结合部合并上腔型房间隔缺损者；

3）当存在冠状窦增宽：无左上腔静脉存在及其他引起冠状窦增宽的情况下，需要仔细观察冠状窦有无部型肺静脉连接；

4）从剑突下或胸骨上窝探查不能获得良好图像者诊断敏感性下降，主要见于成年患者，TEE可弥补心内型异常连接者的诊断缺陷；

5）判断单侧还是单支肺静脉异常存在难度：由于右侧的肺静脉可分别进入右心房或先汇合成一支后再与右心房连接，因此在右心房后壁仅显示一枝血管开口时并不能排除为单侧异常连接。

（7）手术方式简介及术后超声心动图观察要点：心内型手术方法较为简单，进行房间隔缺损修补，通过补片将异位引流的肺静脉隔入左心房侧；心上型将垂直静脉结扎，并将异位引流的左肺静脉分支与左心房直接吻合；右上肺静脉引流入上腔静脉者，通过右心房补片将右上肺静脉隔入左心房，同时扩大上腔静脉即可；镰刀综合征可根据右肺静脉的引流情况适当的选择右肺静脉转流术等。超声心动图可以用于评价术后患者的房间隔修补是否完整、吻合口有无狭窄、肺动脉压力下降程度和右心恢复情况。

（王　浩）

第八节　超声评价冠状动脉异常的优势与不足

先天性冠状动脉异常指冠状动脉起源、分布和结构的异常，是极为少见的心血管畸形。在接受心导管检查的患者中，冠状动脉异常约占0.61%~3.0%。它主要包括冠状动脉瘘（coronary arterial fistulae，CAF）和冠状动脉异常起源（anomalous origin of the coronary artery）。冠状动脉异常会影响心

脏的血液供应，患者预后则取决于影响心脏血液供应的程度及范围。超声心动图可探及冠脉的异常起源和走行，尤其对异常血流的显示具有优势，可评估异常分流量的多少，二维结合彩色多普勒血流显像可清晰显示冠状动脉瘘的瘘口部位、数量及瘘管走行，对于冠脉异常起源则可探及异常冠脉的走行并追踪开口。与冠脉CTA相比，超声心动图只能通过逐段追踪的方法显示冠脉走行，无法显示冠脉走行的全貌，这是超声心动图检查的局限性所在。超声检查者不仅需要掌握冠状动脉的病理解剖和病理生理改变，还需要从超声成像原理与临床实际应用角度，理解超声成像对诊断此类疾病的优势与不足，从而掌握诊断技巧，提高诊断正确率。

一、冠状动脉瘘

（一）病因与血流动力学

冠状动脉瘘（coronary arterial fistulae，CAF）指冠状动脉的主干及分支与心腔或其他血管（如肺动脉、冠状静脉窦、上腔静脉等）之间存在异常通道，血液自冠状动脉分流到有关心腔和血管。Krause于1865年首次报道，其发病率占先天性心脏病的0.26%。CAF的病因可分为先天性和后天获得性。先天性CAF是由于胎儿心血管系统发育过程中心肌间的窦状隙未退化而持续存在，导致冠状动脉与某心腔间出现瘘口。少数后天获得性CAF可因胸部创伤和医源性损伤所致，偶可见于感染和肿瘤侵蚀等原因。

冠状动脉瘘可起源于左、右或双侧冠状动脉的主支或分支，通常为单发（90%），其中以右冠状动脉瘘多见（50%~60%），部分起源于左冠状动脉；少数可多发，来自相同或不同的冠状动脉。CAF可有单个或多个瘘口，大部分引流入右心系统（图11-8-1），引流入左心系统者少见，极少数瘘引流入支气管动脉或其他动脉（表11-8-1）：

表11-8-1　冠状动脉瘘常见的瘘入部位

右心系统	右心室（14%~40%）
	右心房（19%~26%）
	肺动脉（15%~20%）
	冠状静脉窦（7%）
	上腔静脉（1%）
左心系统	左心房（5%~6%）
	左心室（2%~19%）

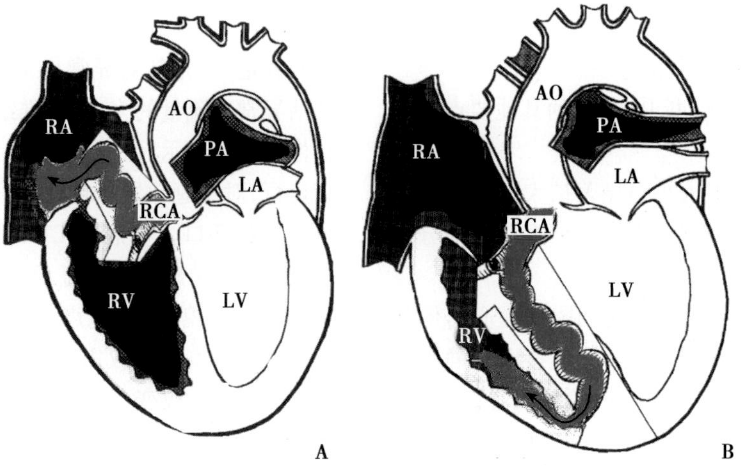

图 11-8-1　冠状动脉瘘病理解剖示意图

A. 右冠状动脉瘘入右心房；B. 右冠状动脉瘘入右心室

LA：左心房；LV：左心室；PA：肺动脉；AO：主动脉；RA：右心房；RCA：右冠状动脉；RV：右心室

冠状动脉瘘的瘘管内径和长度差异较大，多数冠状动脉瘘较粗大，路径迂曲，部分可在局部形成冠状动脉瘤。冠状动脉瘘可单独发生，也可合并房间隔缺损、室间隔缺损、动脉导管未闭、肺动脉狭窄等其他心血管畸形。

冠状动脉瘘对血流动力学的影响主要取决于瘘口大小、数量、瘘入部位及有无合并畸形，瘘入的心腔压力越低，瘘口的直径越大，分流越多。冠状动脉瘘分流较少者，血流动力学影响较小，患者可无明显症状；冠状动脉瘘引流入右心系统，右心容量负荷加重，肺血流量增多，出现右心扩大和肺动脉高压；引流入左心系统，左心系统容量负荷加重，出现左心腔扩大、肥厚及心力衰竭表现。此外，由于冠状动脉内血液瘘入心腔，导致冠脉的血流灌注压下降，造成窃血现象，导致局部心肌缺血。

（二）超声影像学特征

1. **二维超声心动图**　可显示扩张的冠状动脉、瘘管走行和瘘口位置等冠状动脉瘘直接征象。发生冠状动脉瘘的冠脉主干或其分支扩张，一般病变冠脉的起始部位就呈不同程度的扩大，通常直径>0.6 cm；瘘管走行多呈迂曲改变，长短不一，有的可明显扩张形成冠状动脉瘤；部分可追踪到冠状动脉瘘引流腔室的瘘口。瘘口较大时，相应心腔容量负荷过重，表现为心腔扩大（图 11-8-2A～C，图 11-8-3A～C）。

2. **多普勒超声心动图**　彩色多普勒血流显像可显示冠状动脉内的血流及瘘口处的高速血流，血流的色彩变化取决于冠状动脉的走行以及冠状动脉瘘的开口部位（图 11-8-2D～E）。由于主动脉和瘘入腔室的压力阶差，除冠状动脉瘘入左心室分流发生在舒张期外，瘘入其他心腔或血管收缩期及舒张期均发生分流。频谱多普勒显示开口于左心室的瘘口处呈舒张期湍流频谱，右心系统瘘口和左心房瘘口呈舒张期为主的连续性湍流信号（图 11-8-4）。

3. **实时三维超声心动图（RT3DE）**　RT3DE对瘘口与周围结构的空间关系显示更加清楚。

（三）超声诊断思路与要点

1. **诊断思路**　超声心动图检查时应观察冠状动脉的起源部位、冠脉内径增宽的程度、各心腔内有无瘘口。冠状动脉瘘主要表现为病变冠状动脉的主干或分支扩张，冠状动脉增宽时的诊断思路见图 11-8-5：冠状动脉若有增宽，考虑冠状动脉瘘、冠状动脉异常起源或川崎病等。其中冠脉起源位置正常者，应排除冠状动脉瘘和川崎病的存在，在各心腔内寻找有无瘘口和分流血流以资鉴别；若冠状动脉起源位置异常或没有冠状动脉起源，考虑先天缺如或冠状动脉异常起源，其中，若心肌内出现丰富血流，应考虑冠状动脉异常起源，探查异常起源部位。此外，二维超声心动图检查发现节段性室壁运动异常，除考虑冠状动脉粥样硬化性心脏病外，还应排除冠状动脉瘘和冠状动脉异常起源，必要时可行冠状动脉造影检查。

2. **操作技巧及实践经验**

（1）冠状动脉检查技巧

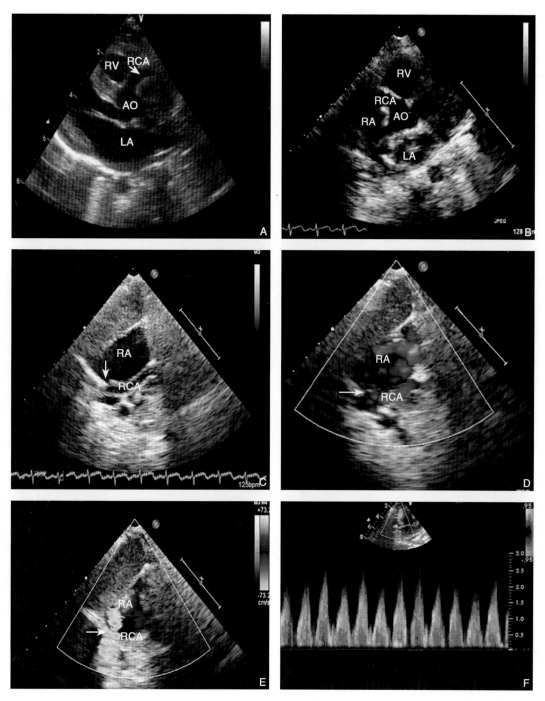

图 11-8-2　右冠状动脉-右心房瘘

A. 左心长轴切面可见增粗的右冠状动脉,可显示长度增加;B. 大动脉短轴切面示右冠状动脉起始部明显扩张;C. 剑突下两心房切面示扩张的瘘管开口于右心房(箭头示瘘口);D、E. 剑突下两心房切面多普勒超声显示瘘管内血流经瘘口流入右心房内;F. 频谱多普勒超声显示瘘口处呈连续性湍流频谱

AO:主动脉;LA:左心房;RA:右心房;RCA:右冠状动脉;RV:右心室

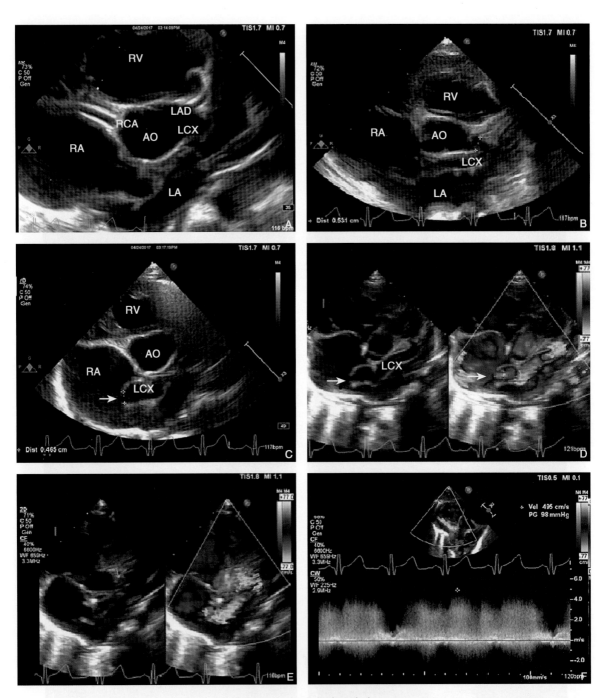

图 11-8-3　回旋支-右心房瘘

A~C. 大动脉短轴切面显示右冠状动脉起自右冠窦,前降支及回旋支分别起自左冠窦,回旋支瘤样扩张,起始处内径 0.5 cm,远端最宽处内径约 1.0 cm,于主动脉后方右心房前壁处可见一宽约 0.5 cm 的破口(箭头);D、E. 彩色多普勒显示回旋支管腔内血流增快呈花色,破入右心房口处血流明显加快;F. 瘘口处频谱多普勒示连续性血流频谱,峰速约 5.0 m/s,压差 98 mmHg

AO:主动脉;LA:左心房;LAD:左前降支;LCX:左回旋支;RA:右心房;RCA:右冠状动脉;RV:右心室

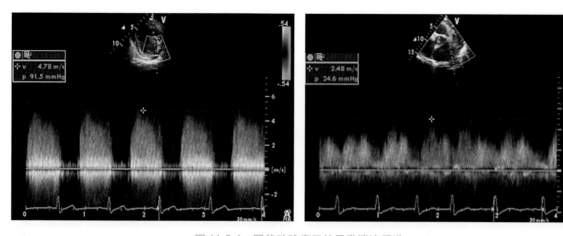

图 11-8-4　冠状动脉瘘口处异常湍流频谱

A. 右冠状动脉-左心室瘘,呈舒张期高速血流;B. 左冠状动脉-冠状静脉窦瘘,呈连续性高速血流

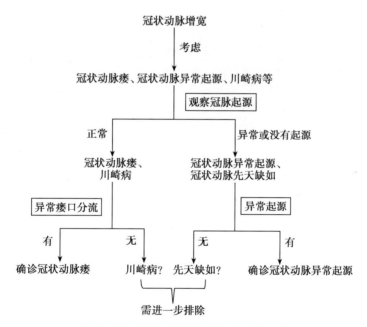

图 11-8-5　冠状动脉增宽的超声诊断思路

1）右冠状动脉（RCA）:胸骨旁大动脉短轴切面主动脉根部 11 点钟方位处可见 RCA 的起始段（图 11-8-6）,左心长轴切面及心尖五腔心切面亦可显示;心尖四腔心切面及剑突下四腔心切面显示沿右后房室沟行走的中段。

2）左冠状动脉（LCA）:胸骨旁大动脉短轴切面主动脉根部 3 点钟方位可见左冠状动脉开口,略向上滑动探头使声束指向内下,距开口约 3~5 mm 可显示左前降支（LAD）和回旋支（LCX）近端（图 11-8-6）;心尖两腔心非标准切面及剑突下高位四腔心切面可显示走行于前室间沟内的 LAD 中段及远段,左心室短轴切面的左心室和右心室交界处的前

室间沟处可显示相对应的 LAD 短轴;心尖四腔心切面房室沟左侧可见 LCX 中段,低位四腔心切面及剑突下四腔心切面的后房室沟处可见 LCX 远段。

（2）冠状动脉瘘的瘘口显示:通过冠脉起源追踪,多切面探查冠状动脉,能较完整地显示冠脉走行并寻找到瘘口。冠状动脉瘘引流入右心室者,瘘口多在右心房室沟、右心室圆锥部或者膈面;引流入右心房者,瘘口多数在右心房前壁、后壁或上腔静脉开口处。需要注意的是,冠状动脉瘘口部位往往多变,需要仔细甄别。此外,扩大的心腔可以提示瘘口开口的位置。

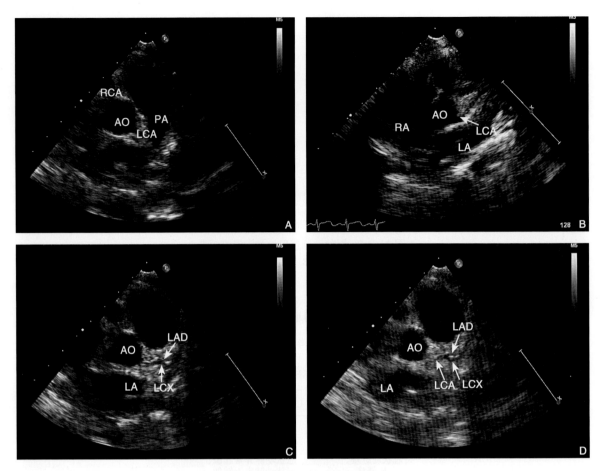

图 11-8-6 正常冠状动脉及其分支

A. 大动脉短轴非标准切面,主动脉根部 11 点钟方位处可见右冠状动脉(RCA)开口,主动脉根部 3 点钟方位可见左冠状动脉(LCA)开口;B. 略偏转探头可显示 LCA 起始端;C~D. 略向上滑动探头使声束指向内下,距开口约 3~5 mm 可显示左前降支(LAD)和回旋支(LCX)近端

AO:主动脉;LA:左心房;LAD:左前降支;LCA:左冠状动脉;LCX:左回旋支;PA:肺动脉;RA:右心房;RCA:右冠状动脉

(四)技术局限性与诊断难点

1. 超声心动图评价冠状动脉瘘的优势与不足 超声心动图是检查冠状动脉瘘首选的影像学检查方法,二维结合彩色多普勒血流显像可显示冠状动脉瘘的瘘口、走行、内径及分流量的多少。然而检查中也存在一定的技术局限性,主要体现在:①超声心动图虽然采取连续扫查可追踪冠脉走行,然而相比于冠脉 CTA,无法获取冠脉走行的全貌;②超声心动图在准确测量瘘管最大内径方面存在一定难度。尤其当瘘管粗大、走行迂曲时,超声所测得的内径大小与冠脉 CTA 检查结果仍有差别;③清晰显示冠状动脉瘘口是难点。尤其当瘘口较小或冠状动脉存在多个瘘口时,很可能由于血流的冲击或观察测量的时相较短,导致漏诊或误诊。

为尽可能减少漏诊和误诊,扫查时应仔细甄别房室腔及血管内的异常血流束,建议连续观测各部位彩色多普勒血流显像不少于 4 个心动周期,尤其是肺动脉的血流,必要时可进一步行经食管超声检查。部分病例首先于心腔内测及异常彩色血流束,此时可逆向扫查追踪其来源,通过频谱多普勒进一步证实瘘口处血流的性质。

2. 鉴别诊断

(1)冠状动脉异常起源于肺动脉:正常情况下心肌血流是由冠状动脉供给,当冠状动脉起源于肺动脉时,一侧冠脉异常开口于肺动脉,对侧冠脉代偿性扩张,心肌表面和心肌内可见较丰富的冠脉侧支血流信号,冠脉异常开口处可见分流射入肺动脉内,而心腔内无瘘口及分流。若心肌内无侧支血流信号,且冠脉内径增宽程度较重时,应考虑冠状动脉瘘的可能性。

(2)川崎病:该病可见冠状动脉扩张,但无异常分流。结合病史,可以鉴别。

（3）主动脉左心室隧道：超声心动图检查可见升主动脉与左心室之间存在经主动脉瓣旁侧的异常交通，彩色多普勒血流显像示收缩期血流从左心室经此异常通道进入升主动脉，舒张期血流经此通道返回左心室，但冠状动脉多无明显增宽，该通道的开口与冠状动脉并不相连。

（4）冠状动脉瘤：冠状动脉的一段或多段呈瘤样扩张，通常位于冠状动脉的分叉处，以右冠状动脉多见，左冠状动脉也可发生，鉴别的关键是病变冠脉与心腔结构有无交通。

（5）动脉导管未闭：当冠状动脉瘘的瘘口位置位于肺动脉近分叉处时，由于异常血流的频谱呈连续性正向湍流且位置和动脉导管未闭（PDA）相近，易将两者混淆。但 PDA 在未形成肺动脉高压时，其左向右分流的流速往往高于冠状动脉瘘口的血流速度。此外，冠状动脉瘘患者冠脉多增宽，仔细扫查冠状动脉起始段有助于鉴别。对于胸骨旁短轴切面易混淆两者的血流，鉴别的方法是通过胸骨上窝切面探查肺动脉和降主动脉之间有无异常交通。

（五）临床应用与进展

冠状动脉瘘的治疗主要有以下几种方式：①内科保守治疗，包括感染性心内膜炎的预防和对症药物治疗；②经导管介入封闭，包括可控弹簧圈栓塞、支架植入、自膨胀伞状封堵器等方式；③外科手术封闭冠状动脉瘘，包括结扎和/或补片、人工血管转流或移植等方式。对伴有冠状动脉瘤的冠状动脉瘘患者，尤其是伴有巨大、囊性、快速增长的或引起临床症状的冠状动脉瘤患者，考虑到可能存在的并发症，倾向于手术治疗。

在施行冠状动脉瘘封堵术的过程中，超声心动图的价值主要体现在：术前了解瘘管走行、明确瘘口位置、测量瘘口大小并确定有无合并畸形；术中通过经食管超声心动图监测，协助手术操作者确定导管移动的方向、封堵装置植入合适的部位以提高手术成功率，封堵术中彩色多普勒血流显像反复检查经瘘管分流的血流，无残余分流则说明封堵成功；术后评价治疗效果及长期随访。

二、冠状动脉异常起源

（一）病因与血流动力学

冠状动脉异常起源是指冠状动脉开口的位置发生异常，由 Abbott 于 1908 年首次报道。发病率较低，约占先天性心脏病的 0.25%~0.5%。其临床表现多样，取决于异常起源的冠状动脉对心脏血供的影响程度。左冠状动脉起源于肺动脉最为多见，约占 90%，预后差（图 11-8-7A~D）；全部冠脉异常起源于肺动脉者通常无法生存；冠状动脉异常起源于主动脉的其他部位和其他冠状动脉畸形者预后一般亦较差。

1. 冠状动脉起源于肺动脉

（1）左冠状动脉起源于肺动脉：早在 1933 年，Bland、White 和 Garland 首先发现并描述了此畸形，并称为 Bland-White-Garland 综合征。其发病与胚胎时期动脉干内螺旋间隔发育异常有关。动脉干螺旋间隔形成时，将动脉干分隔成主动脉和肺动脉两个管道。胚胎时期冠状动脉的发育在第 9 周完成，正常情况下，两个冠状动脉口都分隔在主动脉侧，若螺旋隔发育有偏差，可使左冠状动脉开口于肺动脉。畸形左冠脉多起源于肺动脉左窦，肺动脉右窦、后壁、右肺动脉尤其前壁起源较为少见，走行路径与正常左冠脉大体相同。出生后肺动脉压力仍较高，畸形左冠脉由肺动脉供血，勉强能满足心肌灌注需要。随着肺循环压力降低，如此时侧支循环尚未完善，患儿可因心肌血流灌注降低导致充血性心力衰竭、心肌缺血甚至心肌梗死。约 10% 的患儿可及时形成丰富的左、右冠脉之间侧支血管，右冠脉血流经侧支逆向供应左冠脉，并最终引流入压力较低的肺动脉腔内，形成"窃血现象"。这些患儿可活至成年，但如果窃血现象严重，同样可出现心肌缺血、心肌梗死及心力衰竭。

（2）右冠状动脉起源于肺动脉：患者在婴幼儿时期一般不会出现明显的临床表现，多数可及时形成冠脉侧支血管，存活到成年。畸形起源的右冠状动脉主要分布在右心室，随着与左冠状动脉侧支循环的建立，形成从左冠状动脉到右冠状动脉再到肺动脉的左向右分流，也可出现"窃血现象"，导致心肌缺血，患者通常很难承受导致肺动脉压力增高的负荷。

（3）两侧冠状动脉均起源于肺动脉：极其少见，此种畸形血流动力学障碍非常严重，可造成严重的心肌缺血，患儿出生后数日即因严重缺血、缺氧而死亡。

2. 冠状动脉起源于主动脉的其他部位

患者的一侧或两侧冠状动脉，从其他主动脉窦、主动脉窦以外的主动脉或其分支发出（图 11-8-7E~G），较少见。多数患者只有一支冠状动脉受累，少数患者两支冠状动脉均受累。

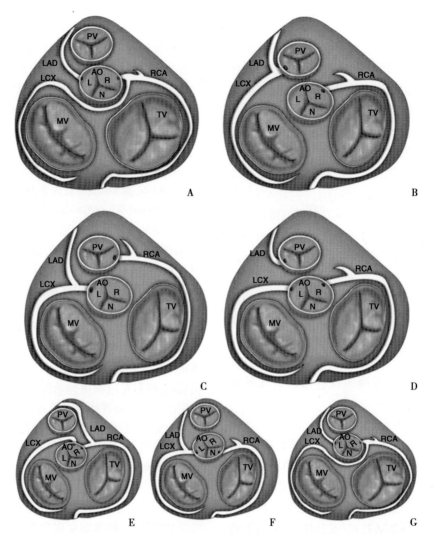

图 11-8-7　冠状动脉异常起源示意图

A. 起源正常的冠状动脉；B. 左冠状动脉异常起源于肺动脉；C. 右冠状动脉异常起源于肺动脉；D. 左前降支异常起源于肺动脉；E. 左前降支起源于右冠状动脉，左回旋支起源于右冠窦；F. 右冠状动脉起源于无冠窦；G. 左回旋支起源于右冠状动脉

AO：主动脉；L：左冠窦；LAD：左前降支；LCX：左回旋支；MV：二尖瓣；N：无冠窦；PV：肺动脉瓣；R：右冠窦；RCA：右冠状动脉；TV：三尖瓣

（1）左冠状动脉异常起源于右冠窦：极其少见，异常起源的左冠脉主干的起始部分大多走行于主动脉和主肺动脉或右心室漏斗部心肌之间，收缩期可受到大动脉挤压从而影响心脏的血液供应。此种畸形多数合并严重的阻塞性病变，预后差，猝死可能性也较大。

（2）右冠状动脉异常起源于左冠窦或无冠窦：其中起源于左冠窦者较多见。

（3）单支冠状动脉畸形：罕见，指两侧冠脉起源于同一个冠状动脉主干，可出现心肌缺血和猝死，预后较差。

（4）冠状动脉异常起源于主动脉窦上主动脉：指一侧或两侧冠状动脉主干或其分支从主动脉窦以上的升主动脉或其分支发出。

冠状动脉起源于主动脉的畸形种类繁多，28%可合并其他先天性心血管畸形，如二尖瓣脱垂、主动脉瓣二瓣化畸形、房间隔缺损、室间隔缺损、动脉导管未闭、肺动脉狭窄、法洛四联症、单心房、共同动脉干、大动脉转位、三尖瓣闭锁和体循环静脉畸形等。

（二）超声影像学特征

1. 二维超声心动图　冠状动脉起源于肺动脉时，可见肺动脉内径增宽，左冠状动脉异常开口于主肺动脉侧壁，右冠状动脉起源正常，内径增宽，可显示长度增加（图 11-8-8A、B）。冠状动脉起源于主动脉其他部位时，正常部位不能显示异常起源的冠脉开口，但可显示起源正常的冠脉异常增粗（代偿性扩张），有时一侧主动脉窦内显示出两个或两个以上的冠状动脉开口,也提示对侧冠状动脉异常起源。

患者经胸透声窗条件较差,或即使症状不支持诊断仍然怀疑存在冠脉异常起源时,可以选择经食管超声心动图,在心脏长轴切面及主动脉前壁冠状动脉段横切面观察有无异常起源的冠状动脉。

2. 多普勒超声心动图 冠状动脉起源于肺动脉者,彩色多普勒血流显像可显示侧支交通所致的室间隔和游离壁表面和心肌内五彩镶嵌的侧支血流;于主肺动脉侧壁的异常冠脉开口部位,可显示五彩镶嵌的血流分流入主肺动脉,形成动脉水平的左向右分流(图11-8-8C~E)。

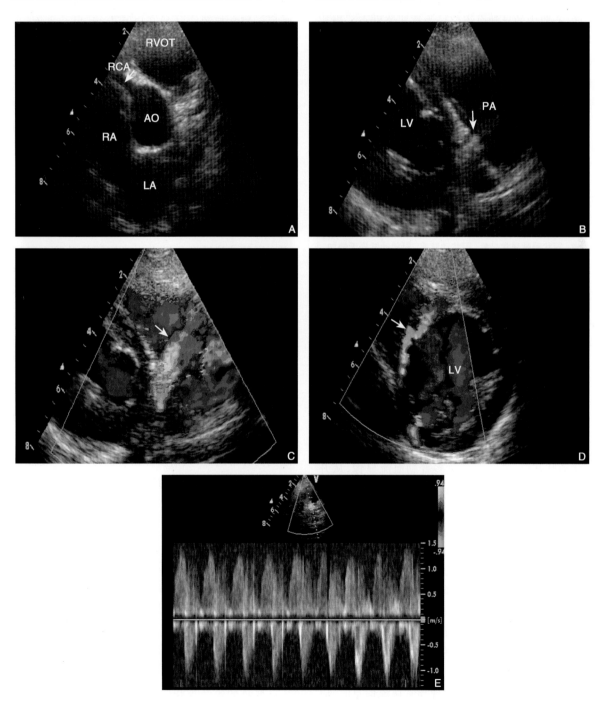

图 11-8-8 左冠状动脉异常起源于肺动脉

A. 大血管短轴切面显示右冠状动脉起始段内径增宽(箭头);B. 右室流出道长轴非标准切面显示左冠状动脉开口于肺动脉侧壁(箭头);C. CDFI 于左冠脉异常开口处检出由左冠脉到肺动脉的左向右分流(箭头);D. 乳头肌水平左心室短轴切面显示室间隔内连续性五彩镶嵌状冠脉侧支血流(箭头);E. 频谱多普勒显示肺动脉异常开口处分流为以舒张期为主的双期血流频谱

LA:左心房;LV:左心室;PA:肺动脉;RA:右心房;RVOT:右室流出道;RCA:右冠状动脉

（三）超声诊断的思路与要点

1. 冠状动脉异常起源诊断思路　检查的要点在于找到冠状动脉异常起源的开口,诊断过程中可在彩色多普勒血流显像的引导下连续追踪扫查获得。有些病例如右冠状动脉异常起源,左冠状动脉不扩张或扩张不明显,但冠状动脉侧支仍会存在。因此,心肌内的异常血流信号为重要鉴别点。当超声检查发现左心增大、左心功能减低及乳头肌回声增强且收缩期室壁增厚率减低,在排除室间隔缺损、动脉导管未闭等常见畸形之后,要警惕本病可能,注意探查冠脉起源位置。如发现只有单支冠状动脉或左前降支缺如,则应仔细寻找缺如的冠状动脉并排除冠状动脉起源于肺动脉的可能(图11-8-9)。

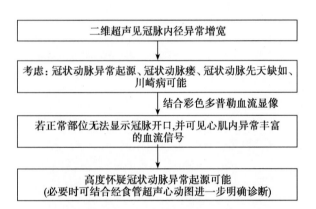

图 11-8-9　冠状动脉异常起源诊断思路流程图

2. 操作技巧及实践经验　在实践操作中,首先应尽量使用高频探头来观察和寻找畸形起源的冠状动脉开口,再结合彩色多普勒血流显像,从开口处追踪其走行方向、内径、血流及其与周围结构的关系以明确诊断。大动脉短轴为重点观察切面,该切面可显示正常冠状动脉及其开口,对于判断冠脉的起源及异常走行有很大帮助,必要时也可从左心室长轴及心尖五腔心等切面观察,可显示右冠脉开口。左冠状动脉起源于肺动脉者,寻找左冠脉的异常起源位置时应多切面扫查,在肺动脉短轴和长轴、右室流出道及双室流出道切面可探及异常起源的冠脉开口。少部分患者为冠状动脉分支异常起源于肺动脉。因此,在大动脉短轴切面检出左、右冠状动脉又同时在心肌内发现异常血流信息时,应高度警惕该病的可能,仔细检查左、右冠脉的分支。

（四）技术局限性与诊断难点

1. 超声心动图评价冠状动脉异常起源的优势与不足　超声心动图可准确诊断冠状动脉异常起

源于肺动脉。二维结合彩色多普勒血流显像可显示异常冠脉走行,通过连续扫查追踪可找到冠脉异常起源的开口,其次心肌内检出丰富的异常血流也为诊断此病提供了有效的佐证。然而超声心动图检查也存在一定的技术局限性,一方面是对于部分患者,由于胸壁及肺组织遮挡影响分辨力,不能清晰显示异常起源冠脉的开口及走行;另一方面,当冠状动脉异常起源于主动脉其他部位时,由于异常起源的冠状动脉的开口部位及走行方向多变,且多数冠脉的内径细小,通常难以连续显示冠脉。此外,相比于冠脉CTA技术,超声心动图不能显示冠脉走行的全貌,需要仔细逐段追踪冠状动脉的走行。

2. 鉴别诊断

（1）冠状动脉瘘:冠状动脉异常起源于肺动脉易与冠状动脉瘘混淆,鉴别时注意冠脉起源部位、内径增宽程度、心腔有无瘘口及心肌有无异常血流。冠状动脉异常起源者为对侧冠状动脉内径扩张,心肌内出现五彩镶嵌血流信号。冠状动脉瘘者患侧冠状动脉内径扩张且一般扩张程度更重,部分可形成局部瘤样扩张,可在相应心腔找到冠状动脉瘘口及连续性分流,而心肌内无异常血流。瘘入室间隔的冠状动脉瘘心肌内也可出现血流,但仅仅局限在室间隔内,其他部位的心肌不出现血流信号。

（2）动脉导管未闭:冠状动脉起源于肺动脉者听诊可闻及连续性杂音,临床应与动脉导管未闭相鉴别。后者二维超声可显示降主动脉与左肺动脉之间的异常通道,频谱多普勒显示为高速连续性分流,杂音较响,而冠状动脉开口位置正常,无明显增宽。

（3）心内膜弹力纤维增生症:心内膜弹力纤维增生症的二维超声表现如:心腔扩大、左心室心内膜增厚、回声增强及心功能减低等与冠状动脉异常起源于肺动脉相似,通过查找冠脉开口、冠脉内径,并结合彩色多普勒血流显像不难鉴别两者。此外,心内膜弹力纤维增生症因无明显冠状动脉侧支形成,心肌内无丰富血流信号。

（五）临床应用与进展

冠状动脉异常起源的临床表现多样而缺乏特异性,为改善患者预后应尽早准确诊断。本病的主要检查方法有超声心动图、冠状动脉或逆行性主动脉造影、冠状动脉CTA及磁共振血管成像等。目前有三种治疗方式可选择:①手术修复;②内科治疗:主要针对无临床症状或年龄较大不适宜手术的患者;③冠状动脉血管成形术及支架置入。

近年来随着对冠状动脉异常疾病认识的不断提高及超声心动图技术的进展,经胸超声心动图对此类疾病的检出率明显提高。与冠脉 CTA 检查的联合应用更是弥补了超声检查技术的局限性,使检查者不仅可精确判断冠脉的走行和异常开口,还可整体把握异常冠脉与周围结构的空间关系,对选择冠状动脉造影方案、选取注射造影剂有效部位及观测重点起到导向作用,有效地避免误诊、漏诊及手术中误伤冠脉。

(穆玉明)

第九节 左心发育不良综合征的超声评价

左心发育不良综合征(hypoplastic left heart syndrome,HLHS)是一组彼此密切相关、以左心发育不良为共同特点的先天性心脏畸形,包含主动脉瓣和/或二尖瓣闭锁或重度狭窄,升主动脉和主动脉弓发育不良,常伴有非对称的、增大的形态学右心室和发育较小的左心房,室间隔完整或缺损。1850年 Canton 首次描述主动脉瓣闭锁伴室间隔完整的先天性畸形,1882 年 Turner 首次报告二尖瓣闭锁,直至 1958 年,Noonan 和 Nadas 才第一次提出 HLHS 的完整概念和描述,其定义、病因、范畴和手术治疗方式在争议中不断更新完善。其病因不清,可能与环境因素、孕期感染和遗传因素等有关。发病率较低,出生活婴中的发病率约为 0.016%~0.036%,占先天性心脏病的 1.4%~3.8%,西方国家的发病率高于东方国家,男性多于女性。HLHS 重者可表现为主动脉瓣闭锁、二尖瓣闭锁、左心室缺如和主动脉弓发育不良或离断,如未及时手术矫正,新生儿期自然死亡率高达 95%。

一、胚胎发育与解剖分型

HLHS 的胚胎发育基础不明确,可能包括四个水平的异常。①心房水平:胎儿时期下腔静脉内富含氧的血流绝大部分通过卵圆孔进入左心房,通过体循环供应胎儿全身,当卵圆孔血流分流受限时,左心房及左心室供血减少会导致胎儿左心血流灌注减少,可导致发育不良;②心房心室连接:心脏胚胎发育在孕第 6 周之前,十字交叉处心内膜垫与左侧心内膜垫异常融合,致二尖瓣闭锁,左心室无供血,左心室容积减少;③心室水平:室间隔发育时向左侧偏移导致左心室容积减小,最终导致左心室血流灌注量减少产生左心发育不良;④大动脉水平:圆锥动脉干的发育不良可导致升主动脉及主动脉瓣的发育不良,包括升主动脉管径变细、主动脉瓣狭窄或闭锁;而主动脉弓的发育不良则与主动脉囊和弓动脉的发育异常相关。此外,胎儿期动脉导管较粗大,大量血液通过粗大的动脉导管进入降主动脉,进入左心及主动脉弓的血流减少,也可能导致左心发育不良。

根据推荐的 HLHS 命名系统,按主动脉瓣及二尖瓣形态、室间隔是否完整和室间隔缺损是否为限制性分型如下(图 11-9-1)。

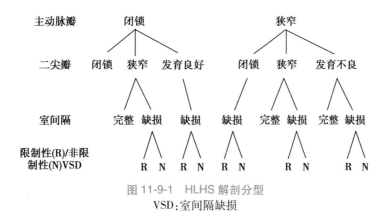

图 11-9-1 HLHS 解剖分型
VSD:室间隔缺损

临床上根据主动脉瓣和二尖瓣的形态将 HLHS 分四型:①主动脉瓣闭锁合并二尖瓣闭锁(图 11-9-2A);②主动脉瓣闭锁合并二尖瓣狭窄(图 11-9-2B);③主动脉瓣狭窄合并二尖瓣闭锁(图 11-9-2C);④主动脉瓣狭窄合并二尖瓣狭窄(图 11-9-2D)。

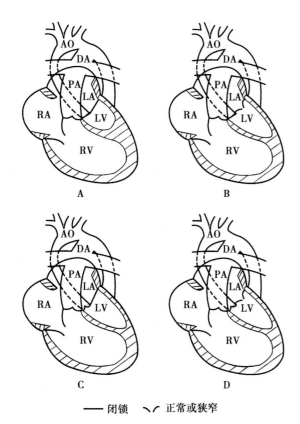

图 11-9-2 HLHS 临床分型示意图

AO:主动脉;DA:动脉导管;LA:左心房;LV:左心室;PA:肺动脉;RA:右心房;RV:右心室

—— 闭锁 \\\/\ 正常或狭窄

二、相关基因学与遗传学研究

大约 30% 的 HLHS 患儿有与基因相关的综合征,同时伴或不伴有心外结构的异常,如 Turner 综合征、Down 综合征(21-三体综合征)、Edwards 综合征(18-三体综合征)、Noonan 综合征、DiGeorge(22q11.21-2 deletion)及 Patau 综合征(13-三体综合征)等。与左心发育不良综合征的发病最为一致的染色体异常是 Jacobson 综合征,即 11 号染色体长臂的末端缺失,出现在 5%~10% 的左心发育不良的胎儿中。在这个区域中的候选基因 ETS-1 参与非哺乳动物和小鼠的心脏发育。与 HLHS 相关的非染色体遗传综合征有 Smith-Lemli-Opitz 综合征、脊椎缺失、肛门闭锁、气管食管瘘、肾脏异常、肢体畸形、Rubinstein-Taybi 综合征及 Holt-Oram 综合征。其他与左心发育不良相关的基因有 GJa1、NKX2.5、NOTCH1、ERBB4、MYH6 及 HAND1。

三、病理生理学

本病类似于右心室型单心室,体循环心脏输出梗阻,左心无力承担体循环而由解剖学右心室同时负担体循环和肺循环。

当主动脉瓣闭锁合并二尖瓣闭锁或狭窄时,体循环完全依赖右心室-动脉导管供血,而升主动脉及主动脉弓血供是由导管血流逆行灌注。当主动脉瓣狭窄合并二尖瓣狭窄、主动脉瓣狭窄合并左心发育不良时,降主动脉依赖于右心室-动脉导管供血,而升主动脉、主动脉弓及其分支血供是由左心室前向血流灌注。

由于生后不能及时建立有效的体循环系统,HLHS 患儿出生后,数小时或数天内即可出现呼吸窘迫,面色苍白,体温下降,常伴有轻度发绀,严重时四肢血压可低于 40 mmHg,并出现严重的心力衰竭。

粗大的动脉导管未闭对于维持出生后体、肺循环至关重要,主动脉可由导管反向灌注获得较多的血液,有利于心肌和全身的血供。一旦由于吸氧等因素而导致肺循环阻力下降和随之而来的动脉导管关闭,将引起主动脉灌注压和心排血量显著降低,继发出现循环性休克和代谢性酸中毒。同时较大的房间隔缺损致心房水平左向右分流有助于缓解左心房压力,避免出现低氧血症和充血性心力衰竭。

四、超声心动图的诊断价值

超声心动图是临床检查 HLHS 的首选方法,既往主要应用在新生儿和婴幼儿患者,近年来产前超声快速发展,胎儿超声心动图在诊断 HLHS 中有很大应用价值。

(一)胎儿超声心动图的应用

检查胎儿左心发育不良时需按照节段分析法的思路,根据胎儿心脏各切面特点序列分析。

四腔心切面是最为关键的诊断切面,左心室容积显著减小,部分病例左心室腔仅呈一潜在的腔隙样改变(图 11-9-3A)。合并左心室心肌致密化不全时,左心室心肌回声增强、粗糙,可见隐窝状回声,亦可在左心室短轴切面显示(图 11-9-3B)。右心增大,部分病例出现三尖瓣反流。四腔心切面观察到卵圆孔瓣显著弧形突向右心房侧时应考虑到卵圆孔早闭或限制性卵圆孔结构的可能(图 11-9-3C),应详细扫查矢状面以明确诊断。合并二尖瓣狭窄时,瓣膜开放幅度减小,瓣环面积减小,彩色血流显像显示仅有极少量前向血流通过二尖瓣口进入左心室,同时左心室内仅可探及稀疏血流信号(图 11-9-3D);合并二尖瓣闭锁时,二尖瓣可呈一膜样略强回声,瓣膜无活动度,彩色血流显示瓣口无前向血流通过。绝大多数病例室间隔连续完整,部分病例可观察到室间隔膜周部缺损。部分病例还可存在心包积液。

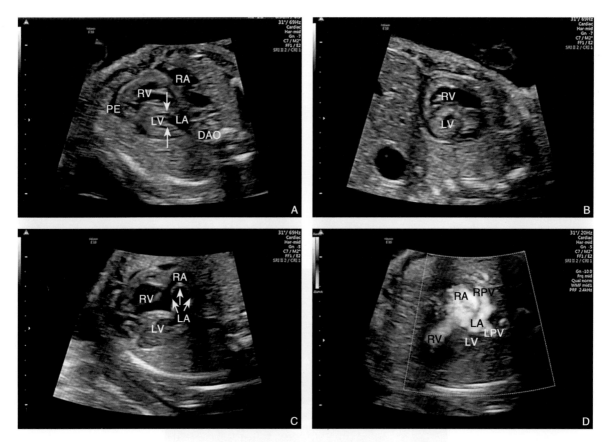

图 11-9-3 胎儿 HLHS 的超声表现

A. 四腔心切面显示左心室容积显著减小,左心房面积减小,二尖瓣(箭头)开放幅度减小;左心室心肌回声增强、粗糙;右心室增大。心包可见少量积液;B. 左心室短轴切面显示左心室腔面积显著减小,左心室心肌回声增强、粗糙,可见心肌间隐窝状回声;C. 四腔心切面显示卵圆瓣(箭头)呈弧形显著突向右心房侧;D. CDFI 显示舒张期仅有少量血流通过二尖瓣进入左心室

DAO:降主动脉;LA:左心房;LV:左心室;PE:心包积液;RA:右心房;RV:右心室;LPV:左肺静脉;RPV:右肺静脉

左室流出道切面应着重观察有无主动脉瓣及瓣下狭窄。主动脉瓣狭窄时可发现主动脉瓣活动度减低,彩色血流显像较难发现主动脉瓣口前向血流,但一般会探及主动脉瓣口反向血流。主动脉瓣闭锁时,主动脉瓣形态异常,无活动度,瓣口无跨瓣血流(图 11-9-4A)。

右室流出道切面可见肺动脉增宽,部分病例可探及肺动脉瓣口反向血流。

三血管切面及三血管-气管切面可见肺动脉显著增宽,其右侧为显著狭窄的主动脉,内径接近甚至小于上腔静脉(图 11-9-4B)。主动脉弓缩窄严重时,主动脉弓与动脉导管汇合处很难显示,彩色血流显像于部分病例可探及主动脉弓及升主动脉内反向血流灌注(图 11-9-4C)。

主动脉弓切面是另一个重要的探查切面,可全程观察主动脉弓是否连续完整,特别是在三血管气管切面不能探查到主动脉弓与动脉导管汇合时,主动脉弓切面显示完整的主动脉弓可除外主动脉弓离断。该切面可发现从升主动脉到主动脉弓内径明显狭窄。此外,在主动脉弓切面等矢状面上还可以观察到卵圆孔瓣的完整形态及开放幅度。利用此切面结合高分辨血流显像可观察卵圆孔的有效血流通道,判断是否存在限制性卵圆孔结构。在四腔心切面只能观测到卵圆孔的内径大小,是卵圆孔通道的入口(图 11-9-5A、B),在矢状面上可观察到卵圆孔瓣游离端所形成的卵圆孔通道的出口(图11-9-5C、D)。因此,判断是否存在限制性卵圆孔结构必须结合四腔心切面和矢状面扫查,找到最窄的位置进行测量,其内径即为卵圆孔有效血流通道。胎儿存在限制性卵圆孔结构时应密切观察,晚期可能发生卵圆孔宫内闭合的情况,这两种情况下均可能发生左心发育不良的改变。图 11-9-6 为左心发育不良综合征合并卵圆孔宫内闭合时矢状面扫查二维及彩色血流显像图。

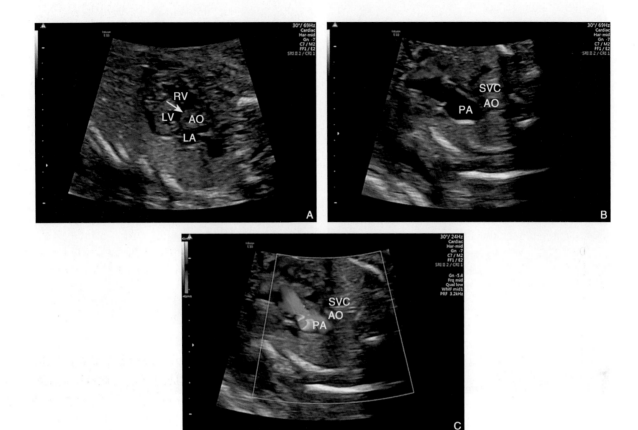

图 11-9-4　胎儿 HLHS 的超声表现

A.左室流出道切面显示主动脉瓣环缩小,瓣膜增厚(箭头);B.三血管切面显示肺动脉内径显著增宽,主动脉内径显著缩窄,与上腔静脉内径相似;C.三血管-气管切面显示主动脉血流方向与肺动脉相反,提示主动脉内血流反向灌注

AO:主动脉;PA:肺动脉;SVC:上腔静脉;LA:左心房;LV:左心室;RV:右心室

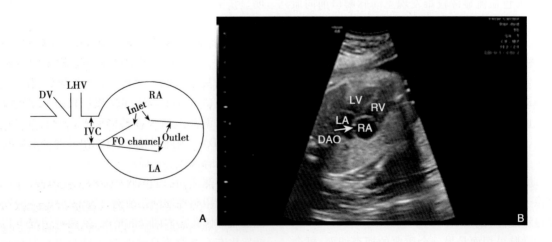

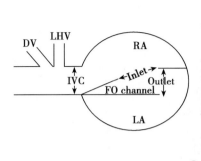

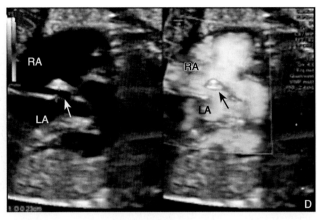

图 11-9-5　卵圆孔通道狭窄示意图及超声表现

A. 示意图显示卵圆孔通道入口处狭窄；B. 于四腔心切面上可观察到相应狭窄的卵圆孔通道入口；C. 示意图显示卵圆孔有效血流通道出口狭窄；D. 于矢状面扫查二维及彩色血流显像可明确观察到狭窄的卵圆孔血流通道出口（箭头）

DAO：降主动脉；DV：静脉导管；FO channel：卵圆孔有效血流通道；Inlet：卵圆孔通道入口；IVC：下腔静脉；LA：左心房；LHV：左肝静脉；LV：左心室；Outlet：卵圆孔通道出口；RA：右心房；RV：右心室

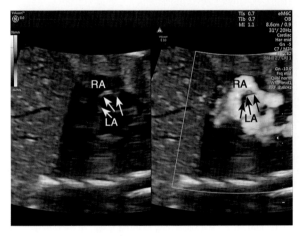

图 11-9-6　HLHS 合并卵圆孔宫内闭合的超声表现
显示胎儿宫内卵圆孔闭合时无血流通过房间隔；
卵圆孔瓣弧形突向右心房侧（箭头）
LA：左心房；RA：右心房

（二）经胸超声心动图的应用

1. M 型超声心动图　多用于心腔大小、心肌厚度、射血分数等的测量。

2. 二维超声心动图　应用胸骨旁左心室长轴和左心室短轴切面观察主动脉、主动脉瓣、二尖瓣结构和左、右心室发育情况。心尖四腔心、五腔心切面及非标准切面观察左、右室流入道及流出道发育情况、左、右心室腔大小及比例和房、室间隔有无缺损。主动脉根部短轴切面用于判断主动脉、肺动脉、半月瓣结构以及大动脉空间关系。剑突下切面用于判断内脏结构及内脏心房位置等。

由于多数 HLHS 患者合并复杂先天性心脏畸形，超声检查应采用节段分析方法，沿血流路径从腹部检查开始。

（1）剑突下切面：多数 HLHS 患者的内脏位置正常，心脏位置正常，内脏心房连接正常。于剑突下横切面可见肝脏主要位于右上腹，降主动脉位于脊柱的左前方，下腔静脉位于脊柱的右前方。于剑突下纵切面可见上、下腔静脉汇入增大的右侧心房，当右心负荷增加时上、下腔静脉的内径可增宽。同时可以观察到绝大多数患者合并房间隔缺损，结合剑突下两房心等切面可以对房间隔缺损大小进行比较准确的测量。少数患儿可有心包积液。

（2）心尖四腔心及五腔心切面：于心尖四腔心及五腔心切面观察左、右室流入道及流出道的发育情况，尤其是二尖瓣和主动脉瓣的发育情况，确定有无二尖瓣闭锁或主动脉瓣闭锁。若存在二尖瓣闭锁，则有两种类型，一是表现为正常的二尖瓣叶结构消失，代之以隔膜样结构，无瓣叶开闭活动，左侧房室之间无通道，但保留有左侧房室环结构（图 11-9-7A）；二是左侧房室无连接，表现为无左侧房室环和瓣叶结构，只残留有回声增强的纤维条索状结构（图 11-9-7B）。

二尖瓣保留的 HLHS 患儿通常伴有二尖瓣器整体发育不良，表现为二尖瓣环缩小，瓣叶增厚、回声增强，可有不同程度的挛缩，开放狭小、偏心，左心室舒张期流入道径线变小（图 11-9-8A），可伴有乳头肌发育不良，表现为挛缩、扭曲或缺如，腱索可直接连接于左心室壁。

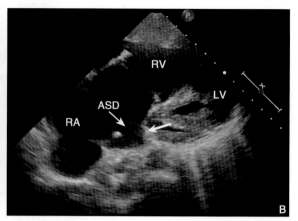

图 11-9-7　HLHS 二尖瓣闭锁超声表现

A. 正常的二尖瓣叶结构消失,代之以隔膜样结构,无瓣叶开闭活动,左侧房室之间无通道,但保留有左侧房室环结构(向上箭头);B. 左侧房室无连接,表现为无左侧房室环和瓣叶结构,只残留有回声增强的纤维条索结构(粗箭头)

ASD:房间隔缺损;LA:左心房;LV:左心室;RA:右心房;RV:右心室

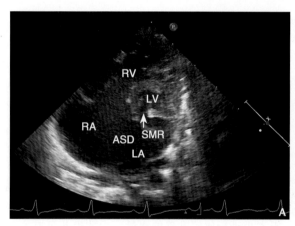
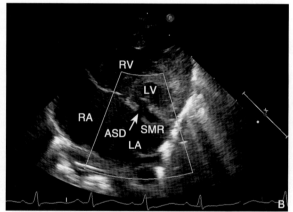

图 11-9-8　HLHS 二尖瓣器及瓣上环的超声表现

A. 右心比例增大,右侧房室瓣发育良好,房间隔缺损较大,约 12 mm,左心室心肌肥厚,室间隔完整,左侧房室瓣发育不良,仅在内侧残留有 4 mm 左右开口(箭头);B. 二尖瓣瓣上可见环状膜性结构,自中线向左侧走行,瓣上环内(箭头)、外侧可见回声失落

ASD:房间隔缺损;LA:左心房;LV:左心室;RA:右心房;RV:右心室;SMR:二尖瓣瓣上环

　　合并二尖瓣瓣上环时,瓣上一膜性结构,该膜性结构距瓣环小于 5 mm,可有局部回声失落(图 11-9-8B)。应与左心房三房心相鉴别。

　　多数 HLHS 患者左心室腔极小,左心室心肌显著增厚,左心室内可见不规则形状的肌束结构,通常无正常的左心室功能(图 11-9-8)。左心房通常变小,尤其是合并完全型肺静脉异位引流时其径线和面积进一步减小,少数左心房可因左心房流出道梗阻和/或限制性房间隔缺损引起的左心房压增加而增大。

　　存活时间较长的患儿通常伴有较大的房间隔缺损,由于左心房排空受阻,左心房压力明显升高,残留的房间隔呈弧形突向右心房侧(图 11-9-9A)。

　　若常规超声检查未能显示房间隔中央部缺损,应注意有无无顶冠状静脉窦型缺损,此时左心房血液可经无顶的冠状静脉窦进入右心房。

　　绝大部分 HLHS 患儿室间隔完整,少数可合并室间隔缺损,后者通常见于二尖瓣闭锁合并主动脉瓣狭窄时,室缺较小,多为限制性分流。当合并非限制性室间隔缺损时,由于缺损较大,需要与单心室相鉴别。合并室间隔缺损时,少数患者于舒张期可见三尖瓣腱索跨越连接左心室侧壁乳头肌(图 11-9-9B)。

　　右心比例明显增大,三尖瓣瓣环扩张,多数患者三尖瓣发育良好,无开放受限,关闭时可见对合不良。

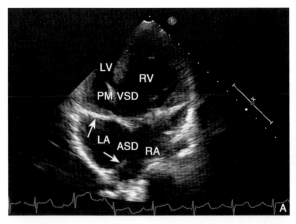
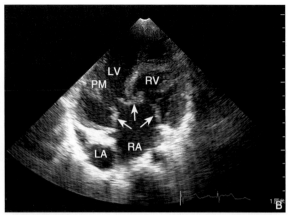

图 11-9-9 左旋心 HLHS 的超声表现

患儿 12 岁,左旋心,二尖瓣闭锁合并主动脉弓 A 型离断。A. 心尖四腔心切面仅可见一组房室瓣活动,位于左侧,连接右心房与右心室,位于右侧的房室环位置为膜强性回声(向上箭头),未见瓣膜活动,左心房位于右心房的右下侧,房间隔中部可见较大回声失落约 27 mm,残留的房间隔呈弧形突向右心房侧(向下箭头),室间隔上部可见回声失落;B. 舒张期可见左侧房室瓣为三叶结构(箭头),三尖瓣腱索向右侧跨越连接左心室侧壁乳头肌

ASD:房间隔缺损;PM:乳头肌;LA:左心房;LV:左心室;RA:右心房;RV:右心室;VSD:室间隔

如有主动脉瓣闭锁或重度狭窄,表现为无法显示主动脉瓣叶结构和数目,或瓣叶结构显示困难。瓣叶通常增厚、回声增强,闭锁时无瓣叶启闭活动,狭窄时瓣叶融合粘连、开放受限。少数患儿主动脉瓣可接近正常,多伴有室间隔缺损。

心尖非标准切面还可以显示心室大动脉连接情况,结合高位胸骨旁切面及大动脉短轴切面,有助于判定有无大动脉转位、右心室双出口及大动脉的位置关系。

(3)胸骨旁左心室长轴和短轴切面:在上述检查的基础上,应用胸骨旁左心室长轴和短轴切面进一步观察二尖瓣和主动脉瓣开放情况,确认有无二尖瓣闭锁和主动脉瓣闭锁、瓣膜狭窄程度,室间隔是否完整及心室腔大小和比例等。

主动脉与左心室连接,二尖瓣前叶与主动脉相连续,主动脉瓣环及升主动脉内径变细,管壁回声增强,严重时呈条索样改变。左心室腔变小,左心室心肌显著增厚,部分患者可见左心室心内膜增厚、回声增强,右心室腔扩大呈球形,右室流出道明显增宽,右心室壁可有增厚(图 11-9-10)。

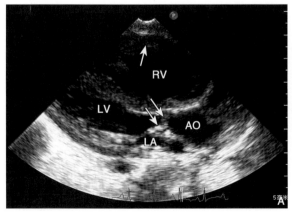
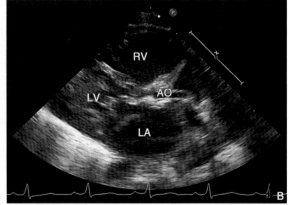

图 11-9-10 HLHS 的超声表现

右心比例明显增大,左心室心肌肥厚,室间隔完整。A. 右心比例明显增大,右心室壁增厚(向上箭头),较厚处约 2.8 mm,左心室心肌肥厚,室间隔完整,主动脉瓣发育不良,瓣膜增厚(向下箭头),开放明显受限,左心发育不良;B. 与图 11-9-8 为同一患儿,右心比例明显增大,室间隔完整,左心室腔呈缝隙样改变,左心室心肌显著增厚,左室流出道、二尖瓣及瓣环显示不清,被纤维组织代替,主动脉发育不良,宽约 1.6 mm,向头侧走行后连接主动脉弓结构

AO:主动脉;LA:左心房;LV:左心室;RV:右心室

同时应观察左心房后方、降主动脉前方有无附加管状结构,如果有,应考虑共同肺静脉结构。结合心尖四腔心切面肺静脉连接左心房壁的情况,进一步判定是否合并完全型肺静脉异位引流。

(4)大动脉短轴切面:肺动脉与右心室连接,位于左前,较粗,走行正常,主动脉瓣环和升主动脉内径明显小于肺动脉,升主动脉的内径与主动脉瓣狭窄程度相关,大动脉位置关系正常(图11-9-11A)。主动脉瓣叶结构及数目常显示不清,少数患者也可合并肺动脉瓣数目异常或狭窄。

降主动脉与肺动脉之间可见粗大的动脉导管沟通,在肺动脉分叉处可见3支动脉管腔,通常动脉导管位于最左外侧(图11-9-11B),其内径可大于左、右肺动脉分支的内径。

左、右冠状动脉一般从主动脉窦部发出(图11-9-12A),多数开口部位及其分支无异常,但有时可合并冠状动脉起源异常(图11-9-12B)、冠状动脉瘘等畸形,未合并二尖瓣闭锁者可有左心室心肌内窦状隙与冠状动脉相通,形成重要的侧支循环。

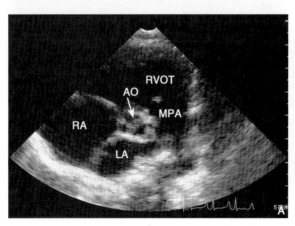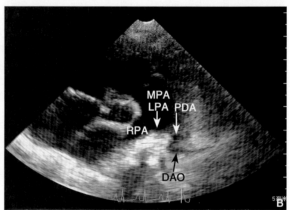

图 11-9-11　HLHS 大动脉的超声表现

A. 主动脉瓣发育不良,瓣膜增厚,似呈二叶结构,分为左右排列,重度狭窄,右室流出道明显增宽,肺动脉自右心室发出,较宽,在左前方包绕右后方明显细小的主动脉;B. 调整探头角度,可见肺动脉分叉处延续为三支动脉管腔,最左外侧为动脉导管,直接连接降主动脉

AO:主动脉;DAO:降主动脉;LA:左心房;LPA:左肺动脉;MPA:主肺动脉;PDA:动脉导管;RA:右心房;RPA:右肺动脉;RVOT:右室流出道

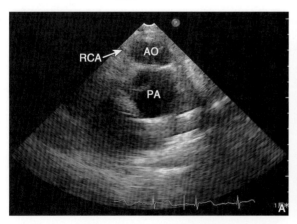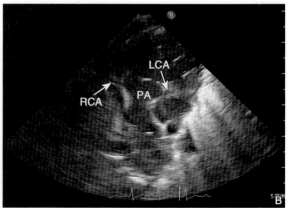

图 11-9-12　HLHS 冠状动脉起源的超声表现

A. 与图11-9-9为同一患儿,两条大动脉均起始于形态学右心室,大动脉短轴切面可见大动脉发出异常,呈前后排列,前位动脉较细为主动脉,后位动脉较宽为肺动脉,右冠状动脉发自于主动脉;B. 与图11-9-8为同一患儿,非标准切面可见左、右冠状动脉均异常起源于肺动脉

AO:主动脉;LCA:左冠状动脉;PA:肺动脉;RCA:右冠状动脉

（5）胸骨上窝切面：观察主动脉弓结构发出头侧分支及 PDA。主动脉弓多为左降，发育不良的升主动脉及主动脉弓结构由于管径变细不容易显示。约 70% 以上患婴可见主动脉缩窄，少数可见主动脉弓离断，也有极少数患儿头侧分支可异位起源于肺动脉的前侧壁、左肺动脉或迷走等。肺动脉与降主动脉之间可见粗大未闭的动脉导管。

3. 多普勒超声心动图　伴有二尖瓣和主动脉瓣闭锁的 HLHS 患儿，彩色和频谱多普勒超声心动图均检测不到主动脉瓣口和二尖瓣口血流信号。

主动脉瓣狭窄时，主动脉瓣口可显示为五彩镶嵌的血流信号，频谱多普勒测量峰值流速及压差可用于评价狭窄处的狭窄程度。

二尖瓣狭窄时，舒张期瓣叶开放受限，瓣口可见少许血流进入极小的左心室，后者腔内可见稀疏的低速血流或湍流（图 11-9-13A），收缩期二尖瓣关闭不良于左心房侧可见反流信号（图 11-9-13B）。合并三尖瓣对合不良时彩色多普勒可显示三尖瓣口反流信号，频谱多普勒测量其峰值流速及压差可用于定性及定量评估肺动脉高压。

心房水平可探及左向右分流，当二尖瓣闭锁或为限制性房间隔缺损时，由于左心房压力升高，过隔血流表现为五彩镶嵌分流束。合并室间隔缺损者于心室水平可探及分流，可表现为左向右分流，也可有低速右向左分流（图 11-9-14）。

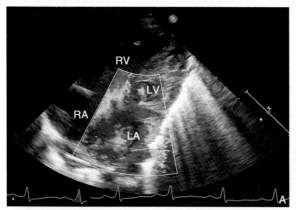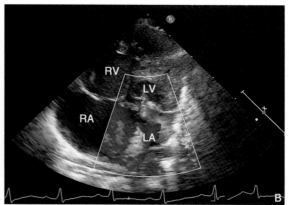

图 11-9-13　HLHS 二尖瓣口彩色多普勒的超声表现
A. 彩色多普勒显示舒张期二尖瓣口少许高速血流进入左心室，并同时可见瓣与瓣上环间舒张期自瓣环内侧缺口经瓣上环从外侧缺口处进入左心房逆向蓝色血流；B. 收缩期二尖瓣关闭不良可见反流信号
LA：左心房；LV：左心室；RA：右心房；RV：右心室

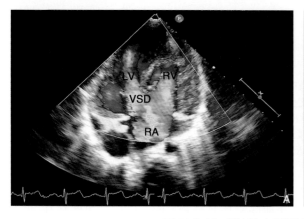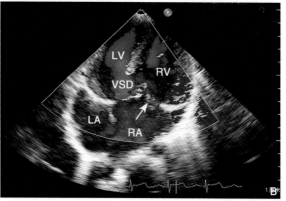

图 11-9-14　HLHS 室间隔缺损彩色多普勒的超声表现
与图 11-9-9 为同一患儿，左旋心，二尖瓣闭锁，室水平可探及大量低速双向分流。A. 舒张期室水平右向左分流；B. 收缩期室水平左向右分流，三尖瓣可探及反流（箭头示）
LA：左心房；LV：左心室；RA：右心房；RV：右心室；VSD：室间隔缺损

主动脉瓣闭锁时,心底大动脉短轴及胸骨上窝切面可见动脉导管右向左分流(图11-9-15),胸骨上窝切面可见降主动脉血流向升主动脉逆向灌注(图11-9-16A)。少数患者可见主动脉弓离断(图11-9-16B)。腹主动脉内可探及明显的缺血型频谱,表现为低阻力低流速,伴有舒张期低速血流。

彩色多普勒超声还可以显示冠状动脉-心腔瘘的异常血流,系列切面追踪扫查可判断异常冠状动脉的走行和瘘口,频谱多普勒可探测到瘘口处的高速湍流。

(三) HLHS 的超声诊断要点和鉴别诊断

1. 诊断要点 ①左心系统发生病变的部位及严重程度,包括流入水平(二尖瓣瓣上环、二尖瓣复合体发育不良及瓣口狭窄、二尖瓣闭锁),左心室水平(左心发育不良、左心室无功能或功能较差),流出水平(主动脉瓣闭锁或严重狭窄,升主动脉及主动脉弓严重发育不良);②房间隔缺损能够缓解左心房压力,动脉导管的开放对体、肺循环压力的维持至关重要,需要对心房、动脉导管水平分流进行检测和评价;③其他并发心脏畸形的检出,如室间隔缺损、冠状动脉异常、三尖瓣重度反流、肺动脉高

压等。评估体循环与肺循环之间的容量和阻力平衡对判断病情和手术矫治有非常重要的意义。

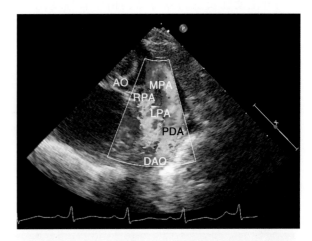

图 11-9-15 HLHS 动脉导管彩色多普勒的超声表现

心底大动脉短轴切面,肺动脉分叉处延续为三支动脉管腔,最左外侧为粗大的动脉导管,宽约12 mm,直接连接降主动脉,其内径大于左、右肺动脉分支的内径

AO:主动脉;DAO:降主动脉;LPA:左肺动脉;MPA:主肺动脉;PDA:动脉导管;RPA:右肺动脉

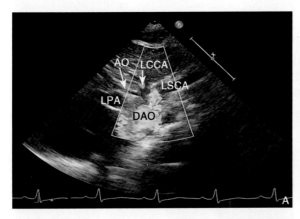

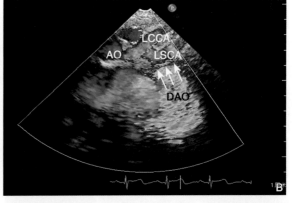

图 11-9-16 HLHS 主动脉弓彩色多普勒的超声表现

A. CDFI 示降主动脉血流向升主动脉逆向灌注,头侧分支血供完全由降主动脉供应;B. 与图11-9-9 为同一患儿,左旋心,主、肺动脉自形态学右心室平行发出后,主动脉向颈部走行,形成较细的主动脉弓,左降,水平段宽约6 mm,弓远端直接连接左锁骨下动脉,与降主动脉无直接连接(箭头示主动脉弓离断处)

AO:主动脉;DAO:降主动脉;LCCA:左颈总动脉;LSCA:左锁骨下动脉;LPA:左肺动脉

2. 鉴别诊断

(1) Shone 综合征:包括二尖瓣瓣上环、降落伞二尖瓣、主动脉瓣下狭窄合并主动脉缩窄四联症,但患者左心室内径可在正常范围,无明显缩小,左心室壁对称性增厚,不伴有左心发育不良,而左心发育不良是 HLHS 诊断的基本条件。

(2) 新生儿重症主动脉瓣狭窄:可出现左心室

肥厚、心腔小,左心室舒张末期的截面积≥1.7 cm²,主动脉瓣环直径≥5 mm,左心室功能存在,可与HLHS 相鉴别。

(3) 大型室间隔缺损合并单纯性主动脉缩窄或主动脉瓣闭锁或二尖瓣狭窄:可出现不同程度的主动脉或二尖瓣发育不良,梗阻部位局限一个水平,同时由于大型室间隔缺损的存在,左心室腔发

育基本正常,无明显缩小,左心室功能存在,可与HLHS 鉴别。

（4）其他伴有右心房、右心室明显增大导致左心室相对变小的心脏改变:如完全型肺静脉异位引流、重度原发性肺动脉高压、三尖瓣病变等,鉴别诊断一是上述疾病直接征象的检出,二是明确左心发育不良的基本条件即左心室无功能或功能较差。

五、治疗与随访

HLHS 患儿出生后,如果不在新生儿时期进行 Norwood 手术,进行升主动脉重建和心内血流动力学纠正,大部分的患儿将在 1 个月内死亡,尤其是主动脉瓣闭锁者可在 1 周内死亡。传统的 Norwood 姑息分期手术虽然极大地提高了HLHS 的存活率,但它仍是先天性心脏手术中风险最高、成本最高的手术之一。主要手术要求包括:①重建右心室-主动脉通道以保证体循环的血供;②肺静脉-右心房途径通畅;③控制肺血流量（PBF）。简要手术步骤如图 11-9-17所示。

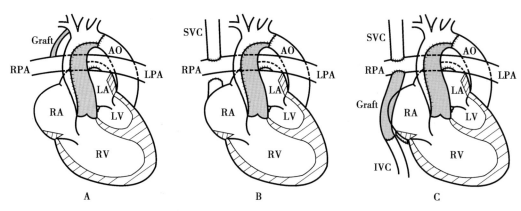

图 11-9-17　传统 Norwood 手术步骤示意图

A. Norwood Ⅰ期:切断肺动脉干,近端与发育不良的升主动脉吻合形成新的主动脉,右侧头臂动脉与肺动脉建立通道,扩大房间隔通道;B. Ⅱ期 Glenn 术:去除右侧头臂动脉与肺动脉的通道,切断右侧上腔静脉吻合至左肺动脉;C. Ⅲ期 Fontan 术:切断下腔静脉吻合至右肺动脉

AO:主动脉;Graft:人工血管;IVC:下腔静脉;LA:左心房;LPA:左肺动脉;LV:左心室;RA:右心房;RPA:右肺动脉;RV:右心室;SVC:上腔静脉

其中 Fontan 手术切断下腔静脉吻合至右肺动脉,使腔静脉血液直接引流至肺动脉,恢复生理性循环,但可引起包括快速型和慢速型心律失常、血栓栓塞事件、蛋白丢失性肠病和纤维素性支气管炎等并发症。

其他治疗还包括内科治疗、结合了内科介入和外科手术的微创镶嵌治疗、双心室修复、心脏移植等。随着技术的发展,孕期发现胎儿左心发育不良综合征后可行宫内治疗,如胎儿主动脉瓣成形术、房间隔切开术等,但疗效尚待评判。

（任卫东）

第十节　主动脉弓先天发育不良的超声诊断及鉴别

主动脉弓先天发育畸形指主动脉弓起源、位置、行程、大小、数量及分支发育异常。超声心动图是首选的影像学诊断工具,本节主要介绍超声心动图对主动脉缩窄及主动脉弓离断的诊断与鉴别。

一、主动脉缩窄

主动脉缩窄（coarctation of the aorta,CoA）是1760 年由 Morgagni 最早在尸检时发现并报道。表现为主动脉的先天性局限性狭窄,占先天性心脏病发病率的 1.1%～3.4%,男性多于女性。缩窄可发生于主动脉任何部位,约95%以上发生在左锁骨下动脉起始处以远的峡部,少数位于主动脉弓或升主动脉起始部。缩窄范围通常较为局限,偶见长段缩窄（图11-10-1）,在缩窄发展过程中,可形成广泛的侧支循环。CoA 常伴发其他心血管畸形,也可单独存在。

（一）病因与血流动力学

目前已知主动脉缩窄与唐氏综合征有关,确切的发病机制还不清楚,存在血流动力学和导管原始论两种理论。血流动力学理论认为,胎儿期当左心结构异常或其他某些原因导致升主动脉和主动脉弓内的血流减少时,将导致局部生长减缓而形成狭窄段。导管原始理论认为,导管组织异常迁移至主动脉弓并在导管闭锁后挛缩导致主动脉缩窄。

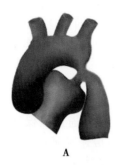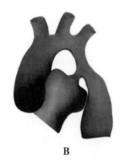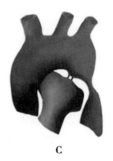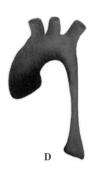

图 11-10-1 主动脉弓缩窄示意图
A. 导管前局限性缩窄；B. 导管前管样缩窄；C. 导管后局限性缩窄；D. 导管后管样缩窄

主动脉缩窄的典型病理表现为主动脉管腔呈现局限性缩窄，局部管壁厚薄不均伴黏液水肿，中层变形，造成管腔中央或偏心型狭窄，部分呈节段性缩窄。

目前临床常用的病理分型为幼年型和成人型两种。幼年型为动脉导管之前的主动脉段狭窄，又称导管前型缩窄，即主动脉弓部远端及峡部在出生后逐渐扩张，血流量增多，如果未能正常扩张，则在局部形成缩窄，流经的血流量减少，峡部以上部分由左心室供应血液，缩窄后的降主动脉主要由开放的动脉导管进行右向左的分流供血，含氧量低的肺循环血液经导管进入降主动脉，患儿可存活，但会出现下半身动脉血氧含量低而青紫、跛行等。此型缩窄范围较广泛，常累及主动脉弓部，侧支循环不丰富。若不合并动脉导管需借助侧支循环供血，患儿难以存活。成人型又称导管后型缩窄，动脉导管常呈闭合状态，较少合并心内畸形，缩窄范围较局限，侧支循环建立较为充分，缩窄节段上下主动脉段会形成较大动脉压差，主要由侧支循环沟通缩窄前后的血流，长时间的主动脉缩窄常伴有左心室肥大与上肢高血压等。

（二）超声图像特征

胸骨上窝主动脉弓长轴切面见主动脉弓降部局部管腔缩窄，管壁回声增强（图 11-10-2A），有时可于管腔内见附于管壁的薄膜样结构。缩窄节段可较长，累及峡部以上或者以下部分。对于主动脉缩窄程度的判定，测量主动脉缩窄部位内径，与腹主动脉比值<50%提示重度主动脉缩窄。依缩窄程度，缩窄前后升主动脉和降主动脉内径可扩张或正常，亦可出现左心室肥厚。合并动脉导管未闭者于胸骨旁主动脉根部短轴切面和胸骨上窝切面扫查到主肺动脉与降主动脉之间相连的导管图像。

CDFI可显示缩窄处呈五彩镶嵌样加速血流

（图 11-10-2B）。缩窄程度较轻时仅于收缩期见加速血流，严重时由于压力阶差存在而持续至全心动周期。

连续波多普勒取样可于缩窄处探及收缩期高速湍流频谱，严重者持续至整个心动周期，流速超过 2 m/s（图 11-10-2C）。缩窄段远端血管，尤其腹主动脉内显示持续单向离心血流，反向血流消失，加速度减低，加速时间延长，提示主动脉缩窄严重且狭窄远段供血不足（图 11-10-2D）。于缩窄处测量最大流速，计算缩窄处收缩期最大瞬时压差和舒张期流速减半时间，最大瞬时压差>40 mmHg，或舒张期狭窄血流峰值速度减半时间>100 ms 时诊断主动脉缩窄。也可用缩窄指数，即腹主动脉最大流速与缩窄处最大流速比值判定，<0.25 即提示存在主动脉缩窄。合并动脉导管未闭时于胸骨旁大血管短轴及胸骨上窝切面见动脉导管开放，CDFI 及频谱多普勒可探及相应血流和频谱。

（三）超声诊断思路与要点

1. 重视临床表现 当患者出现上下肢血氧饱和度不一致，上肢高下肢低，上下肢血压压差大，或出现下肢发绀、发凉甚至跛行时，要首先警惕本病的存在。

2. 养成心脏各检查区全面探查的习惯 尤其对于婴幼儿童患者，胸骨上窝及剑突下切面必须扫查，否则容易造成漏诊。本病重点扫查切面为胸骨上窝主动脉弓长轴及胸骨旁大血管短轴切面，清晰显示大血管走行、分支，尤其对于主动脉弓和降部，了解其分支及血流状态。此外还需对伴随的其他心内畸形进行识别。

3. 其他影像学检查的应用 超声心动图是临床无创性诊断主动脉缩窄的主要方法，但对于胸骨上窝声窗条件较差或不能明确诊断的患者，应进行CTA与磁共振血管成像检查。

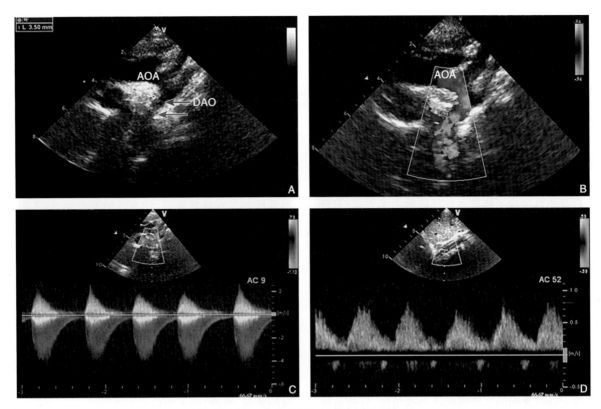

图 11-10-2　主动脉缩窄的超声心动图表现

A. 胸骨上窝主动脉长轴切面可见降主动脉起始部管腔缩窄（箭头）；B. CDFI 可显示缩窄处呈五彩镶嵌样加速血流；
C. 连续波多普勒于缩窄处探及高速湍流频谱；D. 腹主动脉内显示持续单向离心血流，加速度减低，加速时间延长

AOA：主动脉弓；DAO：降主动脉

4. 鉴别诊断

（1）主动脉瓣上狭窄：与主动脉缩窄发生部位不同，根据病变部位分为隔膜型、沙漏型及发育不良型三种。隔膜型和沙漏型病变位于窦管结合处，隔膜型为主动脉局限性环型纤维隔膜致管腔狭窄，沙漏型最常见，为主动脉壁环状增厚形成管腔内狭窄。发育不良型表现为整个升主动脉管腔细小，可累及主动脉弓及分支。

（2）主动脉弓离断：鉴别要点在于胸骨上窝主动脉弓长轴切面显示主动脉弓部与降部之间的连续性中断，CDFI 证实离断处无血流信号通过。存活患者多伴有粗大的动脉导管或室间隔缺损。

（3）双主动脉弓：胸骨上窝切面可见升主动脉呈分支状，多分为偏左前、右后位的两个弓状结构，对气管呈前、后包绕状走行，有时可对气管造成压迫。弓部的颈动脉、锁骨下动脉等分支血管起源可有各种组合变异。

（四）临床应用价值

在 CoA 诊断方面，超声心动图已成为公认的首选检查方法。胸骨旁及胸骨上窝系列切面的二维声像图结合彩色、频谱多普勒，对于主动脉的病变及合并的心内畸形、瓣膜情况、血流动力学均可直接提供可靠的诊断信息，如加上超声造影、三维成像等新技术的应用，可进一步提高该畸形的检出率。然而由于病变位置的影响，超声显像对于心外畸形漏诊率较高，如侧支循环血管、肺静脉异位引流、迷走右锁骨下动脉等，显示有一定的限制。CTA 与磁共振检查在心外大血管畸形的检出方面可以弥补超声检查的不足，能直观显示主动脉狭窄部位、累及范围及主动脉分支血管关系等。

在 CoA 治疗方面，主要治疗手段包括外科手术、球囊血管成形术、支架植入术等，长期随访研究显示术后死亡率和主动脉再缩窄发生率都很低。常用外科术式包括端端吻合/扩大端端吻合、锁骨下动脉垂片成形术、人造补片血管成形术、人工血管吻合术。随着微创介入医学的发展，经皮治疗主动脉缩窄在近 30 年内逐渐尝试和发展，已成为可选择的治疗方式，包括经皮球囊血管成形术和血管内球囊扩张支架植入。目前研究进展多围绕不同介入术式适应人群选择、手术并发症、再狭窄发生

率等问题。如球囊成形术是再狭窄患者尤其是儿童的首选治疗,可以为其生长发育至再次手术前争取时间,但是该手术不适于新生儿和儿童的首次治疗,发生再狭窄和动脉瘤的风险较高。支架植入术治疗效果得到肯定,但是对于患者年龄、侧支循环建立情况等要求较高,而且长期随访数据缺乏,已有支架断裂、动脉瘤形成等不良事件报道。

超声评估在术式选择和术后随访中都起到重要作用。超声心动图对疾病的准确诊断,尤其是血流动力学的准确评估是影响手术策略选择的要素。术后超声首先应了解患者选择何种手术方式,有针对性地观察吻合口及旁路畅通情况,评估吻合口及管腔有无再狭窄、有无动脉瘤形成;显示支架位置、观察扩张血管处内膜有无撕脱及夹层动脉瘤形成等,才能为临床提供有价值的诊断信息。

二、主动脉弓离断

主动脉弓离断(interruption of the aortic arch, IAA)是指升主动脉与降主动脉在解剖上的连续完全中断,它是主动脉弓部两个节段之间或主动脉弓与降主动脉之间的某段管腔缺如或闭锁,导致血流不能直接沟通的一种先天性心血管畸形,较少见,占先天性心脏病发病率约1.0%。该病死亡率高,80%于生后1个月内死亡。外科重建是IAA的唯一治疗方式。IAA单独发生者常常无法存活,常伴发其他心血管畸形。先天性IAA最常与室间隔缺损、动脉导管未闭合并存在,称为"先天性三联症"。其他合并畸形还包括主动脉瓣二叶畸形、主动脉瓣下狭窄、大血管转位、主-肺动脉窗等。

(一)病因与血流动力学

主动脉弓离断发病机制尚不明。目前认为系弓动脉的发育异常所致,约在胚胎发育第5~7周,左侧第4号动脉与动脉囊的左半以及与其相连的尾侧一段背主动脉形成主动脉弓,若其中某段早期退化或萎缩,则出现主动脉弓的部分管腔缺如或闭锁。

依据Celoria和Patton分法,根据主动脉弓缺如的部位,解剖分型可分为3型(图11-10-3):A型,主动脉弓于左锁骨下动脉以远段离断,较常见,约占40%~70%;B型,左锁骨下动脉与左颈总动脉间离断,约占30%~55%;C型,左颈总动脉与无名动脉间离断,少见,约占5%。

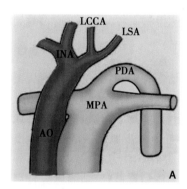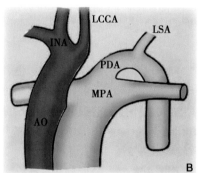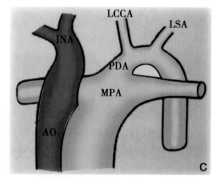

图11-10-3 主动脉弓离断解剖分型示意图

AO:主动脉;INA;无名动脉;LCCA:左颈总动脉;LSA:左锁骨下动脉;MPA:主肺动脉;PDA:动脉导管

血流动力学改变和临床表现依据解剖分型不同、合并畸形不同而差异较大。A型主动脉弓离断与主动脉缩窄的血流动力学相似,临床表现也相似。未合并动脉导管或室间隔缺损等分流途径者,降主动脉血流依赖于侧支循环供应,患儿上肢血压增高,而下半身动脉灌注不良,可很快出现心衰、肾衰而死亡。合并动脉导管未闭者,离断的近段升主动脉及弓部分支由左心室供血,远端的降主动脉由右心室通过导管供应,血流动力学和表现类似主动脉缩窄,出现上下肢差异性发绀;如同时合并室间隔缺损,则左心室血流分流入右心室后,随着肺动脉压力升高,左、右心混合血液进入升主动脉,上下肢差异性发绀不明显。但如合并完全型大动脉转位,则表现为上肢发绀重于下肢。

(二)超声图像特征

胸骨上窝主动脉弓长轴切面见主动脉弓位置多正常,弓部连续性中断,追踪无名动脉、左颈总动脉、左锁骨下动脉的起源与升主动脉和离断处的位置关系可对疾病图像进行分型:A型无名动脉、左颈总动脉和左锁骨下动脉均与升主动脉相连(图11-10-4A);B型无名动脉和左颈总动脉连于升主动脉,左锁骨下动脉始于降主动脉;C型可见升主动脉几乎垂直上升发出无名动脉,而左颈总动脉和左锁骨下动脉始于弓部或降主动脉。主动脉弓离断可引起左、右心室负荷增加,导致双心室扩大,室间隔、左心室壁可增厚,肺动脉内径增宽、肺动脉高压。

彩色多普勒可显示升主动脉红色血流信号,至离断处血流信号中断,与降主动脉间无血流信号交通(图 11-10-4B)。因存活患儿多合并动脉导管未闭,于胸骨旁大血管短轴及胸骨上窝切面可见较粗大的动脉导管开放,与降主动脉相通,CDFI 及多普勒可探及导管内双向或右向左分流的血流和频谱(图 11-10-5)。

频谱多普勒可于升主动脉内探及正常或略加速的血流频谱,且由于远端受阻,频谱可于上升支出现切迹(图 11-10-6)。

合并室间隔缺损时于胸骨旁切面见室间隔连续性中断、左向右分流或双向分流等征象。亦可合并大血管转位或异常起源等畸形(图 11-10-7)。

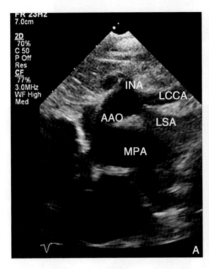
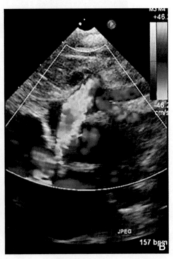

图 11-10-4 主动脉弓离断的超声表现

A. 主动脉弓离断 A 型超声表现为胸骨上窝主动脉弓长轴切面见主动脉弓依次发出三条分支后离断,远端未见降主动脉;B. CDFI 见升主动脉发出三支分支后血流信号中断

AAO:升主动脉;INA:无名动脉;LCCA:左颈总动脉;LSA:左锁骨下动脉;MPA:主肺动脉

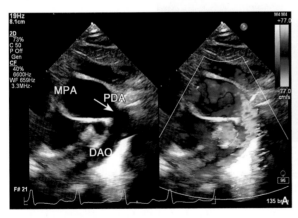
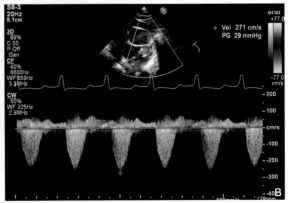

图 11-10-5 主动脉弓离断合并动脉导管未闭

A. 非标准切面二维超声心动图示动脉导管开放,CDFI 可探及导管内右向左分流;B. 连续波多普勒探及收缩期右向左分流的血流频谱,峰速 2.7 m/s

DAO:降主动脉;MPA:主肺动脉;PDA:动脉导管

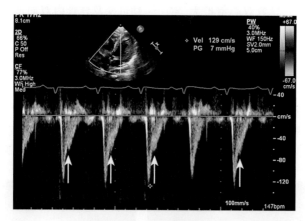

图 11-10-6 升主动脉频谱多普勒图像
升主动脉频谱示上升支出现切迹(箭头)

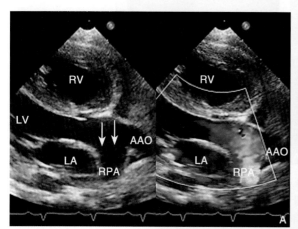

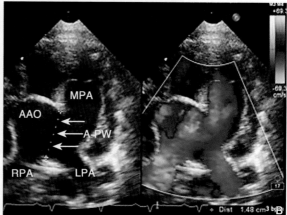

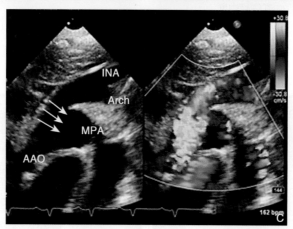

图 11-10-7 主动脉弓离断合并 Berry 综合征的超声表现

A. 左心长轴切面示右肺动脉起自升主动脉(箭头);B. 肺动脉主干长轴切面示主肺动脉间隔缺损较大,近乎缺如(箭头),肺动脉主干延续为左肺动脉,主动脉发出右肺动脉;C. 胸骨左缘第1、2 肋间探查可见主-肺动脉间隔缺损(箭头),升主动脉向头侧直行,发出分支后离断

AAO:升主动脉;A-PW:主-肺动脉间隔缺损;Arch:主动脉弓;INA:无名动脉;LA:左心房;LPA:左肺动脉;LV:左心室;MPA:主肺动脉;RV:右心室;RPA:右肺动脉

(三)超声诊断思路与要点

1. 重视临床表现 患儿出生后多迅速出现进行性心力衰竭。当患儿出现上下肢血氧饱和度不一致、上下肢血压压差大或差异性发绀时,要警惕本病的存在。

2. 重点扫查切面为胸骨旁和胸骨上窝主动脉弓长轴切面 连续性扫查主动脉升部、弓部、降部,旋转探头,尽可能在同一切面上显示三支动脉分支的发出情况,并结合彩色多普勒超声明确诊断。当出现主、肺动脉内径不成比例,肺动脉扩张,肺动脉高压时,需引起警惕。发现升主动脉走行和形态异常时,建议从颈部左、右颈总动脉和锁骨下动脉远端向近心端追踪观察,明确血管与升主动脉和降主动脉的关系。此外,还需注意对其他伴随心血管畸形的识别。

3. 鉴别诊断

(1) 主动脉缩窄:尤其是严重的缩窄易与主动脉弓离断混淆。鉴别要点在于,胸骨上窝主动脉弓长轴切面显示主动脉弓部与降部之间的连续性没有完全中断,CDFI 证实缩窄处可见血流信号通过。主动脉弓离断的降主动脉一般发育细小,动脉导管较为粗大,两者之间界限有时难以明确区分,要警惕将此误判为正常主动脉弓降部。

(2) 右位主动脉弓:主动脉弓降段朝右后走行,管腔连续完整。胸骨上窝探查向右旋转探头,可显示连续的主动脉弓降段管腔。

(3) 主动脉弓曲折畸形:主动脉弓走行迂曲,频谱多普勒可检测出完整的血流频谱。

(4) 双主动脉弓:见主动脉缩窄鉴别诊断部分。

(四) 临床应用价值

超声心动图是 IAA 的首选检查方法,二维声像图结合彩色、频谱多普勒,对于主动脉的走行、形态、分支及合并的心内畸形、血流动力学特征均可直接做出诊断。对心外大血管,尤其是降主动脉、肺动脉分支、侧支循环血管有时显示困难。经食管超声因受气管遮挡,对于主动脉弓部升段病变处显示不佳。超声造影、三维成像等新技术的应用,可进一步提高检出率。CTA 等其他影像技术在离断节段长短、降主动脉显示、心外大血管的起源异常、畸形连接、侧支循环的建立等方面具有优势,可以弥补超声的不足。

IAA 的主要治疗方法为手术矫治,以恢复主动脉弓和降主动脉之间的血运,包括血管吻合术和人工血管转流术。有研究认为,端侧血管吻合术与人工血管转流两种方法在早期和中期疗效无明显差异。矫治术后,患儿常面临主动脉弓再狭窄和左心室输出梗阻的持续影响。超声心动图在 IAA 的术前诊断、手术策略制订、术后评估和随访中都起到至关重要的作用。术前超声对主动脉弓离断形态学和血流动力学的准确评估,尤其是伴随心内畸形和肺动脉高压的程度可直接影响手术方式的选择。术后超声随访要求熟悉患者的术式,重点观察内容包括动脉吻合口有无狭窄、周围有无假性动脉瘤形成、人工血管的位置及通畅情况、有无左室流出道梗阻及肺动脉高压的评估等。

(段云友)

第十一节　复杂先天性心脏病围术期超声评价

复杂先天性心脏病一般指法洛四联症、肺动脉闭锁、大动脉转位、右心室双出口、左心发育不良、右心发育不良、完全型肺静脉异位引流、完全型心内膜垫缺损、主动脉弓离断和主动脉缩窄等累及心脏与大血管多个结构的复杂畸形。近年来,随着心脏外科的发展,很多复杂先天性心脏病在婴幼儿期已能行一期根治术,对于重症复杂病例,或因年龄及肺动脉发育等限制不宜行一期根治术、但又急须改善血流动力学状态者,则采用针对心脏血流动力学状况的姑息手术,可在一定程度上减轻症状,改善血流动力学指标,促进肺动脉及左心室发育,提高生活质量,为日后的根治术创造条件。

要进行复杂先天性心脏病的围术期超声评价,保证超声诊断能满足临床需求,操作者要熟悉各类心血管畸形的病理解剖改变和其超声征象,了解各类姑息及根治术的手术方式及其适应证、手术并发症,并熟悉该术式导致的结构和血流动力学改变。

一、法洛四联症

法洛四联症(tetralogy of Fallot,TOF)占先天性心脏病的 10%~12%,发病率居发绀型先天性心脏病首位。主要病理改变包括室间隔缺损、肺动脉狭窄、主动脉骑跨及右心室肥厚。

(一) 根治手术的方式、适应证及其术前超声评估要点

1. 法洛四联症根治的两个必备条件

(1) 肺动脉发育较好,McGoon 比值(左、右肺动脉内径之和/膈肌平面降主动脉内径)≥1.2(正常值≥2.0),或 Nakata 指数(左、右肺动脉横截面积之和/体表面积)≥150 mm^2/m^2(正常值≥330 mm^2/m^2)。

(2) 左心室发育够大,左心室舒张末容量指数≥30 ml/m^2(正常值平均为 55 ml/m^2)。如患儿肺血管发育好,满足根治手术要求,则可采取法洛四联症矫治术。

2. 超声心动图术前评估要点　超声心动图是判断患者能否行根治术的首选方法。术前的评估要点包括:①应仔细测量肺动脉瓣环、肺动脉主干及分支内径,部分患者左肺动脉狭窄较重,甚至可缺如;②室间隔缺损的部位、大小、数目;③有无其他合并心血管畸形,如房间隔缺损(ASD)或卵圆孔未闭(PFO)、动脉导管未闭(PDA)、右位主动脉弓及永存左上腔静脉(LSVC)等。尤其需要注意肺动脉发育不良、冠状动脉畸形、右心室发育不良、体肺侧支循环形成等直接影响手术方式的畸形。

3. TOF 根治术式 主要包括室间隔缺损修补及右室流出道疏通术。室间隔缺损修补的路径包括联合心房/肺动脉径路及经心室径路。随着外科技术和理念的不断改进,目前右室流出道疏通比较重视肺动脉瓣环的保护,对于肺动脉瓣发育不良而肺动脉发育相对尚可者,采用肺动脉瓣交界切开或术中直视下肺动脉瓣环及瓣叶扩张。对于肺动脉瓣环及肺动脉发育较差者,则应用跨肺动脉瓣环的补片来重建右室流出道。如患者合并冠状动脉横跨右室流出道的冠状动脉畸形,为保护冠脉血管,可以应用带静脉瓣的生物管道连接右心室和肺动脉建立右室流出道的双通道。

(二)TOF 根治术后超声评估要点

1. 室间隔缺损修补术后心室水平有无残余分流。

2. 评价右室流出道疏通情况 包括右室流出道及肺动脉狭窄的矫治情况,分别测量右室流出道、肺动脉瓣环、肺动脉主干及分支等部位的管径,并测量收缩期右室流出道和肺动脉射流的流速和压差,峰值压差大于 36 mmHg 有临床意义,此外还应观察肺动脉瓣反流情况。应用跨瓣环补片疏通右室流出道时,肺动脉瓣仅余残瓣,肺动脉内血流舒张期可逆流入右心室,检查者应测量肺动脉逆流的流速和压差(图 11-11-1)。如患者因冠状动脉畸形而建立了右室流出道双通道,超声还应评价右心室与肺动脉之间带瓣外管道的管径,以及管道内的流速及所带瓣膜的反流情况(图 11-11-2)。

3. 评价左室流出道通畅程度及瓣膜功能(主动脉瓣、二尖瓣、三尖瓣) 若修补室间隔缺损时意外损伤主动脉瓣或者影响三尖瓣的关闭,或术中吸引器损伤二尖瓣,超声能发现受累瓣膜的关闭不全。

4. 评价心功能 重点观察左、右心室壁运动情况。部分患者右室流出道疏通后右心功能减低,表现为室壁运动减低,往往同时伴有严重的三尖瓣反流。

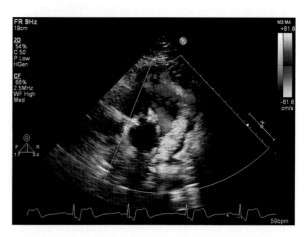

图 11-11-1 应用跨肺动脉瓣环补片疏通右室流出道后,肺动脉内血流逆流入右心室腔

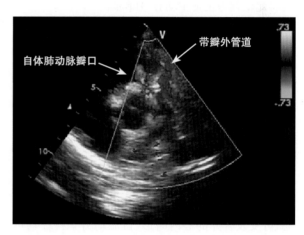

图 11-11-2 法洛四联症根治术后,显示右室流出道双通道内的舒张期反流信号

(三)姑息手术方式及其超声评估要点

若左心室和肺动脉发育差,达不到矫治标准,则需先行姑息性手术。中远期随访如肺血管发育达标,患儿可行二次手术完成根治。姑息手术主要为体-肺动脉分流术,常用术式包括锁骨下动脉-肺动脉分流术(Blalock-Taussig 分流术,简称 B-T 分流术)、改良 B-T 分流术、中心分流术和主动脉-主肺动脉间 Gore-Tex 搭桥等。体-肺动脉分流术在体、肺循环之间建立分流,以促进肺血管的搏动性灌注,使肺血流量增加,从而有效提高动脉血氧饱和度,改善发绀程度,促进左心室及肺血管发育,为二期根治手术创造条件。

1. 经典 B-T 分流术 经典 B-T 术由 Blalock 和 Taussig 首先提出并应用于临床实践,故称 B-T 分流术。

(1)手术方式:对多数患者而言,头臂干(无名动脉)分支的锁骨下动脉与同侧肺动脉吻合后不易发生扭曲,因此手术径路一般取主动脉弓对侧方向的后外侧第四肋间隙经胸切口,游离锁骨下动脉,将其远端结扎或缝扎后切断,锁骨下动脉近端与肺动脉行端侧吻合。

（2）超声评估要点:显示锁骨下动脉-肺动脉吻合口分流,评价其通畅与否。B-T 分流术的最佳显示切面为胸骨上窝切面、高侧胸骨旁切面或者右侧胸锁关节下切面。彩色多普勒显像可显示经锁骨下动脉进入肺动脉的五彩镶嵌状的高速分流信号,频谱多普勒成像可测量分流峰值流速和压差。右肺动脉走行于主动脉弓下方,如患儿行右锁骨下动脉与右肺动脉吻合,则吻合部位较易显示。而左锁骨下动脉与左肺动脉吻合时,左侧分流通常难以显示,此时经胸骨上窝观察时尽可能向左侧倾斜切面,可更好地显示左肺动脉。多普勒成像有助于确定不能直接显示的分流通道,还可评价其通畅情况以及是否存在扭曲或狭窄。另外,还应评价肺动脉主干及分支狭窄的改善程度,测量主肺动脉及左、右肺动脉内径,通过测定压差估测肺动脉压力。

2. 改良 B-T 分流术　为避免经典 B-T 分流术后分流量与患儿生长发育需要的不匹配,Mckay 和 de Level 分别于 1980 年和 1981 年以人造血管在锁骨下动脉和肺动脉间搭桥,称为改良 B-T 分流术。该术式分离范围小,手术相对简单,保留了锁骨下动脉,吻合口不受锁骨下动脉口径限制,且分流量随着锁骨下动脉的生长而增加,适应于新生儿、婴幼儿。

（1）手术方式:经后外侧第四肋间进胸,分离出锁骨下动脉。根据患儿年龄及体重选择不同口径的人工管道,目前多用 Gore-Tex 血管。婴幼儿一般用 4~5 mm 直径人造血管,儿童用 6 mm 直径人造血管。行锁骨下动脉纵形切口及肺动脉纵轴切口,将人造血管植入锁骨下动脉-肺动脉间。

（2）超声评估要点:显示人工血管分流,评价其通畅与否。由于改良 B-T 分流术的人工血管较长,超声探头难以在一个切面同时显示人工血管全程,而且部分患者由于大动脉位置异常,人工血管的走行也不同,因此要求检查者了解患者人工血管的大致位置,可咨询手术医师或者查看手术记录。分流管道在胸骨上窝切面较易显示,可见一纵行管道连接锁骨下动脉与同侧肺动脉。在胸骨上窝长轴切面,将探头向主肺动脉分支处倾斜,以显示人工血管及分流信号,并且沿人工血管走行适时调整探头角度,采用连续顺序追踪法扫描,以便最大程度显示分流管道及吻合口的二维结构及血流状况,彩色多普勒可明显提高人工血管的显示率。

二维超声测量人工血管内径及其两端的端侧吻合口内径,观察分流管道是否迂曲,管腔内是否有血栓形成,管道内径及远端或近端吻合口是否存在狭窄。彩色多普勒显示人工血管内五彩镶嵌高速血流信号,由锁骨下动脉经管道进入同侧肺动脉。连续波多普勒显示分流的双期连续性频谱,并测量管腔内血流速度(图 11-11-3)。若二维超声显示管腔或吻合口内径狭窄,彩色多普勒提示血流束走行迂曲、血流宽度变窄、血流信号减弱甚至不能显示,则提示存在人工血管与肺动脉间吻合口狭窄、管道扭曲或堵塞。婴幼儿患者随着生长发育,分流量可相对不足,发绀加重,甚至出现人工血管栓塞闭合,人工分流管道还可导致肺动脉扭曲和狭窄等,因此超声心动图随访中应注意分流管道的通畅程度,是否有血栓等异常回声。此外,还应测量主肺动脉及左、右肺动脉内径,以评估肺血管发育情况。

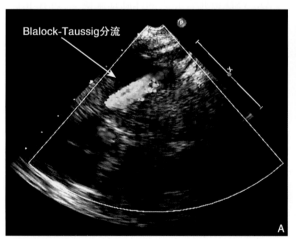
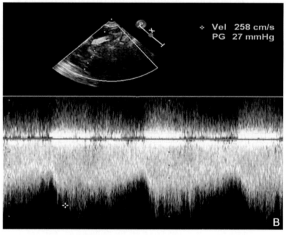

图 11-11-3　改良 Blalock-Taussig 分流术

A. 胸骨上窝切面,彩色多普勒显示分流信号由锁骨下动脉进入肺动脉;B. 频谱多普勒血流成像,显示高速连续分流频谱

3. 中央分流术 1963年Redo和Ecker提出以人造材料连接升主动脉与肺动脉干以达到增加肺血改善发绀的目的。1976年后Gazzaniga和de Level等以PTEE管道连接升主动脉和肺动脉干,术后管腔血栓栓塞发生率较前明显降低。

（1）手术方式:胸骨正中切口入胸,游离升主动脉和主肺动脉干,做5mm大小的纵向切口,取5~6mm口径的PTFE管道在升主动脉与主肺动脉干间行端侧吻合。

（2）超声评估要点:显示升主动脉与主肺动脉之间的人工血管,评价其通畅与否。分流管道在胸骨后方正中部位,被胸骨遮挡,因此中央分流检出率较低。当二维图像不能良好显示人工血管的位置时,应用彩色多普勒血流显像技术可提高检出率。非标准胸骨上窝切面见人工血管分别与升主动脉和主肺动脉分叉下部相连接,应注意分流管道的通畅程度,是否有血栓等异常回声,彩色多普勒显示由升主动脉持续分流入肺动脉的连续性高速分流信号。此外,同样应测量主肺动脉及左、右肺动脉内径,以评估肺血管发育情况。

二、肺动脉闭锁

肺动脉闭锁是一种少见的先天性心脏病,发病率占先天性心脏病的1%~1.5%。根据有无合并室间隔缺损,可分为室间隔完整的肺动脉闭锁(pulmonary atresia with intact ventricular septum,PAA/IVS)和合并室间隔缺损的肺动脉闭锁(pulmonary atresia with interventricular septal defect,PAA/VSD)两型。

（一）室间隔完整的肺动脉闭锁

1. 病理解剖 室间隔完整的肺动脉闭锁患者肺动脉瓣、主肺动脉及肺动脉左、右分叉部这三者中的一处或几处发生闭锁,室间隔完整,大动脉关系正常,常伴有不同程度的右心室和三尖瓣发育不良。患儿必然存在心房水平的右向左分流和大动脉水平的左向右分流。大动脉水平的左向右分流以动脉导管未闭占多数,且多为细小迂曲的动脉导管。患儿病情危重,随着动脉导管的闭合,常常难以维持生命,因此需要尽早手术治疗。

2. 手术方式 非体外循环下结合介入手段的"杂交(hybrid)"技术可治疗新生儿或小婴儿PAA/IVS。开胸后,在经心表超声或者经食管超声的引导下,利用介入下使用的球囊扩张器械经右室流出道对呈膜性闭锁的肺动脉瓣进行扩张,然后实施改良Blalock-Taussig体肺分流术,可有效提高患儿氧供,减少三尖瓣反流量,从而缓解患儿危重病情。该技术不用体外循环,避免了体外循环并发症,因此患儿术后恢复快,呼吸机辅助时间及ICU治疗时间均显著缩短,提高了生存率。

3. 超声评估要点 ①术中引导球囊扩张器械准确通过肺动脉瓣;②评价球囊扩张术后效果,可见右室流出道由原来的闭锁变为可探及前向血流,超声可以测量前向血流的流速;③三尖瓣反流程度较术前减轻;④探及到改良B-T分流术的无名动脉与肺动脉间连续性分流(图11-11-4)。

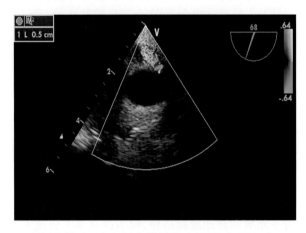

图11-11-4 术中经食管超声,显示改良Blalock-Taussig分流术后无名动脉与肺动脉间连续性分流

（二）合并室间隔缺损的肺动脉闭锁

1. 根治手术方式及指征 当肺动脉发育较好,McGoon比值≥1.2(正常值≥2.0)或Nakata指数≥150mm²/m²时,可直接行肺动脉闭锁根治术,手术步骤类似采用跨瓣补片的TOF根治术。如PAA/VSD患儿合并大的体肺动脉侧支,可在hybrid杂交手术室完成一期手术治疗,行体肺动脉侧支封堵术,并同期行肺动脉闭锁矫治术,手术并发症降低,并减轻了患儿再次手术创伤。

2. 根治术后超声评估要点 评估要点基本同TOF根治术后:①室间隔缺损修补术后有无残余左向右分流,尤其注意室间隔肌部有无残余分流;②右室流出道疏通情况;③左、右心室功能;④胸骨上窝及胸骨旁切面探查有无大的体肺动脉侧支残留,评估体肺动脉侧支的数量及内径,是否需要进一步处理。

3. 姑息手术指征 患儿肺动脉发育不良,McGoon比值<1.2,Nakata指数<120mm²/m²。如双侧肺动脉发育不对称,则需要更严格的根治指征。姑息手术的目的是增加肺部血流,改善发绀,扩大肺

血管床,促进肺血管发育。如术后中远期随访肺血管发育达标,可行二期根治手术。

4. 不同姑息手术方式及优缺点　PAA/VSD的姑息手术方式包括体-肺分流术(改良 B-T 分流术最常见)及右心室-肺动脉连接术。右心室-肺动脉连接术包括两种管道连接方法。一种是主肺动脉后壁下拉技术,自体心包片构成大部分外管道周径,适用于主肺动脉有一定发育的患者。另一种是人工外管道连接,即 Sano 分流术,应用 Gore-Tex 管道连接右心室及肺动脉,适用于主肺动脉严重发育不良的患者。

右心室-肺动脉连接术的优点:①生理搏动性血流,易于肺血管床及右心室发育;②无舒张期窃血,利于心脏供血;③不易形成血栓;④便于同期行左、右肺动脉及融合部成形,两侧肺动脉过血均匀;⑤术后可采用介入方法调整管道内径。

右心室-肺动脉连接术的局限性:①需要体外循环;②肺动脉发育临界状态者,无瓣外管道口径不易控制;③大龄患儿的无瓣外管道反流可能损伤右心室。

PAA/VSD 姑息手术的处理建议:小年龄、肺血管发育接近根治标准;左、右肺动脉对称且有融合部、无需同期肺动脉成形者,建议行改良 B-T 分流;大年龄、两侧肺动脉发育不对称、肺动脉融合部及分支狭窄、肺血管发育较差、合并右弓右降、迷走锁骨下动脉者,建议行右心室-肺动脉管道连接术。

5. PAA/VSD 姑息术后超声评估要点　①改良 B-T 分流术后评价分流管道的内径及血流是否通畅;②姑息性右心室-肺动脉连接术后评估右室流出道血流速度及肺动脉瓣反流程度,如采用外管道连接,术后还应评估人工管道是否通畅;③评估主肺动脉及左、右肺动脉发育程度。

三、右心室双出口

(一) 病理解剖及分型

右心室双出口的发病率在先天性心脏病中约占 1%,可为一系列复杂先天性心脏畸形的构成部分。心室与大动脉连接异常,两大动脉完全或大部分起源于右心室,肺动脉狭窄有或无。主动脉瓣下和肺动脉瓣下通常均有肌性圆锥,主干平行走行或正常交叉走行,空间位置可正常、右位和左位。右心室双出口患儿均合并室间隔缺损,缺损位置有主动脉瓣下、肺动脉瓣下、靠近两组大动脉(双关型)和远离两组大动脉(无关型)。

(二) 手术方式、指征及术前超声评估要点

1. 术前超声评估重点　①室间隔缺损大小及数目,室间隔缺损与两根大动脉的关系;②左、右心室发育情况;③肺血管发育情况;④房室瓣腱索是否跨立;⑤其他合并心血管畸形。

2. 手术方法　如果两个心室发育均衡,房室瓣无明显跨立,除外十字交叉心,则可行双心室解剖矫治。

(1) 对于肺动脉发育良好的患儿,根据室间隔缺损与动脉瓣的关系来决定手术方式:如果室间隔缺损邻近主动脉瓣,则行左心室-主动脉内隧道(利用室间隔补片将主动脉隔入左心室侧);如果室间隔缺损邻近肺动脉瓣,则行左心室-肺动脉内隧道加大动脉调转术;如果室间隔缺损远离两组半月瓣环,则可扩大、上移室间隔缺损,然后行左心室-肺动脉内隧道加大动脉调转,或者左心室-主动脉内隧道加腱索转移术。

(2) 对于合并肺动脉瓣狭窄的患儿,根据年龄及室间隔缺损位置行不同的手术:对于肺动脉发育尚可的双关型室缺,患儿年龄小于 1~2 岁可行 REV 手术(将肺动脉放在主动脉前方,并做右室流出道补片与右心室连接),年龄大于 2 岁的可行 Rastelli 手术(左心室-主动脉内隧道+右心室-肺动脉外管道)。而对于发绀重、肺血管发育可的无关型室间隔缺损或者肺动脉下室间隔缺损的患儿,年龄大于 1 岁的,可行 DRT 手术。

如果心室上下排列、左心室或右心室发育不均衡、房室瓣明显跨立、室缺靠近室间隔心尖肌部、难以与主动脉或肺动脉间建立长隧道连接或者室间隔肌部发育不良者,则需行姑息性 Fanton 类手术。

(三) 术后超声评价要点

1. 重建左室流出道是否通畅(图 11-11-5),右室流出道是否通畅。

2. 室缺修补术后心室水平是否有残余分流。

3. 瓣膜功能　观察主动脉-左心室内隧道术后三尖瓣口是否受内隧道影响而阻塞,腱索转移术后手术瓣膜有无反流及其程度,动脉调转术后重建主动脉瓣功能,肺动脉瓣前向流速及反流情况。

4. 左、右心室功能　因手术时间长、术中心肌保护不好等因素可能影响心脏功能,术后应评价左、右心室功能。涉及大动脉调转的手术方式,可因冠脉吻合异常、扭曲受压等引起节段性室壁运动异常。左心室收缩功能可用 EF 值和节段室壁运动评分来评价,右心室收缩功能可通过测量三尖瓣环收缩期位移(正常>15 mm)和目测室壁运动幅度来评价。

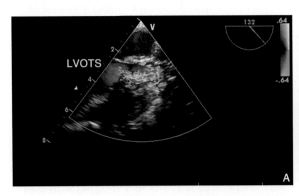
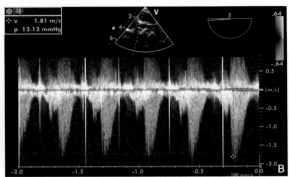

图 11-11-5 右心室双出口矫治行主动脉-左心室内隧道术后经食管超声心动图

A.经食管超声显示重建左室流出道内收缩期五彩镶嵌状射流;B.经食管超声频谱多普勒测及左室流出道射流加速

5. 其他合并心血管畸形的矫治情况。

四、完全型大动脉转位

(一) 分类及手术方式

完全型大动脉转位是较常见的发绀型先天性心脏病,其发病率占先天性心脏病的 7%~9%,分为室间隔完整的完全型大动脉转位(TGA/IVS)和合并室间隔缺损的完全型大动脉转位(TGA/VSD)两大类。

1. 室间隔完整的完全型大动脉转位 患儿由于出生后严重缺氧和酸中毒,往往早期夭折或失去最佳手术机会,因此需要尽早手术。

(1) 根治手术:大动脉调转术(arterial switch operation, ASO),又称 Switch 术,是目前最佳手术方案。该手术于升主动脉瓣及肺动脉瓣上 1 cm 处横断,升主动脉与远段肺动脉及分支交换位置,使升主动脉位于肺动脉后方,重建"新"的主动脉和"新"的肺动脉。再将冠状动脉移植至"新"的主动脉(原肺动脉根部)根部,重建冠状动脉循环,可达到近乎完全的解剖学纠正。Switch 手术最好在出生 2 周内进行,最迟不超过 1 个月,以保证术后左心室功能恢复。

超声心动图提示左、右心室发育均衡、室间隔无明显左偏、术中测压左心室压/右心室压>0.6 的患者可以行大动脉调转术。新生儿可通过超声检查室间隔位置来判断,一般室间隔居中,说明两侧心室压力相等。当室间隔偏向左心室时,左心室压力肯定较低。

(2) 姑息手术:对年龄>3 周的 TGA/IVS 的患者,测左心室压/右心室压<0.6,则需行肺动脉环缩术,以升高左心室压力,使左心室心肌功能得到锻炼。快速二期大动脉调转术即先行姑息性肺动脉环缩术和体肺动脉分流术,以锻炼左心室功能,改善缺氧,使术后左、右心室压力比在 0.65~0.85,一般在术后 7 天左右再行大动脉调转术。快速二期大动脉调转术使失去最佳手术时机的 TGA/IVS 患儿得到了解剖矫治,提高了手术的远期疗效。

2. 合并室间隔缺损的完全型大动脉转位 对于 TGA/VSD 患儿,手术年龄应在 3 个月以内,手术方法是经右心房或主动脉切口显露室间隔缺损,取心包片或者绦纶片修补室间隔缺损,再行大动脉调转术。

3. 合并肺动脉瓣狭窄的完全型大动脉转位 完全型大动脉转位合并肺动脉瓣狭窄(TGA/PS),以往外科手术以姑息手术或外管道治疗为主,患儿术后可能面临着多次手术,远期生活质量差,并发症及死亡率高。中国医学科学院阜外医院胡盛寿 2004 年首次在国际上创新性地提出双动脉根部调转手术(double root translocation, DRT)治疗合并左室流出道梗阻的大动脉转位,将错误连接的主动脉和肺动脉连同其根部完全切下,然后将主动脉根部移植于左心室上,将肺动脉移植于右心室上,同时移植冠状动脉。该术式有效解除了左室流出道梗阻,最大程度上保护了主动脉瓣及肺动脉瓣的功能,减轻瓣膜反流,且自体肺动脉瓣的潜在生长性又满足了患儿生长发育的需要,最大限度的避免了二次手术。

(二) 术后超声评价要点

1. 姑息性肺动脉环缩术和体肺动脉分流术后超声评价 ①肺动脉环缩术后,超声应重点评价肺动脉瓣上环缩处的压差;②体肺动脉分流术后,重点观察分流管道的内径及通畅程度,测量管道内连续性高速分流的峰速和压差;③观察室间隔偏移位置、室间隔及左心室壁厚度以及左心室收缩功能。

2．Switch 术后超声评价

（1）评价大动脉调转的血管吻合处是否通畅（图 11-11-6），肺动脉瓣上有无流速增快。

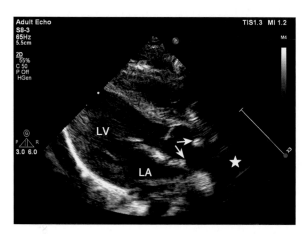

图 11-11-6　胸骨旁左室长轴切面显示重建主动脉瓣上吻合口（箭头示），管腔通畅

LV：左心室；LA：左心房；☆：重建主动脉

（2）评价术后重建主动脉瓣有无反流及反流程度。

（3）心功能评价：整体心脏功能，术前左心室压力较低者，术后早期易出现左心功能不全，超声表现为左心房室扩大、圆隆、运动减弱、室间隔膨向右心室侧。术前 VSD 较大、肺动脉压较高者，术后可以出现右心功能不全，超声表现为右心房室扩大，右心室壁运动减弱，三尖瓣反流。如果冠脉畸形或吻合术后冠状动脉扭曲受压者，可出现节段性室壁运动异常，二尖瓣缺血性反流。

（4）其他合并畸形如房间隔缺损、动脉导管未闭等的矫治情况。

3．双动脉根部调转术后超声评价　①室缺修补术后心室水平有无残余分流；②左、右心室功能；③左、右室流出道通畅程度；④主动脉瓣及肺动脉瓣反流程度。

五、矫正型大动脉转位

（一）病理解剖

在先天性心脏病中，矫正性大动脉转位（CTGA）的发病率低于 1%，病理解剖结构复杂，特征为房室连接不一致和心室大动脉连接不一致，房室瓣随着心室移位，呈左心房-右心室-主动脉，右心房-左心室-肺动脉连接。矫正型大动脉转位患者大部分伴有其他心内畸形，如室间隔缺损、肺动脉狭窄及各种程度的三尖瓣畸形。

（二）解剖根治术

左、右心室的解剖结构是不同的，左心室与二尖瓣较右心室与三尖瓣更能承受长期的心泵作用。矫正型大动脉转位未经外科手术治疗的患者，右心室和三尖瓣长期承担心泵功能，自然预后差。以往单纯修补室间隔缺损和疏通肺动脉瓣狭窄的远期效果不佳，三尖瓣反流和右心衰竭的发生率较高。近年来提倡双调转（Double-Switch）手术，通过心房内转换（Senning 或 Mustard 手术），使右心房和解剖右心室相连，左心房和解剖左心室相连，同期再行动脉水平调转术，不合并肺动脉瓣狭窄患者，可以做 Switch 手术，伴肺动脉瓣狭窄患者可选择做 Rastelli 手术（心室内隧道加外管道）、REV 手术或者双根部调转术（DRT），使左心室与主动脉相连，右心室与肺动脉相连。这样，解剖左心室和二尖瓣承担体循环工作，彻底得到解剖矫治。

（三）姑息手术

对伴有限制性室间隔缺损或无室间隔缺损、不合并肺动脉瓣狭窄的患儿，解剖左心室连接低压的肺动脉，左心室功能容易退化。年长的患儿可采取分期手术治疗，一期行姑息性肺动脉瓣上环缩术进行左心室训练，术后随访对满足双调转矫治术要求的患儿完成二期心房-大动脉双调转手术。

（四）一个半心室治疗

一个半心室矫治术是指部分先天性心脏病有两组房室瓣、两个心室腔，但右心室发育不良或功能较差，不能承担全部心排量，因此在行心内解剖矫治术时同时加做双向 Glenn 手术（即半 Mustard + Rastelli+双向 Glenn 术），上腔静脉血流直接入肺动脉，仅下腔静脉血回流入右心室，可减轻右心室负荷。当存在心脏位置异常，心房调转手术操作困难，但心内畸形的病理改变适合双心室矫治时，行一个半心室矫治可能会使患儿避免单心室姑息治疗。特别是在合并肺动脉瓣本身病变的患儿，一个半心室矫治可使患儿额外受益。双向 Glenn 术式详见本节第八部分（单心室及功能单心室类疾病）。

（五）术后超声评价要点

1．心房水平调转的下腔静脉经心房内隧道引流至三尖瓣口、解剖心房内板障血流通畅情况（图 11-11-7）。

2．室间隔缺损修补术后室间隔的完整性。

3．如利用补片行左心室-主动脉内隧道，需评估左室流出道的通畅性。

4．房室瓣反流有无及其程度，特别是三尖瓣。

5．右室流出道的通畅性，评估收缩期血流速度及肺动脉瓣反流情况。

6. 加做双向 Glenn 手术时,评估上腔静脉-肺动脉连接处的血流通畅程度及频谱形态(图 11-11-8)。

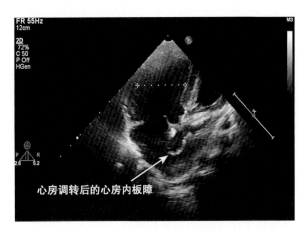

图 11-11-7 矫正型大动脉转位患者双调转术后,箭头示心房水平调转的心房内板障

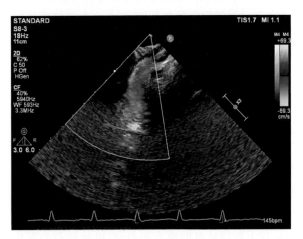

图 11-11-8 矫正型大动脉转位患者一个半心室矫治术后,胸骨上窝切面显示双向 Glenn 术后上腔静脉-肺动脉连接血流通畅

六、完全型肺静脉异位引流

(一)病理解剖分型

完全型肺静脉异位引流是指全部肺静脉血液均进入右心房的一种疾病,较少见。患儿发绀明显,右心负荷重,如不及时手术治疗,80% 的患儿在 1 岁以内死亡,其中 50% 在出生后 3 个月内死亡,只有伴有较大房间隔缺损的患儿可生存 1 年以上。

病理分型包括:

1. **心上型** 肺静脉汇合成共同肺静脉干,经上行的垂直静脉斜行直接汇入上腔静脉,或垂直静脉上行汇入无名静脉,再经上腔静脉引流入右心房。

2. **心内型** 肺静脉汇合成共同肺静脉干,共同肺静脉干直接引流入右心房,或者经冠状窦引流入右心房。

3. **心下型** 肺静脉汇合成共同肺静脉干,经下行的垂直静脉在食管前通过膈肌,汇入门静脉或下腔静脉及其分支后,最后回流入右心房。最常见的回流部位是门静脉,其次是下腔静脉、左侧肝静脉和胃静脉。

4. **混合型** 肺静脉经前述的两型或多型途径分别引流入右心房,以心上型与心内型的混和型最常见。对于共同肺静脉干内径较细者,应警惕混合型的可能,需多切面探查垂直静脉及扩张的冠状窦。

(二)手术方式

常见手术方法包括:

1. **心上型** 将共同肺静脉干与左心房顶部吻合,结扎垂直静脉,心包补片修补房间隔缺损。

2. **心内型** 切除部分冠状静脉窦与房间隔缺损之间的肌性组织,扩大房间隔缺损,然后用心包补片重建房间隔,将冠状窦开口隔到左心房侧。

3. **心下型** 将共同肺静脉干与左心房后壁吻合,结扎垂直静脉,心包补片修补房间隔缺损。

4. **混合型** 根据混合型的不同解剖改变,选择联合两种以上方法进行矫治。

随着临床技术的进步,完全型肺静脉异位引流的手术疗效不断提高,但术后心律失常和远期肺静脉回流梗阻仍是主要的并发症。

(三)术后超声评价要点

1. **肺静脉回流是否通畅** 术后早期可因吻合口狭窄造成肺静脉回流不畅,术后中远期可因吻合口瘢痕挛缩造成肺静脉梗阻,二维超声应注意有无肺静脉狭窄。回流受阻时彩色多普勒显示肺静脉五彩镶嵌状血流(图 11-11-9A),连续波多普勒超声显示肺静脉流速大于 1.5 ~ 1.6 m/s,频谱形态异常,为连续性血流频谱(图 11-11-9B)。

2. **三尖瓣功能** 三尖瓣有无反流及其程度,并根据三尖瓣反流峰速评价肺动脉压力变化。

3. **右心结构** 右心房室内径是否较术前明显减小。

4. 房间隔缺损修补术后有无残余分流。

5. 其他合并心血管畸形矫治情况。

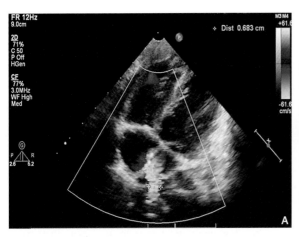
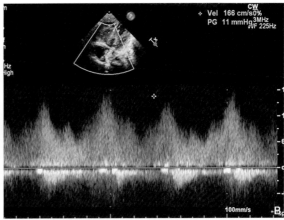

图 11-11-9 TAPVC 矫治术后经胸超声心动图

A.彩色多普勒显示肺静脉干与左心房吻合口处五彩镶嵌状高速血流;B.连续波多普勒超声显示肺静脉流速增快,呈连续性频谱

七、完全型心内膜垫缺损

完全型心内膜垫缺损(TECD)是由于十字交叉处心内膜垫组织融合过程中发育障碍而所形成的一组畸形,包括原发孔房间隔缺损、房室瓣下方流入道型室间隔缺损以及共同房室瓣畸形。部分患者合并唐氏综合征。

(一)病理解剖

根据共同房室瓣前桥瓣和右前瓣的发育及其腱索与乳头肌的附着情况不同,完全型心内膜垫缺损分为 Rastelli A 型、B 型和 C 型,以 A 型多见。Rastelli A 型:前桥瓣腱索附着在室间隔嵴或右心室内侧乳头肌上;Rastelli B 型:前桥瓣腱索附着在右心室心尖异常乳头肌;Rastelli C 型:前桥瓣悬浮在房、室间隔之间,腱索附着于右心室前侧乳头肌上。

(二)手术方法

1. 根治手术 包括修补房间隔缺损、室间隔缺损和共同房室瓣成形,可采用单片法、双片法和改良单片法。

2. 姑息性肺动脉环缩(Banding)术 对于心室发育不对称的患者或者合并完全性矫正型大动脉转位、左室流出道阻塞、多发性 VSD 等难以进行双心室矫治的患者,或者 3 个月内的小婴儿合并肺炎、心衰,内科治疗无效者,可考虑先行姑息性肺动脉环缩术。

3. 姑息性双向 Glenn 或全腔手术 适用于合并法洛四联症或伴有肺动脉瓣狭窄的右心室双出口,难以建立长隧道进行双心室矫治的患者。

(三)术后超声评价要点

1. 根治手术后超声评价要点

(1) ASD、VSD 修补术后有无残余分流。

(2)房室瓣反流情况,尤其是二尖瓣反流(图 11-11-10)。

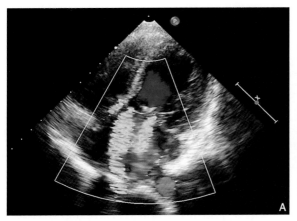
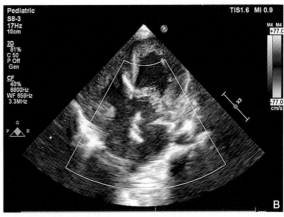

图 11-11-10 TECD 矫治术后彩色多普勒评价房室瓣反流

A.彩色多普勒显示二尖瓣两束大量反流;B.彩色多普勒显示二尖瓣少量反流

（3）肺动脉压力下降情况,评估心腔增大是否较术前减轻。

（4）合并心血管畸形矫治情况。

2. 姑息性肺动脉环缩术后超声评价要点

（1）肺动脉瓣上环缩处收缩期射流峰速及压差。

（2）环缩术后右心功能有无减低。

（3）环缩术后共同房室瓣反流有无增加。

3. 姑息性双向 Glenn 或者全腔手术后超声评价要点

（1）上腔静脉与肺动脉吻合处是否通畅,上腔静脉内径是否增宽,其内是否有团块状血栓形成,上腔静脉血流方向和频谱是否正常。

（2）下腔静脉内径是否增宽,管腔内有无团块状血栓形成,血流是否通畅。如行全腔引流,还需观察下腔静脉与肺动脉间连接管道及吻合口是否通畅,管道与右心房间开窗处分流是否存在。

（3）有无胸腔及腹腔积液。

八、单心室及功能单心室类疾病

（一）手术适应证

除单心室外,临床还存在一组功能单心室类疾病,包括二、三尖瓣闭锁或严重狭窄、共同房室瓣合并一侧房室瓣口不开通、合并无脾或多脾或心房异构等内脏异位综合征、合并左或右心室发育不良的完全型心内膜垫缺损等。这类发绀型先天性心脏病患儿畸形复杂,往往难以行解剖根治术,行 Fontan 类手术治疗,能显著提高患儿生存质量。

（二）手术方法

1. 手术方式的选择 为了避免单心室组患儿的心室容量和压力超负荷,应选择在婴儿甚至在新生儿时期施行姑息手术。新生儿时合并肺动脉瓣口狭窄、肺动脉发育不良、肺血少者,应采用姑息性改良 B-T 分流术,增加动脉血氧饱和度,二期再行 Glenn 术。否则术后可能出现上腔静脉梗阻综合征。无肺动脉瓣口狭窄、肺动脉发育好,肺血过多、肺动脉压高者,新生儿期先行肺动脉瓣上环缩术,以减小肺血量或者锻炼相应心室功能,等待至出生后 4~6 个月做双向 Glenn 术,2~3 岁以后做全腔静脉-肺动脉连接术。

2. 双向 Glenn 手术

（1）手术方式:横断上腔静脉,缝闭其近心端,远心端与右肺动脉端侧吻合,使上腔静脉血流同时流向左、右肺动脉。双侧上腔静脉者可行双侧双向 Glenn 术。

（2）手术适应证:年龄偏小,肺血管发育不理想的患儿;肺动脉压 <19 mmHg,合并房室瓣反流者;无法进行双心室矫治或不能行 Fontan 手术者。先行双向 Glenn 手术增加肺部血流,促进肺血管发育,改善缺氧,减轻心室负荷。远期随访如满足分期手术条件,可行二期全腔静脉-肺动脉连接术。

3. 全腔静脉-肺动脉连接术 全腔静脉-肺动脉连接术属于 Fontan 手术,分为右心房内隧道和心房外管道两种术式。右心房内隧道全腔静脉-肺动脉连接术适用于 2~4 岁的儿童,手术方式是缝闭肺动脉主干,横断上腔静脉,其两侧断端分别与右肺动脉或肺动脉主干侧壁进行端侧吻合,以后扩大房间隔缺损,建立右心房内人工隧道连接上、下腔静脉开口,使下腔静脉血流经内隧道引流至上腔静脉近心端,最终引流入肺动脉。心房外管道全腔静脉-肺动脉连接术适用于年龄较大的儿童或成人,手术方式是切断肺动脉干并缝闭其近端,在下腔静脉入口上方 2.0~2.5 cm 处切断右心房下部,缝闭右心房近端切口,并行右肺动脉下缘切口,在右心房远端切口和右肺动脉下缘切口之间安放外管道,使下腔静脉血流经外管道流入右肺动脉。另外,心房内隧道上通常开一内径不超过 0.5 cm 的小孔或在外通道与右心房间开窗,以减少术后腔静脉梗阻的发生。

（三）双向 Glenn、全腔静脉-肺动脉连接术的超声评价

1. 观察腔静脉-肺动脉吻合口处是否通畅,有无狭窄或血栓形成。肺动脉内可测得静脉性血流信号,回流较好者峰速一般在 0.3~0.5 m/s。

2. 上、下腔静脉有无扩张以及回流情况,如肺动脉压增高,腔静脉压力则随之升高,可出现扩张及双向血流信号,其扩张程度与肺动脉高压程度相关。上腔静脉内有无异常团块状血栓回声(图 11-11-11A),下腔静脉及人工管道管腔内有无异常血栓回声(图 11-11-11B)。

3. 右心房内人工血管窗口分流情况。

4. 有无胸腔积液、腹腔积液。

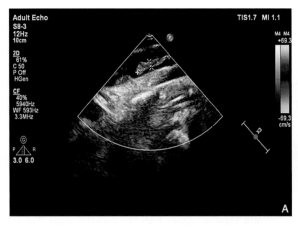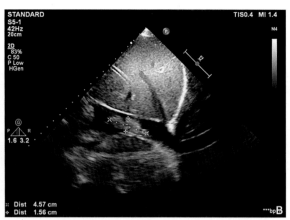

图 11-11-11　全腔静脉-肺动脉连接术后上、下腔静脉内血栓形成
A. 上腔静脉内血栓形成(游标)；B. 下腔静脉内血栓形成(游标)

（王　浩）

参 考 文 献

1. 王新房,谢明星. 超声心动图学. 5 版. 北京:人民卫生出版社,2016.

2. Degenhardt K,Rychik J,Fetal Situs. Isomerism,Heterotaxy Syndrome:Diagnostic Evaluation and Implication for Postnatal Management. Curr Treat Options Cardiovasc Med,2016,18(12):77.

3. Lapierre C,Déry J,Guérin R,et al. Segmental Approach to Imaging of Congenital Heart Disease. Radiographics, 2010,30(2):397-411.

4. Frescura C,Thiene G. The New Concept of Univentricular Heart. Front Pediatr,2014,7(2):62.

5. Anderson RH,Becker AE,Freedom RM,et al. Sequential Segmental Analysis of Congenital Heart Disease. Pediatr Cardiol,1984,5(4):281-287.

6. Shinebourne EA,Macartney FJ,Anderson RH. Sequential Chamber Localization-Logical Approach to Diagnosis in Congenital Heart Disease. Br Heart J,1976,38(4):327-340.

7. Silvestry FE,Cohen MS,Armsby LB,et al. Guidelines for the Echocardiographic Assessment of Atrial Septal Defect and Patent Foramen Ovale:From the American Society of Echocardiography and Society for Cardiac Angiography and Interventions. J Am Soc Echocardiogr,2015,28(8):910-958.

8. Rio PP,Mumpuni H,Anggrahini DW,et al. Persistent left superior vena cava in atrial septal defect sinus venosus type:diagnosis with saline contrast echocardiography—a case series. Clinical Case Reports,2017,5(5):587-590.

9. Hari P,Pai RG,Varadarajan P. Echocardiographic evaluation of patent foramen ovale and atrial septal defect. Echocardiography,2015,32(2):110-124.

10. Sun F,Fan M,Li Y,et al. Multiperforated atrial septal "aneurysm in aneurysm":Percutaneous closure guided by real-time three-dimensional transesophageal echocardiography. J Clin Ultrasound,2018,46(6):421-423.

11. Kawamukai M,Muranaka A,Yuda S,et al. Utility of three-dimensional transesophageal echocardiography for diagnosis of unroofed coronary sinus. J Med Ultrason (2001),2016,43(1):91-94.

12. Mousa TM,Akinseye OA,Kerwin TC,et al. A Rare Association of Sinus Venosus-Type Atrial Septal Defect and Persistent Left Superior Vena Cava Detected by Transthoracic Echocardiography and Cardiac Magnetic Resonance Imaging. Netherlands International Law Review, 2015,16(3):528-531.

13. Alkhouli M,Sarraf M,Holmes DR. Iatrogenic Atrial Septal Defect. Circ Cardiovasc Interv,2016,9(4):e003545

14. 曹铁生,段云友. 多普勒超声诊断学. 第 2 版. 北京:人民卫生出版社,2014.

15. 高云华,唐红. 实用超声心动图学. 北京:人民军医出版社,2011.

16. Rawnsley DR,Xiao J,Lee JS,et al. The Transcription Factor Atonal homolog 8 Regulates Gata4 and Friend of Gata-2 during Vertebrate Development. J Biol Chem, 2013,288(34):24429-24440.

17. Penny DJ,Vick GW 3rd. Ventricular septal defect. Lancet,2011,377(9771):1103-1112.

18. 任卫东,张玉奇,舒先红. 心血管畸形胚胎学基础与超声诊断. 北京:人民卫生出版社,2015.

19. Warnes CA,Shugoll GI,Wallace RB,et al. Atrioventricular septal defect(primum atrial septal defect)with

prolonged survival (despite severe mitral regurgitation and pulmonary hypertension) and associated cardiac calcification (mitral anulus, coronary artery and pulmonary trunk). Am J Cardiol, 1984, 54(6):689-691.

20. Friedberg MK, Kim N, Silverman NH. Atrioventricular septal defect recently diagnosed by fetal echocardiography: echocardiographic features, associated anomalies, and outcomes. Congenital Heart Disease, 2007, 2(2):110-114.

21. 刘延玲, 熊鉴然. 临床超声心动图学. 3 版. 北京:科学出版社, 2014.

22. 菲根鲍姆. 超声心动图学. 6 版. 北京:人民卫生出版社, 2009.

23. Acherman RJ, Smallhorn JF, Freedom RM. Echocardiographic assessment of pulmonary blood supply in patients with pulmonary atresia and ventricular septal defect. J Am Coll Cardiol, 1996, 28(5):1308-1313.

24. 江勇, 吴伟春, 白东峰, 等. 右心声学造影诊断分流性先天性心脏病的应用价值. 中国循环杂志, 2012, 27(2):130-132.

25. 舒先红. 右心声学造影-2016 超声心动图检查指南解读. 中国医学影像技术, 2017, 33(4):485-486.

26. 孟霞, 韩波. 经皮球囊肺动脉瓣成形术在儿童肺动脉瓣狭窄中的应用进展. 中华实用儿科临床杂志, 2017, 32(1):77-80.

27. Galal O, Al-Halees Z, Solymar L, et al. Double chambered right ventricle in 73 patients: spectrum of the disease and surgical results of transatrial repair. Can J Cardiol, 2000, 16(2):167-174.

28. Hoffman P, Wojcik AW, Rozansik J, et al. The role of echocardiography in diagnosing double chambered right ventricle in adults. Heart, 2004, 90:789-793.

29. Schoenwolf GC, Bleyl SB, Brauer PR, et al. Larsen's Human Embryology. 5th ed. Elsevier Churchill Livingstone, 2015, 267-340.

30. Allen HD, Driscoll DJ, Shaddy RE, et al. Moss and Adams' Heart Disease in Infants, Children, and Adolescents Including the Fetus and Young Adult. 8th ed. Philadelphia, PA: Lippincott Williams & Wilkins, 2013.

31. 杨浣宜. 超声医生培训丛书-心血管超声分卷. 北京:人民军医出版社, 2009.

32. 朱晓东, 张宝仁. 心脏外科学. 北京:人民卫生出版社, 2007.

33. Challoumas D, Pericleous A, Dimitrakaki I A, et al. Coronary Arteriovenous Fistulae: A Review. Int J Angiol, 2014, 23(1):1-10.

34. Lim J C, Beale A, Ramcharitar S. Anomalous origination of a coronary artery from the opposite sinus. Nat Rev Cardiol, 2011, 8(12):706-719.

35. 朱清於, 金崇厚. 先天性心脏病病理解剖学. 北京:人民军医出版社, 2001.

36. 李治安. 临床超声影像学. 北京:人民卫生出版社, 2003.

37. 李林林, 常谦. 主动脉缩窄的治疗进展. 中国循环杂志, 2013, 28(7):549-551.

38. Ungerleider RM, Pasquali SK, Welke KF, et al. Contemporary patterns of surgery and outcomes for aortic coarctation: An analysis of the Society of Thoracic Surgeons Congenital Heart Surgery Database. J Thorac Cardiovasc Surg, 2013, 145(1):10.

39. 丁文祥, 苏肇伉. 小儿心脏外科学. 济南:山东科学技术出版社, 2000.

40. 刘维易, 易定华. 现代心脏外科治疗学. 西安:世界图书出版公司, 2009.

41. 周诚, 董念国, 杜心灵, 等. 姑息性手术在复杂先天性心脏病患者中的应用. 中国胸心血管外科临床杂志, 2012, 19(5):494-497.

42. 郑景浩, 徐志伟, 苏肇伉, 等. 体肺分流术在小儿复杂先天性心脏病手术中的应用. 中华胸心外科杂志, 2005, 21(6):371.

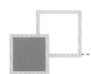

第十二章　肺高压与超声心动图评估

肺高压(pulmonary hypertension,PH)是指肺动脉压力升高超过正常界值的一种血流动力学和病理生理状态,以肺血管阻力进行性升高为主要特征,可导致右心衰竭,它可以作为独立的疾病出现,也可以是并发症,或是综合征的组成部分。肺高压症状非特异,早期可无症状,随病情进展可有呼吸短促、易疲劳、晕厥、胸痛、干咳及腿部和踝部水肿等右心衰症状。经胸超声心动图可评估肺动脉压和右心功能,是临床用于筛选肺高压最常见的无创性检查手段,有重要临床实用价值。右心导管检查是诊断和评价 PH 的"金标准",也是评估血流动力学损伤严重程度及测试血管反应性的标准方法。因此 PH 的诊断影响治疗决策时,仅仅依赖超声心动图是不够的,还需要进一步行右心导管检查确诊。本章主要阐述肺高压的概念、分类及超声心动图评估价值。

(一)肺高压的定义

2015 年 ESC 和欧洲呼吸学会(European Respiratory Society,ERS)发布的肺高压定义为:在静息状态下,右心导管测量的肺动脉平均压(mean pulmonary arterial pressure,PAPm)≥25 mmHg。在静息状态下,正常的 PAPm 为(14±3)mmHg,上限约为 20 mmHg,PAPm 在 21~24 mmHg 的临床意义尚不清楚,有发展为肺高压危险因素的患者(如结缔组织病的患者或家族成员有遗传性肺高压的患者)应密切随访。目前仍缺乏可靠的数据来定义哪些级别的运动诱导的 PAPm 或肺血管阻力(pulmonary vascular resistance,PVR)改变对预后有影响,因此运动状态下 PAPm 增高或 PVR 的改变不能被定义为肺高压。根据 PAPm、肺动脉楔压(pulmonary artery wedge pressure,PAWP)、心输出量(cardiac output,CO)、舒张期压力梯度(diastolic pressure gradient,DPG)、PVR 的各种组合,评估稳定状态下 PH 的不同血流动力学及其临床分类。具体的血流动力学及定义见表 12-0-1。此标准中的肺动脉压是右心导管测量的指标,但因其是有创检查,在临床应用中存在一定局限性。1984 年 Yock 和 Popp

首先报道应用超声心动图测量三尖瓣反流峰值流速来估测肺动脉收缩压。利用简化伯努利方程

$$\Delta P = 4V^2 \qquad (式 12\text{-}0\text{-}1)$$

获得右心房和右心室间的压差,再加上右心房压,即可估测肺动脉收缩压,这也是目前临床常规用于评估肺动脉压的方法。

表 12-0-1　2015 年欧洲心脏病学会和欧洲呼吸学会肺高压诊断与治疗指南中肺高压的血流动力学及定义

定义	特征	临床人群
肺高压	PAPm≥25 mmHg	以下所有
毛细血管前肺高压	PAPm≥25 mmHg,PAWP≤15 mmHg	肺动脉高压,肺部疾病引起的肺高压,慢性栓塞性肺高压,不明原因和多因素引起的肺高压
毛细血管后肺高压	PAPm≥25 mmHg,PAWP>15 mmHg	左心疾病引起的肺高压,不明原因和/或多因素引起的肺高压
独立的毛细血管后肺高压	DPG<7 mmHg 和/或 PVR≤3WU	
合并毛细血管前和毛细血管后肺高压	DPG≥7 mmHg 和/或 PVR<3WU	

PAPm:肺动脉平均压;PAWP:肺动脉楔压;DPG:舒张期压力梯度,舒张期压力梯度=舒张期肺动脉压-平均肺动脉楔压;PVR:肺血管阻力,肺血管阻力=肺动脉平均压/心输出量

(二)肺高压临床分类

2015 年欧洲心脏病学会和欧洲呼吸学会依据病理表现、血流动力学特征以及临床诊治策略将肺高压分为五大类:①动脉性肺动脉高压(以下简称肺动脉高压);②左心疾病所致的肺高压;③缺氧和/或肺部疾病引起的肺高压;④慢性血栓栓塞性肺高压和其他肺动脉阻塞;⑤多种机制和/或不明机制引起的肺高压。目前我们在临床工作中关注最多

的是上述第一类,本章重点亦是肺动脉高压和超声心动图评估,特别是先天性心脏病引起的肺动脉高压的超声心动图评估。

(三) 先天性心脏病肺动脉高压的发病机制

引起肺动脉高压的疾病很多,引起肺高压的机制亦非常复杂,尽管近年来很多专家和学者对肺高压的发病机制有了比较深入的研究,但其确切机制尚不十分清楚。对于先天性心脏病患者的肺动脉高压,大多数学者认为先天性心脏病患者循环长期高血流量是肺动脉高压形成的主要原因,它作为触发因素可引起肺血管的一系列病理生理改变,异常的血流动力学改变引起肺血管内皮细胞损伤、功能障碍及肺血管结构重构是肺动脉高压形成的重要原因。

肺动脉高压形成早期,肺血管张力反应性增高和肺血管收缩是形成肺动脉高压的主要原因。体-肺分流(左向右分流)造成肺血流量增大,长期高肺血流量所致的剪切力造成了肺血管内皮细胞损伤和功能紊乱,从而使内皮细胞释放的一氧化氮(nitric oxide,NO)、前列环素(prostacyclin,PGI$_2$)等舒张血管的物质减少,而缩血管物质如内皮素(endothelin,ET)、血栓素等增加。此阶段肺动脉高压多为动力型肺高压,肺血管阻力没有明显增高,若能及时给予干预治疗,阻断分流,减少肺血流量,使肺血管内皮细胞功能逐渐恢复,肺动脉高压大多能够得到改善。

肺动脉高压发展后期,肺血管结构重构是维持肺动脉压持续升高的主要原因。血管活性物质调节失衡,不仅引起肺血管收缩和肺动脉压力升高,而且引起血管平滑肌细胞增殖和局部微血栓形成。随着肺动脉压的继续升高,体-肺循环之间的压力差减小,左向右分流的流速会减小,后期会出现双向分流,甚至右向左分流,此时肺动脉高压已发展为阻力型肺动脉高压即艾森门格综合征,大多数患者已失去手术机会,即使给予干预治疗,效果也不理想。总之,肺血管结构重构是多个途径、多种细胞参与的复杂病理生理过程,具体机制还需进一步探讨。

遗传因素在肺动脉高压的形成中也有一定的作用,肺动脉高压存在遗传的易感性,不同个体对于同样的刺激会出现不同的肺血管反应,如一些先天性心脏病患者,同等水平的分流量,部分患者肺高压发生比较早、比较重,而有的患者发生比较迟,程度也较轻。

(四) 肺动脉高压的超声心动图表现

超声心动图在肺动脉高压的诊疗中具有重要作用,可以定量估测肺动脉压及严重程度,排除各种左向右分流的先天性心脏病或瓣膜病引起的肺动脉高压。同时超声心动图通过观察右心扩张程度、肺动脉内径、室间隔形态及运动、左右心室壁运动情况来评估患者病情、疗效及预后。

1. M 型超声心动图　肺动脉高压时,肺动脉瓣 M 型超声心动图曲线有明显改变(图 12-0-1),具体表现为①"a"波变浅或者消失:出现此现象是由于右心室收缩时右心室压力难以打开肺动脉高压状态下的肺动脉瓣所致;②肺动脉瓣收缩中期关闭或有切迹:肺动脉瓣开放曲线呈"W"形或"V"形,肺动脉瓣活动曲线 cd 段呈"W"形是肺动脉瓣收缩中期关闭现象,呈"V"形是肺动脉瓣提前关闭所致;③ef 斜率减低。另外在 M 型超声心动图上显示右心室壁增厚,室间隔运动异常,室间隔和左心室后壁呈同向运动,右心室增大等。

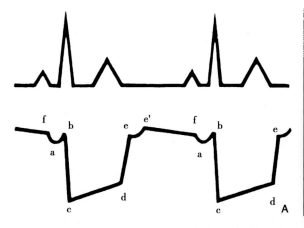
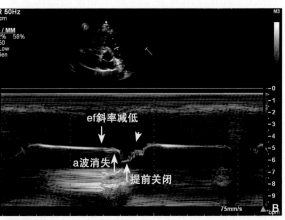

图 12-0-1　正常肺动脉瓣 M 型曲线示意图和肺动脉高压患者 M 型曲线

A. 正常肺动脉瓣 M 型曲线示意图(c 点:肺动脉瓣开放到最低点;d 点:肺动脉瓣开始关闭;cd 段:收缩期肺动脉瓣开放期;ef 段:肺动脉瓣关闭期);B. 肺动脉高压患者肺动脉瓣 M 型曲线,显示"a"波消失,肺动脉瓣开放曲线呈"V"形,ef 斜率减低

心尖四腔心切面通过 M 型超声测量三尖瓣环长轴运动距离,即三尖瓣环收缩期位移(tricuspid annular plane systolic excursion,TAPSE),它反映右心室长轴收缩功能,运动距离越大,右心室收缩功能越好,肺高压可引起右心室收缩功能减退,此时 TAPSE 减低。

2. 二维超声心动图　在左室长轴切面、心尖四腔心切面和大动脉短轴切面,见右心室增大、右心室壁增厚、左心室受压变小、右心房增大、右室流出道增宽(图 12-0-2A～C)。大动脉短轴切面见主肺动脉及左、右肺动脉内径增宽。心尖四腔心切面测量右心室面积变化率(right ventricular fractional area change,RVFAC):

$$RVFAC = (RVEDA-RVESA)/RVEDA$$

(式 12-0-2)

式中 RVEDA 为右心室舒张末期面积,RVESA 为右心室收缩末期面积。RVFAC 亦是评价右心室收缩功能的参数,肺高压时,可引起右心室收缩功能减退,此时 RVFAC 测值减低。

心室短轴切面见室间隔形态异常(12-0-2D)。正常人左心室舒张压大于右心室舒张压,室间隔凸向右心室侧。当右心室负荷加重,右心室压大于左心室压时,使室间隔变平或凸向左心室侧,左心室呈"D"字形(合并左心室舒张压增高者可以无此现象)。

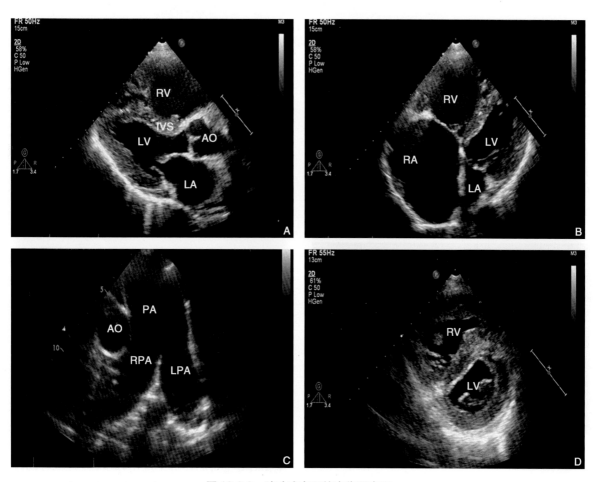

图 12-0-2　肺动脉高压的声像图表现

A. 左室长轴切面显示右心室增大,室间隔形态异常;B. 心尖四腔心切面显示右心房及右心室增大;C. 大动脉短轴切面显示主肺动脉及左、右肺动脉内径增宽;D. 心室短轴切面显示右心室增大、室间隔平直、右心室壁增厚,左心室呈"D"字形

RV:右心室;LV:左心室;IVS:室间隔;PA:主肺动脉;LPA:左肺动脉;RPA:右肺动脉;AO:主动脉;LA:左心房;RA:右心房

3. 多普勒超声心动图

(1)彩色多普勒:肺动脉高压患者常伴有三尖瓣和肺动脉瓣反流(图 12-0-3)。

(2)脉冲波多普勒:正常人肺动脉血流脉冲波多普勒频谱为圆钝倒三角形,频谱上升支和下降支基本对称,肺动脉的血流峰值流速出现于收缩中

期。肺动脉高压时呈不对称三角形,甚至呈匕首形,加速时间(acceleration time,AT)变短,峰值显著

前移,收缩中期以后形成第二个波峰,在肺血管阻力增加时峰值减低。

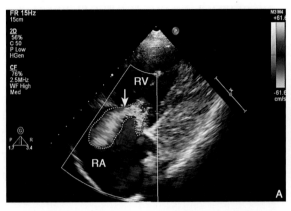
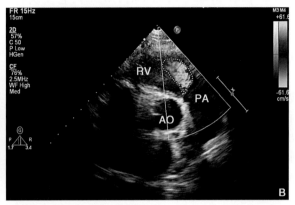

图 12-0-3 肺动脉高压患者瓣膜反流彩色多普勒声像图
A. 右心房内探及三尖瓣上蓝色反流束(箭头);B. 心底短轴切面肺动脉瓣下探及红色反流束
RA:右心房;RV:右心室;AO:主动脉;PA:肺动脉

肺动脉血流加速时间的正常值范围是 80~120 ms,肺动脉高压时 AT<80 ms(图 12-0-4);肺动脉高压时右心室射血前期(right venteicular pre-ejection period,RPEP)延长,因为肺动脉高压时,右心室需要比平时更高的压力方能使肺动脉瓣打开,肺动脉瓣开放延迟,RPEP 延长,同时,肺动脉压力增高使肺动脉瓣提前关闭,右心室射血时间减短。

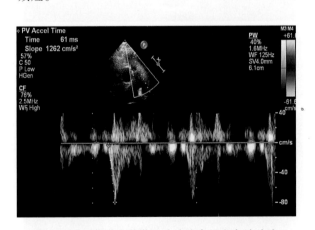

图 12-0-4 频谱多普勒示肺动脉高压患者肺动脉血流频谱加速时间(AT)<80 ms

4. 超声心动图新指标 随着超声心动图新技术发展,出现了一些用于评价右心功能的新指标,可用于评价肺动脉高压时右心功能改变,如三尖瓣环运动速度、Tei 指数、应变(strain,S)和应变率(strain rate,SR)等在肺高压时均会有明显改变,目前亦有较多专家和学者分别研究不同病因引起的不同程度肺高压患者相关参数改变情况,但是目前尚未制定出统一的诊断标准。

(1)三尖瓣环运动速度:心尖四腔心切面组织多普勒成像(tissue doppler imaging,TDI)测量三尖瓣环运动速度,包括收缩期峰值运动速度(s′),舒张早期峰值运动速度(e′),舒张晚期峰值运动速度(a′),肺动脉高压引起右心收缩和/或舒张功能减退时,三尖瓣环运动速度减低。

(2)Tei 指数:即心肌做功指数,又称心肌综合指数。正常人右心室 Tei 指数值为 0.29±0.06,Tei指数增大时,提示右心室心肌整体功能降低。

$$Tei 指数 = (A-B)/B \qquad (式 12-0-3)$$

A 为舒张晚期 a′波结束至下一周期舒张早期 e′波起始的时间,B 为 s′波的持续时间,(A-B)代表右心室心肌等容收缩时间与等容舒张时间之和,B代表右心室射血时间。

(3)应变和应变率:是反映心肌形变能力、准确评价心肌功能的两个最主要的指标。心肌应变即心肌长度的变化值占心肌原长度的百分数;应变率是心肌运动两点的速度梯度,即局部两点之间的速度差除以两点之间的距离。近年来应变和应变率在右心室功能评价中应用较多,肺高压时,引起右心室收缩功能减退,对右心室整体和局部心肌应变及应变率均有影响。

(五)超声心动图估测肺动脉压

1. 三尖瓣反流压差法估测肺动脉收缩压 当不存在肺动脉狭窄时,右心室收缩压(right venteicular systolic pressure,RVSP)≈肺动脉收缩压(pulmonary artery systolic pressure,PASP),于心尖四腔心切面,用 CW 取样线获取三尖瓣反流频谱,测量

最大反流速度（Vmax）。根据简化的伯努利方程计算跨瓣压差，即右心室和右心房之间的压力阶差，公式如下：

$$\Delta P = 4Vmax^2 \qquad (式12-0-4)$$

$$右心室收缩压（RVSP）= \Delta P + 右心房压（RAP）$$
$$(式12-0-5)$$

$$RVSP \approx PASP，所以$$

$$PASP = 4Vmax^2 + RAP \qquad (式12-0-6)$$

三尖瓣反流法估测的肺动脉收缩压与右心导管检测的肺动脉收缩压具有很好的相关性。

右心房压的估测：为了达到超声心动图报告的简便性及一致性，估测 PAP 时，用 RAP 的特定值而不是参考值范围。当 RA 压力升高传递到下腔静脉（inferior vena cava，IVC）时，导致 IVC 扩张及 IVC 随呼吸塌陷率减低，因此可以根据下腔静脉内径及塌陷率来估测右心房压：鼻式呼吸时，IVC 内径≤2.1 cm，IVC 内径塌陷率>50%，RAP 为 3 mmHg（范围 0~5 mmHg）；IVC 内径>2.1 cm，下腔静脉内径塌陷率<50%，RAP 为 15 mmHg（范围 10~20 mmHg）；若 IVC 内径及塌陷率不在上述范围，即中间情况，IVC 内径>2.1 cm，IVC 内径塌陷率>50%，或 IVC 内径≤2.1 cm，IVC 内径塌陷率<50%，RAP 为 8 mmHg（范围 5~10 mmHg），或者结合右心房压升高的辅助指标如右心房内径等来评定。

IVC 内径塌陷率的计算公式：

$$[（IVCDmax-IVCDmin）/IVCDmax] \times 100\%$$
$$(式12-0-7)$$

IVC 内径需患者平静呼吸状态下，在距下腔静脉右心房入口处约 0.5~3.0 cm 范围内测量，IVCDmax：IVC 最大内径，IVCDmin：IVC 最小内径。

肝静脉（HV）血流方式可为右心房压的评定提供补充信息。右心房压正常时，HV 收缩期血流占优势；右心房压升高时，HV 舒张期血流占优势。HV 收缩期血流充盈率：Vs/（Vs+Vd）<55% 是 RA 压升高的敏感性及特异性高的指标，重要的是 HV 血流速度在机械通气患者可有效评估 RAP。

RAP 升高的辅助指标在某些情况下对进一步评估 RAP 有用，这些指标包括：舒张期右心室限制型充盈方式；三尖瓣 E/e′> 6；HV 舒张期血流占优（收缩期充盈率<55%）。

当 IVC 内径及塌陷率处于上述的中间情况下，如果未出现 RAP 升高的辅助指标，则 RAP 下

调至 3 mmHg；如果 IVC 最小塌陷<35%，且存在 RAP 升高的辅助指标，则 RAP 上调至 15 mmHg；如果 RAP 升高的辅助指标不明确，则 RAP 取其中间值 8 mmHg。

但在机械通气患者，下腔静脉不能准确反映右心房压，如果可能，应采用中心静脉压评估右心房压。在不能充分进行鼻式呼吸的患者，平静吸气时 IVC 塌陷率<20% 表明 RAP 升高。

正常年轻运动员 IVC 可扩张，因此在这类人群中 IVC 扩张不反映右心房压升高。一些患者如果平卧位 IVC 正常，需左侧卧位再次评估 IVC 内径及呼吸塌陷率。

2. 室间隔分流压差法计算肺动脉收缩压　当有室间隔缺损，无右室流出道和肺动脉狭窄时可采用此方法，利用袖带法测量患者的肱动脉收缩压（SBP），左心室收缩压（LVSP）≈主动脉收缩压（AOSP），即 SBP。用 CW 取样线记录室间隔分流频谱，测量最大流速（Vmax），计算两心室之间的压差 ΔP。

$$\Delta P = LVSP-RVSP \approx SBP-RVSP = 4Vmax^2$$
$$(式12-0-8)$$

而 RVSP≈PASP，故

$$PASP = SBP-\Delta P = SBP-4Vmax^2$$
$$(式12-0-9)$$

需要注意的是，上述两种方法，在肺动脉本身的收缩期血流速大于 1 m/s 时，计算时需要减去肺血流速度换算的压差。当心室水平存在双向分流或者右向左分流时，肺动脉收缩压估测需根据收缩期时心室水平分流的方向，当收缩期为左向右分流时，

$$肺动脉收缩压=肱动脉收缩压-4\times（心室$$
$$水平左向右分流速度）^2 \quad (式12-0-10)$$

当收缩期为右向左分流时，

$$肺动脉收缩压=肱动脉收缩压+4\times（心室$$
$$水平右向左分流速度）^2$$
$$(式12-0-11)$$

3. 大动脉水平分流压差法计算肺动脉收缩压　当存在动脉导管未闭时，测量动脉导管未闭左向右分流的峰值流速 Vmax，根据简化的伯努利方程，计算主动脉收缩压与肺动脉收缩压的压差 ΔP，主动脉收缩压（AOSP）≈肱动脉收缩压（SBP），因此

$$PASP = SBP-4Vmax^2 \qquad (式12-0-12)$$

当大动脉水平存在双向分流时（图12-0-5），肺动脉收缩压的估测方法同室间隔缺损时心室水平双向分流时的估测。

4. 肺动脉血流时间间期法估测肺动脉高压　右心室射血前期（RPEP）和加速时间（AT）的比值可作为反映肺动脉压力的指标。正常情况下RPEP/AT<1，RPEP/AT≥1可考虑诊断肺动脉高压。

5. 肺动脉瓣反流法估测肺动脉舒张压　在胸骨旁心底大动脉短轴切面，利用CW或PW测量肺动脉瓣下舒张晚期肺动脉瓣最大反流流速（V），可计算出肺动脉舒张压（PADP）与右心室舒张压阶差。当不存在三尖瓣狭窄时，右心室舒张期压力=右心房压，所以，

$$肺动脉舒张压（PADP）=4V^2+RAP$$

$$（式12-0-13）$$

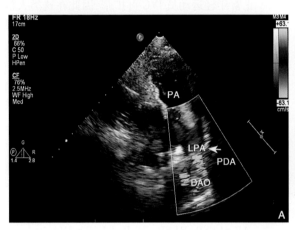
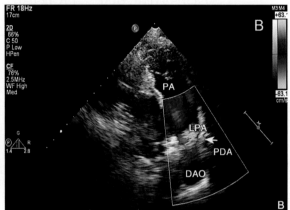

图12-0-5　动脉导管未闭患者大动脉水平双向分流

A.收缩期右向左分流（蓝色血流，血流方向为左肺动脉到降主动脉）；B.舒张期左向右分流（红色血流，血流方向为降主动脉到左肺动脉）

PA:肺动脉；LPA:左肺动脉；DAO:降主动脉；PDA:动脉导管

超声心动图估测的肺动脉舒张压与右心导管测得的肺动脉舒张压相关，肺动脉舒张早期的压力差与心导管测得的肺动脉平均压相关。

6. 肺动脉平均压（PAPm）的估测　胸骨旁心底大动脉短轴切面，以CW或PW取样线获取肺动脉反流频谱，测量舒张早期肺动脉瓣最大反流压差，估测肺动脉平均压差（图12-0-6）：

$$PAPm=4V^2+RAP　　（式12-0-14）$$

也可以用经验公式：

$$PAPm=（PASP+2PADP）/3$$

$$（式12-0-15）$$

研究发现，用超声心动图估测的肺动脉平均压与收缩压之间有线性关系，且超声心动图估测的肺动脉平均压与右心导管检测的肺动脉平均压具有很好的相关性。

7. 上腔静脉频谱形态　对于没有三尖瓣反流或者三尖瓣反流因患者体位受限、肥胖、肺气的干扰而难以检测到，可以通过检测上腔静脉（SVC）频

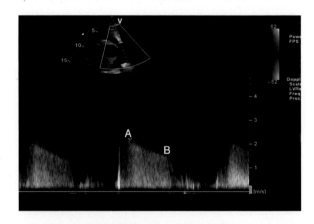

图12-0-6　肺动脉反流频谱

根据肺动脉瓣反流估测患者肺动脉平均压为：A点（舒张早期）肺动脉瓣最大反流压差+右心房压；肺动脉舒张压为：B点（舒张晚期）肺动脉瓣最大反流压差+右心房压

谱多普勒的方法，来估测肺动脉压。正常情况下SVC的频谱特点是包括有S、D两个收缩期波，和VR（室缩波）、AR（房缩波）两个反向波，S波>D波，反向波AR>VR，AR、VR峰值分别低于S波、D波。研究发现，肺动脉高压时，频谱的形态和主波

的参数会发生改变,轻度肺动脉高压时 S 波和 D 波振幅无显著性差异,中、重度肺动脉高压时,S 波和 D 波参数随呼吸变化率而减低,反向波 VR 和 AR 增高。

(六) 超声心动图估测肺动脉高压严重程度

根据估测 PASP 的三尖瓣反流法或穿隔流速法,肺动脉高压严重程度评估标准如下:

无肺动脉高压:PASP < 35 mmHg,PAPm < 20 mmHg,PADP<15 mmHg;

轻度:35 mmHg≤PASP<50 mmHg,20 mmHg≤PAPm<40 mmHg,15 mmHg≤PADP<25 mmHg;

中度:50 mmHg≤PASP<70 mmHg,40 mmHg≤PAPm<60 mmHg,25 mmHg≤PADP<30 mmHg;

重度:PASP ≥ 70 mmHg,PAPm ≥ 60 mmHg,PADP≥30 mmHg。

2015 年欧洲心脏病学会和欧洲呼吸学会指南认为正常的 PAPm 为 (14±3) mmHg,上限约为 20 mmHg,PAPm 在 21~24 mmHg 是属于需要密切随访的,不诊断为肺动脉高压,有学者认为该指南中的 PAPm 为右心导管测量的数据,超声心动图估测的 PAPm 若在 21~24 mmHg,而 PASP>35 mmHg 且有其他的前述超声心动图指标支持,仍诊断为肺动脉高压。

(七) 超声心动图估测肺动脉压的局限性

通过超声心动图估测肺动脉压在临床上应用越来越普及,但是近年来有研究显示用三尖瓣反流法测定的肺动脉收缩压有 48% 的患者存在高估或低估。欧洲心脏病学会和欧洲呼吸学会在 2015 年对三尖瓣反流法诊断肺动脉高压提出了诊断标准(表 12-0-2)。

表 12-0-2　2015 年欧洲心脏病学会和欧洲呼吸学会关于三尖瓣反流法估测肺动脉高压的诊断标准

三尖瓣反流流速/(m/s)	其他支持肺动脉高压的超声心动图指标	超声评估 PH 的可能性
≤2.8 或不能测量到	无	低
≤2.8 或不能测量到	有	
2.9~3.4	无	中等
2.9~3.4	有	
>3.4	不需要	高

同时 2015 年欧洲心脏病学会和欧洲呼吸学会肺动脉高压的诊断和治疗指南中提出了采用超声心动图的其他指标来支持肺动脉高压的诊断,具体

见表 12-0-3。

表 12-0-3　2015 年欧洲心脏病学会和欧洲呼吸学会关于诊断肺动脉高压的超声心动图支持指标

A 心室	B 肺动脉	C 下腔静脉和右心房
右心室内径/左心室内径>1	频谱多普勒右室流出道加速时间<105 ms 和/或收缩中期切迹	下腔静脉内径>21 mm,深吸气时内径塌陷率<50%或平静呼吸时内径塌陷率<20%
室间隔形态改变(变扁平):左心室偏心指数在收缩期和/或舒张期>1.1	舒张早期肺动脉瓣反流流速>2.2 m/s	右心房面积(收缩末期)>18 cm²
	肺动脉内径>25 mm	

至少出现两个类别(A/B/C)指标时支持肺动脉高压的诊断

美国心脏病学会和心脏学会相关专家也有相似共识:只有在患者存在胸闷、气短等临床症状时,并且利用三尖瓣反流法估测的肺动脉收缩压>40 mmHg 时,才考虑患者存在肺动脉高压,并且需要进一步行相关检查来证实。

总之,目前的观点认为,超声心动图三尖瓣反流法仍是无创的筛查肺动脉高压的重要工具,其具有较高的特异性和阳性预测率,但是灵敏度较低,不能过度依赖此法,需要结合其他相关检查方法,如心电图、X 线等。此外,超声心动图不能完全替代心导管在肺动脉高压确诊中的作用。右心导管仍是确诊肺动脉高压的"金标准"。

(八) 肺动脉高压的其他检查方法

1. **心电图**　肺动脉高压时心电图可出现电轴右偏,右心室高电压,Ⅰ 导联出现 S 波等,但是缺乏特异性,并且心电图正常并不能排除肺动脉高压。

2. **X 线**　PH 时可出现肺动脉段突出但外周肺血管稀疏,即"截断现象",右心房、右心室增大。X 线对于中、重度肺动脉高压患者有一定的诊断价值,但 X 线检查结果正常并不能排除肺动脉高压。

3. **CT**　肺动脉高压时主要是用于了解有无间质病变及其程度,可通过三维重建技术观察心脏的大体形态和肺动脉情况。

4. **MRI**　可以测量右心房、心室大小,近端肺动脉内径等,但不能估测肺动脉压。

5. **肺功能评价**　肺动脉高压患者应进行肺功能检查和动脉血气分析,可以了解患者有无通气障

碍和弥散功能障碍。

6. 肺通气灌注扫描 在先天性心脏病肺动脉高压的诊断中意义不大,其对于诊断慢性血栓栓塞性肺动脉高压具有比较重要的价值。

7. 右心导管检查 右心导管检查仍是肺动脉高压确诊的"金标准",同时也是确定治疗方案的重要检查手段。

(九)超声心动图估测肺动脉压时应注意的问题

由于三尖瓣反流法可能导致高估或低估肺动脉压,因此应进一步深入了解影响肺动脉压力测定的各种因素,并采取针对性的改善措施。例如,当临床表现和超声心动图其他指标均提示可能存在肺动脉高压,而三尖瓣反流法估测肺动脉收缩压仍在正常范围时,应该多切面、多角度探测三尖瓣反流频谱,尽量获取最大反流速度,以频谱轮廓最清晰完整和反流速度最大者为准;当三尖瓣反流量少,很难取到清晰完整的反流频谱时,可以用右心声学造影来增强瓣膜反流频谱,有助于帮助准确测量反流的最大流速。

三尖瓣反流法估测肺动脉压是肺动脉高压的重要评价方法,但是当不存在三尖瓣反流或者是三尖瓣反流不明显时,应结合其他反映肺动脉高压的超声心动图表现,主要有右心室壁增厚、右心室增大、肺动脉内径增宽、室间隔运动异常和形态改变、肺动脉瓣反流速度增大、肺动脉血流频谱 AT 变短、RPEP 延长、先天性心脏病左向右分流速度减低或者出现双向分流等。一些新技术对于肺动脉高压的诊断也有一定意义。

当不同参数之间存在明显矛盾时,一定要找出合理解释。如当室间隔缺损患者存在三尖瓣反流流速和室间隔左向右分流峰值流速均大于 4 m/s 时,两种方法测量的肺动脉压存在明显矛盾,应警惕可能是因其膜周部的室间隔缺损下缘的右心室面和三尖瓣腱索粘连,导致室间隔缺损的左向右分流受阻和血流束方向的偏斜,血液直接经过三尖瓣口射向右心房,出现假性的三尖瓣反流速度增加。当室间隔缺损合并明显肺动脉高压,其左向右分流速并没有减小时,应注意患者是否合并主动脉瓣或瓣下的严重狭窄,当存在狭窄时,左、右心室之间压差将比单纯室间隔缺损时两者的压差更大。完全型大动脉转位患者,由于右心室与主动脉相连,应注意此时三尖瓣反流不能用于估测肺动脉收缩压。当存在右心室流出途径梗阻时,由于进入肺动脉的血流量减少,此时肺动脉压力较低,应再减去狭窄处的压差。

(十)右心功能和肺血管阻力的评价

肺动脉高压是以肺血管受累为起点,以右心力衰竭为终点的一类疾病,其预后的决定因素是右心室功能和肺血管阻力高低,并非肺动脉压力。右心室功能状态决定临床症状,肺血管阻力是判断肺血管病变程度的重要标准,两者对肺动脉高压的治疗和预后都十分重要。相较于 PASP,右心室收缩功能减低对肺动脉高压预后不良具更好的独立预测价值。除此之外,心包积液、右心明显增大、右心房压力增高也是肺动脉高压预后不良的预测指标。

在肺动脉高压的诊断中,右心室功能和肺血管阻力的评价占有非常重要的作用。目前,在观察肺动脉高压治疗效果的临床试验中,除测量肺动脉压力外,还必须观察患者心脏指数以及肺血管阻力变化,进一步明确右心功能和肺血管阻力,并具有重要的临床意义。由于压力 = 血流×阻力,因此肺动脉压力还可受到血流量的影响。当先天性心脏病存在大量左向右分流导致肺循环血流速度和血流量明显增加时,即使肺血管阻力不变或升高不明显,肺动脉压力仍可增加。肺动脉压力变化并不能完全反映肺血管阻力改变,但是肺动脉阻力大小决定了手术指征及预后,更具临床价值。因此,利用超声心动图来评价肺血管阻力已经逐渐受到大家的重视。

ASE 强烈建议,在超声心动图的报告中,应该至少包含一项右心室功能评价的参数,并推荐以下几种简单且重复性好的方法:右心室功能评估参数包括右心室面积变化分数(RVFAC)、三尖瓣环收缩期位移(TAPSE)、组织多普勒三尖瓣环收缩期运动速度(S′)、右心做功指数(Tei 指数)。其他一些新技术,如右心室节段应变及应变率等目前不推荐作为右心室功能评价的常规指标。

(十一)超声新技术在肺动脉高压诊断中的应用价值

超声心动图可以对先天性心脏病进行病因诊断,也可以对肺动脉高压进行定性诊断,评估肺动脉高压程度,并且可以评估右心室功能和肺血管阻力,而后者对于临床的治疗和预后判断均具有重要意义。近年来,随着超声新技术不断发展和对心脏功能研究的不断深入,对于肺动脉高压和右心功能的评估受到越来越多的关注。

1. 组织多普勒成像(tissue Doppler imaging,TDI) TDI 不依赖于右心室几何形态,能够定量心肌运动速度。多项研究显示:三尖瓣环和右心室壁心肌的运动速度与右心室的舒缩功能具有良好相关性,肺动脉高压患者三尖瓣前瓣瓣环的收缩期峰值速度较正常人明显减低。

2. 组织多普勒应变(strain,S)、应变率(strain rate,SR)成像技术　肺动脉高压患者右心室结构发生重构,影响心肌运动和血流动力学。有研究表明,肺动脉高压患者右心室存在非同步运动,右心室非同步运动应变参数、右心室结构和功能的改变之间存在明显相关性。

3. 二维及三维斑点追踪成像技术　斑点追踪技术(speckle tracking imaging,STI)通过追踪心肌斑点的运动来计算速度和应变,有研究表明,肺动脉高压患者右心室游离壁各节段收缩期峰值应变、应变率、舒张早期峰值应变率及舒张晚期峰值应变率均较正常人明显减低,且与肺血管阻力及肺动脉收缩压具有良好的相关性。

4. 速度向量成像技术　速度向量成像(velocity vector imaging,VVI)技术可对心肌组织在多平面进行实时动态的结构力学量化分析,分析各节段心肌功能。有研究显示,肺动脉高压者的右心室游离壁及室间隔心肌收缩速度、应变及应变率等指标均较正常人明显减低。

5. 三维超声心动图成像技术　三维超声心动图能够准确、同步测量先天性心脏病患者左、右心室各节段和整体容积,从而评估其节段和整体功能。

6. 心腔内声学造影　心腔内声学造影可以增强瓣膜反流频谱,有助于帮助进行准确测量。

(袁建军)

参 考 文 献

1. 王新房. 超声心动图学. 5 版. 北京:人民卫生出版社,2016.

2. McLaughlin VV, Archer SL, Badesch DB, et al. ACCF/AHA 2009 expert consensus document on pulmonary hypertension:a report of the American College of Cardiology Foundation Task Force on Expert Consensus Documents and the American Heart Association developed in collaboration with the American College of Chest Physicians; American Thoracic Society, Inc. ; and the Pulmonary Hypertension Association. J Am Coll Cardiol, 2009, 53 (17):1573-1619.

3. Members AF, Galiè N, Hoeper MM, et al. Guidelines for the diagnosis and treatment of pulmonary hypertension. Pneumologie,2010,64(7):401.

4. Kuppahally SS, Michaels AD, Tandar A, et al. Can echocardiographic evaluation of cardiopulmonary hemodynamics decrease right heart catheterizations in end-stage heart failure patients awaiting transplantation? Am J Cardiol, 2010,106(11):1657-1662.

5. Rudski LG, Lai WW, Afilalo J, et al. Guidelines for the echocardiographic assessment of the right heart in adults: a report from the American Society of Echocardiography endorsed by the European Association of Echocardiography, a registered branch of the European Society of Cardiology, and the Journal of the American Society of Echocardiography Official Publication of the American Society of Echocardiography,2010,23(7):685-713.

6. 李越. 肺动脉压力的超声心动图评估. 中华医学超声杂志(电子版),2012,9(2):98-102.

7. Kalogeropoulos AP, Siwamogsatham S, Hayek S, et al. Echocardiographic Assessment of Pulmonary Artery Systolic Pressure and Outcomes in Ambulatory Heart Failure Patients. J Am Heart Assoc,2014,3(1):e000363.

8. 吴棘,郭盛兰,何云,等. Tei 指数在超声诊断肺源性心脏病中的价值. 中国超声医学杂志,2005,21(2):113-115.

第十三章 心脏功能

心脏功能的变化往往是临床判断患者病情、选择治疗策略、评价治疗效果及预后的重要因素，如何准确评价心功能非常重要。超声心动图能实时、准确地显示心脏形态结构、室壁运动和血流动力学信息，是评价心脏功能的首选无创性影像学方法。随着超声新技术的发展和新参数的出现，超声心动图评价心功能更为敏感、客观、准确。本章主要介绍左心功能和右心功能的常用超声评价方法及其进展。

第一节 左心功能的超声评价及其进展

左心功能评价是日常超声心动图检查的重要组成部分。近年来，随着新技术的进展，早期左心功能评价受到临床更多的关注。本节回顾超声心动图评估左心功能的传统方法，并介绍左心功能评价的超声新方法。

一、左心功能评价的回顾

（一）整体左心室收缩功能评价

整体左心室收缩功能是反映心脏血流动力学的主要指标，通过计算心室舒张末期容积和收缩末期容积的变化换算获得。

1. M型超声心动图测量 胸骨旁左室长轴切面上，将M型取样线置于腱索水平，分别测量左心室舒张末期和收缩末期的左心室前后径（D），依据容积计算公式，可以获取左心室容积指标和左心室射血分数。所有M型超声测量左心室容积的公式中，以Teichholtz法最为准确，公式如下：

$$V = 7D^3/(2.4+D) \quad （式13-1-1）$$

以此计算：左心室舒张末期容积（EDV）、收缩末期容积（ESV）（图13-1-1）；进一步得出：左心室每搏输出量（LVSV）和射血分数（EF）：

$$LVSV = EDV-ESV \quad （式13-1-2）$$
$$EF = LVSV/EDV×100\% \quad （式13-1-3）$$

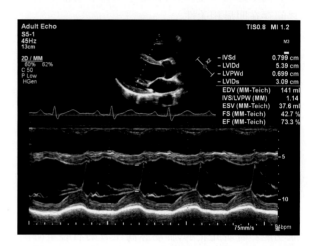

图13-1-1 Teichholtz公式测定左心室舒张末期容积（EDV）、收缩末期容积（ESV）和射血分数（EF）

应用该公式计算的LVEF正常值大于50%。该公式不适用于存在节段性室壁运动异常的受检者。

2. 二维超声心动图测量 目前常用测定左心室容积的方法是改良心尖单平面或双平面Simpson公式。这种算法中左心室容积被设定为沿左心室纵轴方向，一系列厚度相等、容积不等的薄圆柱体容积的总和。每个薄圆柱体的容积是其截面积（A）和厚度（H）的乘积。当存在室壁运动障碍或左心室形态不规则时，薄圆柱体的数量增多，应用Simpson公式计算左心室容积的准确性也就越高。Simpson双平面公式计算左心室容积公式为：

$$V = \pi/4 \cdot H \cdot \Sigma D_1 D_2 \quad （式13-1-4）$$

式中V为左心室容积，D_1、D_2分别为心尖四腔心和二腔心切面上与左心室长径相垂直的左心室短径，H为每一圆柱体的高度（图13-1-2）。Simpson公式测量左心室容积准确性较高，适用于左心室形态不规则及节段性室壁运动障碍患者，其局限性在于心内膜识别较为困难，且四腔心及二腔心切面上的数据不在同一心动周期上获得。在获取心尖切面时，应降低图像深度，并将聚焦置于左心腔，避免容积被低估。

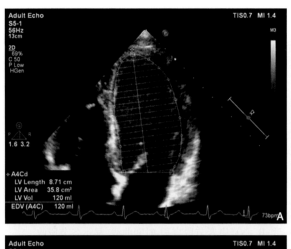
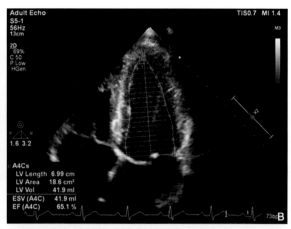
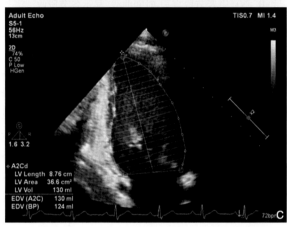
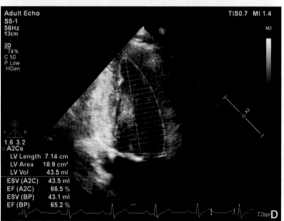

图 13-1-2 心尖双平面法测量左心室舒张末期容积（LVEDV）和收缩末期容积（LVESV）以及射血分数（EF）

A. 心尖四腔心切面描记左心室舒张末期容积；B. 心尖四腔心切面描记左心室收缩末期容积；C. 心尖二腔心切面描记左心室舒张末期容积；D. 心尖二腔心切面描记左心室收缩末期容积

3. 三维超声心动图测量 二维超声心动图定量心室容量，需要对心室腔作几何学假设。但心腔的形态并不规则，特别在心腔扩大或有室壁瘤存在时，二维超声心动图难以对心室容量做出精确评价。此外，二维超声检查高度依赖于操作者的手法和经验，操作者必须从多切面图像中推测心脏结构的空间三维形态，因此诊断结果的操作者间变异较大。

实时三维超声心动图（real-time three-dimensional echocardiography, RT3DE）的优点是无需几何假设，测量左心室容量更为精确，且图像采集操作简便，迅速高效，无须脱机处理。将三维探头置于心尖，在心尖四腔心切面上显示完整左心室，同时在正交的观察面上可显示完整的心尖二腔心切面。经心电图触发，得到全容积成像三维数据库。将获得的全容积三维图像进行切割旋转，调整图像至在3个平面上同时显示清晰的左心室心尖四腔观、两腔观和短轴观。在心尖四腔观和两腔观剖视面，分别设定舒张末期和收缩末期，软件能自动识

别心内膜边缘，手动调节使勾勒线与心内膜缘贴合满意，软件根据校正后的心内膜缘自动定量左心室舒张末及收缩末容积并计算三维LVEF，同时显示左心室整体和十七节段容积-时间曲线，以进一步评价和定量室壁的节段运动，这些技术和指标对准确评价左心室形态大小和左心室重构，分析室壁节段运动及其同步性，具有重要的实用价值（图 13-1-3）。

目前的实时三维超声还存在一定局限性，如受二维图像质量和患者透声条件的影响较大，实时显像的三维图像视野有限，可能未包含所有的心脏结构，图像质量和分辨力有待进一步提高等。

4. 多普勒超声技术测量

（1）主动脉瓣瓣环血流测量法：在胸骨旁长轴切面测量收缩期主动脉瓣瓣环内径，假设瓣环为圆形求出瓣环面积（AOA），采用心尖五腔心切面记录主动脉血流速度，将脉冲波多普勒取样容积置于瓣环水平，记录血流频谱，描绘频谱轮廓，仪器可自动得出主动脉收缩期流速积分（SVI），则每搏输出量：

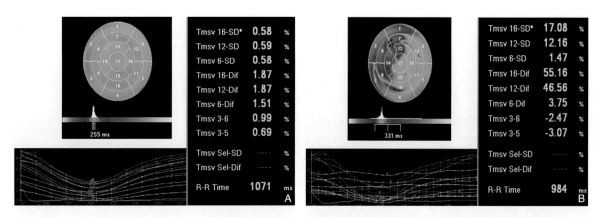

图 13-1-3　三维超声心动图容积-时间曲线

A. 正常人节段容积-时间曲线,显示各节段收缩均匀一致;B. 心衰患者节段容积-时间曲线,显示各节段收缩不同步

$$SV = AOA×SVI \quad (式 13-1-5)$$

(2)二尖瓣瓣环血流测量法:在心尖四腔心切面测量舒张中期二尖瓣瓣环内径,假设瓣环为圆形,计算瓣环面积(MAA);将脉冲波多普勒取样容积置于二尖瓣瓣环水平,记录二尖瓣血流频谱,描绘频谱轮廓,仪器可自动得出二尖瓣舒张期流速积分(DVI),则每搏输出量:

$$SV = MAA×DVI \quad (式 13-1-6)$$

多普勒技术测量每搏输出量,需要满足三个条件:一是管腔面积在心动周期中固定不变;二是测量部位的流速均匀一致;三是声束与血流方向平行,以确保测得最大流速。但这些条件常常难以全部满足,导致测量欠准确。

(二)左心室局部收缩功能评价

评价节段室壁运动异常的程度　常用评价指标包括:

(1)$\Delta T\% = (T_s - T_d)/T_d×100\%$,($T_s$ 与 T_d 分别代表收缩与舒张末期室壁厚度),正常值≥35%。

(2)心内膜位移幅度:正常值≥5 mm,24 mm 为运动减弱,<2 mm 为运动消失。

(3)室壁运动计分指数(wall motion score index,WMSI):节段性室壁运动评价可分为:运动正常:室壁运动方向及幅度在正常范围;运动减弱(hypokinesis):指室壁运动方向正常,运动幅度减小,收缩期室壁增厚率减低;运动消失(akinesis):指室壁收缩运动消失,局部节段无增厚改变;矛盾运动(dyskinesis):指室壁收缩期运动方向与正常相反,收缩期室壁变薄,向心腔外膨出,常进展为室壁瘤;运动增强(hyperkinesis):运动幅度和室壁增厚率较正常增强,多见于非缺血区心肌运动代偿性增强。

美国超声心动图学会关于室壁运动计分的建议如下:1 分为室壁运动正常或增强;2 分为运动减弱;3 分为运动消失;4 分为矛盾运动;5 分为室壁瘤。将各节段的分数相加并除以节段总数即为WMSI。WMSI 越大,收缩功能受损程度越重。WMSI=1,表明左心室收缩功能正常,1<WMSI<1.5,表明左心室收缩功能轻减低;1.5≤WMSI≤2,表明左心室收缩功能中度减低;WMSI>2.0,表明左心室收缩功能严重减低。

(三)左心室舒张功能评价

1. 二尖瓣口血流频谱　正常的二尖瓣口舒张期血流频谱由代表早期充盈的 E 峰和晚期充盈的 A 峰组成。正常情况下,舒张早期左心室充盈量大于心房收缩期左心室充盈量,E/A>1。

随左心室舒张功能受损程度的递增,左心室舒张功能异常在二尖瓣口血流频谱上可表现为三个阶段。病变早期,左心室松弛性降低,由于舒张早期左心房左心室间压力阶差减小,左心室弛张减缓,舒张晚期心房收缩射血代偿性增多,表现为 E 峰减小、A 峰增大,E/A<1,减速时间(DT)延长。

随病变进一步发展,左心室顺应性下降、僵硬度增加,左心室充盈压开始增高,左心房压力进一步增高,二尖瓣口血流频谱可表现为假性正常化(E/A>1),频谱形态与正常二尖瓣口血流频谱无明显差别。识别假性正常化,其意义不仅在于从表现正常的二尖瓣血流频谱中鉴别出左心室舒张功能受损的病例,更重要的是能够进一步提示患者左心室舒张功能受损已经到了中晚期,需要引起临床足够重视。二尖瓣口血流对心脏负荷的反映可用于鉴别正常二尖瓣血流频谱和假性正常化。对于正常人，当给予硝酸甘油或 Valsalva 动作时，前负荷降低，二尖瓣口血流频谱的 E 波和 A 波速度同步降低，E/A 比值仍属正常。而对于假性正常化患者，降低前负荷可导致二尖瓣口血流 E 峰降低，A 峰升高，E/A 比值降低，此时被掩盖的松弛受损的频谱

模式得以显现。此外，还可以用脉冲组织多普勒技术测量二尖瓣瓣环舒张期组织运动频谱，来鉴别正常二尖瓣血流频谱和"假性正常化"。二尖瓣环组织运动频谱图，包括舒张早期 E′峰和舒张中晚期 A′峰，正常人 E′/A′>1，松弛功能受损时，E′/A′<1，假性正常化时也表现为 E′/A′<1（图 13-1-4）。

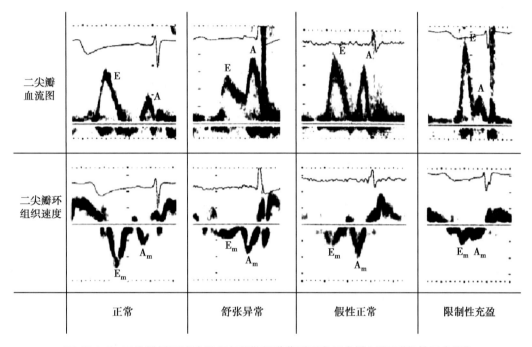

图 13-1-4　二尖瓣瓣环脉冲组织多普勒频谱鉴别正常二尖瓣血流和"假性正常化"

当病变继续严重，即达到限制性充盈期时，左心室顺应性明显下降、左心房压力也明显增高，此时反而出现舒张早期显著充盈，其二尖瓣口血流频谱表现为：E 峰上升支较陡，减速也迅速（DT 时间明显缩短，≤140 ms），舒张晚期充盈减少，即高 E 峰、小 A 峰、E/A>2。根据二尖瓣口血流频谱对前负荷降低（Valsalva 动作）的反应，以及二尖瓣瓣环组织多普勒运动频谱，又可将限制性充盈分为可逆和不可逆两个亚组，其远期预后有明显差别。当行 Valsalva 动作时，二尖瓣口血流频谱由基础状态下的限制性充盈（E/A>2）转变为弛张受损的图形（E/A<1）为可逆组，代表左心房收缩功能相对良好。这类患者经过积极治疗，左心室充盈压可持续下降，临床症状有望改善，预后相对较好。而基础状态下的限制性充盈图形并不随 Valsalva 动作发生改变者，为不可逆组，这时常常伴有收缩功能的严重损害，左心室充盈压的显著升高，患者往往发展为严重充血性心力衰竭，短期和长期预后不良。值得注意的是，一些正常年轻人和儿童的二尖瓣口血流频谱可表现为 E/A>2，他们的心脏结构正常，

左心收缩功能正常；而限制性充盈 E/A>2 者，均伴有心脏结构异常和左心收缩功能明显减退，以此鉴别。

由于二尖瓣口血流频谱中各项指标受到年龄、性别、心率、左心室负荷、二尖瓣反流等多种因素的影响，而且存在假性正常化，因此在分析二尖瓣口血流频谱时应考虑到患者的年龄，性别和临床情况等个体化的信息，并结合其他超声方法和测量指标进行综合分析，才能客观评价左心室舒张功能。

2. 肺静脉血流频谱　在心尖四腔心切面，将 2~3 mm 的取样容积置于右上肺静脉内>0.5 cm 的位置可以记录到理想的肺静脉血流频谱。肺静脉血流频谱记录的是左心房充盈情况，取决于左心室舒张、左心室收缩、左心房压力及左心房舒缩力等众多因素。正常的肺静脉血流频谱图特征包括收缩期 S 波、舒张期 D 波和心房收缩期逆向 AR 波。其中 S 波改变主要取决于心房的舒张，二尖瓣环的收缩期下移，左心房压及左心室收缩；在舒张早期，二尖瓣开放，左心室舒张，左心房仅起血流通道的作用，故 D 波的大小取决于二尖瓣的早期充盈，其

变化与二尖瓣的 E 波变化相一致。AR 波则主要取决于左心房、肺血管、左心室顺应性及其相互之间的关系。由于肺静脉血流频谱能通过反映左心房充盈状态来间接反映左心室舒张功能变化,因此有助于鉴别左心房压力增加引起的二尖瓣口血流频谱"假性正常化"。

正常情况下,S 波与 D 波峰值流速大致相等(S/D)的正常值为 50 岁以下(1.0±0.3)m/s;50 岁以上(1.7±0.4)m/s;AR 波流速较低,持续时间短。单独松弛功能损害可导致肺静脉收缩与舒张速度比值增高,当存在限制性充盈改变时,明显增高的左心房压导致其收缩期和舒张期峰值流速比值降低。当二尖瓣血流图为假性正常时,由于左心室顺应性降低,左心房收缩面临较高的后负荷,导致更多的血流反流入肺静脉(AR 波),而不是向前经二尖瓣进入左心室(二尖瓣血流口频谱 A 波)。这时,AR 波增大,其流速大于 35 cm/s,AR 持续时间延长。AR 波持续时间的延长更具病理意义,当 AR 波持续时间超过二尖瓣口 A 波持续时间,提示左心室舒张末压增高。AR 波持续时间与 A 波持续时间的差值(Ar-A)是识别二尖瓣口血流频谱"假性正常化"的精确指标,不受左心室收缩功能、年龄和二尖瓣反流程度等因素影响。

3. 等容舒张时间(isovolumic relaxation time, IVRT) 等容舒张时间是指从主动脉瓣关闭至二尖瓣开放所需的时间。M 型超声心动图上以主动脉瓣闭合曲线为起点,二尖瓣瓣叶分离为终点;多普勒频谱上是从左室流出道射血结束至二尖瓣 E 峰起始点之间的时间间期。正常人 IVRT<70 ms,左心室舒张功能减退但充盈压正常时,IVRT 延长。

IVRT 时长与心脏病患者的左心室充盈压呈反比。当左心房压力升高时,IVRT 缩短,IVRT 易受到心率、左心房压力等多因素影响,必须综合其他指标进行分析。

4. 组织多普勒成像(tissue doppler imaging, TDI) TDI 检测的二尖瓣环运动频谱评价左心室舒张功能简便、实用。二尖瓣环运动频谱可反映心动周期中左心室的机械运动特征,并通过定量瓣环运动速度、时相和位移变化来评价左心室舒张功能。由于 TDI 受左心室充盈状况和左心房压的影响较小,较二尖瓣口血流频谱评价左心室舒张功能更客观、准确。

二尖瓣口血流频谱 E 峰峰值速度与 TDI 中 E′波峰值速度比值(E/E′)与右心导管测量的肺毛细血管楔压之间呈线性相关。E/E′小于 8 可视为左心室充盈压正常,大于 14 为左心室充盈压升高,8~14 则不能诊断,需要结合其他参数综合判断。

5. 二尖瓣血流传播速度(mitral flow propagation velocity, Vp) 利用彩色 M 型多普勒记录二尖瓣口彩色血流,来识别舒张早期和心房收缩产生的血流信号,以及左心室舒张时血流速度在心室腔内的空间-时间分布;它们的斜率代表血流在心室腔内的传播速度,反映左心室充盈功能。当舒张功能不全时,舒张早期血流进入左心室的传播速度降低,而舒张晚期心房收缩产生的血流传播速度代偿性的加快。正常的 Vp 血流,以舒张早期的二尖瓣血流为显著,其上升斜率陡直,反映左心室舒张早期二尖瓣血流快速充盈左心室腔。左心房收缩产生的舒张晚期二尖瓣血流细小(图 13-1-5A)。舒张功能不全患者的 Vp,舒张早期二尖瓣充盈的血流传播距离减小,上升斜率变缓,二尖瓣传播速度降低,提示左心室弛张减缓,左心房代偿性收缩,射血增强,使得舒张晚期的二尖瓣血流更加明显,传播速度增加,传播距离增加(图 13-1-5B)。二尖瓣口血流频谱假性正常化者亦存在上述异常改变,因此测定二尖瓣舒张早期血流的传播速度(Vp)可用于

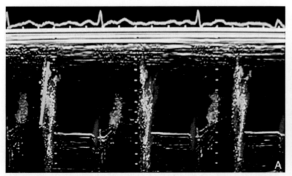
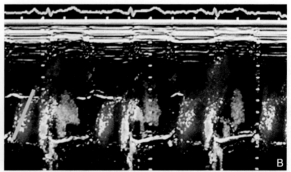

图 13-1-5 彩色 M 型二尖瓣血流图
A.正常人彩色 M 型二尖瓣血流图;B.舒张功能不全患者的彩色 M 型二尖瓣血流图

识别二尖瓣血流频谱假性正常,Vp<50 cm/s 提示
舒张功能异常。

6. 左心室舒张功能不全的分级 左心舒张功能异常的分级为轻度或Ⅰ度(松弛受损型)、中度或者Ⅱ度(假性正常化)、重度(限制性充盈)或Ⅲ度。舒张功能异常的分级是预测临床全因死亡率的重要指标。2016 年 ASE 和欧洲心血管影像协会共同推荐了评价左心室舒张功能的方法,具体的评价参数和舒张功能分级如下:

(1)左心室射血分数(LVEF)正常者:有四个参数及其截点值用于评价左心室舒张功能(图13-1-6)。①二尖瓣环 e′速度(室间隔 e′<7 cm/s,侧壁 e′<10 cm/s);②平均 E/e′>14,如果只能获得室间隔 e′速度、侧壁的 e′速度两者其一,而不能得到平均 E/e′,则侧壁 E/e′>13,室间隔 E/e′>15;③左心房容积指数>34 ml/m²;④三尖瓣反流峰值速度>2.8 m/s。若两项以下的参数符合上述指标(即<50%阳性),则舒张功能正常;若两项以上的参数符合上述指标(即>50%阳性),则舒张功能不全;如两项参数符合上述指标(即 50%阳性),则不能确定是否有舒张功能异常。在这种情况下,如果斑点追踪显像得出的 GLS(整体长轴应变)降低,或 TDI 得出的二尖瓣瓣环收缩峰值 S′下降,常提示舒张功能异常,因为左心室收缩和舒张功能是紧密耦联的。

(2)左心室射血分数(LVEF)降低者:①如果二尖瓣口血流频谱 E/A≤0.8,且 E≤50 cm/s,表明左心房压正常或较低,左心室舒张功能不全Ⅰ级;②如果二尖瓣血流图 E/A≥2,表明左心房压增高,

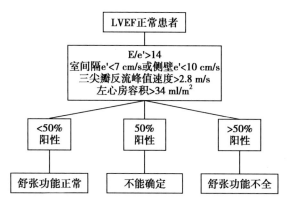

图 13-1-6 LVEF 正常者左心室舒张功能评价步骤

左心室舒张功能不全Ⅲ级;③如果二尖瓣血流图 E/A≤0.8,且 E>50 cm/s,或者 E/A>0.8,但<2 时,则需要其他三个参数进行评估:平均 E/e′>14,左心房容积指数>34 ml/m²,三尖瓣反流峰值速度>2.8 m/s。若其中两个或三个参数阳性,提示左心房压增高,左心室舒张功能不全Ⅱ级;④若其中两个或三个参数阴性,提示左心房压正常,左心室舒张功能不全Ⅰ级。如果三个参数只能获得其中两个,若两个参数均阳性,提示左心房压增高,左心室舒张功能不全Ⅱ级;⑤若两个参数均阴性,提示左心房压正常,左心室舒张功能不全Ⅰ级;⑥若一个参数阳性一个参数阴性,则无法判断舒张功能不全级别(图 13-1-7)。

(3)一些特殊疾病舒张功能评价的方法:一些特殊疾病的舒张功能超声评价参数及其截点值列表如下(表 13-1-1)。

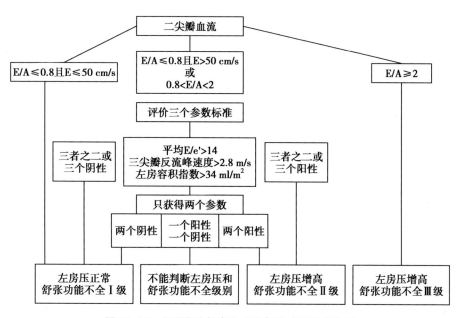

图 13-1-7 LVEF 降低者左心室舒张功能评价步骤

表 13-1-1　特殊疾病的舒张功能超声评价参数

疾病	超声指标及截点值
心房颤动	E 峰值加速度≥1900 cm/s^2 IVRT≤65 ms 肺静脉舒张期 DT≤220 ms E/Vp≥1.4 室间隔 E/e′≥11
窦性心动过速	在 EF<50%患者,二尖瓣血流早期充盈占优势 IVRT≤70 ms 的特异性是 79% 肺静脉收缩期充盈分数≤40%的特异性是 88% 平均 E/e′>14(特异性高,敏感性低) E 波和 A 波融合时,期前收缩后代偿间期可以使 E 波和 A 波分开,用于评价舒张功能
肥厚型心肌病	平均 E/e′>14 Ar-A≥30 ms 三尖瓣反流峰值速度>2.8 m/s 左心房容积>34 ml/m^2
限制型心肌病	DT<140 ms E/A>2.5 IVRT<50 ms(特异性高) 平均 E/e′>14
非心源性肺高压	侧壁 E/e′可用于鉴别是否心源性肺动脉高压 如果是心源性肺动脉高压,侧壁 E/e′>13; 如果是非心源性肺动脉高压,侧壁 E/e′<8
二尖瓣狭窄	IVRT<60 ms(特异性高) IVRT/T$_{E-e'}$<4.2 A>1.5 m/s
二尖瓣关闭不全	Ar-A≥30 ms IVRT<60(特异性高) IVRT/T$_{E-e'}$<5.6 可用于评价 EF 正常的二尖瓣反流患者左心室充盈压平均 E/e′>14 适用于 EF 降低患者

(四) 左心房功能的评价

左心房通过储存、通道及泵功能来调节左心室充盈,在左心室舒张早、中期,左心房作为管道输送血液由肺静脉进入左心室,即管道功能;在左心室舒张晚期,左心房心肌主动收缩将左心房内血液射入左心室以增加左心室充盈,即泵功能;在左心室收缩期,左心房作为存贮器储存血液,即储存功能。

1. 左心房容积　左心房容积是评价左心房功能的较好指标,其临床意义非常重要,左心房容积指数≥34 ml/m^2 是死亡、心力衰竭、房颤及缺血性脑卒中的独立预测因子。左心房容积可通过心尖四腔心切面及二腔切面的二维 Simpson 公式或三维超声心动图获得。运动员心脏左心房增大很常见。因此,在分析左心房容积时应综合考虑受检者临床状态和其他参数。

2. 左心房射血分数　左心房每搏输出量(LASV),又称左心房主动排空容积,为左心房主动收缩前容积(心电图 P 波起始)与左心房最小容积(心电图 R 波顶点)之差;左心房射血分数(LAEF),为 LASV 与左心房主动收缩前容积的比值,两者均反映了左心房的主动收缩功能。

3. 左心房射血力　根据牛顿第二运动定律,作用力等于物质质量与加速度的乘积,左心房射血力等于:

$$LAF = 0.5 \times 1.06 \times MVA \times PVA^2 \qquad (式 13-1-7)$$

其中 LAF 是左心房射血力,0.5 及 1.06 是血液密度常数。MVA 是二尖瓣瓣环面积,PVA 是舒张晚期心房收缩形成的 A 波峰值流速。该指标综合考虑了心房收缩期二尖瓣口面积、血流速度及加速度等因素,因此评价左心房功能比较全面,但由于计算较繁琐,故临床较少应用。

4. 左心房压力　二尖瓣反流患者,应用连续波多普勒超声测量二尖瓣反流频谱,得到最大反流压差(ΔP),应用肱动脉收缩压(SBP)代替左心室收缩压,收缩期左心房压力(SLAP)正常值为 2~10 mmHg。公式为:

$$SLAP = SBP - \Delta P \qquad (式 13-1-8)$$

二、超声评价左心功能的其他方法

近年来超声新技术发展迅速,为心功能的评价提供了新方法和新参数,能更敏感和准确地定量左心功能。但每项新技术都具有其优势和局限性,在临床应用时需要合理选择。

(一) 左室腔超声造影

肥胖或肺气肿患者二维图像质量不佳,可能无法获得满意的图像,心内膜显示不清,限制了对左心室功能的准确评价。左室腔造影使心内膜勾勒更加清晰,能精确测定左心室容积和整体及节段心肌功能。此外,左室腔造影还可加强多普勒超声对血流信号的检测,提高对二尖瓣和肺静脉口血流频谱等多种指标的精确测量。

(二) Tei 指数

1995 年,Tei 等提出一种综合评价心脏收缩和舒张功能的新指数-Tei 指数,又称心肌做功指数(myocardial performance index,MPI)。等容收缩时间(ICT)和等容舒张时间(IRT)在心脏收缩和舒张功能评估中占据重要地位,这些参数与左心室收缩和早期舒张有关。当心室功能受限时,射血时间(ET)随之缩短。Tei 指数 = (ICT+IRT)/ET。Tei 指数的测量方法如图 13-1-8 所示。

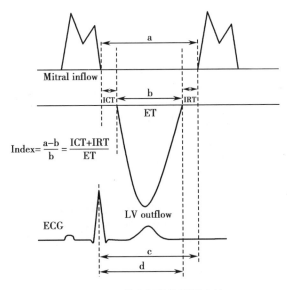

图 13-1-8　Tei 指数的测量方法

Tei 指数测量方法较为简便,脉冲血流多普勒和脉冲组织多普勒技术都可用于 Tei 指数测定。前者需要采集多幅图像,采图时需保持心率前后一致,在心律不齐患者中的应用受到一定限制。后者可以在单幅图像中获得。两种方法所测定的 Tei 指数中等程度相关,其正常值范围有所不同。正常人左心室脉冲血流多普勒 Tei 指数范围为(0.39±0.10)。Tei 指数从出生后至 3 岁之间有所下降,但3 岁以后至成人阶段保持相对稳定。它测量方法简便,重复性强,且不受心率、心室几何形态、心室收缩压和舒张压的影响。

Tei 指数有助于多种心血管疾病的病情评估及预测预后。无论表现为收缩功能下降、舒张功能减退或收缩舒张功能同时下降,均可能导致 Tei 指数延长,Tei 指数越大提示预后越差。

(三) 二尖瓣环心肌收缩期峰值速度(S')

将组织多普勒取样容积置于二尖瓣环的位置,测量二尖瓣环的收缩期峰值速度(S')可用于评价左心室整体功能,S'的大小与左心室射血分数具有较高的一致性。二尖瓣环的收缩期峰值速度正常大于 5 mm/s。

(四) 超声斑点追踪显像

二维斑点追踪显像(2D-STI)是近年来开发的超声心动图新技术。STI 能逐帧追踪感兴趣区内细小结构产生的散射斑点信息,通过标测同一斑点部位的心肌运动轨迹,获得心肌在长轴(纵向)、短轴(径向)和圆周(环向)方向上速度、位移、应变和应变率等心肌力学参数(图 13-1-9)。分层应变则能帮助定量心内膜下心肌、中层、心外膜下心肌的应变(图13-1-10)。该技术无角度依赖性,还能测量心肌扭转,为定量心肌功能提供更准确、更客观的信息。

STI 提供的参数能早期发现心肌运动异常,较常规超声指标更为敏感,有助于检测亚临床的心功能变化。基于 STI 的左心室整体长轴应变(GLS)被认为是重复性和可行性较好的评价左心收缩功能的指标,较 LVEF 能提供更多的预后信息。通常GLS 绝对值低于 20%,常提示左心收缩功能减低。

三维斑点追踪显像是基于实时三维超声和二维 STI 发展起来的一项新技术,它可在三维空间内客观、准确地追踪心肌的运动轨迹,较二维 STI 技术有更多的优势,具有良好的临床应用前景。

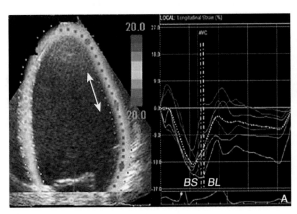

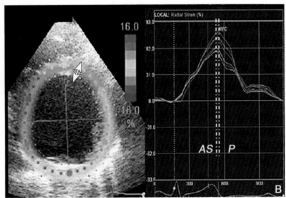

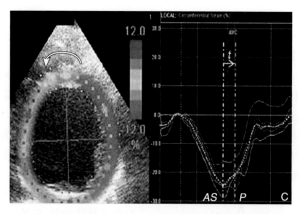

图 13-1-9 A、B、C 图分别显示长轴、短轴和圆周应变

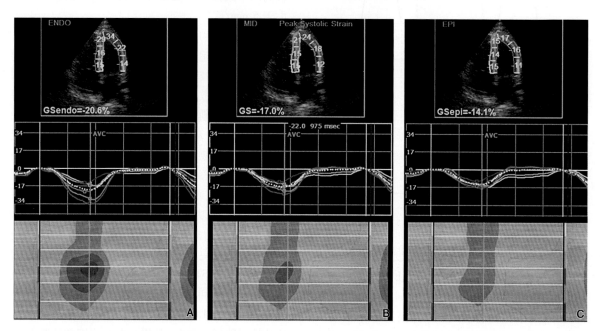

图 13-1-10 A、B、C 图分别显示心内膜下心肌、中层、心外膜下心肌的应变

第二节 右心功能的超声评价及其进展

右心室功能评价对于心血管和肺部疾病的诊疗及预后都具有重要临床意义。右心室解剖结构复杂，且右心功能受后负荷及呼吸因素影响较大，临床准确评价右心功能存在一定困难。尽管如此，超声心动图依然是评价右心功能的首选无创性影像学方法。近年来，超声新技术的开发及新参数的应用，为右心功能的评估提供更准确有效的新手段。

一、右心室收缩功能的评价

(一) 三尖瓣环收缩期位移

心尖四腔心切面上，M 型取样线通过右心室侧壁三尖瓣瓣环处可获得三尖瓣瓣环的运动曲线，其上可测量收缩期三尖瓣环沿右心室长轴方向的最大位移(图 13-2-1)，即三尖瓣环收缩期位移(tricuspid annular plane systolic excursion, TAPSE)。该指标是目前评价右心室收缩功能最为常用的超声心动图参数之一。TAPSE 测量方法简便，可重复性较高，TAPSE 值下降提示右心室收缩功能受损。TAPSE<17 mm 提示右心室收缩功能减低。TAPSE 的测值与 M 型取样线角度及右心室前负荷存在较高的依赖性，且 TAPSE 仅反映右心室侧壁纵向运动，当存在右心室壁节段运动异常时难以反映右心室整体功能。

(二) 右心室面积变化分数

右心室面积变化分数(right ventricular fraction of area change, RVFAC)是评价右心室整体收缩功

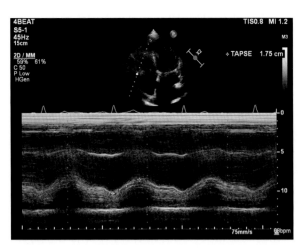

图 13-2-1 三尖瓣环收缩期位移测量,该患者 TAPSE 为 18 mm

能的有效方法之一。心尖四腔心切面上分别获得右心室舒张末面积(RVEDA)和收缩末面积(RVESA)通过公式得出 RVFAC(图 13-2-2):

$$RVFAC=(RVEDA-RVESA)/$$
$$RVEDA\times100\% \qquad (式 13-2-1)$$

测量右心室面积时需要将肌小梁包括在右心腔内。RVFAC 测量方法简便,且与核素显像测得的右心室射血分数有很好相关性,临床应用准确可行。RVFAC<35%提示右心室收缩功能减低。

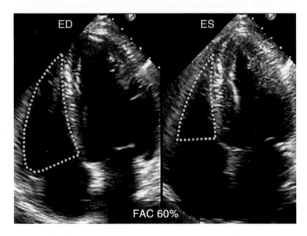

图 13-2-2 右心室面积变化分数测量方法

(三) 右心室 Tei 指数

又称心肌做功指数(myocardial performance index,MPI),其计算公式为:

$$(等容收缩时间+等容舒张时间)/$$
$$射血时间\times100\% \qquad (式 13-2-2)$$

Tei 指数能够反映右心室整体收缩和舒张功能,其数值升高提示右心室功能受损。Tei 指数测

量方法较为简便,脉冲血流多普勒和脉冲组织多普勒技术都可以用于测定 Tei 指数。其正常值范围有所不同,脉冲血流多普勒 Tei 指数>0.43,脉冲组织多普勒 Tei 指数>0.54 表明右心室功能不全。Tei 指数受心率、右心室压力及瓣膜反流影响较小,并且该指标与肺动脉高压患者的临床症状及预后相关,该指标已被应用于研究多种疾病对右心室功能的影响,例如房间隔缺损、特发性肺动脉高压、肺心病等。

需要指出:当右心房压力重度升高(≥15 mmHg),由于房室间压差较大导致右心室等容舒张时间缩短,其 Tei 指数值与正常人无显著差异,即出现假性正常化现象,因此在右心房压显著升高的患者中 Tei 指数应慎用。

(四) 三尖瓣环心肌收缩期峰值速度

心尖四腔心切面,将脉冲组织多普勒频谱取样线置于右心室游离壁三尖瓣环处,测量该处三尖瓣环心肌收缩期峰值速度(S'),它是目前较常用的评价右心室收缩功能的指标(图 13-2-3)。S'测值与核素测得的右心室 EF 相关性良好,与实时三维超声心动图测定的右心室 EF 也存在较好相关性。S'<9.5 cm/s 提示右心室收缩功能减低。取样时需注意三尖瓣环和游离壁基底段与多普勒取样线尽量保持平行,以减少误差。

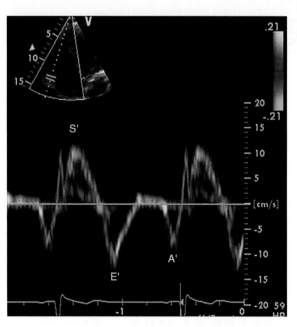

图 13-2-3 三尖瓣环组织多普勒成像

(五) 三维超声心动图评价右心室射血分数

三维超声心动图能够实时采集和同步显示心脏的动态三维立体图像,对心室腔不需作任何几何

学假设,因此所测量的右心室射血分数(right ventricular 3-dimensional ejection fraction,RV3DEF)更为准确,在右心室形态和功能的定量评价上较二维超声心动图具有显著优越性。RV3DEF<45%表明右心室收缩功能异常。二维测定右心室射血分数不推荐为常规指标,该指标已被RV3DEF取代。

三维超声心动图也具有一定局限性,其取样容积范围和时间空间分辨力有限,透声条件差、右心室显著增大或房颤患者中难以获得满意的图像。与磁共振相比,三维超声心动图测定的右心室容积仍然存在低估现象。

二、右心室舒张功能的评价

(一)三尖瓣口血流频谱

在心尖四腔心切面,将脉冲波多普勒取样容积置于三尖瓣瓣尖,使取样线平行于血流,可得到三尖瓣舒张期血流频谱,它包括舒张早期波(E)和舒张晚期波(A)。三尖瓣血流图上E峰、A峰、E/A比值、E峰减速时间(DT)是评价右心室舒张功能的指标(图13-2-4)。

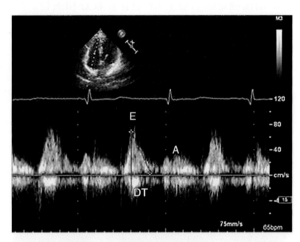

图 13-2-4　三尖瓣血流频谱测量舒张早期峰值(E)、舒张晚期峰值(A)及E峰减速时间(DT)

E峰:右心室松弛功能降低时,三尖瓣开放后室内的压力高于正常,使三尖瓣充盈压降低,E值减小。A峰:右心室松弛功能降低或右心室舒张末压升高时,右心房代偿性收缩增强,A值增高。E/A值:正常情况下,右心室舒张早期充盈量大于右心房收缩充盈量,即E/A>1;当右心室松弛功能降低时,则E/A<1;当右心室顺应性降低,右心房舒张晚期压力升高或右心房收缩功能减弱时,使舒张早期右心室充盈压增大恢复至正常,出现假性正常化,但E峰减速时间(DT)减短。E峰减速时间(DT):

右心室快速充盈后,随着充盈压差的逐渐缩小,血流速度也逐渐减低,从E峰峰值到E峰消失的时间即为E峰减速时间。DT的变化反映右心室心肌的松弛功能,但该指标受心率的影响,心率加快,DT缩短,反之则延长。

(二)三尖瓣瓣环E′/A′比值

心尖四腔心切面,启用TDI,将取样容积置于三尖瓣环与右心室侧壁交界处,获得三尖瓣环纵向运动速度频谱(图13-2-5),测量心肌舒张早期峰值速度(E′)、舒张晚期峰值速度(A′)、E′/A′值。三尖瓣环速度E′/A′比值与三尖瓣口血流E/A比值成正相关。两者结合,可评价右心室舒张功能。

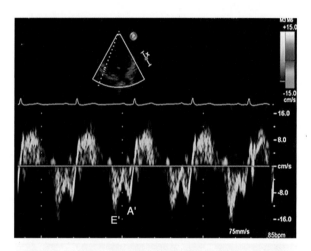

图 13-2-5　三尖瓣环纵向运动速度频谱测量三尖瓣环舒张早期峰值速度(E′)及舒张晚期峰值速度(A′)

(三)肝静脉的脉冲波多普勒频谱

正常人肝静脉血流频谱包括舒张早期逆向波(a)、收缩期波(S)以及舒张早期波(D)。a波为一正向小波,右心房收缩时,其压力暂时超过静脉远心端压力出现逆流所致。a波之后的较大负向波为S波,其形成机制为右心室收缩时,房室瓣关闭,静脉快速回流入右心房所致。D波发生于心房快速排空相,此时,房室瓣开放,血液从右心房快速流入右心室,静脉回流增加。通常S波>D波,a波不显著。有研究发现右心舒张功能与肝静脉血流频谱(HVF)间的关系,发现当右心室舒张早期松弛性降低时,S波增高,D波降低;右心室舒张晚期顺应性降低时,S波降低,D波增高。

根据美国超声心动图学会指南,右心室舒张功能减退分级为顺应性减低、假性正常化及限制性充盈障碍。三尖瓣血流频谱E/A<0.8,提示松弛功能受损;E/A 0.8~2.1伴E/E′>6,或肝静脉明显的舒张期血流,提示假性正常化;E/A>2.1 伴减速时间<120 ms,提示限制性充盈障碍。

三、超声评价右心功能的新进展

(一)三维超声心动图

三维超声心动图除了能自动计算右心室整体的容积和功能参数以外,还能够定量右室流入道部(inflow)、体部(body)和流出道部(outflow)局部容积参数,由此得到右心室整体和各节段的容积-时间曲线(图 13-2-6),其中容积的最大值与最小值分别表示局部的 EDV 和 ESV,计算两者之差获得该局部的 SV 及 EF 值。由此可以定量分析右心室的局部收缩功能及同步性,用于早期评价多种疾患对右心室局部收缩功能的影响。

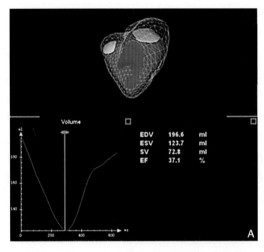
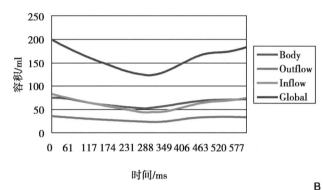

图 13-2-6 三维超声心动图显示右心室整体和节段容积-时间曲线
A. 三维右心室整体容积;B. 各节段的容积-时间曲线
Body:体部;Outflow:流出道;Inflow:流入道;Global:整体

(二)斑点追踪显像

斑点追踪显像技术能够实时追踪心肌的运动,提供速度、位移、应变、应变率及扭转机械力学信息,从整体和局部准确评价心肌的收缩与舒张功能。二维斑点追踪成像与及三维斑点追踪技术的发展,为更敏感、客观地分析右心室整体及节段的心肌功能提供依据。目前斑点追踪显像能用于评价多种心脏病对右心室功能的影响,例如左心疾病相关性肺高血压、房间隔缺损封堵术、糖尿病、冠心病等。

(舒先红)

参 考 文 献

1. 王新房. 超声心动图学. 5 版. 北京:人民卫生出版社,2016.
2. 舒先红. 临床超声心动图新技术. 上海:复旦大学出版社,2004.
3. Lang RM, Badano LP, Mor-Avi V, et al. Recommendations for Cardiac Chamber Quantification by Echocardiography in Adults: An Update from the American Society of Echocardiography and the European Association of Cardiovascular Imaging. J Am Soc Echocardiogr, 2015, 28:1-39.
4. Nagueh SF, Smiseth OA, Appleton CP, et al. Recommendations for the Evaluation of Left Ventricular Diastolic Function by Echocardiography: An Update from the American Society of Echocardiography and the European Association of Cardiovascular Imaging. J Am Soc Echocardiogr, 2016, 29:277-314.
5. Zoghbi WA, Adams D, Bonow RO, et al. Recommendations for Noninvasive Evaluation of Native Valvular Regurgitation: A Report from the American Society of Echocardiography Developed in Collaboration with the Society for Cardiovascular Magnetic Resonance. J Am Soc Echocardiogr, 2017, 30(4):303-371.

第十四章 超声心动图在心脏移植术中的应用价值

心脏移植是目前挽救终末期心脏疾病患者的有效治疗方法。自 1967 年首例人类心脏移植成功以来,目前全世界每年有数千人接受心脏移植手术。随着体外循环技术和医疗设备的不断改进与完善,心脏移植手术的成功率不断提升,受体生存率明显提高,10 年期存活率可达 50% 以上,中位数存活期为 11 年。超声心动图作为一种简便、可重复操作的无创性影像学检查方法,可对移植心脏的结构功能、血流动力学变化进行实时、连续的观察,早期发现与动态监测移植后排斥反应,已成为临床不可缺少的检查手段。本章节主要介绍心脏移植的适应证与禁忌证、心脏移植的术式与超声评价及超声心动图在检测心脏移植排斥反应中的应用价值等。

第一节 心脏移植的适应证与禁忌证

终末期心脏疾病是心脏移植的主要适应证,具体适应证主要依据疾病的发展和预后来评判,基本原则是不可逆的疾病,且无其他有效治疗方法,患者的预期寿命小于半年。目前并无明确的、固定的判断和预测心脏移植适应证的标准,心脏移植手术也并非适于所有心衰患者,其禁忌证仍存在争论。国际心肺移植协会最新指南建议放宽对心脏移植禁忌证的要求,以前被列为绝对禁忌证的患者在某些适合条件情况下,结合相关指南建议,也可接受心脏移植手术。

一、心脏移植的适应证与禁忌证

(一) 受体适应证

患者需满足以下条件:

1. 终末期心力衰竭伴或不伴有室性心律失常,经系统完善的内科治疗后心功能仍为Ⅲ～Ⅳ级,或常规外科手术均无法使其治愈,预测寿命<1 年。

2. 其他脏器(肝、肾、肺等)无不可逆性损伤。

3. 患者及其家属能理解与积极配合移植手术治疗。

4. **适合心脏移植的常见病症** ①原发性心肌病晚期,包括扩张型、肥厚型与限制型心肌病等;②无法用搭桥手术或激光心肌打孔治疗的严重冠心病;③常规外科手术无法矫治的复杂先天性心脏病,如左心发育不良等;④不能进行瓣膜置换的心脏瓣膜病晚期患者;⑤其他难以手术治疗的心脏外伤、心脏肿瘤等;⑥心脏移植后供体心脏广泛性冠状动脉硬化、心肌纤维化等。

(二) 受体禁忌证

1. **绝对禁忌证** ①全身有活动性感染病灶;②近期患心脏外恶性肿瘤;③肺、肝、肾有不可逆性功能衰竭;④严重全身性疾患(如全身结缔组织病等),生存时间有限;⑤供受者之间 ABO 血型不一致;⑥经完善的内科治疗后,肺动脉平均压 > 8.0 kPa(60 mmHg),肺管阻力(PVR)>8 wood 单位;⑦血清 HIV 阳性者;⑧不服从治疗或滥用毒品、酒精中毒者;⑨精神病及心理不健康者;⑩近期有严重肺梗死史。

2. **相对禁忌证** ①年龄>65 年者;②陈旧性肺梗死;③合并糖尿病;④脑血管及外周血管病变;⑤慢性肝炎;⑥消化性溃疡病、憩室炎;⑦活动性心肌炎、巨细胞性心肌炎;⑧恶病质患者(如体质差、贫血、低蛋白血病、消瘦等)。

(三) 供体选择

1. **供体年龄** 传统年龄选择标准要求年龄<35 岁,随着供体需求的扩大,年龄范围也在不断扩大,甚至扩大到 50 岁。但供体>55 岁只建议有选择地在高危迫切需要心脏移植的受体中使用。

2. **供心大小** 一般要求供者体重与受者体重相差应在 20% 以内,对于迫切需要心脏移植的患者,可以考虑小体质量供体,但要预先评估可能出现的风险和困难。

3. **病史** 供者无心脏病史和可能累及心脏的胸外伤史。超声心动图及心电图结果正常。无恶性肿瘤、糖尿病、高血压、冠心病、败血症、HIV 抗体阳性等病史。心功能正常,无严重低血压(超过5分钟)、无心跳骤停、未进行过心内注药等情况。但近年来,在一些特殊状况下,一些边缘性心脏经过评估后,也可作为供体。

4. 组织免疫配型　ABO 型必须一致,群体反应性抗体(panel reactive antibodies,PRA)<10%(最高不宜超过 15%)。

二、国际心肺移植协会心脏移植标准概述

国际心肺移植协会(ISHLT)发布了最新指南,2016 年国际心肺移植协会心脏移植标准:10 年后更新。对以往的心脏移植部分标准进行了更新修改,并根据新证据放宽推荐要求。指南几乎没有列出绝对禁忌证,例如 2016 年指南不推荐对患者移植的年龄设限,也没有对既往癌症患者的移植时间进行限制,新指南的主要变化如下:

1. 建议将超重心衰患者 BMI 降至 <35 kg/m²(不同于以往的 <30 kg/m²),因为没有证据支持 BMI<35 kg/m² 的肥胖与移植后死亡风险增加有关。

2. 指南不再根据西雅图心衰模型、心衰预后评分等心衰生存预后评分推荐患者进行移植,因为这些评分的准确性有待明确。

3. 建议所有等待心脏移植的成年患者定期行右心导管检查,不再推荐等待移植的儿童患者定期行右心导管检查。

4. 推荐存在可逆性或可治疗并发症患者,考虑机械循环支持,例如癌症、肥胖、吸烟、肺动脉高压患者,需重新评估确定心脏移植必要性。

5. 新指南还强调了移植后的社会支持问题,不推荐无法获得充分社会支持的患者进行移植。严重认知行为障碍或痴呆患者的心脏移植获益并不明确,不推荐移植。

6. HIV 感染、肝炎及查加斯病患者、甚至结核病患者,在某些特定条件下,可考虑心脏移植。

第二节　心脏移植的术式及超声评价

一、心脏移植的术式

(一)经典的标准原位心脏移植

由 Lower and Shumway 发明,并在临床使用 30 余年。将受体和供体左心房、右心房各留取一部分进行吻合,受体左心房留取了肺静脉部分,供体左心房一大部分与受体左心房一小部分吻合;受体右心房留取了上下腔静脉入口处,供体右心房一大部分与残留受体右心房吻合;主动脉与肺动脉在半月瓣以上进行吻合。优点是手术技术简便,术后心肌活检容易,对双肺影响小,避免了肺静脉吻合造成的肺静脉梗阻及上下腔静脉的吻合困难及术后梗阻。缺点是对供受体体型匹配要求高,术后双房大,受体残余心房与供体心腔受不同窦房结支配,收缩不协调,产生涡流,易形成血栓;房室瓣开房不同步,容易产生二尖瓣及三尖瓣反流。

(二)双腔静脉法原位心脏移植

双腔静脉法原位心脏移植由 Sarsam 1993 年首次报道。将受体心脏的上、下腔静脉切除,供体提供上、下腔静脉及整个右心房,类似于全心原位心脏移植术,左心房的处理类似于标准原位心脏移植术。该手术方法的优点是只保留了一个窦房结,心脏收缩协调同步,瓣膜关闭不全及三尖瓣反流减少。缺点是吻合部位增多,增加了手术难度和手术时间。

(三)全心脏原位移植

1991 年法国 Dreyfus 首次报道,其手术特点是完全切除受体的左心房、右心房,所以需要做左、右肺静脉,上下腔静脉,肺动脉和主动脉共 6 个吻合口。且左、右肺静脉位置较深,对肺静脉的吻合要求一次成功,否则难以修补,因此血管吻合时间较长,另外下腔静脉胸腔段很短,插管和吻合难度较高。由于保持了正常左、右心房的形态与大小,更符合生理要求,减少了术后双房增大,房室瓣关闭不全和心律失常的发生。其常用于心脏肿瘤需完全切除左心房组织患者。

(四)异位心脏移植

异位心脏移植是指不切除原有受体心脏,在身体其他部位(多为右侧胸腔)直接将供体心脏的左心房、升主动脉、肺动脉、右心房吻合到受体心脏。

(五)特殊供心的心脏移植

标准法原位心脏移植和双腔静脉法原位心脏移植是目前临床最常用心脏移植手术方法。但对于某些特殊情况和特殊病例需采取特殊的心脏移植术式,包括特殊病种(如受体是右位心,心脏肿瘤,某些复杂先天性心脏病等)的心脏移植、再次心脏移植及儿童心脏移植。

此外,在患者接受心脏移植后,由于各种原因使移植的心脏功能下降而威胁患者生命时,再次心脏移植是挽救患者生命的唯一方法。2016 年国际

心肺移植学会心脏移植指南指出，再次心脏移植适用于发展为明显心脏同种异体移植血管病变患者，并伴难治的心脏移植功能紊乱，且无持续急性排斥反应证据（Ⅱa类，C级）。

儿童心脏移植已经成为治疗儿童终末期心脏病以及复杂先天性心脏病等的重要治疗方法。儿童心脏移植约占心脏移植总人数的10%~15%。主要病因是心肌病和先天性心脏病。儿童传统心脏移植适应证，比如扩张型心肌病，新的指南指出某些原则要进行修改。例如，右心导管术对儿童并不常规提倡，许多中心使用的是心脏超声得到的血流动力学参数。因此，与成人心脏移植不同，当指南的推荐应用在儿童时，需要十分谨慎。

二、心脏移植的超声评价

（一）移植术前超声评估

心脏移植术前超声评估目的：①评估患者是否符合心脏移植的适应证；②在手术等待时间内综合评估心脏功能，为患者调整治疗方式、延长生命提供帮助。其评估要点主要基于患者的基础病变，重点是心脏收缩舒张功能的准确评价；其次，重度肺高压（肺动脉压力/体动脉压力>0.75）是心脏移植的禁忌证，由于肺小动脉痉挛或硬化所致的肺高压，使植入供心的右心室无法完成正常的心搏出量，造成右心衰，术后死亡率也明显增高。因此，移植前了解肺动脉压力是十分必要的。超声是无创性测定肺动脉压力的重要方法，可以反复监测及初步了解患者肺动脉压力情况。在无右室流出道梗阻及肺动脉狭窄时，常应用三尖瓣反流压差估算肺动脉收缩压。

（二）围手术期超声评估

围手术期超声心动图评估要点包括对手术吻合部位的观察、移植心脏形态及功能的评价以及手术并发症的监测。并发症包括心包积液、急性移植物功能衰竭（右心室和/或左心室）、肺动脉高压、急性排斥反应等。

1. 经食管超声心动图（TEE）的术中监测

（1）术中心功能监测：术中监测左心室容积和收缩功能可降低术后左心室低心排出量综合征（low cardiac output syndrome, LCOS）的发生。麻醉用药及外科创伤可导致左心室收缩功能损害，推迟人工心肺机的脱离时间。TEE术中监测左心功能，可及时提供有效干预措施，为尽早脱离人工心肺机提供依据。

（2）了解心腔内是否残存气体：在心脏复跳后，体外循环结束至胸壁缝合前期，仍有少数患者心腔内存在少量气泡。这些气泡无法用肉眼观察到，术中使用TEE监测并提示医生采取措施彻底排气，防止术后发生空气栓塞。

（3）术后即刻了解吻合口及二、三尖瓣情况：TEE术中监测可在供心-受心吻合后即刻观察两心房壁，上、下腔静脉，主动脉及肺动脉吻合情况。二尖瓣、三尖瓣反流是术后常见并发症，三尖瓣反流的发生率高于二尖瓣反流，而且通常是中度或中度以上，基本每个患者都存在，而且术后立即出现。

2. 评估吻合部位完整性

心脏移植手术完成停止体外循环后，即可利用术中经食管超声或术后经胸超声观察吻合完整性。内容包括：

（1）心房形态与心房吻合口：如采用原位双房法术式，应观察左、右心房吻合口，其中左心房吻合口要远离肺静脉入口，以免肺静脉狭窄，检查时要注意肺静脉开口处有无狭窄，并排除左心房血栓。TEE检查能更清楚地显示心房的结构和更好地评价其功能、观察心房的收缩的不同步性以及检出左心房内的自发性造影现象和血栓。

标准法原位心脏移植供者的心房与受者保留的心房后壁结构相吻合，使患者移植术后重建的左、右心房均增大，吻合口处呈"脊"状内凸。在超声心动图心尖四腔心切面上，增大的左、右心房清楚地显示为特异的"雪人征"或"沙漏征"（图14-2-1A）。双腔静脉法原位心脏移植患者的心尖四腔心切面上，增大的左心房与其吻合部位呈高回声，右心房则为正常大小（图14-2-1B）。

（2）腔静脉吻合口：如采用双腔法术式，应观察上下腔静脉吻合处有无残留狭窄。上腔静脉血流一般为双期血流，如峰速超过1 m/s应高度怀疑梗阻。下腔静脉吻合位置一般较低，可通过剑突下腔静脉长轴切面观察（图14-2-2），并测量回心血流峰速。

（3）大动脉吻合口：吻合口一般分别位于肺动脉主干和升主动脉，观察有无吻合口狭窄。偶尔受体原发有主动脉弓发育异常，术中另行主动脉弓重建，还需评估重建主动脉弓是否通畅。

3. 评估瓣膜功能

心脏移植术后三尖瓣反流最常见，尤其是术后早期，但反流程度一般较轻，部分术后早期反流程度较重患者，随着术后时间延长，反流程度逐渐减低。术后三尖瓣反流原因可能包括：①右心房扩大与形状改变；②供、受体心房运动不同步；③术后早期右心室扩张与功能不全；④三尖瓣瓣环扩展，或三尖瓣腱索结构破坏。移植

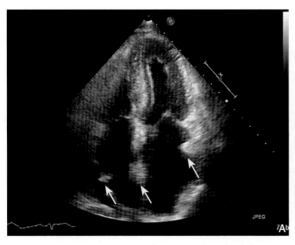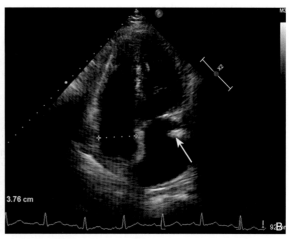

图 14-2-1　心脏移植术后的超声表现

A. 标准法原位心脏移植术后 4 个月,清楚显示左心房与其吻合部位(箭头);B. 双腔静脉法原位心脏移植术后 3 个月,超声显示增大的左心房与其吻合部位(箭头),右心房大小正常,横径 3.8 cm(游标)

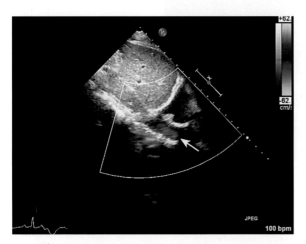

图 14-2-2　双腔法原位心脏移植术后 2 周,下腔静脉内见人工血管管壁强回声,血流通畅(箭头)

术后二尖瓣反流也较为常见,但反流程度较轻,不需特殊处理。其原因可能为左心房增大、左心房收缩不协调、瓣环扩张、手术损伤、瓣环与心室长度比例不协调、缺血再灌注损伤等因素有关。主动脉瓣、肺动脉瓣功能一般不受影响。

彩色多普勒超声常可敏感地检出二尖瓣、三尖瓣反流,但随着移植术后时间的延长,二、三尖瓣反流检出率逐渐减少。

4. 评估心包积液　心包积液在心脏移植术后比较常见(图 14-2-3)。术后早期的心包积液多为手术后的心包积血,一般为少量或少至中量,其他时间点的心包积液多为排斥反应。除了观察心包积液的范围、程度、有无心脏压塞外,还需鉴别其病因,当心包积液持续存在并逐渐增多时,常提示排斥反应的发生。

5. 评估左心室与右心室形态和功能　右心室扩张、肺动脉高压及急性右心功能不全在移植术后早期较为常见,一般可以在数天或数周内恢复,原因多为移植心脏保存损伤或供体之前有肺动脉高压。心脏原位移植术是切除了病心,而供心在植入之前,右心承受的后负荷属正常范畴,植入以后,右心可能产生一些变化。超声对右心的评估内容包括右心室大小、室壁厚度、室壁运动及评估肺动脉压力。

移植术后超声心动图检查显示左心室形态大小及整体收缩功能通常正常。左心室舒张功能异常在移植术后早期亦较为常见,原因可能有受体围手术期缺血、再灌注损伤、高血压、免疫抑制剂的副作用等。一般可以在数天或数周内恢复,但也有部分患者一直存在。左心室舒张功能异常可作为排斥反应的早期表现。排斥反应持续进展可进一步导致收缩功能障碍。

左心室舒张功能评估参数包括:

(1) 二尖瓣口舒张期血流频谱:心尖四腔心切面二尖瓣口舒张期血流频谱测量二尖瓣 E 峰和 A 峰。正常 E 峰大于 A 峰。早期异常为松弛减退、假性正常及充盈受限。

(2) 组织多普勒二尖瓣环频谱:移植患者的组织速度可低于正常人。早期(尤其是移植术后 1 个月内)可表现为 Em<Am(图 14-2-4A)或限制型都小于 10 cm/s(图 14-2-4B)。

(3) 等容舒张时间(IVRT)及二尖瓣压力半降时间(PHT):等容舒张时间可在心尖四腔心切面二尖瓣口偏左室流出道进行频谱测量。早期舒张功

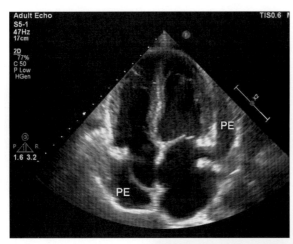
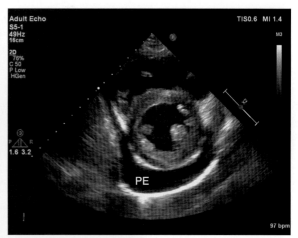
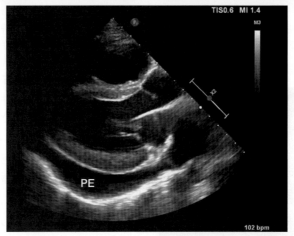

图 14-2-3　双腔法原位心脏移植术后 2 周,心尖四腔心、乳头肌短轴、左室长轴切面显示心包积液
PE:心包积液

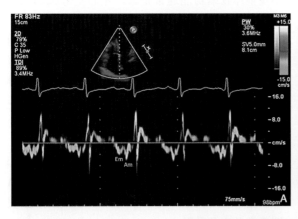
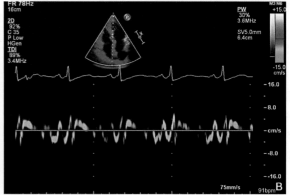

图 14-2-4　心脏移植术后的组织多普勒改变

A. 标准法原位心脏移植术后 5 个月,组织多普勒二尖瓣环频谱示 Em<Am;B. 标准法原位心脏移植术后 5 个月,
组织多普勒二尖瓣环频谱示 Em、Am 均小于 10 cm/s

能异常时 IVRT 延长,晚期舒张功能为充盈限制型则 IVRT 缩短。PHT 缩短提示排斥反应。

(4) Tei 指数:又称心肌做功指数(MPI)可以用来评价收缩功能和舒张功能,有研究认为心脏移植患者左心室 Tei 指数明显高于健康人群。

(5) 应变及应变率:应变是指心肌长度的主动伸张与缩短,应变率是指单位时间内心肌长度的变化率。左心室心肌应变参数包括纵向应变、短轴应变和环向应变。用于评价心肌本身的机械收缩功能。

6. 评估术后急性排斥反应　术后排斥反应的病因包括供体受体心脏大小不匹配、术后早期出血、心肌活检导致的心室游离壁穿孔、心包炎症反应等。排斥反应可引起移植心脏的多种变化。没有单一的指标可以反映和预测排斥反应。心肌活检是诊断排斥反应的"金标准"，但其为有创检查。超声心动图的多种表现综合起来可作为排斥反应的早期线索，请参见本章第三节。

（三）术后超声评估及随访

1. 术后常规监测移植心脏形态结构，瓣膜活动及评价心功能。

2. 心脏移植后其他并发症的评估

（1）原发性移植物功能衰竭（primary graft failure，PGF）：PGF 是指心脏移植术后早期，移植心脏无法满足受者的循环需要，引起左、右心室或双心室功能不全的临床综合征，在排除如心脏压塞、超急性排斥反应等原因引起的急性移植物失功能后即可诊断，是心脏移植术后第 1 个月最常见的死因和并发症。有数据显示心脏移植术后第 1 个月由 PGF 导致的受者死亡约占 39%。对于心脏移植术前存在肺动脉高压的受者，PGF 通常表现为移植后立即发生右心功能不全。超声心动图对 PGF 的评价一是评估左心室射血分数（LVEF），建议 LVEF≤40% 为诊断标准之一。二是 ECMO 治疗时，可通过每天床旁超声心动图评估移植心脏功能恢复的时间点。

（2）急性右心力衰竭：常见于移植术后的早期，二维超声心动图表现为右心增大，肺动脉增宽，右心室壁运动幅度减低，下腔静脉增宽。彩色血流显像示三尖瓣反流。该并发症的发生可能与术前患者慢性心衰所致的肺血管阻力增高有关，因此术前正确估计肺动脉压力和肺动脉阻力是预防右心衰的关键因素。

（3）心房血栓：由于移植后双房增大，在合并房颤时易导致凝血风险增加。其次，心房吻合处凸起部位在心房腔内血流变慢时容易导致血栓形成（图 14-2-5）。术后应常规检查左心耳及心房壁有无异常回声附着。TEE 对左心房血栓的检出率要明显优于 TTE。

（4）移植术后高血压：免疫抑制剂及皮质类固醇的使用导致高血压发生率可达 90% 以上。用超声心动图可动态观察左心室壁厚度和重量，如果高血压控制不佳，几个月内就可发生左心室壁进行性肥厚。如果进行有效的抗高血压治疗，左心室壁厚度和重量可在血压恢复正常后逐渐减轻。

（5）心脏移植物血管病（cardiac allograft vas-

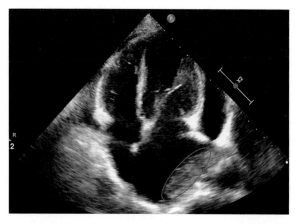

图 14-2-5　标准法原位移植术后 2 周，左心房内见附壁血栓（红圈标记）

culopathy，CAV）：CAV 是心脏移植受体中晚期死亡的主要因素，表现为冠状动脉弥漫性向心性内膜增厚，心外膜血管及冠脉微循环受累。心脏移植术后 10 年发生率约为 50%。目前指南建议移植患者术后应每年行冠脉造影检查。但早期病变时冠脉造影敏感性低。应用冠脉内超声（IVUS）、负荷超声心动图（DSE）等评估冠脉血管病变程度，或利用斑点追踪成像技术评价移植术后心脏功能，可能提高对 CAV 的诊断敏感性。

（6）心脏移植后肿瘤：心脏移植术后长期应用免疫抑制剂，受体免疫功能受损易引起肿瘤的发生，包括皮肤肿瘤，淋巴细胞增生病，平滑肌瘤，肺癌等。移植后淋巴增殖性疾病（post-transplant lymphoproliferative disorders，PTLD）是移植术后常见的高致死率肿瘤，B 细胞淋巴瘤是最常见的组织学类型。PTLD 发生的高峰期为移植术后 3~4 个月。超过 50% 的 PTLD 表现为淋巴结外肿块，常侵及颈

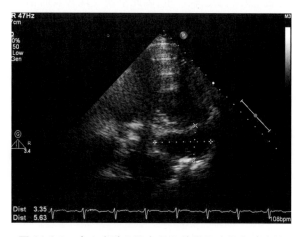

图 14-2-6　右心室壁心肌大 B 细胞淋巴瘤行心脏移植术后 3 个月，左心房室沟处见实质性团块，临床诊断为心脏移植后淋巴瘤，行化疗 2 个周期后消失

淋巴结、颌下淋巴结、扁桃体、肺及胃肠道等,而侵及移植心脏少见(图 14-2-6)。用高频超声可以准确检出颈部和颌下淋巴结形态,数目及血供情况。

术后不同时间点的超声评估重点见表 14-2-1。

表 14-2-1 心脏移植各时间点的超声评估重点

评估内容	手术即刻	术后 1 周~1 年	>术后 1 年
心功能不全	√(急性)	√	√
右心室压力及功能	√	√	
吻合部位完整性	√	√	√
排斥反应	√(急性)	√	√
心包积液	√		
心房血栓		√	
移植后高血压		√	√
冠脉血管病			√
心脏移植后恶性肿瘤			√

总之,超声心动图可提供心脏结构和功能的综合资料,可在床旁即时、反复进行检查,是心脏移植手术术前评估、术中监测和术后随访首选的影像学方法。

第三节 超声监测心脏移植排斥反应

心脏移植目前是治疗终末期心脏病的唯一有效治疗方法,随着抗排斥药物和手术技术的不断进步,心脏移植预后已得到很大改善。尽管如此,心脏移植后排斥反应仍是影响患者长期生存的重要因素,据统计,17%的患者死于术后排斥反应。早期排斥反应患者常无特异临床症状,出现心功能不全表现时病变已较严重,因此早期发现并及时治疗排斥反应对改善患者预后、提高生存率至关重要。心内膜心肌活检(endomyocardial biopsy,EMB)是诊断排斥反应的"金标准"。但心内膜活检为有创性检查,存在一定并发症风险,反复进行患者难以承受,从而限制了其对心脏移植后排斥反应的动态监测。超声心动图因其无创、简便、全面、可靠、可重复性等特点,为临床提供可靠的动态连续观察指标,因此成为心脏移植术后排斥反应的监测中不可缺少的检查方法。

一、排斥反应的分类

根据排斥反应发生时间,将其分为三类:超急性排斥反应、急性排斥反应和慢性排斥反应,其中以急性排斥反应最常见。

(一)超急性排斥反应

超急性排斥反应多发生在心脏移植术后早期,是由体液免疫引起,发生机制主要是供体和受体之间 ABO 血型不相配,或者受体内已有致敏的抗供体淋巴细胞的细胞毒抗体。主要表现为供心恢复血液循环后立即出现供心复跳困难,即使应用药物使其恢复跳动,但心脏收缩微弱,不能维持心脏移植受体的正常血压,不能脱离人工体外循环。供心表面色泽发紫,花斑,加强免疫抑制治疗和应用正性肌力药无效。如果不使用体外循环机,患者多在 10 个小时内死亡。要想挽救这些患者的唯一方法是在人工心脏等辅助循环维持下,再选择一例合适的供心进行再次移植。近年来,由于术前对受体和供体之间进行详细全面的检查,这种超急性排斥反应已经很少见到。

(二)急性排斥反应

多发生在心脏移植术后 7 天~3 个月内,6 个月后明显减少,一年后发生率很低,它由细胞免疫反应介导。主要因为供-受体组织相容性差异的针对供体的特异性淋巴细胞增殖及活化,通过一系列细胞因子作用而使移植体损害。肉眼观察早期表现为心脏肿大,心肌增厚,心腔扩大,严重者可见心肌局灶性凝固性坏死而呈灰白色。组织病理学特征表现为血管周围淋巴细胞浸润,间质水肿,严重者可见心肌细胞溶解性坏死及空泡样变性,对急性排斥反应必须积极治疗,否则会导致广泛性心肌坏死及双心室衰竭而死亡。

(三)慢性排斥反应

慢性排斥反应是影响患者远期生存的主要因素,目前其确切发病机制尚不完全清楚,普遍认为是由于包括体液免疫反应在内的多种因素共同作用的结果。其病理改变主要表现为心脏移植物血管病变,其特点是冠状动脉内膜呈加速性、弥漫性同心圆样增厚,组织病理学表现为血管内膜平滑肌细胞及成纤维细胞增生,胶原及脂质沉积,管腔狭窄甚至闭塞,最终引起移植物心脏供血不足。因植入心脏无神经支配,故不会出现心绞痛症状,治疗的方法是再次心脏移植。

二、超声监测急性排斥反应

急性排斥反应仍是移植术后第 1 年最常见的并发症,约 40%心脏移植患者在术后第 1 年发生至少一次的急性排斥反应,且术后第 1 年内死亡患者中,12%患者是因急性排斥反应。急性排斥反应也是远期并发移植物血管病变的独立危险因素。因此早期诊断并遏制急性排斥反应的发生和发展对于提高患者长期生存至关重要。心内膜活检仍是诊断急性排斥反应的"金标准",但其为有创检查,存在一定风险。超声心动图在监测移植排斥反应中占有重要地位,国际心肺移植协会(International Society for Heart and Lung Transplantation,ISHLT)指南推荐在监测婴幼儿急性移植排斥时,可考虑用超声心动图代替心内膜活检(ⅡB类推荐,C类证据)。

(一) 症状与体征

当患者发生急性排斥反应时,可出现乏力、全身不适、食欲下降、低热、活动后心悸、气短、体重增加等表现。体检示颈静脉怒张、心脏扩大,心率加速,有时出现舒张期奔马律、房性心律失常、严重时出现低血压及心功能不全等。

(二) 超声心动图表现

1. 心包积液量突然增加 多数心脏移植术后患者都会出现心包积液,但6个月后日趋稳定或逐渐消失。当发生急性排斥反应时,心包积液量在原有基础上突然增加,积液呈非对称性分布,以左心室后壁、侧壁显著,前壁较少或无(图14-3-1)。心包积液量增加通常发生在急性排斥反应前,原因是急性排斥反应时心内膜及心包可能发生炎性反应,心包增厚伴大量淋巴细胞浸润,导致心包积液量快速增加。目前,急性排斥反应时心包积液量突然增加已得到多数学者的公认。但心包积液量与排斥反应的程度不呈正比。

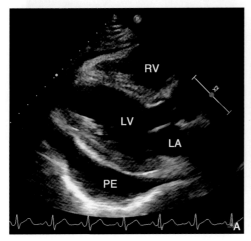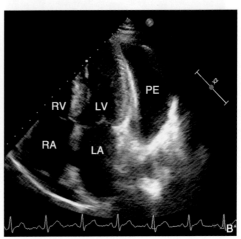

图 14-3-1 心脏移植术后急性排斥反应期心包积液
A. 胸骨旁左室长轴切面;B. 心尖四腔心切面均显示心包腔内较多液性暗区,主要位于左心室后壁及左心室侧壁
LA:左心房;LV:左心室;RA:右心房;RV:右心室;PE:心包积液

2. 室壁厚度增加 当发生急性排斥反应时,表现为左、右心室壁及室间隔均肥厚(图14-3-2)。这种室壁肥厚的病理基础是由于急性排斥反应时心肌细胞肿胀、间质水肿的缘故。根据二维测值及Simpsons公式法推算出的左心室心肌重量较正常人明显增加,且随排斥程度及病程而加重。有报告指出室壁厚度及左心室心肌重量的变化与排斥反应的类型有关。早期排斥反应时主要是神经体液免疫反应,心肌水肿明显,室壁增厚,心肌重量增加,晚期时主要是细胞免疫反应,心肌重量无明显变化。目前急性排斥反应时左心室重量明显增加已经得到多数学者的公认。但是该指标不敏感,尤其是对于轻微排斥反应的患者。

3. 心肌密度的变化 急性排斥反应主要表现为心肌回声增粗,可见大小不等、分布不均、形态不

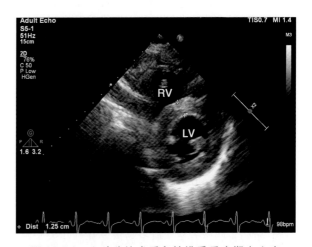

图 14-3-2 心脏移植术后急性排斥反应期左心室壁增厚,胸骨旁左心室短轴切面显示左心室壁增厚,室间隔厚 12.5 mm,同时显示心肌回声增强
LV:左心室;RV:右心室

一的斑片状强回声,累及部位以室间隔为主,左心室后壁次之。室壁密度、回声强度与组织学排斥反应程度成正相关。抗排斥反应治疗后,上述斑片状回声可逐渐消失。目前有人认为心肌密度变化对判断早期排斥反应及转归有一定价值。

4. 室壁运动 发生急性排斥反应时心脏整体运动不协调。主要表现为室间隔运动异常,其基底部运动低平,中下段运动明显增强,搏动幅度大,一体二段形成鲜明对比。室间隔与左心室后壁呈同向或逆向运动。

5. 右心室增大 在非排斥反应时,右心室内径稳定在一定范围内。当发生急性排斥反应时右心室内径突然增大。当右心室迅速增大至 30~40 mm,三尖瓣反流程度明显加重时,应考虑急性排斥反应。左心室舒张末期容积可正常或缩小。左心房径也较非排斥期增大 6~10 mm,以标准法移植术后的患者显著。全心脏法和双腔静脉法患者心房无明显变化。

6. 房室瓣反流加重 当发生急性排斥反应时,通常二、三尖瓣反流程度较非排斥期加重,但三尖瓣反流程度加重更常见(图 14-3-3)。这可能与急性排斥反应时右心室突然明显增大,右心房轻度增大,三尖瓣环扩张有关。

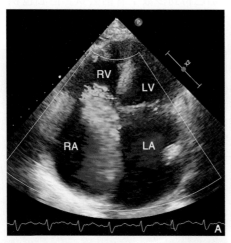
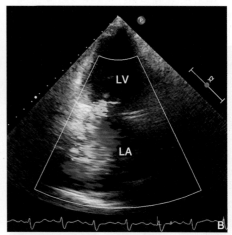

图 14-3-3　心脏移植术后急性排斥反应期房室瓣反流
A. 心尖四腔心切面显示重度三尖瓣反流;B. 心尖二腔心切面显示重度二尖瓣反流
LA:左心房;LV:左心室;RA:右心房;RV:右心室

7. 心脏功能 排斥反应所导致的心肌损害、室壁增厚、心包积液、心房压的改变均可引起心肌收缩及舒张功能异常。左心室收缩功能参数如短轴缩短率、射血分数在轻度和中度排斥反应时可无明显改变,中重度排斥反应时可出现左心室射血分数下降,每搏输出量减低,室壁收缩速度减慢。一旦出现快速、持续的收缩功能改变则往往提示排斥反应严重。受体左心室收缩末期内径变小、左心室短轴缩短率增加,与患者心率增快以及对循环中儿茶酚氨敏感性增强有关。应用环孢素的患者,收缩功能指标不能很好地反映急性排斥反应。

相比之下,左心室舒张功能改变较收缩功能更敏感、确切地反映排斥反应的发生及进展。排斥反应在早期可导致左心室舒张功能异常,可能与细胞浸润、组织水肿等有关。但多数患者基础状态下就有舒张功能异常,很难和排斥反应导致的舒张功能异常相鉴别。新发的舒张功能异常或舒张功能异常程度增加可作为出现排斥反应的指标。多数研究表明二尖瓣口 E 峰,E/A 比值在排斥期与非排斥期的变化不大,亦有少数报道发现发生急性排斥反应时 E 峰升高、E/A 值升高(图 14-3-4)。

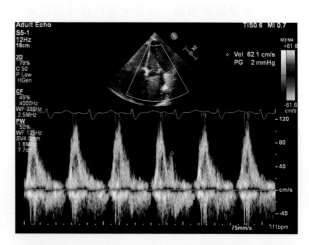

图 14-3-4　心脏移植术后急性排斥反应期超声表现
心尖四腔心切面示二尖瓣口舒张期血流频谱 E 峰与 A 峰

急性排斥反应可出现左心室等容舒张时间（isovolumetric relaxation time，IVRT）及二尖瓣压力减半时间（pressure half time，PHT）缩短。IVRT < 60 ms 或缩短超过 20 ms 预示排斥反应（图 14-3-5）。PHT 正常值为 60~130 ms。一组与 Doppler 同步进行的 EMB 组织学研究，以 IVRT 或 PHT 减少 15% 作为诊断急性排斥反应的标准，超声诊断敏感性为 80%，特异性为 72%，阳性预测值为 70%。急性排斥反应时 IVRT 缩短与 E 波峰值流速增高是由于肺小动脉楔压增加、二尖瓣提前开放所致，与心率变化无关；而 PHT 缩短则与急性排斥反应时弥漫性心肌细胞浸润与坏死导致心肌顺应性降低、充盈压升高有关。左心室 IVRT 及 PHT 等舒张功能参数与病理分级有良好的相关性。

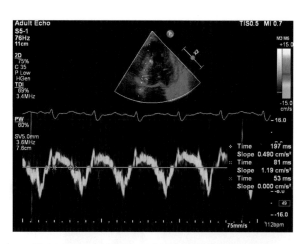

图 14-3-6　心脏移植术后急性排斥反应期组织多普勒改变

室间隔 Tei 指数增高（0.68）

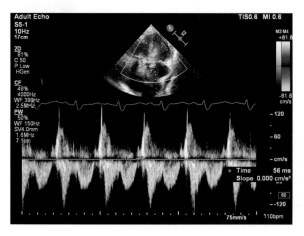

图 14-3-5　心脏移植术后急性排斥反应期超声表现

频谱多普勒测量示 IVRT 缩短（56 ms）

Tei 指数用来评价心室收缩功能和舒张功能。左心室 Tei 指数超过 0.64 预示排斥反应可能性极大（图 14-3-6）。当 Tei 指数在监测过程中增加 20% 作为观察心脏排异指标时，其敏感性为 90%，特异性为 90%。

8. 超声新技术

（1）组织多普勒成像：组织多普勒成像（TDI）测量移植心脏心肌运动速度不受负荷条件的影响，能准确评价移植心脏心肌速度，对排斥反应具有一定诊断价值。TDI 测得二尖瓣环收缩期、舒张早期、舒张晚期速度以及舒张早期与舒张晚期速度比值可以作为心脏移植后排斥反应无创监测的指标（图 14-3-7）。

（2）应变和应变率成像：TDI 测得室壁运动速度虽然可为心脏移植术后患者是否发生排斥反应进行无创监测，但其测定的速度参数受到心脏整体运动和邻近心肌节段运动的影响。近年来，应变和应变率成像广泛用于评估左心室和右心室功能。目前有源于 TDI、二维斑点追踪技术（two-dimen-

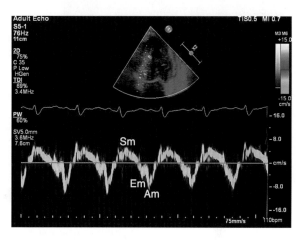

图 14-3-7　心脏移植术后急性排斥反应期二尖瓣环组织多普勒成像

TDI 示二尖瓣环 Em/Am<1

Sm：收缩期峰值速度；Em：舒张早期峰值速度；Am：舒张晚期峰值速度

sional speckle tracking echocardiography，2D-STE）和三维斑点追踪技术（three-dimensional speckle tracking echocardiography，3D-STE）的应变和应变率。

应用 TDI 来源的应变和应变率研究心脏移植患者术后急性排斥反应表明，排斥反应组右心室游离壁收缩期峰值应变及应变率显著低于无排斥反应组。应变和应变率成像可成为检测 ≥Ib 级排斥反应的一项重要技术。但是，由于组织多普勒技术存在角度依赖性，部分心脏移植患者难以获得心脏的标准切面，测量时角度较大，使该技术的临床应用受到限制。

2D-STE 可用于快速准确评价移植心脏左、右心室功能，在排斥反应诊断方面具有潜在价值（图 14-3-8）。一项对 25 例心脏移植患者在心内膜活检 12 小时内行超声心动图检查的研究，提示 2D-STE 能够区分轻度及中度以上（AR ≥ II 级）排斥反应。

该研究同时发现在急性排斥反应≥Ⅱ级患者中，并非所有心肌节段应变和应变率均降低，纵向应变及环向应变率无明显改变，提示发生急性排斥反应时，不是所有心肌均同步受损。

但 2D-STE 依赖于二维灰阶图像，只能评估心脏二维运动，不能准确反映心脏复杂的三维运动。而且在二维图像中，有些声学斑点存在"出平面"运动而不能被 2D-STE 所追踪。新近发展的 3D-STE 解决了上述局限性，其以三维全容积成像为基础，能真实反映心肌三维运动，该技术简单可行且重复性高。一项应用 3D-STE 评估心脏移植术后患者左心室功能研究发现左心室整体纵向峰值应变在排斥反应组与无排斥反应组间有显著差异，而左心室整体径向及圆周峰值应变在两组间无差异。说明 3D-STE 能动态监测心脏移植后急性排斥反应的发生并评估排斥反应严重程度（图 14-3-9）。

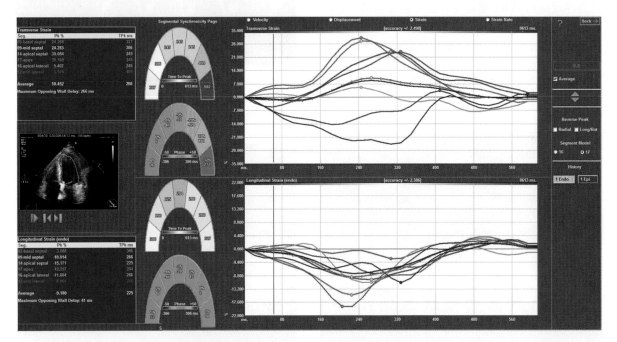

图 14-3-8　心脏移植术后急性排斥反应期 2D-STE 改变
示左心室各节段横向应变（上图）及纵向应变（下图）

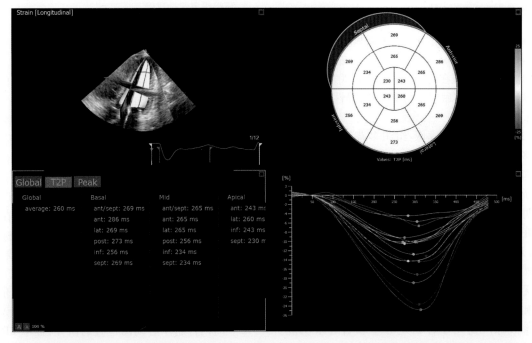

图 14-3-9　心脏移植术后急性排斥反应期 3D-STE 分析左心室各节段纵向应变

（3）三维超声心动图：三维超声心动图包括实时三维模式、全容积显像模式和实时三维彩色血流显像模式。实时三维模式不仅可引导 EMB，还可任意方向切割影像，提高瓣膜损伤的检出率。全容积显像模式可准确测量心输出量，同时计算左心室所有节段对射血的贡献，并分析左心室所有节段同步性。研究表明三维超声心动图能有效监测移植术后排斥反应患者左、右心室整体及局部射血分数变化，同时发现排斥患者右心室整体收缩功能降低主要是体部功能降低引起的。

（4）心肌声学造影：移植器官排斥反应最重要的病理学机制是内皮细胞功能障碍，内皮功能障碍以炎症性的白细胞黏附分子上调为特征，后者能够将血流中的白细胞网罗于血管壁并趋向炎症组织。因此，炎症靶向超声微泡的靶向目标是炎症发生时血管内激活的白细胞或表达增加的相关血管内皮细胞黏附分子，如 P-选择素、细胞间黏附因子-1 等。目前，用于炎症评价研究的靶向超声微泡主要有两类：被动性靶向超声微泡和主动性靶向超声微泡。利用被动靶向成像原理研究不同程度急性排斥反应的心肌声学造影，通过定向黏附区域的视频强度来监测移植后排斥状态。结果发现，白细胞靶向心肌造影图像的视频强度随急性排斥反应程度增加而增强，说明白细胞被动靶向造影可以无创评价心脏移植患者急性排斥反应程度。Weller 等采用非共价结合法构建了连接有抗细胞黏附分子-1 单抗的主动性靶向超声微泡，并将该微泡应用于大鼠心脏移植术后急性排斥反应模型，发现排斥反应组图像的视频强度较无排斥反应组明显增强，说明主动靶向心肌声学造影能敏感检测移植术后急性排斥反应。

（5）声学定量技术：声学定量技术可用于检测心脏移植术后的排斥反应。研究发现同种异体心脏移植成功时峰值充盈速率在正常范围内，由于峰值充盈速率反映了舒张期左心室充盈状况，当发生排斥反应时，峰值充盈速率减低。同时指出在检测排斥反应时，为获得最佳的敏感性和特异性，要考虑到同一患者自身测量结果前后的差异。

三、超声监测慢性排斥反应

心脏移植慢性排斥与心脏移植物血管病变（cardiac allograft vasculopathy，CAV），有关，表现为供心冠状动脉增殖性病变并导致狭窄和闭塞。一般来说，供心无神经支配，大多数患者不会出现因心肌缺血导致的心绞痛症状，而多表现为充血性心

力衰竭、急性心肌梗死、心律失常或猝死。冠状动脉造影虽然是诊断冠状动脉病变的"金标准"，但是属有创检查，价格昂贵，反复检查不被患者接受。由于 CAV 进展速度较快，冠状动脉造影对于检测早期病变较血管内超声敏感性低，通常在临床症状出现前难以发现。超声心动图主要用于观察以下内容：

（一）室壁运动状态与心脏功能评估

二维超声可观察心室壁运动情况，供心冠状动脉多为广泛性多支冠状动脉狭窄，超声检查可出现室壁运动弥漫性减低。当发生心肌梗死时可显示室壁节段性运动异常，梗死区运动消失，同时伴有左心室、左心房或右心室、右心房不同程度增大。M 型和多普勒超声测定心室收缩和舒张功能。当心肌弥漫性缺血或心肌梗死后出现心室舒张期顺应性减低，射血分数减低，左心室短轴缩短率减低。

实时超声心肌造影应用低机械指数和脉冲能量翻转，减少造影微泡破坏；应用二次谐频技术自动勾勒心内膜，可同时评估整个心动周期室壁运动和灌注，评价冠状动脉狭窄引起的缺血区域具有很高准确率，能发现轻度冠状动脉疾病引起的心室壁运动异常。

负荷超声心动图能提高对收缩异常心肌的检出率，可检测出心肌早期缺血改变，对移植不良预后有很高预测价值。常规负荷超声心动图、实时超声心肌造影与定量灌注分析技术结合，可将 CAV 检测准确率提高到 90%，对小血管疾病或 CAV 引起的节段灌注异常有很大帮助。

（二）瓣膜反流

彩色多普勒可出现不同程度的二尖瓣及三尖瓣反流。分析原因，是由于广泛心肌缺血，乳头肌亦缺血致其功能不全所致；二是由于心腔扩大，房室瓣环扩张产生的相对性反流。

（三）初步了解冠状动脉病变程度

血管内超声可直接准确了解冠状动脉病变的性质和程度。但受探头的限制，仅能观察较大的冠状动脉，对二级和三级冠状动脉则不能进行检查。而移植后供心冠状动脉病变多发生在二级和三级血管，故此法也不甚理想。

四、心内膜心肌活检

目前，心脏移植后排斥反应仍是影响患者长期生存的主要因素。EMB 仍是诊断排斥反应的"金标准"。ISHLT 建议 EMB 的时间一般在术后 1 个月内可以每周 1 次；术后 3 个月内每 2 周 1 次；术后

4~6 个月每个月 1 次；术后 1 年后每 4~6 个月 1 次。成人心脏移植管理标准方案为在移植前后 6~12 个月应定期行 EMB 监测排斥反应；对于儿童受者特别是婴幼儿，可酌情采用心脏超声检查筛选以减少 EMB 频率。在移植后第 1 年之后，对具有急性排斥反应高危因素的受者，需延长 EMB 定期监测的时间（如每 4~6 个月 1 次），以减少导致血流动力学不稳定的排斥反应的危险及特定受者人群（非裔美国人）的死亡风险（Ⅱa 类推荐，C 级证据）。对于移植后存活超过 5 年的成人或儿童受者，其 EMB 检查频率无明确规定，主要取决于临床判断和远期排斥反应的风险大小（Ⅱb 类推荐，C 级证据）。心内膜心肌活检的取材部位在室间隔、右心室心尖部。但 EMB 存在一些局限性：①EMB 常于发现急性排斥反应征象后进行，不利于早期诊断；②由于发生急性排斥反应时心肌病变的不均一性及取样误差，不能对排斥反应作出全面诊断；③不同取材部位排斥反应程度不同，影响临床治疗决策；④不能区别轻度自限性急性排斥反应和可能进一步发展的急性排斥反应；⑤在术后早期，与缺血再灌注损伤鉴别困难；⑥EMB 的高额费用及其有创性，使得患者对连续进行 EMB 检查的依从性降低。

（一）排斥反应的病理分级

根据 2004 年国际心肺移植协会修订的排斥反应病理分级标准，见表 14-3-1、表 14-3-2。

表 14-3-1　国际心肺移植协会心内膜心肌活检诊断急性排斥反应的分级标准：急性细胞排斥

2004		1990	
0R 级	未见排斥	0 级	未见排斥
ⅠR 级,轻度	间质和/或血管周围淋巴细胞浸润以及单灶性心肌细胞受损	Ⅰ级轻度	
		ⅠA-局灶	灶性血管周围和/或间质淋巴细胞浸润无心肌损伤
		ⅠB-弥漫	弥漫性淋巴细胞浸润无心肌损伤
ⅡR 级,中度	2 个病灶或多灶淋巴细胞浸润伴心肌损伤	Ⅱ级-中度(局灶)	单灶性淋巴细胞浸润伴相关心肌损伤
		ⅢA 级-中度,局灶	多灶淋巴细胞浸润伴心肌损伤
		ⅢB 级-中度,弥漫	弥漫性淋巴细胞浸润伴心肌损伤
ⅢR 级,重度	弥漫性淋巴细胞浸润伴多灶心肌损伤±间质水肿±出血±血管炎	Ⅳ级-重度	弥漫性、多形性淋巴细胞浸润伴广泛心肌损伤±间质水肿±出血±血管炎

R 表示重新修定的级别，以避免与 1990 年标准混淆

表 14-3-2　国际心肺移植协会关于急性抗体介导的排斥反应（AMR）的标准

2004		1990
AMR 0 级	AMR 阴性 无 AMR 的组织学或免疫病理学特征	
AMR Ⅰ级	AMR 阳性 AMR 的组织学特征 AMR 免疫荧光或免疫过氧化物酶染色阳性 （CD68,C4d 阳性）	体液排斥反应(免疫荧光阳性,无细胞浸润的血管炎或重度间质水肿)

（二）心内膜心肌活检并发症

1. 严重并发症　死亡、须要紧急心脏手术或高级生命支持、心脏压塞须心包穿刺、永久性房室传导阻滞须安装永久起搏器、血性胸腔积液和气胸。

2. 次要并发症　不须要心包穿刺的心包积液。暂时（持续<24 小时）或永久的右束支传导阻滞。一过性的莫氏Ⅱ型 2:1 房室传导阻滞需要阿托品治疗或须安装临时起搏器。非持续的≥10 个 QRS 波的室性心动过速。持续<12 小时的心房颤动或须要转复的房颤。文献报道新出现的不须心包引流（自动吸收）的心包积液发生率 0.4%~0.7%。

3. 其他并发症　多次 EMB 后新出现的三尖瓣腱索断裂或反流。国内一项 439 次心内膜心肌活检的安全性分析研究表明 EMB 所致三尖瓣关闭不全并发症的发生率为 0.91%，损伤程度较轻，全部为三尖瓣轻至中度关闭不全。国外报道心脏移

植术后多次 EMB 监测排斥反应,引起三尖瓣中度至重度关闭不全的发生率 6%～32%。研究认为活检钳通过长鞘(45 cm)进行 EMB,可以明显减低三尖瓣受损的发生率和减轻三尖瓣关闭不全的程度。然而使用长鞘容易刺激室间隔、伤及传导束,致传导阻滞并发症增加。

(三)超声心动图与 EMB 的关系

以往的心脏移植术后心内膜心肌活检通常是在 X 线引导下进行,经胸多普勒超声引导下心内膜心肌活检是一种检测心脏移植后排斥反应的新方法。经胸多普勒超声引导下心肌活检和 X 线下心肌活检相比,患者和活检操作者均避免了暴露于 X 线辐射下,而且超声能够清晰显示心脏腔室及瓣膜等组织结构,直观地显示活检钳头端周围毗邻结构,能够很好地引导操作者把活检钳送入右心室,同时在采取心肌组织时,引导操作者避开重要的腱索、乳头肌或心室壁的薄弱区域,最大程度的降低医源性三尖瓣损伤和心脏穿孔的可能。

二维超声引导心内膜心肌活检仅显示一个平面,实时三维超声心动图能够实时动态三维观察,从多个角度确定活检钳末端位置。研究表明经胸实时三维超声心动图不但比二维超声显示的导丝更长,而且更容易显示活检钳末端,迅速而准确地将活检钳末端定位于接近心尖部的室间隔右心室面,使操作更加安全。

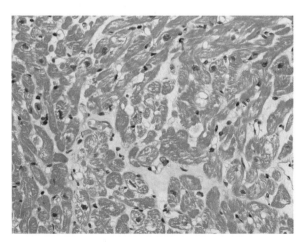

图 14-3-10　心脏移植术后急性排斥反应期 EMB HE 染色
光镜(HE 染色,×100)见部分心肌细胞核增大,局灶心肌溶解,血管周围局灶性炎症细胞浸润,病理分级为 I R 级

出现排斥反应时大多数情况下超声都有相应的改变,超声表现为室壁明显增厚,心包积液增加明显,右心室增大明显,心肌密度增加,等容舒张时间和压力减半时间缩短等典型表现。结合超声监测结果,临床怀疑发生急性排斥反应,心内膜心肌活检证实存在排斥反应(图 14-3-10)。有研究将超声心动图和心内膜心肌活检作对照,提出采用超声综合指标监测排斥反应,既减少心内膜心肌活检次数,又指导进行活检时间,并能反复进行监测,证实了超声心动图在监测心脏移植排斥反应中的价值。

(谢明星)

参 考 文 献

1. 王新房. 超声心动图学. 4 版. 北京:人民卫生出版社,2009.

2. 臧旺福,夏求明. 应进一步提高我国心脏移植的治疗水平. 中华医学杂志,2004,84(19):1585-1586.

3. Maria Dorobanţu,Frank Ruschitzka,Marco Metra. Current Approach to Heart Failure. 4th ed. Switzerland:Springer International Publishing,2016.

4. Mehra MR,Canter CE,Hannan MM,et al. The 2016 International Society for Heart Lung Transplantation listing criteria for heart transplantation:A 10-year update. J Heart Lung Transplant,2016,35(1):1-23.

5. Flanagan R,Cain N,Tatum GH,et al. Left ventricular myocardial performance index change for detection of acute cellular rejection in pediatric heart transplantation. Pediatr Transplant,2013,17(8):782-786.

6. 田家玮,杨惠,王素梅,等. 心脏移植术后应用彩色多普勒超声检查的意义. 中国超声医学杂志,1998,14(10):17-19.

7. 董静,张平洋. 心脏移植术后急性排斥反应的超声心动图监测. 血管病学进展,2011,32(1):122-126.

8. 李政,潘翠珍. 超声心动图在心脏移植中的应用进展. 上海医学影像,2012,21(3):223-226.

9. Stewart S,Winters GL,Fishbein MC,et al. Revision of the 1990 working formulation for the standardization of nomenclature in the diagnosis of heart rejection. J Heart Lung Transplant,2005,24(11):1710-1720.

10. Deckers Jw,Hare JM,Baughman KL. Complications of transvenons right ventricular edomyocardial biopsy in adult patients with cardiomyopathy:a seven-year survey of 546 consective diagnostic procedure in a tertiary referral center. J Am Coil Cardiol,1992,19:4347.

第十五章 心脏超声造影的历史现状与展望

心脏超声造影（contrast echocardiography）是通过外周静脉注射具有声学效应的造影剂（contrast agent），使心腔或心肌内产生浓密的回声反射，以增强组织对比度，帮助诊断心血管疾病的一种方法。它历经约半个世纪的发展，由早期不能通过肺循环的右心声学造影到左心腔声学造影，随着成像技术及超声造影剂制备水平的进展，逐渐发展到现在的实时心肌灌注成像，具有广阔的临床应用前景。目前心脏超声造影的应用已涵盖不同年龄人群及多种疾病状态，以增强心内膜边界的勾勒或者评估心肌及肿物的血流灌注情况。心脏超声造影的临床应用范围不断拓展，但由于方法学、性价比、规范化使用及临床医师认知程度等问题，制约了心脏超声造影在我国的广泛开展。本章将从超声造影剂的发展、心脏超声造影成像技术，临床应用等方面对心脏超声造影的历史现状与展望进行阐述。

第一节 声学造影剂的发展及其安全性

心脏超声造影技术的核心是声学造影剂。由于气体对超声波具有极强的反射和散射能力，所以微气泡造影剂成为声学造影成像的理想选择。1968年，Gramiak等首次观察到经导管注射含气盐水可使右心室显影增强，由此揭开心脏超声造影的序幕。在这一阶段，人们主要利用通过手振生理盐水或CO_2发泡剂等方法制作的声学造影剂；其微泡直径较大、均一性不佳，难以通过肺循环。另外，因无外壳保护，微泡气体在血液中迅速弥散，导致对比增强时间短暂，故仅能用于右心系统（右心房、右心室）显像。早在20世纪70年代，武汉协和医院王新房教授在国际上首创过氧化氢溶液心脏超声造影法，由此衍生的右心声学造影技术今天仍在临床上广泛应用。直至1984年Feinstein等采用声振法制备获得稳定的微气泡才真正进入左心声学造影时代。之后，国际上出现了第一个上市的产品，它是声振5%人血白蛋白溶液，经冠脉内注射产生极好的心肌显影效果。但经静脉注射这种造影剂，左心室显影效果并不理想。其原因是微泡中包裹的是空气，具有高度弥散性，当微泡通过肺循环时，气体漏出，体积减小；同时微泡有高度可溶性，漏到血液中的空气很快被溶解。将造影剂内包裹的空气改换为高分子量气体（如氟碳类，fluorocarbons）会使微泡更为稳定。由于其在血液中不溶解的特性，即使由微泡中溢出，也会作为游离气体微泡持续对超声产生有效的背向反射。目前常用的超声造影微泡外壳包括：变性的白蛋白、脂质体、多聚体以及各种表面活性剂等。这些第二代的制剂能经静脉注射成功地使左心腔和心肌显影。目前，国际上市的声学造影剂有3种（表15-1-1），国产造影剂研究相对落后，南方医科大学南方医院研制的5%全氟丙烷人血白蛋白微球注射剂，是国内第一个获得国家新药证书的含氟碳气体微泡造影剂，动物及临床试验均证明该造影剂左心室腔及心肌声学造影增强效果优良，目前在申报生产批文过程中。目前大多数上市的超声造影剂产品都具有显著的共同特性：不聚集、呈生物惰性、安全，全部保留在血管腔内，且在血管内的流变学行为与红细胞

表 15-1-1　目前已被批准上市的声学造影剂

造影剂名称	微泡外壳	气体	被批准情况	适应证
SonoVue（声诺维）	表面活性剂/脂质	六氟化硫（146 g/mol）	欧洲/美国/中国	增强左心室内膜辨别
Definity（迪芬）	脂质	全氟丙烷（188 g/mol）	美国/欧洲/中国（待批准）	增强左心室内膜辨别
Optison	人血白蛋白	全氟丙烷（188 g/mol）	美国	增强左心室内膜辨别

极为相似;对超声波呈非线性反应,通过单核吞噬细胞系统从体内消除,气体由肺部逃逸。

2007年10月,美国食品药品管理局(FDA)对造影剂Optison和Definity的使用发布了黑框警告并予以相应的使用标签修订。警告最初针对有高风险或伴有肺动脉高压的、不稳定心肺功能的患者,建议患者在接受造影剂注射30分钟后进行密切监护。同时要求厂家行进一步临床试验,用以评估已批准的超声造影剂的安全性,以及对肺循环血流动力学有无影响。在这一警告发布后,心脏超声造影的应用一度跌入低谷,但随后系列研究的发表证实了Optison及Definity的安全性。

2008年4月,FDA解除了Optison和Definity的一些禁忌证,但仍保留对肺动脉高压及不稳定心肺功能患者造影后监测的要求。2011年,安全性研究完成后,该项监测要求也被去除。同时,FDA声明删除了在负荷超声心动图中超声造影的有效性和安全性没得到证实这条,提示负荷超声检查中造影剂的使用安全有效。

目前,FDA的造影剂使用标签(FDA labeling)上标明:"严重心肺反应(包括死亡),在应用包裹氟碳气体的微粒后非常罕见。多数严重反应一般在应用造影剂30分钟内发生;但需除外患者输注Definity/Optison之外的其他情况。应用造影剂时,应配备抢救设备及急救人员。"目前左心声学造影剂的禁忌证有:①氟碳气体过敏;②对血液、血液制品或白蛋白过敏。声学造影剂危及生命的情况极其罕见(发生率小于1/10 000),对于第一次使用声学造影剂的患者来说,大部分并无既往使用氟碳气体过敏或血液制品过敏情况。虽然声学造影剂的过敏反应非常罕见,仍建议超声心动图室制定相关政策以早期识别及有效处理这些危及生命的急性反应。

第二节 心脏超声造影成像技术的发展

Porter等在静脉声学造影过程中偶然发现,在恢复暂停的超声波发射的瞬间,可见心肌造影图像明显增强。开始他们认为这与瞬间的超声波照射引起的一过性后散射信号增强有关,故将其命名为"瞬间反应成像"(transient response imaging)。以后的研究证明:这一现象与超声波对微泡的破坏作用有关。在超声波的持续照射下,微泡回声强度-时间曲线类似于指示剂稀释曲线(图15-2-1实心方框

所示)。当采用间歇发射超声波方式,可见微泡回声强度-时间曲线有所不同(图15-2-1空心方框所示)。在超声波暂停发射30秒后微泡回声强度(图15-2-1中向下箭头所示)与暂停前即刻的微泡回声强度(图15-2-1中向上箭头所示)相等,提示在超声波暂停发射的30秒内微泡破坏停止。这种利用间断发射超声脉冲,减少心肌内微泡破坏,促使心肌声学显像增强的技术,称为触发成像技术(trigger imaging)。触发成像技术不仅可提高声学造影效果,通过计算造影强度与触发时间间隔的关系还可定量组织血流灌注量。

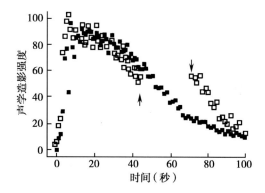

图 15-2-1 超声破坏微泡造影剂的实验研究

随着超声技术的发展,实现了极低发射能量(−21~−18 dB)下超声成像。其发射能量仅为过去常规心脏诊断超声脉冲能量(约为0 dB)的1/100,几乎不引起造影剂微泡破坏,从而保证以较高的成像帧频实时观察左心室显影。在实时成像过程中,可以利用发射一次高机械指数脉冲的方式将超声照射区内的微泡完全破坏后,改为低机械指数实时成像,通过观察心肌内造影剂微泡的再充填状况来准确评估心肌血流灌注。

实时成像技术较以往的造影成像技术具有多方面的优点:①在评价心肌血流灌注状况的同时可以同步评价室壁运动;②与间歇式触发成像不同,超声切面因为呼吸等原因容易发生漂移,实时成像技术便于操作者及时调整图像,更易于采集理想的造影图像;③同一次造影过程中,可多切面观察同一节段的心肌灌注状况,提高诊断的准确性。

近十年来,市场上所有的心脏超声系统几乎均可实现低机械指数下左心室造影(left ventricular opacification,LVO),同时极低机械指数(very low mechanical index,VLMI)的实时成像近年也逐渐在所有心脏超声系统中实现。美国超声心动图学会的超声造影指南中界定极低机械指数值为<0.2,低

机械指数定义为<0.3,中等强度机械指数定义为0.3~0.5,超过0.5的机械指数均定义为高机械指数。

实时极低机械指数技术可以同时检查左室心腔及心肌内微泡的显影增强。虽然心肌灌注成像技术并不是声学造影剂的批准适应证,但这种极低机械指数的成像技术已经在多个临床试验中用来观察心肌灌注成像,以提高急诊冠状动脉疾病的检出率、负荷试验过程中冠状动脉疾病的检出以及提高心脏肿物的诊断。因此,熟悉各种声学造影成像方法(表15-2-1)和各种技术的物理特性的优缺点是非常必要的。

表 15-2-1　各种超声造影成像技术的物理特性和优缺点

技术名称	组织抑制技术	优势	劣势
能量脉冲反向多普勒成像技术	交互变性	高分辨力	声衰减与动态范围
能量调节技术	交替振幅	高敏感性	分辨力,图像质量,动态范围
造影脉冲序列成像技术	交变极性和交替振幅	图像质量和高敏感性	声衰减与动态范围

能量脉冲反向多普勒成像技术(pulse inversion doppler)是一种结合脉冲反向成像及多普勒成像的新型成像技术,通过发送交替极性多重脉冲到心腔和心肌,从而克服运动伪影的组织抑制技术。虽然反向脉冲波多普勒技术通过只接收偶次谐波能提供出色的组织抑制和高分辨力,然而心尖切面上的基底段心肌却会产生显著的衰减现象。设置更多的成像脉冲序列将可能进一步提高造影显像的灵敏度并完全消除运动带来的伪像,但其代价是帧频下降。能量脉冲反向多普勒成像技术具有极高灵敏度,在机械指数减至0.1或更低的情况下,仍可检测到微泡回声信号,因此可用于实时造影成像。

能量调节技术(power modulation)可以提高极低机械指数(0.05~0.20)信噪比,也属于一种多脉冲抑制技术。低能量脉冲产生线性响应,而略高能量的脉冲会从组织获得线性响应,从微泡获得非线性响应。从两种不同的脉冲(被放大的低能量脉冲和略高能量脉冲)获得的线性响应可以相互抵消,探头只检出来自微泡的非线性行为。能量调节技术同样可以检出基波非线性信号,但无法达到反向脉冲的图像质量和分辨力。

造影脉冲序列成像技术(cadence contrast pulse sequencing,CPS)是众多实时对比成像技术的一种。该技术采用多脉冲序列成像技术,通过调制脉冲相位及脉冲幅度实现纯化造影剂回声信号。CPS应用更多的非线性信号,包括非线性基波信号,具有增强微泡在低机械指数的非线性行为,抵消从组织线性响应等更复杂的特性。应用这一特殊的脉冲序列方案,对比成像可以在极低机械指数(<0.2)情况下,同时观察LVO及实时心肌对比灌注,保持优秀的空间分辨力,增加图像信噪比。此外,该技术可分别选择单纯造影图像、单纯组织图像以及造影与组织图像三种状态,以便更好地适合临床应用需要。

目前,并非所有厂商提供实时极低机械指数的成像软件。在这种情况下,建议应用低机械指数(<0.3)谐波成像方法。

第三节　左心声学造影静脉给药方法学

心脏超声造影剂常用的给药途径有经冠脉、经左心房或左心室、经主动脉根部或经静脉途径等。随着超声仪器与造影剂的发展,无创的经静脉途径左心声学造影图像质量明显改善,使经静脉途径逐渐成为行心脏超声造影的主要途径。

弹丸式注射法(bolus injection)是指将造影剂以团块状快速注入血管内的方式。其方法是通过三通管将两个注射器与静脉通道相连,其中一个注射器内为稀释后的造影剂,另一个注射器内为5~10 ml的生理盐水。盛有造影剂的注射器应与静脉走向相同的三通管接口相连。将造影剂注入后,迅速旋转三通,用另一注射器内的生理盐水冲管,以确保造影剂全部快速进入血流。弹丸式注射法的主要缺点是会产生严重的左心室声衰减。

连续滴注法(continuous injection)是指将稀释后的造影剂均匀、缓慢地滴入血管通道内的方式。以Optison或全氟显为例,将造影剂溶液以生理盐水稀释后置于微量静脉注射泵内,按1~2 ml/min的速度注射,约1分钟左右心肌达最大显影强度,并持续到造影剂滴注结束。如无微量静脉注射泵,也可仿照临床静脉输液方式,通过调整滴速将造影剂相对匀速地滴入静脉血管内。

至于造影剂的最佳注射方式是弹丸注射法还是持续滴注法,目前尚无定论(图 15-3-1、表 15-3-1),两种方法各有优势和缺点。弹丸注射法快捷简便,可快速达到显影浓度,可用于评价心肌血流灌注情况、判定梗死区及危险区范围,特别适用于进行静息状态的左心腔造影或心肌血流灌注成像。持续静脉滴注法可以有效的延长心肌声学显像时间,利于动态观察心肌血流灌注变化,并能有效克服弹丸注射时左心室腔内高浓度造影剂的声影带来的左心室后壁声衰减现象;进一步利用超声破坏造影剂微泡的原理,定量心肌毛细血管密度及血流速度,特别适用于负荷试验时进行给药;但持续静脉滴注法对微泡稳定性要求高,而且存在微泡分层影响显影效果等情况,也有中心使用手持稀释的声学造影剂一边摇晃一边缓慢推注的形式来操作。

对于所有声学造影剂而言,无论选用何种注射途径,均尽可能使用大针头,注射速度不宜过快。注射速度越快、注射针头口径越小,造影剂微泡破坏越多(Bernoulli 效应),如针头较小,造影剂注射速度应相应减慢。

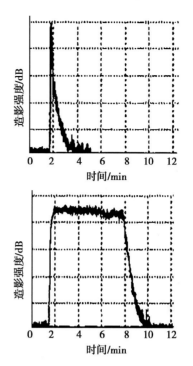

图 15-3-1　弹丸注射法与持续静脉滴注法声学造影显像效果比较
上图:弹丸注射声学造影剂后左心室持续显影时间约 1 分钟;下图:同样剂量的声学造影剂经静脉持续滴注左心室显影时间明显延长,约 7 分钟

表 15-3-1　弹丸注射法与持续滴注法的特点比较

弹丸注射法		持续滴注法	
优点	缺点	优点	缺点
准备工作简单;显影峰强度高;对造影剂要求低;对造影剂稳定性要求相对低	造影持续时间短;造影强度影响因素多;定量研究相对困难	造影持续时间相对长;避免过度的声衰减;可更好地用于定量研究	准备工作繁琐,需注射泵等;易受造影剂混悬液分层的影响,对造影剂稳定性要求高

第四节　心脏超声造影的临床应用

一、右心声学造影的临床应用

卵圆孔未闭(patent foramen ovale,PFO)已被证实与卒中、外周栓塞、减压病、平卧呼吸困难和低氧血症相关。虽然经胸超声心动图检出 PFO 的临床意义仍有争议,现有研究明确显示经食管超声比经胸超声更优于检出 PFO,但筛查过程仍推荐使用经胸超声心动图。生理盐水注射进行右心声学造影可以用来排除有无肺内或心内水平右向左分流,可作为这一疾病的常规筛查手段。另外,虽然彩色多普勒血流成像仍是检测室间隔缺损分流的首选方法,但弹丸注射振荡无菌生理盐水微泡仍对检出右向左分流及缺损封堵后残余分流有一定确诊价值。目前 ASE 指南建议将 8 ml 生理盐水与 0.5 ml 空气混合后,通过三通在连接的两个注射器间来回振荡混合,之后即刻通过前臂或手背静脉推注。当振荡盐水造影剂到达右心房时,让患者进行瓦氏(Valsalva)动作或咳嗽以短暂增加右心房压力,可更好地检出通过房间隔进入左心房的微泡;造影中应尽量使用大于 20G 针头进行前臂静脉或肘前静脉建立通道(如果患者左侧卧位成像最好取右手臂)。应用生理盐水和患者血液混合后进行振荡可优化右心房显影(表 15-4-1)。房间隔的显示清晰及应用组织谐波成像技术是提高分流检出敏感性的关键因素。

当怀疑永存左上腔静脉或无顶冠状静脉窦时,

表 15-4-1 注射振荡生理盐水以增加右心房显影和 PFO 检出率的特殊处理

处 理	特殊处理/时机	机 制
加全血	10%全血与 10%空气和 80%生理盐水混合	形成更小更聚集的微泡
咳嗽,瓦氏动作,以及挤压腹部	在右心房显影时进行	短暂增加右心房压,增加右心房到左心房压力
股静脉注射	代替上肢血管注射	下腔静脉血流直接进入房间隔;上腔静脉血流直接进入三尖瓣

应通过上肢静脉注射振荡生理盐水造影剂帮助确诊。虽然股静脉注射有助于液体直接到达间隔,日常工作并不推荐。典型的心内分流(通过房间隔或室间隔)通常在右心房显影后的三个心动周期内出现,而肺动-静脉瘘分流通常至少需要 5 个心动周期才到达,但在高输出量状态下的肺动-静脉瘘,分流可能会出现得更早。生理盐水造影剂经过 PFO 时,如果延迟咳嗽或瓦氏动作则会造成显影延迟。在注射振荡盐水时,如房间隔持续向右心房膨出,PFO 可保持关闭状态,造影出现假阴性。当阴性结果出现后,仍怀疑存在 PFO 时,重复盐水造影剂注射时可使用"血液-盐水-空气"混合或更加合适的瓦氏动作或咳嗽时间以保证结果确实为阴性,注意进行这一操作时应避免血源病原体暴露。

在经食管超声心动图检查时,推荐在盐水造影剂注射时直接观察继发隔和原发隔,观察记录右向左分流的位置和范围。图像存取须在盐水造影剂出现在右心房前开始,以及造影剂出现后持续至少 10 个心动周期。

对于经胸超声心动图上右心室成像困难的患者,利用左心造影剂进行右心室声学造影,也将有助于提高右心室内膜边界的可确认性,进而改善对右心室容积和形态、室壁厚度以及室壁运动异常评价的能力。由于右心室形状的复杂性,应用二维超声心动图准确、定量测量右心室容积存在困难,三维超声心动图结合声学造影剂可有助于克服上述局限性。

二、左心声学造影的临床应用

(一)左心室射血分数和节段性室壁运动评估

冠心病患者左心室收缩功能的定量测量具有重要诊断和预测意义。二维超声心动图是评价左心室节段性和整体收缩功能最普遍的方法,然而准确评价这些功能均有赖于左心室内膜边界的辨认。由于体胖、肺部疾患和胸廓畸形等均可引起超声衰减,导致部分或全部左心室内膜边界不能很好甚至

无法确认,严重影响二维超声心动图对左心室收缩功能测量的准确性。左心声学造影:经静脉注射声学造影剂,微泡造影剂能顺利的通过肺毛细血管网,到达左心室并使其显影,从而增强左心室内膜边界的清晰度和可辨别率,进而提高经胸二维超声心动图对左心室节段性和整体收缩功能评价的准确性。

美国超声心动图学会心脏超声造影指南指出:当腔室定量测量容积、射血分数和局部室壁运动图像欠佳时应使用超声造影剂。图像欠佳的定义为在任意三个心尖切面上有连续两个及以上节段无法检出。另外,静息或负荷超声检查时,如多普勒血流信号显示不理想,造影剂能增强多普勒信号,有助于准确定量血流流速和压力阶差。

当需要准确测量射血分数指标(如化疗患者)时和当心内膜需要清晰展示(如胸痛患者评估或负荷超声心动图)时,提高左心室心内膜边界的可辨认性有利于进行准确的射血分数及容积测量,也可改善超声心动图评价节段性室壁运动功能的准确性和提高不同观察者间的一致性。

心脏超声造影前后和 MRI 室壁运动计分结果的比较显示:与造影前比较,造影后超声心动图区分正常和异常节段性室壁运动的能力明显提高,无法评估的室壁节段数量由造影前 14%降低到 1%;评估节段性室壁运动功能,声学造影后超声心动图与 MRI 的符合率由造影前 76%增加到 91%。临床上,超声心动图对左心室前壁和侧壁收缩功能的评价存在较大困难,因此超声造影可明显改善对左心室前壁和侧壁收缩功能的评价。超声造影可使对前壁和侧壁运动的正确评判率分别由造影前 65%和 78%提高至 88%和 98%。以室壁运动正常、室壁运动减弱、无室壁运动和矛盾室壁运动为标准,评估节段性室壁运动功能,声学造影前超声心动图与 MRI 的符合率为 65%,造影后超声心动图与 MRI 的符合率增加到 78%。声学造影前无法评估的节段,

造影后大部分节段与 MRI 的评价一致；LVO 时进行连续输注或缓慢弹丸注射技术，应避免基底部声衰减干扰或心尖部造影剂旋转的情况发生。进行节段性室壁运动分析和容积定量测量时，必须在无心尖部造影剂旋转及无基底部声衰减下进行。造影剂旋转现象可以应用实时极低机械指数成像技术或在低机械指数谐波成像时减少近场扫描线密度来纠正。

（二）心尖肥厚型心肌病

心尖肥厚型心肌病约占肥厚型心肌病患者的 7%，但因为心尖部心内膜显示不全，大部分患者无法被常规经胸超声心动图检出。当怀疑心尖肥厚型心肌病但图像显示不清晰时，应进行超声造影检查。心尖肥厚型心肌病超声造影图像特征为左心室腔呈铁锹形改变，伴有明显心尖部心肌室壁增厚（图 15-4-1）。

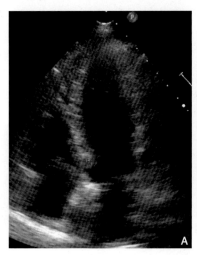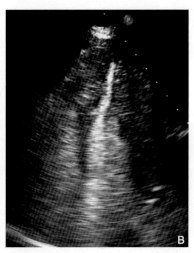

图 15-4-1　心尖肥厚型心肌病超声造影图像特征
A. 二维超声心动图左心室心尖显示不清；B. 超声造影条件下心尖部室壁增厚

（三）左心室心肌致密化不全

心肌致密化不全是胚胎初期心内膜心肌的形态学发生受到限制，使发展中的肌小梁致密化失败，属于少见原发性心肌病。近年来对其可能导致心力衰竭及死亡的认识逐渐增多。它主要表现为局部双层心肌结构：一层薄的心外膜下致密化心肌，一层厚的心内膜下非致密化心肌。超声心动图的特征性表现为无数突入心腔的肌小梁及小梁间深陷的隐窝，肌小梁与左心室腔交通。心肌致密化不全患者进行左心腔声学造影时，造影剂微泡充盈于小梁隐窝间，清晰显示深陷的小梁间隙以及过多的粗大肌小梁突入心室腔（图 15-4-2）。行声学造影时，推荐应用谐波中等强度机械指数成像（如 0.3~0.5），而非常规的低 MI 成像，可更清晰的显示肌小梁的结构。针对孤立性或少见的心肌致密化不全有不同的诊断标准，2014 年心脏超声技师在心脏超声造影检查中的操作指南：美国超声心动图学会专项更新建议应用心脏超声造影时，诊断标准为收缩期非致密心肌与致密心肌比值>2∶1。

（四）左心室血栓和心腔内占位评估

二维超声心动图已成为临床探查左心室附壁血栓的常规诊断手段，然而有些情况下，受近场杂乱伪象、假腱索和内膜边界不清等因素的影响，左心室附壁血栓的诊断有困难，特别是左心室心尖部的附壁血栓，而左心室心尖部位为心肌梗死时附壁血栓形成高发区。在这种情况下，经静脉输注声学造影剂可使左心室腔显影，如在左心室腔内看见到"充盈缺损"表明有血栓形成，而在常规二维超声左心室心尖部看见的"可疑缺损"如在左心室腔显影后完全消失则表明是伪象。

在因心肌梗死或心力衰竭导致血栓高危的患者中，心脏超声造影相较于非声学造影超声心动图左心室血栓检出的敏感性（61% 比 33%，$p<0.05$）和准确性（92% 比 82%，$p<0.01$）明显提高，其中 75% 为心尖部血栓。因此，当常规二维超声心动图检查发现左心室心尖显示不清而患者存在严重收缩功能障碍时，可应用超声造影排除有无心腔血栓。为了鉴别血栓与心腔内肿瘤，如有条件应使用极低 MI 灌注成像模式并行间断高机械指数脉冲破坏。血栓一般表现为非血管性，高机械指数破坏后无造影剂增强显影（图 15-4-3），而肿瘤可显示为极低 MI 破坏再充填成像后部分区域灌注血供差（良性

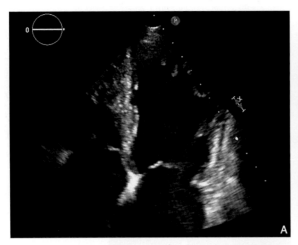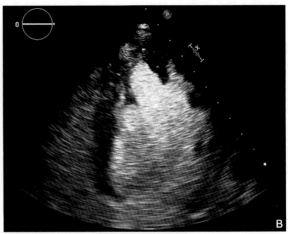

图 15-4-2 心肌致密化不全超声造影特征
A. 超声心动图提示左心室肌小梁增多;B. 超声造影检查发现造影剂进入小梁隐窝间

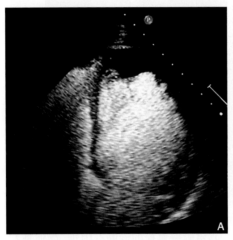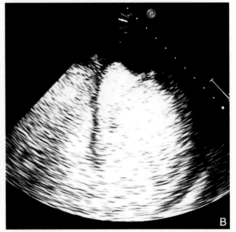

图 15-4-3 左室心尖部血栓超声造影图
A. 超声心动图提示严重室壁运动减弱及左心室腔占位;B. 行超声造影检查示超声破坏后 2 秒占位无造影剂灌注,多考虑为血栓

间质瘤,例如黏液瘤)或高血供(恶性病变)。如果没有极低机械指数成像软件,可应用低机械指数(<0.3)谐波成像观察肿物内是否有对比增强以帮助鉴别。

（五）左心室室壁瘤及假性室壁瘤

左心室室壁瘤是心肌梗死后常见的无症状并发症,最常见于左心室心尖部。常规超声心动图检查特征是室壁变薄,心尖扩大,常伴有心尖室壁运动减弱或反向运动。如因不当扫查,心尖切面被缩短或无法完全显示心尖时,室壁瘤或许无法检出。超声造影可以帮助更好地观察心尖室壁运动异常。另外,在未使用造影剂时一些被遗漏的伴随异常(如心尖部血栓)也可检出。需要注意的是,应用造影剂进行心尖室壁瘤和血栓的检查时,需要避免心尖短缩现象。同样,应用造影剂发现狭颈和收缩期充盈可以帮助鉴别假性室壁瘤与真性室壁瘤。

三、心肌声学造影的临床应用

（一）急诊室胸痛评估

急性胸痛是急诊室中常见的主诉症状。这一症状的病因很广,从良性的骨骼肌肉问题到危及生命的情形如急性心肌梗死(AMI)、主动脉夹层或急性肺栓塞。这些严重的疾病中,急性心肌梗死发生最频繁。然而,因为病史、体格检查、心电图、胸片等敏感性均不高,急性心肌梗死早期诊断较为困难。血清心肌酶学标志物是目前判断患者是否有急性心肌梗死的主要方法,但是心肌酶一般需要在症状发生数小时后才释放入血清里面,存在局限性。即使短暂的冠脉堵塞(5~15 min)也会导致局部心肌收缩功能受损,因此,超声心动图可以用来检出患者是否存在急性冠脉综合征,更重要的是,如无节段性的室壁增厚异常便可排除心肌缺血引起的胸痛。

局部功能异常的患者出现早期不良事件的发生率为功能正常者的 6 倍。因此,对胸痛患者应用声学造影剂获得更理想的局部室壁运动异常检出率非常重要。应用声学造影检查已被证实可显著提高检出新发的心肌节段运动异常。临床上应快速对怀疑急性冠脉综合征患者的所有左心室节段进行分析,如果连续两个节段显示不清时,须应用声学造影剂对室壁运动进行进一步分析。

AMI 时,由于心外冠脉某主支发生急性血栓性闭塞,故含有造影剂微泡的血液不能进入该支冠脉灌注领域的微循环,心肌声学造影(myocardial contrast echocardiography,MCE)显示为局部心肌灌注缺损,称危险区。危险区代表心肌缺血,而真正心肌坏死的范围常比危险区小,故危险区大小具有重要的预后和治疗意义。如能应用心脏超声造影在发病后立即检出危险区心肌,则 AMI 可得到早期诊断,同时根据危险区大小选择治疗方法。如危险区范围小,且患者有出血倾向,或患者就诊晚,可放弃溶栓或紧急介入治疗,相反,如患者就诊早伴危险区范围大,则应选择及时再灌注治疗。此外,主诉胸痛的患者,如病史不典型,心电图改变不确切,心脏超声造影示心肌灌注正常则可除外 AMI。

（二）MCE 评估 AMI 后侧支血流

目前临床尚无评价危险区内残余心肌血流量(myocardial blood flow,MBF)的影像技术。正常 MBF 约为 1 ml/(min·g),然而,当 MBF 减至正常的 25% 时,虽然心肌收缩功能消失(MBF 低到正常的 30% 时即出现),心肌的完整性仍能保持。在冠状动脉某支完全闭塞导致所属心肌缺乏收缩性的情况下,侧支血管发出的 MBF 可使心肌保持长期存活。应用经静脉连续注射微泡可证明这种侧支循环是否存在。由于从侧支引出的危险区 MBF 较正常区的 MBF 低,因此即使有很好的侧支供应,危险区内微泡破坏后的再充填速度也会很慢。由于信-噪比问题,MBF 超过 0.15 ml/(min·g)时才能在 MCE 时见到微泡,低于此值心肌不可能存活。因此,当危险区 MBF 超过 0.15 ml/(min·g)时,虽然冠脉仍闭塞,心肌细胞亦可能免于坏死。

应用 MCE 测量 AMI 患者侧支 MBF 的临床意义在于:如果患者有广泛的侧支血供,且临床血流动力学稳定,则不必进行紧急的血运重建,可用药物治疗,择期冠脉造影处理残余的严重狭窄。如果患者的危险面积大,也有一定的侧支循环,但患者不适合溶栓或介入治疗,此时可应用主动脉球囊反搏(aortic balloon counterpulsation,IABP)以增加冠脉驱动压,使其临床血流动力学稳定,以便行冠脉搭桥手术。

（三）MCE 评估再灌注治疗的结果

早期再灌注治疗可挽救濒临坏死的缺血心肌,改善 AMI 患者的预后,是 AMI 治疗史上的里程碑。然而,在实践中逐渐发现,约有 20%~25% 的 AMI 患者,其梗死相关冠状动脉(infarction related artery,IRA)的前向血流恢复到了 TIMI 3 级,但其供血区心肌微循环却得不到充分灌注,表现为无复流(no-reflow)或低流(low-flow)现象,表现为梗死相关血管再通后,心电图(ECG)ST 段上抬并无明显下降,这类患者有较高的住院及远期心血管事件发生率。因此,心肌水平的充分灌注是再灌注治疗成功的关键,评估再灌注治疗效果应该从心外膜冠脉血流和心肌微血管血流两个层面来衡量(图 15-4-4)。

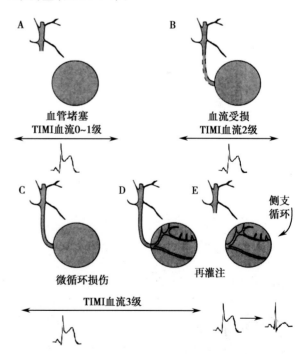

图 15-4-4　AMI 再灌注治疗后心肌 IRA 和心肌微循环灌注的不同方式

A. IRA 和心肌微循环均无灌注,IRA 血流为 TIMI 0~1 级;B. IRA 血流恢复到 TIMI 2 级,但心肌微循环仍无血流;C. IRA 血流恢复到正常(TIMI 3 级),但心肌微循环无灌注(no-reflow);D. 最理想的结果,即梗死相关血管和心肌的血流均恢复;E. 梗死相关血管虽仍完全闭塞,但侧支血流所属的心肌有血流供应

临床上在评价 ST 抬高的 AMI 溶栓或直接冠脉介入(PCI)治疗效果时,最可靠的指标应该是心电图上抬高的 ST 段有无明显下降(>50%)。经静脉 MCE 是能在床边直接评价心肌再灌注治疗效果的可靠方法。

四、超声造影与其他技术联合的诊断价值

(一)负荷超声心动图检出冠心病

超声负荷试验中,大约 35% 的病例左心室某些节段显示不清,应用超声造影可解决大多数的节段的运动评价,因而增加诊断可靠性和减少观察者间的变异。将实时超声造影成像技术应用于负荷超声试验,可检出静息和负荷后的心肌缺血。

应用间歇的高能量脉冲将大多数微泡破坏后,观察微泡再充填情况可测定微循环的血流速度。根据声学造影剂应用的适应证,我们应对机械指数进行优化以提高声学造影剂在特定区域的检出。声学造影剂应在表 15-2-1 描述的低 MI 成像或极低 MI 成像条件下进行输注,而不是在基波成像时进行。低机械指数谐波成像需要在谐波模式下,把 MI 调至低于 0.3 然后弹丸式输注小剂量超声造影剂后用生理盐水冲管(约 5~10 秒内 3~5 ml 生理盐水)。而极低 MI 实时成像技术是一种在无造影剂时去除心肌及瓣膜信号的组织抑制技术。短暂的(3~10 帧)高机械指数"闪烁"可用来清除心肌内或心腔内肿物的造影剂,以用来观察声学造影剂的再充填速率。正常心肌声学造影剂再充填应该在 4 秒内完成,而负荷状态下,再充填速度应该在 2 秒内完成。

(二)评估存活心肌

在心肌血运重建的时代,急性心肌梗死或慢性冠心病伴左心功能不全的患者是否有存活心肌(viable myocardium)日益受到人们的关注。大家已认识到,受损的左心室功能并不总是代表不可逆的过程。然而,直到目前为止,对可逆性左心室节段和整体功能障碍的确定往往是在冠状动脉成形术后。由于冠状动脉成形术后左心功能的提高往往伴随患者预后的改善,故前瞻性估计存活心肌具有重要临床意义。

由于声学造影剂微泡的大小及流变学特性与红细胞相似,可视作红细胞的示踪剂,通过微循环时不会渗入血管外间隙,也不会主动转运到细胞内,而是完整地保留在微血管床内,故心脏超声造影能估测心肌微血管的完整性。研究表明,缺血心肌和梗死心肌区血流量是不相等的,微血管的完整性是心肌存活的必备条件,因而心脏超声造影是识别存活心肌较为理想的方法。心脏超声造影与超声负荷试验联用,同步评价收缩储备和血流灌注,可起到相辅相成的作用。

(三)增强多普勒血流信号

将微泡注入血液中后,多普勒信号可得以增强数分钟。如采用静脉滴注法,这种效应持续的时间可延长。它通过将弱信号提高到可检测的信号水平,使质量不佳的多普勒图像得到改善(图 15-4-5)。可用于多种情况,如诊断瓣膜狭窄;这种情况应注意造影剂使用剂量极少,并需调整多普勒增益以避免误差。

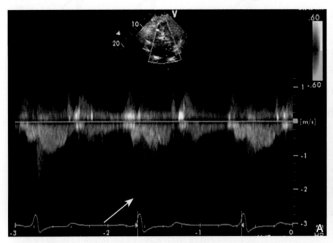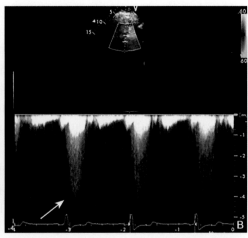

图 15-4-5 微泡改善多普勒血流信号示意图
A. 主动脉多普勒信号不佳(箭头);B. 应用少量超声造影剂后频谱多普勒信号改善(箭头),显示患者平均压力阶差增高

五、食管超声声学造影的临床应用

检出左心房血栓对于考虑进行电转复的房颤患者有重要临床价值。在自发性回声增强的部位确定是否有血栓存在是十分困难的,特别是在左心耳;而应用心脏超声造影和能量多普勒谐波成像(power Doppler harmonic imaging)技术将非常有助于这些部位血栓的检测。在经食管超声心动图时应用通过可过肺循环的超声造影剂可以更好地勾勒出左心耳血栓形态以及鉴别自发显影和血栓(图15-4-6)。心房颤动电复律前行食管超声,结合心脏超声造影检查,可有效排除血栓,与更低的卒中和系统栓塞风险相关。

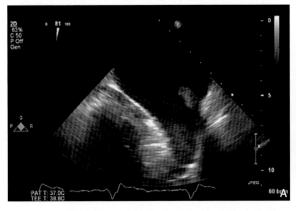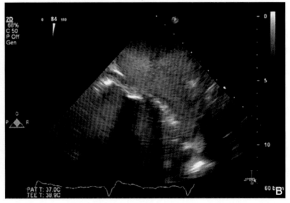

图 15-4-6　经食管超声声学造影鉴别左心耳自发显影和血栓
A.经食管超声心动图提示左心耳可疑肿物;B.经静脉注射造影剂后证实左心耳可疑肿物为自发显影

六、心脏超声造影的其他应用

心内膜纤维化时,可见在一侧或左、右心室双侧心尖特征性的血栓及坏死组织的分层结构,不伴有室壁运动异常及应用造影剂时灌注缺损(图15-4-7)。

应激性心肌病(心尖球囊综合征)通常可影响左心室中部到心尖区域,其分布常无法与冠状动脉性心脏病关联。这一异常导致的典型外观可通过LVO检查进行勾勒。另外其受累心肌节段灌注延迟而不是缺损也有助于鉴别应激性心肌病与冠状动脉性心脏病。尤其是以急性冠脉综合征发病的绝经后妇女,常伴有肾功能异常或其他冠脉造影禁忌证时,心脏超声造影可作为重要的诊断手段。

第五节　心脏超声造影的未来发展

一、三维心脏超声造影与自动边界测量

三维成像目前更多地应用于瓣膜病和左、右心室射血分数的定量分析。实时三维超声心动图已被用于提高静息及负荷超声时局部室壁运动分析的准确性。前面提到有临床试验证实声学造影剂对于提高左心室局部室壁运动和射血分数分析有潜在作用。但是,超声造影剂在三维超声的应用需要与二维探头类似的优化设置,更需注意减少左心室心尖旋转现象。目前,实时极低机械指数成像软件并未在三维探头中常规配置。心脏三维超声探头的LVO和心肌灌注效果仍需进一步验证。而至于自动边界检测技术,目前没有应用声学造影剂后的腔室与心肌造影剂之间的相关算法,自动边界检出软件的厂家需重新设计他们的程序以针对声学造影剂,这也能进一步提高这些软件应用的准

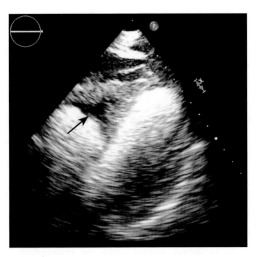

图 15-4-7　一例 Loffler 患者超声造影提示右心室心尖占位性闭塞,内膜增厚,血栓形成(箭头)

确性。

二、靶向超声分子成像

心脏超声造影微泡具有与红细胞相似的流变学特性。在动物模型和人体中均可见到心脏冷冻停跳后微泡黏附在心肌上的现象。这种黏附与任何心脏停跳的构成因素(包括氧含量或温度)无关,当用静脉血(不是动脉血)再灌注心肌后这种现象消失(静脉血引起氧自由系的损伤较少)。在缺血再灌注时,也可见到类似的微泡黏附现象,微泡实际上是通过细胞表面的整合素或补体介导的调节素黏附到激活的白细胞上,从此开始了 MCE 的靶向定位(site-targeted)或分子成像历程。

心脏超声造影优于其他影像(如 MRI)的是暴露在超声下的非线性行为,只需要很少的微泡在靶部位就可以产生信号,因此信-噪比非常好。MCE 与其他影像(尤其是 PET/CT)比较,主要不足是只有局限在血管内的靶点才能成像。心血管超声分子影像最有潜力的应用是新生血管成像(特别用于细胞和基因治疗)、急性和慢性心脏移植的排斥反应(可能取代有创的活检方法)、缺血再灌注损伤、冠脉介入治疗时的微血栓栓塞成像(确定对无复流的有效治疗)以及缺血记忆(在胸痛情况下区分原有的室壁运动异常)。这种方法还可发现早期冠脉粥样硬化,微泡通过补体介导非特异性地结合在早期粥样硬化病变处。

三、微泡的治疗用途

微泡用于治疗用途可能比其在诊断上的应用更为重要,是令人振奋的研究领域。微泡可作为一种空化核(cavitation nuclei)将携带的药物或基因发送到特异的部位。超声通过形成一个暂时的非致命的细胞膜穿孔(sonoporating)帮助大分子和颗粒进入细胞。一般来说,这种情况需要应用超过成像所需的高声能,但存在微泡时,所需声能明显减少,因为微泡降低空化所需的能量,由超声脉冲引起的振荡使微泡崩溃。此外,毛细血管床中微泡的空化还增加毛细血管的渗透性,可改善治疗药物释放通道。由于微泡可携带基因和药物,故可作为基因或药物释放的工具。某些白蛋白微泡和带电荷的脂质体微泡可直接吸收基因物质,或将基因物质包埋在脂质体膜或多聚体膜中,故可构建成特异的靶向微泡。循环中负载药物的微泡可由超声跟踪,当达到靶区后可被超声破坏,将负载的药物释放到周围组织。

四、声学溶栓

超声溶栓最早起源于 20 世纪 70 年代,主要用于周围动静脉血栓或栓塞的治疗,但因为达到溶栓所需的超声能量较大,并不适于心脏血栓或栓塞的治疗。随后由于溶栓药物的应用,经颅多普勒超声联合溶栓药物的效果在多项脑卒中的临床试验中得到证实。而为了促进超声溶栓的效果,减小所需的超声能量,并且能够在超声造影的指导下进行溶栓治疗,微泡辅助的声学溶栓开始得到重视并应用。超声微泡(microbubble)可以在诊断超声发射频率范围(0.2~15 MHz)产生共振并产生超声可检测的谐波信号从而实现很好的显影增强效果。在高能量超声作用下,微泡会产生剧烈共振,甚至破裂,称为微泡的空化效应(cavitation),包括瞬时空化(inertial cavitation)以及稳定空化(stable cavitation)。由于微泡可在低能量超声下发生共振压缩(稳定空化),从而能更有效地入微循环血栓缝隙,同时微泡在超声作用下产生的振动使血栓更加松散,从而促使溶栓药物进入或最终被瞬时空化效应所溶解,而瞬时空化瞬间产生一系列生物学效应,包括搅动血栓周围血流,可使更多溶栓药物与血栓接触,甚至直接利用空化效应溶解血栓。

有研究表明在超声造影图像引导下,应用间断高机械指数脉冲介导的空化效应辅助溶栓,其中在猪急性心肌梗死模型上初步证实单独超声空化微泡或超声微泡联合小剂量组织纤维溶酶原激活剂(tissue plasminogen activator, tPA)均具有良好治疗效果,甚至达到了 90% 以上溶通率。

(吴爵非)

参 考 文 献

1. Gramiak R, Shah PM. Echocardiography of the aortic root. Invest Radiol, 1968, 3(5): 356-366.

2. 王新房, 谢明星. 超声心动图学. 5 版. 北京: 人民卫生出版社, 2016.

3. Feinstein SB, Ten Cate FJ, Zwehl W, et al. Two-dimensional contrast echocardiography. I. In vitro development and quantitative analysis of echo contrast agents. J Am Coll Cardiol, 1984, 3(1): 14-20.

4. 查道刚, 张稳柱, 刘俭, 等. 全氟显声学显像效果的研究. 中国超声医学杂志, 2002, 18(4): 252-255.

5. Herzog CA. Incidence of adverse events associated with use of perflutren contrast agents for echocardiography. JAMA, 2008, 299(17): 2023-2025.

6. Wei K, Mulvagh SL, Carson L, et al. The safety of Definity

and Optison for ultrasound image enhancement: a retrospective analysis of 78,383 administered contrast doses. J Am Soc Echocardiogr,2008,11:1202-1206.

7. 刘伊丽. 对比超声学. 北京:人民卫生出版社,2006.

8. Porter TR, Abdelmoneim S, Belcik JT, et al. Guidelines for the cardiac sonographer in the performance of contrast echocardiography: a focused update from the American Society of Echocardiography. J Am Soc Echocardiogr, 2014,27(8):797-810.

9. Porter TR, Mulvagh SL, Abdelmoneim SS, et al. Clinical Applications of Ultrasonic Enhancing Agents in Echocardiography: 2018 American Society of Echocardiography Guidelines Update. J Am Soc Echocardiogr. 2018, 31 (3):241-274.

10. Mathias Jr W, Tsutsui JM, Tavares B, et al. Diagnostic ultrasound impulses improve microvascular flow in patients with STEMI receiving intravenous microbubbles. J Am Coll Cardiol,2016,67:2506-2515.

11. Senior R, Becher H, Monaghan M, et al. Clinical practice of contrast echocardiography: recommendation by the European Association of Cardiovascular Imaging (EAC-VI) 2017. Eur Heart J Cardiovasc Imaging. 2017, 18 (11):1205.

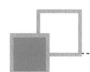

第十六章　超声在心脏再同步治疗中的应用与展望

心力衰竭(heart failure)简称心衰,是各种心血管疾病终末阶段出现的一组复杂的临床综合征,具有较高发病率与死亡率。研究表明重度慢性心衰患者常出现心脏收缩不同步。如何通过药物和非药物治疗,改善心脏收缩同步性,成为心血管领域研究的热点。

心脏再同步治疗(cardiac resynchronization therapy,CRT)是心衰的非药物治疗方法之一。经过规范的心衰药物治疗无效是CRT治疗的前提条件,其原理是在传统的双腔起搏心房、心室依次起搏的基础上增加左心室起搏,以期改善患者的心脏功能,提高运动耐量及生活质量,逆转左心室重构,减少再住院率并降低死亡率。本章着重阐述超声在CRT治疗中的应用现状及进展。

第一节　超声心动图在心脏再同步治疗前筛选患者中的应用

本节主要介绍临床CRT治疗的适应证以及超声心动图在CRT治疗前筛选患者中的应用价值。

一、治疗适应证

2009年中华医学会心电生理和起搏分会心脏再同步治疗专家工作组依据我国国情,发布了中国《心脏再同步治疗慢性心力衰竭的建议》,提出了经典的CRT治疗适应证。

(一)Ⅰ类适应证类

同时满足以下条件者可植入有/无ICD功能的CRT:

1. 缺血性或非缺血性心脏病;
2. 充分抗心力衰竭药物治疗后,NYHA分级仍在Ⅲ级或不必卧床的Ⅳ级;
3. 窦性心律;
4. EF≤35%;
5. QRS≥120 ms。

(二)ⅡB类适应证

慢性心房颤动患者,符合Ⅰ类适应证的其他条件,可行有/无ICD功能的CRT治疗(部分患者需结合房室结射频消融以保证有效夺获双心室)。

1. 充分药物治疗后心功能好转至Ⅱ级,EF≤35%,QRS≥120 ms;
2. EF≤35%,已植入心脏起搏器并心室起搏依赖者,心脏扩大及NYHA心功能Ⅲ级及以上;
3. EF≤35%,符合常规心脏起搏适应证并预期心室起搏依赖的患者,NYHA心功能Ⅲ级及以上。

2016年欧洲心脏病学会(ESC)发布了急性和慢性心力衰竭诊断和治疗指南,对CRT的适应证进行了更新,具体见表16-1-1。

二、超声心动图及其新技术的应用

(一)常规超声心动图检查

心力衰竭患者通常伴有心腔扩大、瓣膜反流、心内压升高、收缩和舒张功能减低和心内传导延迟导致的心肌运动不协调等。瓣膜反流程度和心腔内压变化,尤其是肺动脉压力的变化,往往是心力衰竭随访的重要参考指标。因此,心力衰竭患者基线的常规超声心动图对CRT患者的入选和术后随访有重要意义。

常规超声心动图主要用于测量心力衰竭患者的心脏各房室腔的大小、评估心腔内的血流状态、估测心腔内压力、评价心脏收缩和舒张功能观察心脏运动的协调性等。由于左心室舒张末内径和左心室射血分数是CRT患者入选标准的重要参数,超声心动图需要进行规范化的定量评估。

左心室内径的准确测量,须选择胸骨旁左室长轴切面,将M型超声取样线置于二尖瓣腱索水平取样,测量左心室舒张末内径。左心室射血分数则必须用Simpson法进行评估,可以根据情况选择单平面法、双平面法或改良Simpson法测量。国际多中心临床研究中通常采用双平面法进行评估。

(二)心脏运动协调性的评估

心脏运动的协调性包括三部分,即心房与心室运动的协调性,主要是左心房与左心室运动的协调

表 16-1-1　2016 年欧洲心脏病学会指南关于 CRT 适应证的更新

CRT 适应证	等级	证据级别
窦性心律、QRS≥150 ms、LBBB、EF<35%（药物优化后）的有症状心力衰竭患者推荐使用 CRT 改善症状，降低发病率和死亡率	I	A
窦性心律、QRS≥150 ms，没有 LBBB，EF<35%（药物优化后）的有症状心力衰竭患者应该考虑使用 CRT 改善症状，降低发病率和死亡率	II a	B
窦性心律、QRS 130~149 ms、LBBB、EF<35%（药物优化后）的有症状心力衰竭患者推荐使用 CRT 改善症状，降低发病率和死亡率	I	B
窦性心律、QRS 130~149 ms，没有 LBBB，EF<35%（药物优化后）的有症状心力衰竭患者可以考虑使用 CRT 改善症状，降低发病率和死亡率	II b	B
射血分数下降的心衰患者，无论 NYHA 分级，如果存在心室起搏适应证以及高度房室传导阻滞，推荐使用 CRT 而不是右心室起搏，以降低发病率，该适应证包括房颤患者	I	A
LVEF≤35%、NYHA（III~IV级），药物优化后，房颤，QRS≥130 ms，使用适当方法，确保心室起搏比例或能转服为窦律的患者，应该考虑使用 CRT 改善症状，降低发病率和死亡率	II a	B
射血分数下降的心衰患者，植入传统起搏器或者 ICD 后发展为恶性心力衰竭（尽管使用药物优化），并存在右室高起搏比例，可以考虑升级为 CRT，该适应证不适用稳定性心衰患者	II b	B
QRS<130 ms 患者不适用 CRT	III	A

性；左心室与右心室之间的协调性以及左心室内部的协调性。左心房与左心室运动协调性关注的是两者的舒张关系，而心室间和心室内协调性的关注重点是心室收缩协调性。心脏运动协调性的评估实际上是对心脏电机械兴奋耦联进行评估。超声心动图评价心脏运动协调性必须同步记录心电图，结合时相与超声指标，才能有效、准确评估心脏运动的协调性。

　　1. **房室运动协调性的评估**　正常心脏收缩房、室之间存在一定顺序，心房收缩完成后心室开始收缩。这个时间即心电图上的 PR 间期，正常为 120~200 ms。

　　超声心动图对房室同步性的评价主要是采用多普勒方法检测二尖瓣血流频谱。正常人表现为二尖瓣舒张早、晚期双峰 E、A 峰分离、波形饱满。

　　如果 PR 间期延长，心室除极和复极时间相对后延，导致舒张后期时间缩短，频谱多普勒表现为二尖瓣舒张期频谱 E、A 峰融合，左心室充盈减少。如果 PR 间期过短，即心室收缩时间相对提前，此时左心房收缩尚未结束，频谱多普勒表现为二尖瓣舒张期频谱上 A 波截断。出现这两种情况都会导致房室运动不同步。

　　通过 E、A 峰形态及关系可初步判断有无 E、A 峰融合或 A 波截断的情况，然后测量左心室充盈时间（EA 时间），即 E 峰起始至 A 峰结束时间。EA 时间占心动周期的比例小于 40%（EA/R-R<40%）提示房室不同步（图 16-1-1）。该方法简单、实用、直观，为临床评价房室同步性的主要方法，但易受

呼吸、心率及取样线位置等的影响。

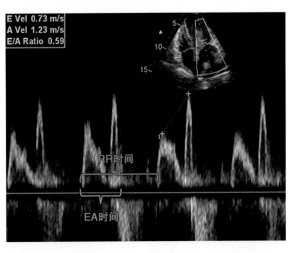

图 16-1-1　EA 时间和 R-R 间期

　　2. **心室间收缩协调性的评估**　正常的心室电活动顺序是从前室间隔中上 1/3 处和前壁中部开始除极，通过浦肯野纤维网向右心室，左心室侧壁，以及心尖部传导，终止于左心室后壁基底段。按照心电-机械收缩耦联，心室壁依次顺序收缩。通常右心室收缩开始稍早于左心室，结束稍晚于左心室，但两者基本同步，收缩达峰时间相差约 20 ms。

　　心力衰竭时，常伴有各种传导阻滞如左心室内传导阻滞或完全性左束支阻滞等，导致左心室与右心室开始收缩时间差增加，即左、右心室间收缩不同步。超声心动图主要通过测量左、右心室开始收缩的时间差对心室间收缩同步性进行评价，方法主

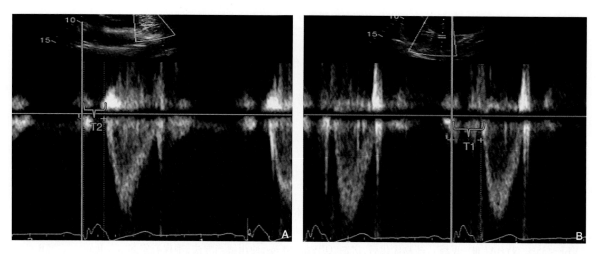

图 16-1-2 主动脉和肺动脉射血前时间的测量

A. 肺动脉瓣血流频谱；B. 主动脉瓣血流频谱，QRS 波起始到血流开始的时间即为心室射血前时间。两者的差值（ΔT=T1−T2）反映心室间收缩起始的时间差

要包括频谱多普勒和组织多普勒显像。

（1）单脉冲频谱多普勒：选择心尖五腔心或三腔心切面，脉冲取样线置于主动脉瓣口，获得主动脉血流频谱，测量 QRS 波起点至主动脉射血前时间（T1）；选择胸骨旁大动脉短轴或肺动脉长轴切面。脉冲取样线置于肺动脉瓣上，获得肺动脉血流频谱，测量 QRS 波起点至肺动脉射血前时间（T2）；两者时间的差值（ΔT = T1−T2）即可反映心室间收缩起始的时间差，以ΔT 超过 40 ms 作为心室间收缩不同步的指标（图 16-1-2）。

该方法简单、实用，但缺点是无法在同一心动周期同时观察左、右室流出道的血流频谱，因此评价心室间同步性不可避免地受到心率变异的影响。

在心室率不规则的患者，如房颤、频发期前收缩等就很难通过频谱多普勒来评价心室间收缩同步性。

（2）脉冲组织多普勒：于心尖四腔心切面，开启 TDI 显像模式，将脉冲波多普勒的取样容积分别置于二、三尖瓣环，分别获取二、三尖瓣环的 PW-TDI 频谱（图 16-1-3），分别测量自 QRS 波群起点至收缩波起点时间或达峰时间。两者的差值可代表心室间电-机械不同步，以两者差值超过 60 ms 作为心室间收缩不同步的指标（图 16-1-4）。

组织多普勒具有良好的时间分辨力，图像显示清晰，可以快速实时评价左、右心室间的同步性，但不能在同一心动周期进行评估，易受心律失常影响。

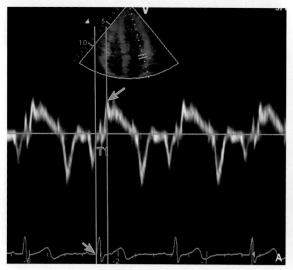
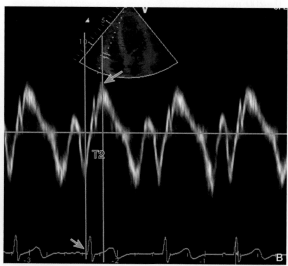

图 16-1-3 左室和右室收缩达峰时间的测量

A. 正常人侧壁侧二尖瓣瓣环的 PW-TDI 频谱（T1）；B. 正常人游离壁侧三尖瓣瓣环的 PW-TDI 频谱（T2），ΔT<60 ms，提示心室间收缩同步

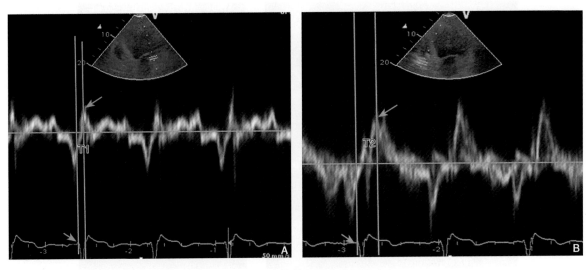

图 16-1-4　心室收缩不同步的频谱改变

A、B 图所示分别为扩张型心肌病患者二、三尖瓣瓣环游离壁侧的 PW-TDI 频谱(T1、T2),ΔT>60 ms,提示心室间存在收缩不同步

（3）双脉冲波多普勒技术:双脉冲波多普勒同步取样技术是近年来出现的新技术,其可以同时记录两个位点的血流和/或组织多普勒运动频谱,包括脉冲波多普勒和脉冲波多普勒（PW/PW）、脉冲波多普勒和组织多普勒（PW/TDI）以及组织多普勒和组织多普勒（TDI/TDI）三种模式。

利用双脉冲波多普勒技术可以在同一心动周期同时获取左室流出道和右室流出道频谱,测量心电图 Q 波至左室流出道和右室流出道血流频谱起始时间以及时间差,可以用于评估左心室和右心室间的收缩同步性（图 16-1-5）。也可以在同一心动

周期获取左室流入道和右室流入道频谱,测量心电图 Q 波至左室流入道和右室流入道频谱起始时间以及时间差,可以用于评估左心室和右心室间的舒张同步性（图 16-1-6）。

（4）定量组织速度显像:采集心尖四腔心切面连续三个心动周期彩色组织速度图像进行脱机分析。测量 QRS 起点至左心室侧壁侧二尖瓣环和右心室游离壁侧三尖瓣环收缩期速度峰值时间,分别为两者的收缩达峰时间（time to systolic peak,Ts）,以两者差值超过 60 ms 作为判断心室间收缩不同步的指标（图 16-1-7）。

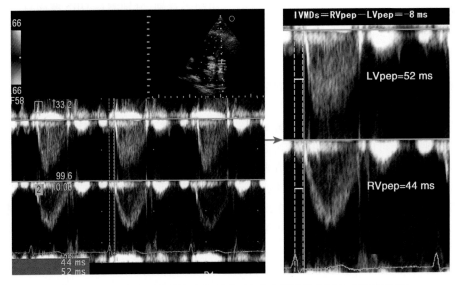

图 16-1-5　双流出道切面同步记录主、肺动脉频谱及 IVMDs 测量示意图

1:主动脉频谱;2:肺动脉频谱;IVMDs:收缩期心室间机械延迟;pep:射血前时间;箭头所指的右侧图像为左侧图像局部放大的示意图

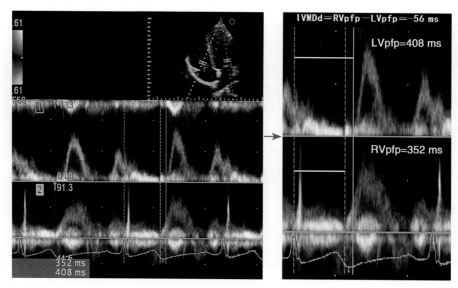

图 16-1-6　心尖四腔心切面同步记录二、三尖瓣频谱及 IVMDd 示意图

1:二尖瓣口频谱;2:三尖瓣口频谱;IVMDd:舒张期心室间机械延迟;pfp:充盈前时间;箭头所指的右侧图像为左侧图像局部放大的示意图

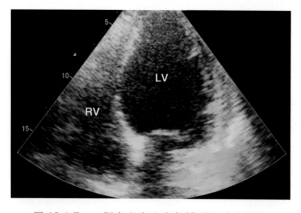

图 16-1-7　一例右心室心尖起搏后心力衰竭患者定量组织速度显像,心尖四腔心切面可见右心室侧壁(黄色)与左心室侧壁(绿色)呈矛盾运动

LV:左心室;RV:右心室

定量组织速度显像同样具有良好的时间分辨力,但只需单一切面即可评价左、右心室间同步性,且不受心率的影响。因此,当心室率不规则致频谱多普勒难以正确评价时,可以在心尖四腔心切面同时测量左、右心室侧壁侧瓣环的 Ts 及其差值来作为评价心室间同步性的指标。尤其是持续性或永久性房颤患者,建议在心率较稳定时,通过多次测量(连续测量 5~10 个心动周期)取平均值作为判断同步性的指标。

3. 左心室内协调性的评估　超声心动图评价左心室内收缩同步性的参数主要是测量左心室不同节段收缩速度达到峰值的时差及其标准差。常用的超声心动图评估方法包括 M 型超声心动图、频谱多普勒、组织速度显像、组织同步化显像、斑点追踪显像等。

(1) M 型超声心动图:正常心脏室间隔与左心室后壁几乎同时收缩达最大位移,心衰患者,特别是合并左束支传导阻滞者往往存在室间隔矛盾运动,表现为室间隔与左心室后壁不能同时达最大位移,这个时间差值即室间隔-左心室后壁运动时差(SPWMD)。测量方法:胸骨旁左室长轴切面上,M 型取样线垂直于室间隔,获取室间隔及左心室后壁的运动曲线,或在此基础上叠加组织多普勒,分别测量 QRS 波起点至室间隔与左心室后壁达到最大位移的时间,并计算其差值,即 SPWMD。

由于参考起点一致,因此实际测量时可直接测量室间隔最大位移点至左心室后壁最大位移点的距离(图 16-1-8)。SPWMD≥PWMD 则认为心衰患者存在左心室内不同步,并可以通过 CRT 获益。

但 SPWMD 有一定的局限性:①M 型超声的空间分辨力较低,因此不同的切面及取样线位置可能导致测量重复性差;②由于缺血或者心肌病引起室间隔或后壁心肌纤维化,M 型超声表现为该节段收缩活动消失呈直线,难以确定其达到最大位移点的时间;③室间隔运动受左、右心室的共同影响,因此心衰患者出现心室间和左心室内收缩不同步均可影响 SPWMD 测量;④分析节段较少,不能全面反映左心室壁各节段收缩的同步性。

(2) 脉冲波多普勒:正常心脏存在电机械耦

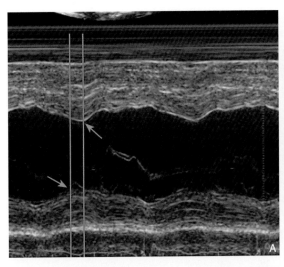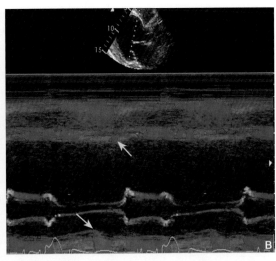

图 16-1-8　SPWMD 测量示意图

A. M 型超声心动图测量 SPWMD 示意图即胸骨旁左心室长轴切面的乳头肌水平 M 型超声上室间隔达到最大位移的时间与左心室后壁达到最大位移时间的差值;B. 结合组织多普勒的 M 型超声心动图,室间隔达到最大位移的时相(蓝色转换为红色)与左心室后壁达到最大位移的时相(红色转换为蓝色)的间距为 SPWMD

联,由心脏电除极开始,经过传导系统,完成电扩散,心室才开始机械收缩做功。结合心电图,超声心动图可以测量从 Q 波至主动脉瓣开放前的时间即左心室射血前时间(APEI)。测量方法:选择心尖五腔或三腔心切面,取样线置于主动脉瓣口,获取主动脉瓣血流频谱,测量 QRS 波起始到左心室射血开始时间的测量值。如果 APEI≥140 ms 提示存在严重左心室内收缩不同步,并可以通过 CRT 治疗获益。该参数测量方法简单,并可作为 CRT 疗效的独立预测因子,但受心率、血流动力学改变等因素影响。

(3) 定量组织速度显像:获取心尖四腔、三腔及二腔心切面连续 3 个心动周期彩色组织多普勒图像(TDI)进行脱机分析,同时于心尖五腔心切面脉冲波多普勒上获取主动脉瓣血流频谱,标记主动脉瓣开放和关闭时间来帮助确定收缩间期(图 16-1-9)。选择左心室基底段和中间段 12 节段心肌收缩 S 波达峰时间的标准差(Ts-SD),可用于定量分析左心室内的收缩不同步。Ts-SD>32.6 ms 提示存在左心室内机械收缩不同步。

12 个节段中任 2 个节段收缩 S 波达峰时间的最大差(Ts-Dif)>100 ms 提示存在左心室内收缩不同步。该参数亦能较全面地反映左心室收缩同步性的情况,可以预测 CRT 治疗的中期疗效,在其预测 6 个月时左心室重构的准确性达 92%。

(4) 组织同步化显像:组织同步化显像(TSI)是在速度显像基础上自动检测收缩期正向峰值速度,以曲线和二维的形式实时显示室壁的运动,对到达峰值速度的时间进行彩色编码,正常心肌编码为绿色(60~150 ms),延迟心肌根据延迟程度编码为黄色(150~300 ms)或红色(300~500 ms),可实时、直观反映收缩期心室各节段的运动协调性,对于评价心肌运动不同步具有一定价值(图 16-1-10)。该方法的优点是快速进行定性和半定量评估,TSI 方法所示左心室 12 节段 Ts-SD>34.4 ms 可预测 CRT 后 3 个月左心室重构和 LVEF 改善,敏感性 87%,特异性 81%。心尖长轴切面前间隔-后壁 TSI 时差超过 65 ms 可预测 CRT 的早期反应,其敏感性 87%,特异性 100%。

(5) 二维应变超声心动图:在二维灰阶图像中实时逐帧追踪心肌内特征斑点运动轨迹,并计算其速度与应变,可以显示和定量心肌在各个方向的运动特征,包括纵向(longitudinal)、径向(radial)、环向(circumferential)方向上的位移、速度、应变和应变率,定量比较左心室各节段自 QRS 波起点到各节段心肌的最大应变时间来量化不同步。该技术预测 CRT 即刻疗效的敏感性为 91%,特异性为 75%,并可预测一年时的长期 LVEF 改善,敏感性为 89%,特异性 83%,有望成为新的预测 CRT 疗效的可靠指标。

美国超声心动图学会专家共识推荐,以左心室短轴切面中间段室间隔与左心室后壁径向应变达峰时间之差≥130 ms 作为界值筛选 CRT 患者,预测 CRT 有效的敏感性和特异性分别为 89% 和 83%

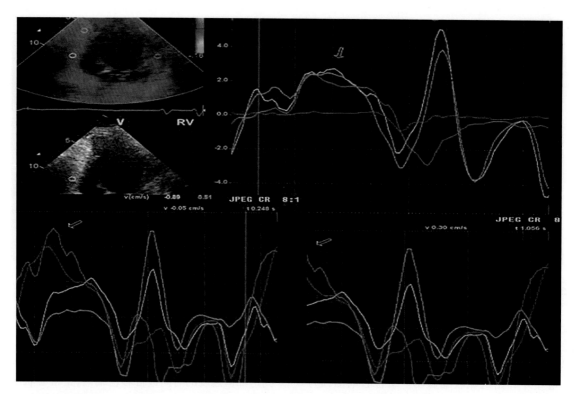

图 16-1-9　左心室壁基底段、中间段共 12 节段的速度-时间曲线

箭头示为各节段峰值速度,测量 QRS 波起点至各节段达峰值速度的时间,可计算标准差、最大差以及同一切面两对应节段的差值

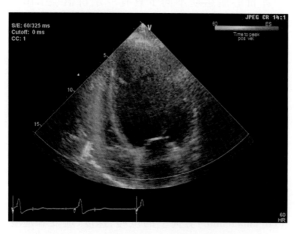

图 16-1-10　组织同步化显像,左心室整体收缩均有延迟(黄色),以室间隔为甚(局部红色),同样可得到速度-时间曲线,与 TDI 基本相同

(图 16-1-11),长轴纵向应变达峰时间离散度,亦是一个非常稳定和有效的指标,可以用于左心室内同步性的评估。该方法无多普勒角度依赖性且不受周围组织的影响,有较好的时间和空间分辨力,

重复性好,可以更准确地评价心肌运动,完整、全面地反映左心室短轴和长轴的心肌功能,是定量局部心肌功能,分析心室内同步性的新指标。但测量与分析较繁琐,对心内膜图像显示要求较高,受图像质量影响较大。

超声心动图以其无创、直观、方便等特点,在同步化评价、筛选 CRT 患者中发挥着不可替代的作用。用于筛选 CRT 患者的指标应具有较高的临床可行性及较高的敏感度和特异度。目前已应用于临床研究的筛选 CRT 患者的超声心动图指标主要包括①M 型:SPWMD≥130 ms;②组织多普勒:室间隔与左心室侧壁延迟≥65 ms;③组织多普勒:Ts-SD≥32.6 ms;④组织多普勒:室间隔、侧壁、后壁、右心室基底段到达收缩期 S 波起始点时间差值最大值≥100 ms;⑤组织同步化显像:前间隔与左心室后壁延迟(包括收缩期及收缩后收缩)≥65 ms;⑥组织同步化显像:Ts-SD>34 ms;⑦斑点追踪:室间隔与左心室后壁达峰值应变延迟>130 ms。

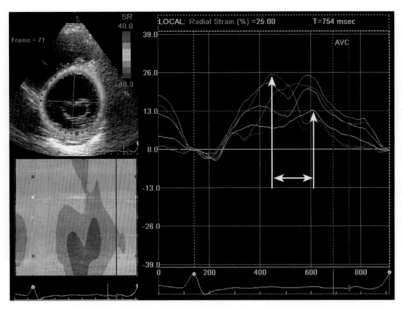

图 16-1-11　扩张性心肌病患者斑点追踪成像径向应变曲线显示，室间隔与左室后壁达峰时间差值>130 ms（箭头所示）

第二节　超声心动图在心脏再同步治疗后优化参数中的应用

CRT 术后参数程控对 CRT 的疗效有重要影响。不仅是常规起搏器的电活动参数调节，更重要的是通过参数调节优化心室收缩功能等血流动力学效果。术后优化的内容主要有房室间期的优化（AV 优化）和心室间期优化（VV 优化）。目前临床上主要在超声心动图指导下进行优化。其中 AV 的调节与 DDD 起搏器的调节方法相同，而 VV 间期的调节为 CRT 程控调节特有。通过调节心室间激动顺序及延迟时间可以影响心室间收缩同步性，同时也影响左心室内收缩同步性。

一、心房与心室优化

目前超声心动图被广泛应用于 AV 间期的优化。AV 间期过短，影响左心房的主动收缩，造成左心室充盈受损，也就是心房收缩尚未终止，心室已经收缩，结果导致超声心动图表现为 A 波"截尾"。AV 间期过长会降低左心室的被动充盈，超声心动图表现为二尖瓣舒张期 E 峰和 A 峰的"融合"。通过超声指导最佳 AV 间期设置可以改善左心室的舒张功能，增加左心室充盈。

在实际工作中，没有一个固定的 AV 间期适用于所有 CRT 患者，对同一患者，其最适 AV 间期也随患者的不同生理、病情因素而变化，如心率、活动状态等。目前 AV 间期优化尚无公认的标准。通常的评估流程是：

1. **观察二尖瓣血流频谱**　在不同的 AV 间期下观察 E、A 峰关系，取 E 峰和 A 峰频谱完整、分开、峰值最大、A 峰无切尾、左心室充盈时间最长、二尖瓣反流最少时所对应的 AV 间期即为优化的 AV 间期（图 16-2-1）。

2. **二尖瓣血流速度积分（VTI）**　记录二尖瓣前向血流频谱，测量其 VTI。VTI 最大时的 AV 间期即为优化的 AV 间期。

3. **主动脉或左室流出道 VTI**　在心尖五腔心切面记录主动脉瓣前向血流频谱，测量其 VTI。VTI 最大时的 AV 间期即为优化的 AV 间期。

二、左心室与右心室优化

CRT 已从双心室同时起搏发展到了双心室顺序起搏。由于左、右心室电极可分别程控，VV 间期可按需要进行调整。理想的 VV 间期使左、右心室的同步性最佳，左心室的搏出量最大。VV 优化应在超声优化 AV 间期之后进行。目前主要根据主动脉和肺动脉射血前时间差，判断理想的 VV 间期。较为理想的 VV 间期是主动脉和肺动脉射血前时间差<40 ms，同时获得最大主动脉血流速度时间积分。

三、心室内优化

目前起搏器没有单独进行心室内优化的设置

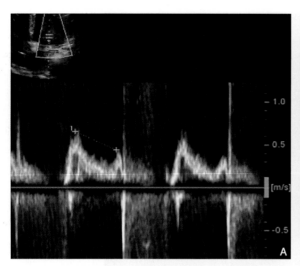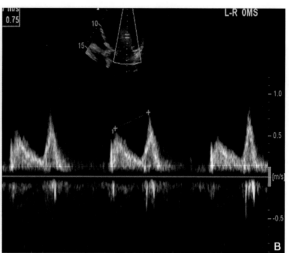

图 16-2-1 AV 间期的观查
A. AV 间期缩短,二尖瓣 A 峰截尾;B. 二尖瓣 E 峰和 A 峰分离,为合适的 AV 间期

和相关参数,只是通过超声心动图的一些定量指标,观察房室间优化和心室间优化后,心室内同步指数的变化,并进行定期随访和观察。

CRT 术后最佳 AV 及 VV 间期程控优化存在较大的个体差异,应该因人而异进行个体化程控。在整个的优化过程中,往往是触一发而动全身。例如 AV 间期优化达到理想状态之时,基础状态的 VV 间期可能已经发生改变,VV 间期已经优化完成,可能对 AV 间期有负性影响。因此,优化过程中,需要对 AV 间期和 VV 间期进行反复测量和观察,以达到理想 AV 间期和 VV 间期。每次调整 AV 间期和 VV 间期参数后,患者需要休息 10 分钟,再次对心脏同步性进行优化。CRT 术后超声心动图的优化,只是即刻或急性的心脏电机械做功的效果,射血分数改善和左心室舒张末径缩小才是中远期 CRT 疗效评估的目标。因此,需要强调的是,优化后的左心室射血分数和左心室舒张末径是患者随访的参考指标,必须对其进行标准化和规范化的测量。

第三节　超声心动图在心脏再同步治疗应用中的价值及展望

超声心动图是目前对心力衰竭和 CRT 后心脏同步性进行无创性定量评估的有效方法。超声心动图可以帮助临床筛选 CRT 患者,也可以对 CRT 术后进行优化,目前已经得到临床电生理专家的认可。但还存在很多问题需要我们进一步探讨。

左心室内机械同步性的超声指标具有明确的临床价值,但 TDI、M 型超声、斑点追踪技术等方法自身存在一定的局限性,导致测量结果变异性大。尽管目前有很多超声心动图新技术和新方法可用于评价心室内同步性,但是由于各超声厂家仪器的成像模式不统一,导致超声心动图在 CRT 的研究中出现了较大差异。

随着超声心动图技术的不断进步,实时三维超声心动图成像,尤其是单心动周期实时三维超声心动图,能够有效地评价左心室内的同步性。目前实时三维超声心动图可以准确测量左心室整体或局部容积,并能根据 16 或 17 节段容积-时间变化曲线的离散度来定量分析左心室内的不同步。评价左心室机械收缩同步性的指标有节段达到最小容积时间(time to minimal segmental volume,Tmsv)及其标准差 Tmsv-SD。为避免心动周期对测量结果的影响,一般计算 Tmsv-SD 占心动周期的百分率 Tmsv-SD%。

目前最新的研究软件可以提供单心动周期三维成像和分析,其中包括定量分析收缩期和舒张期同步性的许多参数。单心动周期实时三维超声心动图,不仅能够评价左心室的三维容积,精确评价左心室射血分数,而且可以通过收缩非同步指数(systolic dyssynchrony index,SDI)和舒张非同步指数(diastolic dyssynchrony index,DDI)评估心脏整体的收缩和舒张同步性。这是将来超声心动图发展的方向,同时同步性评估的诸多参数还需要在临床实践中得到验证。

(朱天刚)

参 考 文 献

1. Jessup M, Brozena S. Heart failure. N Engl J Med, 2003, 348(20):2007-2018.

2. 顾东风, 黄广勇, 何江, 等. 中国心力衰竭流行病学调查及其患病率. 中华心血管病杂志, 2003, 31(1):3-4.

3. John Gorcsan Iii M, Theodore Abraham M, Deborah A. Agler R, et al. Echocardiography forcardiac resynchronization therapy:recommendations for performance and reporting-a report from the American Society of Echocardiography Dyssynchrony Writing Group endorsed by the Heart Rhythm Society. J Am Soc Echocardiogr, 2008, 21(3):191-213.

4. Birnie DH, Tang AS. The problem of non-response to cardiac resynchronization therapy. Curr Opin Cardiol, 2006, 21(1):20-26.

5. Tang AS, Ellenbogen KA. A futuristic perspective on clinical studies of cardiac resynchronization therapy for heart failure patients. Curr Opin Cardiol, 2006, 21(2):78-82.

6. Bax JJ, Bleeker GB, Marwick TH, et al. Left ventricular dyssynchrony predicts response and prognosis after cardiac resynchronization therapy. J Am Coll Cardiol, 2004, 44(9):1834-1840.

7. Yu CM, Gorcsan JR, Bleeker GB, et al. Usefulness of tissue Doppler velocity and strain dyssynchrony for predicting left ventricular reverse remodeling response after cardiac resynchronization therapy. Am J Cardiol, 2007, 100(8):1263-1270.

8. Quan X, Zhu TG, Guo S, et al. Ventricular synchronicity:observations comparing pulse flow and tissue Doppler assessment in a Chinese healthy adult cohort. Chin Med J(Engl), 2012, 125(1):27-32.

9. Piotr P, Voors AA, Anker SD, et al. 2016 ESC Guidelines for the diagnosis and treatment of acute and chronic heart failure. Eur Heart J, 2016, 37(27):2129-2200.

第十七章　超声心动图在心脏介入治疗中的应用价值

超声心动图在心血管疾病介入治疗中发挥着重要的作用,已经成为心脏介入治疗术前筛查、术中监测、引导和术后疗效评估等必不可少的手段和工具。心血管超声方向的研究生应该对超声心动图在心脏介入治疗中的应用价值有清晰的认识,以便更好地应用超声心动图进行临床诊断和治疗决策。本章共五节,分别介绍超声心动图在常见先天性心脏病介入治疗中的应用价值,超声心动图在左心耳封堵术中的应用价值,超声心动图在经导管主动脉瓣植入术和经导管二尖瓣夹合术中的应用,以及超声心动图在肥厚型心肌病介入术中的应用。

第一节　超声心动图在常见先天性心脏病介入治疗中的应用价值

1966 年,Rashind 和 Miller 两位学者应用球囊房间隔造口术姑息治疗完全型大动脉转位取得成功,开创了先天性心脏病介入治疗的先河;而 1997 年房间隔缺损封堵器的问世,使得先天性心脏病介入治疗技术在临床广泛开展。

先天性心脏病介入治疗是通过经皮穿刺周围血管(包括股动脉、股静脉和颈静脉等),在心导管检查和心血管造影技术基础上,借助各种鞘管将介入材料送达病变部位,以达到治疗先天性心脏病的目的。无论哪一种先天性心脏病的介入治疗,术前都必须应用超声心动图筛选适合的病例,术中部分需要超声心动图实时监测、引导,术后则需要通过超声心动图判断即刻治疗效果和进行长期随访。超声心动图与其他影像技术协同应用,对提高先天性心脏病介入治疗的成功率、减少手术相关并发症发挥了至关重要的作用。

常见先天性心脏病的介入治疗病种主要包括房间隔缺损、室间隔缺损、动脉导管未闭、肺动脉瓣狭窄和卵圆孔未闭。

一、超声心动图在房间隔缺损介入封堵中的应用价值

房间隔缺损(atrial septal defect, ASD)是最常见的先天性心脏病之一,根据缺损发生的具体部位,分为原发孔型 ASD(primum atrial septal defect)、继发孔型 ASD(secundum atrial septal defect)、静脉窦型 ASD(sinus venous defect)和冠状静脉窦型 ASD(coronary sinus defect)四种类型,其中继发孔型 ASD 最常见,约占 ASD 的 75%,也是主要可介入封堵治疗的 ASD。通过超声心动图可以明确 ASD 的类型、大小和数目;明确缺损部位与上腔静脉、下腔静脉入口、冠状静脉窦开口以及房室瓣的关系;以及明确是否合并其他心脏畸形。

(一)超声心动图在房间隔缺损介入术前病例筛选中的应用

1. 病例筛选的注意事项　ASD 封堵成功与否,与术前正确筛选病例有着密切的关系。

(1) ASD 的大小:目前封堵器型号有各种直径,可用于介入封堵 5~35 mm ASD,甚至更大一些的 ASD。

(2) ASD 的位置:大部分继发孔型 ASD 都适合行封堵治疗,但还需结合缺损数目以及边缘的具体情况,包括与房室瓣口、腔静脉口和肺静脉口的距离。

(3) ASD 的边缘:包括缺损的前后缘、上下缘和上腔下腔缘,这六个缘都可以通过经胸超声心动图(图 17-1-1)和经食管超声心动图(TEE)观察(图 17-1-2)其长短、软硬程度,以评估支撑封堵器的条件。需要特别注意得是,当 ASD 没有下腔边缘或边缘短且软、不足以支撑封堵器的情况下,应视为封堵术的禁忌证。

(4) ASD 的数目:少数患者有两个甚至多个缺损,此时需观察缺损的大小以及缺损之间的距离,以选择用一个封堵器同时封堵多个缺损,还是选择多个封堵器分别封堵,有些情况应考虑行开胸修复手术。

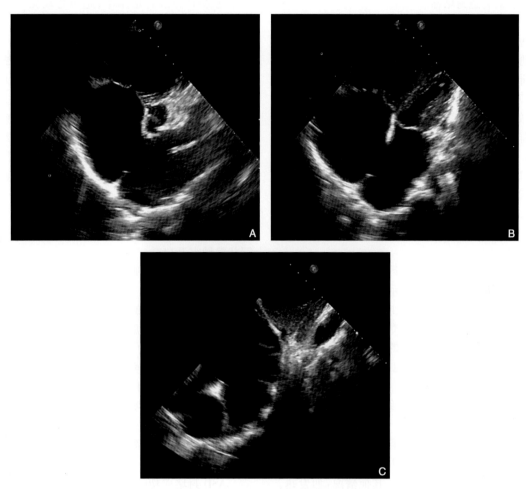

图 17-1-1　经胸超声心动图观察房间隔的前后缘(A)、上下缘(B)和上腔下腔缘(C)

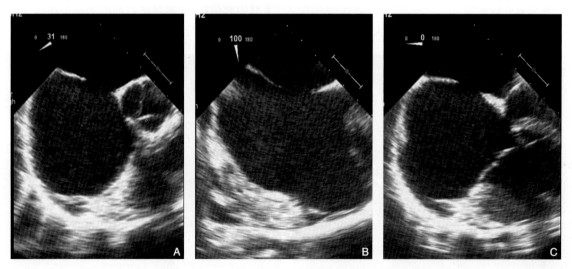

图 17-1-2　TEE 观察房间隔的前后缘(A)、上腔下腔缘(B)和上下缘(C)

（5）ASD 合并膨出瘤：这类患者建议行 TEE 检查，仔细评估膨出瘤的范围，以便尽量选择能缩减膨出瘤的合适封堵器。

（6）肺动脉压力：少数 ASD 患者可合并严重的肺动脉高压，如果术前超声心动图检查发现患者的肺动脉压力明显增高，应根据心导管检查结果再次判断患者是否适合封堵 ASD。

（7）有无合并其他需要外科手术矫治的心脏畸形，如部分型或完全型肺静脉异位引流，严重的三尖瓣反流，三房心等。

2. 房间隔缺损介入治疗的适应证

（1）患者年龄通常≥3 岁。

（2）继发孔型房间隔缺损，ASD 直径一般在 5~35 mm 范围。

（3）有容量负荷增加的证据或分流有血流动力学意义。

（4）ASD 距上腔静脉、下腔静脉及二尖瓣≥5 mm，房间隔伸展径能匹配所选封堵器尺寸。

（5）心房水平左向右分流或以左向右分流为主。

（6）无其他需外科手术矫治的心内畸形。

3. 房间隔缺损介入治疗的禁忌证

（1）其他类型的 ASD：包括原发孔型、静脉窦型缺损及冠状静脉窦型。

（2）伴右向左分流的重度肺动脉高压或肺小动脉阻力明显升高者。

（3）合并其他需要外科手术矫治的心脏畸形：如部分或完全型肺静脉异位引流。

（4）不宜行心导管检查的其他情况：如发热、下腔静脉血栓、左心房或左心耳血栓、感染性心内膜炎及出血性疾病等。

（5）超出封堵器适用范围的巨大 ASD。

（6）伴有不合适介入治疗的其他疾病。

（二）房间隔缺损介入术中超声心动图的应用

在 ASD 介入封堵术中，超声心动图的实时监测具有十分重要的价值，观察内容主要包括下述五方面。

1. 判断封堵器位置是否正确、缺损残缘是否都夹在两个伞盘中间　特别注意在胸骨旁大动脉短轴切面观察封堵器是否呈"V"字形骑跨主动脉后壁（图 17-1-3A），在剑突下双心房切面观察缺损下腔静脉缘是否在两个伞盘中间；当难以观察到上述声像图时，可指导介入医生轻柔地牵拉封堵器，直到超声确认各个缺损残缘都夹在两个伞盘中间，CDFI 显示无残余分流或残余少量左向右分流（图 17-1-3B）。

2. 观察封堵器是否影响房室瓣的开闭活动和冠状静脉窦开口。

3. 术中是否出现心包积液或心包积液量的明显增加。

4. 肺动脉压力变化情况　术前合并严重肺动脉高压的患者，在释放封堵器之前，要用连续波多普勒监测肺动脉压力变化，如果肺动脉压力较封堵前升高，应及时提醒介入医生再次测定肺动脉压，如确实升高则须撤回封堵器，放弃封堵治疗。

5. 观察封堵器释放即刻疗效　包括封堵器位置是否正常、有无残余分流（图 17-1-4），伞盘是否影响房室瓣功能，是否有心包积液等。

（三）房间隔缺损介入术后超声心动图的应用

ASD 封堵成功的患者，术后应接受长期的经胸超声心动图随访以判断疗效。超声心动图检查的主要内容包括：观察封堵器的位置是否移动、脱落、是否存在残余分流以及残余分流量，封堵器是否影

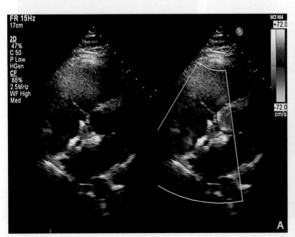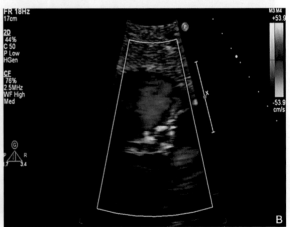

图 17-1-3　经胸超声心动图判断封堵器的位置

A.胸骨旁大动脉短轴切面观察封堵器呈"V"字形骑跨主动脉后壁；B.剑突下双心房切面观察封堵器下缘残余少量左向右分流

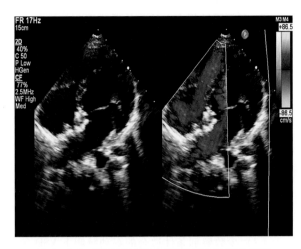

图 17-1-4　胸骨旁四腔心切面观察房间隔封堵器位置正常,周围无残余分流

响房室瓣的开闭活动,以及房室腔径线、心室功能和肺动脉压力的变化情况。

二、超声心动图在室间隔缺损介入封堵中的应用价值

室间隔缺损(ventricular septal defect,VSD)发病率居先天性心脏病的首位,病理类型较多,目前国际上常用的室间隔缺损分类方法将其分为三类:膜周部、肌部及双动脉瓣下室间隔缺损,而肌部室间隔缺损又可分为流入道部、流出道部及小梁部。临床上最常见的是单发、膜周部缺损,后者位于流入道,三尖瓣隔瓣或瓣下腱索粘连常与之形成室间隔膜部膨出瘤(aneurysm of membranous in ventricular septum,AMVS),后者的形成及其大小、形状对介入治疗的影响很大。通过超声心动图可以明确VSD的类型,通常膜周部VSD较适合进行介入治

疗,部分肌部 VSD 和少数双动脉下型 VSD,条件合适者可以考虑介入治疗;确定 VSD 的大小和数目;明确 VSD 与主动脉瓣之间的关系;明确是否合并其他心脏畸形。

(一)超声心动图在室间隔缺损介入术前病例筛选中的应用

1. 病例筛选的注意事项

(1) VSD 的大小:通常来说,对血流动力学意义不大的小缺损,可以随访观察,不急于介入治疗;而直径太大的缺损(参照年龄、体重等)由于封堵器很难固定,易出现传导阻滞或影响瓣膜功能,宜选择外科开胸手术治疗。

(2) VSD 的位置:缺损的位置与相邻的瓣膜之间应存在一定的距离,以保证介入术后封堵器不影响瓣膜功能;位于流出道的 VSD 需注意右室流出道内径是否足够,以免术后造成梗阻;肌部 VSD 比较特殊,封堵难度较高,往往为多发缺损,有时需多个封堵器。

(3) VSD 的边缘:一般要求缺损边缘与主动脉瓣的距离≥2 mm(图 17-1-5),如果主动脉瓣缘没有距离也不是绝对禁忌证,但在术中应仔细观察封堵器是否造成主动脉瓣关闭不全,如果 CDFI 证实有明显加重的主动脉瓣反流,应重新选择封堵器或放弃介入治疗。

(4) VSD 的数量:膜部膨出瘤右心室面常残余两处或两处以上小缺损,此种情况主要根据膨出瘤的位置、基底部宽度、高度和顶部残余缺损的大小和形状初步判断是否适合介入治疗,有时需使用多个封堵器。另外,临床上还可以看到不同部位的多发 VSD,如膜部缺损合并肌部缺损,或者肌部多发

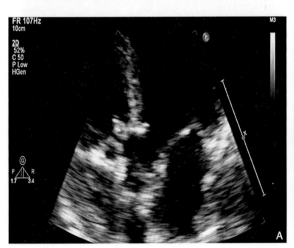

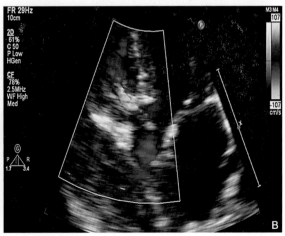

图 17-1-5　心尖五腔心切面观察 VSD 的边缘

A. VSD 与主动脉右冠瓣的距离;B. VSD 左向右过隔血流信号

缺损,此时需要分别评价所有缺损的大小和位置是否均适合介入治疗,如果不适合封堵,则应建议患者选择其他的治疗方式。

(5)合并主动脉窦或主动脉瓣脱垂:在胸骨旁左室长轴切面可以显示这类脱垂的声像图(图17-1-6)。由于脱垂的主动脉窦或主动脉瓣遮挡了部分缺损,无论二维超声还是 CDFI 往往都容易低估缺损的大小,此种情况下不适宜介入治疗。

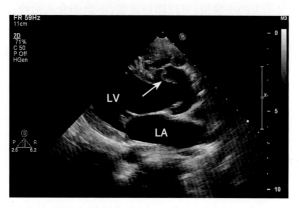

图 17-1-6 胸骨旁左室长轴切面显示 VSD 合并主动脉右冠瓣脱垂(箭头)
LV:左心室;LA:左心房

(6)三尖瓣主腱索与室间隔缺损的关系:多数 VSD 与三尖瓣主腱索距离较远,但少数患者可出现三尖瓣主腱索粘连、遮挡缺损,在二维超声心动图胸骨旁大动脉短轴切面可以观察到此种现象(图17-1-7),在术中一定要用二维超声密切观察封堵器与输送鞘管及三尖瓣主腱索的位置关系,避免损伤主腱索,导致三尖瓣脱垂、大量反流。

(7)有无其他心内合并畸形。

2. 室间隔缺损介入治疗的适应证

(1)膜周部 VSD:①年龄通常≥3 岁;②体重≥10 kg;③有血流动力学意义的单纯 VSD,直径大小适合封堵;④胸骨旁大动脉短轴切面 VSD 位于 9~12 点钟之间的位置;⑤VSD 上缘距主动脉瓣≥2 mm,且主动脉瓣无明显脱垂及反流。

(2)急性心肌梗死后室间隔穿孔、外伤性 VSD、部分外科手术后残余 VSD。

3. 室间隔缺损介入治疗的相对适应证

(1)无明显血流动力学异常的小缺损,但存在合并感染性心内膜炎风险。

(2)少数解剖条件适合的双动脉瓣下 VSD,有经验的术者可以尝试使用偏心封堵器介入治疗,但需注意避免损伤瓣膜,远期疗效尚需随访。

(3)解剖条件适合,有血流动力学意义的肌部 VSD,有经验的术者可以尝试介入治疗。

(4)感染性心内膜炎治愈 3 个月以上,心腔内无赘生物。

(5)VSD 上缘距主动脉瓣≤2 mm,但无明显主动脉瓣脱垂和反流。

(6)VSD 合并 I 度或者 II 度 I 型房室传导阻滞。

(7)伴有膜周膨出瘤的多孔 VSD。

4. 室间隔缺损介入治疗的禁忌证

(1)VSD 合并严重的肺动脉高压和右向左分流,出现肺小动脉阻力明显升高者。

(2)VSD 局部解剖结构不适合介入治疗。

(3)VSD 上缘距主动脉瓣无距离或明显主动脉瓣脱垂,伴有明显反流者,部分三尖瓣主要腱索

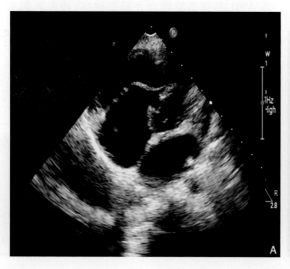

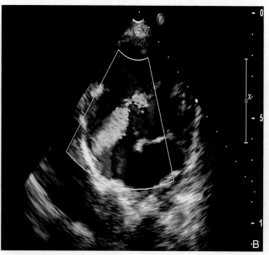

图 17-1-7 胸骨旁大动脉短轴切面
A.三尖瓣主要腱索与 VSD 粘连,遮挡缺损;B.心室水平分流束反流入右心房

附着于缺损边缘的患者。

（4）合并需要外科手术治疗的心脏畸形。

（5）感染性心内膜炎，心内有赘生物或存在其他感染性疾病。

（6）合并出血性疾病和血小板减少。

（7）合并明显的肝、肾功能异常。

（8）心功能不全，不能耐受操作者。

（9）植入封堵器处有血栓存在，导管经过径路中有静脉血栓形成。

（二）室间隔缺损介入术中超声心动图的应用

VSD 介入治疗中，超声监测具有重要价值，具体监测内容如下：

1. 封堵器位置和形态是否正常　二维超声心动图显示 VSD 位于封堵器伞盘的正中，封堵器的腰部正好卡在缺损位置。

2. 是否存在残余分流　如存在较大的残余分流，应更换封堵器型号或调整封堵器位置，直至残余分流消失或仅残余少量分流。

3. 封堵器是否影响主动脉瓣和三尖瓣的功能　封堵器的伞盘没有影响主动脉瓣和三尖瓣开闭，如果存在少量三尖瓣反流，可考虑释放封堵器。

（三）室间隔缺损介入术后超声心动图的应用

VSD 介入治疗术后，超声心动图的随访观察内容与 ASD 基本相同。主要内容包括：观察封堵器的位置是否移动、脱落，是否存在残余分流以及残余分流量，封堵器的伞盘是否影响瓣膜（主要是三尖瓣和主动脉瓣）的开闭活动，以及房室腔径线、心室功能和肺动脉压力的变化情况。同时应监测心电图，观察有无房室传导阻滞发生。

三、超声心动图在动脉导管未闭介入封堵中的应用价值

动脉导管是胎儿时期主动脉与肺动脉之间正常连接的管道，80% 在出生后 3 个月内闭合。根据动脉导管未闭（patent ductus arteriosus，PDA）的病理形态可将其分为管型、漏斗形、窗型、哑铃型和动脉瘤型五类，其中管型最为常见，约占 80%。超声心动图可以明确动脉导管未闭的类型、确定导管的大小与导管长度及明确是否合并其他心脏畸形。

（一）超声心动图在动脉导管未闭介入术前病例筛选中的应用

1. 病例筛选的注意事项

（1）PDA 的内径：一般情况下，直径在 2 mm 以内的 PDA 对血流动力学影响不大，可随访观察；但中型以上的 PDA，可增加肺循环的容量及压力负荷，增加左心室容量负荷，可合并二尖瓣和/或主动脉瓣关闭不全；而大型 PDA 多合并不同程度的肺动脉高压，且肺动脉压力与 PDA 内径呈正比。

（2）瓣膜关闭不全的程度：PDA 合并二尖瓣和/或主动脉瓣关闭不全，如果系中度以上的反流，则应关闭 PDA 并考虑行瓣膜修复或置换手术。

（3）PDA 的形态：各种形态的 PDA，一般均可行介入治疗。

（4）肺动脉压力：术前需要仔细评估 PDA 患者的肺动脉压力，判断肺动脉高压的性质及肺小动脉阻力，再决定是否行封堵治疗。

（5）有无其他心内合并畸形。

2. 动脉导管未闭介入治疗的适应证

（1）各种形态（包括外科结扎术后再通）的 PDA，具有临床症状和心脏超负荷表现。

（2）PDA 内径适合封堵。

（3）无不适合关闭 PDA 的心血管畸形及并发症。

3. 动脉导管未闭介入治疗的相对适应证

（1）"沉默型"PDA。

（2）合并感染性心内膜炎，但已控制 3 个月以上，无明确赘生物的患者。

4. 动脉导管未闭介入治疗的禁忌证

（1）需要依赖 PDA 生存的患者。

（2）并发严重肺动脉高压，肺小动脉阻力明显升高的患者。

（3）感染性心内膜炎未控制，合并心脏瓣膜和/或肺动脉内有赘生物的患者。

（4）心腔内或肺动脉内血栓形成，特别是右心系统血栓形成的患者。

（5）合并其他疾病不宜行介入治疗的患者。

（二）动脉导管未闭介入术中超声心动图的应用

随着介入封堵技术的提高和经验积累，多数介入中心术中一般仅需通过主动脉造影来了解 PDA 的形态、大小以及封堵器的位置、是否存在残余分流等，而不需要超声心动图术中实时监测，但对于特殊类型的 PDA，如大型 PDA、婴幼儿 PDA、合并重度肺动脉高压的 PDA，术中可应用超声心动图来观察封堵器的位置是否正常、有无残余分流，封堵器是否造成主动脉峡部和/或左肺动脉狭窄、肺动脉压力变化情况等（图 17-1-8）。

（三）动脉导管未闭介入术后超声心动图的应用

PDA 介入术后，超声心动图的随访观察内容与

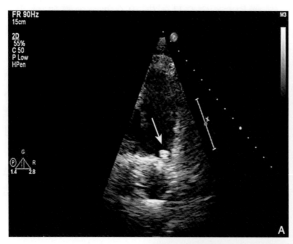
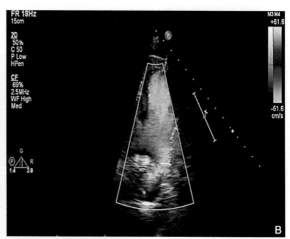
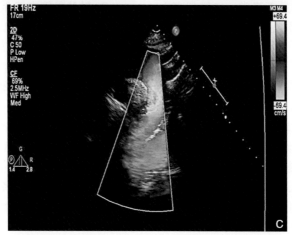

图 17-1-8　PDA 封堵器位置正常,无残余分流
A.肺动脉长轴切面二维图像示 PDA 封堵器位置正常(箭头);B.肺动脉长轴切面 CDFI 示左肺动脉与降主动脉间未见残余分流;C.胸骨上窝切面 CDFI 示左肺动脉与降主动脉间未见残余分流,主动脉峡部血流无加速

ASD 相似,主要内容包括:观察封堵器的位置是否正常,是否存在残余分流以及残余分流量(图 17-1-9),二尖瓣及主动脉瓣的反流程度是否减轻,以及房室腔径线、心室功能和肺动脉压力的变化情况。

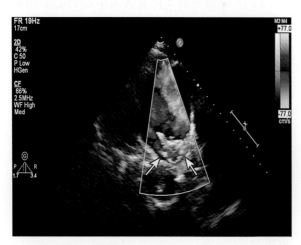

图 17-1-9　肺动脉长轴切面显示 PDA 封堵器周围残余分流(箭头)

四、超声心动图在肺动脉瓣狭窄球囊扩张中的应用价值

肺动脉瓣狭窄(pulmonary stenosis,PS)主要的病变部位在肺动脉瓣,可累及瓣环,严重者多继发右室流出道梗阻。因只有肺动脉瓣膜性狭窄才可行球囊扩张术介入治疗,故本节讨论范围仅限于单纯的瓣膜性狭窄。

根据肺动脉瓣跨瓣压力阶差程度可将 PS 分为 4 型,轻度指跨瓣压差≥25 mmHg 且<40 mmHg;中度指跨瓣压差≥40 mmHg 且<100 mmHg;重度指跨瓣压差≥100 mmHg 且 <150 mmHg;极重度指跨瓣压差≥150 mmHg。超声心动图可以明确瓣膜狭窄的程度;精确测量肺动脉瓣环的大小;明确是否合并其他心脏畸形。

(一)肺动脉瓣狭窄球囊扩张术前超声心动图的应用

1.病例筛选的注意事项

(1)测量肺动脉瓣环径,用于选择扩张球囊直径。

（2）准确估测肺动脉瓣狭窄程度：一般来说，轻度 PS 没有必要行球囊扩张治疗；而重度 PS 如果继发严重右室流出道梗阻，即使行球囊扩张术效果也可能不理想，而且手术风险较高。

（3）是否合并其他先天性心脏病：PS 最常见合并右室流出道梗阻，如果梗阻明显，应建议患者行外科手术治疗。部分 PS 患者合并 ASD，导致肺动脉前向血流加速，跨肺动脉瓣压力阶差增大，此时应仔细、准确评估肺动脉瓣狭窄程度，以判断是否需要行球囊扩张术。

2. 肺动脉瓣狭窄球囊扩张适应证

（1）典型 PS 患者，超声心动图表现右心室肥厚，肺动脉瓣交界粘连，开放呈穹窿状，瓣口减小，跨肺动脉瓣压力阶差≥60 mmHg；心电图显示右心室肥厚；右心室造影可见造影剂通过肺动脉瓣口时呈射流征，肺动脉主干狭窄后明显扩张；心导管检查跨肺动脉瓣压力阶差≥40 mmHg。

（2）出现 PS 相关的劳力性呼吸困难、心绞痛、晕厥或先兆晕厥等症状。

3. 肺动脉瓣狭窄球囊扩张的相对适应证

（1）重度肺动脉瓣狭窄伴心房水平右向左分流。

（2）轻中度发育不良性肺动脉瓣狭窄。

（3）重症法洛四联症或其他复杂先天性心脏病的婴幼儿患者如合并严重肺动脉瓣狭窄，可试行球囊肺动脉瓣膜及血管成形术作为姑息性疗法，以缓解患儿缺氧及促进肺动脉分支发育。

（4）重症肺动脉瓣狭窄合并左心室腔小及左心室功能低下，可逐步分次行 PS 球囊扩张术。

（5）外科术后或球囊扩张术后再狭窄的肺动脉瓣。

4. 肺动脉瓣狭窄球囊扩张禁忌证

（1）肺动脉瓣下漏斗部明显狭窄或瓣上明显狭窄。

（2）重度发育不良性肺动脉瓣狭窄。

（3）PS 合并需要外科干预的重度三尖瓣关闭不全。

（二）肺动脉瓣狭窄球囊扩张术中超声心动图的应用

在实施球囊扩张术中，一般不需要超声心动图监测，仅需右心导管测压评价手术效果，对于极重度或婴幼儿患者，可应用连续波多普勒测定肺动脉瓣跨瓣压力阶差，评估手术的即刻效果。此外，还要密切观察患者心包情况，特别是儿童患者要警惕

因扩张过度导致肺动脉瓣环或右室流出道破裂而出现心脏压塞。

（三）肺动脉瓣狭窄球囊扩张术后超声心动图的应用

PS 球囊扩张术后，超声心动图的随访观察内容主要包括：测量肺动脉跨瓣压力阶差、右心室壁厚度变化、左心室和肺动脉主干内径变化，三尖瓣及肺动脉瓣的反流程度。

五、超声心动图在卵圆孔未闭预防性封堵术中的应用价值

卵圆孔是胚胎时期心脏房间隔的一个生理性通道，出生后 5~7 个月左右，大多数人房间隔的继发隔和原发隔相互靠近、粘连、融合形成永久性房间隔，若未融合则形成卵圆孔未闭（patent foramen ovale，PFO），瓣膜样结构从左心房侧覆盖卵圆孔。一般情况下，由于左心房压力始终略高于右心房压力，该瓣膜结构覆盖卵圆孔，没有心房水平的分流。约 25% 左右的正常人群可存在 PFO，绝大多数无症状，个别患者可有偏头痛或者矛盾栓塞。PFO 与不明原因脑卒中患者之间存在着密切的联系。因此，临床开展了 PFO 预防性介入封堵术，此种治疗方法与 ASD 介入封堵治疗步骤相同，两者的差别仅在于封堵器的形状，PFO 的封堵器腰部特别小，一般在 4 mm 左右，而封堵器的右心房面伞盘直径大、左心房面伞盘偏小。

（一）卵圆孔未闭封堵术前超声心动图的应用

根据 PFO 的直径可将其分为小型 PFO（直径<2 mm），中型 PFO（直径 2~3.9 mm）和大型 PFO（直径≥4 mm）。常规经胸超声心动图对 PFO 的检出率较低，二维超声可显示房间隔卵圆窝处斜行分离，CDFI 可显示心房水平细束左向右分流。经食管超声对 PFO 的检出率是经胸超声的 3 倍（图 17-1-10），经食管三维超声左心房侧观可显示卵圆孔瓣。Valsalva 动作或咳嗽试验可提高右心声学造影 PFO 的检出率（图 17-1-11）。根据右心声学造影静止的单帧图像上左心腔微泡的多少可将其分为小流量 PFO（微泡<10 枚），中流量 PFO（微泡 10~30 枚），大流量 PFO（微泡>30 枚）。

1. 卵圆孔未闭封堵适应证

（1）脑卒中/短暂脑缺血发作合并 PFO，有 PFO 的解剖学高危因素。

（2）脑卒中/短暂脑缺血发作合并 PFO，有中至大量的右向左分流，合并临床高危因素。

（3）PFO 相关脑梗死/短暂脑缺血发作，有

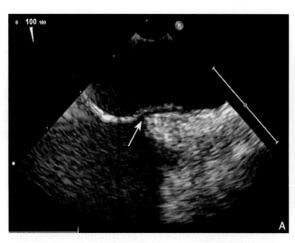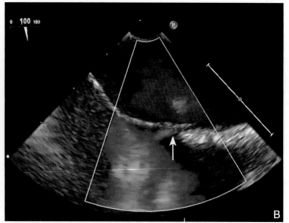

图 17-1-10　TEE 双心房切面观察 PFO

A. 经食管超声双心房切面显示房间隔卵圆窝处斜行分离（箭头）；B. CDFI 显示心房水平细束左向右分流（箭头）

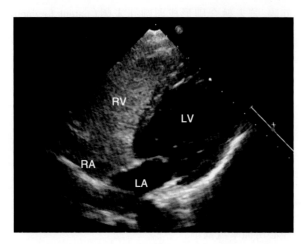

图 17-1-11　右心声学造影四腔心切面显示左心腔微泡 10 余枚

LA：左心房；LV：左心室；RA：右心房；RV：右心室

明确下肢深静脉血栓或肺栓塞，不适宜抗凝治疗者。

（4）PFO 相关脑梗死/短暂脑缺血发作，使用抗血小板或抗凝治疗仍有复发。

（5）脑卒中/外周动脉栓塞合并 PFO，有右心或植入器械表面血栓者。

（6）年龄大于 16 岁。

2. 卵圆孔未闭封堵相对适应证

（1）脑卒中/短暂脑缺血发作合并 PFO，有下肢静脉曲张/瓣膜功能不全。

（2）PFO 合并不明原因的颅外动脉栓塞。

3. 卵圆孔未闭封堵禁忌证

（1）可以找到任何原因的脑卒中，如心源性、外周血管、中枢神经系统、血管炎、高血凝状态。

（2）抗血小板或抗凝治疗禁忌证，如 3 个月内有明显视网膜出血、颅内出血和颅内病变者。

（3）下腔静脉或盆腔静脉血栓形成导致完全梗阻、全身或局部感染、败血症、心腔内血栓形成。

（4）妊娠。

（5）合并肺动脉高压或 PFO 为特殊通道。

（二）卵圆孔未闭封堵术中超声心动图的应用

超声心动图的应用可提高介入手术的成功率。在 PFO 封堵器释放前，二维超声确认封堵器位置是否正确，有无心包积液；CDFI 确认是否存在残余分流以及瓣膜反流。

（三）卵圆孔未闭封堵术后超声心动图的应用

在 PFO 封堵术后，超声心动图的随访观察内容主要包括：观察封堵器的位置是否正确，是否存在残余分流，封堵器是否影响房室瓣的开闭活动，有无心包积液等。

第二节　超声心动图在左心耳封堵术中的应用价值

心房颤动（atrial fibrillation，AF）简称房颤，是常见的心律失常之一，除了可能诱发或加重心力衰竭外，还可引起卒中或其他血栓栓塞事件。目前房颤患者预防血栓栓塞的主要方法为口服抗凝药物治疗。华法林是临床应用最广泛的房颤抗凝药物，但由于其药理作用受药物、食物等多因素影响，需频繁抽血监测凝血指标，即使在合适的抗凝强度内，也会使颅内出血的概率增加 2~5 倍，故临床使用受到了很大的限制。房颤患者约 90% 的左心房血栓发生在左心耳（left atrial appendage，LAA）内。因此，左心耳封堵术（left atrial appendage occlusion，

LAAO)可以作为房颤患者预防卒中的一种替代方法。LAAO 已逐步成为一项新技术用于临床。

一、左心耳介入封堵装置简介

经皮左心耳封堵术近年来日趋成熟,其创伤小,安全可行,患者易接受。目前已有多种左心耳介入封堵装置用于临床,应用较广泛的有以下几种(图 17-2-1)。

1. PLAATO 装置　PLAATO 装置是第一个经皮左心耳封堵装置,2001 年首次成功用于临床,由一个植入装置和一根可控导管组成,植入装置是一个自膨胀镍钛合金笼状结构,外覆聚四氟乙烯膜。

2. Watchman 左心耳封堵器　Watchman 左心耳封堵器于 2007 年首次用于临床。该封堵器以镍钛合金骨架为主体,外覆聚酯纤维膜,并有倒钩起固定于心耳的作用。封堵器有 21、24、27、30、33 mm 等 5 种尺寸,是目前唯一被美国 FDA 批准的用于左心耳封堵的装置。

3. ACP 左心耳封堵器　ACP(Amplatzer cardiac plug) 左心耳封堵器是由 AMPLATZER 双碟房间隔封堵器衍生而来,是双盘样封堵装置,由镍钛合金和聚酯纤维膜组成,包括置于左心耳深面的固定盘和置于左心耳口的封堵盘,中间细腰连接。封堵器尺寸从 16 mm ~ 30 mm 共 8 种型号可供选择。

4. LARIAT 装置　LARIAT 装置是对心耳进行套扎,由封堵球囊导管、两根顶端磁化的导引钢丝和缝合装置构成。需通过股静脉及房间隔穿刺的血管途径和心包穿刺两个途径,使两个途径的导丝靠磁性接合,再经心包途径对左心耳进行套扎缝合。

5. LAmberTM 封堵器　LAmberTM 封堵器是国内第一个自主研发并具有自主知识产权的左心耳封堵器,该系统包含封堵器和输送鞘两部分。封堵器为双盘状结构,包含一套以镍钛合金管为骨架的自膨式固定伞和通过中心金属杆相连的封堵盘。固定伞由 8 个带小钩的爪型杆固定到左心耳壁,上面覆盖一层聚酯合成的纤维膜。固定伞设计为 16~36 mm、间隔 2 mm,共计 11 种不同的型号,用于固定在左心耳内壁。封堵盘直径一般较固定伞大 4~6 mm,用于封闭左心耳外口。

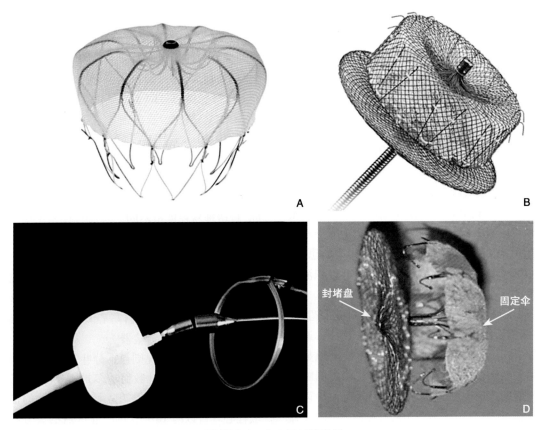

图 17-2-1　左心耳封堵装置

A. Watchman 封堵器;B. ACP 封堵器;C. LARIAT 装置;D. LAmberTM 封堵器

二、左心耳封堵的适应证和禁忌证

（一）适应证

1. 非瓣膜性房颤。

2. 高卒中风险（CHA2DS2-VASC）评分≥2。

3. **以下任意一条**

（1）不适合长期口服抗凝药物治疗的患者。

（2）服用华法林，国际标准化比值（INR）达标的基础上仍发生卒中或栓塞事件。

（3）低出血风险（HAS-BLED）评分≥3。

（二）禁忌证

1. 左心房内径>65 mm、经 TEE 发现心内血栓/左心耳浓密自发显影、严重二尖瓣反流或心包积液>3 mm 者。

2. 预计生存期<1 年的患者；CHA2DS2-VASC 评分 0 或 1 分或 HAS-BLED 评分<3 分者；需华法林抗凝治疗的除房颤以外的其他疾病者。

3. 存在卵圆孔未闭合并房间隔瘤和右向左分流，升主动脉/主动脉弓处存在复杂可移动/破裂/厚度>4 mm 的动脉粥样硬化斑块者。

4. 需要接受择期心外科手术的患者。

5. 左心耳浅小患者。

三、超声心动图在左心耳封堵术中的应用

超声心动图包括经胸超声心动图（TTE）和 TEE 可动态观察心脏结构和功能状况，并可用于术中的动态监测，故在 LAAO 术前评估、术中监测和术后随访中均起着不可或缺的作用。

由于 LAA 体积小，TTE 探头距左心耳较远，周围有主动脉壁及冠状动脉等结构，部分患者由于肥胖或肺气干扰等因素，LAA 细微结构和形态常常不能在 TTE 检测中清晰显示。TTE 仅常规用于术前检测心脏结构和功能，筛选合适 LAA 封堵的患者，术后可观察 LAA 封堵器位置以及有无心包积液等并发症。

TEE 是将探头放置在食管内，从心脏后方直接扫查，缩短了探头与心脏及周围血管的距离，避免了肋骨、肺气及脂肪组织的遮挡，能更清晰地显示 LAA 的细微结构、形态和功能，并能获取周围毗邻结构的信息。TEE 对于检测 LAA 是否有血栓以及血栓前状态（自发显影程度）尤为灵敏，在 LAA 血栓的预防、诊断及治疗中均发挥着其他影像学检查不可替代的作用。

（一）术前评估

1. **确认左心房和 LAA 有无血栓及自发显影（spontaneous echo contrast，SEC）**　因血栓为 LAAO 绝对禁忌证，故术前 TEE 确认左心房和 LAA 有无血栓至关重要。LAA 血栓须与梳状肌及伪像进行鉴别。血栓可附着于心耳各个部位，与壁贴合紧密，常为圆形或椭圆形，变换角度扫查形态无明显改变；梳状肌是 LAA 内膜面肌性结构，当其变粗大时易误认为血栓，变换角度扫查其形态可由圆形或椭圆形变为梳齿样或条带状，且与心耳壁相连；而心耳内的伪像可能由混响效应导致，调整探头扫查角度或将探头于不同深度旋转或深入及回撤，观察有无回声改变可有助于鉴别（图 17-2-2）。

自发显影是心房和心耳内血流速度减慢、漩涡产生、血流淤滞的表现。Fatkin 将其程度分为四级。①轻度：高增益状态下左心房及 LAA 可见稀疏的回声显影信号，有时为一过性；②轻-中度：不调节增益的状态下，左心房及 LAA 内回声信号稍强于轻度，可呈漩涡状；③中度：在整个心动周期中均可探及稠密的漩涡状回声信号，心耳内浓度略高于心房；④重度：心房和心耳内均探及泥浆状的浓密回声信号，血流速度非常缓慢，被认为是血栓前期（图 17-2-3）。

2. **评估 LAA 形态和大小以及邻近的解剖结构有无异常**　LAA 位于左上肺静脉与左心室游离壁之间，基底部靠近冠状动脉回旋支主干，后上方与左上肺静脉毗邻。LAA 多呈长管钩状结构，形态多变，个体差异较大，长度通常为 16～51 mm，开口直径为 10～40 mm。LAA 按形态学分类，可分为风向标型、鸡翅型、仙人掌型和菜花型等多种类型，其中鸡翅型比例最多，约占 48%。LAA 的形态与血栓栓塞的发生有密切关系，不同类型心耳解剖特点不同，封堵难易程度也不同。

（1）LAA 形态的解剖特征包括心耳口部的形状和心耳分叶情况。LAA 口部的形状分为圆形、椭圆形和不规则形，其中不规则形心耳口，局部有突出者，封堵难度大，不易获得完全封堵，尤其是内塞式封堵器，常会在封堵器与心耳壁之间留有缝隙。可考虑使用外盖式封堵器。

LAA 的分叶情况则包括分叶的数目、大小和走向。通常情况下分叶数目越多封堵难度越大，尤其是靠近心耳开口的大分叶。因为封堵器的锚定区域在心耳口以内 10～15 mm，此区域的大分叶常导致封堵不完全或锚定不稳固以致封堵失败。分叶的走向也会影响封堵效果，若大分叶的走向与心耳

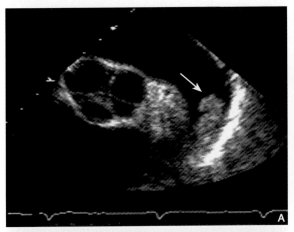

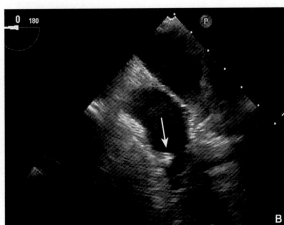

图 17-2-2　TEE 显示左心耳

A. 箭头示 LAA 血栓；B. 箭头示 LAA 梳状肌；C. 箭头示 LAA 伪像

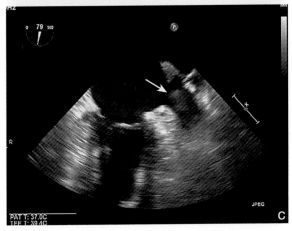

后至上下完整显示 LAA 的分叶和形态。以左冠状动脉回旋支水平作为 LAA 开口的解剖标志，对侧定位于肺静脉嵴下约 2 cm 处，进行开口径和深度的测量（图 17-2-4）。准确测量 LAA 各径线对封堵器大小选择及减少封堵相关并发症具有重要意义。

经食管实时三维超声心动图（real-time three-dimensional transesophageal echocardiography, RT3D TEE）能更加直观地从左心房面观察心耳开口形态，并通过智能切割等后处理技术，清晰显示 LAA 分叶数目及分叶走向，用于术前评估能为介入医师提供更直观准确的信息（图 17-2-5）。

3. TEE 评价 LAA 功能　房颤患者左心房增大，左心房压力增高，LAA 代偿性扩大，排空能力减低，血流淤滞，LAA 口流速减慢。TEE 可结合二维声像图、频谱多普勒、组织多普勒、应变率成像及三维成像全面评估 LAA 容积和功能。

二维成像可以测量 LAA 面积变化率，但因 LAA 形态变异大，单平面测得的数据难以反映整体功能。

频谱多普勒观察 LAA 开口处血流频谱形态及测量心耳排空速度可以评估心耳功能，正常排空速度>35 cm/s（图 17-2-6）。LAA 血流排空速度下降

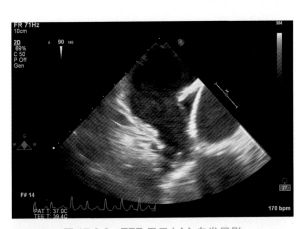

图 17-2-3　TEE 显示 LAA 自发显影

体部角度太大，也可能造成封堵不完全。另外，心耳内梳状肌的多少和粗细也会影响封堵效果，较多较粗大的梳状肌会阻挡封堵器的展开。

（2）术前 TEE 多角度、多方位扫查 LAA，全面评估心耳形态至关重要。TEE 通常在 0°、45°、90° 和 135° 四个角度观察心耳形态，测量心耳开口径和心耳深度。45° 显示 LAA 短轴切面，135° 显示 LAA 长轴切面，135° 往往是心耳最大切面。从 90° 至 135° 能由前

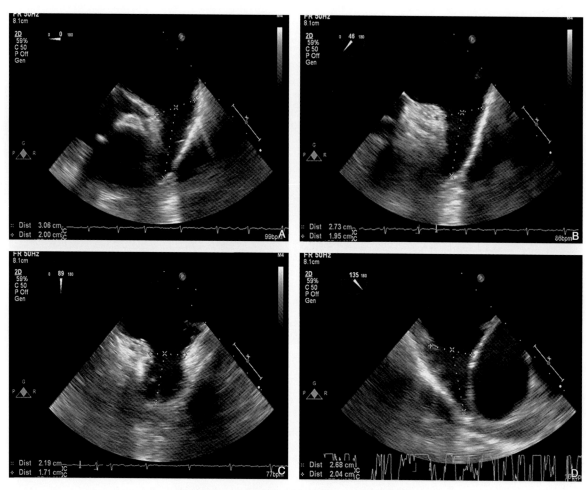

图 17-2-4　TEE 测量 LAA 开口径及深度(游标)

A. 0°;B. 45°;C. 90°;D. 135°

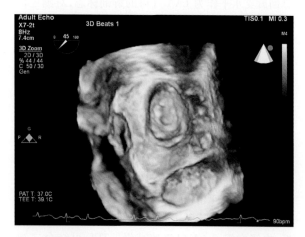

图 17-2-5　3D-TEE 显示 LAA 口呈椭圆形

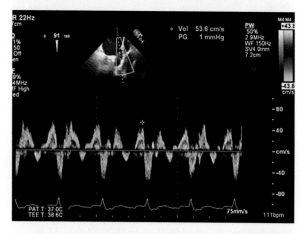

图 17-2-6　TEE 频谱多普勒显示 LAA 排空速度

与 SEC 严重程度显著相关,<20 cm/s 者提示有血栓形成高风险。

应变率成像可用于分析 LAA 壁的局部心肌形变能力和变化特点。

RT3D TEE 测量 LAA 容量,评价其收缩舒张功能较二维超声心动图更准确。

(二) 术中监测

LAAO 术中 TEE 可引导房间隔穿刺(图 17-2-7)。大多数情况下,LAA 位于心脏左侧前壁、主动脉根部和肺动脉的左侧,尖部朝前上。房间隔穿刺部位选取后下部,手术中鞘管更容易进入 LAA,并且鞘管与心耳长轴同轴性较好。而对于尖部向后

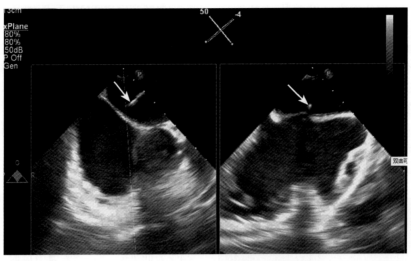

图 17-2-7　术中 TEE 引导房间隔穿刺(箭头示穿刺的尖端)

外侧的心耳,房间隔穿刺部位则应向前移。

房间隔穿刺成功后,TEE 可实时观察鞘管及导丝在左心房内、左上肺静脉及 LAA 内的位置。再次测量 LAA 开口径和深度,结合造影结果,选择合适型号及尺寸的封堵器。TEE 可显示输送封堵器进入 LAA 以及封堵器展开的整个过程。

封堵器能否释放,取决于 TEE 观察是否满足以下 4 个条件(适用于 Watchman 封堵器):①封堵器稍远或正好在 LAA 开口处;②封堵器固定倒刺啮合,经过牵拉试验,封堵器位置稳定,无移位;③封堵器相对原先的大小压缩 8%~20%;④封堵器跨越开口,覆盖所有的 LAA 分叶。通过 CDFI 观察封堵器周围有无残余血流进出心耳,如心耳有残余血流,应测量血流束宽度,通常<5 mm 可以接受(图 17-2-8)。

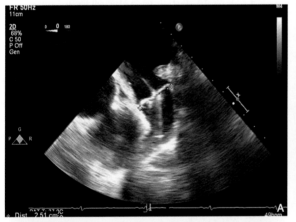

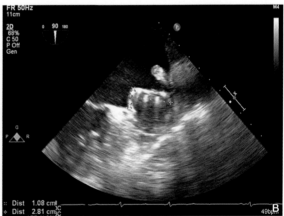

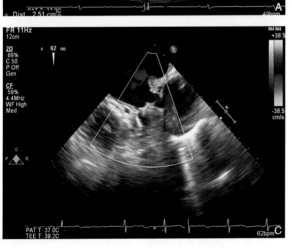

图 17-2-8
A. 0°测量展开后的封堵器直径,计算压缩比;
B. 90°探及封堵器二尖瓣侧有露肩,测量露肩高度及封堵器直径;C. CDFI 观察封堵器周围有无残余血流进出心耳

RT3D TEE 在 LAAO 术中可更直观、立体地显示 LAA 形态结构及其周围解剖结构的空间关系，如 LAA 与左上肺静脉、二尖瓣的空间位置关系，并能立体显示封堵器与 LAA 位置关系，是否完全封堵，有无露肩（指封堵器超出心耳口的部分）及露肩高度和范围，并在封堵器释放前更加精确地评估封堵器与 LAA、二尖瓣及左上肺静脉的空间关系（图17-2-9）。手术监测中，在房间隔穿刺和封堵器释放后均应观察心包腔内是否出现积液。

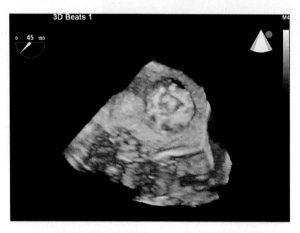

图 17-2-9　RT3D-TEE 显示封堵后效果

（三）术后随访

通常在 LAAO 术后 45 天、3 个月、6 个月及 1 年均应行常规 TTE 和 TEE 检查，观察封堵器有无移位、封堵器周边有无残余血流、封堵器表面有无血栓形成。通常封堵器置入 45 天，内皮细胞及纤维组织会覆盖封堵器表面，心耳壁与封堵器间的界限变模糊，封堵器表面结构也逐渐变得不清晰，此时可调整封堵后患者抗凝药物的使用。因此，TEE 可对封堵效果进行准确评估，并对后续治疗具有临床指导意义。

第三节　超声心动图在经导管主动脉瓣植入术中的应用

重度主动脉瓣狭窄（AS）且出现临床症状者预后极差，每年的死亡率约 25%。传统的外科主动脉瓣置换术是治疗重度主动脉瓣狭窄的"金标准"，但超过 30% 的患者因高龄、合并症多、病情重而没有手术机会。经导管主动脉瓣植入术（transcatheter aortic valve implantation，TAVI）的开展给这类患者带来了治疗机会，自 2002 年法国医生 Cribier 成功完成第 1 例 TAVI 手术以来，迄今全球已超过 40 万例患者通过该手术得到有效的治疗。

要顺利完成 TAVI 手术，必须要有多学科的合作团队，其中超声心动图医师在术前筛查、术中监测和术后即刻评估以及术后长期随访中都扮演着重要的角色。超声心动图可以明确主动脉瓣狭窄的程度，精确测量瓣环直径，评估瓣膜反流程度，评价左心室收缩功能以及是否存在其他瓣膜受累等。

一、经导管主动脉瓣植入术适应证和禁忌证

（一）TAVI 适应证

TAVI 适用于有临床症状的重度主动脉瓣狭窄患者，尤其是老年患者，目前临床评估外科手术死亡风险的标准主要应用胸科医师学会（STS）评分：<4% 为低风险，4%~8% 为中风险，>8% 为高风险。应由 2 名有经验的心脏外科医生评估患者外科开胸手术的风险。

超声心动图评估重度主动脉瓣狭窄的标准：

1. 主动脉瓣口面积<1 cm²（瓣口面积指数<0.6 cm²/m²）

2. 平均跨瓣压差 > 40 mmHg 或最大流速 >4 m/s。

（二）TAVI 禁忌证

目前认为禁忌证主要包括以下几点：

1. 术前 30 天内出现急性心肌梗死。

2. 肥厚型心肌病（梗阻性或非梗阻性）。

3. 严重左心室收缩功能减低：射血分数（EF）<20%。

4. 超声心动图提示心腔内肿块、血栓或赘生物。

5. 对抗栓药物、镍金属或造影剂过敏或存在应用禁忌证。

6. 出血体质或凝血功能异常。

7. 肾功能不全（肌酐>3.0 mg/dl）和/或尿毒症期需要长期透析治疗。

8. 预期寿命<1 年。

二叶式主动脉瓣、升主动脉明显扩张（>5.0 cm）以及主动脉瓣大量反流等均为相对禁忌证，需要一个 TAVI 多学科团队讨论患者的风险/获益情况来决定主动脉瓣狭窄患者的治疗方案。

二、超声心动图在经导管主动脉瓣植入术中的应用

（一）术前经胸超声心动图评估

1. **M 型超声心动图**　主要通过左心室波群观察左心室壁厚度、室壁增厚率以及测量左心室收缩功能。

2. **二维超声心动图**　胸骨旁左室长轴切面显

示主动脉瓣增厚,不同程度钙化,收缩期瓣叶开放受限。胸骨旁大动脉短轴切面可确定:①瓣叶数目是三叶还是二叶式,二叶式主动脉瓣是功能二叶还是解剖二叶,部分二叶式主动脉瓣其中一个瓣叶有嵴,易被误认为三叶,检查时需仔细鉴别;②瓣叶增厚程度和活动度、钙化程度及分布,瓣叶钙化的分布是对称还是非对称,钙化是否延续至冠状动脉开口;③是否有瓣叶融合;④心尖四腔心切面显示左心室壁肥厚,常伴有左心房增大。

主动脉瓣环径,主动脉窦部、窦管交界处、升主动脉内径及窦部高度,选择胸骨旁左室长轴切面局部放大主动脉根部,在收缩期进行测量。主动脉瓣环径的测量对于瓣膜型号的选择具有决定性的作用,其测量方法为一个瓣叶附着点到相邻瓣叶附着点之间的距离,左室流出道内径在主动脉瓣环下5~10 mm处进行测量(图17-3-1)。

3. **多普勒超声心动图**　CDFI 于胸骨旁左心室长轴、胸骨旁大动脉短轴、心尖五腔心、心尖三腔心切面均可显示收缩期通过主动脉瓣口五彩镶嵌的血流,瓣口血流束明显变窄。同时,评估主动脉瓣及二、三尖瓣反流程度。采用连续波多普勒测量通过狭窄瓣口的最大跨瓣压差、平均跨瓣压差、最大流速,技巧是多个切面(心尖五腔心、三腔心、胸骨右缘升主动脉长轴及胸骨上窝主动脉弓长轴等切面)进行扫查,使超声束与狭窄射流平行,取所测参数的最大值,根据连续方程计算主动脉瓣口有效面积(AVA)。

4. **多巴酚丁胺负荷试验**　当左心室扩张,射血分数降低,或射血分数正常但心室腔变小时,每搏输出量均可能会下降,可能出现跨瓣压差提示的

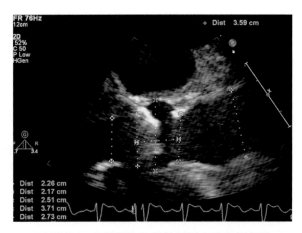

图 17-3-1　胸骨旁左室长轴切面主动脉根部局部放大图,分别测量左室流出道、主动脉瓣环径、窦部、窦管交界处、升主动脉内径及窦部高度

狭窄程度轻于瓣口解剖形态反映的狭窄程度。此种情况下,采用多巴酚丁胺负荷试验有助于诊断,在多巴酚丁胺的刺激下每搏输出量增加、最大流速超过 4 m/s 或平均跨瓣压差超过 40 mmHg 时,若瓣口面积仍然<1.0 cm²,则可确定诊断为主动脉瓣重度狭窄。反之,如果最大流速或平均跨瓣压差增加不明显,则主动脉瓣狭窄可能只是中度或轻度。

5. **评估其他可能影响 TAVI 手术的因素**
(1) 左心室收缩及舒张功能;
(2) 各瓣膜反流程度;
(3) 估测肺动脉收缩压;
(4) 有无心包积液;
(5) 左心室肥厚程度并计算左心室心肌质量,有无 S 型室间隔(即室间隔基底段明显肥厚);
(6) 主动脉粥样硬化情况。

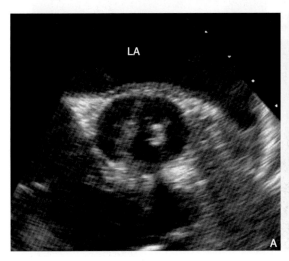

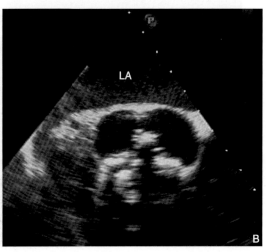

图 17-3-2　TEE 主动脉瓣短轴切面局部放大图
2 例重度主动脉瓣狭窄患者的主动脉瓣形态和数目:A. 主动脉瓣二叶式畸形;B. 三叶式主动脉瓣钙化、狭窄
LA:左心房

（二）术前经食管超声心动图的应用

对于声窗不佳的患者，经胸超声无法清晰显示主动脉根部结构，可行 TEE 检查。TEE 较经胸超声的优势在于前者能在大动脉短轴切面清晰地显示主动脉瓣叶数目及形态（图 17-3-2）、钙化程度及分布、准确地测量主动脉瓣环径及主动脉根部其他径线，同时可以显示冠状动脉开口。但 TEE 在主动脉瓣狭窄跨瓣压差的评估以及左心室射血分数的测量方面不及经胸超声。

1. 主动脉瓣环的三维重建 主动脉瓣环的解剖形态并非一个简单的圆环，它包括三个圆环和一个皇冠状的环。半月形瓣叶附着点构成了一个皇冠状的环，这个环贯穿了整个主动脉根部。除了皇冠状的环，其他三个圆环分别为：①皇冠底部是由瓣叶附着处最低点所构成的虚拟环，为左室流出道到主动脉根部的入口；②瓣叶的半月形附着处跨过的环为解剖心室-动脉交界；③各瓣叶的最高点附着处构成解剖真实存在的环，即窦管连接处，是主动脉根部的出口（图 17-3-3）。RT3D TEE 通过瓣环定量分析软件可对主动脉瓣环进行三维重建，真实

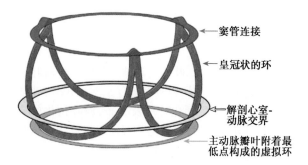

图 17-3-3 模式图显示主动脉根部三个圆环与主动脉瓣叶附着点构成的皇冠状环的关系

显示主动脉瓣环的立体结构，并可从任意平面、角度对其进行观察（图 17-3-4）。

2. 主动脉瓣环径的测量 二维 TEE 测量主动脉瓣环径主要在左室长轴切面 110°~130°，测量方法同 TTE。二维 TEE 所测的主动脉瓣环径与 TTE 测值间相关性较好，但后者较前者普遍小，平均约小 1.36 mm（95% 置信区间：1.75~4.48 mm）。主动脉瓣环解剖结构复杂，主动脉瓣环径的测量实际是测量瓣环的虚拟环。多项研究表明瓣环的虚拟环

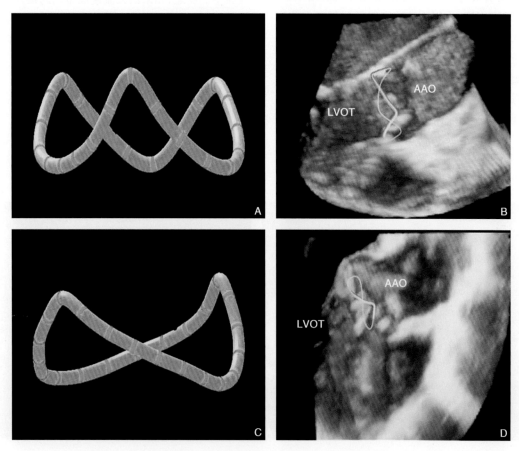

图 17-3-4 RT3D TEE 主动脉瓣环三维重建图

A. 三叶式主动脉瓣环呈三叉皇冠状；B. A 图主动脉瓣环位于 RT3D TEE 图中（左心室长轴观）；C. 二叶式主动脉瓣环呈二叉皇冠状；D. C 图主动脉瓣环位于 RT3D TEE 图中（左心室长轴观）

并非圆形，而是椭圆形结构。因此，二维 TEE 测量瓣环径有一定的局限性，RT3D TEE 能准确确定虚拟环平面（图 17-3-5），从而测量瓣环的最大径、最小径以及平均直径（通过面积或周长换算出来的直径），平均直径作为人工瓣膜型号选择的依据。RT3D TEE 通过精确的测量重建的主动脉瓣环，能够达到 CT 重建的精确度。目前已经将 RT3D TEE 测量主动脉瓣环径作为选择人工瓣膜型号的重要标准。

3. 冠状动脉开口的显示及测量　术前冠状动脉开口距主动脉瓣环的测量非常重要，因冠脉开口过低，瓣膜植入后可能会压迫阻塞冠状动脉开口导致严重并发症的发生。二维 TEE 大多只能测量右冠脉开口距主动脉瓣环的距离，在左室长轴切面（110°~130°）显示右冠状动脉开口，并进行测量（图 17-3-6），左冠状动脉开口的显示一般在主动脉瓣短轴切面（30°~60°），故二维 TEE 不能测量左冠脉开口距主动脉瓣环的距离，但可显示瓣叶钙化分布与左冠脉开口的关系（图 17-3-7）。RT3D TEE 能重建主动脉根部的三维解剖结构，获得与 CT 相似

的任意切面，从而可以准确测量左、右冠状动脉开口距主动脉瓣环的距离（图 17-3-8）。

（三）超声心动图在经导管主动脉瓣植入介入术中的应用

目前，TAVI 术主要采用经股动脉途径，部分采用经心尖途径。在人工瓣膜置入过程中，TEE 是重要的补充。TEE 多用于全身麻醉患者，选用局部麻醉的患者应用困难。

首先，实时准确地引导导丝过主动脉瓣口，食管中段 110°~130°左右左室长轴切面可清楚显示导丝进入主动脉、跨过瓣口、进入左心室（图 17-3-9），同时监测有无心脏穿孔、心包积液、主动脉破裂、主动脉夹层、二尖瓣反流等并发症。导丝位置不正确可能导致腱索牵拉而引起急性重度二尖瓣反流。

瓣膜植入时 X 线透视主要用于瓣膜定位，而 TEE 则非常有助于瓣膜植入，瓣膜植入位置过高易引起冠脉堵塞、主动脉破裂，而瓣膜植入位置过低易影响二尖瓣开闭或引起房室传导阻滞。球扩瓣推荐位置为支架最低平面距主动脉瓣环下 2~

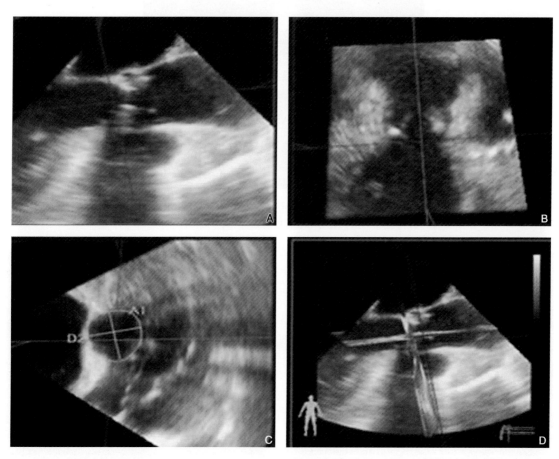

图 17-3-5　RT3D TEE 显示主动脉根部

图 A 为矢状面，图 B 为冠状面，图 C 为横切面，于横切面（图 C）测量主动脉瓣环面积、最大径及最小径；图 D 为主动脉根部长轴三维容积图，三个正交平面基于该图切割获得

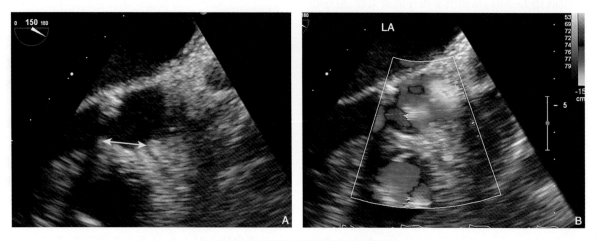

图 17-3-6　冠状动脉开口的显示及测量

A. TEE 左心室长轴切面示右冠状动脉开口,测量右冠状动脉开口距主动脉瓣环的距离(黄色箭头);B. 彩色多普勒血流成像示右冠状动脉的血流

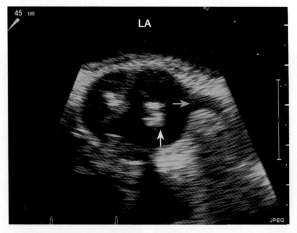

图 17-3-7　TEE 主动脉瓣短轴切面显示左冠状动脉开口(绿色箭头)与主动脉瓣钙化分布(黄色箭头)的关系

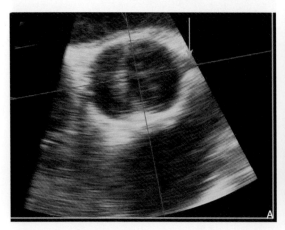

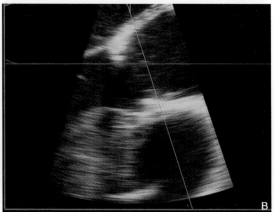

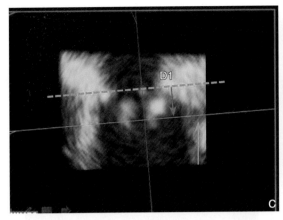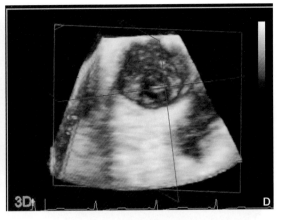

图 17-3-8 RT3D TEE 多平面重建图显示测量左冠脉开口距主动脉瓣环的距离

在长轴切面（图 B）调节绿线的位置，在主动脉短轴（图 A）中找到左冠状动脉开口（绿色箭头），在冠状位（图 C）中可同时显示左冠状动脉的开口（绿色箭头）和主动脉瓣环平面（图 C 中蓝色虚线），红色箭头（D1）即显示测量的左冠状动脉开口距主动脉瓣环的距离；图 D 为主动脉根部短轴三维容积图

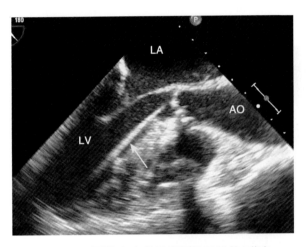

图 17-3-9 TEE 左室长轴切面显示导丝（黄色箭头）过主动脉瓣口后进入左心室，同时显示其与二尖瓣的位置关系
LA：左心房；LV：左心室；AO：升主动脉

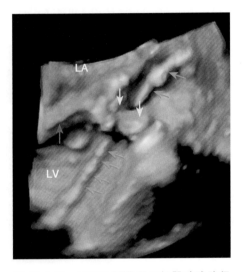

图 17-3-10 RT3D TEE 显示经股动脉路径的超硬导丝过主动脉瓣口进入左心室
黄色箭头：增厚、狭窄的主动脉瓣；红色箭头：二尖瓣；绿色箭头：超硬导丝；LV：左心室；LA：左心房

4 mm，自膨瓣推荐支架在主动脉瓣环下 5~10 mm。瓣膜植入后需即刻评估瓣膜位置、稳定与否、瓣口及有无瓣周反流及其程度，以及有无上述并发症（图 17-3-10）。

瓣周反流程度的评估不同于常规主动脉瓣反流评估方法。2011 年 ASE/EAE 专家推荐使用在主动脉瓣短轴切面上，瓣周反流口的周长占同平面支架短轴周长的比例（Circ%）进行评估。2019 年 ASE 指南更新了评估标准：Circ% < 10% 为轻度，10%~30% 为中度，>30% 为重度（图 17-3-11、图 17-3-12）。但此方法需准确切割到瓣周反流口的短轴切面，切割平面过高或过低都会导致瓣周反流的低估或高估。三维彩色多普勒血流成像能准确计算反流的容积，从而准确地评估瓣周反流的程度。

此外，术后即刻需测量跨主动脉瓣的最大速度和平均压差，观察人工瓣膜开闭情况，测量左心室每搏输出量及 EF 等。

（四）超声心动图在经导管主动脉瓣植入术后随访中的应用

超声心动图是评价 TAVI 术疗效和安全性最主要的手段。术后随访超声检查的重点是：

1. 支架位置是否稳定，人工瓣叶开闭情况，有无赘生物；

2. 主动脉瓣口前向血流最大速度、最大压差、平均跨瓣压差；

3. 主动脉瓣口及瓣周反流情况（图 17-3-13）；

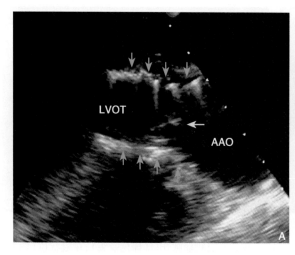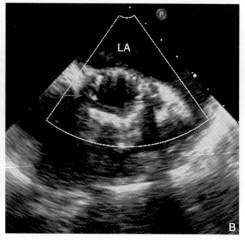

图 17-3-11 术后即刻 TEE 评估

A. 主动脉长轴切面显示置入的支架(绿色箭头)及其内的人工瓣膜(黄色箭头);B. 主动脉瓣短轴切面显示瓣周轻度反流(红色箭头)

AAO:升主动脉;LVOT:左室流出道;LA:左心房

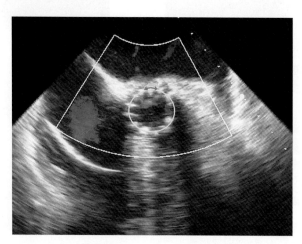

图 17-3-12 TEE 示大动脉短轴切面显示瓣周反流(红色箭头),反流程度的评估为(红色箭头长度/黄色圆环的长度)×100%

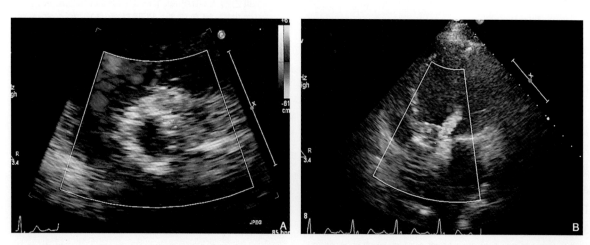

图 17-3-13 术后 1 周经胸超声心动图随访

A. 主动脉瓣短轴切面;B. 心尖五腔心切面,显示主动脉瓣周轻度反流

4. **左心室收缩功能**　每搏输出量及 EF；

5. 二尖瓣口有无梗阻,前瓣开闭情况；

6. 三尖瓣反流程度,并估测肺动脉收缩压；

7. 左心室壁厚度,左心室心肌质量改善情况；

8. 左心室心肌长轴应变。

第四节　超声心动图在经导管二尖瓣夹合术中的应用

二尖瓣反流(Mitral regurgitation,MR)是最常见的心脏瓣膜疾病,发病率约 1.7%,并随年龄的增长而增加,在>75 岁人群中的发病率达 10%。根据MR 的发生机制不同,可分为器质性 MR 和功能性MR 两种。器质性 MR 以退行性变和风湿性病变多见,且由于人口老龄化的进展,退行性 MR 的发病率越来越高;功能性 MR 多由于瓣环扩大所致。中度及以上 MR 可导致左心室扩大、心力衰竭、房颤、继发性肺动脉高压,症状严重者年死亡率高。在美国,仅有 2%(3 万例)的 MR 患者接受外科手术,49%的 MR 患者因为心功能低下、合并症多、高龄等因素导致手术风险过高而未接受外科手术。MR 介入治疗技术可以分为两类:一类是经导管二尖瓣修复术;另一类是经导管二尖瓣夹合术。其中经导管二尖瓣夹合术——MitraClip 技术是通过导管将二尖瓣夹送入左心室,将二尖瓣前叶中部与后叶中部钳夹起来,使二尖瓣在收缩期由大的单孔变成小的双孔,从而减少反流。该技术安全性高、有较好的临床疗效,目前已在全球范围应用于临床,本节主要介绍超声心动图在 MitralClip 介入术中的应用。

一、经导管二尖瓣夹合术病例选择

MitraClip 参照两个 EVEREST 试验所采用的标准。

（一）纳入标准

1. 中重度或重度的 MR；

2. MR 反流束起源于二尖瓣中央(A2,P2)；

3. 退行性或功能性病变,但 A2、P2 处无钙化,无严重瓣裂；

4. **瓣膜解剖结构合适**　对于功能性二尖瓣反流患者,瓣尖关闭时接合长度>2 mm,相对于瓣环深度<10 mm;对于二尖瓣脱垂患者,连枷间隙<10 mm,连枷宽度<15 mm。

（二）排除标准

1. 瓣环明显钙化累及到瓣叶；

2. 二尖瓣口面积<4 cm^2；

3. 脱垂瓣膜连枷间隙>10 mm 或宽度>15 mm；

4. 左心室收缩末期内径>60 mm；

5. 左心室射血分数≤20%。

RT3D TEE 可直观地观察二尖瓣叶的解剖结构和病变部位,尤其是对于二尖瓣脱垂部位的精确定位有着显著的优势。

二、超声心动图在经导管二尖瓣夹合术中的指导价值

经食管超声心动图引导 MitraClip 可分为以下步骤:

1. 指引穿刺房间隔；

2. 引导夹合器输送装置进入左心房；

3. **引导钳夹瓣叶**　在二尖瓣上方打开夹合器→引导二尖瓣夹合器垂直于瓣环连线的中点(图17-4-1A)→指导夹合器通过二尖瓣进入左心室→确认夹合器方向仍位于二尖瓣环连线的中点→闭

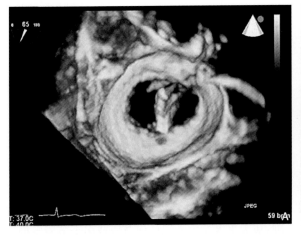
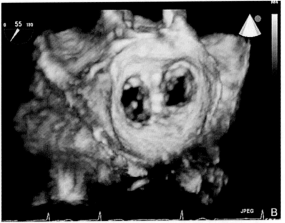

图 17-4-1　TEE 引导 MitraClip

A. RT3D TEE(左心房面观)显示 MitralClip 装置垂直于瓣环连线的中点;B. 置入术后即刻,RT3D TEE(左心房面观)显示二尖瓣呈双孔状(图片由浙江大学医学院附属第二医院蒲朝霞教授提供)

合夹子,抓闭瓣叶;

4. 确认瓣叶位于夹合器内,评估瓣叶的形态,RT3D TEE 显示其呈双孔状(图 17-4-1B);

5. 置入术后即刻评价二尖瓣反流程度,如减轻程度不满意可移动夹合器并再次抓闭瓣叶;

6. 引导退出夹合器。

在 MitraClip 术中,TEE 监测可及时发现严重的并发症,如心脏压塞、夹合器脱落、严重二尖瓣狭窄等。

第五节　超声心动图在肥厚型心肌病介入术中的应用

肥厚型心肌病(hypertrophic cardiomyopathy,HCM)是指一类不能单独用心脏负荷增加来解释的心脏肥厚且原因不明的心肌病,其主要表现为心室壁的非对称性肥厚。根据超声心动图检查时测定的左室流出道压力阶差(left ventricular outflow tract gradient,LVOTG)将 HCM 分为梗阻性、非梗阻性及隐匿梗阻性肥厚型心肌病,安静时 LVOTG ≥ 30 mmHg 为梗阻性;安静时 LVOTG 正常,负荷运动时 LVOTG ≥ 30 mmHg 为隐匿梗阻性;安静或负荷时 LVOTG 均<30 mmHg 为非梗阻性。目前认为其为常染色体显性遗传性疾病,以青壮年多见,常有家族史。可以无症状,也可表现为劳力性呼吸困难、心前区闷痛及晕厥,晚期可出现左心衰的表现,甚至猝死。对于严重肥厚梗阻性心肌病患者,需行干预治疗解除左室流出道梗阻,包括开胸室间隔心肌切除术及经皮室间隔化学消融术(percutaneous transcatheter septal myocardium ablation,PTSMA),本节主要介绍超声心动图在 PTSMA 术中的应用。

PTSMA 是通过导管将酒精注入左冠状动脉前降支的一支或多支间隔支中,造成相应肥厚部分的心肌梗死,使室间隔基底部变薄,以减轻 LVOTG 和梗阻的方法。该方法可有效降低 LVOTG,改善症状、增加活动耐量。

一、经皮室间隔化学消融术适应证和禁忌证

(一) PTSMA 适应证

包括临床适应证、有症状患者血液动力学适应证及形态学适应证。

1. 临床适应证

(1) 适合于经过严格药物治疗 3 个月、基础心率控制在 60 次/min 左右、静息或轻度活动后仍出现临床症状,既往药物治疗效果不佳或有严重不良反应、纽约心脏病学会(NYHA)心功能Ⅲ级及以上或加拿大胸痛分级Ⅲ级的患者。

(2) 尽管症状不严重,NYHA 心功能未达到Ⅲ级,但 LVOTG 高及有其他猝死的高危因素,或有运动诱发晕厥的患者。

(3) 外科室间隔切除或植入双腔(DDD)起搏器失败。

(4) 有增加外科手术危险的合并症的患者。

2. 有症状患者血液动力学适应证　经胸超声心动图和多普勒超声检查,静息状态下 LVOTG ≥ 50 mmHg, 或激发后 LVOTG ≥ 70 mmHg。

3. 形态学适应证

(1) 超声心动图示室间隔肥厚,梗阻位于室间隔基底段,并合并与收缩期二尖瓣前向运动(systolic anterior motion,SAM 征)有关的左室流出道及左心室中部压力阶差,排除乳头肌受累和二尖瓣叶过长。

(2) 冠状动脉造影有合适的间隔支,间隔支解剖形态适合介入操作。心肌声学造影可明确拟消融的间隔支为梗阻心肌供血,即可消融靶血管。

(3) 室间隔厚度≥15 mm。

(二) PTSMA 禁忌证

PTSMA 禁忌证包括:

1. 非梗阻性 HCM。

2. 合并必须行心脏外科手术的疾病,如严重二尖瓣病变、冠状动脉多支病变等。

3. 无或仅有轻微临床症状,无其他高危因素,即使 LVOTG 高亦不建议行经皮室间隔心肌消融术。

4. 不能确定靶间隔支或球囊在间隔支不能固定。

5. 室间隔厚度≥30 mm,呈弥漫性显著增厚。

6. 终末期心衰。

7. 年龄虽无限制,但原则上对年幼患者禁忌,高龄患者应慎重。

8. 已经存在左束支传导阻滞。

二、超声心动图在经皮室间隔化学消融术中的应用

(一) 术前评估要点

1. 测量左心室壁的厚度　超声心动图诊断标准:成人患者左室心肌任何节段或多个节段室壁厚度≥15 mm,并排除引起心脏负荷增加的其他疾病,如高血压、瓣膜病等。检查推荐采用胸骨旁左心室

短轴切面检测左心室节段,从基底至心尖段测量最大舒张期室壁厚度,避免遗漏肥厚型心肌病的特殊类型,如心尖肥厚型心肌病。必要时需行心肌超声造影。

2. 评估二尖瓣及左室流出道的形态及功能 大约有 1/3 的患者在静息时出现 SAM 现象导致左室流出道梗阻,而另外 1/3 的患者只有在改变负荷条件和左心室收缩力的情况下才有潜在的梗阻。导致左室流出道梗阻的其他形态学特征,包括乳头肌异常(肥大、前和内移位,直接插入二尖瓣前叶)和二尖瓣异常,如二尖瓣冗长或附属结构异常。因此术前需常规扫查二尖瓣形态。

一般在静息时或生理状态下,如 Valsalva 动作、站立或运动时,LVOTG 超过 50 mmHg 则认为存在干预指针,测量时在心尖五腔心或三腔心切面应用连续波多普勒测量 LVOTG,但需注意避开二尖瓣反流(图 17-5-1),左室流出道血流频谱特征为峰值后移,频谱形态呈匕首状,据此可与二尖瓣反流或主动脉瓣狭窄血流频谱相区别。术前超声扫查时还需排除主动脉瓣下隔膜。SAM 现象通常会导致二尖瓣关闭不全,但常呈动态变化,且反流程度随左室流出道梗阻的严重程度而改变。

3. 评估潜在的左室流出道梗阻 左室流出道梗阻的识别在对心脏猝死风险的症状和评估中很重要。运动负荷超声推荐用于常规策略无法诱发出 LVOTG ≥ 50 mmHg 的有症状患者。不推荐行多巴酚丁胺负荷试验,因其为非生理性且患者耐受性差。

4. 测量左心房大小 患者左心房常扩大,其扩大程度通常可提供重要的预后信息。左心房扩

大是多因素导致的,但最重要的机制是 SAM 现象导致的二尖瓣反流和左心室充盈压升高。

5. 评估左心室舒张功能 HCM 患者常出现左心室舒张功能不全,对左心室充盈压的评估有助于对症状和疾病分期的评估。左心室舒张功能需综合评估,即使左心室收缩功能正常,但存在限制性充盈障碍(二尖瓣 E/A ≥ 2;E 峰减速时间 ≤ 150 ms)的患者预后不良。

6. 评估左心室收缩功能 在 HCM 患者中,常规收缩功能评价(EF 或左心室缩短率)通常是正常或增加的。斑点追踪技术可较好地评估肥厚的心肌功能,应变和应变率减低可先于 EF 降低。

7. 经食管超声心动图及造影超声心动图 常规经胸超声图像质量较差者易造成误诊、漏诊,怀疑 HCM 时可考虑行造影超声心动图检查。左心室腔充盈造影剂后可清晰地显示真正的心肌肥厚范围以及左心室腔的异常形态。常规经胸超声对于二尖瓣及左室流出道形态评估不满意时可行 TEE 检查。

(二) 术中及术后即刻评估

在 PTSMA 术中可行经冠状动脉声学造影,以确定消融位置,指导室间隔酒精消融术。术中超声心动图主要监测有无急性二尖瓣反流、室间隔穿孔、心包积液或压塞等。

术后即刻评估包括测量室间隔厚度是否变薄、LVOTG 是否下降以及二尖瓣反流程度是否改善。

(唐　红)

参 考 文 献

1. 何奔,赵先仙,高伟. 先天性心脏病介入治疗学. 北京:人民军医出版社. 2010.

2. 侯传举,邓东安,朱鲜阳. 彩色多普勒超声心动图与先天性心脏病介入治疗. 沈阳:辽宁科学技术出版社. 2013.

3. 张玉顺,朱鲜阳,孔祥清,等. 卵圆孔未闭预防性封堵术中国专家共识. 中国循环杂志,2017,32(3):209-214.

4. Sick PB, Schuler G, Hauptmann KE, et al. Initial world-wide experience with the WATCHMAN left atrial appendage system for stroke prevention in atrial fibrillation. J Am Coll Cardiol, 2007, 49: 1490-1495.

5. Lam YY. A new left atrial appendage occluder (Lifetech LAmbre Device) for stroke prevention in atrial fibrillation. Cardiovasc Revasc Med, 2013, 14: 134-1366.

6. 李长永,张志钢,白元,等. 经皮左心耳封堵装置研究进展. 介入放射学杂志,2015,24(9):830-834.

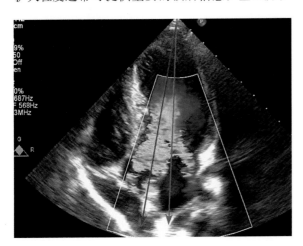

图 17-5-1　连续波多普勒测量 LVOTG 时取样线应尽量避开二尖瓣反流(红色箭头为正确取样方法,紫色箭头为错误方法)

7. Romero J, Perez IE, Krumerman A, et al. Left atrial appendage closure devices. Clin Med Insights Cardiol, 2014, 10(8): 45-52.

8. Otto CM, Kumbhani DJ, Alexander KP, et al. 2017 ACC Expert Consensus Decision Pathway for Transcatheter Aortic Valve Replacement in the Management of Adults With Aortic Stenosis: A Report of the American College of Cardiology Task Force on Clinical Expert Consensus Documents. J Am Coll Cardiol, 2017, 69(10): 1313-1346.

9. Holmes DR Jr, Mack MJ, Kaul S, et al. 2012 ACCF/AATS/SCAI/STS expert consensus document on transcatheter aortic valve replacement. J Am Coll Cardiol, 2012, 59(13): 1200-1254.

10. Head SJ, van Leeuwen WJ, Van Mieghem NM, et al. Surgical or transcatheter mitral valve intervention: complex disease requires complex decisions. EuroIntervention, 2014, 9(10): 1133-1135.

11. Guarracino F, Baldassarri R, Ferro B, et al. Transesophageal echocardiography during MitraClip® procedure. Anesth Analg, 2014, 118(6): 1188-1196.

12. 中华医学会心血管病学分会中国成人肥厚型心肌病诊断与治疗指南编写组, 中华心血管病杂志编辑委员会. 中国成人肥厚型心肌病诊断与治疗指南. 中华心血管病杂志, 2017, 45(12): 1015-1032.

第十八章　肿瘤心脏病与超声心动图评估

肿瘤心脏病学（cardio-oncology）是近年来的一门新兴学科，重点关注癌症相关的心血管表现，以及癌症患者治疗过程中和治疗后心血管并发症及其防治。作为一个新兴交叉学科，肿瘤心脏病学科定位目前总体明确，但细节上的内涵与外延仍在不断完善。主要包括：①抗肿瘤治疗引起的心血管毒性；②肿瘤合并心血管疾病；③肿瘤与心血管疾病的共同危险因素与干预；④心脏占位病变（良性与恶性）。肿瘤心脏病学的发展需要多学科团队的合作，包括心血管内科医师、肿瘤科医师、血液病医师以及心血管影像专业医师等。超声心动图作为一种广泛应用的无创性评估心脏结构和功能的方法，可以全面评估左心室整体收缩和舒张功能，局部室壁运动异常，瓣膜功能和心包病变等，在肿瘤心脏病患者的规范化评估与管理中，已成为一种不可或缺的重要工具。本章内容主要讨论抗肿瘤治疗引起的心血管毒性及超声心动图评估。

第一节　癌症治疗相关性心功能障碍

长期以来，癌症治疗相关性心功能障碍（cancer therapeutics-related cardiac dysfunction, CTRCD）一直有着不同的定义。2014 年美国超声心动图学会和欧洲心血管影像协会专家共识，将 CTRCD 定义为：与治疗前比较，左心室射血分数（LVEF）下降幅度 >10%，并且 LVEF<53%；LVEF 降低可以进一步细分为有症状或无症状的，或 LVEF 是否有可逆性变化。

LVEF 可逆：与基线比较，LVEF 下降幅度 <5%；

LVEF 部分可逆：与基线比较，LVEF 下降幅度 >5%，但与最低值比较提高 ≥10%；

LVEF 不可逆：与基线比较，LVEF 下降幅度 >5%，但与最低值比较提高 <10%；

LVEF 不确定：未对患者进行 LVEF 连续评估。

第二节　肿瘤化疗和放疗对心脏的毒性作用

一、化疗引起的心脏损伤

肿瘤化疗药物可引起心脏毒性，临床研究显示有部分化疗药物导致的心脏毒性可以呈进展性，甚至不可逆。肿瘤化疗药物引起的心脏毒性非常普遍，有研究表明在乳腺癌化疗患者中，心脏毒性发生率高达 33%。根据化疗药物对心脏毒性机制不同，可以将化疗药物心脏损伤分为 I 型心脏毒性反应和 II 型心脏毒性反应（表 18-2-1）。

（一）I 型心脏毒性反应

引起不可逆的心肌细胞破坏，导致临床充血性心力衰竭（CHF）。I 型心脏毒性被认为是剂量相关的，其引起心脏损伤机制可能如下：①抑制细胞拓扑异构酶 II 导致 DNA 修复异常；②由于心肌细胞膜的过氧化反应，引起自由基形成，氧化应激和肌纤维排列紊乱。最常见于蒽环类药物治疗的患者，例如肉瘤、淋巴瘤、白血病和乳腺癌患者使用的多柔比星、柔红霉素或伊达比星等。使用蒽环类药物产生 I 型心脏毒性反应的患者，再次使用蒽环类药物时，其心脏损害可能会进一步发展为顽固性心力衰竭或死亡。

（二）II 型心脏毒性反应

导致心脏收缩性或心脏激动的暂时性损失，非剂量相关性，其心脏毒性反应通常是可逆的。首先报道的化疗药物是曲妥珠单抗，但也可能与酪氨酸激酶抑制剂（TKIs）有关。II 型曲妥珠单抗相关的心脏毒性的危险因素包括先前使用蒽环类药物或降压药物进行治疗，年龄较大和 LVEF 处于临界值的患者。曲妥珠单抗引起的心脏功能障碍发生率为 3%，但在曲妥珠单抗之前给予蒽环类药物时，其发生率升高至 5% 以上。此外，预先存在心脏病的癌症患者，曲妥珠单抗可引发严重不可逆的心脏损伤。

表 18-2-1　Ⅰ型心脏毒性药物和Ⅱ型心脏毒性药物的特征

	Ⅰ型心脏毒性药物	Ⅱ型心脏毒性药物
代表药物	蒽环类抗生素(多柔比星)	曲妥珠单抗
临床过程和抗重塑治疗的经典疗法(β-受体阻滞剂,血管紧张素转换酶抑制剂的使用)	可能是稳定性的,但潜在的损害似乎是永久性且不可逆转的;数月或数年后复发可能与连续心脏负荷有关	在药物中断后 2~4 个月内可能恢复达到或接近基线心脏状态(可逆)
剂量效应	累积效应,剂量相关	非剂量相关
二次给药效应	复发性功能障碍的概率呈渐进性增加;可能导致难治性心力衰竭或死亡	越来越多的证据表明二次给药的相对安全性(需要额外的数据)
超微结构改变	空泡形成;肌原纤维排列紊乱与消失;心肌细胞坏死(随着时间的推移而改变)	没有明显的超微结构异常

二、放射性心脏损伤

放射性心脏损伤(radioactive myocardial damage,RIHD),指受到放射性物质辐射后产生的心肌病变。具有 10 年以上放射性治疗的癌症幸存患者,其中约 40% 可能会发生放疗相关的心脏损伤。心脏部位照射会增加所谓"放射性心脏损伤"的风险,例如,主要用于保守或根治性乳房手术后辅助放疗的胸部高剂量辐射。RIHD 可产生广泛的心肌病变,包括心包炎,冠状动脉疾病(CAD),心肌梗死,瓣膜性心脏病,非缺血性心脏病和心脏传导系统损害等。

第三节　超声心动图评估肿瘤心脏病

一、左心室射血分数

超声心动图对肿瘤放化疗患者左心室功能进行监测最常用的指标是左心室射血分数(left ventricular ejection fraction,LVEF)。应尽可能采用一致的方法来评估患者治疗前、治疗期间和治疗后LVEF。根据 ASE 和 EAE 的联合建议,对于左心室容积的量化和 LVEF 的计算,首选的方法是二维超声改良双平面辛普森法。LVEF≥55% 作为正常标准,在肿瘤患者随访中,LVEF 的下降幅度提示左心室损伤的严重程度。此外,LVEF 的计算应该与室壁运动评分相结合。静息状态下基于左心室 16 个节段得到的室壁运动评分,对蒽环类药物引起的CTRCD 的评估,要比单独使用 LVEF 更敏感。

传统二维超声心动图测得的 LVEF 常常不能反映左心室收缩功能的细微变化,因为对 LV 的几何形状的假设难以显示真正左心室心尖部,不能敏感反映微小的局部室壁功能运动的异常。同时这些测值具有负荷依赖性的特点,例如,患者心脏负荷情况在化疗间期很容易发生变化,可能会影响LVEF 的准确性(由于化疗静脉给药引起容量扩增,或呕吐、腹泻引起的容量减少)。对于声窗良好的患者,应尽量采用三维超声心动图技术评估肿瘤患者 LVEF。与二维超声心动图相比,应用三维超声心动图技术测量具有较小的观察者内、观察者间的变异。其变异系数通常在 6% 以下,远低于其他技术(10% 左右)。

当左心室心内膜显示不够清晰时,心室容积的测值可能会被低估。进行化疗的患者(特别是乳房切除术后和胸壁放疗后的乳腺癌患者)心内膜往往不能清晰显示,此时可考虑使用超声造影剂增强内膜边缘的显示(图 18-3-1),有助于更加准确的评估LVEF。

二、二维斑点追踪技术

二维斑点追踪成像可以精确地评估局部心肌的收缩功能,对于化疗药物引起的心肌损伤可以有效地进行评估。蒽环类药物引起的心肌收缩功能下降相对较早,即在第一次蒽环类药物给药 2 小时后就可出现,应变指数的下降先于 LVEF,并且在随后的癌症治疗过程中持续存在。研究表明心肌损害多首先累及室间隔及左心室心尖部,通过对蒽环类药物治疗后左心室心肌纵向、径向和圆周应变分析显示无特定心肌层(心内膜下、中层心肌或心外膜下)更易受损的倾向,因为纵向和径向(以及圆周)应变均发生了改变。这与阿霉素引起的CTRCD 的试验模型是一致的,表明心肌细胞的凋亡发生在整个心肌层。

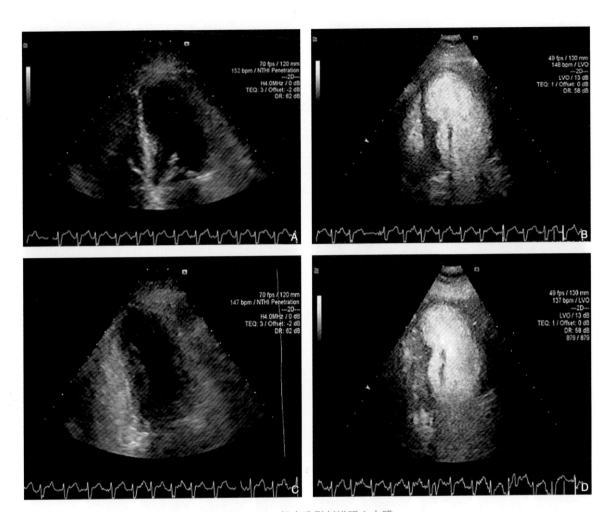

图 18-3-1　超声造影剂增强心内膜

A、C. 分别为心尖四腔心切面和心尖二腔心切面,左心室心内膜边界显示不佳,难以准确勾画心内膜边界,LVEF 测量准确性较低;B、D. 分别为左心室造影图像,心内膜边界显示清晰,可以精确测量 LVEF

由于二维应变不存在角度依赖并具有较高的重复性,目前认为 ΔGLS(GLS 的变化)是 CTRCD 最强有力的预测因子(图 18-3-2)。目前,肿瘤治疗相关的早期心脏损伤尚未有明确的定义,2014 年美国超声心动图学会和欧洲心血管影像协会认为在肿瘤患者的随访过程中,左心室整体长轴应变(LGS)下降幅度与基线比较>15%提示可能已经出现早期心脏损伤。在肿瘤化疗患者长期随访过程中,对于基线时有应变指标的患者,其 GLS 下降的幅度<8%似乎是没有意义的;而与基线相比下降的幅度>15%则很可能是异常的。

三、左心室舒张功能

超声心动图评估左心室舒张功能的指标常用左心房最大容积指数、二尖瓣 E 峰和 A 峰流速、E/A、二尖瓣环 E/e'(间隔和侧壁)(图 18-3-3)和三尖瓣反流速度等。但是目前尚无任何一种指标可以独立评估左心室舒张功能。

部分肿瘤患者在抗肿瘤治疗期间,放化疗导致的心肌损伤可能会引起左心室舒张功能不全,左心室松弛性障碍时二尖瓣 E 峰速度降低,E/A<1,等容舒张期(IVRT)延长,E 峰减速时间(DT)延长;随着舒张功能障碍恶化,左心房压力增加,E/A 比值恢复到>1,这种情况被称之为"假性正常化",此时若患者进行 Valsalva 动作又可出现"松弛障碍"的特征(即 E/A<1);由于左心房压力继续上升,E/A 比值增加到>2,等容舒张期和 DT 缩短,此时为左心室限制型充盈障碍类型。

左心室舒张功能相关指标在早期预测肿瘤患者心肌功能损伤中的意义尚不明确。应该注意的是,在肿瘤化疗期间的副作用(如腹泻)可能会导致心脏负荷的改变,从而进一步影响舒张功能参数,因此在不同研究队列中可能出现不一致的结果。鉴于癌症患者左心室舒张功能障碍的不确定性,化

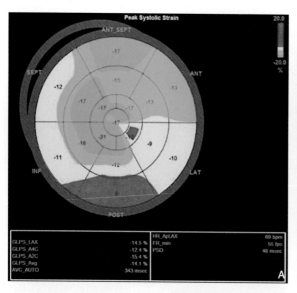
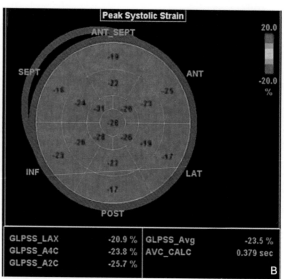

图 18-3-2 化疗后心肌纵向应变的改变

A. 化疗后左心室 17 节段心肌纵向应变峰值降低,GLS 为-14.1%,应变达峰时间离散度增加达 40 ms;B. 正常人左心室 17 节段纵向心肌应变峰值,GLS 为-25.7%

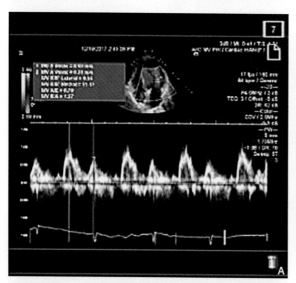
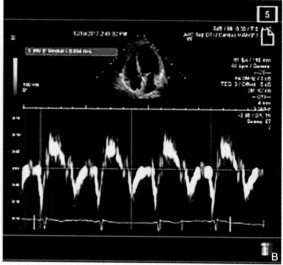
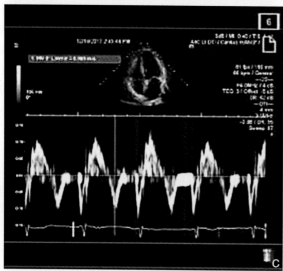

图 18-3-3 左心室舒张功能指标 E/e′的测量

经二尖瓣口 E 峰流速、A 峰流速的测量(A 图);组织多普勒测量二尖瓣瓣环室间隔侧 e′(B 图)和侧壁侧 e′(C 图),最终获取 E/e′(室间隔和侧壁)

疗后舒张功能参数的早期变化可能对预测迟发性收缩功能障碍价值有限。尽管如此，左心室舒张功能的评价仍然是超声心动图综合评估肿瘤患者心脏毒性的重要内容。

四、三维超声心动图

已有研究表明三维超声心动图与二维超声心动图相比具有较低观察者间和观察者内变异性。三维超声能够降低心腔发生透视缩短的概率和精准识别真正的心尖部。左心室容积可以被真正量化，而不需要任何左心室几何形状的假设，这对节段性室壁运动异常患者来说尤其重要。三维超声测量主要意义在于克服了随访中二维超声心动图很难保证在同一切面测量左心室射血分数这一难题，与心脏磁共振相比，其对左心室容积的定量分析具有良好的一致性，因此，在声窗良好的患者中应考虑尽量使用三维超声心动图。

五、负荷超声心动图

负荷超声心动图是在心脏负荷状态下进行的超声心动图检查，临床应用较为广泛的是运动与药物负荷，目的是评估心脏收缩储备功能，目前也被用于检测肿瘤化疗引起的亚临床心脏功能障碍。

在接受可能引起局部心肌缺血的治疗方案（氟尿嘧啶、贝伐单抗、索拉非尼和舒尼替尼）过程中，负荷超声心动图有助于评估疑似冠心病患者。负荷超声心动图有助于检测负荷状态下新诱发的节段性室壁运动异常或者室壁运动异常的恶化。此外，多巴酚丁胺负荷试验有助于识别"冬眠"心肌，部分收缩功能受损但仍存活的心肌，在使用低剂量多巴酚丁胺之后可显示收缩功能增强。

目前，中危和高危冠心病患者在使用与缺血相关的化疗药物之前，推荐应用负荷超声心动图进行检测。收缩功能储备下降的患者提示在化疗后最终 LVEF 将下降至<50%。相反，由于心脏毒性导致收缩功能下降的患者，负荷超声心动图显示收缩功能储备的改善可能提示患者疗效较好。

第四节 其他影像学评估及生物学指标

一、心脏磁共振

近年来，心脏磁共振检查变得越来越普及，凭借其独特的心肌组织表征能力和鉴别心脏和血管功能障碍的能力，心脏磁共振（CMR）提供了对CTRCD 早期阶段和/或随访检查中潜在病理变化的综合信息。磁共振可以从任意平面和轴向获取图像，与易受到声窗限制的超声心动图技术相比，心脏磁共振对图像的获取几乎没有限制。因此，在肥胖的患者、有肺部疾病的患者、做过放疗或手术的患者中，由于声窗较差，可能心脏磁共振是更好的选择。同时与核素显像、CT 相比，心脏磁共振没有电离辐射，因此适用于随访检查。

心脏磁共振最主要的局限性可能是安装有心脏起搏器的患者。虽然越来越多的国家开始使用磁共振兼容性起搏器，但仍有大量患者的起搏器不能进行该检查。

二、放射性核素

放射性核素成像测量心脏的结构和功能也可用于心脏毒性的评估。多门控心血池成像（MU-GA）因对 LVEF 的测量具有高重复性和低观察者间差异性而被广泛接受。除了量化心血池，SPECT 在勾画心肌轮廓的精确度上是低于 MUGA 的，但是仍可作为左心室测量的替代方法。一般说来，核素成像提供了一种可用于早期检测心脏毒性的不同方法，[123]I-MIBG 闪烁扫描用于肿瘤治疗相关的心脏功能异常检测已被证明是一种很好的技术。放射暴露是应用核素成像的主要关切点，尤其对于儿童来说，这项技术不宜广泛应用。

三、肌钙蛋白

肌钙蛋白是诊断心肌损伤的"金标准"。肌钙蛋白 I(TnI) 是检测蒽环类药物以及新型靶向抗癌药物治疗患者的早期心肌损伤指标。肌钙蛋白的升高可以识别后续可能出现 CTRCD 的患者。与 TnI 一过性的增高相比，TnI 的持续性增高与CTRCD 的加重和心脏事件发生率的升高有关。

四、其他生物标记物

利钠肽包括脑钠肽（BNP）和 N 末端脑钠肽前体（NT-proBNP）。利钠肽升高是充盈压异常的典型表现，但是关于利钠肽评估心肌损伤的临床意义还存在争议。

第五节 肿瘤放化疗相关心脏毒性患者的规范化评估与管理

一、肿瘤化疗患者的心脏毒性风险评估

不同化疗药物具有不同的化学结构，对人体

可造成不同程度的损伤,其中蒽环类化疗药物是导致Ⅰ型心脏毒性反应的代表药物,具有较高的心脏毒性风险,主要临床表现为:心电图非特异性ST-T段异常、局部心肌缺血、心力衰竭等。曲妥珠单抗是乳腺癌常用的靶向药物,为Ⅱ型心脏毒性反应的代表药物,心脏毒性发生率为2%~7%,主要表现为劳力性呼吸困难、肺水肿、外周水肿和心脏扩大,临床症状似乎与剂量无关,其心脏的毒性往往是可逆的,在停止使用曲妥珠单抗和使用抗心衰的药物后心肌损伤可以恢复。另外,年龄<15岁或>65岁、治疗前LVEF降低、伴有基础的心血管病史、既往接受过蒽环类药物治疗等情况时心脏毒性发生率增加,曲妥珠单抗与多柔比星、环磷酰胺化疗同时应用时,心脏毒性发生率上升到27%。肿瘤化疗患者心脏毒性的发生受多种危险因素影响,因此,在肿瘤患者化疗前,需要对化疗可能带来的心脏毒性风险进行评估,具体评估方法见表18-5-1。

表 18-5-1　梅奥诊所推荐肿瘤患者化疗风险评估方法

	药物相关	患者相关
高风险(4分)	阿霉素类(多柔比星;米托蒽醌;表柔比星;柔红霉素;伊达比星) 异环磷酰胺;环磷酰胺;克罗拉宾	√ 年龄<15岁或>65岁 √ 女性 √ 高血压 √ 糖尿病
中度风险(3分)	妥珠单抗;帕妥珠单抗;舒尼替尼 索拉非尼;伊马替尼	√ 动脉硬化(冠心病、脑血管病、外周动脉疾病) √ 现有心脏病或心衰
低风险(2分)	贝伐单抗;达沙替尼;多西他赛;拉帕替尼	√ 既往或目前蒽环类使用史
极低风险(1分)	足叶乙甙;利妥昔单抗;沙利度胺	√ 既往或目前胸部放疗史 (以上各项分别计1分)
总体心脏毒性风险评分	极高危:>6分 高危:5~6分	中危:3~4分　　　　　　极低危:0分 低危:1~2分

二、肿瘤放疗患者的心脏毒性风险评估

放射性心脏损伤的危险因素包括:年轻时接受放疗、大分割(提高每次放疗剂量同时减少次数的放疗)或高剂量放疗、心脏受照射的范围大、合并应用心脏毒性药物、合并动脉粥样硬化等危险因素,其中心脏的照射剂量、照射体积和放疗技术是直接的相关因素(表18-5-2)。

表 18-5-2　肿瘤放疗患者心脏毒性危险因素

放疗相关心脏毒性危险因素
照射位置位于前部或左胸部
累积辐射剂量较高(>30 Gy)
年轻患者(<50岁)
单次辐射剂量较高(>2 Gy/d)
心脏内或心旁存在肿瘤和累及范围
缺乏辐射屏蔽
心血管危险因素(即糖尿病、吸烟、超重、中度高血压、高胆固醇血症)
既往心血管疾病史

　　高危患者的定义:前部或左胸部照射同时存在≥1项RIHD危险因素

三、肿瘤放化疗患者心脏毒性规范化评估和管理流程

肿瘤治疗前,治疗过程中和治疗后常用的随访方法有心电图、超声心动图、心肌肌钙蛋白、脑钠肽、心内膜心肌活检等。心电图及心肌酶检测缺乏特异性,而利用超声心动图评估左心室射血分数(LVEF)是目前被认为是最有价值的监测方法,可对肿瘤放化疗患者进行监测和指导临床决策,但左心室射血分数对早期亚临床心脏损伤并不敏感,二维斑点追踪技术获取的左心室整体长轴应变(GLS)有助于检测心脏的早期损伤;另外,心肌损伤标记物,如心肌肌钙蛋白和B型利钠肽等生化指标有助于心脏毒性的监测。肿瘤放化疗患者心脏毒性规范化评估和管理流程见图18-5-1。

肿瘤患者在治疗后需要终生随诊,一方面可以监测肿瘤变化情况,另一方面可监测治疗引起的并发症(尤其是心脏毒性),以便早期干预。由于放化疗诱发的心脏疾病表现多样,发病风险的差异也很大,对高危患者进行个体化的监测与干预尤其重要,在肿瘤患者随访过程中,除常规肿瘤相关检查项目外,建议适当增加一些超声心动图等心脏毒性

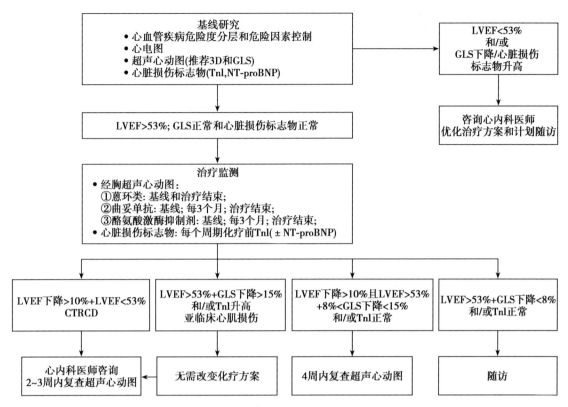

图 18-5-1 肿瘤放化疗患者心脏毒性规范化评估和管理流程

监测指标,以早期识别肿瘤放化疗引起的心脏损伤并及时干预。

肿瘤心脏病学作为一门新兴学科,具有广阔的发展前景,超声心动图以其无创、便捷的优势在肿瘤放化疗相关的心脏毒性评估中具有举足轻重的地位。左心室射血分数是评估肿瘤心脏病患者心肌损伤应用最广泛的指标,但其对放化疗引起的亚临床心脏损伤价值有限,结合左心室整体长轴应变(GLS)有利于早期识别癌症治疗相关的心脏损伤;三维超声心动图相比于二维超声心动图,具有较小的变异性和准确性,推荐在声窗较好的肿瘤患者随访中重复应用;左心室舒张功能相关指标和负荷超声心动图对心肌功能损伤的识别具有一定的价值,但目前缺乏大规模的临床研究证据支持。此外,在肿瘤放化疗患者心脏毒性规范化评估和管理流程中,要适当将超声心动图技术和其他影像学技术(例如心脏磁共振和放射性核素显像)以及心脏损伤标志物(肌钙蛋白和脑钠肽等)相结合,有助于肿瘤放化疗相关心脏功能损伤的全面评估和指导临床决策。

(朱天刚)

参 考 文 献

1. Chen MH, Colan SD, Diller L. Cardiovascular disease: cause of morbidity and mortality in adult survivors of childhood cancers. Circ Res, 2011, 108(5): 619-628.

2. Plana JC, Galderisi M, Barac A, et al. Expert consensus for multimodality imaging evaluation of adult patients during and after cancer therapy: a report from the American Society of Echocardiography and the European Association of Cardiovascular Imaging. J Am Soc Echocardiogr, 2014, 27: 911-939.

3. Lange SA, Ebner B, Wess A, et al. Echocardiography signs of early cardiac impairment in patients with breast cancer and trastuzumab therapy. Clin Res Cardiol, 2012, 101(6): 415-426.

4. Thavendiranathan P. Reproducibility of echocardiographic techniques for sequential assessment of left ventricular ejection fraction and volumes: application to patients undergoing cancer chemotherapy. J Am Coll Cardiol, 2013, 61: 77.

5. Herrmann J, Lerman A, Sandhu N, et al. Evaluation and management of patients with heart disease and cancer: cardio-oncology. Mayo Clin Proc, 2014, 89: 1287-1306.

6. Lopez-Fernandez T, Martin Garcia A, Santaballa Beltran A, et al. Cardio-Onco-Hematology in Clinical Practice. Position Paper and Recommendations. Rev Esp Cardiol (Engl Ed), 2017, 70: 474-486.

7. Steingart RM, Bakris GL, Chen HX, et al. Management of

cardiac toxicity in patients receiving vascular endothelial-growth factor signaling pathway inhibitors. Am Heart J, 2012,163:156-163.

8. Eschenhagen T, Force T, Ewer MS, et al. Cardiovascular side effects of cancer therapies: a positionstatement from the Heart Failure Association of the European Society of Cardiology. Eur J Heart Fail,2011,13:1-10.

9. Negishi K, Negishi T, Hare JL, et al. Independentand incremental value of deformation indices for prediction of trastuzumab-induced cardiotoxicity. J Am Soc Echocardiogr,2013,26:493-498.

第十九章　心脏超声分子影像的应用及进展

作为分子医学的重要组成部分，分子影像学是未来医学影像学的发展方向和研究重点。近年来，分子影像学在基础理论、成像策略与成像方法等方面均取得较大进展，在疾病早期诊断与精准治疗等领域均展现出良好的应用前景。借助于分子影像学技术，可在活体状态下以图像的方式，实时、直观地展现疾病的分子水平变化（如基因表达、生物信号传递等复杂过程），从而实现疾病的早期诊断并行量化分析。另外，应用多模态的多功能影像学分子探针，还可实现诊疗一体化及在影像监控引导下的精准治疗。

超声分子影像（ultrasound molecular imaging）作为分子影像学的重要分支，是一门将分子生物学、物理、化学及材料学等与超声医学相结合的新兴学科。它以靶向超声造影剂（targeted ultrasound contrast agent）作为分子探针，可在分子水平无创显示疾病的发生、发展过程。超声心动图是目前心脏疾病最主要的影像学检查方法，然而超声心动图技术只能获取形态学或血流动力学信息，不能捕捉疾病早期的细胞或分子水平的变化。随着超声分子影像学技术的进步以及在心脏疾病方面研究的不断拓展，超声分子影像学技术在心脏疾病的诊断与治疗领域均展现出广阔的应用前景。

第一节　超声分子探针

超声分子探针是超声分子影像学的核心与基础。超声分子影像技术是将特异性配体（抗体或多肽）连接到超声造影剂表面，制备靶向超声造影剂即超声分子探针，随血液循环特异性地积聚于靶部位，通过观察该部位的超声显像情况，反映病变组织在分子水平上的变化。

自 Gramiak 等首先将超声造影技术应用于临床以来，超声造影剂经历了由游离微气泡到包裹空气微气泡的发展历程。第三代造影剂通常以脂质或高分子多聚物为膜材料，内部包裹弥散度低的氟碳气体，其稳定性较第一代和第二代造影剂都有了

很大的改进。第四代造影剂为靶向造影剂或携带药物或基因的多功能造影剂。靶向造影剂通过与靶点的特异性结合，可在细胞或分子水平对靶组织进行超声显像。携带药物或基因的造影剂，联合超声靶向微泡爆破技术（ultrasound-targeted microbubble destruction，UTMD），可实现药物或基因在体内的靶向传递与治疗。

一、靶向微泡超声造影剂

微泡超声造影剂目前已在临床常规应用，此类造影剂直径通常在 $1\sim4\ \mu m$，与红细胞直径相当，可以自由通过肺循环，但是不能穿过血管内皮间隙，只能停留在血管腔内，是良好的血池造影剂。为了提高微泡造影剂的靶向性，可将特异性配体如抗体、多肽等连接到造影剂表面，使其具备靶向结合特定组织或靶器官的能力，实现特异性的靶向显影（图 19-1-1）。靶向微泡超声造影剂只能在血池内显像，其表面的特异性配体可与血管内皮细胞表面的靶点相结合。在炎症、动脉粥样硬化等病变过程中，血管内皮细胞表面通常会高表达某些特异性靶点，这些靶点有助于超声分子影像学技术在相关疾病诊断和治疗中的应用。

纳米级微泡造影剂直径在亚微米级甚至纳米级，使得原本只能在血池内显像的造影剂，也可以通过病变区的血管内皮间隙（如肿瘤新生血管），进入组织间隙，从而特异性的与靶组织结合，使血管外靶组织的超声分子影像成为可能。

二、纳米粒超声分子探针

普通微米级靶向微泡造影剂在血池内分子成像上有优势，但很难实现血管外靶组织成像。新型纳米粒超声分子探针则可克服这一不足。此类分子探针的核心通常为液态氟碳，外膜由脂质或高分子材料构成，可连接特异性抗体或配体，由于其粒径小（小于 100 nm），可自由穿过血管内皮间隙聚集于细胞表面，实现血管外靶组织的特异性显像。

该类纳米粒稳定性好，半衰期长，相较于微

419

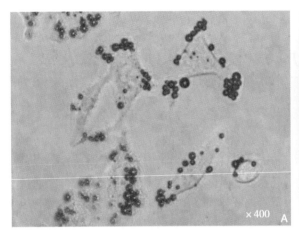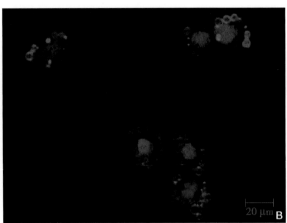

图 19-1-1 叶酸靶向微泡体外与卵巢癌细胞结合图像
A.叶酸靶向微泡体外与卵巢癌细胞结合光学显微镜图像;B.叶酸靶向微泡体外与卵巢癌细胞激光共聚焦图像

泡造影剂提高了靶组织成像的准确性。但是纳米粒的粒径和声散射强度是一对矛盾体,粒径越小,穿透能力越强,而产生的声散射越弱,纳米粒的显像效果并不理想。为了改善液态氟碳纳米粒的超声显像效果,可通过光或声波等外部能量使其发生液-气相变,其液态氟碳核心由液态转变为气体,形成微泡,从而显著提高超声显像效果(图 19-1-2)。

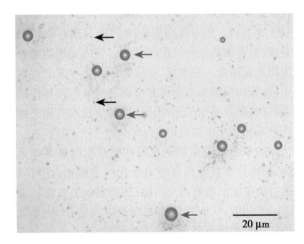

图 19-1-2 包裹金纳米棒的液态氟碳纳米粒液-气相变后光学显微镜图像
黑色箭头为未发生液-气相变的纳米粒,红色箭头为纳米粒发生液-气相变后变为微泡

目前较为常用的几种液态氟碳为全氟辛溴(PFOB,沸点 142℃)、全氟己烷(PFH,沸点 56℃)、全氟戊烷(PFP,沸点 29℃),使用一定强度的能量如热能、光能、声能、磁能等均可促使液态氟碳发生液-气相变,其中声致相变和光致相变液态氟碳纳米粒具有良好的应用前景。

三、多模态、多功能纳米超声分子探针

为了综合多种分子影像技术的优势,实现不同影像学技术的融合,多模态、多功能分子探针的概念应运而生。该类超声分子探针可以连接 Fe_3O_4、超顺磁性氧化铁、纳米金、量子点等,实现超声分子影像的同时,也可进行 CT、MRI、光声、荧光等多模态分子成像。另外,通过光热、磁热、声动力治疗等物理手段,或者装载药物或基因,可在成像的同时靶向治疗,实现分子水平的诊断与治疗一体化。

第二节 超声分子影像在心脏疾病中的应用

一、心肌缺血与再灌注损伤

心肌缺血是指心脏的血流灌注不足,导致心肌供氧量减少,心肌能量代谢失常,从而影响心脏生理活动的一种病理状态。造成心肌缺血的原因可以分为冠脉流量的绝对不足和相对不足,影响冠脉流量的因素甚多,其中冠状动脉粥样硬化是最常见的病因。当心肌组织在较长时间缺血后恢复血流灌注,反而出现比再灌注前更明显、更严重的损伤和功能障碍,包括收缩功能降低、冠脉流量下降及血管反应性改变等,这种现象被称为心肌缺血再灌注损伤(myocardial ischemia reprefusion injury)。缺血再灌注损伤可导致心肌细胞超微结构、功能、代谢及电生理方面发生进一步损伤。超声分子影像可以利用靶向超声分子探针对心肌缺血的部位实现记忆显像,对于挽救缺血心肌,改善患者症状具

有重要意义。

自由基、钙超载、心肌纤维能量代谢障碍、中性粒细胞、血管内皮细胞、细胞黏附分子与细胞凋亡等均可能参与心肌缺血以及缺血再灌注损伤过程。心肌缺氧可能造成心肌能量代谢异常，从而通过多种途径损伤血管内皮细胞。内皮细胞通过释放白细胞介素 1α（IL-1α），促进细胞黏附分子（P-选择素、E-选择素和 ICAM-1 等）的表达，导致炎性反应加强；内皮屏障损伤还可能导致血管周围和组织水肿，再灌注后冠状动脉血流量降低。心肌细胞在正常情况下会代谢产生少量的氧自由基和活性氧物质，经由内源性清除机制灭活。但是当心肌细胞处于缺血缺氧状态，由于能量代谢失常，导致氧自由基的生成增多，氧自由基可引起内皮细胞被激活或损伤、细胞膜过氧化反应、通道蛋白变性、DNA 链断裂、心肌细胞内钙超负荷，甚至心律失常的发生；氧自由基还可触发白细胞的趋化和炎症反应，并通过激发细胞因子和黏附分子加重炎症反应。根据以上发病机制，可以选择相应靶点作为超声分子影像的特异性靶点。

（一）P-选择素

P-选择素属于细胞黏附分子中的选择素家族，是一种富含半胱氨酸的整合蛋白。它合成并储存于静息血小板的 α 颗粒膜上以及内皮细胞的 Weibel-Palade 小体中。当心肌发生缺血及再灌注损伤时，P-选择素可以在数分钟内就分布到内皮细胞及血小板表面，开始介导炎症早期过程。应用 P-选择素靶向超声造影剂，能早期、准确检测心肌缺血再灌注损伤（图 19-2-1）。

（二）E-选择素

E-选择素和 P-选择素同属黏附分子家族的一员，主要表达于血管内皮细胞，在缺血再灌注损伤中同样发挥着重要作用。心肌缺血及再灌注时，缺血的细胞产生大量的促炎介质；在炎症介质作用下，内皮细胞表面表达 P-选择素、E-选择素，并分别与相应配体结合介导白细胞与内皮细胞的初始黏附，之后通过细胞毒性作用导致心肌损伤。但是由于 E-选择素需要内皮细胞在炎性介质如白介素、肿瘤坏死因子等激活时才能诱导合成（诱导合成开始于激活后 1 小时，4~6 小时明显增加），所以 E-选择素在血管内皮的表达较 P-选择素略晚。

P-选择素和 E-选择素在心肌缺血以及再灌注损伤中的不同表达时相，是实现超声分子记忆显像的基础。利用 PSGL-1 可以双靶向 P-选择素和 E-选择素的特性，携 PSGL-1 的双靶向微泡，除了可以明显增强缺血再灌注区域的显像效果外，还能够依据 P-选择素和 E-选择素表达时间不同，实现心肌缺血不同时相的超声分子影像。当靶向造影剂与 E-选择素结合时，可延长近期心肌缺血的检测时间窗，更好地实现缺血心肌的记忆显像。

（三）细胞间黏附分子

细胞间黏附分子-1（ICAM-1）是最早发现的免疫蛋白超家族黏附分子之一，在内皮细胞、上皮细胞、成纤维细胞、白细胞、角化细胞、平滑肌细胞和心肌细胞表面都有表达，可激活 T 细胞、内皮细胞、纤维细胞、组织巨噬细胞等。其主要功能是介导细胞与细胞、细胞与细胞外基质之间的黏附作用。

在缺血缺氧及再灌注损伤情况下，心肌细胞膜表面在细胞因子的作用下会生成大量 ICAM-1。中

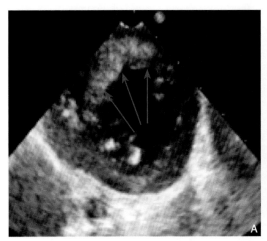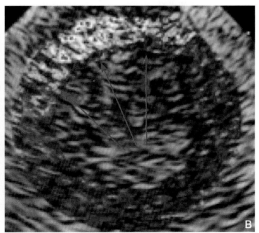

图 19-2-1　抗 P-选择素靶向超声造影剂对犬心肌缺血再灌注模型的超声显像
A. 二维模式注入靶向超声造影剂显示心肌缺血再灌注区有造影剂存留；B. 彩色编码显示缺血再灌注区回声强度明显增高

性细胞通过与 ICAM-1 结合,可黏附于心肌细胞,并释放有害物质,导致心肌细胞的损伤。因此,ICAM-1 在心肌、血管内皮的表达是心肌受损的重要前提。靶向 ICAM-1 微泡能与心肌缺血再灌注损伤过程中表达时相较晚的 ICAM-1 相结合,延长靶向微泡在心肌缺血再灌注损伤中的显像时间,实现从分子水平监测缺血再灌注损伤的动态发展过程。

二、动脉粥样硬化

动脉粥样硬化(atherosclerosis)是心脑血管疾病最常见病因,动脉粥样硬化斑块的早期发现和风险性评估具有重要的临床意义。而传统影像学检查方法在此方面存在一定的局限性。随着超声分子影像学的发展,尤其是不同超声分子探针的应用,将动脉粥样硬化不稳定型斑块的早期诊断与治疗,提升到了组织与细胞水平,这为动脉粥样硬化斑块的影像学评估以及个体化治疗提供了新思路。

动脉粥样硬化的发病机制尚不十分清楚,与脂质浸润、血管内皮损伤、平滑肌增殖、血栓形成和血小板聚集等因素有关,而炎症反应贯穿其发生发展全过程。在各类危险因素(如高血脂、高血压等)的作用下,低密度脂蛋白通过受损的内皮进入管壁内膜,对动脉内膜造成损伤;单核细胞和淋巴细胞表面发生特性变化,黏附因子表达增加;黏附在内皮细胞上的数量增多,并从内皮细胞之间移入内膜下成为巨噬细胞;通过清道夫受体吞噬氧化低密度胆固醇(OX-LDL),转变为泡沫细胞,形成最早的粥样硬化病变脂质条纹;然后在生长因子和促炎介质作用下,脂肪条纹演变为纤维斑块(图 19-2-2)。

根据斑块的稳定性,可以将斑块分为稳定型斑块和不稳定型斑块(又称为易损型)。其中斑块的不稳定性主要是由于其纤维帽较薄,脂质核心较大,新生血管较丰富,容易破溃并形成血栓。炎症反应在不稳定斑块破裂中发挥着重要作用。炎症细胞以及细胞因子相互作用可以引起血管内皮细胞、间质细胞、平滑肌细胞不同程度的损伤,导致不稳定斑块破溃,引起一系列并发症。炎症细胞、炎症相关细胞因子以及新生血管在不稳定斑块的发生、发展以及破溃过程中发挥着重要作用,是实现超声分子影像的重要靶点。

(一) 炎症相关细胞及细胞因子

1. 巨噬细胞 循环血液中的单核细胞在化学趋化因子的作用下,向炎症部位游走并具有了吞噬异物的能力,成为巨噬细胞。巨噬细胞是动脉粥样硬化形成过程中重要的炎症细胞,动脉粥样硬化各个阶段均有巨噬细胞的参与。除了作为抗原递呈细胞将处理后的抗原递呈给 T 淋巴细胞外,巨噬细胞还作为清道夫细胞清除体内的有害物质,并合成分泌多种细胞因子,因此巨噬细胞成为了炎性细胞研究中较为理想的靶细胞。有学者利用巨噬细胞本身的吞噬作用,将巨噬细胞与液态氟碳纳米粒相结合,使靶向骨髓源性巨噬细胞的氟烷乳剂充当超声造影剂,实现了动脉粥样硬化斑块的超声分子影像。

2. 细胞黏附分子 活化的内皮细胞还可以分泌一些黏附分子(cell adhesion molecule, CAM),如

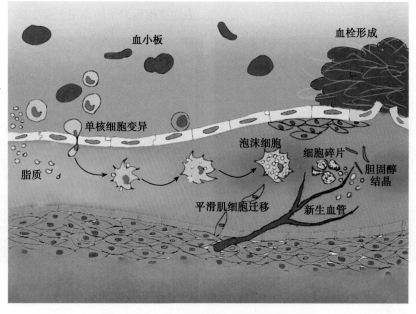

图 19-2-2 动脉粥样硬化斑块形成示意图

ICAM-1、血管细胞黏附分子 1(vascular cell adhesion molecule-1，VCAM-1)等。这些黏附分子可以激活血管内皮细胞高表达炎性因子，促进游离单核细胞进入炎症部位，是斑块不稳定性的重要分子标志。通过靶向 ICAM-1 及 VCAM-1，可实现不稳定型斑块的超声分子显像以用于早期诊断，也可用于动脉粥样硬化斑块治疗后的疗效评估。

3. P-选择素　P-选择素主要介导粒细胞和单核细胞在内皮细胞表面的滚动，以及粒细胞和单核细胞与血小板的黏附。因此，P-选择素也可作为检测血管早期炎症反应的重要分子靶点。Kaufmann 等采用低密度脂蛋白受体和载脂蛋白 E 基因缺陷的小鼠制备动脉粥样硬化模型，以 P-选择素和 VCAM-1 靶向微泡作为超声分子探针，发现动脉粥样硬化斑块处的超声信号明显增强，并且在病变早期，检测到 P-选择素表达升高。

4. 血小板　血小板可与功能障碍的内皮细胞、暴露的胶原和巨噬细胞产生黏附，因此在动脉粥样硬化病变处，常可观察到血小板黏附和附壁血栓形成。血小板黏附激活后，可产生脱颗粒现象，颗粒中含有细胞因子、生长因子和凝血酶，它们能够促进平滑肌细胞和单核细胞的迁移和增殖。活化的血小板还可产生花生四烯酸，后者可转化为前列腺素，使炎症反应增强。

血小板在维持血管壁的完整性和防止自发性出血方面具有重要的作用。血小板活化和血栓形成过程中，血小板表面表达糖蛋白Ⅰb、Ⅱb/Ⅲa(GPⅠb、GPⅡb/Ⅲa)受体，它属于黏附分子受体中的整合素超家族，在止血过程中发挥着重要作用。血管假性血友病因子(vWF)介导糖蛋白 GPⅠb/Ⅸ/Ⅴ复合物与胶原蛋白结合，促使血小板释放出一系列的活性因子。GPⅡb/Ⅲa 受体的拮抗剂可防治心肌梗死患者血栓的形成。McCarty 等利用靶向 GPⅠbα 超声微泡，通过体内外实验表明靶向微泡与 vWF 的黏附数量大，并能够聚集在动脉损伤内皮处，动脉损伤处显像效果明显增强。还有学者利用靶向 GPⅡb/Ⅲa 受体的脂质微泡造影剂，对动脉粥样硬化斑块进行超声分子影像，发现靶向微泡造影剂的显像强度与斑块表面 GPⅡb/Ⅲa 受体的表达量密切相关。

(二) 斑块内新生血管

动脉粥样硬化斑块内的新生血管具有通透性高、基膜不完整的特点，血液中的脂质及淋巴细胞容易聚集于此，加速斑块的进展、诱发斑块破溃出血。所以，斑块内新生血管也是斑块不稳定的重要因素之一。新生血管的内皮细胞可以释放促血管生成因子(VEGF)，VEGF 可以诱导血管内皮细胞活化、增殖、迁移，增加血管通透性，调节血栓形成，其发挥生理作用能力的主要受到 VEGFR 及其他细胞因子的调节。所以，VEGF 及其受体是动脉粥样硬化斑块超声分子影像研究的重要靶点。

新生的血管内皮细胞，还可以分泌一些其他的细胞因子，如血管细胞黏附因子 1(VCAM-1)、整合素等，同样可以作为超声分子影像的靶点。动脉粥样硬化斑块内的超声信号增强程度，反映了斑块内炎性因子活性程度及新生血管数量。超声信号越强，新生血管越多，相应的斑块稳定性也越差。在众多分子靶点中，斑块内新生血管是评估斑块稳定性的重要指标。

三、心腔内血栓

在血管壁损伤、血流动力学及血液成分改变时，体内凝血系统激活，从而导致血栓的形成。根据血栓发生部位的不同，血栓类型及形成机制各不相同。当心内膜内皮细胞受损或脱落导致凝血系统激活时，可造成心腔内的血栓形成。心腔内血栓是急性心肌梗死、房颤、瓣膜疾病、扩张型心肌病等疾病的并发症之一，一旦栓子脱落，可能造成肺、脑、肾等多器官栓塞的严重并发症。早期诊断和治疗对于降低患者死亡率有极其重要的临床意义。

心腔内血栓形成主要与以下三个方面有关。①心内膜内皮细胞损伤：正常的内皮细胞可以通过分泌前列腺素和一氧化氮(NO)等多种血管活性物质，抑制血小板聚集以及血管扩张，可有效防止血栓形成。当内皮细胞受损时，心内膜表面 NO 含量降低，纤溶酶原激活剂抑制物表达上调，启动凝血过程，血管性血友病因子(vWF)表达明显升高，促进血小板黏附和聚集，从而加速血栓的形成。②血流状态改变：当各种原因引起的心腔内血流缓慢，血液淤滞，血小板聚集并黏附于心腔壁，可促进血栓的形成。同时血流缓慢还可导致缺氧，造成内皮细胞变性，胶原纤维暴露，触发凝血过程。若血流缓慢状态持续存在得不到改善，循环往复可使新旧血栓不断交替生长。③血液性质：血液的性质与血液黏度、纤维蛋白原含量以及血小板的聚集性等多种因素有关。当血液性质受到上述因素的影响，血液出现黏度增加或血小板聚集性增强，可加速血液进入高凝状态，诱发血栓形成。抗凝血酶Ⅲ(AT-Ⅲ)、纤维蛋白原和 D-二聚体三种标记物是反应血液处于高凝状态的最常用生化指标。

C 反应蛋白作为重要的炎症反应指标,能促进单核细胞释放组织因子。组织因子是凝血途径的重要启动因子,所以 C 反应蛋白与凝血系统的激活相关。炎症可以引起心内膜的损伤,促进高凝状态的发生与发展,同时血栓的形成也可引起炎症。可以根据血栓发生机制中不同成分或分子的表达,从中选取特异性靶点,以实现血栓的超声分子影像。

(一) 血小板表面受体

血小板在血栓形成过程中具有关键作用。活化的血小板膜表面高表达糖蛋白整合素受体,血管假性血友病因子(vWF)介导糖蛋白 GP I b/IX/ V 复合物与胶原蛋白结合。血小板还可释放一系列活性因子,如 ADP、血栓素 A2、5-羟色胺及血小板 IV 因子等。释放出的活性因子使 GP II b/III a 发生构象转变,暴露出结合位点,促使血小板聚集,进而导致血栓的形成。GP II b/III a 受体的识别特异性由 2 个多肽序列决定:一是精氨酸-甘氨酸-天冬氨酸(RGD)序列,它是纤维连接蛋白、纤维蛋白原和 vWF 的黏附序列;另一个是赖氨酸-谷氨酸-丙氨酸-甘氨酸-天冬氨酸(KGD)序列。由于纤维蛋白原等物质中的 RGD 三肽序列能与活化血小板表面的 GP II b/III a 受体特异性结合,因此可作为血栓分子影像的靶点。

(二) 纤维蛋白原/纤维蛋白

纤维蛋白原能够介导血小板聚集,在血栓形成中起重要作用。因此利用携纤维蛋白原或纤维蛋白抗体的靶向微泡,可以实现血栓的超声分子影像。Hamilton A 等利用靶向纤维蛋白原脂质体,实现了左心室内血栓的超声分子影像,其显像效果增强明显并可持续显示数分钟,从而帮助更加准确的判断血栓的位置、大小、形态,为血栓的诊断及治疗提供更加有力的依据。

除此之外,血小板释放的细胞黏附分子如 P-选择素、ICAM-1 等,同样可以作为血栓超声分子影像的靶点。还可以血栓生化标志物为靶点,合成携带适配子的靶向微泡,增加靶向微泡的靶标范围,增强亲和力、特异性及稳定性,提高对微小血栓的检出率。

四、心脏移植排斥反应

心脏移植被认为是治疗终末期心脏疾病最有效的治疗手段。移植后的排斥反应及免疫抑制剂使用后的副作用是影响心脏移植效果的主要因素。根据不同的免疫病理机制,心脏移植后的排斥反应可分为超急性排斥反应(hyperacute rejection)、急性排斥反应(acute rejection)和慢性排斥反应(chronic rejection)。急性排斥反应是受心者 T 淋巴细胞活化后引起的细胞免疫反应,是心脏移植后功能损害的主要原因之一。虽然免疫抑制剂的广泛应用,极大降低了心脏移植术后排斥反应的发生率,但免疫抑制剂的副作用,同样会造成移植术后一系列并发症的发生。所以如何早期监测急性排斥反应,帮助调节免疫抑制剂应用以保留移植物功能,具有重要临床意义。

心内膜心肌活检(endomyocardial biopsy,EMB)是目前诊断心脏移植排斥反应的"金标准"。但 EMB 为有创检查,且容易导致三尖瓣损害。超声心动图作为最常用的无创评价心脏排斥反应的影像学检查方法,主要通过测量室壁厚度、左心室射血分数、三尖瓣反流及组织多普勒成像测量移植心脏心肌运动速度来评价心脏移植排斥反应。除此之外,心血管磁共振成像、放射性核素显像、生物荧光成像等影像学检查方法虽均为无创检查,但是都只能根据血流动力学、形态学以及功能等方面的异常变化来评价心脏移植排斥的后期反应。

超声分子影像可以利用靶向超声分子探针与移植排斥反应中特异性高表达的分子(如心脏炎性细胞因子)或内皮细胞表面的特定受体结合,从细胞和分子水平显示心脏移植术后急性排斥反应的变化特征,实时动态监测心脏移植后急性排斥反应的早期变化,帮助调节免疫抑制剂应用,为心脏移植术后急性排斥反应的监控和疗效评价提供了新的方法。

(一) T 淋巴细胞

急性排斥反应主要由 T 淋巴细胞介导,使主要组织相容性复合物交叉反应并破坏组织,最终引起白细胞浸润至移植物内,导致移植心脏功能损害。因此 T 淋巴细胞是超声分子影像在心脏移植急性排斥反应中的理想靶点。但是 T 淋巴细胞介导的急性排斥反应主要分布在心肌层,而普通的超声微泡造影剂不能穿透血管壁。纳米微泡粒径小,可以穿透血管内皮到达靶组织,有研究显示靶向 CD25 纳米超声微泡,可以心肌内活化 T 淋巴细胞为靶标。静脉注射后心肌增强出现二个峰值,通过定量分析心肌增强强度以及达峰时间,可帮助确定急性排斥反应的病理分级,为心脏移植急性排斥反应的早期诊断、治疗方案制订及预后判断均提供了可靠的影像信息。

(二) ICAM-1

急性排斥反应同样会引起血管内皮损伤,细胞黏附因子高表达,因此可以将血管内皮细胞黏附分子,如细胞间黏附因子1(ICAM-1)等,作为超声分子影像的靶点,构建超声分子探针,以评价急性排斥反应。

第三节　超声靶向微泡爆破技术在心脏疾病治疗中的应用

一、超声靶向微泡爆破技术

超声靶向微泡爆破(ultrasound-targeted micro-bubble destruction,UTMD)是指在特定部位发射不同声强的超声波,当超声强度足够大时,血液中的微泡因空化效应而破裂,产生微射流、冲击波等,使周围的血管壁或细胞膜表面出现可逆或不可逆的穿孔,血管内皮损伤、通透性增加,促进外源性物质到达特定部位,从而发挥相应的生物学效应。

UTMD技术可以辅助药物和基因进入病灶组织,提高药物治疗效果和基因转染效率。UTMD具有安全无创、低免疫原性、可反复应用、器官特异性及超声可到达靶器官的广泛适用性等诸多优势。超声介导药物及基因靶向递送系统是利用超声使携载药物或基因的超声造影剂有目的地聚集于靶组织/器官并在局部释放,使药物及基因在靶部位浓集并产生治疗作用。载基因或药物的超声造影剂具有成像和治疗的双重功能,借助其对靶组织或器官进行分子成像,并在超声辐照作用下使微泡爆破,释放基因或药物,从而达到诊疗一体化的目的,具有广阔的应用前景。

二、超声靶向微泡爆破介导体内药物定位传递

UTMD介导的药物递送系统能够将药物有效地递送到目的部位,从而调节药物的代谢动力学、药效、毒性、免疫原性和生物识别等。相对于传统制剂,UTMD介导的药物递送系统能够明显的提高药物稳定性、减少药物降解,能够改善药物的体内分布,提高靶区药物浓度,降低药物不良反应,同时对减少药物的治疗剂量、降低药物毒性、提高药物治疗指数也具有重要的意义。而超声造影剂在UTMD技术中的发挥着双重作用:一方面,载药超声微泡在受到一定强度超声辐照时会发生爆破,从而定位释放所携载的药物;另一方面,微泡破裂产生的空化效应又会引起周围组织毛细血管和细胞膜通透性增加,从而增加药物的细胞摄取和生物利用度,显著提高药物治疗效果。

三、超声靶向微泡爆破介导基因定位转染

基因治疗有可能成为许多难治疾病最终有效的治疗手段。实现目的基因的高效转染需要特定的载体,目前常用的基因载体系统有病毒载体和非病毒载体两类。病毒载体中最常用的为腺病毒载体和腺相关病毒载体,虽然转染率较高,但其潜在的免疫原性及致突变性限制了其安全使用,而以脂质体为代表的非病毒载体,却存在着转染率低,靶向性较差的问题。

微泡造影剂可作为体内基因转染的良好载体。通过UTMD技术击破载基因微泡,可实现目的基因高效定位转染,有可能成为一种新的基因转染的非病毒载体。

四、超声靶向微泡爆破技术在心脏疾病治疗中的应用

1. **缺血性心脏病**　促进新生血管形成,是缺血性心脏病的有效治疗方式。采取一定措施促进缺血区血管新生,或开放新的侧支循环通路,以完成心肌缺血区域血管的自我搭桥,从而减缓心肌缺血。

近年来,基因治疗已成为缺血性心脏病治疗的新策略,血管生长因子(VEGF)、成纤维细胞生长因子(FGF)、血管生成素(Ang)、缺氧诱导因子1(HIF-1)、干细胞因子(SCF)等细胞因子均能影响新生血管的形成。因此可以选取以上细胞因子作为目标因子,利用UTMD介导基因转染技术使得相应的细胞因子高表达,可促进新生血管的生成。将该技术与穿膜肽联合应用,可进一步提高基因转染效率(图19-3-1、图19-3-2)。

2. **动脉粥样硬化**　动脉粥样硬化是以脂质代谢紊乱、血管内皮细胞受损、炎性细胞浸润、斑块破裂和血栓形成为特征的慢性病理过程。因此,应从这四个方面寻找动脉粥样硬化基因治疗的靶点。有研究证明,促进 *ACE2*、*PPAR-γ1* 和 *HO-1* 等基因的表达,或抑制 *MCP-1*、*TLR1*、*TLR2* 和 *TLR4* 等基因的表达,均可显著减轻斑块炎症,增强斑块的稳定性,同时可不影响脂质代谢。

因此可以利用UTMD介导基因转染技术,促使部分基因高表达或者抑制部分基因表达,可达到控制动脉粥样硬化斑块发生、发展的目的。

3. **心力衰竭**　心衰是多种心脏疾病共同的终

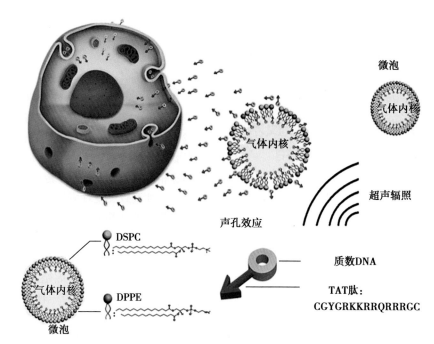

图 19-3-1 超声靶向破坏载基因及穿膜肽微泡促基因转染示意图

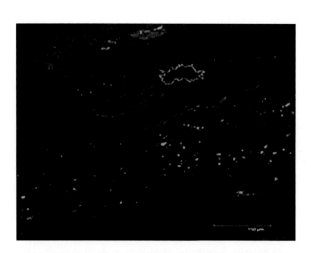

图 19-3-2 超声+载基因及穿膜肽微泡组中 pIRES2-EGFP-HGF 在大鼠心肌中的表达(×400)

末结局。心衰是一个涉及多个代谢系统和生化反应的复杂过程。近年来随着分子生物学的发展,人们认识到心衰的本质是心肌细胞中某些相关基因表达异常的结果,也有学者认为是一种基因病。因此在治疗心衰时,首先应当明确相应的分子靶点,并在足够数量的心肌细胞内从分子水平上掌控这些靶点。基因治疗心衰,必须着眼于纠正心肌细胞中的关键分子机制,以减少或扭转不可避免的心脏功能恶化,这就要求导入针对心衰时心肌细胞变化的具体基因。肌质内质网 Ca^{2+}-ATPase(SERCA)、β 肾上腺素能信号途径、腺苷酸环化酶(adenylyl cyclase,AC)等均可作为心衰患者基因治疗分子靶点。

4. 血栓性疾病 超声在血栓性疾病治疗中的应用早已开展,大量实验研究及临床试验表明,超声确实具有溶栓和协助药物溶栓的效果。此外,UTMD 本身也具有溶栓效果,UTMD 还可促进溶栓药物对血栓的助溶作用。

微泡造影剂可作为载体携带药物或基因,对血栓实现靶向治疗。注入载基因如组织纤溶酶原激活物基因(t-PA)和组织因子途径抑制物基因(TF-PI),或药物(如尿激酶)微泡,经体外给予一定强度的超声辐照定位破坏微泡,使基因或溶栓药物局部释放,一方面提高了血栓部位局部基因或药物浓度,从而增强疗效;另一方面降低了血液循环中基因或药物浓度,减少全身不良反应的发生。

超声联合载基因或药物微泡,不但可直接发挥溶栓作用,还可促进基因或药物向血栓内部渗透,增强溶栓效果,是目前血栓治疗的研究新方向。

五、超声靶向微泡爆破在心脏干细胞移植中的应用

干细胞是个体发育过程中产生的具有无限或较长时间自我更新和多向分化能力的一类细胞。作为一类未分化的细胞,它能够分化成为至少一种组成机体器官和组织的功能细胞,例如神经细胞、心肌细胞、骨细胞等,形成各种类型的组织和器官,即具有多向分化潜能和可塑性,而自我更新和多向分化潜能是干细胞的两大基本生物学特性。根据来源和个体发育过程中出现的先后次序不同,干细胞可分为胚胎干细胞（embryonic stem cell）和成体干细胞（adult stem cell）。目前研究最多的还是来源于骨髓的成体干细胞。成体骨髓中包括造血干细胞（hemopoietic stem cell，HSC）和间充质干细胞（mesenchymal stem cell，MSC）。

间充质干细胞具有多向分化的潜能，在适当条件下，它不仅可以分化为同源于中胚层的间质组织细胞，还可以突破胚层界限，分化为非中胚层组织，如骨细胞、软骨细胞、脂肪细胞、心肌细胞、神经元细胞及星形胶质细胞等。由于骨髓间充质干细胞（bone mesenchymal stem cells，BMSCs）比其他成体干细胞更易获得，易于外源性基因的导入和表达。因此，作为细胞替代治疗的一种来源，骨髓间充质干细胞已被广泛应用于干细胞治疗的研究中。

了解干细胞分布、归巢及分化的最好方法是通过分子影像技术活体示踪干细胞。随着科学技术的不断发展，活体示踪干细胞的分子影像技术已成为干细胞移植治疗的研究热点。干细胞再生疗法主要包括以下三个关键环节：干细胞分离和纯化、干细胞标记和移植，以及干细胞再生疗法的影像学监测和效果评估。由此可见，影像技术在干细胞再生疗法中有重要地位。理想的示踪干细胞影像技术应该具有如下特点：费用低、操作简单；具有生物相容性、安全无毒；能有效显示移植干细胞的位置、数量及其活性；进行实时单细胞检测和纵向示踪等。超声分子影像具有非侵入性、无电离辐射、可以实时解剖与功能成像等优势，具备示踪干细胞的潜力。

当前，干细胞超声分子影像主要通过以下两种途径实现：①通过基因转染干细胞，使其表面表达独特的标志物，并使该标志物与微泡表面的特异性配体进行靶向黏附，只要特异性标志物持续表达于干细胞表面，就可对干细胞移植物进行重复性成像，并进行系列评估和纵向示踪；②超声造影剂与干细胞共同孵育，在干细胞移植前，采用特定方式促使干细胞将超声造影剂完整地吞噬进入胞内，一旦移植成功，采用超声成像技术检测存在于干细胞内的造影剂信号，从而追踪干细胞的踪迹。

将 BMSCs 移植于缺血性心肌部位，可通过再生血管和心肌来恢复血流灌注，改善心功能，具有很好的发展潜力和研究价值。但现阶段 BMSCs 移植治疗的临床试验还存在一些问题。首先，移植细胞定向归巢能力差、移植效率低下。目前，干细胞移植治疗的途径主要有心肌内注射、经冠状动脉注射、经静脉注射等，其中经外周静脉注射由于操作

简单安全，最有临床推广价值。但经外周静脉移植的 BMSCs 只有极少部分能归巢到缺血心肌，经冠状动脉注射后最终滞留在心肌局部的干细胞也仅有不到 10%，即使直接心肌内注射，大量细胞也在移植 4 天内死亡。另外，心肌梗死后的炎症损伤和局部缺血缺氧反应，为机体自身骨髓干细胞动员、迁移、归巢提供始动因素，是机体损伤后的一种潜在修复功能。但正常情况下，这种天然的促归巢作用很弱。因此，增强干细胞的靶向归巢能力，对提高细胞移植效率有积极的作用。

采用 UTMD 技术可促进经静脉移植的 BMSCs 迁移归巢，提高其移植效率。Zen K 等发现，采用 UTMD 技术进行骨髓单个核细胞移植，能促进黏附分子 ICAM-1、P-选择素的表达，可增强干细胞的靶向黏附作用，单个核细胞归巢心肌的数量显著增加。Imada T 等通过脉冲式治疗超声联合白蛋白微泡，对心肌病大鼠进行骨髓单个核细胞移植，发现心前区超声辐照能有效提高骨髓单个核细胞归巢心肌组织能力，缺血心肌血供及心功能得到明显改善。Ghanem A 等也证实，聚焦式超声联合脂质微泡，能显著增强移植 BMSCs 的跨血管内膜转移率，移植细胞的靶向黏附及归巢作用增强。

超声分子影像学是一个新兴的研究领域，近年来，随着超声分子探针以及超声影像技术的不断进步，超声分子影像技术在疾病早期诊断、疗效监测、药物与基因定位传递等领域均取得了可喜的进展。超声分子影像技术凭借其操作简单、使用安全、仪器便携、设备成本低、空间分辨力和时间分辨力较高的优势，能高效评估心脏疾病的病理及功能变化，在心脏疾病的诊断和治疗中越来越受重视。目前，超声分子影像在心肌缺血及再灌注损伤、动脉粥样硬化、血栓形成、心力衰竭、心脏移植排斥反应等方面均展现出良好的应用前景。而 UTMD 介导药物或基因传递技术，更是将诊断与治疗相结合，进一步拓宽了超声分子影像学在心脏疾病治疗中的应用空间。

分子靶点的选择是超声分子探针设计成败的关键。如何选择靶点并进行活体成像及定量分析仍是一个难题，在现有技术下，同时针对多个靶点的高度复合靶向成像尚难实现。另外，如何提高分子探针在体内的靶向聚集能力，也是今后急需解决的难点。因此，稳定、灵敏、靶向性好的超声分子探针研制是影响超声分子影像发展的关键环节。

超声分子影像是超声分子探针、成像设备，包括监控及后处理技术的有机结合，这也是超声分子

影像技术的关键性技术难点。目前国内外尚缺乏一种专门应用于超声分子影像及治疗的系统装置,一定程度上也成为超声分子影像学发展的制约因素之一。另外超声分子影像学作为一个新兴的交叉学科,涉及面广,仍需加强学科间的合作,以促进超声分子影像技术的联合攻关与临床转化。

(冉海涛)

参 考 文 献

1. 王志刚. 超声分子影像学. 北京:科学出版社,2016.
2. 王新房,谢明星. 超声心动图学. 5 版. 北京:人民卫生出版社,2016.
3. Xing W, Zhigang W, Bing H, et al. Targeting an ultrasound contrast agent to folate receptors on ovarian cancer cells:feasibility research for ultrasonic molecular imaging of tumor cells. J Ultrasound Med,2010,29(4):609-614.
4. Davidson BP, Kaufmann BA, Belcik JT, et al. Detection of Antecedent Myocardial Ischemia With Multiselectin Molecular Imaging. J Am Coll Cardiol,2012,60(17):1690-1697.
5. Kornmann LM, Zernecke A, Curfs DM, et al. Echogenic perfluorohexane-loaded macrophages adhere in vivo to activated vascular endothelium in mice, an explorative study. Cardiovasc Ultrasound,2015,13(1):1-8.
6. Kaufmann BA, Carr CL, Belcik JT, et al. Molecular imaging of the initial inflammatory response in atherosclerosis:implications for early detection of disease. Arteriosclerosis Thrombosis & Vascular Biology,2010,30(1):54-59.
7. Mccarty OJ, Conley RB, Shentu W, et al. Molecular Imaging of Activated von Willebrand Factor to Detect High-Risk Atherosclerotic Phenotype. Jacc Cardiovascular Imaging,2010,3(9):947-955.
8. Hamilton A, Huang SL, Warnick D, et al. Left ventricular thrombus enhancement after intravenous injection of echogenic immunoliposomes:studies in a new experimental model. Circulation,2002,105(23):2772-2778.
9. Zhou Z, Zhang P, Ren J, et al. Synergistic effects of ultrasound-targeted microbubble destruction and TAT peptide on gene transfection:an experimental study in vitro and in vivo. J Control Release,2013,170(3):437-444.

第二十章　超声心动图临床诊断思维

超声心动图是心血管疾病的首选影像学检查方法,可起到决定性诊断或重要的辅助性诊断作用,临床应用极为广泛。近年来,随着超声仪器的发展,以及超声造影、三维超声、心肌功能成像、介入超声、超声靶向诊断与治疗等新技术的不断涌现,超声心动图已不限于超声检查室,亦可在导管室、急诊室、手术室等用于引导治疗、监测病情、评价疗效和并发症,与外科学、肿瘤学、微创医学等学科的联系越来越紧密,已成为一门全新的诊疗学科。超声心动图应用领域的拓展要求操作医师必须具备扎实的专业理论基础和较广的临床知识面。如何不断提升自己的理论知识水平,满足临床日益增长的专业需求,是每一个研究生必须认真思考的问题。

第一节　超声心动图与相关医学知识

《欧洲超声心动图学会对超声心动图医师培训、能力和质量改进的建议》(European Association of Echocardiography recommendations for training, competence, and quality improvement in echocardiography)要求超声心动图医师应掌握以下方面的知识:超声物理与生物效应;超声心动图成像原理和血流/组织速度测量;最佳图像质量的机器设置和仪器处理;正常心血管解剖(包括正常变异)以及心血管病理解剖;正常心血管生理和正常血流动力学以及不同疾病状态下血流动力学改变;超声心动图的适应证和禁忌证;特定情况下的替代诊断技术以及可能出现的并发症(如经食管超声、负荷超声和心脏超声造影)。这就要求超声心动图的学习者不仅需要具备扎实的超声专业知识,还需要掌握心血管系统与超声技术密切相关的内容。

一、超声心动图与超声物理基础

超声诊断利用超声波反射、折射、散射等物理特性,对超声波通过组织各层结构时的反射及散射信号进行编码而成像。超声射频消融利用了超声波聚焦、超声热效应等物理特性破坏靶区组织,达到病灶的凝固性坏死。超声靶向微泡破坏技术则利用超声微泡破坏时的空化效应来增加细胞膜或血管通透性,进而促进药物或基因等物质的传递。这些都说明了超声医学是建立在超声物理学基础之上。

因此,与医学超声相关的物理学知识是研究生学习超声心动图学必须掌握的基础知识,主要包括:超声波的常用物理参数和物理性能,如反射、散射、折射、空化效应、衰减和多普勒效应等;超声波的生物效应,如热效应、机械效应等;人体组织的声学类型;超声仪器工作原理,如压电晶体、压电效应、声波发射与接收等;超声仪器技术参数的概念、意义及仪器调节,如空间分辨力、脉冲重复频率等;各种常规超声成像技术的工作原理、适应证以及局限性;超声伪像的种类、成因、识别及矫正等。操作者只有掌握了这些物理基础知识,才能针对超声成像的目的来选择最佳成像技术,才能更好地利用超声仪器来获得满意的图像。

二、超声心动图与心脏解剖学、心脏胚胎学

常规超声图像以解剖形态学为基础,利用不同组织结构对声阻抗的差异,反应在图像上用不同明暗灰阶来显示其解剖结构和层次,最终形成断面图像。因此,心脏解剖学和心脏影像断层解剖学知识是超声心动图诊断的基础。只有较好地掌握心脏正常的大体解剖和断层解剖,建立心脏结构的整体和空间概念,才能正确认识正常心脏的超声图像,并对病变做出准确定位和诊断。在本书中,对心脏大体和断层解剖学知识讲解贯穿心脏超声切面解读、切面选择及疾病诊断的各个内容。

心血管系统疾病分为先天性心脏畸形和后天获得性心脏病。各种先天性心脏病具有不同的胚胎发育异常,种类繁多,结构复杂(特别是多种畸形并存时),是超声心动图诊断中的重点和难点。只

有很好地掌握心脏正常胚胎发育和各种胚胎发育异常导致的心脏畸形,才能更好地理解各类先天性心脏病的病理解剖和临床分型,有助于我们掌握这些疾病的超声图像特征。

三、超声心动图与心脏血流动力学、生理学

心脏血流动力学是超声心动图学的另一个重要基础。心血管结构的改变必然导致血流动力学异常,如出现反流、分流及腔内压力变化等。心脏超声的彩色多普勒血流显像可显示心内的异常血流,频谱多普勒可测量心内血流的流速、压差、持续时间等血流动力学参数。超声医师在超声检查时,必须将基于解剖的灰阶声像图与彩色多普勒血流图、血流频谱图的改变结合起来,才能对疾病作出正确的判断。例如,二尖瓣狭窄时,可以在二维切面上直接观察到二尖瓣解剖结构的改变,包括瓣膜增厚、钙化、开放间距或面积变小等,也能看到瓣膜狭窄导致的继发改变,如左心房增大、心房内血栓形成等。同时,通过彩色多普勒血流显像技术,能观察到舒张期通过二尖瓣口的射流加速,频谱多普勒可测量狭窄瓣口的血流速度和跨瓣压差。这样通过对病理解剖、异常血流动力学的整体把握,才能准确诊断二尖瓣狭窄。通过分析瓣膜结构改变的范围和程度,以及血流动力学的变化程度,还能对狭窄进行半定量分级,从而帮助临床选择最佳治疗策略。

另外,熟练掌握心动周期的分期也十分重要。通过观察瓣膜的关闭和开放、血液的流动与反流,结合同步心电图的周期对照,就能更好地理解超声心动图中不同心脏结构 M 型运动曲线(如二尖瓣波群、主动脉根部波群)的各个段、点以及血流多普勒频谱中的各个段、峰、谷的时相意义。

四、超声心动图与心脏内科学、心脏外科学

一个合格的超声心动图医师必然具有心血管临床医学的知识储备。超声心动图学作为一个诊断医学,在诊断过程中一定不能单纯地"看图论病"。因为可能有一些病变图像表现典型,易于判断,但也会有一些病变图像不典型或存在"异图同病",或不同病变可有相同图像,即"同图异病",这时就需要结合患者的病史、体检结果及实验室检查、其他影像学检查结果,从而为超声心动图的诊断和鉴别诊断提供重要依据。因此,超声心动图医师只有掌握了所需鉴别疾病的病因学、临床症状、体格检查、诊断标准、治疗对策等临床知识,才能正确进行鉴别诊断。例如,心尖室壁瘤与心脏球囊综合征在超声图像上均可以表现为心尖部位的瘤样膨出,其鉴别诊断就需要追问患者有无心肌缺血症状,有无应激病史。此外,研究生还须将解剖学、病理学、生理学、临床基础知识和超声图像的表现融合为一体,理解超声图像与疾病发生、发展之间的关系。如随着二尖瓣狭窄程度加重,左心房血流瘀滞可出现左心房血栓,二尖瓣环的扩张可导致二尖瓣关闭不全,肺淤血的加重可导致肺高压等,所以,研究生要学会用联系、发展、辩证的思维来看待心血管疾病及其超声心动图特征,加深对所学内容的理解和掌握。

随着超声心动图的学科发展,其与心血管内科、外科之间的学科交叉也越来越紧密。各种超声心动图新技术的开发和应用研究为超声深入探讨心脏生理和病理机制提供新的视角和评价指标,且能更准确地评估心脏整体和局部功能,选择更为合适的手术适应证标准,以及更为有效地评估治疗效果。超声已突破诊断手段的限制,发展成为一种集诊断、监测、治疗功能为一体的综合手段。例如,超声心动图为心脏手术和介入治疗提供引导和监测、实时三维超声可模拟外科手术进路与步骤、超声介导的心肌靶向治疗等。实际上,在许多医疗机构,超声心动图医师往往作为心内科或心外科的团队成员出现,他们的知识范围涵盖了超声专业和临床专业。

五、超声心动图与其他临床医学

许多疾病可并发心血管表现,例如马方综合征、结缔组织病、淀粉样变性、肿瘤转移至心脏等,心脏疾病的超声诊断不仅涉及心血管临床医学,还涉及多门学科、多个专业。一个好的超声医师必须熟悉内、外、妇、儿等多方面知识,了解各科疾病的临床表现,这样才有可能更全面地分析由临床医师提出的主要诊断问题,从而避免出现误诊、漏诊。例如,对于升主动脉瘤样扩张和/或主动脉夹层的患者,应注意有无合并骨骼、眼部、神经系统的表现,如蜘蛛指、指征、腕征、高度近视、眼部晶状体脱位、癫痫等,并追问家族史,以排除马方综合征。而白塞综合征(Behcet syndrome)为全身性免疫系统疾病,以复发性口腔溃疡、生殖器溃疡、眼炎及皮肤损害为特征,部分患者可累及心脏,表现为主动脉瓣关闭不全、二尖瓣狭窄并关闭不全等。由于白塞

综合征患者的临床表现较为分散，容易忽略，心脏受累患者常以心脏表现首诊。如果临床仅满足于心脏疾病的诊断并进行瓣膜置换手术，由于瓣环的炎性浸润、组织脆弱，可导致瓣周漏，最终手术失败。如果超声医师能在检查时注意到患者眼部、皮肤症状，再结合心脏表现，就应考虑到白塞综合征的可能。川崎病、结节性动脉炎等其他系统性血管炎性病变，因血管管腔受损引起相应器官或组织供血不足，同样可出现心脏之外的全身系统病变。

六、超声心动图临床诊断思维

临床医学诊断是一个系统的过程，各种技术手段都有着不同的临床价值，也存在着重叠交叉。在心血管疾病，超声心动图诊断只是临床诊断的一个环节。有些疾病例如心内先天畸形、肥厚型心肌病等，依据典型的超声图像特征、超声心动图可独立做出诊断，但更多的时候，需要与临床密切结合。因此，在进行超声心动图检查前，操作者要充分了解检查目的以及相关的临床资料，如病史、症状、体征、相关实验室检查结果以及相关影像学检查结果等，复诊病例还要比对前次检查结果。总之，要坚持"临床视角看超声，超声视角为临床"的正确理念。另外，还要充分了解超声心动图技术对相关疾病的临床作用与价值，准确把握好定位，做到"有所为，有所不为"，在超声结论中慎用肯定性结论。

七、研究生综合素质培养

由美国毕业后医学教育认证委员会（ACGME）/美国医学专业委员会（ABMS）制定并由美国内科学委员会（ABIM）认可的《超声心动图培训要求》指出，超声心动图职业医师应具有六项核心技能：医学知识、临床能力、从临床实践中学习和自我提升的能力、利用体系内资源的能力、人际沟通和交流技能以及专业素质。

研究生教育应为毕业后的职业生涯打下基础。因此，在研究生学习期间，同样需要注重综合素质和核心技能的培养。除了前述需要掌握超声专业知识以及心血管系统与超声技术密切相关的内容之外，根据研究生教育的特点，还需要侧重于培养临床逻辑思维能力、科研能力，提高外语水平，并加强医学人文素养、医师职业道德、法律法规方面的教育。

（一）培养逻辑思维能力

逻辑思维能力即通过观察超声心动图各切面图像特征，结合心脏大体解剖及断层解剖、病理解剖、病理生理及临床医学知识，按正确的思维规律进行思维，对疾病做出正确诊断的能力。这要求学生将心脏解剖学、病理学、生理学、临床基础知识和超声心动图融合为一体，综合分析超声心动图图像所见、血流动力学改变，并了解图像与疾病发生、发展之间的关联，才能对各种常见心脏疾病做出独立分析与判断。

（二）培养科研能力

研究生应接受正规的医学科学研究方法的培训，包括生物统计学、临床实验设计、伦理学、论文及标书写作等。可通过文献检索、学术调研、参加学术会议、课题研究等科研实践，熟悉超声心动图学科的前沿知识、先进成果和发展动态，开拓视野，并从中了解科学研究的基本过程，培养其发现问题、解决问题的能力，提高自身科研创新意识。

（三）提高英语水平

随着超声新技术的不断发展和新设备的引进和运用，要求研究生不仅能够读懂仪器使用英文说明书，熟练操作超声仪器，还要阅读英文文献，了解国际超声医学的最新动态。

（四）提高医学人文素养

人文素养是一个现代医务人员的必备素质。例如，要了解有关国际、国内医学执业伦理规则，学会如何与患者进行有效沟通，明白如何进行医患沟通，懂得如何依法行医和依法保护自己，知道怎样有利于建立和谐医患关系等。美国《超声心动图培训要求》中提到的多项核心技能，如利用体系内资源的能力、人际沟通和交流技能等，均属于医学人文素养范畴。

第二节 超声心动图与实验室检查

超声心动图能实时、直观地观察心脏、大血管形态结构及血流动力学变化，广泛地应用于临床心血管疾病的诊疗实践中。作为一名合格的超声专业研究生，单凭解读超声影像特征来诊断疾病是远远不够的，很多心血管疾病需要和临床症状、体征及其他影像学检查、实验室检查相结合才能明确诊断，避免漏诊、误诊的发生。因此，超声研究生需要非常重视实验室检查结果与分析，加强相关知识的积累学习，对常见疾病的实验室检查特点予以掌握。本章节着重对临床工作中超声心动图常见疾病所涉及到的血液学检查、遗传学检查作一简要概述。

一、冠心病与血液学检查

超声心动图检查是临床冠心病诊断的重要辅助影像学检查手段。心肌梗死的超声心动图直接征象常表现为左心室壁出现不同程度的节段性室壁运动异常。常规扫查时取胸骨旁左室长轴切面、二尖瓣水平、乳头肌水平和心尖水平左心室短轴观、心尖四腔心和二腔心切面等。除常规检查测量外，重点观察心脏各节段室壁运动情况、室壁收缩期增厚率、心肌回声、瓣膜形态功能、彩色多普勒及频谱多普勒检测血流状态等。左心室壁节段性室壁运动分析采用美国超声心动图学会推荐的左心室壁 16 或 17 节段法进行评估。

临床上，早期血液学检查中蛋白标志物指标变化能敏感诊断早期心肌梗死。2012 年公布的心肌梗死全球统一定义中强调血清肌钙蛋白（CTn）水平是诊断和鉴别诊断冠心病心梗的首要标准。急性心肌梗死 2 小时 CTn 就能在血清中测出，12~48 小时达高峰，并可持续至心梗后 7~10 天。胸痛发作 6 小时后，肌钙蛋白浓度正常则可排除急性心肌梗死。临床上（CTn）水平检测主要用于急性心肌梗死的诊断，也适用于就诊时间较晚、心肌酶已经恢复正常的心梗患者。血清肌红蛋（Mb）是在急性心肌梗死（AMI）发生后出现最早的标志物，发病 1~4 小时开始升高，6~7 小时达到高峰，24 小时恢复正常。Mb 广泛存在于骨骼肌、心肌和平滑肌，分子量小，且位于细胞质内，故出现较早。它可迅速从梗死心肌释放而作为早期心肌标志物，但是骨骼肌损伤可能影响其特异性，故而早期检出 Mb 后，再测定 CTn 等更具有心脏特异性的标志物予以证实。C 反应蛋白则是一种急性时相反应蛋白，在 AMI 的早期即可出现异常增高，能预测稳定型心绞痛、不稳定型心绞痛再发缺血和死亡的危险性。临床上，超声心动图中探查到左心室壁节段性室壁运动异常，结合病史，首先应排除心肌缺血或梗死，并结合患者心电图、心肌损伤标志物检测等相关检查结果进行综合判断。值得注意的是，并非所有急性心肌梗死患者都会出现节段性室壁运动异常，超声工作者需客观评价心脏功能状态，为临床提供准确信息。

二、感染性心内膜炎与血液学检查

感染性心内膜炎（IE）是细菌、真菌等病原微生物感染导致的心内膜炎症，以侵犯心脏瓣膜多见，原有瓣膜病更易受累。

引起 IE 的常见病原体包括金黄色葡萄球菌、链球菌和肠球菌属，其主要病理变化为赘生物。赘生物可造成瓣膜破坏、穿孔及瓣膜结构变化，导致瓣膜功能不全。超声心动图能对心内赘生物进行准确定位，并能描述其大小、形态、数目及伴随的心脏情况，明确受累瓣膜破坏程度，如瓣膜穿孔、腱索的断裂、受累瓣膜关闭不全程度，以及各种化脓性心内并发症，如主动脉根部或瓣环脓肿、室间隔脓肿、心肌脓肿、化脓性心包炎等，可对有无心脏基础病变及相应的血流动力学改变等提供可靠的诊断依据，在临床治疗决策中起到重要作用，为治疗方式选择、判断疗效及估测预后有重要价值。

由于赘生物中的病原菌可散播至血液内，大部分患者伴发热病史，临床诊断标准主要为血培养、超声心动图及临床表现阳性。因此血培养检查是发现 IE 的主要实验室检查手段。当血培养检查结果阳性，同时超声心动图发现赘生物或新发现瓣膜关闭不全时，应首先考虑 IE 可能。感染性心内膜炎多继发于器质性心脏病基础之上，先天性或后天性心脏病患者，如果出现无法查明原因的发热现象，持续达一周，要考虑到本病的可能性，超声检查中要格外留意并仔细描述原发病灶周围有无异常赘生物及各瓣膜的形态与活动状态，为临床提供更详实、准确的信息。而对超声心动图首次发现赘生物者，应仔细询问患者病史，并明确提示临床关注。

三、风湿性瓣膜病与血液学检查

风湿性心脏病是风湿性心脏炎性反应停止后，从炎性反应、损害、愈合过程中遗留下来的心脏损害，可侵犯心肌、心包、心内膜及瓣膜，但以心瓣膜损害为主，主要表现为瓣膜的黏液样变性，常累及二尖瓣，也可几个瓣膜同时受累，致瓣膜狭窄和/或关闭不全。风湿性心脏病的典型表现包括心脏炎、多发性游走性关节炎、皮肤环形红斑、皮下结节与舞蹈病等。超声心动图检查是诊断瓣膜风湿性改变最敏感和特异的诊断方法，二维超声表现为瓣叶广泛的增厚、短缩及交界处粘连，常累及瓣下腱索及乳头肌，引起的瓣膜损害主要为瓣膜边缘及瓣叶交界处，当二尖瓣狭窄较轻时，以瓣尖改变明显，当狭窄严重时，整个瓣膜可受累，呈不规则的团状改变。舒张期二尖瓣开放受限，前叶呈圆顶样运动，前后叶呈典型鱼钩样改变，开口面积减小为风湿性二尖瓣狭窄的典型表现，同时，超声心动图可探查心脏大小、功能和血流动力学相关特征，并提供手术指征。对于慢性风湿性心瓣膜患者随诊过程中，诊断风湿活动或病情活动时,需关注的实验室检查指标主要是抗链球菌溶血素 O(ASO)、红细胞沉降率(ESR)、C 反应蛋白(CRP)。

超声心动图检查过程中,风湿性心脏病应与老年退行性心脏瓣膜病、感染性心内膜炎、病毒性心肌炎、类风湿性关节炎、链球菌感染后状态及结缔组织病等相鉴别。如老年退行性心脏瓣膜病是一种年龄相关的心脏瓣膜病,超声表现以瓣膜根部增厚钙化为明显,而风湿性心脏瓣膜病超声表现为瓣尖明显增厚钙化,两种疾病所致的二尖瓣损害在年龄上相近,单纯超声有时难以鉴别时,需结合临床资料及相关实验室检查能够帮助鉴别疾病所致的瓣膜损害,为临床提供诊治依据。

四、心力衰竭与血液学检查

心力衰竭(简称心衰)是由于任何心脏结构或功能异常导致心室充盈或射血能力受损的一组复杂临床综合征,为各种心脏疾病的严重和终末阶段。目前判定心衰的主要指标是测定左心室射血分数(LVEF)。超声心动图是目前无创性评价心室功能最重要的手段,可精确测量左心室收缩功能指标,如左心室容量及 LVEF,还可评估左、右心房室充盈压以及心脏输出量,不仅可快速指导启动治疗,还可以随访评估治疗效应。超声心动图可用于诊断心包、心肌或心瓣膜疾病,定量分析心脏结构及功能各指标还可以区别舒张功能不全和收缩功能不全;左心室收缩功能推荐采用改良 Simpson 法,初始评估心衰或有可疑心衰症状患者均应测量,如临床情况发生变化或评估治疗效果、考虑器械治疗时,应动态监测。

心衰的生物学标志物检测主要是血浆利钠肽[B 型利钠肽(BNP)或 N 末端 B 型利钠肽原(NT-proBNP)]测定,可用于因呼吸困难而疑为心衰患者的诊断和鉴别诊断,BNP<35 ng/L,NT-proBNP<125 ng/L 时不支持慢性心衰诊断,其诊断敏感性和特异性低于急性心衰时。利钠肽可用来评估慢性心衰的严重程度和预后。BNP 水平升高可反映左心室舒张末压升高,不论是收缩功能不全和舒张功能减低引起的心力衰竭均有此改变,对于心力衰竭的诊断也有重要意义。同时 BNP 升高的水平与心力衰竭的 NYHA 分级存在正相关性,LVEF 降低的患者,LVEF 越低,BNP 水平升高越显著,对于心力衰竭进展和近期及长期性预后有很好的预测价值。另外,心脏肌钙蛋白(cTn)可用于诊断原发病如 AMI,也可以对心衰患者作进一步的危险分层。其他生物学标志物,如纤维化、炎症、氧化应激、神经激素紊乱及心肌和基质重构的标记物已广泛应用于评价心衰的预后,如反映心肌纤维化的可溶性 ST2 及半乳糖凝集素-3 等指标。在慢性心衰,超声心动图检查应关注左心室收缩、舒张功能的同时也应该了解患者 BNP 的水平及其他相关指标变化,以此来指导治疗、危险分层及预测患者的预后提供额外信息。

五、肺栓塞与实验室检查

临床高度怀疑肺栓塞时,超声心动图可敏感反映心脏形态及功能变化、量化右心功能、评价肺动脉压变化。超声心动图诊断急性肺栓塞的直接征象为发现肺动脉近端或右心腔血栓,但检出阳性率低。间接征象多是右心负荷过重的表现,如右心室壁局部运动幅度下降,右心室和/或右心房扩大,三尖瓣反流速度增快以及室间隔左移,肺动脉干增宽等,同时因右心房压力升高,约 1/3 的患者超声可检测到经卵圆孔的右向左分流,引起严重低氧血症,并增加反常栓塞和卒中风险。

肺栓塞患者,临床最有价值的实验室指标是 D-二聚体水平。急性血栓形成时,凝血和纤溶同时激活,可引起血浆 D-二聚体水平升高。D-二聚体水平正常多可排除急性肺栓塞和深静脉血栓。但肿瘤、炎症、出血、创伤、外科手术等,D-二聚体水平也会升高。因此,对于高度急性肺栓塞可疑患者检测 D-二聚体水平不能排除急性肺栓塞,需行 CT 肺动脉造影进行评价。且 D-二聚体的特异度随年龄增长而降低,建议使用年龄校正的临界值以提高老年患者 D-二聚体的评估价值。临床提示 D-二聚体水平升高的患者,应仔细观察右心腔、肺动脉主干及其分支有无栓子,关注肺动脉压力及右心室收缩功能评价。另外,在超声心动图检查中,探查到肺动脉高压,右心系统可显示范围内未探及栓子,排除先天性心脏病及原发肺高压之外,应考虑到肺栓塞可能,需关注 D-二聚体指标及 CT 肺造影等检查结果等。

六、先天性心脏病与遗传学检查

心脏发育是一个多细胞、多基因、多种环境因素共同参与调控的复杂事件,任何微小的紊乱均可导致心脏发育畸形。遗传学研究表明,先天性心脏病 90% 为多基因遗传,5% 为染色体病,3% 为单基因突变,1%~3% 与环境因素有关。随着先天性心脏病的介入治疗与外科治疗的技术迅速发展,大多数先天性心脏病已能在产后经手术治疗而获得痊愈或改善。发展迅速的围生期心脏病学基于二级预防的概念,通过产前筛查和多种诊断手段希望对先天性心脏病做到尽可能早期发现。超声心动图是临床上诊断先天性心脏病的理想影像学工具,因此,超声心动图探查的胎儿心脏结构异常可能成为遗传学产前诊断的重要线索。基于基因芯片的比较基因组杂交技术可以更加准确地发现疾病相关的染色体的变异,为疾病的诊断和治疗提供极大的帮助,这对高风险人群的健康水平筛查,疾病预防有重要意义。

目前人类遗传学研究及各种类型实验研究表明,房间隔缺损相关基因有 NKX2.5、GATA4、TBX20、MYH6、TBX5;室间隔缺损相关基因有 NKX2.5、GATA4、TBX20、TBX1、TBX5;动脉导管未闭相关基因为 TFAP2B;Ebstein 畸形、三尖瓣闭锁相关基因为 NKX2.5;右心室双出口、大动脉转位相关基因有 NKX2.5 和 HRAP2;永存动脉干相关基因为 TBX1;TOF 相关基因有 NKX2.5、NOTCH1、TBX1、JAG1、NOTCH2、ISL1;主动脉狭窄相关基因为 NOTCH1、PTPN11;肺动脉狭窄相关基因有 PT-PN11、JAG1、NOTCH2;二叶主动脉瓣相关基因为 NOTCH1;左心发育不全综合征相关基因为 NOTCH1。上述基因改变可能会引起相关表型 CHD 发生。尽管 CHD 表型与不同的基因具有相关性,但并不意味着特定基因的改变会引起特定 CHD 表型的发生,每一种基因与 CHD 表型的关系有待于进一步研究。同一染色体异常可造成不同心脏畸形,相同心脏畸形可以源于不同染色体异常。超声心动图检查发现心血管畸形后,可通过先进的基因检测技术,如全基因组测序、外显子测序和转录组测序等,能够发现与疾病发生相关的致病基因,从而精确寻找到疾病的原因和治疗的靶点,并对疾病不同状态和过程进行精确亚分类,尤其是胎儿超声心动图的产前心脏畸形诊断,配合临床,做好基因咨询建议,最终实现对疾病和特定患者进行个性化精准治疗的目的,提高疾病诊治与预防的水平。

作为一名超声专业研究生,要想学好超声医学,需要扎实的超声物理学知识和人体解剖学知识基础,对于超声心动图专业医师而言,还需要具备立体空间想象力和丰富的血流动力学知识,注重临床追踪随访;同时,加强临床知识积累,关注实验室检查,逐渐建立临床诊断思维,不断提高超声诊断水平。

第三节　超声心动图与相关影像检查

心血管领域的医学影像技术除超声心动图外,还包括电子计算机断层扫描(CT)、磁共振成像(MRI)、核素心肌灌注显像、心血管造影等。不同的影像学技术有着各自的优势和局限性,对不同心血管疾病的诊断价值也不同。研究生在学习超声心动图的过程中,应同时掌握其他心血管影像技术的成像特点和应用价值,建立心血管疾病的整体诊断思维,学会选择合适的影像技术来诊断疾病。

一、超声心动图的技术特点与临床价值

超声心动图无创安全,实时快捷,检查时不受心率和心律限制,不仅能多角度观察心内结构、心肌厚度及心脏大血管的连接关系,而且能实时动态地观察心脏大血管的运动,因而是心血管疾病首选的检查方法。主要缺点是慢性肺部疾患、胸廓畸形、机械通气、肥胖等患者的超声图像质量欠佳,并且超声心动图具有操作者依赖性,诊断准确性易受操作者的经验影响。

对于先天性心脏病,超声心动图是首选且最为主要的影像学诊断方法,特别是对于心脏瓣膜疾病和心内先天畸形,可起到决定性诊断作用,其诊断价值优于 CT 和 MRI。对于心外先天畸形,由于受声窗限制,超声心动图往往不能完整显示,CT 血管成像(CTA)和磁共振血管成像(MRA)的诊断价值优于超声心动图,而 CT 冠脉造影对于冠状动脉先天畸形的诊断价值则优于超声心动图和 MRI。

对于各类心肌病,超声心动图可实时观察室壁形态和活动,测量心肌厚度,评价心脏功能,可对心肌病的类别作出诊断和鉴别诊断。但在部分患者,由于图像特征具有非特异性,导致诊断困难,或者因肺气遮挡导致左心室前壁、心尖等部位显示欠佳,此时应建议行心脏 MRI 检查,可提供更多的诊断信息。

在冠心病,超声心动图不能直接观察到冠状动脉的改变,其价值主要在于发现室壁运动异常的缺血节段,检出室壁瘤、室间隔穿孔、乳头肌功能不全等心肌梗死并发症,以及评估心脏功能等。冠状动脉粥样硬化的诊断仍依赖 CT 冠脉造影和选择性冠脉造影。负荷心脏超声可用于心肌灌注的评价。与核素心肌灌注显像相比,负荷超声无辐射暴露,但由于对操作机构和操作者的资质有较高要求,开

展这项技术的医疗机构较少。

对于大血管病变，如主动脉夹层、肺栓塞等，超声如能观察到主动脉内撕裂内膜片、肺动脉主干及左右分支内血栓等直接征象可以确诊，但未能观察到直接征象则不能排除诊断。CTA 或 MRA 对大血管病变的诊断价值相当，均优于超声心动图。

各种新技术的发展拓展了超声心动图的临床应用价值。实时三维（real-time 3D）超声可获取清晰立体的三维图像，在手术适应证选择、术中监测等方面有独特优势。结合实时三维全容积成像和心内膜自动追踪技术，由计算机自动勾勒出心腔形状并自动计算心腔容积、射血分数等多项参数，可获得更为准确的、接近生理状态下的心功能评估结果。尤其是对形态不规则的右心室与变形的左心室腔，其测量准确性远高于传统二维超声测值。速度向量成像（velocity vector imaging，VVI）与组织斑点追踪（tissue speckle tracking）技术是将超声图像上组织结构的活动方向、速度、距离、时相、应变等心肌力学参数以向量图或曲线显示出来，能更敏感地反映心功能的变化。在心腔内超声的直视观察和引导下进行精确的心脏电位标测和消融治疗是临床心脏电生理学最为重要的发展方向之一，而在血管内超声引导下局部释放药物或进行靶向基因转染治疗冠心病也无疑将拓展超声的应用领域。通过超声辐射聚焦控制微泡破裂，在靶组织实现选择性加速溶栓、基因治疗和靶向给药等则已成为国际超声研究的热点。

二、心血管领域相关影像学检查的技术特点和临床价值

（一）X 线胸片

X 线胸片主要作为胸痛、呼吸困难患者的初步筛查手段，可以排除气胸和肺炎等病因，也可以显示可疑的肺部和纵隔肿物。胸片"心肺兼顾"，通过观察心脏轮廓变化，实时观察心脏及肺门搏动情况，可以判断肺循环状态、心影大小和房室腔改变，从而提示心血管疾患的存在，是心血管疾病诊断重要的补充方法。

（二）心脏 CT

对于先天性心脏病，螺旋 CT 主要用于诊断心外大血管畸形，包括主动脉异常、肺动脉异常、肺静脉异位引流、体静脉异常、冠状动脉异常等。螺旋 CT 可同时清晰显示支气管及肺叶的形态，对诊断复杂心脏畸形左、右心房异构有重要临床价值。对于心内畸形、心功能和瓣膜评价方面，尽管心脏 CT

有了一定的进展，但受限于时间分辨力和 X 线的辐射损害，并非首选。超声心动图仍是评价心内畸形和瓣膜功能的首选方法，MRI 则能更准确地评估左、右心功能。

对于冠心病，CT 冠脉造影（coronary CT angiography，CCTA）是非侵入性评价冠状动脉的首选方法，对冠状动脉的显示优于超声心动图和 MRI。CTCA 对冠心病的阴性预测值极高，是可靠的排除方法，而且对非钙化性狭窄具有很高的准确性，可评价冠状动脉斑块性质，特别适合于通过单项无创性检查和临床评估无法明确冠状动脉情况的胸痛患者。对于有冠状动脉支架植入术和冠状动脉旁路移植术病史的胸痛患者，CTCA 可快速评估冠状动脉旁路移植和支架的通畅程度。近期开发的血流储备分数 CT 成像（CT-FFR）可无创性评估冠脉血流储备分数（FFR），与冠脉介入中测量的有创 FFR 值相比有很好的相关性。

然而 CTCA 也存在一定的挑战，例如心律不齐导致运动伪影影响图像质量等。特别是冠状动脉钙化斑块可导致伪影和部分容积效应，严重影响对冠状动脉狭窄程度的判断。对钙化明显且有冠心病倾向的患者，应进一步行核素心肌灌注显像，再酌情考虑选择性冠状动脉造影。此外，由于 CTCA 一次扫描接受的 X 线辐射剂量是一年内人体允许接受的最高剂量，因此不宜重复检查，不能作为常规检查手段，也不能完全替代选择性冠状动脉造影。

对于大血管病变，CTA 及 MRA 已基本取代心血管造影，成为首选检查方法。其中，对于急性主动脉综合征（主动脉夹层、壁内血肿等）和肺动脉血栓栓塞等疾病的急诊患者，首选 CTA，因为 CT 扫描快、扫描层面薄、空间分辨力更高，且不受 MRI 非兼容性材料限制。CTA 的缺点是辐射暴露、碘造影剂风险。慢性血管疾患或主动脉瘤应优先选择 MRA，以避免 X 线放射损害。

（三）心脏 MRI

MRI 系多参数、多序列和任意层面成像，可结合心血管疾病的临床特点选择合适的扫描序列。MRI 具有与超声类似的特点，如能够显示心腔大小、室壁运动和瓣膜活动等，但其大视野、高组织分辨力、对操作者依赖性较小等优点则是超声所不具备的。缺点是检查耗时较长，其空间分辨力不及 CT，带有心脏起搏器的患者或有某些金属异物的部位不能做 MRI 检查，另外价格相对比较昂贵。

一般认为，MRI 是判断心内结构和功能的"金

标准"，对各类心肌病，包括左心室心肌致密化不全、应激性心肌病等的诊断可谓独具优势。例如，对限制型心肌病和缩窄性心包炎，可从解剖、功能以及组织学定性等方面进行诊断和鉴别诊断。对于病毒性心肌炎，心脏超声多表现为心室扩大和心肌弥漫性收缩减弱，但无特异性，而 MRI 能看到心肌内异常信号影，有很好的特异性及敏感性，有助于早期诊断及治疗。

对于大血管病变，MRA 和 CTA 的诊断价值相当，已基本取代心血管造影。MRI 和 CTA 不仅能全面显示管腔狭窄或扩张，而且能显示管壁结构，此外通过三维重建还能任意角度观察病变部位和程度，避免心血管造影的解剖结构重叠。一般慢性血管疾病或主动脉瘤优先选择 MRA，急诊患者则首选 CTA。

对于先天性心脏病，特别是复杂或复合畸形如房室连接异常、心室大动脉连接异常以及心外畸形等，MRI 能有效补充超声心动图以及心血管造影的某些不足和限制，但由于无法提供准确的血流动力学信息，目前仍不能作为一线首选检查方法。

对于冠心病，MRI 在冠状动脉成像上远不及 CT，但在评估心脏结构和功能上具有优势，两者结合具有良好的互补性。造影剂延迟增强扫描可识别瘢痕组织，能够准确区分心内膜下心肌梗死和透壁性心肌梗死，可以定量测量梗死心肌的面积。此外，造影剂延迟增强扫描还可用于心肌纤维化的识别，如鉴别心内膜心肌纤维化和心肌淀粉样变等。

（四）核素心肌灌注显像

核素心肌灌注显像主要用来评估心肌灌注，如果局部心肌出现放射性减低甚至缺损，则提示存在心肌缺血或心肌梗死。在冠心病患者，还可用于评价心肌活力（心肌缺血是否可逆）和心肌梗死患者的预后。常用技术包括正电子发射计算机断层显像（positron emission tomography，PET）、单光子发射计算机断层显像（single photon emission computed tomography，SPECT）和双核素同时采集法心肌显像（dual-isotope simultaneous acquisition single photon emission computed tomography，DISA-SPECT）。

PET 既可实现心肌灌注显像，又可实现心肌代谢显像。前者通过检测心肌细胞有无血流灌注间接评估存活心肌，敏感性差；后者通过检测心肌细胞是否存在代谢活动直接评估存活心肌，被认为是心肌灌注血流检测的"金标准"，可以提供准确的心肌灌注量化信息，例如每分钟每克心肌的灌注血流量，在临床中用于定量评估心肌微循环灌注，也可

评估静息和高峰负荷时的左心室功能。^{18}氟-脱氧葡萄糖（^{18}F-FDG）是最常用的心肌代谢显像剂。随着技术的进步，PET 和 CT 实现了扫描及图像的同机融合，目前 PET/CT 一方面可在三维空间里将 CAG 和心肌灌注显像相结合，优化心肌缺血的诊断并提高检测存活心肌的准确性；另一方面 PET/CT 鉴定粥样斑块组成成分和生物性质的显像研究已进入临床前评价，一旦引入临床将有利于缺血性心脏病的风险评估及治疗指导。虽然 PET 检测存活心肌"金标准"的地位尚无其他技术可超越，但 PET 检查费用昂贵，技术复杂，费时较长，限制了其在临床上的推广。

SPECT 只可进行心肌灌注显像，也是通过检测心肌细胞有无血流灌注来评估存活心肌，常用显像剂为 ^{99m}Tc-MIBI。与 PET 代谢显像相比，其操作明显简便，且不受显像剂半衰期限制，已成为目前临床上测量存活心肌最常用的手段。为了提高存活心肌的检出率，SPECT 检测存活心肌通常结合运动试验或药物负荷试验。另一方面，门控技术的应用使心肌灌注显像的同时得到 LVEF 等心功能参数成为可能。技术的缺点为辐射量大，空间分辨力低。

DISA-SPECT 是一种新的检测存活心肌的方法，用双探头 SPECT 仪配备超高能准直器来实现 ^{99m}Tc 和 ^{18}F 两种核素的同时采集，两者分别反映心肌灌注和心肌代谢。因此与 PET 需两次成像不同，它一次成像即可得到心肌灌注和代谢两种信息，且灌注与代谢数据采集同步进行，图像位置匹配好，通过比较心肌的灌注/代谢图像的匹配情况来判断存活心肌的准确性更高。另外，因费用相对较低且实现了 ^{18}F-FDG 正电子显像，DISA-SPECT 又被称为"经济型 PET"。其敏感性和特异性与 PET 相似又优于 SPECT，有望成为测量存活心肌成本效益比最佳的检查。

（五）心血管造影检查

对于先天性心脏病，心血管造影检查是传统的"金标准"。近年来，随着超声心动图、CTA 和 MRA 在先天性心脏病诊断中应用越来越多，临床已较少选用侵入性、有辐射暴露的心血管造影检查。目前心血管造影主要用于复杂先天性心脏病诊断，尚不能完全被替代。一方面，常规心血管造影能实时动态并全面显示心外畸形，特别是肺血管和侧支血管。肺动脉闭锁或复杂畸形合并肺侧支血管或肺内动脉发育不良时，仍需常规心血管造影评价肺血管发育及侧支情况。另一方面，结合心导管检查可

以准确测定心腔及血管压力、血氧饱和度,计算肺血管阻力等,以决定手术或介入治疗适应证。因此,目前在复杂先天性心脏病的诊断上,超声心动图主要用于诊断心内畸形,常规心血管造影用于诊断心外畸形,CT 和 MRI 能在某些细节上予以补充,并可弥补心血管造影解剖结构重叠等不足。

医学影像技术的另一主要应用领域是心脏外科和介入手术中的引导和实时监测。超声心动图和心血管造影(含心血管减影成像)是临床广泛应用的术中监测技术,特别是超声心动图,因其方便无创、安全可靠而深受临床医师欢迎,在手术室的应用范围越来越广。但 CTA 和 MRA 作为一些心脏介入手术的监测手段也逐渐被临床接受,如经皮主动脉瓣置换术,可采用 CTA 和/或超声心动图作为手术适应证的筛选和术中引导监测手段。

总之,超声心动图是临床应用最广泛的心血管疾病影像学检查方法,在明确心内解剖结构、评价瓣膜功能、无创评价心脏功能等应用上应首选超声心动图。心脏 CT 主要是无创性评估冠状动脉病变,对肺动脉狭窄、肺动脉栓塞、主动脉夹层等大血管病变有确诊价值。心脏 MRI 更多地用于对心脏结构和功能的全面评估,包括诊断心外畸形、识别瘢痕组织等。在心肌缺血和心肌活力领域,核素显像(PET、SPECT)仍然占主导地位。心血管造影则主要用于复杂先天性心脏病诊断、导管测压和术中监测。作为影像相关专业的研究生,必须理智客观地认识每一种影像技术的特点,了解其优点和缺陷,并根据每种疾病的临床特点,不同影像学检查方法相互结合,比较其效价比、侵袭性、优势互补等,进而整合成一个相对合理的心脏病诊断流程,才能有效地发挥超声心动图及其他影像学技术的临床应用价值。

(谢明星)

参 考 文 献

1. Thomas JD, Zoghbi WA, Beller GA, et al. ACCF 2008 Training Statement on Multimodality Noninvasive Cardiovascular Imaging A Report of the American College of Cardiology Foundation/American Heart Association/American College of Physicians Task Force on Clinical Competence and Training Developed in Collaboration With the American Society of Echocardiography, the American Society of Nuclear Cardiology, the Society of Cardiovascular Computed Tomography, the Society for Cardiovascular Magnetic Resonance, and the Society for Vascular Medicine. J Am CollCardiol, 2009, 53(1): 125-146.

2. Popescu BA, Andrade MJ, Badano LP, et al. European Association of Echocardiography recommendations for training, competence, and quality improvement in echocardiography. Eur J Echocardiogr, 2009, 10(8): 893-905.

3. ASCI Practice Guideline Working Group, Beck KS, Kim JA, et al. 2017 Multimodality Appropriate Use Criteria for Noninvasive Cardiac Imaging: Expert Consensus of the Asian Society of Cardiovascular Imaging. Korean J Radiol, 2017, 18(6): 871-880.

4. 张玲玉, 王雯, 林玮, 等. 核素显像检测缺血性心脏病存活心肌的新进展. 中国辐射卫生, 2016, 25(2): 254-256.

5. MaiselAS, Krishnaswamy P, Nowak RM, et al. Rapid measurement of B-type natriuretic peptide in the emergency giognosis of heart failure. N Engl J Med, 2002, 347: 161-67.

6. Baddour LM, Wilson WR, Bayer AS, et al. Infective Endocarditis in Adults: Diagnosis, Antimicrobial Therapy, and Management of Complications: A Scientific Statement for Healthcare Professionals From the American Heart Association. Circulation, 2015, 132(15): 1435-1486.

7. Haack TB, Kopajtich R, Freisinger P, et al. ELAC2 mutations cause a mitochondrial RNA processing defect associated with hypertrophic cardiomyopathy. Am J Hum Genet, 2013, 93(2): 211-223.

8. PieringerH, BrummaierT, SchmidM, et al. Rheumatoid arthritis is an independent risk factor for an increased augmentation index regardless of the coexistence of traditional cardiovascular risk factors. Rheumatoid Arthritis, 2012, 42(1): 17-22.

9. de Matos Soeiro A, de Almeida Soeiro MC, de Oliveira MT Jr, et al. Clinical characteristics and in-hospital outcome of patients with acute coronary syndromes and systemic lupus erythematosus. Rev Port Cardiol, 2014, 33(11): 685-690.

中英文名词对照索引